国家科学技术学术著作出版基金资助出版

炎症与动脉粥样硬化

唐朝克　主编

科 学 出 版 社

北　京

内 容 简 介

本书从动脉粥样硬化“炎症学说”的发展史开始阐述，系统介绍了动脉粥样硬化的免疫调节和相关炎症标志物，巨噬细胞、中性粒细胞和淋巴细胞等在动脉粥样硬化炎症中的作用，血管炎症诱导物、脂肪因子和白介素等炎症介质在动脉粥样硬化发生发展中的作用及分子机制，以及炎症与动脉粥样硬化斑块稳定性、天然抗体与动脉粥样硬化及抗炎治疗等相关专题。

全书内容系统、全面，既介绍了最新研究进展，又融入了编者团队的研究成果，可作为相关领域研究者的参考用书，也可为临床医生诊治动脉粥样硬化性疾病提供指导。

图书在版编目（CIP）数据

炎症与动脉粥样硬化 / 唐朝克主编. —北京：科学出版社，2018.6

ISBN 978-7-03-057836-5

Ⅰ. ①炎…　Ⅱ. ①唐…　Ⅲ. ①炎症-关系-动脉粥样硬化-防治　Ⅳ. ①R364.5②R543.5

中国版本图书馆 CIP 数据核字（2018）第 129188 号

责任编辑：马晓伟　沈红芬 / 责任校对：张小霞

责任印制：赵　博 / 封面设计：吴朝洪

科 学 出 版 社 出版

北京东黄城根北街 16 号

邮政编码：100717

http://www.sciencep.com

北京凌奇印刷有限责任公司 印刷

科学出版社发行　各地新华书店经销

*

2018 年 6 月第　一　版　开本：787×1092　1/16

2018 年 6 月第一次印刷　印张：33 1/2

字数：755 000

POD定价：　188. 00元

（如有印装质量问题，我社负责调换）

《炎症与动脉粥样硬化》

编 写 人 员

主　编　唐朝克

副主编　莫中成　尹　凯　赵国军

编　者（按姓氏笔画排序）

于小华　南华大学
马煜盛　南方医科大学
王　旭　北京大学
王　佐　南华大学
王宇菲　南华大学
王斯琦　南华大学
尹　凯　南华大学
邓文艺　南华大学
叶　琼　广州市花都区人民医院
田国平　南华大学
代小艳　广州医科大学
冯聚玲　南华大学
边云飞　山西医科大学
成海鹏　中南大学
刘　毅　韶关学院医学院
刘昌杰　北京大学
杨芝春　中南大学
李　娜　南华大学
李　靓　南华大学
李　熠　南华大学
李桃花　南华大学
李朝红　中山大学
何平平　南华大学
邹洁琼　南华大学
汪　翼　南华大学
张　梦　武汉大学
张　敏　南华大学
张秩源　南华大学
张彩平　南华大学
陈凌燕　南华大学
欧　翔　长沙市第一医院
欧阳新平　南华大学
易光辉　南华大学
周　瑞　武汉大学
郑　治　南华大学
郑乐民　北京大学
屈顺林　南华大学
赵　颖　苏州大学
赵国军　桂林医学院
赵真旺　南华大学
胡炎伟　南方医科大学
秦雅婧　南华大学
袁中华　南华大学
莫中成　南华大学
夏晓丹　南华大学
顾洪丰　南华大学
郭东铭　南华大学
郭冰冰　南华大学
郭志刚　南方医科大学
唐志晗　南华大学
唐朝克　南华大学
龚　朵　南华大学
庹勤慧　湖南中医药大学
彭　军　中南大学
彭小珊　南华大学
喻　红　武汉大学
曾召林　南华大学
曾勇智　南华大学
谢　巍　南华大学
廖雪娇　南华大学
谭玉林　湘南学院
潘　杰　山东师范大学

主 编 介 绍

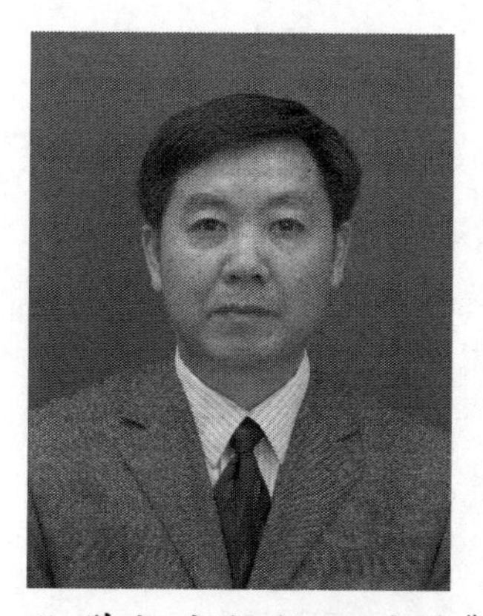

唐朝克，男，1960 年 5 月出生，湖南邵阳人。博士、二级教授、博士生导师、留学归国人员。现任国际动脉粥样硬化学会中国分会常务理事、中国病理生理学会动脉粥样硬化专业委员会委员、湖南省病理生理学会副理事长、湖南省生理科学会常务理事兼副秘书长、湖南省病理生理学心血管专业委员会委员、中国生物化学与分子生物学会脂质与脂蛋白专业委员会委员。担任《中国动脉硬化杂志》和《中南医学科学杂志》常务编委，*Am J Physiol Heart Circ Physiol*、*Acta Pharmacol Sin* 和《生物化学与生物物理进展》等杂志审稿专家；国家自然科学基金项目评审专家，以及湖南省高等学校教师高级职务任职资格评审委员会学科评议组专家。在 *Journal of Biological Chemistry*、*Int J Cardiol*、*Atherosclerosis* 和《生物化学与生物物理进展》等刊物上共发表科研论文 400 余篇，其中 SCI 收录 130 余篇，论文总被引 4000 余次，H 指数为 28。先后主持国家自然科学基金项目 6 项、中国博士后科学基金项目 1 项、湖南省自然科学基金项目 1 项、湖南省科技厅项目 1 项和湖南省自然科学衡阳联合基金项目 1 项。获得湖南省自然科学奖二等奖 1 项、三等奖 2 项，获湖南医学科技奖二等奖 2 项，获衡阳市科技进步二等奖 2 项、三等奖 1 项。主编专著 3 部。近年主要从事动脉粥样硬化病因学及发病机制的研究，尤其是对 ATP 结合盒转运蛋白 A1（ABCA1）在胆固醇逆向转运和动脉粥样硬化发生发展中的作用进行系统深入的研究。

序　言

“炎症学说”是阐述动脉粥样硬化发病机制的重要学说之一。近年来，随着细胞生物学、免疫学及分子生物学相关学科和技术的发展，炎症在动脉粥样硬化发生发展中的作用及分子机制越来越引起人们的重视，而相应的实验研究也与日俱增，临床上也相继开展了动脉粥样硬化的抗炎治疗。随着研究的深入，不断出现的“炎症学说”相关的新观点，使得人们对动脉粥样硬化发病机制的理解及对动脉粥样硬化的防治，都取得了长足的进步和可喜的成果。因此，迫切需要一本系统阐述炎症与动脉粥样硬化关系方面的专著。在得知南华大学唐朝克教授主编了《炎症与动脉粥样硬化》一书后，笔者深感欣慰。该书从动脉粥样硬化的“炎症学说”发展史入手，系统阐述了炎症细胞、炎症介质在动脉粥样硬化发病中的作用及分子机制，并详细介绍了炎症与动脉粥样硬化斑块稳定性、天然抗体与动脉粥样硬化，以及动脉粥样硬化的抗炎治疗等内容。

全书分 4 篇，共 38 章，所有编委均长期从事相关领域的科学研究工作，内容除参考国内外大量文献资料外，还融合了编委们的研究成果，内容新颖丰富。该书的出版，将为相关的科研人员、临床工作者及医学生全面认识炎症在动脉粥样硬化发生发展中的作用和机制提供重要的参考，对推动有关动脉粥样硬化发病机制及防治的研究具有重要的意义。

姜志胜

中国病理生理学会动脉粥样硬化专业委员会主任委员

《中国动脉硬化杂志》主编

2018 年 4 月

前　言

自20世纪末著名病理学家Ross首次提出“动脉粥样硬化是一种炎症性疾病”这一观点以来，动脉粥样硬化的“炎症学说”发展至今已有近20年的历史。众多的研究者开展了大量有关动脉粥样硬化炎症机制的研究，取得了丰硕研究成果，对“炎症学说”的发展完善做出了重要贡献，但目前尚无一部完整的专著系统阐述炎症与动脉粥样硬化的关系，因此本书应运而生。

本书分为四大部分：第一部分为概述篇，主要介绍了动脉粥样硬化炎症学说的发展简史、动脉粥样硬化的免疫调节和相关炎症标志物；第二部分为炎症细胞篇，主要介绍了巨噬细胞、中性粒细胞和淋巴细胞等与炎症相关的细胞在动脉粥样硬化炎症中的作用；第三部分为炎症介质篇，主要介绍了血管炎症诱导物、脂肪因子和白介素等炎症介质在动脉粥样硬化发生发展中的作用及分子机制；第四部分为专题篇，阐述了炎症与动脉粥样硬化斑块稳定性、天然抗体与动脉粥样硬化及抗炎治疗等相关专题。全书内容系统、全面，既包含基础理论，又介绍了最新研究进展，并且融入了编者团队的研究成果，可读性较强。

虽然本书在编写过程中几易其稿，编者们多次互审和修稿，但受时间和编写水平所限，书中错漏之处在所难免，恳请广大读者批评指正。

衷心感谢各位编者为本书出版所付出的辛苦劳动。本书由南华大学、国家科学技术学术著作出版基金、湖南省分子靶标新药研究协同创新中心支持出版。

编　者

2018年4月

目　　录

第一篇　炎症与动脉粥样硬化概述

第二篇　炎症细胞与动脉粥样硬化

第三篇　炎症介质与动脉粥样硬化

第一篇

炎症与动脉粥样硬化

概述

第一章　动脉粥样硬化炎症学说的发展史

第一节　概　　述

动脉粥样硬化（atherosclerosis，As）是冠状动脉粥样硬化性心脏病（简称冠心病）、脑梗死和外周血管疾病的主要原因。脂质代谢障碍为 As 的病理基础，其特点是受累动脉病变从内膜开始，一般先有脂质和复合糖类积聚、出血及血栓形成，进而出现纤维组织增生及钙质沉着，并有动脉中层的逐渐蜕变和钙化，导致动脉壁增厚变硬、血管腔狭窄。As 病变常累及大中动脉，一旦发展到足以阻塞动脉腔，则该动脉所供应的组织或器官将出现缺血甚至坏死。由于在动脉内膜积聚的脂质外观呈黄色粥样，因此称为动脉粥样硬化。人们过去一直认为 As 是一种与衰老有关的退行性疾病。1999 年著名病理学家 Ross 在《新英格兰医学杂志》发表题为“动脉粥样硬化：一种炎症性疾病”的综述性文章，首次提出 As 炎症学说。尽管 Ross 在论文发表两个月后去世，但其结合前人工作，在损伤应答学说基础上提出的 As 炎症学说，在医学领域的划时代影响一直延续至今。据统计，在近 20 年中，该文的被引用次数在《新英格兰医学杂志》位居第二。

自从 Ross 论文发表后，炎症对 As 的影响越来越引起人们的重视，关于这一方面的实验研究也与日俱增。然而研究结果始终存在争议，一部分学者认为炎症是引发 As 的原因之一，而另一部分学者则认为炎症只是 As 自身发展导致的结果，是一种伴随现象。这一争议可以追溯到 19 世纪初，即现代病理学诞生之际。事实上，早在 Ross 的文章发表 150 多年前就已经提出了 As 的“损伤假说”，德国病理学家 Rudolf Virchow 被誉为该假说的第一倡导人，而在这之前的几十年，病理学家已经对 As 的炎症特征展开过讨论。

本章首先对炎症与 As 相关的早期著作进行简要回顾，介绍最初人们是如何将这两个病理生理学概念紧密联系起来的，并解释为什么这种联系被发现后很长时间未引起足够重视，直到 20 世纪的最后几十年才再次闯入学者的视野。

第二节　炎症与动脉粥样硬化联系的早期认识

很早就有炎症与 As 研究的相关记录，其中前者的研究要远早于后者。文献中有关炎症的描述最早可追溯到公元 1 世纪，Celsius 首次描述了炎症的四个标志性特征：发红、肿胀、发热和疼痛。公元 2 世纪，Galen 证实炎症是一种损伤应答反应，并提出了炎症的第五个标志性特征即功能失调。之后在 19 世纪中期，Lobstein、Bernard 和 Virchow 等学者从宏观与微观方面对炎症进行了更为系统的描述，并首次诠释了其病理生理特征。Lobstein 认为炎症作为一种主动充血现象，是由某些生理性质的突然增强所引起的，并且指出这种性质主要指一些维持生命所必需的重要生理功能，如充盈（或流出）、营养、吸收或分泌及微循环，他还发现主动脉内膜存在炎症现象，并将这种疾病的早期认识归功于公元1世纪的一位希腊医生 Aretaeus。1859年，Virchow 延续并深入了 Lobstein 的观点，认为炎症是营养性应激的过程，主要由进入细胞内的物质增加所致，正如我们在肥大的组织中所观察到的，这一细胞病理学观点具有重要的里程碑意义。此后，Cohnheim、Weigert 和 Arnold 等证实炎症的充血本质，并发现炎症分泌物中的细胞来源于血液成分。

早在16世纪和17世纪，在解剖学家的著作中便有关于动脉病变的描述，1575年著名的意大利解剖学家 Gabriele Falloppio 在尸检中观察到，一位老年妇女动脉内有“骨化”现象。1740年，Crell 第一次记录了关于冠状动脉硬化及动脉内层黄白色隆起现象。而 Morgani 则提出冠状动脉硬化且其与临床胸痛史具有相关性，认为冠状动脉硬化是钙沉积的结果，并非真正的骨化。

18世纪英国许多医生提供了心绞痛病例中动脉钙化的病理观察结果。在对死于心绞痛患者的 As 基础理论研究者中，Heberden 是对心绞痛症状描述最早和最清晰的人之一，但他在心脏和冠状动脉上并未发现其他病理学改变，而 Jenner 和 Parry 等发现，在致命性心绞痛病例中确实存在冠状动脉钙化的现象，其中最为详尽的描述可能要属 Jenner 在1799年提供的心绞痛患者 Carter 先生的尸检报告，这份报告的部分内容如下：

“我在做心脏近底部的横切时，被一些硬的沙状物质卡住。我记得当时对即将掉落的老旧的内壁进行了仔细检查，猜想是否有膏体掉落。但是，进一步的检查发现了真正原因：冠状动脉硬化。硬块来自可凝性血清，或其他已经渗出动脉内膜的液体沉积。”

早在19世纪，Scarpa 写道：内膜自身的“脂肪混乱”为 As 的原因之一，主要表现为动脉内膜的缓慢病态溃疡、真菌感染和鳞状变性等。

第三节 炎症与动脉粥样硬化联系的发展史

早在19世纪前半叶，已有研究提出炎症与 As 之间存在相关性，而英国医生 Hodgson 在1815年最早明确指出二者的联系，他写道：“动脉，同动物体内的大部分部位一样，由血管、神经和周围组织构成，它们共同承担相应的病态改变，并具有相同的修补功能。因此，动脉炎症同皮肤、腺体或肌肉一样也要经过附着、化脓或坏疽阶段。”

Hodgson 延续损伤引发炎症的假说，提出不仅机械性损伤，增加的“压力”也可能是始动因素。除了通过相邻部分延伸到血管的急性炎症，Hodgson 还认为动脉也可能存在慢性炎症，这种现象通常发生在增厚或钙沉积的动脉上，尤其是动脉瘤上。血管内壁非均一性的变软、增厚，呈现深红色，并不规则地分布在溃疡或钙沉积点附近。在 Hodgson 看来，这些现象印证了当代学者（如 Scarpa、Corvisart 和 Richerand）的观点，其中 Richerand 把上述病理现象归因于梅毒治疗时带入的汞，但其观点假设性太大，不足以解释现实环境下的情况。Hodgson 还描述了动脉炎症的第三种形式，也是最普遍的现象，他将其描述为：“细胞膜的动脉粥样硬化沉积，或脓性物质沉积，可将血管壁的内膜与中膜连接起来。”“病变部位呈黄色不透明状，一般由周围表面部分演变而来，外观呈脓包或瘤状。一旦破裂，其内容物在内膜下受到压缩，呈现奶酪状至普通脓液状。”

早在19世纪，法国病理学家就认识到各种形式的动脉炎症。1823年，Rayer 将动脉硬化与其他部位的炎症过程进行比较：“纤维层炎症导致血管硬化，同时伴随着内膜发红，并常被黄色、柔软且非透明的物质包围。”

Lobstein 首次使用“动脉粥样硬化”这一术语，强调增厚与硬化，伴随有淡黄色物质插于内膜与中膜之间，或渗入中膜，因而命名为“动脉粥样硬化（As）”。自 Lobstein 之后，动脉硬化被普遍用于代指这类疾病，但也有人用其代指一种成分（脂肪-胆固醇沉积物），近几十年，两词往往交替使用。

与此同时，维也纳的 Rokitansky（1804～1878 年），是一位广受尊敬的病理学家，他驳斥了 As 本质上是一个炎症过程的观点，并认为动脉壁层之间的这些沉积是来自血液的内源性物质，大部分来源于动脉血的纤维蛋白。同时还证实 As 的病变组织中有炎症存在，但他认为这是 As 的继发现象。

“根据我们的观察，这种环形纤维壁纤维化与脂肪的变性发展有关，即其特有的弹性纤维被破坏。在大多数情况下，血管处于慢性炎症状态，即处于一种红肿、浸润的状态，此时血管壁纤维化程度与炎症浸润的程度有关。因此，这种炎症状态作为一种继发特征，与沉积的特定阶段相关。”

然而，Rokitansky 也指出有反向发生的可能，这主要由于动脉鞘实质性的慢性炎症能引起血管扩张而导致沉积增加。而在 Rokitansky 职业生涯的高峰期，Virchow 的观点无疑对其研究提出了巨大挑战。

第四节　Virchow 对动脉粥样硬化与炎症关系的探索

一直以来，Virchow（1821～1902 年）被视为医学史上的领军人物及最有影响力的科学家之一。他不仅是现代病理学的鼻祖，而且是德国有影响力的人类学家和政治家，在社会医学的地位也举足轻重。Virchow 于 1859 出版的《细胞病理学》，是 1858 年 2～4 月在柏林病理研究所讲座内容的集合，其中包括他的著名主张——细胞（而不是组织或整个生物体）作为病理研究基本单元的重要性。这无疑是一项具有里程碑意义的工作，意味着现代病理学的诞生。他的观点是：“将组织学应用于病理学的主要目的是为了确认细胞的变化情况，事实上，细胞是任何生命形式真正的、最微观的存在状态，我们不能将生物的行为凌驾于细胞水平之上。”

Virchow 在其细胞病理学讲座中有 2 次专门讨论 As，并指出其与“单纯性脂肪变性”的区别。Virchow 在其第 15 次讲座中，对身体不同部位的“脂肪变性”过程进行了描述，包括肠、肌肉、肝和动脉。在动脉中，他又描述了脂肪在主动脉、颈动脉和冠状动脉的沉积，即内壁出现的肉眼可见的白色较小的圆形或菱形斑点，还指出：“在这些地方进行切片，可发现它们位于内壁最里层的表面，不得与真正的 As 混淆。”

Virchow 的第 16 次讲座（1858 年 4 月 14 日）题目为“脂肪变性的更准确描述”。这次讲座中，Virchow 明确就 As 的炎症性质展开讨论。他提出一种单纯性脂肪变性的形式，即现有的组织元素直接导致脂肪恶化的状态而被损害，不出现任何明显的初级阶段，进而还提出第二种形式，其最终结果与第一种极为类似。“其中我们可以区分出脂肪变性前的刺激阶段，类似于其他发炎部位看到的肿胀、混浊并扩大的阶段。因此，在这个问题上我毫不犹豫地支持旧观点，认为炎症是所谓的 As 的起点。”

虽然 Virchow 上述关于组织病理学过程的详细论述为 As 与炎症关系的探索做出了突

出的贡献，但他仍把成果归功于提出该观念的早期学者。Virchow 描述了相关肿胀或动脉内层的“驼峰状投影”，而对 Haller 等认为“肿瘤是一个可从血管分离的独特组织”的观点进行了批评，指出这一观点的错误性。Virchow 认为，“内壁在无明确限定的情况下进入变性阶段，导致肿胀交替变化，一旦阻断这一变化，髓样物质就会消失，就像脓肿遏制，脓汁随之消失一样”。另外，Virchow 提到脓状物中含有胆固醇晶体，“呈现肉眼可见的菱形的耀眼薄片”，并指出“胆固醇、颗粒细胞和脂肪颗粒三者共同形成大量的柔软物质，为动脉硬化组织赋予髓样特征，并会产生一定量类似皮肤囊肿内容物的物质”。

Virchow 同时也提出“在还没有化学实证解释胆固醇形成的影响方式及其影响因素之前，很难说明在这些病变中发现胆固醇的原因”，而 Rokitansky 认为“这种影响包括内壁的沉积（强调原发型的）及早期学者提出的内膜与中膜之间的沉积”，Virchow 则反驳了这一观点，并通过进一步观察 As 病变的垂直剖面，发现“内壁亚层直接演变为动脉粥样化沉积，这种变性作用损伤了内壁的连续性”。他还补充到“尤其是处于强烈刺激情况下，血管的软化表征并非是一种酯化过程，而是炎症的直接结果。虽然脂肪软化时，其变化部位的中心出现黄色云状物质，随即软化分解，进而观察到动脉粥样化沉积中心由一团粗糙碎片状物质填满”。Virchow 强调，As 核心主要由一些未被组织学家认识的细胞组成，这一核心随后成为脂肪变性的位点。“这是一个主动的过程，能产生新的组织，但随后由于自身的发展而被破坏”。

Virchow 认为这种“主动”仅仅在其组织病理特征明显时表现显著。他指出其并不同于“脂肪变性”，即不仅仅在内壁表面出现轻微肿胀。而后 Virchow 对 As 晚期阶段的研究发现，位于相对正常表面下的沉积物累积过多而破裂后，释放内容物，形成溃疡，在这一过程中 As 中浓稠的黏性内容物被挤压到表面形成栓塞。因此，在处理严重血管疾病时，常造成与强烈炎症过程相似的破坏性后果。Virchow 也观察到上述过程存在另一种“终止”形式，他将其称为“钙化”，这与早期学者的观点一致，他认为这不仅仅是组织“钙化”或“碳酸钙盐”的吸收，而是与所有炎症发生时在骨表面形成一种骨棘形式一样，在血管的内壁形成“真正的骨质”。Virchow 总结道：“如果真正的骨化存在，就使我们联想到该过程由促进组织新生的刺激引起，这主要源于我们对炎症的理解，或至少与炎症非常相关。”

然而，Virchow 和 Rokitansky 一样，在其著作中都很少关注 As 的临床重要性。在随后的几十年中，讨论的重点才回到冠状动脉粥样硬化的意义及其临床表现。尽管有些学者像 Rokitansky 一样，一直对冠心病与心绞痛之间的联系持争议，但到 19 世纪末，这些现象之间的关系终于得以确定，当时学者的著作中也对血栓的作用进行了重点强调，这部分也正是 Virchow 广泛研究的内容。

第五节　动脉粥样硬化炎症学说的新认识

在 20 世纪之初，人们对“冠状动脉硬化”或“动脉变性”与系统性感染造成的炎症过程的可能联系展开了激烈辩论。1890～1910 年，法国、德国和美国病理学家对各种形式的动脉内膜炎和 As 中感染性疾病发挥的作用进行了广泛实验。这些研究表明，机械性损伤及动脉接种致病菌（链球菌）都可诱发 As。

20 世纪的医学教科书就反映了 As 潜在的炎症性质。例如，Osler 在其 1898 年所著的

《医学原则与实践》中就将 As 分为“高龄”型（“老龄化”或“生理性动脉硬化”）、“弥散”型和“结节”型，其中，“结节”型表现为以滋养血管为主的中膜及外膜变性或局部浸润，他将其称为“周围动脉炎”，会导致管壁强度减弱和内膜增厚，进而触发 As。Osler 引用 Thoma 的早期著作以支持自己的观点，认为内膜增生是一种代偿过程，主要用以弥补中膜破坏所导致的血管强度降低。

Allbutt 和 Rolleston 在 1910 年的《系统医药》第六卷中专门就心脏和血管疾病进行了讨论。在“心绞痛”一章中，Powel 对心绞痛的两种形式进行了区分，指出：一种常见于女性，且没有任何可见的相关解剖学病态；另一种则常见于男性，主要与心脏脂肪浸润和冠状动脉变性有关。但对后一种形式的研究发现，“大量的案例证实这种心绞痛主要由主动脉炎症损伤位点的疼痛性扩张引起，主动脉炎可能起源于风湿、流感病毒或其他感染及 As”。同样在第六卷，Mott 在“动脉退化和疾病”一章中对动脉疾病的不同形式进行了讨论，包括急性动脉炎（主要来自周围组织的炎症）、损伤性动脉炎（众所周知的外周动脉疾病）、梅毒性动脉炎、外周动脉性动脉炎、结核性动脉炎和动脉壁变性动脉炎（包括脂肪变性和钙质变性）。这一章还有单独一节专门讨论“动脉硬化”，其定义为“动脉壁局部或全身性增厚伴随收缩力和弹性减弱，其主要由内膜纤维增生导致，其次还与肌肉变性和中膜的弹性元件有关”。“老龄”已被认定为 As 的主要致病因素，但 Mott 同样考虑到其他因素，包括痛风、感染、过多的食物和饮料摄入及职业压力等的影响。Mott 对 As 的病理学认识与几十年前 Virchow 的描述很相似，正如“动脉粥样化”这一名词的涵义，表现为类似粥样的脂肪碎屑型物质。Mott 充分引用 Virchow 所述的动脉硬化过程，但并未提到炎症是这一进程的一部分。

William 从 1921 年进行的 500 例尸检中得出结论：“As 组织的变化部分是因为炎症，但在很大程度上是由于退行性和代偿性的改变。”20 世纪的前 20 年，Ignatowsky 和 Anistchkow 首次就胆固醇在 As 中的作用进行实验。1908 年 Ignatowsky 研究发现，对家兔喂食动物性蛋白质（牛奶和蛋黄）将诱发 As。几年后，Anitschkow 和 Chalatow 通过喂养纯胆固醇得到了相同结果。并且这些结果很快得到证实，使得过去 100 年中关于 As 的理论知识步入一个新的阶段，确定了 As 本质上是一种与衰老相关的代谢性疾病，过多的脂质（主要是胆固醇）蓄积是其主要发病机制之一，即“As 的脂质蓄积学说”。

1933 年，Anistchkow 重述其研究成果以支持脂质理论（Anistchkow 称之为“渗透论”）的发展，“该过程始终起始于动脉壁最内层细胞间脂类物质的积累。可是如果在这些结论的基础上来描述高胆固醇导致的 As，这将是完全错误的。但通过这些实验，我们可以确定胆固醇是该过程中的重要组成部分”。Anistchkow 认为高胆固醇水平是一个必要因素，但也承认还需要其他诱因，如高血压，以增加胆固醇到管壁的渗透压，其中并未提及炎症，但 Anistchkow 推测，观测到的增生现象是脂质渗透反应的继发结果，“主要动脉壁脂质浸润引起继发性弹性纤维增生，导致具有结缔组织特征的典型硬化斑块形成”。

由于 As 的脂质代谢假说主导地位的确立，20 世纪中叶的文献中几乎均未谈及炎症在 As 中的作用。但也有少数例外，如 Saphir 和 Gore 在 1950 年对一位死于冠心病的青年进行尸检研究，他们记录：“证据表明，血管疾病持续时间较短的年轻人往往显示有内膜性疾病，而由炎症引发的内膜疾病一般是可预见的。”Saphir 和 Gore 回顾了有关内膜增生启动因素（包括感染和动脉收缩）的实验研究，发现其中虽然条件多样，但最终的结果表现一致，提示 As 本质上可看作一种血管瘢痕，并说明“草率地接受动脉硬化与胆固醇的摄入量直接相关这种观点存在一定风险，可能会导致一些已经在文献证实的致病因素被忽略”。

即便如此，As 的血脂理论依旧在 20 世纪 50 年代起到重要的推动作用，当时，包括流行病学调查、生态学研究及序列研究（如具有里程碑意义的 Framingham 研究）都显示胆固醇水平与心血管疾病之间存在密切的联系。因此，虽然存在一定争议，但脂质理论仍旧在 As 发病机制研究中占主导位置。然而，文献中很少提及其诱发炎症的副作用。炎症作为 As 的一种病理形态学特征，也可能是其发病机制之一。例如，在 1977 年有关 As 的评论文章中，McGill 将脂质假说与当时的其他假说（肌源性、致突变和血栓形成假说）进行比较，肯定了其中部分内容的正确性，但并未提及炎症的作用。即使在 Ross 的标志性文章中也仅提出动脉粥样硬化的损伤假说，“炎症”一词并未正式提出。虽然 Ross 的损伤假说获得了认同，但依旧有学者质疑其正确性，如 Joris 和 Majno 提出：“目前对于大多数器官来说，组织损伤意味着炎症反应。动脉壁是否也存在这种反应，尚不清楚。现在之所以没有建立 As 的炎症理论，可能是因为血管壁缺乏微循环来建立炎症反应。”Joris 和 Majno 还提出，内膜作为另一种血液组织界面，“不必把‘炎性渗出’的概念局限于微循环血管内皮细胞”。

1986 年 Ross 补充其损伤假说，提出“脂纹中的巨噬细胞可能代表一种炎症反应形式”。2 年后，Munro 和 Cotran 总结 As 斑块及其他炎症部位观察到的共同特征（如白细胞浸润、间质细胞增生、纤维化、钙化和血管生成）及其分子机制，证实了 As 的炎症本质。20 世纪 90 年代，基于新思维模式的转变，越来越多的学者关注炎症在 As 发生、发展中的作用，最终促成了 1999 年 Ross 文章的问世及相关文献的大量涌现。

第六节　中国学者对动脉粥样硬化炎症学说的贡献

虽然国外学者提出了 As 炎症学说，但国内学者对该学说的发展与进一步完善亦做出了重要贡献。

自 1999 年 Ross 首次提出 As 是一种炎症性疾病的观点后，国内学者高度重视 As 炎症机制，开展了一系列研究，取得了许多重要成果。高琳琳等发现载脂蛋白 E（apolipoprotein E，apoE）基因敲除小鼠 As 模型中股动脉外膜炎症可诱导内膜表达细胞间黏附分子-1（intercellular adhesion molecule-1，ICAM-1）和血管细胞黏附分子-1（vascular cell adhesion molecule-1，VCAM-1），同时伴有白细胞的附壁，提示血管外膜炎症是冠状动脉 As 病灶形成的一个始动环节。陈斌等观察了阿托伐他汀对兔 As 模型血管壁炎症的影响，发现阿托伐他汀明显降低血浆 C 反应蛋白（C reactive protein，CRP）水平，抑制股动脉内膜炎症细胞浸润。董波等腹腔注射血管紧张素Ⅱ（angiotensin Ⅱ，AngⅡ）至高脂饮食喂养的兔 As 模型，发现 AngⅡ能显著增加 As 斑块内炎症水平，加重其病变程度。孙晓丽等利用肺炎衣原体反复感染并同时给予高胆固醇食物喂养的方法建立小鼠 As 炎症模型，发现早期克拉霉素治疗可以有效减轻小鼠 As 炎症反应，延缓 As 发生。此外，郭水连等报道，普伐他汀有降低血清炎症因子水平、抑制 As 斑块形成的作用。

微小 RNA（microRNA，miRNA）是一类长度约为 22 个核苷酸的内源性非编码 RNA，通过沉默靶基因参与调节细胞增殖、分化、凋亡、自噬等众多生物学过程。miRNA 已成为生命科学领域中备受关注的研究对象之一，科学家们将 miRNA 和 siRNA 并称为继核酶之后的第二次 RNA 革命。近年研究发现，miRNA 失调与 As 炎症密切相关。中国学者在这一方向也进行了积极的探索与研究。例如，褚福永等报道，随着冠状动脉病变程度加重，急性冠脉综合征（acute coronary syndrome，ACS）患者外周血单核细胞 miR-24 表达逐渐降低，并且 miR-24 表达与血浆白介素-6（IL-6）、肿瘤坏死因子-α（TNF-α）水平呈负相关。在高糖条件下，miR-186 靶向沉默高迁移率族蛋白 B1（high mobility group box 1，HMGB1），进而抑制内皮细胞炎症反应。miR-16 通过靶向抑制程序性细胞凋亡因子 4（programmed cell death 4，PDCD4）减少巨噬细胞（macrophages，Mø）分泌 IL-6、TNF-α 等促炎因子。As 患者血浆及斑块内 miR-155 水平明显升高，而且 miR-155 直接结合于钙调节热稳定蛋白 1（calcium-regulated heat stable protein 1，CARHSP1）mRNA 3′-非翻译区（3′-untranslated region，3′-UTR），TNF-α通过 miR-155/CARHSP1 信号通路影响泡沫细胞（foam cell）形成和炎症因子分泌。随着研究的深入，miRNA 有望成为 As 早期诊断的分子标志物及治疗的新靶点。

中药是中华民族具有传统特色的文化瑰宝，几千年来为保障人民群众的生命健康做出了巨大贡献。长期以来，中药以其特有的低毒性、疗效确切、双向调节和整体调节效应，以及治疗疑难杂症等方面的优势而受到广泛关注。值得注意的是，许多中药成分也具有抗 As 炎症作用。在高脂饲料喂养结合腹腔注射维生素 D_3 建立的大鼠 As 模型中，白芍总苷或灯盏花素可降低血浆 CRP、TNF-α、IL-1β和 IL-6 水平。李迎等将 120 例急性缺血性脑卒中（acute cerebral ischemic stroke，ACIS）患者随机分为小檗碱组和常规组，常规组按照最新 ACIS 诊治指南给予常规治疗，小檗碱组在常规组治疗基础上服用盐酸小檗碱片，发现在常规治疗基础上服用小檗碱可显著降低 ACIS 患者血清炎症因子水平，并在一定程度上减轻 ACIS 患者的颈动脉粥样硬化程度，促进神经功能的恢复，改善短期预后。三七总皂苷能保护高脂血症的 As 患者的血管内皮功能，抑制颈动脉内膜增厚及 As 斑块增大，延缓 As 的进展，其机制与降低血清 CRP、IL-6 和 TNF-α水平有关。用麝香保心丸治疗冠心病患者，发现其能够调节患者血脂，降低颈动脉内中膜厚度，减少斑块面积，减轻炎症反应。黄连解毒汤用于治疗冠心病不稳定型心绞痛患者，能显著降低血浆炎症因子水平，对 As 发展有明显的改善作用。银杏内酯 B 能改善 As 大鼠的主动脉病变，并降低血清 IL-6 和 TNF-α水平。周凤华等用高脂喂养 16 周的方式建立 $apoE^{-/-}$小鼠 As 模型，发现葛根素可明显降低主动脉斑块内 IL-2、IL-6、TNF-α和 CRP mRNA 表达，并减少斑块面积。丹参是唇形科鼠尾草属植物丹参的干燥根部，具有活血调经、祛瘀止痛、凉血消痈的作用，其活性成分主要为酚酸类和二萜醌类，活性较好的主要包括水溶性的丹参素、丹酚酸 B 及脂溶性的丹参酮ⅡA、隐丹参酮等，临床上主要用于预防和治疗血管疾病。研究发现，丹参素、丹酚酸 B、丹参酮ⅡA、隐丹参酮的抗 As 作用主要与其抑制炎症因子的释放有关。目前关于中药成分抗 As 炎症作用的研究较多，但是并不详尽，还有待深入挖掘。

本课题组多年来积极探索炎症在 As 发生发展中的作用，研究发现脂肪分化相关蛋白（adipophilin）过表达促进 RAW264.7 细胞分泌 IL-6、TNF-α和单核细胞趋化蛋白-1（monocyte chemotactic protein-1，MCP-1），这一作用依赖于细胞外信号调节蛋白激酶 1/2（extracellular signal-regulated protein kinase 1/2，ERK1/2）/激活蛋白 1（activator protein 1，AP 1）信号通路活化。在高脂饲料喂养建立的新西兰兔 As 模型中，普罗布考降低主动脉弓与血浆 TNF-α、IL-1、IL-6 和 MCP-1 表达，从而减少 As 斑块面积，抑制肝脏脂质蓄积。肝 X 受体激动剂 T0901317 抑制巨噬细胞 TNF-α、IL-1β和 IL-6 等炎症因子的分泌，其作用机制与促进三磷酸腺苷结合盒转运体 A1（ATP binding cassette transporter A1，ABCA1）表达及拮抗 Toll 样受体 4（Toll-like receptor 4，TLR4）/核因子-κB（nuclear factor-κB，NF-κB）信号途径有关。此外，apoA-Ⅰ通过转录后调控方式抑制脂多糖（lipopolysaccharide，LPS）诱导的巨噬细胞炎症因子表达；apoA-Ⅰ上调锌指蛋白 36（tristetraprolin，TTP）表达，并通过与 TNF-α 3′-UTR ARE 序列结合促进其 mRNA 降解；apoA-Ⅰ通过激活信号转导与转录活化因子 3（STAT3）促进 TTP 表达，该效应直接受 ABCA1 影响。

As 炎症性质在西方医学中已经被认识和研究了几百年，但在中国的研究起步较晚，20 世纪 90 年代才有中文文献报道，进入 21 世纪后，随着中国经济的快速发展，中国科研经费投入总额及其占国内生产总值（GDP）的比例不断增加，研究生教育呈跨越式发展，以及海外留学归国人员持续增加，As 研究队伍迅速扩大，发表的论文也越来越多。同时，中国学者更加注重把研究成果发表到国际学术刊物上，在 *Proceedings of the National Academy Sciences of the united of States of America*、*Circulation*、*Circulation Research*、*Arteriosclerosis Thrombosis and Vascular Biology*、*Cardiovascular Research* 和 *Atherosclerosis* 等心血管研究领域权威刊物上发表了一大批炎症与 As 关系的高水平论文，表明中国在这一领域的研究步入了国际先进行列。

第七节　小　　结

过去十多年来人们对 As 炎症机制产生了极大关注，在 Web of Science 网站，用“inflammation”和“atherosclerosis”作为关键词进行检索（图 1-1），以 As 炎症学说提出的 1999 年为分界线，前 30 年仅有 1566 篇相关论文，而 2000 年以后文献数量迅速增加，2016 年这一领域共发表 2609 篇论文。

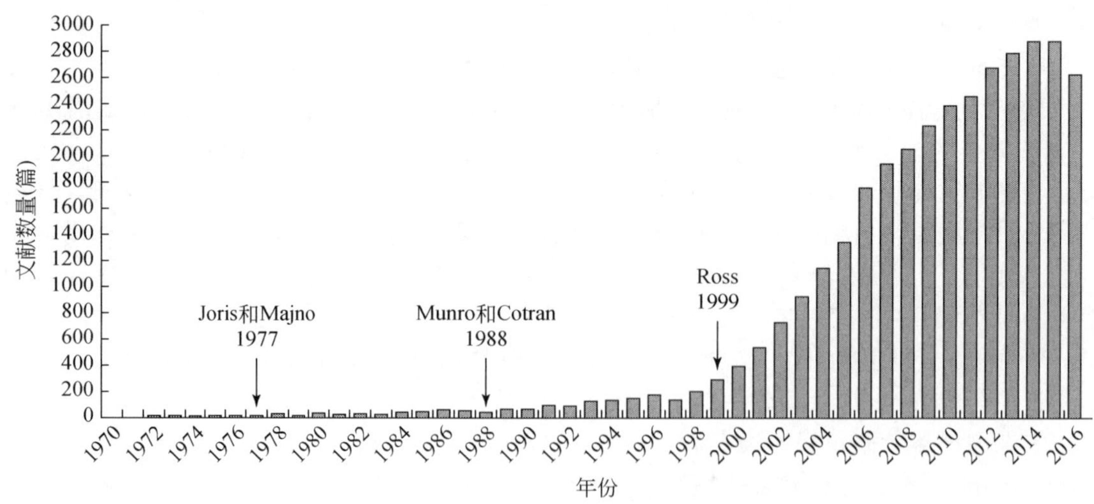

图 1-1　1970～2016 年发表的 As 炎症论文数量

虽然我们通常认为 Virchow 是提出 As 炎症性质的第一人，但他本人并不将此成果归功于自己。1858 年，在柏林病理学研究所讨论这一问题时，Virchow 表明他支持旧的观点。Virchow 可能是参考早期学者如英国的 Hodgson 和法国的 Rayer 对 As 炎症功能的叙述。当时，对动脉上观察到的钙沉积是无机钙沉积的结果（18 世纪末 Morgagni 的观点）还是一种真正的骨化（Virchow 等的观点）存在很大争议。这种争论早在 16 世纪 Falloppio 等的文献中就有所提及，但依旧未能解决。

另一个尚未解决的争议是 Rokitansky 和 Virchow 建立的炎症与 As 关系的实质或方向性问题。Virchow 赞同 Hodgson 早期关于 As 的“损伤假说”，认为炎症是 As 的主要过程。而 Rokitansky 则认为 As 是动脉壁的浸润性沉积，体液失调是该疾病的起源，从 Rokitansky 的理论可以得出细胞因子在 As 中的作用，并且他本人也不否认炎症的存在。从 12 份 As 病理标本中确实发现了炎症标志物的存在。但 Rokitansky 认为，炎症可能只是 As 的一种继发现象。Virchow 和 Rokitansky 之间的争议在其后的 200 年间一直未能解决。但 As 过程中有炎症存在已经是公认的事实，而炎症究竟是作为 As 的一种主要原因还是继发现象仍需进行大量的观察与探讨。

为何炎症与 As 的关系能在医学界沉寂如此之久一直是人们的疑惑。然而这个空白恰好与“心血管疾病流行病学”作为一个领域的出现，以及集中开展临床心血管疾病发生的风险因素研究相一致。流行病学病例对照研究和队列研究方法的改进（以 Framingham 心脏研究为例）有利于人们理解高血脂、高血压、糖尿病和吸烟作为“典型”的心血管疾病危险因素的原因。尽管这些新的方法完全改变了流行病学的研究方式，特别是针对慢性多因素疾病，但还是限制了 As 这种长进程疾病影响因素的研究，也使得人们对 As 预测因子包括炎症的关注有所减弱。

在过去的二三十年中，流行病学和临床研究中用来评估亚临床 As 的新成像技术的出现，以及分子病理学的进步促使 As 理论重新出现，也重新激发了人们对炎症因素的浓厚兴趣。As 的炎症性质可能具有重要的临床意义，不仅包括诊断意义如炎症标志物的预测能力，也包括治疗意义如抗炎及心血管疾病的二级预防。而 20 世纪末 Joris 和 Magno 就已经提出炎症的治疗意义，可这至今仍是一个激烈争论的问题。

通过以上历史回顾的结果看到，100 多年来人们对炎症学说的坚持，使得对 As 发病机制的理解，以及在该病的防治上，都取得了长足的进步和可喜的成果，抗炎治疗可能是一个极具发展潜力的动脉粥样硬化性心脑血管疾病治疗方法。

（唐朝克）

参考文献

崔立宝，于小华，蒋崇辉，等，2015. 普罗布考通过调控 ABCA1、SR-BI、ABCG5、ABCG8 表达及抗炎作用抑制高胆固醇血症兔动脉粥样硬化. 生物化学与生物物理进展，42（9）：866-876.

江小萍，曾凡鹏，刘首明，等，2015. 三七总皂苷对动脉粥样硬化患者血管炎症因子及颈动脉内膜中层厚度和斑块的影响. 中国中医急症，24（10）：1753-1755.

刘艳茹，锁建军，雷如意，等，2014. 银杏内酯 B 对动脉粥样硬化大鼠炎症细胞因子的影响. 医学研究杂志，43（8）：131-133.

孙晓丽，王永顺，王彦辉，等，2012. 克拉霉素对小鼠动脉粥样硬化炎症反应的影响研究. 现代生物医学进展，12（35）：6827-6830.

杨永宗，刘录山，2016. 中国动脉粥样硬化纪事（十二）. 中国动脉硬化杂志，24（12）：1292-1296.

袁中华，谭艳美，陶媛，等，2015. Adipophilin 通过 ERK1/2-AP-1 途径诱导炎症因子的表达. 中国病理生理杂志，31（11）：1998-2004.

赵国军，汤石林，田国平，等，2013. 肝 X 受体激动剂 T0901317 对脂多糖诱导的 THP-1 巨噬细胞炎性因子释放的影响及其机制. 中国动脉硬化杂志，21（7）：594-598.

周凤华，黄志勇，娄林洁，等，2013. 葛根素抗 *apoE*$^{-/-}$小鼠动脉粥样硬化的炎症机制研究. 中药药理与临床，29（5）：33-36.

Curtiss F，Fairman K A，2010. Tough questions about the value of statin theory for primary prevention：did JUPITER miss the moon?. J Manage Care Pharm，16：417-423.

Despres J P，2009. Bringing JUPITER down to earth. Lancet，373：1147，1148.

Elliott P，Chambers J C，Zhang W，et al，2009. Genetic loci associated with C-reactive protein levels and risk of coronary heart disease. JAMA，302：37-48.

Genest J，2010. C-reactive protein：risk factor，biomarker and/or therapeutic target?. Can J Cardiol，26（Suppl A）：41A-44A.

Kaul S，Morrissey R P，Diamond G A，2010. By Jove! What is a clinician to make of JUPITER?. Arch Intern Med，170：1073-1077.

Libby P，Ridker P M，Hansson G K，2009. Inflammation in atherosclerosis：from pathophysiology to practice. J Am Coll Cardiol，54：2129-2138.

Mayerl C，Lukasser M，Sedivy R，et al，2006. Atherosclerosis research from past to present-on the track of two pathologists with opposing views，Carl von Rokitansky and Rudolf Virchow. Virchows Arch，449：96-103.

Ridker P M，Friedewald V E，Davidson M H，et al，2009. The editor's roundtable：the JUPITER trial-initial results and clinical implications. Am J Cardiol，103：1417-1425.

Schirle N T，Sheu-Gruttadauria J，MacRae I J，2104. Structural basis for microRNA targeting. Science，346：608-613.

Vattikuti R，Towler D A，2004. Osteogenic regulation of vascular calcification：an early perspective. Am J Physiol Endocrinol Metab，286：E686-E696.

Yin K，Deng X，Mo Z C，et al，2011. Tristetraprolin-dependent post-transcriptional regulation of inflammatory cytokine mRNA expression by apolipoprotein A-I: role of ATP-binding membrane cassette transporter A1 and signal transducer and activator of transcription 3. J Biol Chem，286（16）：13834-13845.

Zernecke A，Weber C，2010. Chemokines in the vascular inflammatory response of atherosclerosis. Cardiovasc Res，86：192-201.

第二章　动脉粥样硬化的免疫调节

第一节　概　　述

动脉粥样硬化性心血管疾病是严重威胁人类健康的一大类疾病，是世界范围内主要死亡原因之一。动脉粥样硬化（As）是一种血管壁内的慢性炎症疾病，其发病机制十分复杂，主要包括内皮细胞损伤、脂质浸润及炎症介质分泌等机制，最终引起大、中动脉管壁形成大量斑块，导致一系列病理生理学改变。其中炎症学说是 As 发病学的重要理论。炎症学说认为，在 As 斑块形成的前期血液中单核细胞穿过血管内膜进入血管壁并转化为巨噬细胞，然后吞噬大量的低密度脂蛋白（low density lipoprotein，LDL）转变成泡沫细胞，促进早期斑块脂纹的形成，启动 As，同时，巨噬细胞还会分泌大量的炎症因子和趋化因子，募集多种免疫相关细胞进入斑块内，通过不同细胞间相互作用及其分泌的细胞因子参与免疫调节影响 As 发生发展。

免疫调节是指免疫系统中的免疫细胞和免疫分子之间，以及与其他系统之间的相互作用，使得免疫应答以最恰当的形式维持在最适当的水平。机体免疫系统对抗原刺激产生的以排除抗原为目的的生理过程即免疫应答。这个过程包括了抗原提呈、淋巴细胞活化、免疫分子形成及免疫效应发生等一系列生理反应。通过有效的免疫应答，机体得以维护内环境的稳定。目前研究认为，免疫应答及免疫反应在 As 的发生发展过程中发挥重要作用。免疫调节分为固有免疫调节和特异性免疫调节，两者的共同作用调节 As 的发生发展。

第二节　固 有 免 疫

固有免疫（innate immunity）是机体在进化和发育过程中形成的天然免疫防御体系，即出生后就已具备的非特异性防御功能，也称为非特异性免疫（non-specific immunity）。固有免疫应答细胞一般包括单核/巨噬细胞、肥大细胞、自然杀伤（nature killer，NK）细胞和中性粒细胞等，是机体抵御微生物和异物入侵的第一道防线，在 As 的发生和发展中起重要作用。这些细胞广泛参与 As 中泡沫细胞形成、斑块内基质降解、细胞凋亡、血管新生和斑块破裂等事件，通过固有免疫调节方式影响 As 的发生发展。

一、单核/巨噬细胞的调节

As 的发生发展受到炎症反应的严密调控，与募集和激活单核细胞及单核细胞源性巨噬细胞高度相关。高血压、高血脂及吸烟等危险因素会激活内皮细胞，分泌黏附分子，进一步募集和激活单核细胞黏附于内皮细胞处，上调趋化因子配体 1［chemokine（C-X-C motif）ligand 1，CXCL1］、受激活调节正常 T 细胞表达和分泌因子（regulated on activation，normal

T cell expressed and secreted，RANTES）、CXCL4 和 CXCL12 及其受体表达。在体液免疫和细胞免疫的共同作用下，诱导内皮细胞损伤。单核细胞通过内膜屏障进入内膜下层，转化为巨噬细胞，释放活性氧簇（reactive oxygen species，ROS）、TNF-α、IL-12p70、单核细胞趋化蛋白-1（MCP-1）、RANTES 等促炎因子，诱发急性炎症反应。随后巨噬细胞通过凝集素样氧化型低密度脂蛋白受体-1（lectin-like oxidized low-density lipoprotein receptor-1，LOX-1）、清道夫受体-A（scavenger receptor-A，SR-A）和 SR-B1 等大量摄取氧化低密度脂蛋白（oxidized low density lipoprotein，ox-LDL）等胆固醇，并转化为胆固醇酯（cholesterol ester，CE），当细胞内 CE 与总胆固醇（total cholesterol，TC）含量相比大于 50%时，巨噬细胞转变为泡沫细胞，促进主动脉内形成脂质条纹，并进一步转化为成熟的纤维斑块。单核细胞和巨噬细胞可分泌多种基质金属蛋白酶（matrix metalloproteinase，MMP），降解斑块内胶原，降低斑块稳定性，诱发斑块破裂，在冠状动脉内形成血栓，诱发急性冠脉综合征（ACS）。此外，单核细胞还可以启动凝血连锁反应，大量增加血栓的形成，进一步促进 As 发生发展。单核/巨噬细胞是 As 病变中最主要的炎症细胞。因此，单核细胞能显著上调炎症，促进 As 斑块形成，诱发 As 相关疾病发生发展。

1. 单核细胞分型 单核细胞具有不均一性，人外周血单核细胞具有多个不同类型，产生不同的免疫反应和作用。根据其表达的分化抗原簇 14（cluster of differentiation 14，CD14）和 FcγⅢ 受体（FcγⅢ receptor，CD16）不同，可将单核细胞分为 $CD14^{++}CD16^{-}$、$CD14^{++}CD16^{+}$和 $CD14^{+}CD16^{++}$单核细胞。由于中性粒细胞和 NK 细胞同样表达 CD16 细胞表面标志物，故依据 CD14 和 CD16 不能很好地区分单核细胞和其他的白细胞。利用流式细胞术检测 CD86 或人类白细胞抗原-DR（human leukocyte antigen-DR，HLA-DR）等单核细胞相关标志物进一步对单核细胞进行确认，利用 CD45 排除血小板、死亡细胞和细胞裂解产生的碎片，借此进一步确定单核细胞。三种不同的单核细胞亚型具有不同的免疫功能、吞噬能力和再生能力，分泌不同炎症因子。

$CD14^{++}CD16^{-}$单核细胞是经典型单核细胞，也是最重要的单核细胞类型，约占单核细胞总数的 90%。$CD14^{++}CD16^{-}$单核细胞高表达 MCP-1 的受体趋化因子受体 2［chemokine（C-C motif）receptor 2，CCR2］、CXC 趋化因子受体［chemokine（C-X-C motif）receptor 1，CXCR1）、CRCR2、CRCR4、细胞黏附分子 L-选择素（CD62L），低表达分形趋化因子（fractalkine）受体 CX_3CR1、CCR5（CCL3、CCL4 和 CCL8 的受体）。在 LPS 的刺激下，$CD14^{++}CD16^{-}$单核细胞产生 IL-10、IL-6、IL-8、TNF-1β和 CCL2 等炎症因子和趋化因子。此外，$CD14^{++}CD16^{-}$单核细胞具有较高的髓过氧化物酶（myeloperoxidase，MPO）活性，表达 CD93、CD64、CD32、CD36、CD14、纤胶凝蛋白（ficolin1，FCN1）和信号调节蛋白α（signal-regulatory protein α，SIRPα）等与细胞吞噬作用相关的基因。$CD14^{++}CD16^{-}$单核细胞高表达抗菌蛋白，提示其在固有免疫清除病原体过程中发挥重要作用。$CD14^{++}CD16^{-}$单核细胞还高表达血管新生相关基因，提示其在 As 发生发展中发挥重要作用。

$CD14^{+}CD16^{++}$单核细胞是一种非典型的单核细胞，数量最少，不表达 CCR2 和 CD62L，但高表达 CX_3CR1，参与组织的免疫监视（immune surveillance）。$CD14^{+}CD16^{++}$单核细胞在内皮细胞与血液表面移动，选择性检测感染的病毒及受损的细胞。研究发现，$CD14^{+}CD16^{++}$单核细胞高表达细胞骨架活动相关蛋白，在 As 病变稳定期，$CD14^{+}CD16^{++}$单核细胞内活性氧簇、MPO 及溶酶体酶分解产物含量极低。$CD14^{+}CD16^{++}$单核细胞高表达骨架重构相关基因，促进肉芽组织的形成。在 LPS 刺激下 $CD14^{+}CD16^{++}$单核细胞产生大量 TNF-α和 IL-1β。

$CD14^{++}CD16^{+}$单核细胞是三种单核细胞中最成熟的一种，是 $CD14^{++}CD16^{-}$和 $CD14^{+}CD16^{++}$单核细胞的过渡类型，具有两者的表型和功能，同时表达 CCR1、CCR2、CXCR2 和 CX_3CR1。研究发现，$CD14^{++}CD16^{+}$单核细胞表达 MCP-1 和 RANTES 的受体 CCR5，其中 MCP-1 和 RANTES 与 As 发生发展高度相关，提示其可能通过 CCR5 依赖的方式募集至 As 斑块处。在 LPS 诱导下，$CD14^{++}CD16^{+}$单核细胞分泌大量的 TNF-α、IL-1β和活性氧簇，促进炎症反应。此外，$CD14^{++}CD16^{+}$单核细胞高表达Ⅱ型主要组织相容性抗原复合物（major histocompatibility complex Ⅱ，MHCⅡ），强烈刺激 $CD4^{+}$T 细胞增殖，参与调控 As 炎症反应。

2. 单核/巨噬细胞在 As 中的作用　高脂、高胆固醇饮食可显著促进 As 病变形成，研究发现，$CD14^{+}CD16^{++}$单核细胞数目与血浆内 TC、LDL 和三酰甘油（triglycerides，TG）水平呈正相关，与高密度脂蛋白（high density lipoprotein，HDL）水平呈负相关，提示 $CD14^{+}CD16^{++}$单核细胞数目影响 As 发生发展。健康人体血液中的 HDL 多为小颗粒 HDL，具有抗 As 和抗炎效应，但 As 引起的脂质代谢紊乱患者的血液循环中存在大量的 $CD14^{+}CD16^{++}$单核细胞，会产生大量的炎症反应，导致即便增加冠心病患者的小颗粒 HDL，也不能有效治疗冠心病。研究发现，高脂血症患者体内存在大量的 $CD14^{+}CD16^{++}$单核细胞。$CD14^{++}CD16^{+}$单核细胞数目与血液中低水平的 HDL 和载脂蛋白 A-Ⅰ（apolipoprotein A-Ⅰ，apoA-Ⅰ）相关。$CD14^{++}CD16^{+}$单核细胞与酶降解的低密度脂蛋白（enzymatically degraded low density lipoprotein，E-LDL）相结合，促进脂质蓄积，促进 As 斑块形成，破坏血管内皮生长因子-A（vascular endothelial growth factor-A，VEGF-A）和 MCP-1 信号通路，抑制高胆固醇血症患者单核细胞迁移，诱发心肌缺血-再灌注损伤。目前认为，$CD14^{++}CD16^{+}$单核细胞水平增加是心血管疾病的一个独立预测因素。此外，高胆固醇血症 CD11b 和 CD14 等单核细胞黏附分子表达增加，与 As 病变程度相关。运用洛伐他汀或辛伐他汀等羟甲基戊二酰辅酶 A（hydroxy-methyl-glutaryl coenzyme A，HMG-CoA）还原酶抑制剂药物治疗冠心病，可下调单核细胞 CD11b 表达，显著降低单核细胞在内皮细胞表面的黏附能力。有研究证实，他汀类药物不仅具有降胆固醇的效果，还可以通过降低 CD14 的表达，促进 $CD14^{+}CD16^{++}$单核细胞增殖，减少单核细胞分泌 TNF-α、IL-1β等炎症因子，并抑制金属蛋白酶分泌，发挥抗炎效应，拮抗 As 斑块降解破裂。

越来越多的证据证实 $CD16^{+}$单核细胞（包括 $CD14^{++}CD16^{+}$和 $CD14^{+}CD16^{++}$单核细胞）与体重指数（body mass index，BMI）、胰岛素抵抗和内膜增厚等传统的心血管疾病危险因素有关。Schlitt 等研究证实，$CD16^{+}$单核细胞能增加 TNF-α等促炎因子的分泌，其细胞水平与 As 源性冠心病的诊断相关。$CD16^{+}$单核细胞的数目与重塑指数呈正相关，与 CT 值呈负相关。Rogacev 等研究发现，急性心肌梗死和非出血性休克的发生与血浆内单核细胞总数、$CD14^{++}CD16^{+}$和 $CD14^{++}CD16^{-}$单核细胞数目相关，但与 $CD14^{+}CD16^{++}$单核细胞数目无关；其中 $CD14^{++}CD16^{+}$是不良心血管疾病的独立检测指标。患者体内 $CD14^{++}CD16^{-}$单核细胞数目高与缺血性心肌事件发生率高相关。有研究认为，$CD14^{++}CD16^{-}$单核细胞主要参与激发炎症反应，减小斑块纤维帽，诱发心血管疾病，而 $CD14^{++}CD16^{+}$和 $CD14^{+}CD16^{++}$单核细胞的可能作用在于影响斑块面积。单核细胞不同亚型在 As 发生发展过程中的作用仍存在大量争议，每一种亚型的具体作用还不清楚，各种亚型的分布区域还不确定，有待进一步研究论证。单核细胞随后可分化为巨噬细胞，在 As 发生发展中发挥重要作用。巨噬细胞具有可塑性和多样性，在不同微环境下可诱导分化为具有促炎作用的 M1 型巨噬细胞和具有抗炎作用的 M2 型巨噬细胞。因此，促进 M2 型巨噬细胞的产生对 As 的防治具有重要作用。

二、肥大细胞

肥大细胞是一种具有宿主防御功能的免疫细胞，由造血干细胞分化而成。当肥大细胞祖细胞被募集至组织后，在不同刺激因素作用下，分化为结缔组织型肥大细胞或黏膜型肥大细胞。肥大细胞能特异性表达α-胰凝乳酶和类胰蛋白酶等蛋白水解酶，具有很好的蛋白降解功能。肥大细胞的功能多样，在超敏反应方面的研究较多，近年来的研究显示肥大细胞对 As 的发生发展同样具有重要作用。

正常的动脉内膜处，肥大细胞占所有有核细胞总数的 0.1%。研究发现，在 As 患者主动脉内膜和外膜的斑块处富含肥大细胞，且其数目随 As 发生发展增加，其中破损的冠状动脉斑块和外膜组织中肥大细胞更多，与斑块破裂及侵蚀的发生率相关。在人冠状动脉尸解样本中，同样发现肥大细胞的数目与其临床上 As 表现的严重程度呈正相关。在肥大细胞缺失的小鼠动物模型中，As 斑块面积和脂质沉积显著减少，斑块内巨噬细胞和 T 细胞数目下降，但胶原含量和纤维帽增加。肥大细胞广泛分布于皮肤及内脏黏膜下的微血管周围，分泌多种细胞因子，参与免疫调节。当肥大细胞活化后，释放生长因子、组胺和细胞因子等蛋白因子，随着其内容物释放，诱发斑块破裂及清除，调节 As 斑块稳定性，影响 As 的发生发展。

研究发现，As 斑块中的嗜酸性粒细胞活化趋化因子 CCL11 与肥大细胞表面的 CCR3 受体相互作用，将肥大细胞募集至 As 斑块处。在 *apoE*$^{-/-}$小鼠体内用 CCR3 拮抗剂干扰 CCR3 及其介导的信号通路，显著减少外膜组织内募集的肥大细胞数目，进而抑制 As 斑块的发生发展。CXCL1 和干细胞因子（stem cell factor，SCF）等趋化因子同样影响 As 发生发展，但其是否同样参与肥大细胞趋化至 As 斑块中有待进一步研究。As 斑块中的肥大细胞多数位于斑块富含碱性成纤维细胞生长因子（basic fibroblast growth factor，bFGF）的微血管附近，继而肥大细胞释放的血管生成相关复合物、组胺和细胞周围基质降解蛋白酶诱发微血管生长和新生血管破裂，最终引起斑块内出血，加剧 As 发生发展。Willems 等研究发现，颈动脉切除术后患者斑块内的肥大细胞数目与斑块内出血发生率、斑块内微血管密度、As 病变程度及血管事件发生率呈正相关，提示检测 As 斑块内肥大细胞数目，可以作为 As 相关疾病发病情况的一个可能的检测指标。Bot 等在 *apoE*$^{-/-}$小鼠中发现，在 As 发生发展过程中，肥大细胞被激活，主动脉的头臂干处 As 斑块面积增大，促进颈动脉 As 病变处发生血管内出血。另有研究显示，在 *Ldlr*$^{-/-}$小鼠中破坏肥大细胞，抑制 IFN-γ和 IL-6 促炎因子分泌，同时降低血浆中 TC 和 TG 的水平，发挥抗 As 作用，而随后转染骨髓源性的肥大细胞后，As 病变加剧。因此，肥大细胞可能通过调节脂质代谢和血管炎症反应促进 As 发生发展。在小鼠体内肥大细胞集中分布在外周组织中，血管内膜处分布较少，但在患者体内外周组织和血管内膜均有大量肥大细胞，故小鼠中有关肥大细胞的研究成果不能很好地反映人体中的情况，因而有待进一步深入研究。

肥大细胞还可以通过调节其他炎症相关细胞影响 As 的发生发展。当肥大细胞脱颗粒（mast cell degranulation）后，经自我级联放大，增加白细胞浸润，进一步增加 As 斑块面积。肥大细胞富含的类胰蛋白酶，能降解 apoE 和 apoA-Ⅰ，减少细胞内胆固醇流出，促进巨噬细胞与平滑肌细胞（SMC）转变为泡沫细胞，抑制胆固醇逆向转运，促进 As 的发生发展。综上所述，明确肥大细胞对其他炎症细胞的调节作用，有助于进一步确定肥大细胞在 As 发生发展中的作用机制，有助于开发相应的策略进行 As 的干预治疗。

三、自然杀伤细胞

自然杀伤（NK）细胞是机体重要的免疫细胞，参与免疫调节、超敏反应和自身免疫性疾病等活动，影响 As 等多种疾病的发生发展。NK 细胞在发育中不需要抗原受体基因重排，也不表达 T 细胞受体或表面抗原。NK 细胞表面的受体分为抑制性表面受体和活化性表面受体两类。Ly49A 等抑制性表面受体可特异性地结合在靶细胞的 MHC Ⅰ类分子上，进而阻止 NK 细胞激活，而病毒感染的等不表达 MHC Ⅰ类分子的细胞，则容易受到 NK 细胞攻击。

在人体外周血液中主要存在 $CD56^{dim}$ $CD16^{+}$ NK 细胞（约占总 NK 细胞的 95%）和 $CD56^{bright}$ $CD16^{neg}$ NK 细胞。其中 $CD56^{dim}$ $CD16^{+}$ NK 细胞具有细胞溶解活性，而 $CD56^{bright}$ $CD16^{neg}$ NK 细胞主要参与 IFN-γ和 TNF-α等细胞因子的产生和分泌，但也有部分动物实验研究发现，$CD56^{dim}$ $CD16^{+}$ NK 细胞在多种活化受体的刺激下能分泌多种细胞因子，其具体作用存在争议，有待进一步研究。在 As 相关疾病患者的血液循环中 NK 细胞数目增加，而在外周血管疾病的老人体内，NK 细胞总数增加，但也有研究发现不稳定型心绞痛患者体内 NK 细胞数目减少，提示 NK 细胞在 As 相关患者中的水平及作用存在争议。

As 斑块中多种细胞因子可以直接诱导激活 NK 细胞。研究发现，MCP-1、CX_3CL1、IL-15、IL-12、IL-18 和 IFN-α能诱导 NK 细胞迁移和活化，增加细胞毒性，促进 IFN-γ等促炎因子的表达和分泌，促进平滑肌细胞凋亡，上调 MMP 活性，加速 As 斑块内胶原的降解，诱发 As 斑块破裂，促进 As 发生发展。但是这些实验均没有排除其他炎症细胞分泌的细胞因子的作用，故细胞因子对 NK 细胞的募集作用有待进一步明确。Beige 小鼠为 NK 细胞活性缺陷的突变型小鼠，研究发现，用高脂、高胆固醇饲养的 Beige 小鼠缺乏 NK 细胞，与野生型小鼠相比 As 斑块面积显著增大，提示 NK 细胞具有抗 As 的作用。NK 细胞需要通过穿孔素发挥其自然杀伤作用。用穿孔素破坏 $Ldlr^{-/-}$小鼠体内 NK 细胞活性，发现失去活性的 NK 细胞对 As 的发生发展影响不大，但 Beige 小鼠的 NK 细胞缺乏活性和功能，不能分泌细胞因子，对抑制 As 的发生发展却有重要作用，提示 NK 细胞通过分泌的细胞因子影响 As 发生发展。但也有研究发现 NK 细胞具有促 As 发生发展的作用。Ly49A 能抑制 NK 细胞活化，将 Ly49A 骨髓移植入 $Ldlr^{-/-}$小鼠体内，在高脂高胆固醇饲养下，制备 NK 细胞缺乏的 As 模型，As 斑块面积显著增加。因此，NK 细胞在 As 发生发展中的作用存在争议，有待进一步研究。

四、中性粒细胞

中性粒细胞作为固有免疫反应的一部分，是炎症情况下一级免疫防御的主要免疫细胞，是一种高效的效应分子。近年来研究认为中性粒细胞同样参与调节 As 等慢性炎症疾病。在 As 疾病下，内皮细胞激活，上调白细胞黏附分子（leukocyte adhesion molecule，LAM），释放趋化因子，募集中性粒细胞浸润入主动脉 As 斑块炎症处，直接与多种病原体结合发挥初级免疫，同时也可作为信号分子，募集单核细胞等免疫细胞和次级免疫应答相关细胞进入 As 斑块，调节炎症反应，影响 As 发生发展。研究发现，动脉轻度硬化组和动脉硬化组中性粒细胞百分比均较正常组升高，中性粒细胞百分比与动脉弹性呈正相关，提示中性粒细胞百分比是评价心血管危险程度的重要指标。

As 患者体内中性粒细胞生命周期较短，在组织中表型多变，缺乏特异性细胞表面标志物，不便于识别。目前一般认为 Ly6G 和 CD66b 分别是小鼠和人中性粒细胞的表面标志物。研究发现，在小鼠早期 As 斑块中 Ly6G 标记的中性粒细胞主要分布在 As 斑块肩部和炎症反应活性高的区域，在 $apoE^{-/-}$ 小鼠中用 Ly6G 抗体特异性破坏中性粒细胞后，可显著抑制 As 的发生发展。As 斑块内出血是形成 As 血栓的重要环节，对人颈动脉切除术后的标本进行分析，发现斑块内出血也是中性粒细胞进入斑块的主要途径。在人体中 CD66b 标记的中性粒细胞主要集中在 As 斑块易损区域和斑块内出血区域，促进中性粒细胞内蛋白酶蓄积，引起斑块不稳定，加剧 As 的发生发展，并诱发其他心血管事件。

对 As 斑块成分进行分析，发现 As 病灶中中性粒细胞数目较少，但存在 MPO 和弹性蛋白等中性粒细胞的颗粒内含物。MPO 通过产生次氯酸，促进内皮细胞凋亡，还可以诱导 LDL 发生硝基化及过氧化，促进巨噬细胞和平滑肌细胞转化为泡沫细胞。此外，中性粒细胞明胶酶相关脂质转运蛋白（neutrophil gelatinase associated lipocalin，NGAL）与 MMP-9 形成异源二聚体，上调 MMP-9 活性，加速 As 斑块中基质的降解，诱发 As 斑块不稳定。中性粒细胞能分泌多种炎症相关因子，但其对 As 发生发展的具体作用及机制尚不明确，有待进一步研究。

第三节　特异性免疫

过去数十年的研究认为，As 的发生发展受到固有免疫和特异性免疫（specific immunity）调节。固有免疫反应起始于血管壁中单核/巨噬细胞激活，随后由 T 细胞和 B 细胞产生大量的特异性免疫，又称获得性免疫或适应性免疫。在 As 病变早期，巨噬细胞荷脂转化为泡沫细胞，分泌炎症因子，募集淋巴细胞进入 As 斑块处，进一步促进炎症因子的分泌和局部炎症反应。随着大量炎症细胞的浸润，胞葬（efferocytosis）作用不能有效清除死亡细胞，最终诱发 As 斑块处形成中央坏损脂质核心和纤维帽。在成熟的 As 病变处，T 细胞、B 细胞和树突状细胞（dendritic cell，DC）成为主要的炎症细胞。

一、T 细胞

T 细胞是白细胞的一种亚型，在胸腺（thymus）中成熟，故称为 T 细胞，在细胞免疫中发挥重要作用。依据 T 细胞受体（T cell receptor，TCR）肽链不同，可将 T 细胞分为 $CD4^+$、$CD8^+$、自然杀伤 T 细胞（natural killer T cell，NKT）、辅助性 T 细胞（helper T cell，Th）等多种 T 细胞。有研究显示，热休克蛋白 60/65（heat shock protein 60/65，HSP60/65）和 ox-LDL 能激活 T 细胞，调节炎症反应，但激活 T 细胞的具体机制还不明确，有待进一步研究。

1. CD4^{+}T 细胞 初生的 CD4^{+}T 细胞具有分化为 Th1、Th2、Th17 和 Treg 等多种 Th 细胞的能力，在不同炎症因子诱导下形成的 Th 细胞不同。

As 斑块内活化的巨噬细胞分泌 IL-12、IL-18 和转录因子 T-bet 共同刺激 CD4^{+}T 祖细胞，产生大量的 Th1 细胞，随后分泌 IFN-γ。研究发现，IL-12 和 IL-18 具有通过上调 IFN-γ表达，促进 As 发生发展的作用。在 *apoE*$^{-/-}$小鼠腹膜内注射重组 IFN-γ，30 天后，As 斑块面积增加 15%，提示 Th1 细胞通过 IFN-γ促进 As 斑块形成。T-bet 缺乏，抑制 Th1 细胞的产生，As 斑块面积减少约 30%。

IFN-γ、IL-4、IL-5 和 IL-10 刺激 CD4^{+}T 细胞产生 Th2 细胞。Th2 细胞在 As 的发生发展过程中的作用还存在争议。颈动脉平均内膜增厚是评判 As 的一个临床指标，研究发现，大量增加人体外周血液中 Th2 细胞数目并不能减少颈动脉内膜厚度。另外 Th2 细胞与降低女性急性心肌梗死发病危险因素相关，可发挥抗 As 作用。IL-4 和 IL-5 在诱导 Th2 细胞产生的同时，还能上调巨噬细胞 CD36、SR-A、血管细胞黏附分子-1（vascular cell adhesion molecule-1，VCAM-1）、MMP-1 和 MCP-1 等炎症相关蛋白表达，促进 As 的发生发展。目前的研究对 Th2 细胞在 As 发生发展中的作用还有待进一步研究。

IL-6、转化生长因子-β（transforming growth factor-β，TGF-β）刺激 CD4^{+}T 细胞产生 Th17 细胞，分泌 IL-17A、IL-17F 和 IL-22，通过 ERK1/2、NF-κB、CCAAT 增强子结合蛋白β（CCAAT enhancer binding protein β，C/EBPβ）和 C/EBPδ 信号通路，诱导 TNF、IL-1β、IFN-γ和粒细胞集落刺激因子（granulocyte-colony stimulating factor，G-CSF）等促炎性细胞因子表达，促进炎症反应。但 Th17 细胞在 As 发生发展过程中的具体作用存在争议。研究发现，不稳定型心绞痛患者血浆内 IL-17A 和 Th17 细胞的炎症因子如 IL-6 和 IL-23 等分泌增加。从动脉粥样硬化性冠状动脉分离出 T 细胞，检测发现 IL-17A 高表达，Th17 细胞增加，提示 Th17 细胞具有促进 As 发生发展的作用。在 *apoE*$^{-/-}$小鼠中用 IL-17A 的抗体拮抗 IL-17A 后，Th17 细胞减少，主动脉根部斑块面积减少 50%，胶原含量增加，稳定 As 斑块，提示 Th17 细胞具有促进 As 的作用。Socs3 能负性调控 T 细胞中 STAT3 依赖的 IL-17A 的表达，*Socs3*$^{-/-}$*Ldlr*$^{-/-}$小鼠中过表达 IL-17A 后，Th17 细胞增加，但主动脉根部 As 斑块面积同样减少 50%，提示 Th17 细胞具有抗 As 的作用。因此 Th17 细胞和 IL-17A 在 As 发生发展中的作用仍存在争议，有待进一步的研究。

Treg 细胞具有负性调节炎症反应的作用，在抑制 As 形成过程中发挥重要作用。研究发现，Treg 细胞具有诱导 M2 型巨噬细胞分化，抑制泡沫细胞形成，影响 As 发生及发展的作用。Treg 细胞具有功能不同的多种亚型。天然调节性 T 细胞（nature regulatory T cell，nTreg）是一种表达 CD4、CD25（IL-2 受体）和转录因子 FoxP3 的最常见 T 细胞。nTreg 在胸腺成熟，具有 TCR，对抗原具有高度亲和力，通过 IL-10 和 TGF-β负性调节炎症反应。当效应 T 细胞（effector T cell）暴露于抗原之后，产生诱导调节性 T 细胞（inducible Treg，iTreg）。iTreg 同样表达 CD4 和 CD25，但不需要 FoxP3，具有 1 型诱导调节性 T 细胞（type 1 regulatory T cell，Tr1）和 Tr3 两种亚型，参与维持免疫平衡，抑制自身免疫。研究发现，在湿疹和银屑病等慢性炎症疾病下，Treg 细胞约占总 T 细胞的 25%，但在 As 疾病下 Treg 含量极低，仅占总 T 细胞的 1%～5%。瑞典一项前瞻性队列回归研究发现 700 名 68～73 岁的受试对象，其外周血内 Treg 细胞量与心肌梗死之间存在负相关。他汀药物不仅能上调外周血 Treg 细胞数目，还能在急性冠脉综合征患者体内增强 Treg 细胞抗炎效应，抑制 As

的发生发展。研究发现，*apoE*$^{-/-}$小鼠服用辛伐他汀 6 周后，显著增加 As 斑块内 Treg 细胞数目，上调 FoxP3、TGF-β和 IL-10 的表达，抑制 As 发生发展。转染 Tr1 入 *apoE*$^{-/-}$小鼠，Tr1 细胞通过降低 IFN-γ减少 Th1 细胞的产生，促进 IL-10 分泌，显著抑制 As 斑块面积和脂纹的形成。Treg 细胞还能显著抑制巨噬细胞转化为泡沫细胞，促进巨噬细胞从促炎的 M1 亚型向抗炎的 M2 亚型转化，发挥抗 As 的作用。胡月华等研究发现，颅内动脉粥样硬化性脑梗死患者外周血 Treg/CD4^{+}T 细胞比例和 FoxP3 的 mRNA 水平显著低于正常人群组，颅内动脉粥样硬化性脑梗死患者的 IL-10 和 TGF-β水平低于正常人群组，IL-6 水平高于正常人群组，提示颅内动脉粥样硬化性脑梗死患者外周血 Treg 比例减少，对炎症反应的抑制作用减弱，参与了颅内动脉粥样硬化性脑梗死的发生发展。总之，CD4^{+}T 细胞具有加重 As 进程的作用，其中 Th1 细胞促 As 发生发展，Treg 细胞具有抗 As 的作用，但 Th2、Th17 在 As 发生发展过程中的作用尚未知晓，有待进一步研究。

2. CD8^{+}T 细胞 CD8^{+}T 细胞在宿主防御过程中发挥重要作用，可分泌 TNF-α和 IFN-γ等细胞因子，在抗原提呈细胞（antigen presenting cell，APC）的作用下提呈至具有 MHC Ⅰ分子的抗原，转化为效应 T 细胞。多数研究认为 CD8^{+}T 细胞不影响 As 发生发展，但也有少数研究观察到 CD8^{+}T 细胞能调节 As 进程，但具体作用不清楚。用高脂、高胆固醇饲养 *apoE*$^{-/-}$小鼠 4 周后，其脾内出现大量的 CD8^{+}T 细胞，而非 CD4^{+}T 细胞，产生大量抗炎因子 IL-10 和促炎因子 IFN-γ，提示高胆固醇血症诱发的 CD8^{+}T 细胞表达具有抗炎和促炎两方面的特性。研究发现，As 斑块内主要为 CD4^{+}T 细胞，但也存在 CD8^{+}T 细胞。血管内膜处的 CD8^{+}T 细胞可加剧动脉粥样硬化性疾病的严重程度。人颈动脉 As 斑块肩部和附近的坏死核心处均存在浸润的 CD8^{+}T 细胞，但在早期的 As 斑块内不存在 CD8^{+}T 细胞，提示 As 早期病变所诱发的血管内炎症可能抑制 CD8^{+}T 细胞募集至血管壁中。CD8^{+}T 细胞表达 IL-6 受体α链（IL-6α）、程序性死亡受体 1（programmed cell death protein 1，PD1）和 T 细胞免疫球蛋白黏蛋白-3（T cell immunoglobulin domain and mucin domain-3，Tim-3）等免疫抑制分子，临床研究发现 IL-6α、PD 1 和 Tim-3 能有效地抑制 As 发生发展，提示 CD8^{+}T 细胞可能具有抑制 As 发生发展的作用。β-半乳糖苷酶是主动脉和肺主动脉处平滑肌细胞中有效的人工合成抗原，可以诱发炎症，当 *apoE*$^{-/-}$小鼠过表达β-半乳糖苷酶时，血管壁内产生大量的 CD8^{+}T 细胞和巨噬细胞，诱发非可控性炎症，显著增大 As 斑块面积，提示 CD8^{+}T 细胞与血管内细胞发生抗原抗体反应，促进主动脉内炎症反应，促进 As 发生发展。研究发现，用 T 细胞激活的共刺激受体 CD137 处理小鼠，可以显著促进 CD8^{+}T 细胞浸润 As 斑块，促进 As 发生发展。目前对 CD8^{+}T 细胞的研究还不够直接，不能很好地排除 CD4^{+}T 细胞和其他炎症细胞的干扰，CD8^{+}T 细胞在 As 发生发展中的作用有待进一步深入研究。

3. NKT NKT 细胞是一种特殊的淋巴细胞亚群，是唯一表达 NK 特异性细胞表面标志物（NK1.1 和 Ly49）和 T 细胞特异性细胞表面标志物（CD4 和 TCR）的 T 细胞，不仅能够识别糖脂类抗原，还在之后产生促炎和抗炎等细胞因子。NKT 细胞由 APC 表达，通过 CD1d 而非 MHC 识别抗原，高表达于肝和多数淋巴组织。NKT 细胞激活后，分泌 IFN-γ等促炎因子，发挥促 As 的作用。研究发现，在人颈动脉斑块和腹主动脉瘤等 As 相关组织中均能检测到 NKT 细胞。在 *apoE*$^{-/-}$和 *Cd1d*$^{-/-}$基因双敲除的小鼠中，As 斑块面积显著减少。NKT 细胞激活剂α半乳糖酰基鞘氨醇可通过 CD1d 激活 NKT，刺激 *apoE*$^{-/-}$小鼠，结果发现 As 病变显著增加。目前多数研究认为 NKT 细胞具有促 As 作用，但也存在少量研究认为NKT具有抗As的作用。外源性用α半乳糖酰基鞘氨醇激活NKT细胞并注射入*Ldlr*$^{-/-}$小鼠，结果发现活化的NKT可以抗*Ldlr*$^{-/-}$小鼠颈总动脉As。NKT细胞在As中的作用同样需要进一步验证。

二、B 细胞

B细胞主要由骨髓的多能干细胞产生，成熟后转移至淋巴结皮质浅层的淋巴小结、脾的红髓及白髓的淋巴小结内。B细胞在抗原刺激下可分化为浆细胞，进而进一步合成和分泌免疫球蛋白，主要执行机体的体液免疫。B细胞可浸润动脉外膜，与相应的抗原接触后，产生免疫球蛋白，形成抗原抗体免疫复合物，调节动脉血管内斑块处炎症反应，影响As的发生发展。

研究发现，切除*apoE*$^{-/-}$小鼠脾，去除B细胞后，As斑块面积显著增加，而重新注射B细胞后，As斑块面积减小，提示B细胞可能具有抗As的作用。但用CD20抗体破坏*apoE*$^{-/-}$和*Ldlr*$^{-/-}$小鼠B细胞后，显著降低As斑块面积。故B细胞对As发生发展的具体作用不清楚。与T细胞类似，B细胞也存在多种亚型。依据其激活是否依赖T细胞，可将B细胞分为T细胞依赖性的B2细胞和T细胞非依赖性的B1细胞两种亚型。目前的研究一般认为B1细胞抑制As发生发展，而B2细胞促进As发生发展，但仍然存在大量争议。

B2细胞是主要的B细胞亚型，Kyaw等研究发现，给缺乏B细胞的*apoE*$^{-/-}$小鼠转染脾B2细胞，能显著加剧As的发生发展，但转染B1细胞不影响As进程。B细胞活化因子（B-cell-activating factor，BAFF）是由单核细胞、树突状细胞和T细胞分泌的一种细胞因子，与BAFF受体（BAFF receptor，BAFFR）、跨膜活化因子、钙调蛋白、亲环素配体相互作用因子（transmembrane activator and calcium modulator and cyclophilin ligand interactor，TACI）及B细胞成熟抗原（B cell maturation antigen，BCMA）等受体结合，参与B2细胞成熟过程。研究发现，用BAFFR抗体抑制BAFFR活性或直接干扰BAFF，可调节BAFF介导的信号通路，影响B2细胞成熟，减少As斑块的形成，提示B2细胞具有促进As发生发展的作用。但也有研究发现B2细胞具有抗As的作用。研究发现，CD20抗体破坏B2细胞的同时，还可以上调具有抗As作用的IL-17的表达，最终抑制As的发生发展。McNamara等研究发现，将*apoE*$^{-/-}$小鼠脾B2细胞过继性转移至高胆固醇饮食的缺乏B细胞的*μMT/apoE*$^{-/-}$小鼠，结果发现B2细胞显著抑制As的发生发展。不同课题组对于B2细胞在As发生发展中的作用不统一，可能与用于过继性转移的细胞纯度，以及使用动物模型的遗传背景存在差异等因素有关。因此，有必要进一步优化实验方法和条件，继而进一步深入B2细胞对As的作用研究。

免疫球蛋白抗体IgM具有抗As的作用。研究发现，机体内80%～90%的IgM来源于B1细胞，尤其是天然免疫球蛋白抗体（natural IgM），在第一道免疫防御过程中发挥重要作用，发挥抗As的作用。B1细胞存在B1a和B1b两种亚型。B1a细胞只占B细胞总数的一小部分，其在血液循环和腹膜腔内的存活率由功能正常的脾维持。研究发现，当*apoE*$^{-/-}$小鼠行脾切除术后，B1a细胞减少约50%，分泌的IgM滴度显著降低，随后过继性转移B1a细胞，可显著改善*apoE*$^{-/-}$小鼠形成的As病变情况。此外，一项美国第二次世界大战后存活人员的追踪调查发现，因受伤导致脾切除的患者，IgM分泌滴度降低，诱发心肌缺血等As相关疾病的死亡风险增加2倍，提示脾、IgM和B1a细胞具有抗As的作用。从

IgM$^{-/-}$小鼠中分离 B1a 细胞，转移入脾切除的 *apoE* $^{-/-}$小鼠，不能抑制 As 的发生发展，提示 B1a 细胞抗 As 的作用依赖于 IgM。目前关于 B1b 细胞对 As 的作用研究较少，B1b 细胞是否同 B1a 细胞一样具有抗 As 的作用还不得而知，有待进一步研究。

三、树突状细胞

树突状细胞在 As 发生发展中具有调节适应性免疫反应、脂质摄取和胆固醇代谢等多种作用，其主要功能在于启动抗原特异性的适应性免疫反应并维持对自体抗原的耐受性。树突状细胞与巨噬细胞均由骨髓细胞内的单核/巨噬细胞树突细胞前体细胞（common monocyte-dendritic cell precursor，MDP）分化而来，具有类似的细胞表型，依据细胞表面标志物，一般认为 CD11c^{+} MHC Ⅱ$^{+}$为树突状细胞，CD11c^{-}F4/80^{high} 细胞为巨噬细胞，但是当单核/巨噬细胞处于炎症状态下，细胞表面同样能表达 CD11c 标志物，不利于区分两种细胞。但单核/巨噬细胞和树突状细胞在 As 中的效应存在差异，便于将二者区分开来。研究发现，在主动脉内 CD11c^{+} MHC Ⅱ$^{+}$树突状细胞具有很强的免疫刺激能力，在激活 T 细胞过程中发挥重要作用，而 CD11c^{-} MHC Ⅱ$^{+}$巨噬细胞表现为强吞噬能力，摄取脂质能力强。

树突状细胞前体细胞在骨髓内分化为浆细胞样树突状细胞（plasmacytoid dendritic cell，pDC）或者在血液循环中分化为经典的树突状细胞（classical dendritic cell，cDC）。在小鼠体内，CD11c^{+}树突状细胞通常位于容易诱发 As 的主动脉内膜区域，其中 CD11c^{+} MHC Ⅱ$^{+}$树突状细胞在 As 斑块中大量沉积。健康人体中的主动脉内膜处同样能检测到树突状细胞，且在 As 患者的主动脉斑块内树突状细胞数目增多。对于树突状细胞在 As 病变处的具体分布的研究发现，树突状细胞主要集中在斑块肩部、易破损区域及斑块核心区边缘，在早期斑块中处于激活状态，表达多种共刺激分子和细胞因子，与 T 细胞相互作用。树突状细胞数目在 As 易损斑块中比稳定性斑块处多，在有明显 As 症状患者体内多于无症状的患者，树突状细胞还存在于动脉外膜和三级淋巴器官（tertiary lymphoid organ，TLO）中。TLO 内存在大量的 T 细胞、B 细胞、cDC、pDC 和单核细胞源性的树突状细胞，参与早期 As 的初次免疫反应，且随着 As 病变加重，树突状细胞显著增多。因此，树突状细胞可能调节斑块内局部免疫反应，参与稳定斑块，调节 As 发生发展。

有研究认为树突状细胞在 As 病变处大量蓄积，促进早期泡沫细胞形成，调节脂质代谢，通过多种途径调节 As 发生发展，其在 As 中的具体作用还不明确，存在争议。研究发现，冠心病患者体内总的树突状细胞、cDC 和 pDC 显著减少，但与冠心病程度不相关。冠心病患者血液中树突状细胞减少的机制可能与其被募集至淋巴器官有关，继而在易损斑块中蓄积，调节炎症反应，也有可能冠心病患者树突状细胞前体细胞受损，其分化的树突状细胞数目减少。另外 Shi 等研究认为，CD11c^{+} cDC 在冠心病患者体内的水平显著增加，而破坏 cDC 前体细胞后，冠心病患者症状加剧。

树突状细胞具有迁移能力。在血管壁中，当 CD11c^{+}树突状细胞与抗原相互作用后，激活树突状细胞的迁移能力，以趋化因子依赖的方式从 As 斑块中迁移出来，并回巢至二级淋巴组织中，减少斑块内的树突状细胞数目。研究发现，高胆固醇血症患者体内树突状细胞迁移能力下降。将 *apoE* $^{-/-}$小鼠主动脉弓处 As 斑块移植入野生型小鼠中，可以抑制 CCR7 配体 CCL19 和 CCL21，减少 CD11c^{+}树突状细胞数目，加剧野生型小鼠 As 斑块形成，提示趋化因子 CCR7 介导树突状细胞迁移，影响 As 发生发展。但 CCR7 趋化因子缺失不影响小鼠骨髓细胞数目，当 *apoE*$^{-/-}$小鼠缺失 CCR7 时可以促进 As 斑块的形成，但是 *Ldlr*$^{-/-}$缺失 CCR7 时，影响 T 细胞转运，显著减少 As 斑块的形成。树突状细胞的迁移能力影响其在 As 患者体内的分布，影响 As 的发生发展，但其具体作用存在争议，有待进一步研究。

树突状细胞参与胆固醇代谢，影响 As 的发生发展。在 *Ldlr*$^{-/-}$小鼠高脂血症模型下的研究发现，其主动脉内膜处，CD11c^{+}树突状细胞内存在大量蓄积的脂质，具有类似泡沫细胞的结构，可促进早期斑块的形成。稳定高脂血症模型小鼠体内 CD11c 树突状细胞，增加其存活时间，T 细胞的活化水平显著增加，同时极低密度脂蛋白（very low density lipoprotein，VLDL）和 LDL 水平显著降低。破坏 CD11c-DTR *apoE*$^{-/-}$小鼠体内树突状细胞后，血浆内胆固醇水平显著增加。Gautier 等认为，树突状细胞可能大量摄取脂蛋白，进而减少血液循环中的脂蛋白水平，但其调节胆固醇代谢的具体作用机制不清楚，是否与巨噬细胞相似，通过调节 CD36、低密度脂蛋白受体（low density lipoprotein receptor，LDLR）和清道夫受体表达影响脂质摄取，以及通过调节三磷酸腺苷结合盒转运体 A1（ABCA1）和三磷酸腺苷结合盒转运体 G1（ABCG1）调节脂质流出有待进一步明确。

cDC 是一种抗原提呈细胞，可调节性 T 细胞活化和表型。脾及淋巴结中的树突状细胞可能直接摄取血液循环中的抗原，促进 T 细胞的激活，上调 CD4^{+}T 细胞反应，调节 As 斑块处炎症反应，影响 As 的发生发展。研究发现 CD11c^{+} MHCⅡ$^{+}$树突状细胞从血液中摄取抗原，激活抗原依赖的 MHCⅠ和 MHCⅡ T 细胞，并促进 T 细胞增殖。研究发现树突状细胞和 T 细胞相互作用，促进 As 的发生发展。用外源性 T 细胞特异性抗原处理 *apoE*$^{-/-}$小鼠，发现主动脉内的树突状细胞促进 TNF-α和 IFN-γ产生，提示树突状细胞可以激活主动脉内的 T 细胞，促进促炎性细胞因子产生。不表达 *MHCⅡ*基因的 *Ldlr*$^{-/-}$小鼠，树突状细胞受损，抑制 As 病变处 T 细胞的激活，抗 As。破坏 *apoE*$^{-/-}$小鼠 TGF-β二型受体介导的 CD11c^{+}树突状细胞的生成，效应 T 细胞和记忆 T 细胞显著增加，促进 As 斑块的形成，提示 TGF-β介导的细胞通路对于树突状细胞抑制 T 细胞的促炎反应具有重要意义，可有效抗 As。

pDC 同样影响 As 发生发展。新近研究发现，选择性缺失 pDC 可以减少小鼠体内 Th1 细胞表达，抑制 As 斑块形成。利用骨髓间质细胞抗原 2（bone marrow stromal cell antigen 2，BST2）的抗体 120G8 特异性去除 *Ldlr*$^{-/-}$小鼠体内的 pDC 后，抑制吲哚胺 2，3-二氧化酶（indoleamine 2，3-dioxygenase，IDO）介导的 T 细胞增殖，减少 T 细胞后，显著增加颈动脉和主动脉根部 As 斑块面积。但用 BST2 抗体 PDCA-1 特异性去除 *apoE*$^{-/-}$小鼠 pDC 后，在主动脉根部和主动脉处斑块形成显著减少。人体研究发现，pDC 及其分泌的 IFN-α，可促进 TNF-α和 MMP-9 等促炎因子表达，上调 cDC 中 TLR4 表达，激活 CD4^{+}T 细胞，破坏血管平滑肌细胞，促进 As 斑块形成。综上所述，pDC 在 As 发生发展中的作用不明确，pDC 摄取和激活的抗原类型及分泌的细胞因子不清楚，有待进一步研究。

第四节　小　　结

As 是动脉血管壁处的慢性炎症反应，受到固有免疫和适应性免疫的调节。从免疫调节角度研究 As 的发生发展受到越来越多的重视。这些细胞参与了 As 起始到斑块破裂的全部过程，分泌不同的细胞因子，从多个角度影响 As 的发生发展。但免疫调节对 As 的作用机制研究存在一些挑战，有必要进一步优化研究方案。

研究方法有待进一步优化。机体内存在多种参与免疫应答的相关细胞，但是各种细胞表面抗原具有交叉现象，不能很好地将各种细胞区分出来，而这对于单独研究某一种细胞对 As 发生发展的作用存在影响。此外，这些细胞之间还存在大量复杂的相互作用。不同细胞间彼此存在促进和拮抗效应，构成了一个高度复杂的关系网，将不同细胞分开进行研究，能很好地避免彼此的干扰作用。再者，不同细胞分泌的炎症因子不同，也会对不同细胞产生不同影响。因此，有必要开发出新的检测方法和手段，对不同炎症相关细胞进行区分处理，更有针对性地研究单一细胞对 As 发生发展的作用。此外，多种免疫细胞都存在不均一性，且存在不同的亚型，研究中发现多数不同亚型对 As 发生发展的作用不一致。因此，有必要寻找新的方式，对不同免疫相关细胞的亚型进行区别，开发出新的方法对单一炎症细胞进行研究。

动物模型也有待进一步优化。目前的研究结果多数是在 $apoE^{-/-}$和 $Ldlr^{-/-}$等改变遗传特性的基因敲除小鼠体内进行的，这一类小鼠本身就具有形成 As 的倾向，外加高脂饮食等后天干预因素，导致这些动物模型与人类疾病存在大量差异，具有很明显的局限性，对于炎症细胞及免疫调节本身就存在影响，因此，有必要开发出更好的动物模型进行研究。

研究证实，As 的发生发展过程存在广泛的免疫调节，但表现为不同的正、负向调节，且作用机制非常复杂，将来有必要在总体和系统的水平上开展进一步的研究，同时还应该针对单一的某一细胞型、某一细胞亚型，以及分泌的某一种细胞因子的作用进行专一性研究，从而更好地阐明免疫调节对 As 发生发展的影响及分子机制，为 As 的防治提供更为有效的方案。

（张 敏）

参考文献

胡月华，郑燕华，唐隽，等，2011. 颅内动脉粥样硬化性脑梗死患者外周血 $CD4^+CD25^+FOXP3^+$调节性 T 细胞检测及意义. 免疫学杂志，27（5）：420-423.

刘俊，李建军，2011. 动脉粥样硬化中的免疫调节. 中国动脉硬化杂志，19（11）：957-962.

宋翔，刘兴德，何艳，2014. 树突状细胞亚群在动脉粥样硬化中的作用. 细胞与分子免疫学杂志，30（5）：557-559.

王欢，胡元会，魏艺，等，2015. 动脉粥样硬化患者动脉硬化程度与淋巴细胞、中性粒细胞的相关性研究. 临床心血管病杂志，31（12）：1297-1299.

王伟，杜美，陈正望，2011. NKT 细胞在动脉粥样硬化中的作用. 现代生物医学进展，11（1）：158-160.

赵国军，唐朝克，2013. 固有免疫应答与动脉粥样硬化关系的研究进展. 生物化学与生物物理进展，40（5）：406-415.

Bonaccorsi I，De Pasquale C，Campana S，et al，2015. Natural killer cells in the innate immunity network of atherosclerosis. Immunol Lett，168（1）：51-57.

Chistiakov D A，Bobryshev Y V，Orekhov A N，2015. Neutrophil’s weapons in atherosclerosis. Exp Mol Pathol，99（3）：663-671.

Döring Y，Drechsler M，Soehnlein O，et al，2015. Neutrophils in atherosclerosis：from mice to man. Arterioscler Thromb Vasc Biol，35（2）：288-295.

Greig F H，Kennedy S，Spickett C M，2012. Physiological effects of oxidized phospholipids and their cellular signaling mechanisms in inflammation. Free Radic Biol Med，52（2）：266-280.

Hedrick C C. 2015. Lymphocytes in atherosclerosis. Arterioscler Thromb Vasc Biol，35（2）：253-257.

Kusters P J，Lutgens E，2015. Cytokines and immune responses in murine atherosclerosis. Methods Mol Biol，1339：17-40.

Manthey H D，Zernecke A，2011. Dendritic cells in atherosclerosis：functions in immune regulation and beyond. Thromb Haemost，106（5）：772-778.

Profumo E，Buttari B，Saso L，et al，2012. T lymphocyte autoreactivity in inflammatory mechanisms regulating atherosclerosis. Scientific World Journal，2012：157534.

Shi H，Ge J，Fang W，et al，2007. Peripheral-blood dendritic cells in men with coronary heart disease. Am J Cardiol，100（4）：593-597.

Tse K，Tse H，Sidney J，et al，2013. T cells in atherosclerosis. Int Immunol，25（11）：615-622.

Tsiantoulas D，Sage A P，Mallat Z，et al，2015. Targeting B cells in atherosclerosis：closing the gap from bench to bedside. Arterioscler Thromb Vasc Biol，35（2）：296-302.

Wigren M，Björkbacka H，Andersson L，et al，2012. Low levels of circulating $CD4^+FoxP3^+$ T cells are associated with an increased risk for development of myocardial infarction but not for stroke. Arterioscler Thromb Vasc Biol，32（8）：2000-2004.

Willems S，Vink A，Bot I，et al，2013. Mast cells in human carotid atherosclerotic plaques are associated with intraplaque microvessel density and the occurrence of future cardiovascular events. Eur Heart J，34（48）：3699-3706.

Yamashita T，Sasaki N，Kasahara K，et al，2015. Anti-inflammatory and immune-modulatory therapies for preventing atherosclerotic cardiovascular disease. J Cardiol，66（1）：1-8.

第三章　动脉粥样硬化相关的炎症标志物

第一节　概　　述

动脉粥样硬化（As）以多种病理生理学变化为特征，其中包括细胞因子和可溶性炎症介质的产生及分泌。在 As 发生发展过程中，许多心血管危险因子具有一定的病理生理学作用。已经证明，炎症、代谢和凝血等相关介质影响 As 斑块发生发展的复杂演变过程。促炎细胞因子、趋化因子及急性期反应物［如 C 反应蛋白（CRP）］已被证明有直接促进血管和炎症细胞的功能，从而导致 As 斑块形成、成熟、钙化和破裂。尽管这方面的研究很多，但是 As 发生发展的确切原因仍然未得以阐明。迄今为止，除了血清超敏 C 反应蛋白（high sensitivity-reactive protein，hs-CRP）能较好地应用于评价人类心血管危险程度外，没有证据证实有其他更好的生物炎症标志物可以应用于此。Framingham 研究曾提出了致 As 经典危险因素，包括高血压、高脂血症、吸烟、糖尿病、老年和男性等，此后，探索新的能更好地评价心血管危险程度的生物炎症标志物成为研究热点。在心血管危险程度 Framingham 评分低的患者中，为了提高危险识别的敏感性和特异性，人们开始尝试检测血液中的炎症分子，但炎症分子在不同疾病中表现和作用不同，影响了其在临床中的应用。有的炎症因子既可充当致 As 因子，也可充当无意义的生物因子。这种差别不只是停留在学术定义方面，实际应用过程中同样存在。

危险因子作为生物活性物质，与疾病发生发展具有密切关系。在实际中，对某种或某些危险因子进行药理学干预，改变其在机体内的水平，以期达到治疗目的。另外，心血管病生物危险因素也可用来预测心血管疾病的发病率，检测疾病干预治疗的药理学反应，以及整个疾病发生发展情况。此外，危险因子作为生物标志物和生物因子要在实际过程得到运用，必须满足成本效益方面的评价。为此，本章主要探讨 hs-CRP 和其他有研究前景的炎症因子的研究状况，以便在实际中加以应用。

第二节　超敏 C 反应蛋白

CRP 是 Tillet 和 Francis 在研究肺炎时发现的一种急性期反应蛋白。血清中 CRP 主要由肝分泌，感染、癌症和其他如 As 这样的慢性炎症性疾病会引起其浓度改变。由于患者常合并炎症，血浆 hs-CRP 水平的变化在临床 As 诊断应用中有其局限性。然而，鉴于最新研究显示 CRP 在 As 中的作用由一个潜在的不受重视的炎症标志物变成了一个致 As 的活性因子，并且在粥样硬化斑块的炎症组织中检测到 CRP 的存在，表明其不仅是一个系统炎症介质，也是一个局部致 As 的炎症介质。

从几项由血浆 CRP 预测心血管疾病死亡率和心血管疾病发生的临床试验中，CRP 系统的活性作用已得到证实。最近，美国心脏协会（AHA）和疾病预防控制中心（CDC）推荐，在 Framingham 评分 10%～20%的中度心血管危险因素个体中用 CRP 水平评估心血管疾病的发生。在评价瑞舒伐他汀（JUPITER 研究）预防心血管疾病的试验中测定 hs-CRP 的重要程度被证实。对 hs-CRP 水平高而血脂不高的患者，使用瑞舒伐他汀可以降低急性心脑血管疾病（如急性心肌梗死、脑卒中、动脉夹层、心血管死亡，以及因为不稳定型心绞痛住院等）发病率。该试验随访追踪 1.9 年，瑞舒伐他汀临床收益与 hs-CRP 血浆水平降低（37%）及 LDL-C 降低（50%）显著相关。由于他汀类药物通过影响不同炎症反应途径减少 As 的发生，那么，瑞舒伐他汀在降低心血管疾病发生率的初级预防中很可能是通过对其他介质（如细胞因子和化学趋化因子等）的调节来发挥作用。另一方面，瑞舒伐他汀通过靶向治疗 hs-CRP 途径降低心血管疾病易发性而发挥其有益作用。虽然这些试验显示 hs-CRP 可有效预测心血管疾病的发生，但 hs-CRP 的临床应用仍然需要较多较大的临床研究证实。

基于 As 斑块内炎症的基础研究为更好地理解 CRP 直接致 As 提供了有力证据。啮齿类动物体内 CRP 浓度非常低，建立转基因动物过表达 CRP，用以研究 CRP 致 As 炎症作用的机制。在这些转基因动物体内 CRP 浓度显著升高，以致降低了这些动物模型的病理生理学研究意义。相比较而言，高脂血症兔易形成 As，体内 CRP 浓度也升高，是体内研究 CRP 作用的较好动物模型。探讨 CRP 在 As 中作用的实验绝大多数是在体外内皮细胞、白细胞和平滑肌细胞等模型中进行的。尽管 CRP 商业制剂的纯度差异会影响实验结果，但是用 CRP 刺激能促进人脐静脉内皮细胞（human umbilical vascular endothelial cell，HUVEC）表达细胞黏附分子，并且能上调单核/巨噬细胞和中性粒细胞促炎作用，特别是有利于单核细胞的炎症趋化和分化、产生细胞因子，以及聚集血小板等生物学作用。最近研究显示，CRP 结合到细胞表面 FCγ受体Ⅰ（CD64）和受体Ⅱ（CD32），然后通过细胞整合素 CD11b 与细胞间黏附分子 1（ICAM-1）相互作用，上调平滑肌细胞血管紧张素Ⅰ受体，提高血管紧张素Ⅱ（AngⅡ）诱导平滑肌细胞迁移、增殖的能力。体外试验也证实 CRP 具有致 As 作用，可用于药物干预治疗的靶点。降低血浆 CRP 浓度、减少血管壁合成或沉积 CRP 和下调 CRP 致 As 活性等都是降低心血管事件发生率的有效途径。JUPITER 研究进一步证实筛查 hs-CRP 方案和降低 hs-CRP 浓度的靶向治疗项目具有发展潜力。

第三节　白细胞计数与细胞趋化因子

在 As 斑块中能检测到单核/巨噬细胞、淋巴细胞、中性粒细胞、小胶质细胞及肥大细胞等白细胞，这些细胞产生可溶性促炎因子，维持炎症反应，增加斑块的易脆性，在心血管疾病发生发展过程中起着关键调节作用。因此，白细胞作为心血管疾病潜在的危险因子，体内白细胞计数与心血管疾病发生发展的相关性被广泛研究探讨。前瞻性研究荟萃分析发现，白细胞总数升高患者发生心血管疾病的风险增加 40%。一项关于急性缺血性脑卒中实验研究的结果揭示白细胞数量与脑卒中死亡率显著相关。白细胞在普通人群中可作为非感染性疾病死亡率和患病率的预测因子。在白细胞不同亚组研究中发现，中性粒细胞和单核细胞计数、中性粒细胞与淋巴细胞比率是预测急性冠脉综合征的独立危险因子。以上研究结果，以及白细胞检测简便易行、费用低等特点均为白细胞作为心血管疾病发生发展的生物标志物用于临床提供有力支持。但是，由于发生炎症性疾病后白细胞数急剧上升，这一特性严重限制了白细胞计数作为一种心血管疾病发生发展生物标志物在临床实践过程中的应用。所以，不同亚组白细胞对心血管疾病发生的预测价值，以及由白细胞调节的潜在生物机制需要更进一步的研究。

化学趋化因子 CC 和 CXC 在 As 发生发展的所有炎症和血管细胞激活过程中起积极的促进作用。化学趋化因子 CC 具有调节单核/巨噬细胞的生物功能，在炎症组织中可选择性调节中性粒细胞的生物功能，如在梗死的心肌或 As 斑块中的生物调节作用。已有研究显示，化学趋化因子 CC 和 CXC 在整体或局部调节着 As 炎症反应和疾病的进展。像其他促炎因子一样，这些化学趋化因子作为心血管疾病标志物或危险因素，其潜在的生物用途需要进一步实验验证。最近一些来自体内试验的证据证实，像 CCL5 或者 CXCL2 这样的化学趋化因子已经被用作 As 治疗的靶点。特别是在 *apoE* $^{-/-}$鼠体内试验中发现，AANA-RANTES 拮抗剂 CCL5 显示出明显延缓 As 病程的进展，以及改善急性心肌梗死预后的作用。在 C57B16 小鼠体内试验中，缺血再灌注以前加用 CXC 结合蛋白 Evasin-3 处理小鼠，可以缩小心肌梗死面积，降低梗死后炎症反应。这些化学趋化因子抑制物在人体内的生物作用需要更多的临床试验来验证。

第四节　具有细胞因子活性的细胞介质

细胞因子作为 As 潜在生物标志物在血浆中的水平受到广泛关注。几项临床和基础研究显示，在动脉硬化炎症中起致炎作用的细胞因子有 IL-6、TNF-α、IFN-γ和 IL-1，起保护性作用的因子有 IL-10 和 TGF-β。这些致 As 和抗 As 介质在血浆或硬化斑块内共同调节 As 的发生发展病理过程，因此，它们被认为是潜在的心血管疾病危险因子。但是，选择促炎因子作为致心血管疾病的生物标志物，存在一定的局限性。以炎症因子 IL-6 为例，其存在于人的 As 斑块中，直接刺激巨噬细胞分泌单核细胞趋化蛋白-1（MCP-1），刺激平滑肌细胞增殖，通过细胞内途径促进肝细胞分泌 CRP，并受他汀类药物的调节。此临床研究认为，IL-6 可用作心血管疾病患者或表面健康者未来发生心血管事件的预测因子。同样，机体许多炎症疾病可致 IL-6 水平升高，这势必削弱了该因子作为致 As 的生物标志物的作用。近来研究发现，约 30%的 IL-6 来源于肥胖患者的脂肪组织，与肥胖患者发生心血管疾病的危险存在关联性。研究结果的不一致，要求进一步研究来证实 IL-6 在 As 发生发展中潜在的病理生理作用。研究表明，腹腔或脂肪组织被认为是与 As 有关的脂肪因子的主要来源。像瘦素、抗胰岛素蛋白和内脂素等脂肪因子在评估心血管疾病危险方面的作用需要进一步研究证实，而脂连蛋白作为心血管疾病保护性因子已经被证实。

脂肪组织是 TNF-α的主要组织来源，使该因子在系统中保持着一定的水平。TNF-α是一种多效价的促炎症反应的细胞因子，由炎症细胞或血管壁细胞分泌产生。TNF-α通过结合细胞膜跨膜受体 TNF-α受体 1（TNFR1）和受体 2（TNFR2），促使不同细胞或器官发挥旁分泌和内分泌功能。可溶性 TNF-α及其受体系统也受金属蛋白酶的调节。此蛋白酶起着 TNF-α转移酶（TACE）的作用，能裂解细胞膜中结合形式的 TNF-α及其跨膜受体，有利于释放可溶性的细胞因子和受体。TACE 具有调节 TNF-α系统的抗炎或促炎功能，这种功能的调节依赖于 TACE 裂解分子的作用位点。多项基础和临床研究已经显示，TNF-α在 As、心肌缺血-再灌注和心力衰竭等心血管疾病中是一种十分重要的炎症介质。体外试验中，TNF-α促进血小板聚集，募集/激活白细胞，促使内皮细胞表达细胞黏附分子。尤为重要的是，TNF-α可促使血管平滑肌细胞释放金属蛋白酶和中性粒细胞呼吸爆发。TNF-α的这种生物作用在急性心血管损伤和血管炎症疾病动物模型中未得到证实。另一方面，抑制TNF-α介导的细胞途径能减少小鼠 As 的形成，表明该因子在 As 形成过程中具有极其重要的作用。在缺血性脑卒中和冠脉事件等心血管疾病中，TNF-α血浆水平显著上升。在冠状动脉阻塞性疾病中，TNF-α水平可独立预测心血管急性事件的发生。血浆高水平 TNF-α状态在一些致动脉硬化的炎症疾病中同样可以见到。TNF-α作为炎症介质可减少类风湿关节炎和系统性红斑狼疮等疾病的炎症反应，同时这些疾病的发生与 As 有关。实验证实，TNF-α靶向治疗能降低类风湿关节炎等疾病心血管终点事件的发生率。16 项队列观察研究和 13 项随机临床试验荟萃分析证实，抗 TNF-α治疗可以降低急性心肌梗死和脑血管意外等急性心脑血管疾病的发病率。TNF-α作为 As 的生物标志物，又存在于像类风湿关节炎这样的炎症性疾病中，说明这种炎症介质可能同时具有致疾病发生和治疗疾病的双重作用。如肥胖、炎症性肠病、慢性感染和肿瘤等疾病，存在较高的炎症反应和易形成血栓现象，那么，TNF-α与其他免疫调节因子的关系，以及在这些疾病中的作用就需要更多更大的临床试验研究来证实。

在众多生物标志物中，CD40/CD40L 体系与 TNF-α之间潜在联系的探索研究具有典型的代表性。CD40 属于 1 型跨膜蛋白受体，由免疫细胞和血管壁细胞产生，受 TNF-α等炎症介质调节，与 CD40L 结合后促使细胞内生物瀑布样效应导致 As 的发生。至今，CD40L 是否为真正的细胞因子仍未得到证实，但是，它具有细胞因子样作用，可诱导血小板和免疫细胞激活。Libby 和 Mach 研究团队发现，CD40/CD40L 信号转导途径是小鼠 As 和斑块易碎性的重要传导通路。Weber 和 Lutgens 新近发现，在白细胞中 CD40-TRAF6 信号通路缺陷有利于抵抗小鼠 As 中炎症发生，同时，在 $apoE^{-/-}$鼠体内 CD40L 具有促血小板聚集和促炎症反应作用。因此，研究者们提出，CD40 分子调节血小板、炎症细胞和血管壁细胞间的相互作用，可能维持着动脉不断形成血栓。虽然动物实验证据支持 CD40/CD40L 致 As 形成，但是，临床研究很少支持这种观点。在一项针对急性冠脉综合征患者的研究中，与健康对照组比较，循环中 CD40L 水平显著升高，而冠脉斑块腔内浓度更高，表明动脉硬化易损斑块能释放 CD40L 因子。尽管如此，CD40L 与急性冠脉综合征的关系仍然扑朔迷离。在急性冠脉综合征中，与不稳定型心绞痛比较，两组中 CD40L 水平无显著差异。而可溶性 CD40L 更是了解甚少。由于在炎症疾病中 CD40L 水平升高，因此，限制了该因子在评估 As 危险性方面的应用。

第五节　其他炎症介质

其他炎症介质作为潜在性的生物标志物，可用来完善心血管病危险因素的评价。炎症和血管细胞产物，如蛋白水解酶、基质蛋白酶和活性氧等，可促进斑块的易损性和患者的易损性。另外，越来越多的实验证据表明，基质金属蛋白酶-9（metal matrix proteinase-9，MMP-9）作为一种具有发展前途的治疗或影像学作用靶点，在急性冠脉事件发生后能减少心血管的损害并完善对心血管病损害的评价。其作为病理生理学介质和有预测价值的生物标志物，在 As 和动脉血栓形成中的作用和意义受到极大关注。Vuilleumier 及其同事的实验显示抗 apoA-Ⅰ IgG 与主要急性心血管事件危险性和颈动脉斑块易损性之间存在强烈的相关性。需要大量的实验研究来证实在人体或动物模型中获得的这些初步实验结果。

正五聚蛋白 3（pentraxin 3，PTX3）是正五聚蛋白超家族的一员，是一种可溶性模式识别受体，作为先天体液免疫的重要组成成分，能防御多种病原体的感染；另外其具有与获得性免疫的重要组成部分——免疫球蛋白相同的某些功能，包括激活补体、调节调理素和炎症的作用。在炎症信号的作用下，可在巨噬细胞、成纤维细胞、激活的内皮细胞等多种细胞表达。As 过程本质上是由巨噬细胞、内皮细胞和平滑肌细胞等多种细胞参与的长期慢性炎症反应。新近研究发现，在 As 进展期斑块中 PTX3 高水平表达，而 PTX3 在无 As 斑块的动脉中无表达。通过检测颈动脉支架置入术或颈动脉内膜剥除术患者血清的炎性标志物与斑块稳定性之间关系的研究发现，PTX3 在 As 晚期斑块内高表达，并且在不稳定型心绞痛和非 ST 段抬高型心肌梗死（NSTEMI）患者中，血浆 PTX3 水平明显升高，检测结果提示 PTX3 可能是易损斑块的标志物，能预测缺血性心脏病、心肌梗死和心力衰竭患者的不良临床结局。这些均提示 PTX3 与 As 晚期斑块关系密切，且可能是一种新的有望取代的急性冠脉综合征风险预测指标。然而，Baragetti 等通过大量人群研究发现，PTX3 并不能作为急性心血管事件发生的标志物，因此 PTX3 在评估急性心血管疾病危险方面的作用有待进一步研究证实。

基质金属蛋白酶（MMP）于 1962 年被 Cross 和 Lapiere 发现，目前已发现的 MMP 有 20 多种。MMP 是一类活性依赖于 Zn^{2+}和 Ca^{2+}的蛋白水解酶，可以降解包括胶原在内的几乎所有的细胞外基质（ECM），其在机体组织生长发育中的 ECM 逆转与重塑，以及疾病的病理损害过程中发挥重要作用。胶原和其他 ECM 是维持斑块稳定性的主要结构，纤维帽越厚，斑块的圆周应力越小，斑块越稳定。MMP 分解 ECM，一方面使纤维帽变薄，使稳定性斑块向不稳定性斑块发展；另一方面，可使炎症细胞特别是巨噬细胞进入斑块内，导致斑块的脆性增加。通过对急性冠脉综合征患者的尸检发现，冠状动脉斑块中存在泡沫细胞、巨噬细胞、淋巴细胞和肥大细胞，活化的炎症细胞可激活斑块中的巨噬细胞产生 MMP，并且进入纤维帽里的一部分巨噬细胞转变为泡沫细胞，其中一些泡沫细胞凋亡产生细胞碎片并释放脂质，形成脂质核心。脂质核心大于整个斑块面积的 30%，就有发生破裂和血栓形成的危险；MMP 还能促进平滑肌细胞释放 TNF-α，诱导平滑肌细胞凋亡，使斑块变薄。研究表明，破裂的斑块中 MMP-1、MMP-7 浓度明显增高，提示 MMP-1、MMP-7 与斑块的不稳定性密切相关；也有研究发现冠心病患者术前 1 天血清 MMP-2、MMP-9 表达水平与急性冠脉综合征病情的严重程度相关；缺血性脑血管病患者颈动脉斑块稳定程度与血清 MMP-8 浓度水平存在显著正相关。这些研究均表明，MMP 在血清和斑块组织中的浓度与 As 斑块的稳定性和破裂相关。

金属蛋白酶组织抑制剂（tissue inhibitor of metalloproteinase，TIMP），是一个低分子质量分泌型糖蛋白家族，被认为是 MMP 的生理性、特异性抑制物，不仅可以抑制已活化的 MMP，还可以阻止或延缓 MMP 酶原的活化，使两者保持动态平衡。此外，TIMP 尚具有细胞生长因子样作用，可以调控细胞的增殖与凋亡，使 ECM 沉积，并且阻止其降解。目前已知 4 种 TIMP（TIMP1、TIMP12、TIMP13、TIMP14）。TIMP1 是 TIMP 家族的重要成员，广泛存在于动脉组织中，在抑制中膜平滑肌细胞的迁移过程中发挥了重要作用。不同的研究表明，TIMP1 对 MMP-9 具有最高的亲和性，动态观察 MMP-9/TIMP1 的比例可作为体内 MMP-9 活动情况的指标。另有研究表明，其在动脉支架置入术后可通过减少组织 MMP 活性进而抑制血管重塑，但不抑制内膜形成，可明显减轻术后管腔的缩小。因此，关于如何维持 MMP 与 TIMP 之间动态平衡的研究有可能成为有效干预脑动脉粥样硬化的发生发展及动脉支架置入术后再狭窄事件等方面的关键点。

LDL-C 水平是 As 斑块易损性最重要的危险因素之一，通过降低 LDL-C 水平来减少血管炎症和增加斑块稳定性的药物正被不断研发。虽然很多动脉粥样硬化性疾病患者的 LDL-C 在正常范围内，但是其脂蛋白的亚型模式可能有所改变。通过前瞻性研究发现，小而密低密度脂蛋白（sdLDL）可增加心血管风险，促进冠状动脉和颈动脉粥样硬化的进展。LDL-C 分布与体重、体重指数、腰围、髋围、腰/臀比、TG、空腹血糖、颈动脉内膜中层厚度（cIMT）呈正相关，而与 HDL-C 呈负相关。富含 TG 的脂蛋白（TGRL）和 sdLDL 可预测 cIMT，并与外周血单核细胞和内皮细胞促炎因子的活化相关。研究结果表明，胆固醇或 TG 含量可以作为致 As 的特异性脂蛋白。这种特异性脂蛋白可能是脂蛋白重塑酶在炎症期间激活的结果。例如，先天免疫反应的激活可降低血浆 HDL-C 水平。在免疫-炎症反应和自身免疫性疾病中可观察到 HDL 功能受损，并与淋巴细胞亚群分布的改变和增加的 cIMT 相关。上述炎症过程中另一个关键分子——脂蛋白相关磷脂酶 A_2（Lp-PLA_2）与心血管事件风险增加密切相关。Lp-PLA_2 介导形成的生物活性介质［如溶血磷脂酰胆碱（lysophosph atidylcholine，LPC）和氧化的非酯化脂肪酸］可诱发几种涉及 As 病理生理学的炎症反应。溶血磷脂酰胆碱，如胆碱，作为单核细胞的强效化学诱导物，促使产生泡沫细胞蓄积在动脉壁。尽管这些 Lp-PLA_2 及分泌的 PLA_2（sPLA_2）的作用仍然扑朔迷离，但是在老年受试者中，sPLA_2 水平与 As 斑块和结局相关。

脂肪酸结合蛋白 4（FABP4）是一种与炎症和脂质代谢相关的分子，已被确定为心脏代谢疾病的关键调节因子。在一项大型研究中，低表达 FABP4 的人群（*n*=7491）中，在晚期发展为颈动脉粥样硬化（*n*=92）和心肌梗死（*n*=3432）。FABP4 低表达与总胆固醇水平降低相关。此外，与肥胖相关的等位基因突变可减少 cIMT 并降低颈动脉斑块发生率。在另一项研究中，也对 59 例有症状的颈动脉斑块患者及 202 例因其他部位动脉粥样硬化引起脑卒中的患者的血浆 FABP4 水平进行了检测，发现在有症状的颈动脉粥样硬化患者中，FABP4 水平比其他地方起源的脑卒中患者更高。此外，斑块中 FABP4 还与单核/巨噬细胞谱系的细胞表面标志物 CD36、CD68、CD163 及 CD4 阳性 T 细胞相关。

第六节　小　结

综上所述，在致 As、斑块易损性，以及在之后的临床表现中起重要作用的几种可溶性分子和炎症细胞，是相应疾病较好的候选生物标志物。由于炎症并发症和治疗上存在一定局限性，以致现有的临床研究中尚缺乏有力证据，这些结果多来源于基础科学研究。生物标志物要在临床中得到很好的应用，就必须对某一疾病的表现具有较高的特异性和敏感性，并具有独立预测某一疾病并发症发生率的能力。此外，检测方法应可靠、精确、方便易行，同时费用不宜太高，易于普及。目前，血清 hs-CRP 具备这些特性，可应用于临床作为预测心血管疾病的生物危险因素。在整个心血管危险评估的生物标志物中，hs-CRP

检测结果与影像学检测结果较为相符。hs-CRP 在临床决策和疾病管理中更多的应用价值需要进一步的科学研究来证明。在降低心血管疾病危险因素方面，hs-CRP 对治疗策略制订的指导作用，仅凭 JUPITER 研究获得的证据还不够，需要更多研究证据支持。

（田国平　叶　琼）

参 考 文 献

Antoniades C，Bakogiannis C，Tousoulis D，et al，2009. The CD40/CD40 ligand system：linking inflammation with atherothrombosis. J Am Coll Cardiol，54：669-677.

Asadollahi K，Beeching N J，Gill G V，2010. Leukocytosis as a predictor for non-infective mortality and morbidity. QJM，103：285-292.

Braunersreuther V，Pellieux C，Pelli G，et al，2010. Chemokine CCL5/RANTES inhibition reduces myocardial reperfusion injury in atherosclerotic mice. J Mol Cell Cardiol，148：789-798.

Chatzigeorgiou A，Lyberi M，Chatzilymperis G，et al，2009. CD40/CD40L signaling and its implication in health and disease. Biofactors，35：474-483.

Gustafson B，2010. Adipose tissue，inflammation and atherosclerosis. J Atheroscler Thromb，17：332-341.

Hu Y，Tong G，Xu W，et al，2009. Anti-inflammatory effects of simvastatin on adipokines in type 2 diabetic patients with carotid atherosclerosis. Diabetes Vasc Dis Res，6：262-268.

Jha H C，Divya A，Prasad J，et al，2010. Plasma circulatory markers in male and female patients with coronary artery disease. Heart Lung，39：296-303.

Kablak-Ziembicka A，Przewlocki T，Sokołowski A，et al，2011. Carotid intima-media thickness，hs-CRP and TNF-α are independently associated with cardiovascular event risk in patients with atherosclerotic occlusive disease. Atherosclerosis，214：185-190.

Lacerda L，Somers S，Opie L H，et al，2009. Ischaemic postconditioning protects against reperfusion injury via the SAFE pathway. Cardiovasc Res，84：201-208.

Lievens D，Zernecke A，Seijkens T，et al，2010. Platelet CD40L mediates thrombotic and inflammatory processes in atherosclerosis. Blood，116：4317-4327.

Lutgens E，Lievens D，Beckers L，et al，2010. Deficient CD40-TRAF6 signaling in leukocytes prevents atherosclerosis by skewing the immune response to ward an antiinflammatory profile. J Exp Med，207：391-404.

McCaffrey T A，2009. TGF-beta signaling in atherosclerosis and restenosis. Front Biosci（Schol Ed），1：236-245.

Missiou A，Köstlin N，Varo N，et al，2010. Tumor necrosis factor receptor-associated factor 1（TRAF1）deficiency attenuates atherosclerosis in mice by impairing monocyte recruitment to the vessel wall. Circulation，121：2033-2044.

Montecucco F，Lenglet S，Braunersreuther V，et al，2009. CB（2）cannabinoid receptor activation is cardioprotective in a mouse model of ischemia/reperfusion. J Mol Cell Cardiol，46：612-620.

Montecucco F，Lenglet S，Gayet-Ageron A，et al，2010. Systemic and intraplaque mediators of inflammation are increased in patients symptomatic for ischemic stroke. Stroke，41：1394-1404.

Montecucco F，Mach F，2009. Common inflammatory mediators orchestrate pathophysiological processes in rheumatoid arthritis and atherosclerosis. Rheumatology（Oxford），48：11-22.

Montecucco F，Mach F，2009. Update on therapeutic strategies to increase adiponectin function and secretion in metabolic syndrome. Diabetes Obes Metab，11：445-454.

Nilsson-Ohman J，Fredrikson G N，Nilsson-Berglund L M，et al，2009. Tumor necrosis factor-alpha does not mediate diabetes-induced vascular inflammation in mice. Arterioscler Thromb Vasc Biol，29：1465-1470.

Schäfers M，Schober O，Hermann S，2010. Matrix-metalloproteinases as imaging targets for inflammatory activity in atherosclerotic plaques. J Nucl Med，51（5）：663-666.

Shindo A，Tanemura H，Yata K，et al，2014. Inflammatory biomarkers in atherosclerosis：pentraxin 3 can become a novel marker of plaque vulnerability. PLoS One，9（6）：e100045.

第二篇

炎症细胞与动脉粥样硬化

第四章　巨噬细胞与动脉粥样硬化

第一节　概　　述

动脉粥样硬化（As）发病机制的"炎症-损伤-反应"学说得到广泛支持和认可，与"脂质渗透学说"相辅相成，较完整地阐释了 As 发生发展的全过程。As 相关疾病是多因素引起的免疫炎性疾病，这不仅在 As 发病机制方面有很高的理论价值，而且为 As 的预防治疗提供了新的思路和线索。As 发生过程中，动脉内膜可见脂纹和纤维样斑块，主要是单核/巨噬细胞吞噬胆固醇后转变的泡沫细胞。当巨噬细胞内胆固醇酯（CE）占总胆固醇（TC）含量的 50%以上时，则标志着巨噬细胞形成泡沫细胞。死亡后的泡沫细胞释放出细胞内的胆固醇及 CE 后，便形成富含胆固醇的斑块脂质核心，而平滑肌细胞分泌的基质蛋白则形成纤维帽，在血小板、吞噬细胞、内皮细胞等共同作用下形成 As 斑块。随着斑块不断增大，会进一步引发血管腔狭窄或阻塞，血管弹性减弱，严重时可导致动脉瘤形成。巨噬细胞缺陷且高胆固醇血症的小鼠可有效抵御 As 形成，提示巨噬细胞具有促进 As 损伤的作用。因此，巨噬细胞被认为是 As 发生和发展的"关键动力"。

第二节　巨噬细胞的分类

As 发生发展的不同时期，组织内在环境的改变及细胞因子的变化不可避免会诱导、产生不同类型的巨噬细胞，进而介导促炎症或抑制炎症反应。不同类型的巨噬细胞具有各自的特征，它们在表面分子的表达、细胞因子及趋化因子的分泌等功能方面都有差异。通过 IFN-γ及细菌脂多糖（LPS）活化的经典巨噬细胞即 I 型巨噬细胞（M1），在炎症早期承担着重要作用，起着促炎反应作用。而通过 Th2 细胞因子如 IL-4、IL-13 及免疫复合物等活化的巨噬细胞为非经典巨噬细胞即 II 型巨噬细胞（M2），表达抑制炎症因子，起着抑制炎症反应及组织修复的作用。其中 II 型巨噬细胞又包括三种亚型，分别为 M2a、M2b 及 M2c。M2a、M2b 发挥免疫调节及促进 II 型免疫反应作用，而 M2c 有抑制免疫反应及组织重构作用。

一、I 型和 II 型巨噬细胞的分化

在体外，人的 I 型及 II 型巨噬细胞可由 CD14 单核细胞在不同细胞因子诱导下获得。在完全培养液中加入重组人粒细胞-巨噬细胞集落刺激因子（granulocyte-macrophage colony stimulating factor，GM-CSF）可获得 I 型巨噬细胞，而加入人巨噬细胞集落刺激因子（M-CSF）可获得 II 型巨噬细胞。培养 6 天后，大部分 I 型巨噬细胞以煎鸡蛋的形状贴壁，而 II 型巨噬细胞却以长梭形贴壁。通过流式细胞仪检测巨噬细胞的表面分子发现：两种巨噬细胞表面都表达 CD14 分子、细胞间黏附分子-1（CD54）、CD11b、CD11c，且没有

明显的区别。免疫球蛋白结合受体 CD23/FcγRⅡ和 CD64/FcγRⅠ的表达也表现出无区别，但 CD16/FcγRⅢ和 CD32/FcγRⅡ在Ⅱ型巨噬细胞中表达的量高于Ⅰ型巨噬细胞。而 CD163，一种富含半胱氨酸的清道夫受体家族成员，只在Ⅱ型巨噬细胞中表达。

二、Ⅰ型和Ⅱ型巨噬细胞分泌的细胞因子

在体外，巨噬细胞的经典活化过程需要通过 IFN-γ或者 IFN-γ结合细菌产物如细菌 LPS 刺激。活化的巨噬细胞能大量分泌 IL-12、IL-23，但较少分泌 IL-10，并且这种巨噬细胞能有效产生效应分子如诱导型一氧化氮合酶（iNOS），以及炎症细胞因子如 TNF、IL-6、IL-12、IL-15，在 Th1 反应中成为诱导性及效应性细胞，从而有效清除病原体。非经典的巨噬细胞包括 M2a、M2b、M2c，分别由 IL-4 或 IL-13、免疫复合物、IL-10 刺激活化。Ⅱ型巨噬细胞的所有亚类都具有少量分泌 IL-12 和 IL-23 的特点，且一般都高表达清道夫受体，如 CD163、甘露糖受体和半乳糖型受体。尽管在Ⅰ型巨噬细胞中，精氨酸代谢很丰富，并产生大量的一氧化氮合成物，但是精氨酸代谢途径却主要存在于 M2a 和 M2c 细胞中，同时产生鸟氨酸、脯氨酸。活化的Ⅱ型巨噬细胞主要分泌 IL-10，不能产生 TNF、IL-6、IL-12、IL-15 等促炎因子。此外，Ⅱ型巨噬细胞还分泌 IL-8、单核细胞趋化蛋白-1（MCP-1）、干扰素诱导蛋白-10（IP-10）、巨噬细胞炎症蛋白-1（MIP-1）等。

三、Ⅰ型和Ⅱ型巨噬细胞分泌的趋化因子

Ⅰ型巨噬细胞和Ⅱ型巨噬细胞分泌不同的趋化因子。细菌 LPS 活化的巨噬细胞促成核因子-κB（nuclear factor of kappa B，NF-κB）依赖性炎性趋化因子如 CXCL1、CXCL2、CXCL3、CXCL5、CXCL8、CXCL9、CXCL10，以及 CCL2、CCL3、CCL4、CCL5、CCL11、CCL17 的转录。另外细菌 LPS 和 IFN-γ也诱导巨噬细胞表达 CXCL10、CXCL9 和 CCL5，细菌 LPS 是通过转录因子干扰素调节因子 3（IRF3）的活化来介导 CXCL10、CXCL9 和 CCL5 的产生，该过程将会造成 IFN-β的产生及信号转导与转录激活因子 1（signal transducer and activator of transcription 1，STAT1）的活化。Ⅱ型巨噬细胞所诱导的信号一般会阻碍Ⅰ型巨噬细胞产生趋化因子。例如，IL-4 和 IL-10 阻碍 TLR4 和 IFN-γ依赖的 CXCL10、CCL5 和 CXCL9 的产生。IL-10 对 LPS 所活化的巨噬细胞的阻碍效应依赖于两种机制，分别为 STAT3 依赖性机制及 NF-κB 活化抑制机制。IL-10 也可通过对 STAT1 磷酸化的抑制直接阻碍 CXCL10、CXCL9 的表达。但是，Ⅱ型巨噬细胞所介导的信号并不只是抑制Ⅰ型巨噬细胞产生促炎趋化因子，也会诱导自身产生与 Th2 反应有关的趋化因子，如在 M2a 中 IL-4 和 IL-13 选择性诱导 CCL24、CCL17 和 CCL22 的产生。另外，IL-4 也诱导 CCL2 的产生，通过对靶基因小鼠分析发现 CCL2 是与 Th2 相关的趋化因子。CCL18 也是由 Th2 相关的细胞因子如 IL-4、IL-13 和 IL-10 诱导产生，而 IFN-γ介导的信号会阻碍它的产生，因此 CCL18 也是由Ⅱ型巨噬细胞产生。

四、Ⅰ型和Ⅱ型巨噬细胞极化分型的分子机制

白三烯 B_4 受体 BLT-1 敲除后，能升高脂肪组织巨噬细胞 M2/M1 的比例。与磷脂酰肌醇三羟基激酶（phosphatidylinositol 3-hydroxy kinase，PI3K）相关的细胞激酶和磷酸酶能调节Ⅰ型或Ⅱ型巨噬细胞的活化程序。在小鼠狼疮模型中，血清淀粉样 P 物质（serum amyloid P substance SAP）与活化的淋巴细胞衍生的活化淋巴细胞来源的 DNA（ALD-DNA）结合后，可通过 PI3K/Akt-ERK 信号活化，促使巨噬细胞从促炎型向抗炎型转化。全长脂连蛋白（full-length of adiponectin，f-APN）通过脂连蛋白受体 R2，利用一种 IL-4/STAT6 依赖机制使 RAW264.7 巨噬细胞的极化向 M2/抗炎表型漂移。克鲁佩尔样因子-4（Kruppel-like factor-4，KLF-4）是巨噬细胞极化的重要调节子，在 M2 高表达，可通过阻断 NF-κB 与其活化所需要的辅因子（p300 /CBP、PCAF）的结合，与 STAT6 协同诱导 M2 基因程序的表达，抑制 M1 基因程序的表达。清道夫受体 SR-A 通过抑制心肌梗死后巨噬细胞向 M1 极化，减弱了 M1 诱导的心脏重塑，减少了 IL-1β、IL-6 和 TNF-α的分泌，减弱了 ASK1/P38/NF-κB 信号途径。通过全基因分析显示，给予干扰素调节因子-5（IRF-5）能分别上调巨噬细胞的 M1 表型和下调 M2 表型。应用 siRNA 靶向敲除研究发现，细胞因子信号抑制剂-1（suppressor of cytokine signaling-1，SOCS-1）能使 IL-4 诱导的巨噬细胞显示突出的 M2 特征，同时 SOCS-1 可通过增强 PI3K 活性促进 M2 型巨噬细胞的活化。

第三节　巨噬细胞的功能

一、吞噬功能

Ⅰ型巨噬细胞和Ⅱ型巨噬细胞都能吞噬胶乳颗粒，但是与 FcγR 所介导的吞噬（如对致敏红细胞的吞噬）有很大的区别，Ⅱ型巨噬细胞有更大的吞噬功能。98%的Ⅱ型巨噬细胞能吞噬致敏红细胞，而只有 30%左右的Ⅰ型巨噬细胞才具有这种功能。研究结果表明 Syk 激酶在 FcγR 介导的对红细胞的吞噬过程中起着重要作用。Syk 激酶缺陷型小鼠的巨噬细胞缺乏对 FcγR 结合颗粒的吞噬作用，并且在 FcγR 诱导的信号转导，包括细胞内的酪氨酸磷酸化、丝裂原活化的蛋白激酶活化方面都有欠缺。对缺乏 Src 家族激酶如 Hck、Fgr、Lyn 巨噬细胞的研究表明，这些激酶虽然对于吞噬作用并不是必需的，但是能促进 FcγR 介导的吞噬作用。另外，FcγR、Syk 和酪氨酸激酶 Src 家族之间的功能联系已经被发现。因此Ⅰ型巨噬细胞吞噬作用的缺陷可能和这些激酶与 FcγR 间的联系有关。

二、巨噬细胞与胰岛素抵抗

胰岛素抵抗是由于胰岛素靶细胞功能的改变及分泌炎症因子的巨噬细胞的积累而产生的。从分子水平上，Ⅱ型巨噬细胞（其活化具有 STAT6 和 PPARs 依赖性）向Ⅰ型巨噬细胞［被 NF-κB、活化蛋白 1（AP1）及其他转录水平信号通路活化］的转变促进了胰岛素抵抗的产生。机体处于消瘦状态时，巨噬细胞表达 F4/80 和 CD11b，不表达 CD11c 或弱表达炎性标志物，且能分泌抑炎因子如 IL-10 和胰岛素敏感性因子。而当肥胖时，机体内脂肪细胞代谢发生转变，导致脂肪水解增加及炎性游离脂肪酸的产生，继而招募及活化Ⅰ型巨噬细胞，这种细胞分泌炎症因子从而降低胰岛素的敏感性，并且分泌趋化因子招募更多的巨噬细胞。这些炎症因子通过旁分泌的方式作用于胰岛素靶细胞，激活该细胞内的炎症通路，导致 Jun 氨基端激酶（Jun N-terminal kinase，JNK）的活化，JNK 是κB 激酶β（IKKβ）及其他丝氨酸激酶的活化剂。这些丝氨酸激酶进一步激活转录因子，如 AP1 和 NF-κB，转录因子进入细胞核，激活一系列炎性基因的转录。丝氨酸激酶还能磷酸化胰岛素受体底物蛋白、胰岛素受体及其他胰岛素信号分子。丝氨酸磷酸化还会干扰正常的胰岛素作用从而诱导胞内胰岛素抵抗。在胰岛素抵抗的状态下，Ⅰ型巨噬细胞并不是唯一起作用的细胞，Ⅱ型巨噬细胞也发挥着作用。负反馈系统正好说明Ⅱ型巨噬细胞起到了与Ⅰ型巨噬细胞相反的作用。Ⅱ型巨噬细胞分泌的 IL-10 发挥抗炎作用，提高了胰岛素敏感性，如用 IL-10 处理 3T3L1 脂肪细胞能够抑制 TNF-α诱导的胞内胰岛素抵抗。

三、巨噬细胞与 HIV 感染

研究结果表明，单核/巨噬细胞也是 HIV 感染的主要靶细胞，且是感染后期病毒的主要储存场所。对疾病的研究表明，通过抗反转录病毒治疗能明显抑制 HIV 在感染 T 细胞中的复制及减少病毒的抗原血症，但是这种治疗对 HIV 感染淋巴网状内皮组织中的单核/巨噬细胞却无效，而且这种感染的巨噬细胞能在人体内产生病毒颗粒。两种类型的巨噬细胞对 HIV 的易感性存在差异。在病毒的生命周期中，HIV 5′长端重复启动子（LTR）的激活是非常重要的步骤。NF-κB 与 HIV-1 LTR 上的位点结合对启动子激活很重要，且能导致病毒转录水平上复制。在巨噬细胞中，转录因子 C/EBPβ对 HIV-1 的复制也非常重要，在 HIV-1 LTR 上有 3 个 C/EBPβ的结合位点。C/EBPβ有两种同源异构体，在巨噬细胞中较大的同源体刺激病毒的复制，而较小的同源体却发挥着相反的作用。另一方面，HIV-1 Nef 蛋白能结合并激活胞内酪氨酸激酶 Hck，Hck 能诱导 HIV-1 感染的巨噬细胞产生 CC 趋化因子和巨噬细胞炎症蛋白-1α及巨噬细胞炎症蛋白-1β。趋化因子与受体结合后激活静息型 T 细胞，使 T 细胞发生继发性感染。研究表明，对 HIV-1 介导的 Hck 激活的增强和对小型 C/EBPβ异构体的抑制能使Ⅱ型巨噬细胞易感染 HIV-1，反之，则Ⅰ型巨噬细胞不易发生感染。众多研究也表明，活性氧簇包括 H_2O_2 通过 NF-κB 在 LTR 上的转录活性能促进 HIV-1 复制。由于Ⅰ型巨噬细胞的过氧化氢酶活性很高，因此只能产生微量的 H_2O_2；相反Ⅱ型巨噬细胞的过氧化氢酶活性低，所以能产生较多的 H_2O_2。因此过氧化氢酶活性的不同也决定了Ⅱ型巨噬细胞较Ⅰ型巨噬细胞更容易受 HIV 感染。不同型巨噬细胞不仅在 HIV 易感性方面存在差异，在 HIV 感染后疾病的不同时期所起的作用也有所不同。

Cassol 等实验发现，在巨噬细胞感染 R5 HIV-1 的早期（如感染了 48h），Ⅰ型巨噬细胞导致 HIV-1 DNA 量减少，而 M2a 感染 HIV-1 后，在 48h 内 HIV-1 DNA 的量没有明显变化。Cassol 等还通过免疫印迹法检测了病毒相关蛋白，发现在Ⅰ型巨噬细胞中病毒蛋白的变化与病毒 DNA 的变化趋势一致。他们通过实验还发现Ⅱ型巨噬细胞（M2a）并不在病毒的入侵、反转录及翻译水平上对病毒起到抑制性作用，而是在 HIV-1 生命周期的后期起到抑制性作用。但是也有研究显示在疾病的后期Ⅱ型巨噬细胞分泌的 IL-10 抑制了 T 细胞的活性，减少了炎症因子的产生，降低了机体的免疫力，从而促进了疾病的进展。

四、巨噬细胞与肿瘤

巨噬细胞的监视机制对阻止突变细胞的生长发挥重要的作用。有证据表明，在体外活化的巨噬细胞能杀死突变的细胞，但是也有人发现缺少巨噬细胞对宿主患癌有很大的影响，甚至对宿主肿瘤康复有很大的益处，所以有人认为在患癌或肿瘤的机体中，巨噬细胞具有相反的作用。经典活化的巨噬细胞在肿瘤形成的早期阶段起很大的作用，主要原因是这种细胞产生的物质能导致 DNA 损伤及基因突变，从而导致宿主细胞发生转化。例如，肺结核患者在肺部留下瘢痕，经典活化的巨噬细胞就在此瘢痕部位聚集，损坏宿主组织，导致细胞的转化。但是也有实验表明经典活化的巨噬细胞在早期阶段对肿瘤具有杀伤作用。然而随着肿瘤的生长，肿瘤微环境影响着巨噬细胞，这些巨噬细胞被称为肿瘤相关的巨噬细胞。最近的研究显示，在肿瘤环境中，这种细胞是通过 MyD88 依赖的 NF-κB 活化途径产生的。这些肿瘤相关的巨噬细胞能抑制机体对肿瘤细胞产生的抗原发生免疫反应，并且能抑制邻近的巨噬细胞活化。最近的研究也表明这种巨噬细胞能促进血管和淋巴管生成，从而促进肿瘤的生长、迁移和转化。这种巨噬细胞被活化后，就会分泌一些促进血管和淋巴管生成的物质，如酸性成纤维细胞生长因子（aFGF/FGF1）、碱性成纤维细胞生长因子（bFGF/FGF2）、血管内皮细胞生长因子（VEGF）、TGF-α和胰岛素样生长因子（insulin-like growth factor，IGF）等物质。同时，巨噬细胞产生蛋白酶，从而释放出一些以蛋白聚糖、纤维蛋白片段的形式结合在肝素类硫酸根上的分子，这些分子抑制基质金属蛋白酶（MMP-1、MMP-2、MMP-3、MMP-9 和 MMP-12）、血纤维蛋白溶酶、尿激酶纤维蛋白溶酶原激活剂及受体，在促进肿瘤血管和淋巴管生成中起到主要的作用。这些肿瘤相关的巨噬细胞高分泌 IL-10，不分泌或微分泌 IL-12，同时也不分泌 TNF-α，可能还抑制了抗原提呈细胞的活性。因此，此类细胞呈现着非经典巨噬细胞的特点，对肿瘤的生长具有促进作用。例如，非霍奇金淋巴瘤患者的肿瘤相关巨噬细胞就比健康者高很多。但是，Steidl 等在建立其他血液病如霍奇金淋巴瘤与巨噬细胞的模型时发现，巨噬细胞只是个“旁观者”，所以这种巨噬细胞在肿瘤方面的作用还有待研究。

巨噬细胞是重要的炎症细胞，具有多种功能，包括吞噬和清除凋亡细胞及非功能性的胞外成分，从而维持内环境稳定；分泌各种细胞因子、生长因子和趋化因子参与各种炎症反应；向 T 细胞提呈抗原从而刺激活化 T 细胞。由于巨噬细胞分 Ⅰ 型巨噬细胞和 Ⅱ 型巨噬细胞，而 Ⅱ 型巨噬细胞有几种小分型，并且它们都有各自的功能，这就决定了不同类型的巨噬细胞在疾病的发生发展过程中发挥着不同的作用。但是，也正因为巨噬细胞的类型多及其关系的复杂性，我们对巨噬细胞的了解还有欠缺，还有很多问题需要解决，总之，巨噬细胞在维持机体的体内稳态、增强机体的免疫能力，以及疾病的预防、治疗方面起着举足轻重的作用。

第四节　巨噬细胞在动脉粥样硬化中的作用

一、巨噬细胞源性泡沫细胞与动脉粥样硬化

泡沫细胞的来源有多种，如单核/巨噬细胞、平滑肌细胞等，均可转化为泡沫细胞。在 As 中后期，泡沫细胞多来源于中膜平滑肌细胞，而早期出现的泡沫细胞主要源于单核/巨噬细胞。

（一）泡沫细胞的形成

1. 氧化低密度脂蛋白（ox-LDL）　是导致 As 的重要因素，可通过多种途径参与 As 的形成过程，是 As 形成的始动因素，而且它可以调节细胞表达炎症因子，如 TNF-α、IL-6、CRP 等。ox-LDL 与 LDL 的区别在于其氧化部分。在巨噬细胞内，ox-LDL 被大量摄入细

胞，导致细胞胀破、崩解，最后在血管内膜形成粥样斑块的脂质核心，这主要是因为 ox-LDL 的氧化成分对巨噬细胞的氧化损害。张良等用一次性密度梯度超速离心方法分离 LDL 制成 ox-LDL，动态观察小鼠巨噬细胞内脂质成分和细胞形态的变化。发现细胞内脂质颗粒增多，电镜显示细胞核周围包含染色质，胞质稀少并含有大量的核糖体，线粒体丰富。随浓度的增加，LDL 组及 ox-LDL 组细胞内 TC、游离胆固醇（free cholesterol，FC）、CE 含量均明显增加，说明 ox-LDL 同单核/巨噬细胞相互作用可使动脉壁局部形成 As 病变的特征病理性细胞——泡沫细胞。高浓度的 ox-LDL 可以导致细胞膜结构损伤。ox-LDL 可引起细胞胆固醇含量增加，造成溶酶体组织蛋白酶活性和蛋白质蓄积量明显降低，而且，溶酶体内组织蛋白酶活性随着胆固醇含量的增高显著降低，这可能就是 ox-LDL 引起小鼠腹腔巨噬细胞胆固醇蓄积的原因。大量研究表明，ox-LDL 异常是 As 形成的关键步骤之一。但也有研究报道，轻度氧化 LDL 会降低泡沫细胞的形成，从而抑制 As 的形成。Huang 等认为通过 ox-LDL 作用产生的诱导型一氧化氮合酶（iNOS）可以抑制巨噬细胞源性泡沫细胞的迁移，降低斑块中的过氧化亚硝酸盐和脂质过氧化氢的水平，可降低巨噬细胞源性泡沫细胞的迁移，并阻止斑块的形成。

2.清道夫受体（scavenger receptor，SR）　是一类跨膜糖蛋白受体，可分为 A、B、C、D、E、F、G、H 亚型，其中 SR-A、CD36 和 LOX-1 对 ox-LDL 的摄取可达 90%。微循环中的单核细胞表面清道夫受体表达较少，当进入内膜后受 ox-LDL 刺激表达将大幅度上调，促进巨噬细胞对脂质的摄取，形成泡沫细胞，同时还有一些促炎因子分泌和免疫激活。Bing 等体外研究 CD36 和 SR-B Ⅰ对 ox-LDL 的摄取机制时发现，CD36 可以快速介导巨噬细胞内吞 ox-LDL，并且 CD36 介导细胞摄取 ox-LDL，不依赖于细胞质膜微囊、微管和肌动蛋白等细胞骨架，但需要有发动蛋白参与。基因定位诱变表明 CD36 胞质尾区 C 端的六个氨基酸序列是 CD36 对 ox-LDL 结合和内摄的关键部位。ox-LDL 与人单核/巨噬细胞共孵育后，巨噬细胞表面的清道夫受体表达明显上调，其中 CD36、SR-A 和 LOX-1 在介导巨噬细胞对脂质的摄取中起着重要作用。

敲除表达 CD36 和 SR-A 的基因后可以抑制斑块的进展，虽然许多关于清道夫受体的研究表明，清道夫受体在介导巨噬细胞对脂质摄取中起着重要作用，甚至把其作为 As 的治疗靶点，但是清道夫受体尤其是 CD36 和 SR-A，在 As 中的作用仍存在众多争议，特别是 Moore 等在 *CD36* 和 *SR-A* 基因敲除后发现，并没有改善大鼠 As 病变。随后 Collot-Teixeira 等对 Moore 的研究提出了几点可疑之处：①小鼠通过多代回交后可能导致内皮细胞、巨噬细胞和脂质的功能改变；②*apoE* 基因敲除小鼠易受肺炎衣原体和巨细胞病毒感染，一旦感染将会恶化斑块损伤面积，增加实验误差；③测量时间的选择和可测量斑块损伤面积的有限等问题。同时 Kuchbhotla 等运用 *apoE*、*apoE*/*SR-A*、*apoE*/*CD36* 和 *apoE*/*SR-A*/*CD36* 基因敲除小鼠高脂饮食 12 周后，研究发现清道夫受体 *CD36* 和 *SR-A* 基因的缺失不仅可以减少巨噬细胞脂质的蓄积，还可以减少细胞促炎因子和活性氧类物质的分泌，这些数据在清道夫受体对斑块大小的影响上与 Moore 的研究有明显的冲突，但在减少炎症因子这一方面是一致的。亦有报道，修饰低密度脂蛋白主要经巨噬细胞表面清道夫受体 CD36 和 SR-A 介导、被摄取，并促进泡沫细胞的形成。但 Manning-Tobin 最近的实验表明，与 *apoE* 基因敲除鼠相比，*apoE*/*SR-A*/*CD36* 基因全敲除鼠的主动脉根部斑块损伤面积和泡沫细胞的形成并没有显著下降，但 *apoE*/*SR-A*/*CD36* 基因全敲除鼠炎症基因的表达下降了 30%，主动脉根部的斑块坏死明显下降了 50%，这提示 *apoE*/*SR-A*/*CD36* 基因敲除即使不能减少泡沫细胞形成，亦可以通过减少炎症反应来稳定斑块，从而起保护 As 斑块的作用，由此减少 As 斑块破裂引起的一系列临床并发症。Moore 等同时还指出人们认为巨噬细胞须经清道夫受体介导摄取 ox-LDL，形成泡沫细胞，这一认识是基于体外细胞培养中 90%的 ox-LDL 是被巨噬细胞表达的清道夫受体 SR-A 和 CD36 介导摄取的。大量实验证明，体内 *SR-A* 和 *CD36* 基因的缺失并没有阻止巨噬细胞源性泡沫细胞形成。Luechtenborg 等报道了 SR-A 在平滑肌细胞摄取修饰低密度脂蛋白（modified low-density lipoprotein，mLDL）中作用不显著，体内 *SR-A* 基因敲除并不能减少 As 病变，结果与 Moore 的报道相一致。由此看来，清道夫受体 SR-A 和 CD36 在介导脂质摄取方面还需进一步的探讨，以阐明清道夫受体在泡沫细胞形成中的机制。Sawamura 等于 1997 年首次在牛内皮细胞上发现了 ox-LDL 受体，即 LOX-1，由于内皮细胞仅表达极少量传统的氧化型低密度脂蛋白清道夫受体 CD36 和 SR-BⅠ，所以 LOX-1 是内皮细胞上起主要作用的 ox-LDL 受体，可介导 ox-LDL 的生物学活性，在 As 中发挥重要作用。LOX-1 还可以通过抑制过氧化通路而减少胶原沉积和 MMP 表达。体外研究表明，清道夫受体介导多数 ox-LDL 的摄取，同时电子显微观察发现，人 As 病变中的巨噬细胞源性泡沫细胞内存在 ox-LDL，但是这些脂蛋白远远低于可被巨噬细胞清道夫受体识别摄取的氧化修饰程度。提示，*SR-A* 和 *CD36* 基因敲除后可能延缓或者很少影响体内泡沫细胞的形成，可能是由于 *SR-A* 和 *CD36* 基因敲除后仍可通过其他受体（如 LOX-1）和其他脂质摄取途径（如胞饮）摄取修饰或非修饰的脂质来促进泡沫细胞的形成。

3. 胞饮作用 Wenqi 等通过体外细胞培养发现，巨噬细胞可通过巨胞饮作用蓄积脂质导致泡沫细胞形成。巨胞饮并没有影响清道夫受体介导的脂质摄取。Kruth 等同样发现，巨噬细胞可通过受体非依赖性的液相胞饮作用摄取各种脂质（包括修饰的和非修饰的低密度脂蛋白），巨噬细胞可通过微胞饮或巨胞饮作用对脂质进行摄取。利用荧光聚乙二醇化的纳米粒作为示踪剂（大小与 LDL 相似，可通过胞饮作用进入巨噬细胞）证实其在 $CD68^+$ 巨噬细胞中蓄积，巨噬细胞中蓄积的脂质并没有下调巨噬细胞的液态胞饮作用，体外培养人单核/巨噬细胞和鼠骨髓源性巨噬细胞得到同样的结果，同时在人单核/巨噬细胞中显示，巨噬细胞通过胞饮作用使 LDL 的摄取量与其浓度呈线性关系。由此可解释 LDL 可以作为冠脉疾病的危险指标，同时亦可解释在清道夫受体基因敲除或诱变后仍有巨噬细胞源性泡沫细胞形成。因此，研究减少巨噬细胞通过胞饮作用对脂质的摄取可作为一个潜在治疗方向。但有关巨胞饮介导的脂质摄取机制还不是很清楚，Christopher 等报道过磷酸腺苷（AMP）激活性蛋白激酶（AMPK）可以调节糖尿病鼠中巨噬细胞表面的巨胞饮作用。

巨噬细胞摄取各种脂质后，包括 ox-LDL、聚集的低密度脂蛋白和分散未修饰的低密度脂蛋白，转化为泡沫细胞，这是 As 病变的早期病理变化。当泡沫细胞不断聚集，单核细胞不断迁移入内膜，将导致 As 病灶核心不断增大。随着病变发展，纤维帽内部的细胞发生坏死，与脂质混合形成粥样黄色物质，形成典型的粥样斑块。但在用超显微结构观察时发现并不是进入内膜的所有巨噬细胞都形成泡沫细胞，也有一些未泡沫化的巨噬细胞。这些未泡沫化的巨噬细胞能频繁地与淋巴细胞和其他类型细胞直接接触（此淋巴系统具有排污作用，能够排走内膜下脂质），提示该巨噬细胞对 As 形成有阻止作用。

（二）巨噬细胞对斑块稳定性的作用

冠状动脉腔内血栓形成是导致严重心血管事件的主要原因，其中 55%～65%的血栓由斑块破裂引起。易于破裂的斑块通常有一个大的脂质坏死核心及覆盖在上面的薄纤维帽（＜65μm）。纤维帽是覆盖在脂质核心上的一层薄组织，可防止斑块内的坏死物质进入血液循环引起血栓。在稳定性斑块中，平滑肌细胞通过产生弹性蛋白、胶原及其他基质组分促使纤维帽增厚，发挥稳定斑块的作用；在不稳定性斑块中，纤维帽中凋亡的巨噬细胞会不断地释放 MMP，降解纤维帽中的胶原组织，导致纤维帽变薄；同时，巨噬细胞还能通过释放 TNF-α诱导平滑肌细胞凋亡，斑块内平滑肌细胞的凋亡能通过促使斑块纤维帽变薄，胶原、基质丢失，以及细胞碎片堆积等诱导斑块破裂。在 As 的各个阶段均可发现凋亡的巨噬细胞，它常存在于纤维帽内的破裂位点。综上可知，病变部位巨噬细胞的死亡可通过多种方式导致斑块破裂。

（三）巨噬细胞在斑块内的分布

As 斑块内不同表型的巨噬细胞对斑块稳定性发挥着不同作用。研究显示，有心肌缺血症状的患者斑块内 M1 型巨噬细胞较多，而无心肌缺血症状的患者斑块内 M2 型巨噬细胞较多；除此之外，超声分析还显示，不稳定性斑块中 M1 型巨噬细胞较多，而稳定性斑块中 M2 型巨噬细胞较多，由此可见，不同表型巨噬细胞对斑块的稳定性起着不同的作用。

As 斑块通常由脂质坏死区和纤维帽组成，纤维帽是覆盖在脂质坏死区的一层薄组织，可防止血液与斑块内坏死组织接触，具有稳定斑块的作用。破裂斑块的纤维帽中巨噬细胞密度极高，但 M1、M2 型巨噬细胞之间没有明显区别。斑块肩区是正常内膜与脂质坏死区外缘的交界处，是斑块易于破裂的位点。M1 型巨噬细胞是斑块肩区的主要巨噬细胞亚型，这与 M1 型巨噬细胞介导斑块的破坏一致。动脉外膜中有免疫细胞存在（包括巨噬细胞），动脉外膜中的巨噬细胞可选择性地向 M2 型巨噬细胞分化，M2 型巨噬细胞是 M1 型巨噬细胞的 2～3 倍。总而言之，M1 型巨噬细胞主要位于斑块的不稳定区，而 M2 型巨噬细胞主要位于斑块的稳定区。随着 As 的发展，动脉管腔进行性狭窄将导致组织缺血缺氧，而组织缺氧将产生一系列血管生长因子，促使新生微血管由外膜向内膜生长进行代偿。

然而，晚期斑块产生的大量新生血管缺乏血管平滑肌细胞支撑，因此，这些新生的微血管质脆、渗透性高，表达高水平的细胞黏附分子，极易破裂引起斑块内出血。斑块内出血是晚期复杂斑块的一个常见特征，在斑块出血区会产生一种具有保护作用的巨噬细胞，这种巨噬细胞是一种非泡沫细胞，称为 Mhem。虽然 Mhem 与急性冠脉综合征有关，但 Mhem 是斑块内出血的一种保护性巨噬细胞。因为如果斑块出血区没有 Mhem，那么斑块内出血所造成的破坏将更严重。Mhem 通过降低泡沫细胞形成的能力、增强抗炎和组织再生功能，发挥稳定斑块的作用，Mhem 是一种位于斑块出血区的非泡沫巨噬细胞。

钙化是晚期 As 斑块的另一个特点。斑块钙化是颈动脉斑块稳定性的一个结构性标志。与无心肌缺血症状患者的斑块相比，有症状患者的斑块内钙化少、炎症多，并且钙化程度与巨噬细胞诱发的炎症呈明显的负相关。此外，Wahlgren 等也发现，钙化区的纤维帽和肩区巨噬细胞较少，而非钙化区的纤维帽和肩区巨噬细胞较多。因此，与钙化区相比，巨噬细胞主要位于非钙化区。在 As 斑块中还存在两种特殊的巨噬细胞，即 MOX 和 M4。MOX

是氧化磷脂（ox-PL）诱导的一种巨噬细胞，氧化磷脂是在 As 过程中蓄积脂质的氧化产物，MOX 在晚期小鼠 As 病变中非常丰富，具有抗 As 作用；M4 是由 CXC 趋化因子配体 4（CXC chemokine ligand 4，CXCL4）诱导的一种与 M1 型、M2 型巨噬细胞明显不同的巨噬细胞，这些 M4 型巨噬细胞摄取脂质的能力较低，有促 As 的作用，因为 CXCL4 缺乏，斑块负荷降低。

二、巨噬细胞极化与动脉粥样硬化

在 As 发生发展的每一个过程中都有巨噬细胞亚型的浸润，但在不同的发展阶段 M1/M2 的比例有不同的变化。在 As 斑块损伤早期主要以 M2 型浸润为主，斑块趋向稳定，然而，在斑块破裂时期，M1 型大量浸润，炎症因子分泌增加。极化后的巨噬细胞保持着巨噬细胞原有的特征，Khallou-Laschet 等对已经完全极化的巨噬细胞进行了体外复极化实验，发现经过复极化处理后，已完全极化的巨噬细胞可以再次极化成另一亚型，即 M1 型经过 IL-4 诱导后可极化成 M2 型，同样，M2 型经过 LPS 和 IFN-γ诱导后可极化成 M1 型，也就是说，极化后的 M1 型和 M2 型巨噬细胞保留了原有的可塑性特征。

巨噬细胞亚型在 As 斑块区的分布也有差异，Stoger 等用转录组学和免疫组织化学方法比较了人类颈动脉斑块破裂时和稳定时巨噬细胞极化标志物基因的表达情况，结果表明，在斑块破裂时，M1 型和 M2 型巨噬细胞标志物基因出现了过表达，也就是说，巨噬细胞亚型在这个时期大量浸润。此外，他们还发现，在破裂斑块的肩部区域 M1 型巨噬细胞明显多于 M2 型巨噬细胞，而在斑块的纤维帽区两型巨噬细胞之间并无明显差异。相比之下，M2 型巨噬细胞在颈动脉血管外膜组织中被大量活化，这与之前的研究结论：M2 型巨噬细胞主要存在于人 As 斑块部位的血管外膜区相符合，提示斑块内 M2 型巨噬细胞可能是从血管周围脂肪组织迁移进去的，但至今还没有直接的证据能证明这一点。巨噬细胞极化无论是在时间上还是空间上都与 As 有着密切的联系，因此，研究巨噬细胞极化在 As 中的作用对将来防治 As 意义重大。

在 As 中影响巨噬细胞极化的因素涉及很多方面，包括细胞因子、酶、相关蛋白、受体、转录因子、疾病及其他一些和炎症有关的因素。

（一）白介素

IL-19 主要在 As 患者的粥样斑块区表达，在正常人的动脉壁上未检测到，Ellison 等给低密度脂蛋白敲除（$Ldlr^{-/-}$）小鼠喂养致 As 饮食的同时注射 IL-19，发现处理组小鼠脾细胞中 IL-1β、IL-12β和 IL-γ基因表达下调，大部分淋巴细胞出现 Th2 极化，且在 As 斑块发现处理组巨噬细胞浸润显著减少，也就是说 IL-19 处理小鼠中巨噬细胞向 M2 极化，并发挥了抗 As 的作用。同年，Hirase 等给 IL-27 和 IL-27 受体敲除的小鼠喂养高胆固醇饮食，发现与野生型小鼠相比，基因敲除小鼠更容易发生 As，且敲除鼠中 IFN-γ的产生明显增加，表明 IL-27 可能通过调控 IFN-γ的分泌抑制了巨噬细胞向 M1 极化。但是，敲除鼠中的 IL-10 并未发生明显变化，因此，关于 IL-27 在巨噬细胞极化中的作用，以及它和 M2 型巨噬细胞的关系还有待进一步研究。此外，IL-33 也被证明可促进内皮细胞的炎症反应，而且也有抗炎作用，如它可以促使 T 细胞和巨噬细胞分别向 Th2 和 M2 极化。

（二）相关蛋白酶

氧化应激参与As的发生、发展过程，是As的促进因素，而抗氧化治疗有助于防止和逆转病变的形成。硫氧还原蛋白（thioredoxin，Trx）是一种氧化应激限制蛋白，有抗炎和抗凋亡的作用。El等用Trx-1处理*apoE*$^{-/-}$小鼠，发现小鼠的胸腺和肝中，巨噬细胞向M2型极化加速，而M1型极化受到了抑制。接着，他们每周给*apoE*$^{-/-}$小鼠注射LPS或Trx-1，5周后发现，LPS处理组小鼠出现了严重的As斑块，且M1型巨噬细胞标志物明显多于M2型；相比之下，Trx-1处理组As斑块损伤面积明显小于LPS处理组，而且斑块中M2型巨噬细胞浸润多于M1型。同时，他们还在人血管中发现Trx-1和M2型同时存在，由此推测Trx-1可能促进巨噬细胞向M2型极化，进而发挥抗As作用。1年后，Mahmood等用同样的方法做了类似的实验，发现Trx-80有着与Trx-1完全相反的作用，它可促进巨噬细胞向M1型极化，进而发挥致As作用。我们可以看出Trx家族不同的成员在巨噬细胞和As中发挥不同的作用，因此需注意比较分析。

天然免疫补体蛋白C1q（protein subunit of complement 1）在As中扮演了双重角色，在As早期巨噬细胞摄取ox-LDL时，C1q调节细胞因子表达变化，促炎因子IL-β、IL-6表达下调，抗炎因子IL-10表达上调。此外，荧光素酶报告显示，巨噬细胞清除脂蛋白时，C1q抑制了NF-κB的激活，这可能是C1q下调促炎因子的机制。通过检测巨噬细胞标志物已确证，在As早期，C1q发挥了抗As作用；然而在As晚期，C1q通过激活补体发挥了致As病理损伤作用。

在As发展进程中，还有多种酶参与，它们发挥的功能不同决定了As的转归不同。巨噬细胞亚型的激活可通过增加蛋白酶的量加速As斑块的破裂，在体外，用经典激活途径和选择激活途径诱导巨噬细胞，MMP的表达会出现显著变化，Hayes等用细菌性LPS激活巨噬细胞极化成M1型，MMP-1、MMP-14和MMP-25表达增加，MMP-19和基质金属蛋白酶组织抑制剂2表达下调，用IL-4激活巨噬细胞极化成M2型，MMP-19表达增加。同年，Cao等证明巨噬细胞中，组蛋白去乙酰化酶9（histone deacetylase 9，HDAC9）的缺失可通过染色质的重塑，上调PPAR-γ的表达，促进M2型极化和M1型炎症基因表达下调，发挥抗As作用。

此外，Babaev等在*Ldlr*$^{-/-}$小鼠中移植了*Akt1/Akt2*敲除的胎肝细胞，发现Akt1和Akt2可抑制巨噬细胞向M1型极化，促进其向M2型极化，减少早期和进展期的As发生。最近，Herias等在木瓜蛋白酶超家族中的*CatC*（leukocyte cathepsin C）和*Ldlr*双敲除小鼠中发现，小鼠的颈动脉、降主动脉、主动脉弓和根部的As斑块面积都明显小于对照组，且与处理组相比，对照组小鼠的M1型细胞中CatC表达上调了20倍以上，而其M2型中CatC的表达下调了70%以上，因此他们认为CatC可能是M1型的标志物。目前关于蛋白酶调节巨噬细胞极化影响As进程的研究越来越多，内容纷繁复杂，研究者要对其进行充分的比较分析，加以利用。

（三）相关受体

肝X受体（liver X receptor，LXR）是孤核受体家族的成员之一，分为LXRα和LXRβ两种同源亚型，Bories等发现在人As斑块中IL-4诱导的M2型巨噬细胞与铁存在共定位，而且在负荷铁的 M2 型巨噬细胞中激活 LXRα可增加铁的输出，但在 LXRβ中并未发现此现象，也就是说，LXRα不但可以通过促进脂质流出或减少巨噬细胞炎症，还可以通过增加铁的释放，进而增强它们的铁循环能力，调控 As 的发展。

此外，Toll 样受体家族中的髓样分化因子 88（myeloid differentiation factor 88，MyD88）在 As 的发展阶段也发挥了重要作用，在 $MyD88^{-/-}$骨髓巨噬细胞和内皮细胞中，M1 型极化受到了明显抑制，而且体内外研究也表明，在高脂饮食喂养的 $MyD88^{-/-}$小鼠动脉的骨髓细胞中，M1 型相关基因（*iNOS*、*TNF*、*IL-1* 和 *IL-6*）转变成了 M2 型相关基因（*Arg-1*、*IL-10*），也就是说，MyD88 与 M2 型巨噬细胞关系密切。同年，Harmon 等用超声活组织镜检和流式细胞仪证明，在 *apoE* 和 *FcγR Ⅱb* 双敲除小鼠的 As 斑块中，M2 型巨噬细胞比 M1 型多，体外试验也得到同样的结果，因此推测 FcγRⅡb 可能有抗 As 作用。

（四）转录因子

很多研究还发现，转录因子也可调控巨噬细胞的极化，其中，核转录因子 2 红细胞相关因子 2（nuclear factor erythroid 2-related factor 2，Nrf2）是氧化应激的重要调节因子，它在 As 斑块中缺失可使 As 的发展进程减缓，为了探明这一现象的发生机制，Harada 等给 *Nrf2*、*apoE* 基因双敲除小鼠和 *apoE* 单敲除小鼠喂食高脂、高胆固醇食物 5 周后，油红 O 染色发现两组小鼠 As 斑块面积差异并不大，但在喂养 12 周后，双敲除小鼠中 As 斑块损伤面积明显小于单敲除小鼠组。同时，他们还通过免疫组化分析证明 Nrf2 的活化在 As 斑块形成晚期才发生，逆转录聚合酶链式反应（RT-PCR）结果也显示，在喂养 12 周的小鼠 As 斑块中，两组小鼠相比，双敲除小鼠组中 Nrf2 靶基因人血红素加氧酶 1（human heme oxygenase 1，HO1）和重组人分泌性白细胞肽酶抑制剂（secretory leukocyte peptidase inhibitor，SLPI）的表达显著降低，他们认为这个变化与双敲除小鼠中 M1 型巨噬细胞标志物 Arg-2 和 iNOS 的表达降低有关，这一系列的结果提示，Nrf2 可能影响了 As 斑块中的炎症反应。

此外，Sharma 等在 KLF 转录因子家族（Kruppel-like factor family）成员 *KLF4* 及 *apoE* 基因双敲除小鼠体内发现有明显的血管炎症和 As 病灶的形成，而且 KLF4 缺失的巨噬细胞中炎症活动明显增强，泡沫细胞形成进程加快，进一步研究证明，KLF4 可促进 M2 型极化，抑制 M1 型极化进而发挥抗炎作用。与此同时，Lingrel 等用同样的方法证明了与 KLF4 同家族的 *KLF2* 基因敲除的小鼠体内 As 斑块的形成也加快，推测这个现象可能与斑块损伤部位中性粒细胞和巨噬细胞的聚集有关。

（五）代谢性疾病

As 中的巨噬细胞极化过程还会受到其他代谢性疾病的影响，如糖尿病，Parathath 等 2011 年就已经证明糖尿病患者的心血管疾病发病率要高于正常人，他们用 Reversa 小鼠做动物模型，发现糖尿病小鼠的 As 斑块中，$CD68^{+}$细胞会表达更多的炎症基因，即向 M1 型极化较多，M2 型极化较少，以此来影响 As 的转归。此外，高同型半胱氨酸血症也会对 As 的炎症反应起作用，Gao 等用不同浓度的同型半胱氨酸（homocysteine，Hcy）和适当浓度的 LPS 处理 RAW264.7 巨噬细胞和 IL-4 诱导极化的 M2 型巨噬细胞，结果表明，共处理后不仅 RAW264.7 巨噬细胞会向 M1 型极化，而且 M2 型巨噬细胞也会向 M1 型极化。

而且，在 LPS 浓度不变的条件下，Hcy 浓度为 50μmol/L 时 M1 标志物表达最明显，提示 Hcy 和 LPS 可协同促进巨噬细胞向 M1 极化，但 Hcy 是否会对 M1 极化单独起作用，作者并未做深入研究。同年，Fadini 等还证明了人类高胆固醇血症可通过诱导巨噬细胞极化促炎机制促进 As 的发展。

（六）其他

除了相关的蛋白酶、受体、白介素、转录因子和疾病外，还有很多的因素可通过调控巨噬细胞极化影响 As 的发展进程，如低剂量的辐射可诱导巨噬细胞向 M1 型极化，引起 As 斑块中促炎因子高表达；姜黄素通过直接激活 IκBα（inhibitor of NF-κB，α isoform）抑制 M1 型巨噬细胞极化，通过活化 PPARγ促进 M2 型极化；盐皮质激素（mineralocorticoid，MR）调控巨噬细胞向促炎 M1 型极化，它的阻断剂依普利酮可使巨噬细胞向 M2 型极化；从 ox-LDL 的磷脂酰胆碱（phosphatidylcholine，PC）部分水解生成的溶血磷脂酰胆碱（LPC）可促进巨噬细胞向 M1 型稳定极化，然而 G 蛋白偶联受体 G2A 可以弱化这个过程；鞘磷脂代谢产物鞘氨醇-1-磷酸（sphingosine-1 phosphate，S1P）通过介导 IL-4 通路诱导 M2 型巨噬细胞极化，这可能是 HDL 在体内发挥抗 As 的作用机制。

三、巨噬细胞增殖与动脉粥样硬化

人、兔和鼠粥样斑块中，早已证实巨噬细胞明显增殖。研究表明，动脉粥样斑块中的巨噬细胞并非完全来源于单核细胞，而是主要依靠自身局部增殖。细胞增殖受多种因素调节。

（一）抑癌基因、生长抑制基因

通过研究基因敲除鼠，观察巨噬细胞增殖对 As 的影响。*apoE* $^{-/-}$小鼠 *p27kip1* 失活，增加斑块内巨噬细胞增殖，促进 As。*apoE*$^{-/-}$小鼠巨噬细胞特异性视网膜母细胞瘤蛋白（retinoblastoma protein，pRb）缺乏，促使斑块内巨噬细胞增殖，促进斑块生长。*apoE*$^{-/-}$小鼠促凋亡蛋白 p53 失活促进内膜下巨噬细胞增殖，As 斑块面积变大，而 p53 正常骨髓植入 *p53* 和 *apoE* 双敲除鼠，内膜下巨噬细胞增殖减少，抑制斑块形成。将 *p53* 敲除骨髓植入 *Ldlr* $^{-/-}$小鼠，巨噬细胞增殖及斑块脆性增加，促进 As。上述实验结果提示 *p27kip1*、*pRb*、*p53* 抑癌基因缺乏，促进巨噬细胞增殖，促进 As 发生发展。

研究表明人类 As 发生风险与染色体 9p21 靠近 Ink4/Arf 区域的许多单核苷酸多态性（single nucleotide polymorphism，SNP）相关。Ink4/Arf 区域含有生长抑制基因 *CDKN2A*（编码 p16Ink4a；Arf：编码人 p14Arf、鼠 p19Arf）和 *CDKN2B*（编码 p15Ink4b）。有研究证明，在白细胞中，染色体 9p21 上与 As 风险相关的 SNP 和 Ink4/Arf 表达之间存在相关性，提示 Ink4/Arf 表达可能与 As 发生相关。实验证明 *CDKN2B* 表达下调增加 As 斑块面积。Kuo 等把 p16Ink4a/p19Arf 单倍缺失表达的骨髓移植到 *Ldlr*$^{-/-}$小鼠，促使斑块内巨噬细胞增殖，促进 As，提示 p16Ink4a /p19Arf 缺乏促进巨噬细胞增殖及 As 发展。

（二）骨髓生长因子

机体中，骨髓生长因子包括巨噬细胞集落刺激因子（M-CSF）和粒细胞–巨噬细胞集落刺激因子（GM-CSF）等，它们对骨髓细胞增殖起重要作用。M-CSF 能促进巨噬细胞增殖、分化及存活。动物 As 斑块中，M-CSF 表达增多，提示 M-CSF 参与 As。有实验发现，*apoE* $^{-/-}$小鼠 M-CSF 缺乏，As 受抑制。另外，M-CSF 处理股动脉内膜受损 *apoE* $^{-/-}$小鼠，促进内膜斑块形成，且斑块内细胞主要来源于骨髓。以上实验结果提示 M-CSF 可能通过刺激巨噬细胞增殖，促进 As 发展。然而也有实验证明 M-CSF 能减少高胆固醇血症兔主动脉壁胆固醇沉积，抑制 As 发生发展，可能是由于 M-CSF 能促进荷脂的巨噬细胞胆固醇流出，提示 M-CSF 对巨噬细胞及 As 作用的复杂性。

GM-CSF 在 As 中的作用目前尚无定论。实验显示，*Ldlr* $^{-/-}$小鼠注射 GM-CSF 可显著促进新生粥样斑块中巨噬细胞增殖，且增殖能被抗 GM-CSF 抗体所抑制。另有实验表明，*Ldlr* $^{-/-}$小鼠缺乏 GM-CSF，能降低粥样斑块面积。还有体外试验证明 ox-LDL 诱导巨噬细胞增殖依赖于 GM-CSF 的产生，抑制 GM-CSF 能阻断 ox-LDL 诱导的巨噬细胞增殖。Yano 等实验发现，曲格列酮能通过抑制 GM-CSF 而使巨噬细胞增殖受到抑制，这部分解释了该药抗 As 的机制。上述实验结果提示，GM-CSF 能促使巨噬细胞增殖，促进 As；抑制 GM-CSF，能阻断巨噬细胞增殖，有抗 As 作用。但实验发现，在 *apoE* $^{-/-}$小鼠中，无论 GM-CSF 缺乏或补充 GM-CSF 都能促进 As。在高脂血症兔中，GM-CSF 能减少 As 发生。出现以上不同实验结果，或许是因实验模型及实验方法不同。为了阐明 As 中 GM-CSF 的作用，需要更深入的研究。

四、巨噬细胞凋亡与动脉粥样硬化

巨噬细胞凋亡贯穿 As 发生发展始终。Gautier 等证明，巨噬细胞凋亡在病变早期抑制 As，晚期则促进 As。As 早期，吞噬细胞（以 M2 型巨噬细胞为主）能通过胞葬作用快速将凋亡细胞清除，阻止继发性细胞坏死及炎症反应，抑制斑块生长。随着病变发展，胞葬作用逐渐缺失，凋亡的巨噬细胞、血管平滑肌细胞不能得到有效清除，继发坏死，释放细胞内各种蛋白酶和其他有毒物质，促成斑块坏死核心形成。因此，As 晚期大量巨噬细胞凋亡将导致不稳定性斑块形成。有实验表明，胞葬作用缺失的原因与斑块 CDKN2B 表达下调有关，也有证据提示与 M2 型巨噬细胞对 ox-LDL 的脂毒性较敏感导致细胞凋亡增多相关。总之，巨噬细胞凋亡对 As 有重要影响。

（一）巨噬细胞凋亡

利用不同动物模型研究巨噬细胞凋亡对 As 的影响。*p53* 敲除骨髓植入 apoE* 3-Leiden 转基因鼠，巨噬细胞凋亡降低，斑块面积显著增加。p21Cip1 是一种重要的细胞周期负调控蛋白，作为 p53 一个作用靶点，它参与细胞生长、分化、衰老及死亡过程。实验证明 *apoE* $^{-/-}$小鼠敲除 p21Cip1，巨噬细胞凋亡增多，As 受抑制。以上实验结果提示巨噬细胞凋亡可能有抑制 As 发生发展的作用。但另有实验表明，*apoE* $^{-/-}$小鼠敲除 p21Cip1 促进 As 进展，这或许是 As 不同时期巨噬细胞凋亡所起作用不同的表现。Shaposhnik 等实验发现，动脉壁源性 M-CSF 缺乏会促进巨噬细胞凋亡，减少斑块巨噬细胞数量，抑制 As，提示巨噬细胞凋亡或许要影响到巨噬细胞数量才能表现出抑制 As 的作用。

Gautier 等的实验结果提示，巨噬细胞凋亡在 As 不同阶段产生的影响不同。实验表明，将促凋亡蛋白 Bax 敲除骨髓植入 *Ldlr* $^{-/-}$小鼠，早期斑块中巨噬细胞凋亡减少，斑块面积增加。另有报道指出，抗凋亡蛋白 Fortilin 能抑制 Bax 诱导的巨噬细胞凋亡，促进巨噬细胞增殖，加速 As 发展。还有实验发现 *apoE*$^{-/-}$小鼠 p19Arf 缺乏，早期斑块巨噬细胞及血管平滑肌细胞凋亡减少，粥样斑块面积增加。Arai 等实验证明，*apoE*$^{-/-}$小鼠凋亡抑制因子 6 失活，早期斑块中巨噬细胞凋亡增加，显著抑制 As 进展。以上实验结果均提示早期病变中巨噬细胞凋亡能抑制 As。实验证明 *apoE*$^{-/-}$小鼠脂肪细胞型脂肪酸结合蛋白失活，晚期斑块中巨噬细胞凋亡减少，粥样斑块变小。也有实验表明 *apoE*$^{-/-}$小鼠 CHOP/GADD153（growth arrest and DNA damage 153）失活，晚期斑块巨噬细胞凋亡减少，斑块坏死程度减轻，As 受抑制。上述实验提示，As 晚期巨噬细胞凋亡会降低斑块稳定性，促进 As 发展。

巨噬细胞凋亡促使晚期粥样斑块坏死核心形成，增加斑块脆性及血栓性事件风险，但巨噬细胞凋亡的具体机制尚未被阐明。有研究表明内质网应激（endoplasmic reticulum stress，ERS）与自噬（autophagy，AP）功能紊乱参与巨噬细胞凋亡。

（二）内质网应激

As 发生发展中，ERS 介导血管炎症反应和内皮功能障碍，诱导巨噬细胞和血管平滑肌细胞凋亡，促使脂质核心形成。ERS 有两个主要特征，即内质网腔内未折叠或错误折叠蛋白聚集和钙离子平衡紊乱。持续 ERS 导致一些相关蛋白活化，包括活化转录因子 6、肌醇依赖酶 1 和蛋白激酶 R 样内质网激酶，这些蛋白激活导致内质网未折叠蛋白累积，内质网功能开始出现障碍。为恢复内质网正常功能，未折叠蛋白反应（unfolded protein response，UPR）启动。ERS 持续时间过长，或适应性反应失效，细胞凋亡随之发生。UPR 失效导致细胞凋亡的一个关键物质——转录因子 CHOP，促使内质网释放钙离子和半胱天冬酶（caspase），同时激活钙/钙调蛋白依赖性蛋白激酶Ⅱ（calcium/calmodulin-dependent protein kinase Ⅱ，CaMKⅡ）。CaMKⅡ激活将诱导细胞表面死亡受体 Fas 表达增多，同时活化线粒体死亡途径、信号转导与转录激活因子 1 和还原型辅酶Ⅱ氧化酶，促进细胞凋亡。As 模型鼠 CHOP 缺乏、巨噬细胞凋亡减少、斑块坏死减轻、As 受抑制。ERS 特异性阻断剂——4-苯基丁酸钠能够显著抑制 As。综上所述，持续时间过长的 ERS 导致巨噬细胞凋亡增多，促进 As，而阻断 ERS 能减少巨噬细胞凋亡，抑制 As。

五、巨噬细胞自噬与动脉粥样硬化

自噬是真核细胞利用溶酶体降解细胞内受损的细胞器及蛋白等大分子物质的过程，在营养缺乏、组织缺氧、氧化应激、DNA 损伤等环境压力下被激活。机体可通过自噬回收利用内源性细胞成分（氨基酸、游离脂肪酸、核苷酸）以维持细胞稳态。研究表明，As 斑块具有自噬样特征，包括髓鞘样结构、泛素化包涵体聚集、空泡增多等。西罗莫司（雷帕霉素）及其衍生物可诱导巨噬细胞自噬，增加斑块稳定性。

（一）自噬及其调控机制

典型的自噬始于双层膜结构的形成，称为吞噬泡（phagophore）。吞噬泡包裹细胞内需要降解的蛋白聚集体、脂滴、细胞器，并逐步延伸、成熟，形成自噬体（autophagosome），之后与溶酶体融合形成自噬溶酶体（autolysosome）。自噬体外膜与溶酶体膜融合后，溶酶体水解酶降解自噬体内膜及底物，生成可被细胞循环利用的代谢产物。30 多种自噬相关基因（autophagy-associated gene，ATG）编码的特殊蛋白参与吞噬泡的成熟、延伸，以及自噬体与溶酶体的融合，包括 Beclin 1、ATG 5-ATG 12 复合物及微管相关蛋白（LC 3）Ⅱ-磷脂酰乙醇胺（PE）复合物等。

（二）自噬的主要调控通路

自噬的主要调控通路包括哺乳动物西罗莫司靶蛋白（mammalian target of rapamycin，mTOR）通路与磷酸酰肌醇 3 激酶（PI3K）通路。mTOR 分为对西罗莫司敏感的 mTOR1 和对西罗莫司不敏感的 mTOR2。活化的 mTOR1 能抑制丝氨酸/苏氨酸激酶 ATG1（即哺乳动物细胞中的 U1k1），起抑制自噬的作用。当营养不足或加入 mTOR 抑制剂（如西罗莫司）时，mTOR1 不能激活，ATG1 形成 ATG1 蛋白激酶自噬调控复合物，诱导自噬的发生。Ⅲ型 PI3K 可以促进前自噬体结构（PAS）游离膜的形成，并与 Beclin 1 结合形成 ATG1 蛋白激酶自噬调控复合物，激活两种类泛素连接体系（ubiquitin-like conjugation system），募集自噬相关蛋白，从而促进自噬。研究表明，抑制 mTOR 通路可促进巨噬细胞自噬，减少斑块内巨噬细胞数目，起到稳定 As 斑块的作用。此外，调控肌糖/三磷酸肌醇、钙离子、多巴胺等自噬相关因子也可促进自噬，减轻 As。

转录因子 EB（TFEB）是近年来新发现的蛋白，可由 mTOR、细胞应激等自噬调节因子激活，介导自噬、溶酶体相关因子的表达，调节脂质代谢。正常情况下，TFEB 存在于细胞质，营养缺乏时 TFEB 快速转移至核内进行基因转录调控。TFEB 的核转位可以被血清、氨基酸或生长因子所抑制，这表明 TFEB 的激活对营养和生长因子较为敏感。Sardielo 等研究发现，TFEB 可通过调控协同溶酶体表达和调控（coordinated lysosomal expression and regulation，CLEAR）元件相关基因，调节溶酶体的合成及自噬。Mizushim 等发现，在 HeLa 细胞中过表达 TFEB 可增加自噬体的数量。类似的现象也出现在 TFEB 过表达的猴肾成纤维细胞及小鼠胚胎成纤维细胞中。上述结果均表明，TFEB 参与调控自噬。

（三）巨噬细胞自噬的检测

自噬的检测方法包括透射电镜法、自噬标记蛋白 Western blot 法、绿色荧光蛋白-LC 3 观察法等。透射电镜是检测自噬的金标准，但巨噬细胞具有很强的吞噬能力，通过透射电镜很难判断细胞质中的囊泡是源自自噬还是异物吞噬。通过免疫电镜观察荧光标记的自噬体特异性蛋白 LC 3 是相对特异的检测方式，但 LC 3 在巨噬细胞中的表达量较低，会产生假阴性结果。自噬标记蛋白 Western blot 法也存在一定的弊端。自噬形成时，LC 3Ⅰ会转变为 LC 3Ⅱ，因此 LC 3Ⅱ/Ⅰ的比值可用以评估自噬水平，但 LC 3 抗体对 LC 3Ⅱ的亲和力更高，易造成假阳性。巨噬细胞高表达自噬相关的溶酶体标记蛋白，如组织蛋白酶 D（cathepsin D），也会产生假阳性结果。

（四）巨噬细胞自噬对动脉粥样硬化的影响

在高脂饮食喂养下，与对照组小鼠相比，自噬相关基因 *ATG 5* 缺失的小鼠更易形成 As 斑块，血清 IL-1 水平升高，且斑块内脂质含量较高、坏死核的数目较多、炎症反应加剧。巨噬细胞缺失 *apoE* 与低密度脂蛋白受体基因的小鼠也有上述表现。脂质过载的泡沫细胞是导致炎性环境和斑块进展的主要原因。除了脂肪水解途径外，自噬溶酶体系统已成为介导胆固醇流出的重要途径。自噬溶酶体可将脂质水解为胆固醇，之后游离的胆固醇可经 ATP 结合盒转运蛋白 A1（ABCA1）介导流出细胞，起到缓解炎性环境及稳定斑块的作用；巨噬细胞自噬不足使泡沫细胞大量聚集，并导致脂噬（lipophagy）缺陷，减少胆固醇的流出。

巨噬细胞自噬不足时，受损的线粒体可在巨噬细胞内聚集，造成细胞内活性氧簇水平上升，活性氧簇可激活炎症体、造成 DNA 损伤。此外，自噬不足也可能导致溶酶体膜的不稳定与炎症体的激活。炎症体激活后通过半胱天冬酶-1（caspase-1）途径，促进前 IL-1β 分子转化为 IL-1β，IL-1β的水平升高，造成斑块不稳定。

泡沫细胞清除率低及泡沫细胞的凋亡进一步激活炎症反应。巨噬细胞自噬不足导致巨噬细胞凋亡增加，同时伴有活性氧簇水平上升，并可抑制胞葬作用，降低凋亡巨噬细胞的清除率。凋亡细胞的积累可引发继发性坏死，增加坏死核数量、斑块的大小及复杂性。

（五）巨噬细胞自噬作为动脉粥样硬化治疗靶点

基础状态下的自噬及适当诱导的自噬能够清除细胞内的受损成分，以抵御各种应激状态，抑制凋亡、坏死的发生。过度自噬可造成自噬性细胞死亡。巨噬细胞自噬性死亡可以降低金属蛋白酶水平，防止平滑肌细胞死亡，保护胶原纤维，增加斑块表面纤维帽的稳定性，降低斑块破裂的风险。平滑肌细胞与内皮细胞的自噬性死亡则不利于斑块稳定。平滑肌细胞会造成胶原纤维合成减少，使纤维帽变薄。内皮细胞的死亡可导致血栓形成，增加斑块破裂风险。因此，特异性地诱导巨噬细胞自噬十分必要。

研究表明，药理学方法能够特异性诱导巨噬细胞自噬以稳定 As 斑块。依维莫司和咪喹莫特均可特异性地诱导 As 斑块中的巨噬细胞自噬，而不影响斑块内平滑肌细胞的数目。依维莫司作为一种有效的 mTOR 抑制剂，可以促进巨噬细胞自噬。高浓度的依维莫司可造成巨噬细胞自噬性死亡，降低斑块内巨噬细胞数量，促进斑块稳定。咪喹莫特可通过激活 TLR 7 信号通路，抑制 Beclin 1 与 Beclin 2 的结合，促进髓样分化因子 88 与 Beclin 1 结合，诱导巨噬细胞自噬却不引起巨噬细胞自噬性死亡。然而，另一方面，自噬又会引起 IL-1β、TNF-α等细胞因子水平升高，促进内皮细胞表达血管细胞黏附分子-1 等黏附因子，募集单核细胞及 T 细胞，激活炎症反应，促进斑块进展。因此，在诱导自噬的过程中应当使用抗炎药物控制炎症反应，避免斑块进展。

大量的研究证实巨噬细胞在 As 斑块发生发展及斑块破裂中具有重要地位，针对巨噬细胞趋化，脂蛋白摄取、氧化及胆固醇代谢功能的调节有可能成为 As 治疗的极好靶标。

（袁中华　郭东铭）

参考文献

胡旭堂，胡海英，王志禄，2014. 巨噬细胞及其亚型在动脉粥样硬化中的研究进展. 中国动脉硬化杂志，22（7）：747-751.

王飞，戴亚蕾，2007. 白介素 10 对巨噬细胞源泡沫细胞趋化因子表达的影响. 中国动脉硬化杂志，15（1）：19-22.

袁中华，杨永宗，尹卫东，等，2006. 脂肪分化相关蛋白反义寡核苷酸降低乙酰辅酶 A：胆固醇酰基转移酶活性. 中国病理生理杂志，22（3）：581-585.

Bene N C，Alcaide P，Wortis H H，et al，2014. Mineralocorticoid receptors in immune cells：Emerging role in cardiovascular disease. Steroids，91C：38-45.

Bourlier V，Zakaroff-Girard A，Miranville A，et al，2008. Remodeling phenotype of human subcutaneous adipose tissue macrophages．Circulation，117（6）：806-815.

Cao Q，Rong S，Repa J J，et al，2014. Histone deacetylase 9 represses cholesterol efflux and alternatively activated macrophages in atherosclerosis development. Arterioscler Thromb Vasc Biol，34（9）：1871-1879.

El H K，Mahmood D F，Couchie D，et al，2012. Thioredoxin-1 promotes anti-inflammatory macrophages of the M2 phenotype and antagonizes atherosclerosis. Arterioscler Thromb Vasc Biol，32（6）：1445-1452.

Fadini G P，Simoni F，Cappellari R，2014. Pro-inflammatory monocyte-macrophage polarization imbalance in human hypercholesterolemia and atherosclerosis. Atherosclerosis，237（2）：805-808.

Gordon S，Martinez F O，2010. Alternative activation of macrophages：mechanism and functions．Immunity，32（5）：593-604.

Hayes Colin S，Chinetti-Gbaguidi G，Staels B，2014. Macrophage phenotypes in atherosclerosis．Immunol Rev，262（1）：153-166.

Lumeng C N，Bodzin J L，Saltiel A R，2007. Obesity induces a phenotypic switch in adipose tissue macrophage polarization．J Clin Invest，117（1）：175-184.

Mantovani A，Garlanda C，Locati M，2009. Macrophage diversity and polarization in atherosclerosis：a question of balance．Arterioscler Thromb Vasc Biol，29（10）：1419-1423.

Parathath S，Grauer L，Huang L S，et al，2011. Diabetes adversely affects macrophages during atherosclerotic plaque regression in mice. Diabetes，60（6）：1759-1769.

Qin X，Qiu C，Zhao L，2014. Lysophosphatidylcholine perpetuates macrophage polarization toward classically activated phenotype in inflammation. Cell Immunol，289（1-2）：185-190.

Schrijvers D M，De Meyer G R，Herman A G，et al，2007. Phagocytosis in atherosclerosis：molecular mechanisms and implications for plaque progression and stability. Cardiovasc Res，73（3）：470-480.

Sharma N，Lu Y，Zhou G，et al，2012. Myeloid Kruppel-like factor 4 deficiency augments atherogenesis in apoE$^{-/-}$ mice--brief report. Arterioscler Thromb Vasc Biol，32（12）：2836-2838.

Sirolimus J B，Pilcher-Roberts R，Basford J E，et al，2012. Myeloid-specific Krüppel-like factor 2 inactivation increases macrophage and neutrophil adhesion and promotes atherosclerosis. Circ Res，110（10）：1294-1302.

Spivia W，Magno P S，Le P，et al，2014. Complement protein C1q promotes macrophage anti-inflammatory M2-like polarization during the clearance of atherogenic lipoproteins. Inflamm Res，63（10）：885-893.

Stoger J L，Gijbels M J，van der Velden S，et al，2012. Distribution of macrophage polarization markers in human atherosclerosis．Atherosclerosis，225（2）：461-468.

Yu M，Zhou H，Zhao J，et al，2014. MyD88-dependent interplay between myeloid and endothelial cells in the initiation and progression of obesity-associated inflammatory diseases. J Exp Med，211（5）：887-907.

第五章 中性粒细胞与动脉粥样硬化

第一节 概 述

动脉粥样硬化（As）是诱导心血管疾病发生的主要病理过程，其特征为脂质代谢异常和炎症反应加剧。炎症反应贯穿于As发生发展全过程，并在一定程度上影响As斑块的形成和稳定性。炎症细胞及炎症因子引起的免疫异常不仅直接参与As形成，还可能促使As斑块破裂，导致急性冠脉综合征（ACS）发生。白细胞通过直接（浸润、聚集）和间接（表达黏附分子，产生细胞因子并诱导急性时相反应蛋白如 CRP 产生）的方式，与活化的血管内皮细胞或平滑肌细胞相互作用，从多环节参与As发生发展。白细胞包括中性粒细胞、嗜酸性粒细胞、嗜碱性粒细胞、单核细胞、淋巴细胞等。其中，中性粒细胞是外周血中数量最多的白细胞，与机体炎症反应和免疫调节密切相关。研究表明中性粒细胞可能通过表达细胞黏附分子、产生一氧化氮等损伤心脏微血管，促使粥样斑块发展，增加其不稳定性，从而参与冠心病等心血管疾病的发生发展过程。本章旨在探讨中性粒细胞在As发病过程中的作用，以期为As治疗提供新的思路。

第二节 中性粒细胞

中性粒细胞是外周血中数量最多的白细胞，来源于骨髓，每分钟约产生 1×10^7 个，但存活期短，仅 2～3 天。中性粒细胞与内皮细胞相互作用诱导颗粒蛋白形成，颗粒蛋白中含髓过氧化物酶（MPO）、酸性磷酸酶、吞噬素、溶菌酶、β-葡糖醛酸糖苷酶、碱性磷酸酶等。中性粒细胞具有很强的趋化和吞噬能力，当病原体引发局部感染时，它们可迅速穿越血管内皮细胞进入感染部位，对侵入的病原体发挥吞噬杀伤和清除作用。中性粒细胞表面具有IgG Fc受体和补体C3b受体，可通过调理作用增强中性粒细胞的吞噬杀菌能力。

一、中性粒细胞的结构

中性粒细胞来源于骨髓的造血干细胞，在骨髓中分化成熟后，进入血液或组织，骨髓、血液和结缔组织的中性粒细胞数量比为 28∶1∶25。中性粒细胞占血液白细胞总数的60%～70%，细胞直径10～12μm。在瑞氏（Wright）染色的血涂片中，胞质呈无色或极浅的淡红色，有许多弥散分布的浅红或浅紫色的细小颗粒（0.2～0.4μm），其中浅紫色的为嗜天青颗粒（azurophilic granule），浅红色的为特殊颗粒（specific granule）。嗜天青颗粒约占颗粒总数的 20%，电镜下颗粒较大，直径 0.6～0.7μm，呈圆形或椭圆形，电子密度较高。其为一种溶酶体，含有酸性磷酸酶、MPO和多种酸性水解酶类等，能吞噬消化细菌和异物。特殊颗粒约占颗粒总数的 80%，电镜下颗粒较小，直径 0.3～0.4μm，呈哑铃形或椭圆形。

特殊颗粒是一种颗粒蛋白，内含溶菌酶、吞噬素等。吞噬素也称防御素，是广泛分布于动物界和植物界的一类富含半胱氨酸的阳离子内源性抗微生物肽，属于内源性抗微生物肽中的一个大家族。根据防御素分子内半胱氨酸的位置和连接方式、前体性质及表达位置的差异，可分为α-防御素、β-防御素、θ-防御素、昆虫防御素和植物防御素 5 种类型。防御素是由 29～54 个氨基酸残基组成的小分子肽，具有广泛的生物学活性，可以直接作用于并杀死细菌、真菌和病毒等病原微生物。此外，防御素还具有细胞毒性、免疫调节及创伤和神经损伤的修复等多种生物学活性。中性粒细胞胞核呈深染的弯曲杆状（马蹄铁形）或分叶状，分叶核一般为 2～5 叶，叶间有纤细的缩窄部相连，正常人以 2～3 叶者居多。核的叶数与细胞在血流中停留的时间成正比。当机体受细菌严重感染时，大量新生中性粒细胞从骨髓进入血液，杆状核与 2 叶核的细胞增多，称为核左移；若 4～5 叶的细胞增多，称为核右移，表明骨髓的造血功能发生障碍。中性粒细胞生命周期极为短暂，一旦从骨髓释放入外周血，迅速衰亡并被巨噬细胞清除，这种保护性机制避免了自身抗原的过度暴露，因此骨髓造血能力的 60%左右用以维持中性粒细胞的平衡。

二、中性粒细胞的功能

中性粒细胞在血液的非特异性细胞免疫系统中起着重要作用，它是机体抵御微生物病原体，特别是化脓性细菌入侵的第一道防线。中性粒细胞具有很强的免疫调节活性和趋化能力，当机体发生细菌感染时，它可迅速穿越血管内皮细胞进入感染部位并释放大量的蛋白水解酶和活性氧，对侵入的病原体发挥吞噬杀伤和清除作用。中性粒细胞与内皮细胞相互作用诱导颗粒蛋白释放，颗粒蛋白中含 MPO、酸性磷酸酶、吞噬素、溶菌酶、β-葡糖醛酸糖苷酶、碱性磷酸酶等。中性粒细胞所分泌的颗粒蛋白以 4 种不同分泌小泡的形式存在，不同分泌小泡有不同的释放倾向，中性粒细胞向内皮迁移时释放Ⅲ型分泌小泡，进入血管外组织时释放Ⅰ型和Ⅱ型分泌小泡。中性粒细胞颗粒蛋白释放可诱导单核细胞、巨噬细胞和树突状细胞的募集及活化。中性粒细胞细胞膜释放的不饱和脂肪酸——花生四烯酸可催化白三烯 A_4 生成强趋化性的白三烯 B_4。巨噬细胞在清除凋亡的中性粒细胞时能释放抗炎因子，但巨噬细胞吞噬能力过强将导致中性粒细胞坏死从而增强炎症反应。中性粒细胞靠糖酵解获得能量，因此在肿胀且血流不畅的缺氧情况下仍能生存，并形成细胞毒素来破坏细菌和附近组织的细胞膜。由于中性粒细胞内含有大量溶酶体酶，因此能将吞噬入细胞内的细菌和组织碎片包裹并分解，防止病原微生物在体内扩散。当中性粒细胞本身解体时，能释出各溶酶体酶类破坏周围组织而形成脓肿。

中性粒细胞的片足与产生趋化因子的异物接触后，接触处周围的胞质形成隆起即伪足，接触部位的细胞膜下凹，将异物包围，形成含有异物的吞噬体或吞噬泡。中性粒细胞膜表面的 IgG Fc 受体和补体 C3 受体，可加速吞噬作用。被吞噬的异物裹有抗体和补体时，与中性粒细胞膜上相应受体结合，加强中性粒细胞的吞噬能力，称为调理作用。

细胞随着吞噬作用的开始，细胞膜紊乱而引起呼吸爆发，细胞耗氧量增加，产生大量的过氧化物及超氧化物等细胞毒性效应分子，对寄生虫具有杀伤活性。中性粒细胞在 IFN-γ 和 TNF 刺激下，产生更多的过氧代谢阴离子，杀死胞外寄生虫。中性粒细胞在杀死吞噬的异物后，本身也死亡，死亡的中性粒细胞称为脓细胞。

中性粒细胞受细菌产物、抗原抗体复合物等调控，细胞的颗粒蛋白向细胞外释放。释放的酸性蛋白酶和中性蛋白酶可以分解血管基膜、肾小球基膜、结缔组织的胶原蛋白与弹性蛋白，以及血浆中的补体 C5、C15 和激肽原等。部分分解产物能诱导中性粒细胞产生趋化因子，能吸引更多的中性粒细胞。中性粒细胞还释放嗜酸性粒细胞趋化因子、激肽酶原、血纤维蛋白溶酶原、凝血因子、白三烯等。

除了在抗感染中起重要的防御作用外，中性粒细胞还可引起感染部位的炎症反应并参与寄生虫感染引发的变态反应，从而引起免疫病理损害。抗体直接作用于组织或细胞上的抗原，中性粒细胞通过其 IgG Fc 受体与靶细胞表面的 IgG Fc 段结合，发挥抗体依赖性细胞毒作用，从而导致细胞毒型变态反应损害。当抗原抗体比例适合时形成的免疫复合物可激活补体，吸引中性粒细胞至病变局部。中性粒细胞通过 IgG Fc 受体和 C3b 受体与免疫复合物结合并吞噬病原微生物。吞噬过程中脱颗粒，释放出一系列溶酶体酶类，造成血管和周围组织的损伤；在 IgE 介导的速发型变态反应的部位，也有中性粒细胞的聚集，说明中性粒细胞也参与了速发型变态反应引起的病理损害过程。

中性粒细胞能有效识别、结合并杀死病原微生物，但同时可能导致组织损伤，在完成其使命后中性粒细胞将出现程序性细胞死亡，即凋亡。凋亡的中性粒细胞必须被吞噬细胞及时吞噬清除，否则会发生继发性坏死，释放出细胞内毒性内容物从而对邻近的正常细胞造成损害。凋亡细胞的清除主要是通过专职清道夫细胞——巨噬细胞吞噬实现的。巨噬细胞可有效吞噬、清除凋亡的中性粒细胞，对急性炎症的消退、机体稳态的恢复是至关重要的。不同于被巨噬细胞吞噬，中性粒细胞胞外捕网（neutrophil extracellular trap，NET）是中性粒细胞的一种新型作用方式，NET 是以核内或线粒体内 nDNA 为骨架、负载多种颗粒蛋白和组蛋白组成的纤维状结构，可包裹杀伤外来入侵的病原体。新近研究表明，NET 与人和鼠的 As 发生发展有关。

第三节　中性粒细胞在动脉粥样硬化中的作用

As 发生发展常伴随大中动脉内膜斑块的形成，内皮细胞功能障碍是 As 发病早期的重要环节。内皮细胞在高胆固醇、高剪切力和细胞促炎因子等刺激因子作用下分泌大量细胞黏附因子（如 E-选择蛋白、P-选择蛋白、细胞间黏附分子-1），使白细胞黏附于内皮细胞表面，内皮细胞通透性改变又使得氧化型低密度脂蛋白（ox-LDL）进入内皮下细胞外基质，黏附于内膜下的单核细胞分化为巨噬细胞并吞噬 ox-LDL，从而形成巨噬细胞源性泡沫细胞。单核细胞有 $Gr1^+$和 $Gr1^-$两种亚型，高胆固醇血症主要诱导生成 $Gr1^+$型单核细胞，$Gr1^+$型单核细胞也更易发展为泡沫细胞。M1 型巨噬细胞中 TNF 和 IL 等细胞促炎因子表达增加，故 As 斑块中泡沫细胞主要来自于 M1 型巨噬细胞。研究表明，高脂喂养的 As 小鼠大动脉中有大量中性粒细胞蓄积，其程度与 As 病变程度呈正相关。中性粒细胞表型和稳态改变可加重内皮细胞功能障碍，促进泡沫细胞形成，降低斑块稳定性和破坏纤维帽完整性，进而加重 As 发生发展。因此，中性粒细胞含量可作为 As 发病的诊断指标。

一、中性粒细胞的生物标志物

中性粒细胞生命周期短暂、抗原标志物表型多变，以及缺乏灵敏性和特异性强的检测方法是其在 As 病变研究中被忽视的主要原因。随着科技发展，新的染色技术被用于检测人和小鼠 As 病变中的中性粒细胞。在小鼠 As 早期病变及斑块中，可通过检测小鼠中性粒细胞特异性表达抗原 Ly6G 来进行免疫组织化学分析，即通过 MPO 染色和 Ly6G 染色相结合来检测小鼠 As 病变处的中性粒细胞。早期小鼠 As 病变中，中性粒细胞主要位于内皮下层和内膜，随着斑块的发展，中性粒细胞转移至外膜和斑块肩部，故可用 $apoE^{-/-}Lysm^{egfp/egfp}$ 小鼠进行中性粒细胞与内皮细胞相互作用的体内试验，并用于鉴定早期和晚期 As 斑块内中性粒细胞的分布情况。新近研究发现，$apoE^{-/-}Cx_3cr1^{gfp/wt}$ 小鼠可用来证明中性粒细胞主要蓄积在 As 病变炎症反应较活跃的区域。通过 Ly6G 荧光抗体，可用于活体组织大动脉内皮内中性粒细胞和单核细胞相互作用的检查。

在人体内，CD177（NB-1）和 CD66b 被认为是中性粒细胞的标志物，其中 CD66b 可用于标记 As 病变中的中性粒细胞。观察人类颈动脉内膜标本发现，As 斑块中脂质、胶原或平滑肌细胞含量与内膜中性粒细胞数量相关。纤维帽、斑块肩部和斑块内出血区域中性粒细胞数量较多，而内皮下或斑块微血管附近中性粒细胞数量较少。斑块内出血可募集中性粒细胞到 As 病变区域，导致中性粒细胞蛋白酶增加，从而加重斑块内出血及斑块易损性。研究表明，可通过甲酰基肽受体 2（formyl peptide receptor 2，FPR2）和 p22phox 抗体染色来检测人 As 病变中的中性粒细胞的活性。但这些标志物可以同时标记巨噬细胞和肥大细胞，故在检测中性粒细胞时需进行复染。闭合性血栓内中性粒细胞分泌的丝氨酸蛋白酶可促进凝血，这表明中性粒细胞在血栓形成中具有调节作用。

中性粒细胞颗粒蛋白释放可诱导炎症反应。天青素、LL-37、β-防御素和 NGAL 等颗粒蛋白在 As 病变处均有表达，但在中性粒细胞凋亡和巨噬细胞吞噬过程中，释放到细胞外的这些颗粒蛋白与内皮细胞、巨噬细胞和平滑肌细胞存在共定位现象，故只有部分颗粒蛋白可作为中性粒细胞的生物标志物。新生中性粒细胞中 MPO 高表达，并在中性粒细胞激活时释放。MPO 是存在于中性粒细胞中的一种过氧化物酶，也是中性粒细胞中高表达的一种血红素蛋白酶，约占中性粒细胞蛋白含量的 5%，被认为是人类宿主免疫的重要组成部分。MPO 是血管舒张因子一氧化氮（nitric oxide，NO）代谢酶，在协同底物 H_2O_2 存在的条件下，能催化消耗 NO，调节其生物利用率。在病理状态下，过多的过氧化物能直接与 NO 反应形成过氧亚硝酸盐，或在氧化酶的催化下氧化成亚硝酸盐，从而导致 NO 生物利用率降低。MPO 在冠心病患者血浆中的表达显著升高，是冠心病二级预防的生化标志物，在 As 斑块中也可被检测，参与斑块动态变化及血管病理生理过程。

二、高胆固醇血症与中性粒细胞

高胆固醇血症是 As 发生发展中的独立危险因素。血清总胆固醇水平与 As 相关性心血管疾病的发病率呈正相关，而小鼠血浆中性粒细胞数量与 As 病变程度也呈正相关，提示血浆 TC 水平与中性粒细胞存在相关性。中性粒细胞从产生到凋亡过程中的水平受多种调节因子影响，高胆固醇血症促进集落刺激因子表达，进而促进中性粒细胞系造血祖细胞生长和分化。G-CSF 主要由 TNF 和 IL-17 诱导产生，As 小鼠血浆中 TNF 和 IL-17 水平明显增高。造血干细胞和多能祖细胞分泌的 apoE 锚定在细胞膜表面蛋白聚糖上，与 ABCA1 和 ABCG1 相互作用，将胆固醇转运至新生或成熟的 HDL 颗粒，从而调节细胞内胆固醇水平。在缺乏 apoE 的造血干细胞祖细胞中，胆固醇流出途径被破坏，胆固醇蓄积在细胞内，导致骨髓对 IL-3 和 G-CSF 的应答性增加，中性粒细胞和单核细胞数量增加，加重 As 的发生发展。因此，血浆白细胞的数量受造血干细胞祖细胞细胞膜表面蛋白聚糖内 apoE 和 TC 含量的调节。正常新生中性粒细胞中 CXCR4 表达增加而 CXCR2 表达减少，CXCR4 及其配体 CXCL12 通过调节骨髓新生中性粒细胞释放和衰老中性粒细胞归巢来维持中性粒细胞代谢平衡，CXCL12-CXCR4 趋化因子轴被破坏导致中性粒细胞数量增加进而加重 As 发生发展。高胆固醇血症患者中，CXCL12 和 CXCR4 表达减少，而 CXCR2 及其受体 CXCL1 表达增加，骨髓新生中性粒细胞释放增加而衰老中性粒细胞归巢减少，炎症反应增强。As 患病小鼠敲除 *Cxcr2* 可减少血浆中性粒细胞数量并减轻 As 病变程度。综上所述，高胆固醇血症通过干扰相关细胞因子表达调节血浆中性粒细胞数量。

三、中性粒细胞募集

中性粒细胞通过促进单核细胞与内皮细胞间的黏附来加重 As 发生发展。As 发病早期，内皮细胞与血小板相互作用产生趋化因子，趋化因子通过与趋化因子受体结合调节中性粒细胞与内皮细胞间相互作用。趋化因子受体属于 G 蛋白偶联受体（G-protein coupled receptor，GPCR）蛋白。根据结合趋化因子种类不同分为 CXC 受体和 CC 受体。趋化因子与趋化因子受体胞外 N 端结合，介导受体蛋白胞内 C 端丝氨酸/苏氨酸磷酸化，通过不同的跨膜信号转导通路，激活与细胞运动、侵袭、细胞外基质相互作用及细胞存活相关的基因转录。趋化因子配体 5（CCL5/RANTES）为β趋化因子的受体，具有调控 T 细胞、单核细胞和巨噬细胞迁移、增殖免疫的功能，主要表达于静止期记忆 T 细胞、单核细胞和未成熟树突状细胞等的细胞膜和血小板中，亦为人类免疫缺陷病毒 1 型（human immunodeficiency virus-1，HIV-1）入侵人体时重要的辅助受体。CCL5 配体有 CCR1、CCR3 和 CCR5。在血小板作用下，CCL5 与 CCR1 和 CCR5 结合激活中性粒细胞并黏附于内皮细胞。活化的中性粒细胞分泌含有 MPO、天青素和蛋白酶-3 等物质的颗粒蛋白，诱导血管黏附因子表达、ox-LDL 生成和内皮细胞通透性改变，限制 NO 生物利用率，从而加重内皮功能障碍，促进 $Gr1^+$单核细胞募集并向促炎性 M1 型巨噬细胞转化，诱导清道夫受体如 CD36 的表达和泡沫细胞形成。中性粒细胞募集介导白三烯 B_4 及其受体 BLT1 表达增加，使巨噬细胞、T 细胞和平滑肌细胞数量增加，加重 As 病变程度。

四、中性粒细胞与内皮功能障碍

As 发病早期主要特征为内皮功能障碍，表现为血管舒张能力受损、黏附因子和趋化因子分泌增加。高脂血症诱导内皮功能障碍的同时激活中性粒细胞，活化的中性粒细胞引起的炎症进而加重内皮功能障碍。中性粒细胞激活产生的自由基和颗粒蛋白可抑制血管舒张。高胆固醇血症患者血浆三酰甘油水平与中性粒细胞超氧化物释放量及 CD11b 表达水平成正比。CD11b/CD18 即巨噬细胞分化抗原-1（Mac-1），是整合素家族中β_2亚族的一员，主要在中性粒细胞和单核细胞上表达，正常情况下呈低水平表达，通过与内皮细胞表面的黏附分子如 ICAM-1、E-选择素结合而介导白细胞与内皮细胞间的相互作用。CD11b 是 Mac-1 特有的亚单位，而 CD18 是β_2亚族共有的亚单位。E-选择素减慢血流中的白细胞转运速率，使其滚动到血管内皮表面，然后 CD11b/CD18 与其配体 ICAM-1 或 E-选择素结合使白细胞紧密黏附于内皮表面，并介导白细胞的渗出。MPO 作为中性粒细胞生物标志物，通过限制 NO 生物利用率加重内皮功能障碍，并生成次氯酸（HClO）促进内皮细胞脱落和血栓形成。中性粒细胞分泌的颗粒蛋白在β_2-整合素作用下快速释放，天青素、蛋白酶-3和β-防御素通过增加血管细胞黏附分子-1（vascular cell adhesion molecule-1，VCAM-1）和细胞间黏附分子-1（ICAM-1）表达促进单核细胞黏附。β-防御素还通过增加自由基生成和降低 NO 生物利用率加重内皮功能障碍。除了颗粒蛋白，中性粒细胞分泌的细胞因子也可增强细胞黏附分子表达，促进单核细胞黏附。

内皮功能障碍使中性粒细胞被激活并表达 L-选择素，血管内皮细胞则表达 P-选择素和 E-选择素。选择素是一类重要的黏附分子，广泛表达于白细胞、活化的内皮细胞及血小板表面，可在血流状态下介导白细胞与血管内皮细胞和血小板的初始黏附，主要参与细胞与细胞之间选择性的相互作用。选择素家族包括 3 个成员（L-选择素、P-选择素和 E-选择素），它们的一个共同特点是 N 端具有一个凝集素样的结构域。与选择素识别并相互作用的都是一些糖类化合物，包括糖蛋白、糖脂和蛋白聚糖。唾液酸化、岩藻糖化和硫酸化是这些配体的共同特征，对于配体的功能极为重要。选择素及其相应配体共同介导了中性粒细胞与血管内皮细胞的前期松散黏附过程，其中 P-选择素起着关键作用。中性粒细胞表达的淋巴细胞功能相关抗原-1（lymphocyte function associated antigen-1，LFA-1）和血管内皮细胞表达的 ICAM -1 介导了中性粒细胞与血管内皮细胞后期的黏附过程。

中性粒细胞和血管内皮细胞牢固黏附后相互作用增强，中性粒细胞大量表达损伤性物质，进入过度激活状态。损伤性物质受诱生抑制、受体调节和生物学效应三方面调节，构成一个复杂的效应网络，中性粒细胞通过这个效应网络加重内皮功能障碍。

TNF-α、IL-1、IL-6、IL-8、G-CSF 和 GM-CSF 等细胞因子在创伤后中性粒细胞损伤血管内皮细胞的过程中起着重要作用。

TNF-α在中性粒细胞损伤血管内皮细胞的过程中占有重要地位。TNF-α与 55kDa TNF 受体（tumor necrosis factor receptor p55，TNFRp55）结合后和 75kDa TNF 受体（tumor necrosis factor receptor p75，TNFRp75）协同作用，通过磷脂酶 A_2（phospholipase A_2，PLA_2）、蛋白激酶 A（protein kinase A，PKA）和受体酪氨酸激酶途径诱导中性粒细胞激活和脱颗粒，还引起血管内皮细胞基因 *c-jun*、*c-fos* 表达先增后减，造成血管内皮细胞功能障碍。TNF-α使凝血因子Ⅷ、纤溶酶原激活物抑制剂-1（plasminogen activator inhibitor-1，PAI-1）、血栓素和内皮素-1 含量上升，增高诱导型一氧化氮合酶（iNOS）和抑制内皮型一氧化氮合酶（endothelial nitric oxide synthase，eNOS）活性，从而使胞外 NO 含量降低，破坏血管内皮细胞生成的蛋白 C，最终引起微循环障碍和凝血，导致血管内皮细胞因缺血缺氧死亡。TNF-α能使纤维型肌动蛋白（fibrous actin，F-actin）收缩引起血管内皮细胞体积缩小，增加血管通透性，推进损伤进程。同时，TNFRp55 死亡区与 TNF 受体相关死亡结构域蛋白（TNFR-associated death domain protein，TRADD）和 Fas 相关死亡区蛋白（Fas-associated death domain，FADD）结合，活化白介素-1β转换酶（interleukin-1β converting enzyme，ICE）样蛋白酶，激活 caspase-3、caspase-9 导致细胞凋亡。此外，TRADD 和 FADD 还能通过神经鞘氨醇和受体相互作用蛋白途径激活 ICE 样蛋白酶及 caspase-2 引起细胞凋亡。

细胞表面有两种 IL-1 受体（IL-1RⅠ和 IL-1RⅡ）。IL-1 通过 IL-1RⅠ经由 G 蛋白、cAMP、PLA_2 途径转导胞外信号，产生生物学效应。IL-1 能通过类似 TNF-α受体酪氨酸激酶和磷脂酰肌醇-3 激酶途径，促进呼吸爆发和脱颗粒，直接造成血管内皮细胞损伤，增加血管通透性。IL-1 与受体结合后激活胞内非受体酪氨酸激酶和丝氨酸/苏氨酸激酶，使多种蛋白质、受体和转录因子，如核因子-κB（NF-κB）、IL-6 核因子（interleukin-6 nuclear factor，NF-IL-6）等磷酸化，引起一系列基因活化和蛋白质合成，中性粒细胞的 *LFA-1* 和血管内皮细胞的 *ICAM-1* 基因表达上调便是其中之一。可溶性 IL-1 能刺激补体 C3 及 B 因子的生成，进而激活中性粒细胞。IL-1 RⅡ与 IL-1 结合则抑制 IL-1 的生物活性。血管内皮细胞可生成 IL-6。*IL-6* 基因启动子 5′端有 NF-κB、NF-IL-6 结合位点，所以 TNF-α、IL-1 可诱导血管内皮细胞生成 IL-6。IL-6 产生的生物学效应与不同细胞的特异性成分和信号转导途径有关。IL-6 浓度增高对 TNF-α、IL-1 的合成有反馈抑制作用。IL-6 可诱导血管内皮细胞生成转化生长因子-β（TGF-β），TGF-β的生物学效应与 TNF-α和 IL-1 相反，其能反馈抑制 IL-6 的生成。IL-8 是趋化因子 CXC 亚族的一员，具有与 IL-6 相似的 NF-κB、NF-IL-6 结合位点，因此可在 TNF-α、IL-1 的诱导下由血管内皮细胞产生。IL-8 可诱导骨髓释放中性粒细胞，提高外周血中性粒细胞的比例。IL-8 与中性粒细胞上的相应受体结合后，诱导中性粒细胞向创伤部位移行并与血管内皮细胞黏附。TNF-α与 IL-1 可诱导血管内皮细胞生成集落刺激因子 G-CSF 和 GM-CSF，促进中性粒细胞的生长。G-CSF 与 GM-CSF 可促进中性粒细胞的蛋白质合成、氧化代谢和脱颗粒，促进花生四烯酸分解生成白三烯等物质，促进血小板活化因子（PAF）和其他细胞因子分泌，增强中性粒细胞的抗体介导吞噬能力和抗体依赖性细胞介导的细胞毒作用。

中性粒细胞损伤血管内皮细胞的过程中，自由基发挥多种作用，包括：①造成血管内皮细胞的脂质过氧化；②导致细胞内 Ca^{2+} 浓度上升，激活细胞内钙依赖性酶类如钙调蛋白，钙调蛋白又激活 caspase-3、caspase-9 等引起细胞凋亡，当 Ca^{2+}浓度升高超出正常范围较多时还引起钙超载使细胞皱缩坏死；③参与中性粒细胞和血管内皮细胞的激活；④诱导中性粒细胞生成大量 MMP，破坏血管内皮细胞的细胞外基质，削弱血管内皮细胞间的联系，增加血管通透性；⑤过量的自由基能破坏血管内皮细胞分泌的蛋白 C，促进血栓形成，造成微循环障碍。

创伤后，中性粒细胞脱颗粒释放损伤性酶类。中性粒细胞释放的损伤性酶类以弹性蛋白酶为主，作用于上皮组织的细胞外基质，使细胞间联系疏松，通透性增加。中性粒细胞还可激活胶原酶、明胶酶和组织蛋白酶 G，这些酶可分解细胞膜上的蛋白质和脂类，使细胞膜破坏，并损伤细胞内物质。

中性粒细胞和血管内皮细胞相互作用产生大量效应物质。这些物质相互影响形成损伤的综合效应，这种综合效应就是宏观所见的损伤作用。该效应网络错综复杂，现以 TNF-α为例进行阐述。激活的巨噬细胞和淋巴细胞释放 TNF-α，引起中性粒细胞呼吸爆发和脱颗粒，间接损伤血管内皮细胞，也可造成血管内皮细胞凋亡。同时，TNF-α与受体结合后经 TNF 受体相关蛋白（TNF receptor-associated protein，TRAP）、TNF 受体相关激酶（TNF receptor-associated kinase，TRAK）途径激活 NF-κB、NF-IL-6 等核转录因子，引起 TNF-α、IL-1、IL -6、IL -8、黏附分子和酶类等蛋白质表达。*TNF-α* 基因中也存在 NF-κB 转录因子结合位点，所以能够激活 NF-κB 的物质（TNF-α、IL-1 和自由基）都可以增强 TNF-α的表达，而且其他细胞因子、自由基、损伤性酶类还能够通过多种不同的途径调控 TNF-α的表达和活性。

五、中性粒细胞与泡沫细胞

泡沫细胞形成是 As 主要病理过程。在 As 形成早期，血液中的单核细胞通过内皮间隙，在内膜下分化为巨噬细胞；渗入血管内皮下的 LDL 发生氧化修饰，形成 ox-LDL，巨噬细胞通过清道受体吞噬大量 ox-LDL，导致细胞内脂质堆积，形成泡沫细胞。小鼠主动脉中性粒细胞减少导致单核细胞和巨噬细胞减少，说明中性粒细胞与泡沫细胞形成密切相关。

中性粒细胞颗粒蛋白所包含的 LL-37、天青素、组织蛋白酶 G 和α-防御素对单核细胞具有强趋化性，缺乏颗粒蛋白如β-防御素和 LL-37 的 As 病变区域单核细胞募集减少。GPCR 参与中性粒细胞趋化活性的调节，包括甲酰基肽受体（formyl peptide receptor，FPR）和趋化因子类。FPR（小鼠 FPR 称为 Fpr）具有病原模式识别受体特性，能够识别多种病原和宿主来源的趋化因子。天青素通过 FPR 诱导单核细胞募集并黏附于内皮细胞，组织蛋白酶 G 和 LL-37 也能分别激活 FPR1 和 FPR2。此外，许多细胞因子、趋化因子及其受体含有中性粒细胞丝氨酸的切割位点。例如，中性粒细胞弹性蛋白酶和组织蛋白酶 G 通过对趋化因子 N 端进行剪切来上调其表达。因此，中性粒细胞分泌的丝氨酸蛋白酶（如蛋白酶-3、组织蛋白酶 G、中性粒细胞弹性蛋白酶）可激活趋化因子，使其表达上调。

As 斑块中泡沫细胞主要来自于 M1 型巨噬细胞。巨噬细胞极化分型按照其功能划分。发挥促炎功能的巨噬细胞称为 M1 型巨噬细胞。M1 型巨噬细胞表面表达共刺激分子 CD40、CD80 和 CD86，在 IFN-γ、LPS 和 TNF-α等因子作用下，发挥宿主防御功能，分泌活性氧簇、活性氮簇（reactive nitrogen species，RNS）、TNF-α、IL-1、IL-12、IL-23 和其他趋化因子，介导反应，发挥宿主免疫功能，但过度反应也会导致机体正常组织的炎症损伤。中性粒细胞分泌的颗粒蛋白诱导巨噬细胞向 M1 型极化并增强其吞噬能力。缺乏中性粒细胞特异性颗粒蛋白如α-防御素和 LL-37 的患者体内，巨噬细胞成熟、迁移、细胞因子表达和吞噬能力均减弱，加入活化的中性粒细胞上清液促进巨噬细胞中活性氧产生和巨噬细胞向 M1 型极化。

α-防御素可激活内皮细胞和巨噬细胞并释放活性氧，使血管壁中 ox-LDL 增多。另外，MPO 形成的氧自由基通过修饰载脂蛋白 B（apolipoprotein B，apoB），诱导脂质氧化，消耗抗氧化剂，使 As 病变区域脂质增多。同时，α-防御素可上调清道夫受体表达并干扰血管外脂质沉积，使巨噬细胞摄取 ox-LDL 增多，促进泡沫细胞形成。α-防御素还能促进脂蛋白（a）[lipoprotein a，Lp（a）] 与内皮细胞和平滑肌细胞结合，使内皮细胞和平滑肌细胞中 Lp（a）摄取增加，导致细胞内脂蛋白含量不断增加。α-防御素和 Lp（a）或 LDL 组成的稳定复合物不能穿过内皮屏障，又进一步加重病变区域脂质积累，促进泡沫细胞形成。

六、中性粒细胞与斑块稳定性

As 主要病变特征为动脉内局部内膜下脂质沉积，并伴有平滑肌细胞和纤维基质成分的增殖，逐步发展形成 As 斑块。稳定性斑块不易破裂，当严重狭窄时，可引起脑缺血，而不稳定性斑块即使不引起严重狭窄，也会造成不同程度的缺血性脑卒中。不稳定性斑块破裂继发急性血栓是 As 引起死亡的主要原因。斑块不稳定的主要因素是内皮细胞凋亡和脱落导致内皮表层侵蚀、纤维帽变薄和斑块内出血。

内皮细胞凋亡和脱落与 MPO 和 MMP 相关。中性粒细胞释放 MPO，使细胞外基质中的氯离子氧化为强氧化性的 HClO，HClO 诱导内皮细胞凋亡。MPO 能上调中性粒细胞表面 CD11b/CD18 的表达，CD11b/CD18 为黏附分子β_2-整合素超家族中的一员，它可促进中性粒细胞与内皮细胞黏附，加重炎症反应。MMP 是一个大家族，因其需要 Ca^{2+}、Zn^{2+}等金属离子作为辅助因子而得名。其家族成员具有相似的结构，一般由 5 个功能不同的结构域组成：①疏水信号肽序列；②前肽区，主要作用是保持酶原的稳定，当该区域被外源性酶切断后，MMP 酶原被激活；③催化活性区，有锌离子结合位点，对酶催化作用的发挥至关重要；④富含脯氨酸的铰链区；⑤C 端区，与酶的底物特异性有关。其中，酶催化活性区和前肽区具有高度保守性。MMP 成员在上述结构的基础上各有特点，各种 MMP 间具有一定的底物特异性。同一种 MMP 可降解多种细胞外基质成分，而某一种细胞外基质成分又可被多种 MMP 降解，但不同酶的降解效率可不同。中性粒细胞作为易损斑块中活性氧的主要来源，分泌的 MMP 参与基底膜的降解。在中性粒细胞Ⅱ型和Ⅲ型分泌小泡中含有丰富的 MMP-2 和 MMP-9，它们共同作用于Ⅳ型胶原，降解内皮下基底膜。因此，中性粒细胞通过分泌 MPO 和 MMP 促进内皮细胞凋亡和脱落。

纤维帽的稳定性取决于细胞外基质组分的合成和代谢平衡。薄的纤维帽通常充满了富含脂质的泡沫细胞，特别是在偏心斑块的肩部，即脂质坏死中心靠近腔面的左右角，炎症细胞容易从这一部位进入内皮下组织。纤维帽变薄主要与脂质的过度蓄积和所承受的血流剪切力增加有关。富含脂质的泡沫细胞能够增加斑块的表面张力，吸引单核细胞向内膜下迁移，导致炎症细胞聚集。过多的脂质沉积还可通过促进炎性介质分泌来加剧炎症反应。活化的巨噬细胞和平滑肌细胞可分泌 MMP、间质胶原酶和明胶酶，降解纤维帽的主要蛋白连接组织成分，即Ⅰ型胶原纤维和弹力纤维。在斑块形成的早期，该酶能促进平滑肌细胞迁移，后期则降低斑块的稳定性，使纤维帽变薄。

斑块内出血是形成 As 血栓的重要环节，对人颈动脉切除术标本的分析表明，内出血也是中性粒细胞进入斑块的主要途径。虽然在 As 病灶中的中性粒细胞数目较少，但对斑块的成分分析显示，中性粒细胞的颗粒内含物，如弹性蛋白酶和 MPO 等可在斑块中出现。MPO 可产生次氯酸，促使内皮细胞凋亡、组织因子表达增加及斑块扩大；MPO 也能导致 LDL 硝基化和脂质过氧化，利于巨噬细胞吞噬这些修饰的 LDL 颗粒，从而变成泡沫细胞。另外，中性粒细胞明胶酶相关脂质运载蛋白（neutrophil gelatinase-associated lipocalin，NGAL）与 MMP-9 形成异二聚体，抑制 MMP-9 失活，因此可促进 MMP-9 的蛋白酶活性，增加 CXCL1、CXCL8 趋化活性和细胞外基质降解，促进白细胞向病变区域浸润，降低斑块稳定性。NGAL 被认为是中性粒细胞活化和肾衰竭的标志物，并且与胰岛素抵抗和 As 有关。研究表明，NGAL 能调节炎症反应，影响 MMP 活性，调节心肌细胞能量代谢，在冠心病的发生发展中起重要作用。虽然斑块内出血是中性粒细胞进入斑块的主要途径，但通过黏附穿越内皮细胞进入内皮下层也是其进入斑块的途径之一。血液在经过血管分叉处或斑块之后，可产生涡流，导致低剪切力，这有利于白细胞与内皮细胞之间相互作用。正常中性粒细胞表面仅有少量黏附分子 Mac-1 表达，在病理情况下，趋化因子的作用使中性粒细胞表面 Mac-1 表达量增加，与内皮细胞表达的 P-选择素结合，从而促进中性粒细胞与血管黏附。黏附的中性粒细胞可分泌大量的蛋白酶，增加斑块的不稳定性；同时也分泌 IFN-γ、组织因子和 CXCL1 等趋化因子，进一步增加中性粒细胞的聚集，从而形成恶性循环。此外，斑块表面是否规则、有无溃疡及溃疡的深度，以及斑块的增长速度均是影响斑块稳定性的重要因素。中性粒细胞通过释放蛋白酶促进基质降解。浸润在病变部位的中性粒细胞释放大量蛋白酶-3、中性粒细胞弹性蛋白酶和 MMP 来参与细胞外基质分解。

（代小艳　王斯琦）

参 考 文 献

陈孔，曾高峰，唐朝克，2014. 巨噬细胞增殖和凋亡与动脉粥样硬化. 中国动脉硬化杂志，22（9）：965-969.

胡炎伟，唐朝克，2007. 树突状细胞在动脉粥样硬化发生发展中的作用. 中国动脉硬化杂志，15(6)：476-478.

谈春芝，谭玉林，姚峰，等，2015. 白介素 4 对 THP-1 巨噬细胞三磷酸腺苷结合盒转运体 A1 表达和胆固醇流出的影响. 中国动脉硬化杂志，23（12）：1203-1209.

谭玉林，唐艳艳，张敏，等，2015. ABCA1 介导胆固醇外流及抗炎的信号通路研究进展. 生理科学进展，46（01）：52-56.

Baetta R，Corsini A，2010. Role of polymorphonuclear neutrophils in atherosclerosis：current state and future perspectives. Atherosclerosis，210（1）：1-13.

Brill A，Fuchs T A，Savchenko AS，et al，2012. Neutrophil extracellular traps promote deep vein thrombosis in mice. Journal of Thrombosis and Hemostasis，10（1）：136-144.

Chaly Y V，Paleolog E M，Kolesnikova T S，et al，2000. Neutrophil alpha-defensin human neutrophil peptide modulates cytokine production in human monocytes and adhesion molecule expression in endothelial cells. European Cytokine Network，11（2）：257-266.

Drechsler M，Megens R T，van Zandvoort M，et al，2010. Hyperlipidemia-triggered neutrophilia promotes early atherosclerosis. Circulation，122（18）：1837-1845.

Galli S J，Borregaard N，Wynn T A，2011. Phenotypic and functional plasticity of cells of innate immunity：macrophages，mast cells and neutrophils. Nature Immunology，12（11）：1035-1044.

Giugliano G，Brevetti G，Lanero S，et al，2010. Leukocyte count in peripheral arterial disease：A simple，reliable，inexpensive approach to cardiovascular risk prediction. Atherosclerosis，210（1）：288-293.

Heller E A，Liu E，Tager A M，et al，2005. Inhibition of atherogenesis in BLT1-deficient mice reveals a role for LTB4 and BLT1 in smooth muscle cell recruitment. Circulation，112（4）：578-586.

Khallou-Laschet J，Varthaman A，Fornasa G，et al，2010. Macrophage plasticity in experimental atherosclerosis. PLoS One，5（1）：e8852.

Lande R，Ganguly D，Facchinetti V，et al，2011. Neutrophils activate plasmacytoid dendritic cells by releasing self-DNA-peptide complexes in systemic lupus erythematosus. Science Translational Medicine，3（73）：73ra19.

Libby P，2008. The molecular mechanisms of the thrombotic complications of atherosclerosis. Journal of Internal Medicine，263（5）：517-527.

Libby P，Ridker P M，Hansson G K，2011. Progress and challenges in translating the biology of atherosclerosis. Nature，473（7347）：317-325.

Moreno J A，Ortega-Gomez A，Delbosc S，et al，2012. In vitro and in vivo evidence for the role of elastase shedding of CD163 in human atherothrombosis. European Heart Journal，33（2）：252-263.

Singh U，Devaraj S，Jialal I，2009. C-reactive protein stimulates myeloperoxidase release from polymorphonuclear cells and monocytes：implications for acute coronary syndromes. Clin Chem，55（2）：361-364.

Tabas I，2010. Macrophage death and defective inflammation resolution in atherosclerosis. Nature Reviews Immunology，10（1）：36-46.

Van den Steen P E，Proost P，Wuyts A，et al，2000. Neutrophil gelatinase B potentiates interleukin-8 tenfold by aminoterminal processing，whereas it degrades CTAP-III，PF-4，and GRO-alpha and leaves RANTES and MCP-2 intact. Blood，96（8）：2673-2681.

Weber C，Soehnlein O，2011. apoE controls the interface linking lipids and inflammation in atherosclerosis. J Clin Invest，121（10）：3825-3827.

第六章　T 细胞与动脉粥样硬化

第一节　概　　述

动脉粥样硬化（As）是一种多因素引起的慢性炎性血管性疾病。动脉壁脂质沉积引起的慢性炎症反应是 As 发生发展的中心环节，也是导致冠心病、心肌梗死、脑卒中等心脑血管疾病的主要病理生理基础。但是随着研究的深入，人们逐渐认识到 As 不仅仅是一种脂质代谢紊乱导致的疾病，越来越多的证据表明，As 是一种存在先天性和获得性免疫反应的血管炎性疾病。感染、免疫缺陷和自身免疫等方面共同调节 As 的发病过程。炎症在 As 的发生发展过程中发挥了重要作用，在人体和动物模型的 As 斑块中存在大量 T 细胞，T 细胞既可通过分泌调节因子影响斑块的发生，又可通过触发特异性的抗原抗体反应来影响斑块的进展，同时 T 细胞还受细胞因子调节，并且它也能作用于其他炎症细胞。调节性 T 细胞（Treg）是近年来发现的一种具有免疫抑制功能的 $CD4^{+}$T 细胞，在免疫应答、炎症反应、移植耐受、肿瘤及微生物感染等方面均发挥重要的调节作用。在过去 10 年中，T 细胞介导的免疫反应，特别是 Treg 在 As 炎症反应中的调控作用引起研究者的广泛关注，通过抑制促动脉粥样硬化 T 细胞增殖并促进具有保护作用的 T 细胞分泌抗炎细胞因子，如白介素-10（IL-10）和转化生长因子-β（TGF-β），发挥其抗 As 作用，恢复或增加 Treg 数量，并增强其抑制 As 的能力可能成为治疗 As 的有效方法。

一、T 细胞的分类与功能

根据其免疫效应，T 细胞可分为辅助性 T 细胞（Th）、调节性 T 细胞、细胞毒性 T 细胞（cytotoxic T cell，CTL）、记忆性 T 细胞（memory T cell，MT）和自然杀伤性 T 细胞（natural killer T cell，NKT）。根据是否表达 CD4 或 CD8 分子，T 细胞可分为 $CD4^{+}$T 细胞和 $CD8^{+}$T 细胞，表达 CD4 分子的是 Th 细胞，表达 CD8 分子的是 CTL。根据 $CD4^{+}$T 细胞的细胞因子分泌模式和它们表达的转录因子的不同，$CD4^{+}$T 细胞又可以细分为多种亚型，包括 Th1 细胞、Th2 细胞、Th17 细胞、滤泡辅助性 T 细胞（follicular helper T cell，Tfh）和 Treg 等。 与 As 发病密切相关的是 Th 和 Treg。Th1 细胞表达转录因子 T-bet，可分泌 IL-2、TNF-β和 IFN-γ，主要介导细胞免疫和迟发型超敏反应。Th2 细胞表达转录因子 GATA3，可分泌 IL-4、IL-5、IL-6、IL-10 和 IL-13，主要功能为刺激 B 细胞增殖并产生抗体，参与体液免疫。Th17 细胞表达转录因子 RORγt，可分泌 IL-17A、IL-17F、IL-21、TNF-α等，其中 IL-17 为特异性表达，参与机体早期抗病原微生物的炎症反应和自身免疫性疾病，Tfh 表达转录因子 Bcl6，可分泌程序性死亡因子 1（PD1）、诱导性协同刺激因子（inducible co-stimulator，ICOS）、IL-21 等，在 B 细胞的分化过程中起着重要的信息传递作用，并协助激活 B 细胞，调节体液免疫反应，是生发中心（germinal center，GC）中一类重要的 T

细胞。Treg 包括 $CD4^+CD25^+$Treg、Tr1 细胞、Th3 细胞和 $CD4^+LAP^+$Treg 等。在 As 斑块中存在的主要是 $CD4^+$T 细胞，同时也存在少量的 $CD8^+$T 细胞。简而言之，在 As 过程中有众多不同种类的 T 细胞参与其中，Th1 细胞促 As，Treg 具有抗 As 作用，Th2、Th17、$CD8^+$T 细胞及 NKT 在 As 中的作用仍有争议。

二、T 细胞亚群在动脉粥样硬化中的作用

在各类 T 细胞中，Th1 细胞通过分泌 IFN-γ，激活单核细胞、巨噬细胞和树突状细胞，抑制血管平滑肌细胞增殖及其产生胶原的能力，从而促进炎症反应导致 As。Th2 细胞主要表现为抗 As 作用，但也有研究报道其具有促 As 作用。Th17 细胞在 As 中的作用仍有待进一步研究。传统观念认为 $CD8^+$T 细胞能促进 As 发生发展，近年来随着研究的逐步深入，证实 $CD8^+$T 细胞具有致 As 和抗 As 的双重作用。Treg 可以通过抑制 Th1 细胞的作用，抑制多种免疫炎症性疾病（包括 As）的发展，并在免疫耐受的维持中起着重要作用（表 6-1）。

表 6-1 不同 $CD4^+$T 细胞亚群在动脉粥样硬化中的作用

亚群	分类	分泌的细胞因子	功能
Th1	功能性 T 细胞	IL-2、IL-3、IFN-γ、TNF-β	调节抗原，通过活化的巨噬细胞清除细胞的致病微生物，在诱导抗感染、器官移植排斥和自身免疫性疾病中起重要作用，通过产生促炎性细胞因子促动脉粥样硬化
Th2	功能性 T 细胞	IL-3、IL-4、IL-5、IL-10、IL-13	刺激 B 细胞增殖，促使 B 细胞分化成浆细胞。在细胞外病原体的免疫应答中起重要作用，主要表现为抗动脉粥样硬化的形成
Th17	功能性 T 细胞	IL-17、IL-6、IL-17F、IL-2、IL-22、TNF-α	介导炎症反应，在自身免疫性疾病（防御细胞外病原体感染）、癌症和移植排斥中起重要作用，IL-17A 可以增加斑块纤维帽胶原含量
Treg	调节性 T 细胞	FoxP3、IL-4、IL-10、IL-17、TGF-β、ETA-1、MIP-1β	Treg 是免疫抑制 T 细胞，参与免疫应答和免疫耐受的调节，并且它还在肿瘤免疫和移植免疫的自我调节中起重要作用，抗动脉粥样硬化
Tfh	功能性 T 细胞	PD1、ICOS、IL-21、CXCR5	在 B 细胞分化过程中起信息传递作用
Th9	功能性 T 细胞	IL-9、IL-10	潜在免疫抑制，可能在急性冠脉综合征的发病中发挥作用
γδT	功能性 T 细胞	IL-17A	产生 IL-17A，是除了 Th17 之外的主要生产者

第二节 辅助性 T 细胞与动脉粥样硬化

一、Th1 细胞与动脉粥样硬化

Th1 是人 As 斑块中含量最多的 $CD4^+$T 细胞亚型，能够分泌多种细胞因子，如 IFN-γ、TNF-α和 IL-2，并且可以原位增殖。由 Th1 细胞产生的标志性细胞因子 IFN-γ可以发挥多种致 As 作用，如其可激活巨噬细胞和树突状细胞，提高抗原提呈的效率并进一步促进 Th1 细胞活化，增强免疫活性，促进炎症反应，活化内皮细胞，促进血小板和白细胞的黏附，减少平滑肌细胞产生胶原，并激活巨噬细胞表达，破坏胶原和弹力纤维，进而促进斑块形成，并保持不稳定状态。此外，IFN-γ还能够抑制 Th2 分化，增强炎症反应，加重斑块不稳定，促进 As。在 $apoE^{-/-}$小鼠中 IFN-γ或其受体的遗传缺陷增加胶原含量，减少病变形成，增强斑块稳定性，外源性加入 IFN-γ则加速 As。IFN-γ的促炎作用主要通过激活转录因

子 STAT1 介导，将 STAT1 缺陷的 *apoE*$^{-/-}$小鼠骨髓移植到 *apoE*$^{-/-}$小鼠中产生的嵌合小鼠病变形成明显减轻。有研究通过将外源重组 IFN-γ经腹腔注射到 *apoE*$^{-/-}$小鼠中 30 天后，与接受磷酸缓冲盐溶液（PBS）注射的小鼠相比，As 病变面积增加 15%。IFN-γ的上游是细胞因子 IL-12 和 IL-18，两者都由巨噬细胞分泌，并导致 Th1 分化和 IFN-γ产生，这两种细胞因子的研究也表明，它们可以通过增加 IFN-γ生成加剧 As，阻断内源性 IL-12 表达后病变部位斑块面积减少约 68%，且伴随胶原含量增加。另外 Th1 细胞还能刺激基质降解酶的释放，如 MMP，这种酶能降解斑块纤维帽的胶原基质成分，从而使斑块更易破裂，引起急性心肌梗死、脑卒中等临床并发症。上述实验证明 Th1 介导的炎性过程会促进 As 的发生发展。

二、Th2 细胞与动脉粥样硬化

Th2 细胞分泌 IL-4、IL-5、IL-10 和 IL-13，并且还具有激活 B 细胞产生抗体的能力，在体液应答中发挥重要作用。Th2 细胞在 As 中的作用仍有争议，最初认为它具有抗 As 作用，然而随着研究的深入，发现 Th2 细胞的作用与 As 病变阶段、部位，以及 Th2 细胞分泌因子的类型和实验模型有关。Th2 细胞分泌的 IL-10 能够抑制促炎转录因子 NF-κB 的活性，抑制基质的降解并减少组织因子的表达，促进抑炎因子的产生和 Th1 细胞的表型向 Th2 转变等，IL-4 激活的 STAT6 会诱导 Th2 分化及转录因子 GATA-3 的表达，其上调 IL-4 和 IL-5 并抑制 IFN-γ的产生，可降低巨噬细胞活性，因此，Th2 细胞可能会拮抗 Th1 致 As 效应进而实现抗 As 作用。另一个典型的 Th2 型细胞因子 IL-13 似乎也具有抗 As 的作用，移植来自 *IL-13*$^{-/-}$小鼠骨髓的嵌合 *Ldlr*$^{-/-}$小鼠与野生型骨髓重建 *Ldlr*$^{-/-}$小鼠相比，前者 As 病变更为严重，此外，IL-13 还有促纤维化和抗炎的作用。

三、Th17 细胞与动脉粥样硬化

近年来，Th17 细胞已经作为新的 $CD4^{+}$T 细胞亚群出现，天然 T 细胞分化为 Th17 细胞需要核受体 ROR-γt、TGF-β和 IL-6 的作用，并依赖于其他转录因子，如 ROR-α、STAT3、芳烃受体等的作用。Th17 细胞分泌 IL-17，IL-17 细胞因子家族由 6 个成员 IL-17A、IL-17B、IL-17C、IL-17D、IL-17E 和 IL-17F 组成。通常，所有 IL-17 家族成员可在靶细胞中不同程度地激活 NF-κB、ERK1 / 2、CCAAT 增强子结合蛋白β（CCAAT enhancer binding protein β，C/EBP β）和 CCAAT 增强子结合蛋白 δ（CCAAT enhancer binding protein δ，C/EBP δ），这导致促炎性细胞因子的产生，包括 TNF-β、IL-1、IFN-γ和 G-CSF。此外，Th17 细胞通过产生 IL-17A 和 IL-17F 激活中性粒细胞以清除细胞外细菌和真菌，参与炎症性肠病、自身免疫性疾病如类风湿关节炎等疾病过程。Th17 细胞除了特征性细胞因子 IL-17A 外，还产生 IL-22 和 IL-23。由 Th17 细胞分泌的细胞因子 IL-22 和 IL-23 可抑制微生物感染和过敏期间的炎症反应，在鼠和人 As 病变中可以观察到 Th17 细胞和 IL-17 的积聚。IL-17 在人颈动脉病变中的表达与斑块稳定性相关，在具有不稳定型心绞痛的患者中，血浆 IL-17A 和 Th17 相关细胞因子 IL-6 和 IL-23 的水平升高，As 患者冠状动脉分离的人 T 细胞也产生 IL-17A 和 IFN-γ。急性冠脉综合征患者 IL-17 水平降低预示着发生急性心肌梗死和死亡的风险增加。目前 Th17 细胞在 As 中的作用仍然存在争议，其作用机制和结果仍有待进一步阐明。

第三节　调节性 T 细胞与动脉粥样硬化

根据调节性 T 细胞（Treg）的来源、抗原特异性和效应机制可将其分为两类，一类为在胸腺内分化而成的固有调节性 T 细胞，又称自然调节性 T 细胞（nTreg），如 $CD4^+CD25^+T$ 细胞；另一类为在胸腺外诱导产生的诱导调节性 T 细胞（iTreg），如 Tr1 细胞（type 1 regulatory T cell，Tr1）、$CD4^+LAP^+$Treg 和 Th3 细胞，其他还包括 $CD8^+$Treg、γδTreg 及 NKT 细胞等调节性 T 细胞。Treg 通常是共表达 FoxP3 转录因子的 $CD4^+CD25^+$细胞。nTreg 在人和小鼠外周血 $CD4^+T$ 细胞中占 5%～10%，20 世纪 90 年代中期，Sakaguchi 的研究小组已经发现这些细胞在诱导免疫耐受中具有重要作用。现已知 Treg 在控制多种免疫介导的病理过程，如自身免疫、结肠炎、类风湿关节炎和慢性炎症中起关键作用。Treg 在 As 病变的多个环节起调节作用，它可以抑制致动脉粥样硬化 T 细胞的产生和分化、抑制树突状细胞的活化和迁移、抑制巨噬细胞炎症和泡沫细胞形成、抑制内皮细胞活化，并可影响胆固醇代谢。As 中的大多数致病性 $CD4^+T$ 细胞是效应 Th1 细胞，其通过分泌 IFN-γ刺激单核细胞和 T 细胞活化，并将此两种细胞募集到斑块中，增加巨噬细胞对脂质的摄取并激活抗原提呈细胞。相应地，T-bet 或 IFN-γ的缺乏可减轻 As。在小鼠中的多项研究表明，As 中的 Treg 抑制 Th1 细胞的功能，在患有心血管疾病的患者中，Th1 细胞与 Treg 之间存在负相关。与健康人相比，循环 Th1 细胞在心绞痛、急性心肌梗死患者中增多，Treg 相对减少。也有研究报道，Treg 通过抑制 Th17 细胞实现抗 As 作用，尽管在小鼠模型的研究中，Th17 细胞或 IL-17 可能具有促 As 或抗 As 的双重作用。有研究已经证实，Th17 细胞和 Treg 在颈动脉不稳定性斑块中具有明显负相关性。这表明 Treg 调节 As 的机制之一可能是抑制 Th17 细胞。

研究 Treg 在 As 中的作用和调控已经成为 As 研究的焦点，在过去十年中，使用遗传缺陷的小鼠模型旨在证明 Treg 的抗 As 作用，通过研究证实，在高胆固醇血症和致 As 的条件下，Treg 数量减少。Treg 衍生的 TGF-β可以拮抗 IFN-γ介导的效应并稳定斑块。活化的效应 T 细胞可释放 IL-2，CD25 在 Treg 上的高表达有助于清除 IL-2，从而剥夺生长因子的微环境并最终抑制促炎 T 细胞应答。用 CD80 / CD86 或 CD28 缺陷的骨髓重建 $Ldlr^{-/-}$小鼠 Treg 数量显著减少，As 病变面积增加超过 2 倍。用含有抗 CD25 抗体的 Treg 使 As 病变形成增加了 50%，随着巨噬细胞和 T 细胞的活性增强，表明更多的炎症和免疫失调。相反，天然存在的 $CD4^+CD25^+$Treg 的过继转移可以抑制 $apoE^{-/-}$小鼠的 As 病变发展。Lievens 等研究证实，CD40 与 CD40L 通过干扰血小板上 Treg/Teff 细胞稳态而加速 As。由多种类型细胞（包括 As 斑块中的 Treg）产生的 TGF-β，可抑制致病性免疫应答，如抑制炎症细胞募集到斑块或泡沫细胞形成中。此外，TGF-β通过平滑肌细胞促进胶原生物合成，维持斑块的稳定性。阻断 As 小鼠 T 细胞中 TGF-β信号转导会导致 As 斑块的形成增加及炎症细胞浸润，相反，TGF-β的过表达使斑块稳定性增加。然而，TGF-β的免疫调节作用不限于 T 细胞，因为树突状细胞中 TGF-β信号转导的破坏也导致 As 斑块增加。综上所述，Treg 衍生的 TGF-β信号转导对于调节 As 疾病进展是不可缺少的。许多研究表明，IL-10 具有明显抗 As 作用，缺乏 IL-10 可促进 Th1 分化并增强 As 病变中 T 细胞和巨噬细胞的积累。$Ldlr^{-/-}$小鼠中 IL-10 过表达会减轻 As 病变程度，这很可能是由于 Tr1 细胞的增加引起的。

Klingenberg 等研究发现，Treg 在正常情况下参与控制 VLDL 水平，从而具有间接的抗 As 作用。然而，在人类研究中，尚没有描述循环 Treg 与 As 程度的相关性报告，这些差异可能是由于在人类中缺乏 Treg 亚群特异性标志。

树突状细胞是导致 As 形成的主要因素之一，其部分原因是它们在 T 细胞活化中所起的重要作用。Treg 不仅可以通过免疫抑制细胞因子 IL-10 和 TGF-β抑制树突状细胞，而且可以抑制细胞表面分子，如 CTLA-4、PD1 及其配体 PD-L，以及淋巴细胞活化基因-3 分子（LAG-3）。巨噬细胞向泡沫细胞转变是 As 的标志之一。已有研究经表明，Treg 通过抑制清道夫受体 A 和下调 CD36，抑制腹腔巨噬细胞中的脂质积聚，从而阻碍巨噬细胞向泡沫细胞转变，但是 Treg 不影响胆固醇逆向转运。因为 M2 型巨噬细胞可促进胶原合成，Treg 通过诱导 M2 型巨噬细胞有助于增强病变稳定性。Treg 在 As 病变中抑制炎性细胞因子和 MMP-2、MMP-9 及 P4Hα1 的表达，有助于维持斑块的稳定性。IL-10（Treg 的标志性细胞因子）的过表达会降低 *Ldlr*$^{-/-}$小鼠血清中的 VLDL 和 LDL 水平。此外，CD4$^+$CD25$^+$T 细胞在小鼠中的过继转移可以抑制 As 病。这些研究提示 Treg 在治疗 As 方面具有很大的潜力。

第四节　其他 T 细胞与动脉粥样硬化

一、CD8$^+$T 细胞与动脉粥样硬化

细胞毒性 CD8$^+$T 细胞在宿主防御中起关键作用。尽管 30 年前已经发现了 CD8$^+$T 细胞在人类 As 病变中的浸润，但这些细胞在病变发展中的具体作用仍不清楚。虽然基于实验模型的间接证据表明了 CD8$^+$T 细胞的致 As 作用，但细胞毒性 CD8$^+$T 细胞特异性免疫缺陷小鼠模型表明这些细胞在病变发展中没有至关重要的作用。随着研究的深入，发现 MHC Ⅰ类限制性 CD8$^+$ T 细胞应答可以抗 As。此外，调节 CD8$^+$CD25$^+$T 细胞也具有抗 As 性质。然而，CD8$^+$T 细胞也可以促进高脂血症的单核细胞生成，并发挥细胞毒作用，促进血管炎症和巨噬细胞积累，从而促进 As 病变发展。证实 CD8$^+$T 细胞具有致 As 和抗 As 的双重作用。As 中 CD8$^+$T 细胞激活的机制尚不清楚，迄今为止，没有关于可能激活 CD8$^+$T 细胞的 As 相关抗原的报道。小鼠模型证实 CD8$^+$T 细胞具有促 As 效应（如对血管细胞的细胞毒性和细胞因子介导的促炎效应）。CD8$^+$T 细胞在高脂血症中促进单核细胞生成，并发挥典型的细胞毒作用促进血管炎症和巨噬细胞的聚集，加重 As 病变的发展。此外，虽然高脂饮食模型在 *Ldlr* $^{-/-}$或 *apoE* $^{-/-}$小鼠中诱导 As 重现了人类 As 的一些主要特征，但是这些模型与人类真实情况有较大差异，使用这些模型的研究获得的结果不一定完全符合人类的情况，需要新的研究以充分解决和理解不同的 CD8$^+$T 细胞亚群影响 As 病变形成的详细机制。

二、自然杀伤 T 细胞与动脉粥样硬化

NKT 细胞是一种特殊的淋巴细胞亚群，与常规 T 细胞（如 CD4）和自然杀伤（NK）细胞（NK1.1 和 Ly49）共享表面受体，并且在人和小鼠中都有发现，具有部分 T 细胞和 NK 细胞的特征。与这些细胞不同的是，NKT 细胞不仅能够识别糖脂类抗原，还可在激活后产生促炎因子和抗炎因子，在机体免疫中具有双向调节作用，既能增强免疫反应又能抑制

免疫反应。NKT 细胞在肝和大多数淋巴组织中含量丰富，与识别由 MHC Ⅰ或 MHC Ⅱ分子提呈的肽抗原的常规 T 细胞不同，NKT 细胞均有严格的 TCR 表达，小鼠表达 Vα14Jα18/Vβ8，人表达α24Jα18/Vβ11，由于这些 TCR 特异性识别糖脂类抗原，NKT 细胞只能识别由抗原提呈细胞表面 CD1d 分子提呈的糖脂类抗原。Ⅰ型 NKT 细胞又称恒定 NKT 细胞（invariant NKT，iNKT），细胞识别由抗原提呈细胞上的非经典抗原提呈分子 CD1d 提呈的糖脂抗原，激活后 iNKT 细胞快速分泌大量的抗炎细胞因子如 IL-4、IL-10 和 IL-13，以及促炎性细胞因子如 IFN-γ，具有较广范围的调节潜能。活化的 iNKT 细胞还可以通过 CD1d 信号转导促进树突状细胞成熟和单核细胞活化。除了具有免疫调节性质，已经发现 iNKT 细胞参与多种疾病过程，因此 iNKT 细胞具有潜在的治疗能力。例如，自身免疫性疾病的研究显示 iNKT 细胞可抑制炎症，并且也已证实其具有抗肿瘤能力。相比之下，已经证实 iNKT 细胞在 *apoE*$^{-/-}$ 和 *Ldlr*$^{-/-}$小鼠及高脂饮食的 C57BL/6 小鼠中都是促进 As 发生发展的，并且已经在人颈动脉斑块中，特别是在这些病变的肩部区域，以及源自腹主动脉瘤的人 As 组织中发现大量 iNKT 细胞。自 2004 年以来，使用缺乏 iNKT 细胞的 CD1d 缺陷小鼠的几项研究也已经证明 iNKT 细胞促 As。例如，使用 As 的过继转移模型，将 iNKT 细胞转移到 *Rag1*$^{-/-}$*Ldlr*$^{-/-}$小鼠，发现 iNKT 细胞在没有外源刺激的情况下是促 As 的。经过高脂喂养，*Cd1d*$^{-/-}$*C57bl/6* 小鼠与野生型 *C57BL/6* 小鼠相比，As 病变程度也明显减轻。与许多免疫因素对 As 的影响一样，iNKT 细胞的作用似乎在早期病变进展中影响最为重要。虽然大多数研究发现 iNKT 细胞主要起致 As 作用，但也有研究表明，iNKT 细胞能够抑制 As 发展，如 van Puijvelde 等观察到 iNKT 细胞在 As 模型中的保护作用，将用α-半乳糖酰基鞘胺醇（α-galactosylceramides，α-GalCers）活化的外源 iNKT 细胞分别注射给 *Ldlr*$^{-/-}$小鼠和 *apoE*$^{-/-}$小鼠，观察到 iNKT 在 *Ldlr*$^{-/-}$小鼠中具有保护作用，与对照组相比，斑块面积减少了 84%，但在 *apoE*$^{-/-}$小鼠中却没有变化。在这些研究中 iNKT 细胞在 As 中作用的差异可能是由于使用的模型不同，且 iNKT 在脉管系统的不同解剖部位可发挥不同作用。无论如何，这些完全相反的结果表明，需要进一步的研究来充分确定 iNKT 细胞在不同条件和病变阶段中对 As 的作用。目前，尽管有很多关于 NKT 细胞在 As 中作用的研究和报道，但其具体作用机制还不清楚，明确斑块中 NKT 细胞的来源、不同来源的 NKT 细胞功能上的差异，以及细胞激活后对 T 细胞分化及免疫应答调节的具体作用方式等，将有助于增强我们对 As 的进一步认识。在将来也许 NKT 细胞会成为治疗 As 的一个新的药物靶点。

第五节　树突状细胞与动脉粥样硬化

树突状细胞（DC）是经典的抗原提呈细胞，DC 不仅可以通过摄取、加工和提呈作用诱发 T 细胞免疫，而且可通过对 T 细胞的删失作用和（或）对 Treg 的诱生作用来介导免疫耐受的发生。DC 可指导 $CD4^+$T 细胞的活化和分化，参与调节机体全身免疫反应。当机体受到病原感染时，DC 通过其模式识别受体感知外来病原，导致其成熟和活化。$CD4^+CD25^+$Treg 通过抑制 $CD4^+$T 细胞、$CD8^+$T 细胞、B 细胞、巨噬细胞、DC 和 NK 细胞功能来维持免疫耐受。尽管最初未将 DC 视为单独的细胞类型，但是 DC 被认为是抗原特异性免疫和耐受的起始中心。与巨噬细胞相似，DC 既存在于淋巴组织也存在于非淋巴组织中。在人和小鼠的血管中存在功能性 DC，它通过介导适应性免疫应答在 As 中起重要作用，参与 As 的起始、进展和消退过程。一系列研究显示 DC 参与人血管疾病的病理过程。例如，与 T 细胞和 B 细胞接触的 S-100$^+$DC 存在于人主动脉瘤中，特别是在主动脉外膜处，这些存在于动脉外膜处的 DC 通过诱导 T 细胞自激活，在巨细胞动脉炎的发展中发挥重要作用。As 患者的形态学分析显示，血管 DC 在 As 病变中累积，并且与这些病变新生血管区域中的 T 细胞和少量巨噬细胞相互作用。早期 As 病变的年轻受试者（15～34 岁）主动脉检查显示炎症细胞，包括 DC，存在于这些损伤的最早阶段，从而增强我们对 As 的初始病理生理过程的理解。人主动脉 As 病变中 DC 表达几种特征性蛋白质，包括热休克蛋白 70（HSP70）、树突状细胞表面特异性C型凝集素-细胞间黏附分子3结合非整合素分子（dendritic cell-specific ICAM3-grabbing non-integrin，DC-SIGN）、5-脂氧合酶（5-lipoxygenase，5-LOX）和补体 C1q，其中 5-脂氧合酶和 C1q 在 As 的炎症过程中起重要作用。研究发现 As 晚期或易损斑块具有更高数量的 DC，并且易破损区域中的 DC 多表达 CD83 和 DC-LAMP 的成熟表型。通过分析人类主动脉 DC 中 TLR 的表达水平揭示了通过主动脉 DC 触发先天免疫应答的机制。有研究显示高脂血症能削弱 CD8α-DC 的活性，减弱 Th1 型免疫应答，具有抗 As 作用。但也有研究显示高脂血症会抑制 DC 迁移到引流淋巴结，加剧局部炎症，促进 As。因此，DC 可能在 As 中起重要作用。

第六节　T 细胞在动脉粥样硬化中的治疗潜力

通过增加调节性 T 细胞的数量而实现抗 As 作用，有望成为新的治疗靶点。多项小鼠试验表明，TGF-β和 IL-10 可作为抑制多种炎性疾病的潜在靶点。然而，由于 TGF-β作用的多效性，促进 TGF-β功能似乎不太适合于心血管疾病的长期治疗。如果 TGF-β抗体与其他免疫激活剂组合使用，则可能发生副作用，这是由于非淋巴组织中的细胞因子，导致如含有平滑肌细胞的血管壁的稳态功能被破坏。事实上，TGF-β的缺乏或过多会破坏稳态，并且在病理学上与纤维化的发展、肝再生的控制、生长和自身免疫性肝脏疾病的发展密切相关。尽管在实验模型中有一些令人鼓舞的数据，但 IL-10 的应用在克罗恩病的临床试验中没有产生有效结果，且 IL-10 水平的增加可增加发生癌症和系统性红斑狼疮（SLE）的风险。此外，由于 IL-10 上调，病毒感染可变为慢性。因此，连续应用 IL-10 来预防 As 可能引起严重并发症。流行病学调查发现维生素 D 缺乏会增加罹患心血管疾病的风险。维生素 D 可影响先天性和适应性免疫，1,25-二羟维生素 D_3［1,25-（OH）$_2$-VitD_3］可以诱导致耐受性 DC 和 Treg 的分化和增殖。补充维生素 D_3 的活性形式（骨化三醇）可以诱导耐受性 DC 和 Treg 的增殖，从而降低心血管疾病的风险。Weber 等研究发现，用特异性抗体阻断 DC 的 CCL17 可增加 Treg，并抑制 As，说明趋化因子是潜在的治疗靶点。在临床，肾移植患者使用抗 CD3 抗体已有多年。最初的严重副作用是细胞因子风暴的激活。Steffens 等在 As 中应用这种方法，结果显示，抗 CD3 抗体直接或间接增强 Treg 功能，在高胆固醇饮食之前施用，可抑制斑块发展、抑制 As 小鼠病情发展，同时血浆 TGF-β和 FoxP3$^+$表达增加。尽管 Steffens 和 Belghith 等研究表明，抗炎机制似乎是通过诱导分泌 TGF-β的 Treg 生成实现，另外一些研究则表明，抗 CD3 抗体通过消除病原性 T 细胞发挥作用。抗 CD3 抗体与 TCR 结合引起 TCR 复合物和下游靶标的部分磷酸化，阻断 IL-2 的产生和随后 Th1 细胞的失活。2014 年，Kita 等证实静脉注射抗 CD3 抗体（clone145-2C11）可诱导小鼠中已经形成的 As 病变减退，先前公开的数据表明抗 CD3 特异性抗体可以恢复 1 型糖尿病患者的自身耐受能力。因此，该文作者提出了通过低脂饮食增强抗 CD3 治疗的组合，以促进 Treg 的积累和抑制 As 斑块中 $CD4^+$T 细胞浸润。基于一系列实验数据结果，人抗 CD3 单克隆抗体被用于临床试验，它可以增强 T 细胞增殖并增加 TGF-β及 IL-10 表达，OKT3（人源化抗 CD3 单克隆抗体）抑制 Th1 和 Th17 细胞的细胞因子产生。使用该抗体治疗多发性硬化和 1 型糖尿病的初始临床研究正在进行中。IL-2 通常被认为是单独的致 As 的细胞因子。然而，最近的研究显示，IL-2 也活化 Treg。Dinh 等对高脂血症小鼠给予 IL-2/抗 IL-2 抗体复合物后，在 As 病变中，以及在脾、淋巴结和肝组织中检测到 Treg 表达增加，反映了该治疗的全身功效。全身炎症活动对 As 形成及其进展的影响具有促进作用。因此，这些实验不能区分血管局部 Treg 的直接功能与源自淋巴或其他器官中 Treg 活性增加的远端效应。As 炎症过程的衰减不仅可以通过抑制合成和（或）影响炎症介质的信号调节，也可以通过免疫耐受实现。免疫耐受表明免疫系统具有识别外来或自身抗原的能力，并抑制对这些物质的免疫应答。鉴于 As 过程中存在很多免疫反应，考虑研发针对免疫或炎症的特定治疗方法是很好的选择，但是，由于在临床试验中抑制炎症介质（如 TNF-α、COX-2、IL-12 / IL-22）并未降低心血管疾病的发生率或显示出严重的副作用，因而需要研究预防心血管疾病的新策略。高胆固醇血症和动脉疾病与对各种斑块抗原特异的 T 细胞介导的免疫应答有关，包括 HSP60 和 ox-LDL 的表位。将 ox-LDL、HSP60、apoB100 或 apoB100 衍生肽通过多种途径包括口服、皮下、皮内给予 $Ldlr^{-/-}$小鼠，导致早期和晚期 As 形成的显著减弱。这与抗原特异性再激活时增加的 TGF-β和 IL-10，以及脾和肠系膜淋巴结中较高数量的 $CD4^+CD25^+FoxP3^+$ 细胞相关。来自于 T 细胞识别的 LDL 颗粒抗原表位是强烈的促炎刺激，其促进 As 发展。早在 20 世纪 80 年代末，Palinksi 等在人血清中发现了 ox-LDL 的特异性抗体。这些发现为 ox-LDL 抗原的 As 特异性适应性免疫应答提供了证据。口服 ox-LDL 可诱导耐受性并增加淋巴结和脾中 $CD4^+CD25^+FoxP3^+$细胞的数量，口服 HSP60 和 HSP60 肽与口服 ox-LDL 具有类似的免疫应答。针对源自病原体的 HSP60 肽的免疫应答可以促进 As 的发展，因为免疫系统在内皮或免疫细胞表面的 MHC 复合物可以识别内源性 HSP60 肽。HSP60 淋巴结细胞中增加的 IL-10 和 TGF-β，表明 Treg 细胞的增加。Herbin 等使用渗透泵通过皮下释放 apoB100 衍生肽，并通过促进抗原特异性 Treg 生成和减少 Th1 及 Th2 相关细胞因子而起到抗 As 作用，优化这种肽的递送途径是当前研究的主题。源自 apoB100 蛋白序列的肽已经用于免疫小鼠，可以抑制 $apoE^{-/-}$小鼠 As 病变。此外，这种免疫产生 Th2 介导的抗体应答并增加 Treg 的各种亚群，这限制了促炎 Teff 细胞应答，增加了抗原特异性 Treg 数量，并因此减少 As。Tr1 激活增加 IL-10 分泌，但不增加 TGF-β的含量。与完整的 LDL 颗粒相比，ox-LDL 相关组分（如修饰的脂质和内毒素）具有潜在毒性，故 apoB100 的接种似乎更为有利。值得注意的是，ox-LDL 或其组分通过激活 TLR4 或其他受体在先天免疫系统上具有很强的活化潜能。另外，需要仔细评估毒素相关抗原和其他佐剂的潜在风险，然后才能在临床试验中使用这些物质。目前的实验研究主要集中在 As 的早期阶段和疾病的开始。虽然在已经发生 As 病变的小鼠中的研究较少，但其在心血管并发症的评估和预测方面具有非常重要的作用。研究发现，食物喂养的 $apoE^{-/-}$小鼠中持续的轻度高胆固醇血症在大动脉的血管壁中可维持慢性炎症反应，并最终导致动脉三级淋巴器官（artery tertiary lymphoid organ，ATLO）的发展。这些 ATLO 位于外膜组织中含有斑块的血管片段下方，与次级淋巴器官（SLO）类似，具有进行初级免疫应答的关键步骤所需的所有免疫细胞亚群。ATLO 及其分泌的体液物质有助于了解哪些自身免疫样应答在 As 中起作用。值得注意的是，现在已经成功运用免疫疗法治疗自身免疫性疾病如多发性硬化、1 型糖尿病和类风湿关节炎，且疗效较好。通过阻断 TNF-β（英夫利昔单抗/依那西普），靶向细胞因子在治疗类风湿关节炎中显示出良好的效果。抗 CD3、抗 IL-12 和抗 IL-17 治疗阻断 T 效应细胞（Teff）或亚群，从而将 Treg/Teff 平衡转向抗炎表型。用 ox-LDL 或 apoB100 免疫树突状细胞导致 Th2 细胞的抗炎抗体释放和 Treg 数量增加，促进 apoB 耐受性能有效降低病变中的脂质沉积。耐受性树突状细胞可抑制 Teff 增殖和 IFN-γ的释放，同时促进 Treg 增殖。人体内自身抗体的表达被认为是自身免疫反应，这种反应正常情况下在免疫系统中保持平衡，如果免疫系统不能抑制这种反应，那么这种自身抗体的过表达和持续的慢性炎症将导致在相关抗原表达位点处的组织损伤，可能导致自身免疫性疾病。因此，研究人类大多数自身免疫（样）酶的过表达和潜在致病性自身抗体是理解这些疾病的关键环节，并为临床治疗提供基础。然而，鉴定特定的自身抗体是具有挑战性的，因为与慢性炎症相关的自身抗原非常多。此外，自身反应性 T 细胞和 B 细胞，以及自身抗体可以在很多健康人群中检测到，并且它们的存在经常与临床相应的疾病症状并不相关，因此，应在 As 期间鉴定自身特异性抗原，它们存在的位置和时间将是非常有用的，尽管 As 并非典型的自身免疫性疾病。研究淋巴结构如具有 As 特异性自身抗原的 ATLO 的作用可能有助于更好地理解哪些事件导致疾病的急性期改变，即斑块破裂、血栓形成和随后的临床并发症。此外，彻底分析这些结构可能揭示 As 特异性自身抗原。

第七节　临床应用

正如前文所述，多种 T 细胞，尤其是 Treg 可以期望成为治疗 As 的有效靶标。然而，从实验模型转移到临床实践还需要克服诸多困难。人类 As 是一种持久性且病因复杂的病症。量化人体中 As 脉管系统的病变程度是困难且易发生错误，并且不能像实验模型中那样通过组织学检查进行验证。

当今，干扰免疫相关疾病的最常见的方法是使用免疫抑制药物，如皮质类固醇（如地塞米松）、细胞毒性药物（环磷酰胺），以及抑制 T 细胞活化和增殖的真菌及细菌衍生物（如环孢素和西罗莫司）进行免疫抑制，后者可抑制血管术后的再狭窄，近年以药物洗脱支架（drug eluting stent，DES）的形式使用，以防止血管成形术后动脉的再闭塞。在动物模型中，皮质类固醇能够减少 As。然而，使用免疫抑制药物进行长期治疗可导致严重的副作用，如高脂血症、骨质疏松症、生长抑制、眼部病变和感染率的增加。随着研究的深入，采用特异性抗体和免疫球蛋白治疗自身免疫性疾病已经逐渐普及。类风湿关节炎患者由于全身性慢性炎症，免疫介质水平升高，从而导致 As 的风险增加。类风湿关节炎组的研究揭示了 TNF-α可降低治疗后心血管病发生率。然而，当这些药物用于预防和治疗 As 时，必须考虑与免疫抑制药物相关的严重副作用。事实上，As 是一种慢性疾病，病程可长达数十年，在这样长的时间内使用广谱抗炎剂不是合理的选择。此外，这些相当普遍的抗炎治疗未能促进或利用机体的内源性和潜在抗原特异性免疫调节机制，因此免疫策略也许可以作为预防和治疗 As 的有效方式，这对于治疗心肌梗死高风险的老年患者尤其重要，可采用免疫和抗炎策略稳定现有的 As 病变。由于 Treg 活化增加而维持对 LDL 表位的耐受性是免疫调节治疗成功的关键。已经证明增强 Treg 的活性（如通过施用 IL-2 / IL-2 抗体复合物）在实验模型中是有效的，尽管确切的机制仍未明确。在迄今鉴定的几种抗原中，来自天然或氧化的 LDL 的 apoB100 衍生肽表位似乎是最有希望的。 apoB100 中醛修饰的肽序列是针对 As 保护性免疫应答的另一个靶标。丙二醛（malondial dehyde，MDA）修饰后的 apoB100 肽序列被认为是预防 As 的新型治疗方法；然而临床Ⅱ期试验并未产生任何成功的结果。尽管近年来在防治 As 方面取得了一些进展，但仍面临许多问题，虽然病变可以在临床上沉默多年，但快速炎症反应会引起斑块不稳定和破裂。明确斑块破裂的近期事件和原因的研究很少，并且迄今尚无明确的结果。在过去几年中，已有相当多的研究使用不同策略和细胞类型的疫苗，理想的疫苗可以恢复对自身抗原如 LDL 和 HSP 的自身耐受，减少炎症，并维持抗 As 的 Treg 和 Teff 细胞之间的平衡。因此，需要新的模型和更具体的策略来实现从动物模型到临床实践的转换，T 细胞在 As 中各种复杂的作用仍然需要进一步探讨，这有助于进一步了解 As 发病的免疫机制，寻找针对 T 细胞进行干预的药物，从而为防治 As 提供新的方法。

（曾召林　王　佐　汪　翼）

参 考 文 献

冯俊燕，牛俊奇，姜艳芳，2010. 滤泡性辅助性 T 细胞（Tfh）的研究进展. 中国免疫学杂志，26（8）：754-757.

王伟，杜美，陈正望，2011. NKT 细胞在动脉粥样硬化中的作用. 现代生物医学进展，11（1）：158-160.

王佐，苏维，周晓峰，等，2012. AMD3100 促进动脉粥样硬化病变与上调炎性因子表达及下调 SDF-1α/CXCR4 轴有关. 生物化学与生物物理进展，39（2）：168-174.

杨飞飞，王嘉军，2016. 调节性 T 细胞亚群与动脉粥样硬化关系的研究进展. 生命科学，2016（4）：498-503.

Aitoufella H，Sage A P，Mallat Z，et al，2014. Adaptive（T and B Cells）Immunity and Control by Dendritic Cells in Atherosclerosis. Circulation Research，114（10）：1640-1660.

Ait-Oufella H，Salomon B L，Potteaux S，et al，2006. Natural regulatory T cells control the development of atherosclerosis in mice. Nature Medicine，12（2）：178-180.

Ammirati E，Moroni F，Magnoni M，et al，2015. The role of T and B cells in human atherosclerosis and atherothrombosis. Clinical& Experimental Immunology，179（2）：173.

Cheong C，Choi J H，2012. Dendritic cells and regulatory T cells in atherosclerosis. Molecules & Cells，34（4）：341-347.

Cochain C，Zernecke A，2016. Protective and pathogenic roles of $CD8^+$ T cells in atherosclerosis. Basic Research in Cardiology，111（6）：71.

Dumitriu I E，Kaski J C，2011. The role of T and B cells in atherosclerosis：potential clinical implications. Current Pharmaceutical Design，17（37）：4159.

Foks A C，Lichtman A H，Kuiper J，2015. Treating atherosclerosis with regulatory T cells. Arteriosclerosis Thrombosis & Vascular Biology，35（2）：280.

George J，2008. Mechanisms of disease：the evolving role of regulatory T cells in atherosclerosis. Nature

Clinical Practice Cardiovascular Medicine，5（9）：531-540.

Getz G S，Reardon C A，2017. Natural killer T cells in atherosclerosis. Nature reviews Cardiology，14（5）：304.

Hansson G K，Libby P，2006. The immune response in atherosclerosis：a double-edged sword. Nature Reviews Immunology，6（7）：508.

Kita T，Yamashita T，Sasaki N，et al，2014. Regression of atherosclerosis with anti-CD3 antibody via augmenting a regulatory T-cell response in mice. Cardiovascular Research，102（1）：107-117.

Spitz C，Winkels H，Bürger C，et al，2015. Regulatory T cells in atherosclerosis：critical immune regulatory function and therapeutic potential. Cellular &Molecular Life Sciences，73（5）：901-922.

Taleb S，2016. Inflammation in atherosclerosis. Archivos De Cardiología De México，109（12)：708-715.

Tse K，2013. T cells in atherosclerosis. International Immunology，25（11）：615-622.

第七章 自然杀伤细胞与动脉粥样硬化

第一节 概 述

研究表明，机体免疫功能紊乱与动脉粥样硬化（As）的发生、发展密切相关。在对人和动物的 As 病变研究中发现，斑块内存在大量的巨噬细胞和 T 细胞等免疫细胞浸润现象；*apoE*$^{-/-}$和 *Ldlr*$^{-/-}$小鼠中巨噬细胞或 T 细胞功能性缺失，均可明显减轻小鼠 As 病变程度。1975 年 Herberman 等将骨髓淋巴样祖细胞中的一类不需要预先免疫致敏而具有杀伤功能的 T 细胞命名为自然杀伤（NK）细胞。新近研究显示，NK 细胞除作为主要的免疫细胞外，也参与 As 的病变与发展。因此，深入探究 NK 细胞的功能特征及其与 As 的关系对 As 防治具有十分重要的意义。

第二节 自然杀伤细胞的生理特征及功能

一、NK 细胞的来源与分化

NK 细胞是一类骨髓源性淋巴细胞。首先由骨髓造血干细胞（hemopoietic stem cell，HSC）分化为淋巴祖细胞（common lymphoid progenitor，CLP），随后再由分化的双电位 T/NK 祖细胞转化为自然杀伤祖细胞，最后形成成熟的 NK 细胞。NK 细胞主要由第三级淋巴细胞组成，与其他淋巴细胞不同，细胞表面缺乏 B 细胞和 T 细胞受体。此特征使其生长不受抗原受体基因重新排列的影响，并且可在缺乏 T 细胞的小鼠胸腺中正常生长。骨髓微环境中分化成熟的 NK 细胞由骨髓迁移至外周后一般处于无活性的静息状态，一旦被激活就会进一步增殖，并产生细胞因子，发挥细胞功能。其主要分布于人和小鼠的外周血和脾中，淋巴结和其他组织内含量较少。

二、NK 细胞亚群

人类 NK 细胞占外周血淋巴细胞的 5%～15%，但在肝、腹膜腔和胎盘中可达 45%，可表达表面抗原 CD56，而不表达 CD3。根据 CD56 抗原的表达差异，NK 细胞可分为两大亚群，其中 90%～95%的 NK 细胞为 $CD56^{dim}$ $CD16^{bright}$ 细胞，少数为 $CD56^{bright}$ $CD16^{dim/neg}$ 细胞。$CD56^{bright}CD16^{dim}$NK 细胞以分泌细胞因子 IFN-γ为主要功能，而 $CD56^{dim}CD16^{bright}$NK 细胞以细胞免疫功能为主。静息 $CD56^{dim}$ 和 $CD56^{bright}$ 细胞亚群的 NK 细胞受体表达水平不尽相同，其中静息 $CD56^{bright}$NK 细胞高表达 C-型凝集素 CD94/NKG2 家族受体，而杀伤细胞免疫球蛋白样受体（killer-cell immunoglobulin-like receptor，KIR）表达水平较低；静息 $CD56^{dim}$NK 细胞则两个家族受体都呈现高表达。$CD56^{bright}$NK 细胞恒定表达高、中度亲和力的白介素-2 受体（interleukin-2 receptor，IL-2R），低浓度 IL-2 可促进其在体内或体外大量扩增。而静息的 $CD56^{dim}$NK 细胞只表达中度亲和力的 IL-2R，即使在高浓度 IL-2 刺激下也只产生较弱的增殖反应。对 K562 等 NK 细胞敏感的靶细胞而言，静息 $CD56^{dim}$NK 细胞较 $CD56^{bright}$NK 细胞具有更强的细胞毒性，但经 IL-2 或 IL-12 刺激后 $CD56^{bright}$NK 细胞可产生与 $CD56^{dim}$NK 细胞相似甚至更强的细胞毒性。

小鼠 NK 细胞根据 CD27 表达水平可分为 $CD27^{bright}$ 和 $CD27^{dim}$ 两个亚群，与人类 $CD56^{bright}$ 和 $CD56^{dim}$ 细胞亚群有相似的特征，但并不完全相同。$CD27^{bright}$NK 细胞分泌细胞因子的功能强于 $CD27^{dim}$NK 细胞，而 $CD27^{dim}$NK 细胞优势表达 Ly49 和 KIRG1 等受体，其杀伤功能强于 $CD27^{bright}$NK 细胞。此外，$CD27^{bright}$NK 细胞特异性高表达 CXC 趋化因子受体 3［chemokine（C-X-C motif）receptor 3，CXCR3］分子，其细胞迁移功能较 $CD27^{dim}$NK 细胞更强。

三、NK 细胞受体及识别机制

与 T 细胞、B 细胞不同，NK 细胞不表达抗原特异性受体，而表达多种与主要组织相容性复合体（MHC）或非 MHC 配体结合的受体，传递抑制或激活信号，发挥生物学功能。NK 细胞受体根据分类方式不同可分为不同的类型。根据受体类型，NK 细胞受体可分为免疫球蛋白超家族（immunoglobulin superfamily，Ig-SF）受体和 C 型凝集素样家族（C-type lectin superfamily）受体两种类型；按受体功能，可分为杀伤细胞抑制性受体（killer cell inhibitory receptor，KIR）和杀伤细胞活化性受体（killer cell activated receptor，KAR）两类。NK 细胞通过此类受体与相应的配体结合而传递激活或抑制性信号，其抑制性信号与活化性信号之间的平衡状态能够调节 NK 细胞与靶细胞间的相互作用。若以抑制性信号为主，NK 细胞活性被抑制，靶细胞免遭杀伤；如以激活信号为主，NK 细胞激活后可杀伤靶细胞。

（一）NK 细胞的抑制性受体

NK 细胞的抑制性受体根据其结构特征，主要分为含有免疫受体酪氨酸抑制基序（immunoreceptor tyrosine-based inhibitory motif，ITIM）的免疫球蛋白超家族受体及 C 型凝集素家族受体两种类型。NK 细胞通过其抑制性受体识别 MHC Ⅰ类分子，并与之结合，通过该抑制基序传导抑制信号，阻止其对靶细胞的杀伤。由病毒感染或肿瘤发生所致 MHC Ⅰ类分子表达缺失或下降的细胞，以及表达同种异型或异种 MHC 分子的细胞，因抑制性受体不能与之结合，无法传递抑制性信号，从而被 NK 细胞特异性识别并杀伤。

目前已经发现的 NK 细胞抑制性受体包括人杀伤细胞免疫球蛋白样受体、啮齿动物淋巴细胞抗原 49（LY49）复合体和 CD94/NKG2A 等。NK 细胞抑制性受体除 KIR2DL4 外，在胞质内均有 2 个免疫受体酪氨酸抑制基序（immunoreceptor tyrosine-based inhibitory motif，ITIM），分别为 N 端 ITIM 和 C 端 ITIM，其中 N 端 ITIM 发挥主要功能，而 C 端 ITIM 具有加强抑制信号的作用。当抑制性受体 KIR 与 MHC 分子结合后，引起 KIR 分子在膜中聚集，使 ITIM 中的酪氨酸发生磷酸化，激活蛋白酪氨酸磷酸酶 SHP-1（SH2 domain-bearing tyrosine phosphatase），一方面使某些接合蛋白（如 LAT、PLCγ和 SLP276 等）去磷酸化而激活；另一方面使活化通路中的蛋白如 ZAP270PSyk 等去磷酸化而失活，最终使得 NK 细胞传递抑制性信号，对靶细胞不产生杀伤。

1. 免疫球蛋超家族（Ig-SF） 杀伤细胞 Ig 样受体（killer inhibitory receptor，KIR）和 Ig 样转录本 2 或白细胞相关免疫球蛋白样受体-1（immunoglobulin-like transcript 2，ILT2 或 leukocyte-associated immunoglobulin-like receptor-1，LIR-1）属于人类 Ig-SF 抑制性受体。所编码的 *KIR* 和 *IL12* 基因定位于人类 19 号染色体的白细胞抑制复合体区（LIC）。

KIR 属于Ⅰ型跨膜蛋白，其 N 端位于胞外，由 Ig 区和连接区组成。Ig 区含有 2～3 个类 Ig 结构域，其中含有 2 个 Ig 样结构域的称为 MR2D（p58），带有 3 个 Ig 样结构域的称为 MR3D（p70），2 个 p70 能够相互结合构成同源二聚体 p40。非极性跨膜区含有 35 个氨基酸残基，胞质区则随不同家族成员而异，如 p58 含 76 个氨基酸称为 2DL，p70 和 p40 各含有 84 和 95 个氨基酸，称为 3DL；而 p50 的胞质区仅含 39 个氨基酸属 3DS。

KIR 的配体是 MHCⅠ类分子，因 MHC 分子的多样性而不同。例如，KIR2DL1 识别人类白细胞抗原-C（human leukocyte antigen-C，HLA-C）分子α重链中的第 77 位天冬氨酸和第 80 位的赖氨酸；KIR2DL2 识别 HLA-C 分子的α重链第 77 位的丝氨酸和第 80 位的天冬氨酸；KIR2DL3 均能识别上述两类 HLA-C 分子。KIR2DL4 是 HLA-C 分子的特异性受体，与其他 KIR 分子不同，KIR2DL4 分子具有独特的胞内结构，即只含有一个免疫受体酪氨酸抑制基序，而跨膜区含有一个带电荷的精氨酸残基，使 KIR2DL4 同时具备抑制性和激活性受体的结构特点，因而对 NK 细胞功能的调控也显得更为重要，其调控作用取决于 NK 细胞状态，对于未活化或静息阶段的 NK 细胞，KIR2DL4 发挥激活性受体的作用，诱导 NK 细胞产生大量的 IFN-γ，发挥杀伤靶细胞的作用；对于已激活的 NK 细胞，KIR2DL4 发挥抑制性受体的作用，抑制 NK 细胞对靶细胞的杀伤。此外，KIR3DL1 识别 HLA-Bα1 结构域上的 Bw4 血清表位。另一种 p49 的 KIR 在所有 NK 细胞表面表达，与其他 Ig-SF 成员有 50%的同源性，它能有效识别 HLA-C、HLA-A3、HLA-B46、HLA-B7 等等位基因产物。KIR 的多样性与其 mRNA 的变位剪切、多基因性和等位基因多样性等因素有关。最近发现，无 ITIM 的 KIR2DS 是激活型受体，因而胞质区是否存在 ITIM 成为判别 KIR 是否为抑制性受体的指标。

2. C 型凝集素家族抑制性受体（C-type lectin family inhibitory receptor） 包括 Ly-49 同源二聚体和 CD94 及 NKG2 异二聚体，CD94 和 NKG2 是人类 NK 细胞的另一类抑制性受体，编码基因定位于第 12 号染色体短臂（12p12—p13），相当于小鼠中的 *Ly-49*（人类 *Ly-49* 是伪基因），其基因定位于第 6 号染色体。CD94 和 NKG2A 能与非经典 MHCⅠ类分子 HLA-E 及其提呈的抗原结合。CD94 是由 2 条肽链构成的，其中膜外区各有 1 个 C 型凝集素样结构域，并且 CD94 能通过二硫键与 NKG2A 或 NKG2-B、NKG2-C 或 NKG2-E 形成异二聚体。异二聚体中 NKG2A 在胞质尾含有 2 个 ITIM，表达以酪氨酸为基础的抑制性基序，激活细胞内酪氨酸磷酸酯酶，封闭 CD16 对细胞外激酶的激活，CD16 诱导的 Shc 衔接蛋白酪氨酸磷酸化且 CD94 和 NKG2A 阻断 Shc、Ghr-2 复合物的形成，从而抑制 NK 细胞发挥生物学效应。CD94 分子虽无此结构，但起着分子伴侣的作用，对 CD94 和 NKG2A 二聚体的表达及其发挥生物功能起着至关重要的作用。

HLA-E 通过与 NK 细胞受体 CD94 和 NKG2A 结合，抑制 NK 细胞的杀伤活性。HLA-E 是 NK 细胞抑制性受体的主要配体。根据对 CD94 和 NKG2A 复合体空间构象的研究，发现 HLA-E 结合部位可能位于复合体的第 110～115、120～124、137～142、144～150、159～

165 及 167～171 位氨基酸残基处，该区域 CD94 分子含有带负电荷的 7 个酸性和 3 个碱性氨基酸残基。NK 细胞与配体 HLA-E 的结合快分离亦快，抑制性受体对 HLA-E 的亲和性较激活性受体高，但并非所有的 HLA-E 和肽复合物都可被 CD94 和 NKG2A 识别。

Dimasi 等发现 IRp60（即 p75）和 AIRM1 等受体，也能负性调节 NK 细胞杀伤功能，但它们并非 NK 细胞表达的特异性受体。例如，p75 和 AIRM1 是唾液酸黏附家族成员，在各种髓样细胞如前体髓样细胞、髓样白血病细胞、单核或吞噬细胞和树突状细胞表面均有表达，并能阻抑这些细胞的功能。

3. 免疫球蛋白样转录物　白细胞免疫球蛋白样受体（leukocyte immunoglobulin receptor，LIR）又称为单核细胞免疫球蛋白样受体或淋巴细胞相关抑制性受体，是与 KIR 同源的一类免疫球蛋白样转录物（immunoglobulin-like transcript，ILT），由 2 个或 4 个同源的 C2 型免疫球蛋白样胞外结构域、穿膜区及胞质区构成。其中，ILT-2、ILT-3、ILT-4、ILT-5 及 ILT-8 含有带 ITIM 的长胞质尾，可以传递抑制性信号；ILT-1、ILT-7、ILT-8 及 LIR-6α的胞质尾不含有 ITIM 结构，但其穿膜区含有一个带正电荷的精氨酸残基，能通过与带有 IITM 基序的 FcRγ交联后传递激活信号；ILT-6 不含穿膜区，是一种可溶性的蛋白受体。ILT 在 T、B 和 NK 等髓样细胞中广泛表达，NK 细胞亚群可表达 ILT-1、ILT-2 和 ILT-5。ILT 分子具有更广泛的结合特异性，能与配体抗原相对保守的α3 结构域、经典或非经典的 HLA 分子结合。其中 ILT-2、ILT-4 能与 ILT-A、ILT-B 及 ILT-G 的等位基因产物结合，但不能识别 HLA-C 和 HLA-E 分子。由于 ILT-G 分子特异性地表达在母胎界面的绒毛外滋养层细胞上，ILT-2、ILT-4 可识别、结合 HLA-G 分子，在维持母胎耐受中起着重要作用。同时，ILT-2 还能识别人类巨细胞病毒编码的 UL18 蛋白，是病毒逃逸宿主免疫防御的途径之一。

（二）NK 细胞的激活性受体

NK 细胞的激活性受体在机体的免疫监视功能中发挥极其重要的作用。此类受体可与多种配体结合，传递活化信号，直接调控 NK 细胞的杀伤功能。在结构上大致可分为 Ig-SF 激活受体和 C 型凝集素激活受体两个家族。

1. Ig-SF 激活性受体　Ig-SF 成员中不依赖 MHC 的 NK 细胞激活性受体，称为自然细胞毒受体（natural cytotoxicity receptor），包括 NKp46、NKp30 和 NKp44 等，这 3 种受体均为 NK 细胞所特有，在分子结构上无明显同源性，直接参与 NK 细胞对靶细胞的识别和杀伤。受体胞质区不含典型的参与信号活化的基序，NKp46 与 NKp30 通过 CD3 中的免疫受体酪氨酸活化基序（immunoreceptor tyrosine-based activation motif，ITAM）转导活化信号，NKp44 则通过 KAPAP 和 DAP12 中的 ITAM 转导活化信号。

NKp46 是最早发现的自然细胞毒受体，在人类静息及激活的 NK 细胞均有表达，可对多种靶细胞发生细胞毒作用，包括自身、同种异体和异种来源的肿瘤转化细胞。NKp46 胞外区具有 2 个 C2 型免疫球蛋白样结构域；穿膜区结构属于Ⅰ型穿膜糖蛋白，含有 1 个带正电荷的精氨酸残基，可发挥稳定穿膜连接蛋白的作用，其编码基因位于人类第 19 号染色体，其细胞表面密度与 NK 细胞的自然细胞毒性密切相关。NKp46 是唯一能够识别小鼠体内表达配体的人类 NK 细胞激活性受体，提示在不同的种系间可能存在具有保守序列的配体，这与 MHC 依赖的抑制性或激活性受体不同，MHC 的识别与高度的种属特异性有关。

NKp44 的编码基因位于第 6 号染色体，胞外区含有 1 个“V”形结构域，穿膜区则含有 1 个能与带有 ITAM 的连接蛋白 DAP-12 发生作用的赖氨酸残基。NKp44 在静息 NK 细胞上不表达，但 IL-2 可诱导其表达，所以当 IL-2 存在时，NK 细胞溶解肿瘤细胞的活性明显提高。此外，在 NKp44 与 NKp46 的共同作用下可杀伤不表达 HLA Ⅰ 分子且 FcγR 阴性的肿瘤细胞。NKp30 在静息及激活的 NK 细胞上均可表达，其表达方式与 NKp46 相同，值得注意的是，NKp30 可以杀伤 NKp46 和 NKp44 无法杀伤的肿瘤细胞。

2B4 也是属于 Ig-SF 的一种 NK 细胞激活性受体，作为一种细胞表面糖蛋白，其结构与 CD2 分子类似，但 2B4 不是真正独立的受体，可协同 NK 细胞受体与配体 CD48 结合，诱导激活 NK 细胞的杀伤功能。它在 NK 细胞、细胞毒性 T 细胞、髓样细胞上均有表达。2B4 受体的信号转导由 SPA（与 CD2 样超家族受体信号转异有关的一类蛋白）参与完成。若机体 SPA 缺失，2B4 的信号转导受阻，NK 细胞将无法识别各种病毒感染细胞，靶向杀伤感染细胞的活性受到抑制。

2. C 型凝集素家族激活性受体 NK 细胞上 C 型凝集素家族受体 NKG2D 也是重要的激活性受体，与其他受体相比，NKG2D 也能在细胞毒性 T 细胞上表达。它能识别 MHC Ⅰ 类分子相关基因产物，如 MICA 和 MICB，其中 MICB 广泛表达于内皮细胞来源的肿瘤细胞。NKG2D 能识别细胞异常表达的糖基化的磷脂酰肌醇连接分子即 UL16 结合蛋白（UL16-binding protein）。UL16 结合蛋白基因定位于人类第 6 号染色体长臂，在内皮细胞和上皮细胞上都有表达。此蛋白与 MCIA、MCIB 等 MHC Ⅰ 类分子具有同源性，可与巨细胞病毒的糖蛋白 UL16 结合参与 NKG2D 介导的 NK 细胞对靶细胞的识别。

一些属于杀伤细胞抑制性受体家族的成员如 KIR2DS、KIR3DS、KIR2DL、KIR3DL 等受体的胞质尾部区较短，仅含有 39 个氨基酸残基，缺乏 ITIM 基序，不能传递激活信号，而在穿膜区含有 1 个带电的赖氨酸残基，该残基可与 KAR 相关蛋白（如 DAP12 等）结合。DAP12 为同源二聚体，2 个单体上各有 1 个或多个 ITAM。当上述杀伤细胞抑制性受体与 DAP12 结合后，可以正常传递激活信号，激活 NK 细胞。因此，上述杀伤细胞抑制性受体与 DAP12 偶联后称为广义的 KAR。

此外，与 T 细胞相似，NK 细胞表面可表达协同刺激性受体如 CD2 与 CD28，可与相应配体如 CD58 或 B7 结合，放大激活信号，加强 NK 细胞的细胞毒作用，但与 T 细胞活化不同的是，协同刺激信号并不是 NK 细胞活化的必要条件。此外，CD28 只表达于胎儿 NK 细胞表面，对胎儿抗寄生虫感染有一定作用，而成人 NK 细胞表面不表达此受体。

第三节 自然杀伤细胞的功能

一、NK 细胞与免疫调节

NK 细胞的形态、表型及未预敏情况下杀死畸形细胞的能力与 T 细胞及 B 细胞具有显著性差异。NK 细胞在维持先天免疫的完整性方面起到重要作用，也是适应性免疫系统激活后抵制病原体的第一道防御屏障。NK 细胞一方面直接通过细胞毒作用，使细胞发生脱粒并伴随穿孔素和脱粒酶的释放而杀伤或裂解靶细胞，另一方面，主要通过细胞因子 TNF 介导，活化相应效应细胞发挥间接作用。

此外，NK 细胞可抑制 B 细胞的增殖分化，对骨髓造血干细胞也具有一定的抑制作用。NK 细胞还可以释放 IFN-γ、TNF-β和 GM-CSF 等细胞因子，调节机体免疫功能，参与机体早期抗感染和免疫监视作用。

二、NK 细胞与肿瘤

NK 细胞的抗肿瘤方式多样，可通过与肿瘤细胞的密切接触，直接杀伤同系、同种及异种肿瘤细胞；也可通过受体介导的细胞毒性作用，杀伤被特异性 IgG 标记的肿瘤细胞。NK 细胞对肿瘤细胞的杀伤效应与它本身分泌的杀伤介质有关。①穿孔素（perforin，PFP）：又称成孔蛋白、穿孔蛋白，是 NK 细胞、细胞毒性 T 细胞等发挥细胞毒性作用的主要物质。穿孔素是由具有杀伤功能的淋巴细胞产生的一种糖蛋白，分子内部含多个二硫键。其不仅存在于外周血淋巴细胞中，妊娠子宫、肺脏中的大颗粒细胞亦有高表达。作用机制主要是细胞毒性，效应细胞与靶细胞接触后释放穿孔素，导致细胞膜上形成 160Å 的跨膜通道，促进颗粒酶 A、B 等进入细胞质和细胞核中，引起靶细胞裂解死亡。其中颗粒酶能够特异性裂解细胞核蛋白质并激活自溶性内切酶，使 DNA 断裂降解，加速细胞死亡。穿孔素诱导颗粒酶出胞不依赖 Ca^{2+}，但其生物活性的发挥需要 Ca^{2+}存在。研究表明穿孔素具有抗病毒、抗寄生虫、促进单核细胞转运和抗肿瘤作用，同时穿孔素与器官移植中的排斥反应密切相关。②颗粒酶：是存在于 NK 细胞和细胞毒性淋巴细胞中的一种丝氨酸蛋白酶。单独的颗粒酶不能诱导靶细胞凋亡，只有当穿孔素使细胞膜形成跨膜通道时，颗粒酶方可进入靶细胞，并通过激活内源性内切酶系统，引发靶细胞 DNA 断裂从而诱导靶细胞凋亡。

三、NK 细胞与感染

机体在病毒感染之后，首先刺激吞噬细胞等非特异性免疫细胞产生 IFN-α/β、TNF-α和 IL-12 等细胞因子，抑制病毒的感染和寄生。病毒感染后 2～3 天，免疫细胞就可以通过趋化作用聚集至感染灶，在上述细胞因子作用下，促进 NK 细胞发挥功效，溶解病毒感染的细胞。同时 NK 细胞分泌 IFN-γ和 TNF-α等细胞因子，干扰病毒复制和进一步活化吞噬细胞，并扩大和增强机体抗感染能力。NK 细胞的这种效应发生于特异性免疫应答之前，甚至发生于病毒复制之前。可见，NK 细胞在机体抗病毒和寄生虫感染早期阶段发挥了重要作用。

四、NKT 细胞在先天免疫和获得性免疫系统中的作用

1987 年，三个独立实验室的研究均发现 T 细胞存在不同细胞亚群。直至 1995 年，Makino 等首次将具有先天免疫和获得性免疫功能的 T 细胞亚群命名为 NKT 细胞。但由于 NKT 细胞缺乏特异性 NK 受体，而且在 As 动物模型中，除 C57BL/6 小鼠外，大部分小鼠种群都缺乏 NKT 细胞的 NK1.1 受体标志物，因此，NKT 细胞的定义及鉴别十分困难。目前在 NKT 细胞尚未明确特异性标志物的情况下，常使用以下四种标准来定义此类 NKT 细胞：①对非典型 MHC 中 CD1d 分子具有自身免疫能力；②特异性 T 细胞受体（TCR）的表达程度；③是否存在 NK 细胞受体；④细胞对合成的 CD1d 配体及α-半乳糖神经酰胺（α-galactosylceramide，α-GalCer）的免疫原性。

在小鼠或人体内，NKT 细胞主要通过细胞表面进化高度保守的 TCR 与 CD1d 的相互

作用。TCR 由一个稳定的α链（Ωα14 区域）及β链（Vβ 8.2、Vβ-7 和 Vβ-2）连接构成。在 C57BL/6 小鼠中，通常此类独特的 T 细胞可不同程度地表达 NK1.1 受体。Vα14 NKT 细胞的 CD1d 可特异性结合外源底物α-GalCer，并有很强的免疫原性和高选择活性。此外，Vα14 NKT 细胞不表达 T 细胞特异标志物 CD8，但部分表达辅助性 T 细胞的特异标志物 CD4。除 Vα14 NKT 细胞这一目前最为常见的 NKT 细胞外，还存在一类可表达 CD4 或 DN、具有 CD1d 依赖性的非 Vα14 NKT 细胞。

第四节　自然杀伤细胞在动脉粥样硬化中的作用

一、早期斑块（脂纹）

有研究认为，在健康儿童动脉的部分区域存在单核细胞浸润，它们与 As 的发生密切相关。将这些具有免疫监视作用、可监视血流中潜在的有害的内生性和外源性抗原的部位称为血管相关性的淋巴组织。*apoE*$^{-/-}$和 *Ldlr*$^{-/-}$小鼠早期斑块的形态学特点与人类似，大量脂质蓄积的同时还存在一个主要由 T 细胞和巨噬细胞，以及少量的 NK 细胞、B 细胞、肥大细胞和树突状细胞组成的细胞聚集区。

血浆源性的脂质蓄积被认为是 As 疾病发生的必经阶段。在体外，当脂蛋白进入内膜时，会被细胞外基质限制，随后被氧化，形成单核细胞诱导物，对单核细胞产生诱导趋向性。此外，在体内还对包括 NK 细胞在内的其他免疫细胞具有趋化作用，促进细胞通过整合素与内皮细胞的 VCAM-1 结合，进而向血管壁募集。一旦单核细胞进入内膜后就分化成为巨噬细胞，氧化修饰的脂蛋白被其大量吞噬，最终导致大量富含胆固醇的泡沫细胞形成，生成脂纹。

二、晚期斑块（纤维帽和复合斑块）

晚期 As 斑块中胞外脂质大量蓄积，形成脂质核心。其周边有数量众多的巨噬细胞、巨噬细胞源性的泡沫细胞及淋巴细胞浸润。在人 As 晚期斑块，淋巴细胞、肥大细胞、NK 细胞和 NKT 细胞一般位于脂质核与纤维帽肩部的边缘处，其中，NK 细胞和 NKT 细胞占 0.1%～2%。NK 细胞和 NKT 细胞大量蓄积能够加速纤维斑块破裂，导致血肿和血栓形成，最终引发严重的临床急性心血管事件，这也是 As 患者致死的主要原因之一。

三、NK 细胞和实验性动脉粥样硬化

尽管尚不清楚 NK 细胞是否直接参与人 As 的发生发展，但对人体标本进行免疫组化检测时发现，人和大鼠 As 斑块中 NK 细胞占淋巴细胞数量的 0.1%～0.5%，并且 As 斑块发展的每个阶段都有 NK 细胞的存在。*Ldlr*$^{-/-}$小鼠 As 模型中也可检测到 NK 细胞，但与人类不同，NK 细胞只存在于小鼠的早期斑块中。

在 As 发生初期，免疫反应与 As 病变有着密切联系，但 NK 细胞与 As 的关系仍不清楚。由于至今没有 NK 细胞特异性缺失的 As 动物模型，无法证实 NK 细胞在 As 中的具体作用。有研究将小鼠进行米色突变，使其 NK 细胞功能减弱，随后利用这些小鼠进行 As 研究，却得到不同的实验结果。米色突变小鼠进行高脂、高胆固醇食物喂养后，其 As 斑

块组成成分并未发生改变，而 *Ldlr*$^{-/-}$小鼠在进行米色突变之后，观测到其斑块面积明显增加。以上现象，一方面可能与米色突变小鼠表型复杂，仅降低小鼠 NK 细胞的活性（仍保留活性）有关。另一方面主要是缺乏特异性的溶酶体转运蛋白或受体，无法靶向识别 NK 细胞，以至于不能确认 NK 细胞在 As 过程中的作用。

有研究者发现，存在于 NK 细胞上的 C 型凝集素样受体 Ly49A，可识别并结合 H-2D 和 D（k）等Ⅰ型主要组织相容性复合体特异性受体的配体，抑制 NK 细胞的活性。将编码该受体启动子的颗粒酶 A 转染至小鼠体内，可导致 NK 细胞功能特异性缺失，同时保持 T 细胞和 B 细胞的正常功能。随着转基因小鼠的进一步优化，NK 细胞功能特异性缺失型转基因小鼠的产生，证实了 NK 细胞在 As 发生发展中的特殊作用。研究发现当 *Ldlr*$^{-/-}$小鼠和 *apoE*$^{-/-}$小鼠转染 *Ly49A* 基因之后，由于 NK 细胞功能缺失，早期 As 斑块的发生会明显减少。但也有研究发现，转染 *Ly49A* 基因的 *apoE*$^{-/-}$小鼠高脂喂养 30 周后，NK 细胞缺失所致的抗 As 效应在雌性小鼠中大部分失效，而在雄性小鼠中完全无效。可见，小鼠的基因缺失及性别对 NK 细胞功能表型的差异性具有一定影响。

（谢　巍）

参 考 文 献

Aslanian A M，Chapman H A，Charo I F，2005. Transient role for CD1d-restricted natural killer T cells in the formation of atherosclerotic lesions. Arteriosclerosis，Thrombosis，and Vascular Biology，25（3）：628-632.

Bobryshev Y V，Lord R S，2005. Co-accumulation of dendritic cells and natural killer T cells within rupture-prone regions in human atherosclerotic plaques. The Journal of Histochemistry and Cytochemistry：Official Journal of the Histochemistry Society，53（6）：781-785.

Bobryshev Y V，Lord R S，2005. Identification of natural killer cells in human atherosclerotic plaque. Atherosclerosis，180（2）：423-427.

Boullier A，Bird D A，Chang M K，et al，2001. Scavenger receptors，oxidized LDL，and atherosclerosis. Annals of the New York Academy of Sciences，947：214-222.

Caligiuri G，Rudling M，Ollivier V，et al，2003. Interleukin-10 deficiency increases atherosclerosis，thrombosis，and low-density lipoproteins in apolipoprotein E knockout mice. Molecular Medicine（Cambridge，Mass.），9（1-2）：10-17.

Cerwenka A，Lanier L L，2001. Natural killer cells，viruses and cancer. Nature Reviews. Immunology，1（1）：41-49.

Dimasi N，Moretta A，Moretta L，et al，2004. Structure of the saccharide-binding domain of the human natural killer cell inhibitory receptor p75/AIRM1. Acta Crystallographica. Section D，Biological Crystallography，60（Pt 2）：401-403.

Goh W，Huntington N D，2017. Regulation of murine natural killer cell development. Frontiers in Immunology，8：130.

Gunturi A，Berg R E，Forman J，2004. The role of CD94/NKG2 in innate and adaptive immunity. Immunologic Research，30（1）：29-34.

Hansson G K，Libby P，Schonbeck U，et al，2002. Innate and adaptive immunity in the pathogenesis of atherosclerosis. Circulation Research，91（4）：281-291.

Makrigiannis A P，Anderson S K，2003. Regulation of natural killer cell function. Cancer Biology & Therapy，2（6）：610-616.

Mocchegiani E，Malavolta M，2004. NK and NKT cell functions in immunosenescence. Aging Cell，3（4）：177-184.

Moretta L，Moretta A，2004. Killer immunoglobulin-like receptors. Current Opinion in Immunology，16（5）：626-633.

Parham P，2005. MHC class Ⅰ molecules and KIRs in human history，health and survival. Nature Reviews. Immunology，5（3）：201-214.

Snyder M R，Weyand C M，Goronzy J J，2004. The double life of NK receptors：stimulation or co-stimulation? Trends in Immunology，25（1）：25-32.

Taniguchi M，Seino K，Nakayama T，2003. The NKT cell system：bridging innate and acquired immunity. Nature Immunology，4（12）：1164，1165.

Toubert A，Dulphy N，Tieng V，et al，2003. Natural killer lymphocyte activation in response to stress. Transfusion Clinique et Biologique：Journal de la Societe Francaise de Transfusion Sanguine，10（3）：109-112.

van der Vliet H J，Molling J W，von Blomberg B M，et al，2004. The immunoregulatory role of CD1d-restricted natural killer T cells in disease. Clinical Immunology（Orlando，Fla.），112（1）：8-23.

Wilson M T，Singh A K，Van Kaer L，2002. Immunotherapy with ligands of natural killer T cells. Trends in Molecular Medicine，8（5）：225-231.

Zhou J，Moller J，Danielsen C C，et al，2001. Dietary supplementation with methionine and homocysteine promotes early atherosclerosis but not plaque rupture in ApoE-deficient mice. Arteriosclerosis，Thrombosis，and Vascular Biology，21（9）：1470-1476.

第八章　树突状细胞与动脉粥样硬化

第一节　概　　述

树突状细胞（DC）最先于 1868 年在皮肤组织中被描述为朗格汉斯细胞（Langerhans cell，LC），1973 年 Steinman 和 Cohn 确定 DC 为抗原提呈细胞（APC）。2011 年 10 月 3 日，瑞典卡罗林斯卡医学院宣布，将 2011 年诺贝尔生理学或医学奖授予美国科学家 Beutler、法国科学家 Hoffmann 和加拿大科学家 Steinman，以表彰他们发现 DC 及其在人类免疫系统的作用。虽然在所有组织和病理条件下，DC 是少数细胞群，然而它却是机体功能最强的专职抗原提呈细胞，它能高效地摄取、加工处理和提呈抗原。未成熟 DC 具有较强的迁移能力，成熟 DC 能有效激活初始型 T 细胞，处于启动、调控并维持免疫应答的中心环节。20 世纪末美国率先开始在人体进行 DC 免疫治疗肿瘤的试验，其结果令人备受鼓舞。之后，DC 成为肿瘤生物治疗的明星，也成为全世界与癌症奋斗的科学家们研究的热点。进入 21 世纪，国内外科学家发现 DC 在治疗动脉粥样硬化（As）、哮喘等疾病中起到了很重要的作用。

人 DC 起源于造血干细胞（hemopoietic stem cell，HSC）。DC 的来源有两条途径：①髓样干细胞在 GM-CSF 的刺激下分化为 DC，称为髓样树突状细胞（myeloid dendritic cell，MDC），也称 DC1，与单核细胞和粒细胞有共同的前体细胞［包括朗格汉斯细胞、间皮（或真皮）DC 及单核细胞衍生的 DC 等］；②来源于淋巴样干细胞，称为淋巴样树突状细胞（lymphoid dendritic cell，LDC）或浆细胞样树突状细胞（plasmacytoid dendritic cell，pDC），即 DC2，与 T 细胞和 NK 细胞有共同的前体细胞。DC 尽管数量不足外周血单核细胞的 1%，但表面具有丰富的抗原提呈分子（MHCⅠ和 MHCⅡ）、共刺激因子（CD80/B7-1、CD86/B7-2、CD40、CD40L 等）和黏附因子（ICAM-1、ICAM-2、ICAM-3、LFA-1、LFA-3 等），是功能强大的专职抗原提呈细胞。DC 自身具有免疫刺激能力，是目前发现的唯一能激活未致敏的初始型 T 细胞的抗原提呈细胞。

DC 通常少量分布于与外界接触的皮肤（黏膜）部位，主要为皮肤（在皮肤上的，称为朗格汉斯细胞）和鼻腔、肺、胃与肠的内层。血液中也可发现它们的未成熟类型。它们被活化时，会移至淋巴组织中与 T 细胞和 B 细胞互相作用，以刺激与控制适当的免疫反应。

DC 在成长过程中会长出树枝状的突起，原文“dendrite”来自希腊文的“dentrites”（关于树的），因此被译为树突状的细胞。然而，这些与神经元无特殊的关联，虽然其也有相似的部位。未成熟的树突状细胞也称为隐匿性细胞，不具有树枝状的突起，它们具有大量的、细胞质的菌幕。

DC 作为抗原提呈细胞在炎症或免疫激活中起重要作用，可能影响 As 的发生与发展。DC 以树突状胞质突起为特征，按其分布部位及形态可分为朗格汉斯细胞、间质 DC、滤泡样DC和血管 DC等。

DC主要来源于骨髓中的CD34$^+$祖细胞；按顺序分为前体DC、未成熟DC及成熟DC三个分化阶段。目前已知从CD34$^+$前体细胞发育为不成熟DC有三条途径。第一条途径：诱导典型的朗格汉斯细胞生成，表达 E-钙粘连素并包含具有 Lag 抗原或 Langerin 的Birebeck 颗粒。这一途径受 G-CSF 和 TNF-α的调节。第二条是单核细胞相关途径。在GM-CSF 和 TNF-α作用下不生成朗格汉斯细胞，而是生成高表达 CD14 和 CD18 的间质DC。第三条是淋巴相关途径，DC 来自胸腺髓质和淋巴组织的 T 细胞区域。这一亚型的DC缺乏骨髓标志物CD11b，“骨髓”DC是T细胞活化所必需的，而“淋巴”DC则诱导 T细胞耐受。

前体DC内吞、降解异物抗原，并以抗原多肽-MHCⅠ（或 MHCⅡ）复合物形式呈现在DC表面，分化为未成熟DC，后者进入淋巴组织，并在细胞表面表达激活初始型T细胞所必需的共刺激分子（如CD40、CD80/B711、CD86/B712等）及细胞间黏附分子（ICAM），而其内吞、处理抗原能力减弱，标志DC分化成熟。DC将抗原多肽-MHC提呈至 T细胞表面与受体结合的同时，其细胞表面共刺激分子参与初始型 T细胞的增殖与活化，启动免疫应答，参与抗感染免疫、肿瘤免疫、免疫排斥及自身免疫等多种免疫反应。如果DC提呈抗原多肽-MHC未能提供有效共刺激信号，则T细胞不发生增殖反应甚至凋亡而产生免疫耐受。

第二节　树突状细胞与正常动脉及动脉粥样硬化前期

一、树突状细胞的分化及功能

DC作为人体内功能最强大的抗原提呈细胞，激活T细胞的能力是巨噬细胞或 B细胞等抗原提呈细胞的数百至数千倍，在适应性免疫应答中发挥关键作用，同时也是连接固有免疫应答和适应性免疫应答的桥梁。如前所述，DC 的分化可分为 3 个阶段：前体细胞、不成熟 DC 和成熟 DC。前体细胞在外周血中运行并到达靶组织分化为不成熟 DC，具有极强的抗原摄取、加工和处理能力，但其表达抗原提呈分子（MHCⅡ）和共刺激分子水平较低，因此不能提呈抗原和激发T细胞免疫应答；不成熟DC向淋巴组织如脾、淋巴结等部位迁移或受到外界物质刺激，可进一步分化为成熟DC，其细胞表面黏附因子（CD11a、CD50、CD54 和 CD58）、共刺激分子（CD40、CD80、CD86 和 CD83）和抗原提呈分子（MHCⅠ、MHCⅡ和CD1）的表达较不成熟DC明显增高，因此具有较强的抗原提呈和激发T细胞免疫应答的能力；初始T细胞可通过与DC和炎症因子（如DC分泌的IL-12p70）直接接触分化为Th1 细胞。此外，DC表面共刺激分子如CD80和CD86对T细胞免疫应答也具有重要作用，敲除共刺激分子则初始T细胞不能被激活。因此，成熟DC对T细胞免疫应答具有重要作用。

二、动脉管壁中的树突状细胞

正常动脉管壁中可发现少量DC，其在易形成As的组织中具有较高表达数量，如主动脉弓弯曲和分叉处。此区域较高的血流剪切应力可能是导致 DC 聚集的一个主要因素。

体内 DC 是一类多相性细胞，主要可分为 4 种类型：常规树突状细胞（cDC）、类浆细胞样树突状细胞（pDC）、单核细胞源性 DC 和朗格汉斯细胞，其中单核细胞源性 DC 是 As 损伤区域 DC 的主要来源。体外试验也显示单核细胞在 LPS、ox-LDL、晚期糖基化终产物（advanced glycosylated end product，AGE）等刺激下可分化为成熟 DC。与常规 DC 一样，单核细胞源性 DC 可表达 CD11c、MHCⅡ等共刺激分子和抗原提呈分子，促进炎症因子分泌并具备抗原提呈功能。

少量 DC 主要分布于正常动脉内皮下层。电镜显示正常动脉内膜含有具有特殊超微结构的不同亚型的 DC。血管树突状细胞（vascular dendritic cell，VDC）通过其突出在一些内膜区域内形成网状结构。Wick 等认为在正常血管内膜中，VDC 是血管相关淋巴组织（vascular-associated lymphoid tissue，VALT）的重要成分。VALT 类似于呼吸道和胃肠道的黏膜相关淋巴组织。VALT 包含 VDC、T 细胞和巨噬细胞，分布于动脉内膜内皮下层，对血管组织中有害的内源性或外源性抗原进行免疫监视。少部分血管 DC 分布于动脉外膜，通常在滋养毛细血管附近。临床与实验证据提示 As 是免疫炎症性疾病，自身免疫与 As 形成有关。动脉冷冻切片显示单核细胞浸润不仅仅存在于早期和晚期 As 病变中，在正常婴儿、儿童承受血液涡流压力较大而易形成 As 的部位同样发现有单核细胞浸润，主要是活化 T 细胞、DC、巨噬细胞、肥大细胞及极少数 B 细胞和 NK 细胞的聚集。与不易发生 As 的部位相比，承受血液涡流压力较大而易形成 As 的部位 DC 数目明显增多，并可以观察到 DC 聚集成簇。在 8 周至 10 岁小孩颈动脉内膜中，承受血液涡流压力较大而易形成 As 的部位发现有 DC 的聚集。Milloning 等在动物、8 周至 16 岁婴儿和儿童、17～34 岁的成年人，甚至在婴儿动脉的冷冻切片免疫组化研究中发现有动脉内膜 DC 存在，主要聚集于承受血液涡流压力较大而易形成 As 的部位。在其他病理条件下，DC 聚集成簇被认为是自身免疫过程的标志。根据 Wick 等提出的有关 As 自身免疫的假说，自身抗原激活 VALT 启动动脉壁的免疫反应并导致 As 病变。在主动脉和颈动脉的 As 倾向区域观察到的 DC 聚集成簇，提示在疾病形成的极早期免疫机制与 As 病变形成有关。Michael 等发现，促 As 因素如缺氧、ox-LDL、TNF-α，以及抑制内皮一氧化氮合成酶（eNOS）活性，树突状细胞黏附、迁移会显著增加，提示树突状细胞参与 As 形成前期。

三、树突状细胞具备参与动脉粥样硬化免疫反应的条件

（一）血管树突状细胞存在处理和提呈抗原的结构

研究发现，斑块 DC 有内化抗原的特殊结构，即管泡系统。这些管泡状结构形成连续的网，细胞外分子可通过这些网进入溶酶体，这与巨噬细胞处理抗原的机制相同。斑块 DC 的胞质中还有 Birbeck 颗粒样结构，Lag 抗体染色阳性，提示血管 DC 与朗格汉斯细胞提呈抗原的机制相似。

（二）血管树突状细胞与免疫细胞存在接触联系

As 斑块中 DC 数量增多，且与 T 细胞直接接触。双重免疫染色显示，血管 DC 与 T 细胞的共存主要分布于两个区域：①斑块中含有炎性渗出物的新生血管形成区；②斑块下的中膜及滋养血管周围的外膜，尤其是有急性炎症征象处。共存区树突状细胞表达丰富的人

类白细胞抗原 DR 分子（HLA-DR）、细胞间黏附分子-1（ICAM-1）和血管细胞黏附分子-1（VCAM-1），在某些区域还相互连接构成细胞网。与 T 细胞接触的 DC 的管泡系统肥大呈池槽状，提示这些 DC 可能处于激活状态，而不与 DC 接触的 T 细胞中的大部分则发生了不同程度的结构破坏。上述发现提示，VDC 不仅参与了局部 T 细胞的激活，而且还有一部分可能穿过中膜和外膜，迁移到邻近淋巴结，以提呈 As 相关抗原。此外，VDC 与巨噬细胞也有接触联系，这有时是处理 As 免疫信息所必需的。斑块中的 DC 与 B 细胞也有直接接触。研究发现，As 所致的腹主动脉瘤外膜有多量炎性渗出物，在某些渗出物中，B 细胞是主要的细胞群体，占细胞总数的 60%～80%，而 DC 则与这些 B 细胞有直接的接触，提示 DC 也可能通过与 B 细胞的相互作用而参与 As 的免疫反应。

（三）血管树突状细胞所表达的表面分子

血管 DC 除表达 ICAM-1 和 VCAM-1 外，还表达共刺激分子 CD40。Ozmen 等观察了从手术中获得的粥样硬化的颈动脉及狭窄的主动脉-冠状动脉旁路移植隐静脉，发现 11 个标本中均存在 $CD40^+$细胞，并且其中一小部分细胞 S-100 染色阳性。这些 $CD40^+$及 $S\text{-}100^+$细胞主要存在于内膜，提示 VDC 可能通过 CD40 来调节性 T 细胞的活性，从而在激活 As 免疫反应方面起着重要作用。近来研究发现，As 时存在 HSP 的高表达，而发生于 As 时的细胞和体液免疫反应均可针对 HSP 这一自身抗原。Bobryshev 和 Lord 应用 HSP70 抗体等进行双重免疫染色发现，在晚期的 As 斑块内，有多种细胞过度表达 HSP70，而在早期的斑块内则只有 DC 存在 HSP70 的高表达，并且这些 DC 常常与 T 细胞密切接触，同时表达 HLA-DR 和 CD1d，而后者则是专门负责提呈脂质抗原的分子。这些发现提示 VDC 在 As 发生的早期阶段起着重要作用，有激活 T 细胞和提呈脂质抗原的作用。

（四）树突状细胞与氧化低密度脂蛋白

氧化低密度脂蛋白（ox-LDL）是目前公认的致 As 因素。大量研究证实，ox-LDL 作为自身抗原，可刺激机体产生抗 ox-LDL 抗体。Perrin-Cocon 等经体外试验观察到，提高 ox-LDL 的水平可加速单核细胞向成熟 DC 的分化。Alderman 等将体外培养获得的 DC 分别暴露于不同浓度、不同氧化程度的 ox-LDL，观察 DC 的聚集、表型、生存能力及其激活 T 细胞的能力。结果证实，ox-LDL 可促进 DC 表型的成熟，增强其激活 T 细胞的功能，并且这些作用随 ox-LDL 浓度和氧化程度的增高而增强；但高度氧化 ox-LDL 的浓度增高到一定程度反而会导致 DC 的凋亡，从而降低其抗原提呈作用。结果提示 DC 在介导 ox-LDL 所致的细胞免疫反应方面起了重要作用。

（五）影响树突状细胞黏附和迁移的因素

DC 在 As 发生发展过程中的一个重要功能是抗原提呈。DC 要发挥其抗原提呈作用，就需要黏附于血管内皮并游走。Weis 等通过体外培养发现 DC 的黏附和迁移随着内皮的功能改变而改变：损伤内皮功能的因素可增强其黏附和迁移能力；反之，提高内皮一氧化氮合酶（endothelial nitric oxide synthase，eNOS）活性的因素则可抑制 DC 与内皮细胞的相互作用。所有影响血管内皮的因素如 ox-LDL、缺氧、尼古丁和 HSP 等可导致内皮功能失调，从而影响 DC 的黏附和成熟。体外试验表明当 DC 暴露于缺氧、ox-LDL 和 TNF-α的条件下，其黏附和迁移明显增加。抑制内皮细胞一氧化氮合酶能够增加 DC 的黏附和迁移，然而增加内皮细胞一氧化氮合酶的活性能够阻止 DC 的黏附。内皮细胞的活化能增加黏附分子如 CD11、CD18、P-选择素、E-选择素、VACM1 和 ICAM1 的表达。E-选择素和 P-选择素可介导内皮细胞上 DC 的移动过程。在趋化性细胞因子 CC、淋巴细胞功能相关抗原 1（lymphocyte function-associated antigen1，LFA1）、CD11b 和 ICAM-2 作用下，DC 和内皮细胞的黏附能力增强，使内皮细胞和 DC 发生最初的接触。由于损伤内皮功能的因素恰恰是促进 As 发生的因素，因此，内皮损伤因子有可能通过增强树突状细胞的黏附和迁移而促进 As 的发生。

（六）树突状细胞参与动脉粥样硬化免疫反应的学说

越来越多的证据表明，As 的发生有炎症和免疫机制参与。Wick 等在总结他人和自己研究成果的基础上，提出了 As 发生的免疫假说，其核心内容如下：①在正常动脉内膜的内皮下，散在分布着一些由免疫活性细胞（immunocompetent cell，ICC）和 DC 构成的细胞群，构成血管相关性淋巴样组织（VALT）；②VALT 的功能与黏膜相关性淋巴样组织（mucosa-associated lymphoid tissue，MALT）类似，主要是监测其所在的微环境以发现潜在的有害抗原；③自身抗原作用于 VALT，使之失衡而启动导致 As 发生的免疫反应；④DC 处于这一免疫反应的中心环节。随后，Millonig 等又对这一学说做了补充：导致免疫反应的抗原既有内源性的也有外源性的；构成 VALT 的单核细胞主要分布于承受较大血流压力处；一些细胞外基质蛋白，如Ⅰ型胶原、Ⅲ型胶原、黏连蛋白等，也主要分布于 VALT 区域，它们与 VALT 细胞成分，以及存在于内皮细胞上的黏附分子的相互作用也参与了 As 的发生。

第三节　动脉粥样硬化病变中的树突状细胞

DC 在粥样硬化动脉中的数量明显增加。位于血管内膜的 DC 在 As 形成的早期被激活。在参与新生血管形成的滋养血管的共同作用下。血管外膜的 DC 侵入 As 斑块，故而晚期 As 斑块中含有更丰富的 DC。循环 DC 可以通过发炎的新生血管侵入 As 斑块。As 极早期的单核细胞浸润导致 DC 数目增加。从血液迁移至内膜的单核细胞所处微环境如细胞因子的成分和组合不同，可以分化成巨噬细胞或者 DC。DC 的黏附和迁移受内皮功能调节。体外试验显示，当内皮细胞处于低氧、ox-LDL 和 TNF-α 条件下，DC 的黏附和迁移显著增加。抑制 eNOS 的活性可增加 DC 的黏附和迁移，而增加 eNOS 活性可防止 DC 黏附。这些发现提示，加速 As 形成的刺激因素可促进 DC 的黏附和迁移。

研究表明，与其他周围组织一样，动脉壁 DC 参与抗原的捕获和处理加工。血管相关 DC 的迁移途径可能与皮肤中的朗格汉斯细胞或其他外周组织 DC 类似。动脉壁中的 VDC 内吞抗原后，很可能作为褶皱细胞通过输入淋巴管到局部淋巴结，进而激活 T 细胞。一项活体研究显示 As 斑块病变退化时有单核细胞源性细胞输出，而在进展期斑块则很少观察到有单核细胞源性细胞输出，提示 As 斑块的进展不仅仅由于动脉壁对单核细胞的募集，还由于这些细胞从病变部位输出的减少。这与人动脉组织的组织病理学研究结果一致，只有部分 DC 迁移至淋巴结，其他 DC 则直接激活内膜中的 T 细胞。人 As 病变中 DC 最常分布于富含 T 细胞区域，尤其是在炎症浸润区域 DC 与 T 细胞聚集成簇状。DC 与 T 细胞聚集成簇，ICAM-1 和血管细胞黏附分子- 1 （VCAM-1）分别与白细胞功能相关抗原-1（leukocyte function associated antigen-1，LFA-1）和极晚期激动抗原-4（very late excited antigen-4，VLEA-4）相互作用是 T 细胞活化所必需的。在 DC 与 T 细胞相互作用中，DC 表达 CD40 和高水平的人类白细胞 DR 抗原（human leukocyte antigen-DR，HLA-DR）。血管 DC 还表达 DC-SIGN，有的 DC 表达 DC 活化的一个标志物 CD83。在 As 病变中，DC 不仅表达高水平的 MHCⅡ类分子，并且在细胞表面表达 CD1 分子，CD1 是类似于Ⅰ类和Ⅱ类 MHC 分子的抗原提呈分子。只在 DC 中表达的 CD1 负责脂质抗原的提呈。As 环境对 DC 的影响还不明确，但是在 As 病变中，DC 被激活且富含 HSP70。体外研究显示，与正常对照组相比，冠心病患者的单核细胞源性 DC 的共刺激分子 CD40、CD80 和 CD86 水平显著增加，这一改变与吸烟、家族性冠心病病史及 CRP 水平相关，与 HDL 水平呈负相关。

As 表现为局部和全身免疫激活。研究发现，与 As 相关的血脂紊乱能够改变 DC 功能。在不同的病理生理条件下，炎症细胞因子和趋化因子导致 DC 的激活和迁移，但是 As 中细胞因子和趋化因子对 DC 的独特作用还不清楚。研究发现，DC 在动脉内膜的聚集与 As 的生成有关，趋化因子受体 CX_3CR1 缺陷能够减少 DC 在动脉内膜聚集并显著减少 As 的发生。尼古丁能够加速 As 的发展，并且激活 DC，增加 DC 刺激 T 细胞增生和分泌细胞因子的能力。As 病变中修饰脂蛋白的聚积很可能激活 DC，如体外研究显示，ox-LDL 能够促进单核细胞转化为成熟 DC 并促进 DC 聚集成簇。此外，还发现 VDC 表达补体 C1q，而 C1q 被认为与淋巴组织中免疫复合物的捕获有关，可能参与 As 的免疫反应。在 VDC 中发现有肺炎衣原体存在后，认为 DC 聚集在 As 病变中，可能与调节 As 的先天免疫有关。Spanbroek 等研究发现，As 病变中的 DC 分泌 5-脂质氧化酶，通过花生四烯酸代谢生成具有强促炎症作用的白三烯，后者以自分泌或旁分泌的形式参与 DC 启动的免疫反应。

第四节　树突状细胞在动脉粥样硬化中的作用

正常管壁中仅有少量 DC 表达，但在 As 损伤中 DC 大量聚集并诱导为成熟 DC。与初始 As 损伤相比，As 进展期斑块组织约有 70%的 DC 呈现出成熟表型（$CD83^+$、DC^-LAMP^+），可激发机体免疫应答并维持斑块组织的持续炎症状态。As 中 $CD11c^+DC$ 的数量在内膜和外膜中均明显增加，易损斑块肩部尤为显著，提示 DC 在 As 病理进展中发挥关键作用。DC 主要通过巨噬细胞活化和 Th1 免疫应答促进早期 As 进展及炎症反应。进展期 As 斑块中 DC 的聚集加剧了斑块的不稳定和内皮损伤程度。人体研究亦显示具有急性缺血症状的冠心病患者斑块组织中 DC 显著增加，但患者血液中 DC 或 DC 前体细胞数量明显下降，这也许可解释斑块组织中 DC 的聚集。不稳定型心绞痛患者 As 斑块组织中以成熟 DC 为主，并观察到 DC 和 T 细胞聚集成簇，提示 DC 在斑块局部或可激发 T 细胞免疫应答，促进炎症因子分泌。因此，深入研究 As 中 DC 的功能或可为 As 的治疗提供新的靶点。DC 在 As 病变中的主要作用叙述如下。

一、树突状细胞参与脂质摄取和泡沫细胞的形成

动脉管壁的脂质沉积在 As 病理进程中起关键作用，不仅可诱导免疫细胞向斑块局部

组织聚集，并且具有吞噬功能的细胞可吞噬氧化修饰的 ox-LDL 形成泡沫细胞，诱导机体的持续炎症状态。传统观点认为泡沫细胞主要由巨噬细胞吞噬脂质形成，但近期研究显示，DC 同样可促进泡沫细胞的形成，加剧 As 相关疾病的病理进展，同时 ox-LDL 还可促进巨噬细胞向 DC 分化。虽然 DC 在这种复杂斑块环境中的具体作用仍不明确，但现有研究均表明 DC 来源的泡沫细胞，或在 As 初始病理阶段发挥关键作用。

二、动脉粥样硬化组织中树突状细胞的抗原提呈功能

DC 为专职抗原提呈细胞，其成熟表型在不需任何外来刺激分子的条件下即可启动机体免疫应答反应。体内试验表明进展期 As 斑块组织中聚集了大量成熟 DC，其可摄取特异性抗原，在局部 As 斑块组织中被激活并参与抗原提呈从而促进 Th1 细胞介导的免疫应答反应。As 斑块组织中 DC 可诱导 T 细胞活化和增殖，促进炎症和免疫应答反应，加剧斑块的不稳定性。ox-LDL 作为参与 As 病理进展的重要物质可诱导 DC 成熟，使其表面共刺激因子的表达、T 细胞的增殖能力均明显增强。此外，调节性 T 细胞（Treg）在 As 病理进程中具有保护性作用，而共刺激分子 CD80/CD86 敲除可出现严重的 Treg 缺陷，为成熟 DC 诱导斑块局部免疫炎症反应并促进 As 的病理进展提供了另一重要证据。

三、动脉粥样硬化组织中的树突状细胞相关细胞因子

成熟 DC 除表达共刺激因子、具备抗原提呈功能外，还可促进炎性细胞因子和趋化因子的分泌。外界刺激物通过 TLR 激活 DC，诱导产生多种促炎性细胞因子，包括 TNF-α、IL-6 和 IL-12。整体动物实验显示，*apoE*$^{-/-}$小鼠进行 IL-12 p40 $^{-/-}$ 则 As 损伤面积更小，反之，注射 IL-12 则可加剧 As 损伤。IL-12 还可通过诱导 Th1 细胞的极化和 T 细胞聚集影响 As 的损伤。As 斑块组织中 DC 分泌的一系列趋化因子可影响免疫细胞向损伤组织的聚集，其中 CCL17 和 CCL12 可通过 CCR4 受体来诱导 T 细胞聚集，并激发 DC 与 T 细胞的相互作用，增强斑块局部免疫炎症反应。因此，抑制 DC 的免疫成熟可减少细胞因子、趋化因子的分泌，从而有效阻断后续 T 淋巴细胞免疫应答。

四、树突状细胞诱导的免疫耐受

DC 可介导双向免疫调节，成熟 DC 可提呈抗原、激活 T 细胞，并诱导免疫应答。不成熟 DC 可通过沉默 T 细胞来介导免疫耐受，负向调节免疫应答，发挥血管保护作用。在 As 斑块组织中存在多种炎性细胞因子、ox-LDL 等物质，可诱导不成熟 DC 向成熟 DC 分化，以激活局部组织免疫应答，促进 As 病理进程。因此，诱导 As 特异性抗原的免疫耐受（即抑制 DC 免疫成熟）是抗 As 治疗的一个潜在治疗靶点。

五、树突状细胞的胞葬作用

吞噬细胞识别和清除凋亡细胞的过程称为胞葬作用。存在于 As 早期损伤部位的不成熟 DC 具有胞葬作用，通过摄取抗原或脂质分化为成熟 DC 以活化抗原特异性 T 细胞，激活机体免疫应答。As 组织中不成熟 DC 的胞葬作用影响了斑块进展，并抑制局部炎症反应及 DC 成熟。不成熟 DC 介导的胞葬作用吞噬凋亡细胞可阻断细胞坏死及其作为主要促炎信号所诱导的一系列炎症反应，延缓 As 的病理进展及脂质核心形成。不成熟 DC 还

可吞噬坏死泡沫细胞，促使氧化脂质迁移并抑制炎症反应，但成熟 DC 则失去了胞葬功能，不能阻断斑块局部的炎症反应。因此，As 损伤局部成熟 DC 的积聚导致的胞葬作用缺陷是加速局部炎症反应并出现局灶性坏死的一个潜在危险因素。

六、树突状细胞与巨噬细胞

有趣的是，大量的组织巨噬细胞在炎症的早期阶段迅速减少，巨噬细胞表达 MHCⅡ和共刺激分子，在细胞培养实验中发现，其可提呈抗原给 T 细胞，尽管不如 DC 有效。然而，病变组织中巨噬细胞数量超过了 DC 的几个数量级，组织中的巨噬细胞抗原表达可能是重要的。

体外研究证实，巨噬细胞可分为功能不同的亚型。在生理及病理条件下，体内观察到其功能极化。我们可以把巨噬细胞按照 M1 型或 M2 型转换激活（尽管有其亚型的描述）。事实上，M1 型和 M2 型可以被视为巨噬细胞谱的两端。M1 型巨噬细胞表达高水平的炎性细胞因子，增加活性氮和氧中间体的产生，并促进 Th1 反应。M2 型巨噬细胞参与组织重构、伤口愈合和免疫调节，是高度吞噬；可表达高水平的吞噬分子及甘露糖和半乳糖受体；通过精氨酸酶途径产生鸟氨酸和多胺。在 As 病变中有 M1 型和 M2 型巨噬细胞两种表型。目前对 As 的不同阶段的巨噬细胞表型了解甚少，其很可能受细胞系应答及对局部微环境反应性的影响。

巨噬细胞和 DC 具有不同的起源和各自特定的功能，重要的是这些髓细胞的生物学功能有交叉重叠，其在这些复杂疾病中的作用并不完全清楚。根据证据确凿的事实，分化细胞的表型可以为环境因素所调节（如 T 细胞亚型和上皮/内皮–间充质转分化的可塑性）。在复杂疾病的发病机制中，如在 As 中，巨噬细胞和 DC 甚至可能有相似的表型调节。

第五节　树突状细胞与斑块的不稳定

As 斑块中 DC 数目显著增加，90%以上的 DC 聚集在斑块易破裂部位。Yilmaz 等发现易损颈动脉斑块易破裂部位 70%的 DC 表达 DC 活化标志物如 CD83 和 DC-LAMP。在斑块易破裂部位发现有成簇的 T 细胞和活化的 DC。在这些区域，DC 不仅和普通 T 细胞相互作用，还与 NK 细胞结合，加重 As。目前推测斑块易破裂部位 DC 和 T 细胞聚集成簇与斑块的不稳定有关。与无急性缺血症状的患者相比，有急性缺血症状患者的 As 斑块中的 DC 细胞数目显著增加。

Kawahara 等对 27 个经颈动脉内膜剥脱术获得的 As 斑块样本进行免疫组化分析显示，斑块易破裂区域 DC 信号强度最高，复杂斑块中的平均 DC 信号强度较不复杂斑块要高，有症状患者斑块的 DC 信号强度比无症状患者要高。Ranjit 等报道，不稳定型心绞痛患者的 DC 有功能改变，与健康对照组相比，不稳定型心绞痛患者 DC 共刺激分子 CD86 水平上调。Erbel 等发现，冠状动脉不稳定性斑块中 T 细胞数目及其分泌的细胞因子 INF-α和 TNF-α 水平增加，DC 活化标志物 CD83 水平增加，DC 分泌的 T 细胞趋化因子 CCL19 和 CCL21 水平增加，且 $CD83^{+}$DC 主要聚集在动脉斑块易破裂区域。这些研究说明 DC 在动脉粥样斑块不稳定中的作用机制可能是：活化 DC 在斑块易破裂区域聚集，分泌 T 细胞趋化因子，使 T 细胞进入斑块，并活化 T 细胞诱导其分泌各种细胞因子，导致斑块炎性浸润的进一步加重，最终引起斑块不稳定甚至破裂。

第六节 树突状细胞与高血压

高血压是最常见的慢性疾病之一，是促进 As 和导致心血管疾病相关死亡的主要风险因素。大量研究表明，免疫机制，尤其是炎症反应，参与高血压的发病。血管紧张素Ⅱ诱导的高血压的血管周围间质中发现有巨噬细胞和淋巴细胞浸润。动脉血管外膜 T 细胞增加并分泌细胞因子，如 TNF-α、IL-7 及 NADPH 氧化酶，然后导致高血压。这提示，免疫抑制可减少高血压导致的终末器官损伤，免疫缺陷可减少高血压发生。进一步研究发现，关于高血压中的 T 细胞变化，另一个必须体现的是 T 细胞激活细胞，尤其是 DC。研究表明，高血压激活 DC，也进一步证实 DC 可通过噬菌细胞氧化酶引起脂质氧化而产生活性氧（ROS），导致高活性的γ-酮醛氧化修饰的蛋白质蓄积。酮醛修饰的蛋白像损伤相关分子模式（damage-associated molecular pattern，DAMP）那样发挥作用而激活 DC，开始表达 IL-6、IL-1β 和 IL-23，以及共刺激分子 CD80 和 CD86。酮醛触发的 DC 诱导 T 细胞增殖，尤其是 $CD8^+$、IFN-γ和 IL-17A，后者有升高血压的作用。因此，高血压的关键机制之一可能与自身免疫组件有关。高血压患者的酮醛蛋白质在 MDC 中的示踪研究证据支持这一观点。

第七节 树突状细胞与心力衰竭

炎症和免疫反应过程会导致心力衰竭，如心肌炎和心肌病等。心肌炎是一种炎症性心脏病，可以由传染性病毒（如柯萨奇病毒、细小病毒等）或寄生虫（如克氏锥虫）等所导致。这些病原体感染心肌细胞，导致直接组织损伤，并引起针对致病抗原的免疫反应，导致进一步的组织损伤。此外，分子拟态是指某些病原体模拟特定心肌自体抗原的特殊结构，可作为诱导心肌炎的自体免疫性组件，而 T 细胞对病原体的免疫反应包括可能攻击心肌的自反应 T 细胞的增殖。例如，在用同源衣原体肽免疫小鼠后，来自衣原体菌株的结构蛋白可模拟肌凝蛋白并诱发免疫小鼠心肌炎。

心肌炎患者的心脏解剖样本的组织学研究证实，在心肌炎急性期，HLA-DR-阳性的心脏 DC 增殖，呈典型的 DC 形态，并与心脏细胞密切接触，表明心脏 DC 对心肌细胞产生破坏性的影响。伴随着树突状形成的单核细胞，坏死性病变周围 HLA-DR-阳性细胞浸润，也证实了心脏 DC 在心肌炎病变中的重要性。同样，在慢性炎症患者的活动性病变中，也检测到了多形核巨细胞、心脏 DC 和 T 细胞。心肌梗死导致心肌组织进行性重构和心肌收缩功能损害，最终导致心力衰竭的进展。免疫和炎症过程在心肌梗死后的心脏重构中发挥着重要作用，而 DC 在免疫调节中发挥着核心作用。

然而，DC 在心力衰竭病理生理中的作用是有争议的，需要进一步研究以阐明 DC 和心力衰竭疾病进展之间的关系。

第八节 树突状细胞与心脏移植

DC 的核心作用是调节炎症和免疫耐受，已经证明 DC 在心肌梗死、心肌炎、扩张型心肌病、心力衰竭病变中的作用，除了这些疾病，DC 也是同种异体移植物免疫排斥反应控制过程中的一个关键因素。也就是说，广泛存在于人体内的 DC 是免疫排斥反应的主要中介细胞，起到使受体致敏而产生免疫应答的作用。而树突状细胞单克隆抗体（dendritic cell monoclonal antibody，DC McAb）则可特异性抑制 DC 的抗原提呈功能，进而抑制 DC 介导的移植排斥反应。心脏移植后急性排斥反应是淋巴细胞抗移植物抗原的免疫反应，早期主要激活 T 细胞发挥作用，后期抗体形成细胞参与其中。

在免疫反应过程中，抗原提呈细胞起着重要的中介作用。DC 是目前所知体内功能最强的专职抗原提呈细胞，可摄取、处理和提呈异体抗原，并有效激活 T 细胞产生抗原特异性免疫应答。DC 还可直接或间接活化 B 细胞并自身分泌 IL-1 及 IL-2 增强因子而发挥其在免疫反应中的作用。DC 在机体抗感染和抗肿瘤过程中发挥着极其重要的作用，但在器官移植中可导致移植物排斥反应。DC 导致宿主抗移植物反应的途径，一是由移植物中 DC 的同种异体 MHC 抗原激活受体的免疫活性细胞，这条途径可以用去除或灭活移植物中 DC 的方法来克服，以延长移植物存活时间；二是受体的 DC 进入移植物后提呈移植物抗原激活受体免疫活性细胞，杀伤移植物，这只能用 DC McAb 来处理受体，才能达到防止排斥反应的效果。

DC McAb 是一种利用杂交瘤技术获得的小鼠源性 IgG，可特异性地作用于 DC，阻断其对移植物抗原的提呈作用，削弱了 DC 对免疫活性细胞的活化功能，进而抑制其对移植物的损伤，延长移植物存活时间。曾有体外试验应用抗 DC 抗体 33D1 处理小鼠胰岛，灭活其中的 DC，行同种异体移植后移植物存活时间明显延长。研究表明，在心脏移植后受体短期应用 DC McAb 腹腔注射，移植心脏存活时间明显长于生理盐水（NS）对照组。非移植大鼠体内应用 DC McAb 后，脾淋巴细胞增殖、IL-2 生成活性及抗体形成细胞功能均明显降低，说明 DC McAb 对 DC 介导的细胞免疫和体液免疫均有抑制作用。

最近研究证实，移植物可引起移植接受者 DC 浸润，在移植器官的排斥反应过程中起核心作用，伴随心脏或肾脏移植供体 DC 迅速被接受者 DC 所取代，这些 DC 源自非经典的单核细胞，与移植物中的效应 T 细胞有同源的相互作用。剔除接受者 DC 可抑制移植物浸润 T 细胞的存活与增殖，终止持续的排异反应或由移植物效应 T 细胞所介导的排异反应。因此，宿主 DC 浸润移植器官，维持 T 细胞活化后的同种异体免疫排斥反应。也许针对这些细胞，可以提供一个预防或治疗排斥反应的策略。

第九节　树突状细胞与动脉粥样硬化的治疗

既然血管 DC 在 As 的发生、发展中具有如此重要的作用，那么临床就可以通过干预 DC 来治疗 As。研究表明，在缺乏共刺激分子的情况下，DC 提呈 MHC-抗原肽并不引起 T 细胞的激活，而是导致 T 细胞的耐受。因此，我们可以应用 As 抗原在体外负载 DC，同时抑制或阻断共刺激分子的表达，然后将这些树突状细胞回输到体内，使机体对该抗原产生特异性免疫耐受而抑制 As 的发生。问题是，导致 As 发生的特异性抗原尚不清楚，但我们还可以直接应用斑块内容物来负载 DC，可能会产生意想不到的效果。DC 有髓系和淋巴系两种细胞系，前者是激活 T 细胞所必需的，而后者则可导致 T 细胞耐受。所以，抑制髓系 DC，或者激活淋巴系 DC 以调节 As 中的免疫反应，也可能成为 As 治疗的方法之一。

他汀类药物能抑制人类骨髓来源的 DC 的成熟和抗原提呈功能，因此对 As 有治疗作用。研究证明，阿伐他汀在不稳定型心绞痛患者中的抗炎效果是其对 DC 抑制的结果。Bachetoni 等报道，地尔硫䓬能减少 DC 依赖的 T 细胞激活，促进 DC 降低脂多糖与配基 CD40 的应答性，并能降低 DC 刺激同种异体 T 细胞反应，从而在阻止 As 形成过程中起重要作用。免疫反应是 As 形成的重要机制，通过调节 As 发生发展过程中 DC 参与的相关免疫反应成为防治 As 的一个新策略。

药物对 DC 免疫成熟的影响及其抗 As 的作用：DC 作为抗 As 治疗的一个潜在靶点，引起了诸多研究者的关注。他汀类、过氧化物酶体增殖物激活受体γ（peroxisome proliferator-activated receptor gamma，PPARγ or PPARG）受体激动剂等具有抗 As 作用的药物均可抑制 DC 的免疫成熟，但是长时间使用可导致转氨酶升高、新发糖尿病、骨质疏松等不良反应，因此，诸多研究者着眼于天然药物，探索天然药物的药理学机制，以期寻找更为安全的抗 As 药物。多种具有抗炎、抗氧化作用的中药及单体的研究均显示可通过激活 PPARγ受体抑制 DC 的免疫成熟，为 As 相关疾病的临床治疗提供了可使用的备选药物。

研究发现，他汀类药物除通过调脂作用外，还可以通过非调脂机制延缓 As 的病理进展，这可能部分归因于其对 As 斑块局部免疫炎症的调节作用。他汀类药物治疗后 As 斑块中的 DC 数目明显下降。研究发现，阿托伐他汀通过激活 Akt/NOS 途径或抑制二牻牛儿基转移酶，从而降低 DC 的黏附和迁移功能，这一作用可被胆固醇部分逆转。噻唑烷二酮类（thiazolidinedione，TZD）作为 PPARγ激动药，在临床上用于改善糖代谢异常患者体内胰岛素抵抗状态。TZD 可抑制血管平滑肌过度增殖、改善血管内细胞功能、减少单核/巨噬细胞产生细胞因子及表达吞噬脂质的清道夫受体-A（SR-A）、促进胆固醇由血管壁向肝脏的逆向转运。

已发现在 DC 分化成熟过程中伴有 PPARγ 的胞内表达，后者激活后可影响 DC 表面 CD1α及其共刺激分子的表达，从而减弱 DC 对 T 淋巴细胞增殖的激活作用，而 TZD 则可抑制 ox-LDL 诱导的 DC 分化成熟及免疫功能，来减轻 As 局部的免疫炎症反应，延缓 As 的病理进程。体外研究发现，目前药物涂层支架常用西罗莫司抑制 DC 分化成熟及抗原提呈功能，提示其除可抑制 As 支架置入术后再狭窄处血管壁的血管平滑肌细胞过度增殖外，还可能通过减轻支架置入局部的免疫炎症反应，预防支架置入术后再狭窄。此外，阿司匹林在体外可抑制小鼠骨髓源性 DC 的分化成熟及免疫功能，提示其在 As 治疗中的免疫炎症抑制作用。Bachetoni 等报道，地尔硫䓬通过降低 IL-12 水平和降低 DC 活化 T 细胞的能力，使 DC 对脂多糖和 CD40 配体的反应性降低而保护内皮功能。骨髓来源的 DC 是 T 细胞活化所必需的，而淋巴来源的 DC 诱导 T 细胞免疫耐受。抑制骨髓来源的 DC 亚群，激活淋巴来源的 DC 亚群，可能是调节 As 免疫反应的新的治疗途径。此外，由于 DC 提呈抗原多肽-MHC 至 T 细胞的同时，必须通过共刺激分子信号才能有效激活 T 细胞。我们可采用与 DC 在肿瘤免疫治疗中类似的方法，将动脉硬化斑块加入体外培养的 DC 中，使其表面表达抗原多肽-MHC，而同时设法阻断 T 细胞共刺激分子的表达或其活性，然后将体外培养的这种既表达抗原多肽-MHC，又无有效共刺激分子信号的 DC 回输入 As 患者血循环中，就有可能在 As 斑块局部抑制免疫炎症反应。

第十节 小 结

As 是一种免疫炎症性疾病。内皮功能不全和损伤是触发 As 形成的基础。病毒和细菌抗原、ox-LDL、HSP、低氧和 eNOS 活性的改变等因素可促进 DC 的黏附和迁移，加速 As 的形成。DC 作为免疫反应的关键成员，在慢性免疫炎症反应中起重要作用。DC 可诱导 T 细胞活化和促进 T 细胞分泌细胞因子，导致冠状动脉斑块不稳定和容易受损，最终破裂。他汀类药物和 TZD 等药物可通过抑制 DC 与内皮细胞的相互作用保护内皮功能，应用于减少心血管疾病的发生。DC 在 As 中的作用机制有待进一步明确，将来有可能应用于 As 的免疫治疗。

（谭玉林）

参考文献

胡炎伟，唐朝克，Jim Xiang，2007. 树突状细胞在动脉粥样硬化发生发展中的作用. 中国动脉硬化杂志，15（6）：476-478.

李雪峰，杨骄霞，冯浩，2008. 树突状细胞与动脉粥样硬化. 牡丹江医学院学报，29（2）：70-73.

李跃华，宋惠民，庞昕焱，等，2006. 树突状细胞单克隆抗体对大鼠心脏移植排斥反应的免疫抑制作用. 山东大学学报（医学版），44（9）：875-881.

Averill M M，Barnhart S，Becker L，et al，2011. S100A9 differentially modifies phenotypic states of neutrophils，macrophages，and dendritic cells：implications for atherosclerosis and adipose tissue inflammation. Circulation，123（11）：1216-1226.

Bacci S，Pieri L，Buccoliero A M，et al，2008. Smooth muscle cells，dendritic cells and mast cells are sources of TNFalpha and nitric oxide in human carotid artery atherosclerosis. Thromb Res，122（5）：657-667.

Biessen E A，Christ A，2014. Plasmacytoid dendritic cells in atherosclerosis：knocking at T-cell's door. Circulation，130（16）：1340-1342.

Bobryshev Y V，2000. Dendritic cells and their involvement in atherosclerosis. Curr Opin Lipidol，11（5）：511-517.

Bobryshev Y V，2001. Can dendritic cells be exploited for therapeutic intervention in atherosclerosis?. Atherosclerosis，154（2）：511，512.

Bobryshev Y V，2010. Vitamin D3 suppresses immune reactions in atherosclerosis，affecting regulatory T cells and dendritic cell function. Arterioscler Thromb Vasc Biol，30（12）：2317-2319.

Bobryshev Y V，2005. Dendritic cells in atherosclerosis：current status of the problem and clinical relevance. Eur Heart J，26（17）：1700-1704.

Doring Y，Manthey H D，Drechsler M，et al，2012. Auto-antigenic protein-DNA complexes stimulate plasmacytoid dendritic cells to promote atherosclerosis. Circulation，125（13）：1673-1683.

Frodermann V，van Puijvelde G H，Wierts L，et al，2015. Oxidized low-density lipoprotein-induced apoptotic dendritic cells as a novel therapy for atherosclerosis. J Immunol，194（5）：2208-2218.

第九章 血管内皮细胞与动脉粥样硬化

第一节 概 述

高等生物依赖于一个完整的心血管循环系统，并由血管提供重要的营养和氧气，所以心血管系统疾病也跻身最威胁生命的疾病行列并不足为奇。心血管疾病中，一个很重要的病理变化就是血管内皮功能的异常。血管内皮细胞（VEC）为衬贴于血管内腔面的单层扁平细胞，其表面积可达 1000m^2 以上。在正常状态下，血管内皮细胞支撑着心血管系统组织和器官的正常生理功能，同时血管内皮细胞作为血液和间质组织间的一层半透明的屏障，为血液与组织液间水和小分子物质的交换提供了渠道。血管内皮细胞作为分泌细胞，会释放许多关键性的血管活性物质和调节因子，包括一氧化氮（NO）、前列环素（PGI_2）、内皮素（ET）、血管紧张素Ⅱ、血小板激活因子（PAF）、血管内皮生长因子（VEGF）、血小板源性生长因子（PDGF）、细胞间黏附因子（ICAM）、血管内皮黏附因子（VCAM）等。而在病理状态下，大血管内皮功能障碍对心血管疾病包括动脉粥样硬化（As）的形成和发展都起到了至关重要的作用。同时，在血管新生的过程中，血管内皮细胞从静息状态迅速转变进入活跃的增殖和迁移状态，以应对血管损伤。

As 是指动脉内膜脂质聚集、巨噬细胞浸润、平滑肌细胞迁移和增殖、泡沫细胞形成、胶原纤维和蛋白聚糖增多而形成的渐进性病理过程，主要累及大中型动脉。脂质代谢障碍为 As 的病变基础，其特点是受累动脉病变从内膜开始，一般先有脂质和复合糖类积聚、出血及血栓形成，进而纤维组织增生及钙质沉着，并有动脉中层的逐渐蜕变和钙化，导致动脉壁增厚变硬、血管腔狭窄。病变常累及大中肌性动脉，一旦发展至足以阻塞动脉腔，则该动脉所供应的组织或器官将缺血或坏死。由于在动脉内膜积聚的脂质外观呈黄色粥样，因此称为动脉粥样硬化。As 的症状主要取决于血管病变及受累器官的缺血程度。主动脉粥样硬化常无特异性症状；冠状动脉粥样硬化，若管径狭窄达 75%以上，则可发生心绞痛、心肌梗死、心律失常，甚至猝死；脑动脉粥样硬化可引起脑缺血、脑萎缩，或造成脑血管破裂出血；肾动脉粥样硬化常引起夜尿、顽固性高血压，严重者可有肾功能不全；肠系膜动脉粥样硬化可表现为饱餐后腹痛、消化不良、便秘等，严重时肠壁坏死可引起便血、麻痹性肠梗阻等症状；下肢动脉粥样硬化引起血管腔严重狭窄可出现间歇性跛行、足背动脉搏动消失，严重者甚至可发生坏疽。

第二节 血管内皮细胞的功能及调节

一、血管内皮细胞合成、释放的舒血管活性物质与缩血管活性物质

血管内皮细胞合成与释放的主要舒血管活性物质为 NO、PGI_2 和超极化因子等。它们

与血管内皮细胞释放的主要缩血管活性物质——内皮素形成基本作用相反的血管内在的自身调节体系。在正常的内皮细胞，舒张因子的生物学效应强于收缩因子，血管处于一定的舒张状态。在 As 病变中，内皮依赖的血管舒张效应明显减弱，并且出现于 As 病变早期，甚至是在形态学上无任何可见血管内膜增厚之前。

（一）内皮功能与一氧化氮

在血管内皮细胞中有产生 NO 的体系，左旋精氨酸（L-Arg）是合成 NO 的前体物，乙酰胆碱（ACh）与内皮细胞膜上的 M_2 受体结合后，使内皮细胞中的三磷酸肌醇（IP_3）浓度升高，进而升高 Ca^{2+}浓度，在钙调蛋白的辅助作用下，激活细胞内的 NO 合成酶（eNOS）。NOS 在辅酶存在时便可使 L-Arg 转变为对羟基-L-Arg，后者与氧发生反应生成 NO 和 L-胍氨酸。NO 通过激活鸟苷酸环化酶使细胞内 cGMP 增高，进而产生一系列生物效应：松弛血管平滑肌，维持血管舒张状态，抑制血小板的黏附聚集，抑制白细胞黏附分子 CD11、CD18 的活性或其表达，抑制平滑肌细胞分裂增殖，减少胶原纤维、弹力纤维的产生，清除自由基，抑制脂质过氧化反应等。内皮源性 NO 对血管内皮功能完整性有重要作用，包括 3 个方面：①保持血管内皮依赖性舒张活性；②维持血管内膜表面无血栓形成；③维持血管内膜的非增殖状态。

许多研究表明，高胆固醇喂养的动物或 As 患者离体的冠状动脉内皮依赖性舒血管效应显著降低，其降低程度与 As 程度相关。eNOS 是 NO 合成的主要限速因素。在 As 状态下，或炎性细胞因子如 TNF 和 LDL 刺激下，eNOS 的表达明显降低。动物模型实验证实，给予 NOS 抑制剂可明显加速 As 进程，而给予 eNOS 底物 L-Arg 或外源性 NO 供体可改善 As 病变中降低的舒血管效应并延缓病变进程。

相关研究发现，NO 可通过多种途径发挥抗 As 效应，如抑制白细胞黏附于内皮细胞，抑制血小板聚集，抑制平滑肌细胞的增生、迁移及基质的分泌等。研制作用于 NO 环节的抗 As 药物是目前药物研究的热点之一，通过自体环节增强 NO 保护血管内皮细胞的作用而抗 As 的药物在国外已进入一期临床。

（二）内皮功能与 PGI_2

在大动脉的内皮细胞中含有大量的前列环素合成酶，它能使 PGH_2 代谢为 PGI_2，PGI_2 的生物半衰期为 3min。PGI_2 可通过激活位于平滑肌细胞和血小板的前列环素（IP）受体及腺苷酸环化酶，从而介导血管舒张及抑制血小板聚集等生物学效应。正常状态下 PGI_2 主要的生物学效应为抑制血小板聚集，仅有轻微的舒血管效应，但 PGI_2 能够对压力做出迅速反应，瞬间大量释放，通过发挥促血管舒张及抗血小板聚集功能保护血管免受损伤。PGI_2 合成减少是心肌缺血类疾病的危险因素。在 As 病变中，PGI_2 合成明显减少，半衰期明显缩短。关于 PGI_2 在 As 中减少的机制尚不清楚，但 As 中增高的 ox-LDL、13-HPETE 及 15-HPETE 都具有较强的抑制 PGI_2 合成酶的作用。有文献报道，PGI_2 类似物在动物模型上具有改善 As 病变的作用。除了舒张血管及抑制血小板聚集，PGI_2 类似物还具有抑制炎症细胞、调节胆固醇代谢、抑制巨噬细胞聚集、抑制 ET 和 PDGF 的释放、刺激 EDRF 释放等作用。但相关药物研究主要集中在动物试验阶段。

（三）内皮功能与内皮超极化因子

ACh 作用于血管内皮细胞除生成 PGI_2、NO 来舒张血管外，还可引起内皮超极化因子（endothelium dependent hyperpolarizing factor，EDHF）的释放。EDHF 可开放细胞膜 K^+通道，使细胞膜超级化而舒张血管，其作用不受 NOS 抑制剂 L-NAME 和环氧化酶抑制剂格列苯脲的影响。Na^+，K^+-ATP 酶抑制剂哇巴因、四乙胺或高 K^+液等能减弱 EDHF 的作用，而低 K^+液或亚甲蓝可增强 EDHF 的作用。目前对于 EDHF 的性质还不清楚。1996 年，Campbell 提出 EDHF 可能是内皮细胞中花生四烯酸通过细胞色素 P450 旁路产生的短效代谢产物，如 5，6 -环氧二十碳三烯酸。文章指出，选择性抑制细胞色素 P450 可抑制 EDHF 的生物学效应；活化细胞色素 P450 可刺激缓激肽诱发的 EDHF 的释放；5，6-环氧二十碳三烯酸可模拟 EDHF 依赖的舒血管反应。1998 年，Edwards 提出 EDHF 的本质为 K^+电流。在内皮完整的大鼠肝动脉上，ACh 通过释放 EDHF 引起平滑肌内皮依赖性超极化，该作用可被 K^+通道抑制剂蝎毒素（charybdotoxin）和甲溴东莨菪碱抑制，而胞外升高 K^+浓度可抵消 ACh 诱发的膜电位的增加。在去内皮大鼠肝动脉中，K^+浓度增至 5mmol/L 时可产生平滑肌细胞超极化，其超极化强度与内皮完整时相同。这些结果均支持 EDHF 为血管内皮释放的 K^+。EDHF 依赖性舒血管反应在调节外周阻力和血管局部血流量中发挥重要作用。此外，EDHF 也是重要的脑血流调节因子。有研究表明，在与高龄和高血脂相关的血管疾病中，EDHF 依赖性舒血管效应明显减弱，提示 As 病变中，减弱的舒血管效应部分源于 EDHF 依赖的舒血管效应的减弱。目前，关于 EDHF 化学本质的研究较多，而其与 As 关系的研究还不够深入，由于其血管保护效应明显不及 NO 的作用强，通过 EDHF 环节研发抗 As 药物前景不太理想。

（四）内皮功能与内皮素 1

内皮素（ET）是一种肽类缩血管物质，由多种组织分泌，可分为 ET-1、ET-2、ET-3 等 3 种亚型，是目前发现的最强的缩血管物质，比 AngⅡ强 100 倍。1988 年，Yanagisawa 等从培养的内皮细胞中首次分离出 ET-1，并发现内皮细胞分泌 ET-1。ET-1 通过与 G 蛋白偶联受体 ETA 和 ETB 相结合而发挥生物学效应。ETA 主要分布于平滑肌细胞，ETB 主要分布于内皮细胞。ET-1 作用于平滑肌细胞上的 ETA，可致平滑肌收缩。ETA 引起的收缩是通过两种不同的途径：引起细胞内钙释放，或激活磷脂酶 C 和磷脂酶 A_2。ET-1 作用于内皮细胞上的 ETB 受体，可通过诱发 NO 和 PGI_2 的释放引起血管舒张。ET-1 的这种生物学效应有利于维持血管正常的功能状态。内皮细胞依赖的 ET-1 的稳定表达对于维持血管基础张力至关重要。在内皮细胞功能紊乱相关性疾病中，如高血压、心力衰竭、As 均发现 ET-1 增多或活性增强。

As 中的许多炎症因子和 ox-LDL 均能诱发内皮细胞产生 ET-1。在 As 患者血浆中，ET 水平明显升高且与 As 累及范围和严重程度相关，并且在粥样斑块上也有大量的 ET-1 表达。As 中升高的 ET-1 不仅由内皮细胞分泌，泡沫细胞也可大量分泌。ET-1 在 As 中可通过激活 *c-fos*、*c-myc* 等原癌基因的表达，从而促进平滑肌细胞增殖，刺激黏附分子分泌，趋化单核细胞，增加内皮细胞通透性。ETA 受体拮抗剂是抗高血压和抗 As 药物研究热点之一，有许多肽类和非肽类的 ETA 受体拮抗剂已研制成功。

二、血管内皮细胞在血细胞和内皮细胞黏附中的作用

正常时血液在血管内流动，血细胞能否黏附于血管壁取决于血液与血管壁两方面的因素。血液在血管中流动产生的切变应力阻碍了血细胞黏附聚集。与切变应力相对抗，促使血细胞间及血细胞和内皮细胞间发生黏附的是血细胞表面电荷下降及细胞间的黏附力。正常状态下两者保持动态平衡，在 As 早期病变形成过程中，内皮细胞与单核细胞间黏附力明显增加。血液中的单核细胞与内皮细胞黏附，继而迁移到内皮下转变为巨噬细胞。黏附分子和趋化因子是介导细胞黏附的重要因素。

（一）趋化因子超家族

趋化因子的主要功能是将白细胞迁移到炎性位点或 As 形成区。许多研究表明，在 As 斑块形成早期就有大量趋化因子表达，其中最重要的是单核细胞趋化蛋白-1（MCP-1）和 IL-8，它们是重要的介导单核细胞和淋巴细胞向血管壁运动的趋化因子。MCP-1 和 IL-8 均由内皮细胞通过 NF-κB 激活而分泌，其中，MCP-1 尚需 AP-1 的协同作用。随着对趋化因子的深入研究，许多新的趋化因子被认识，它们被统称为趋化因子超家族，其结构特征是有 4 个半胱氨酸的保守结构，根据第一对半胱氨酸是否被其他氨基酸残基隔开，又分为 CXC 和 CC 两个亚家族，其受体均为与 G 蛋白偶联的含 7 个跨膜区的膜蛋白。

MCP-1 是 CC 亚家族的成员，成熟的 MCP-1 是含 76 个氨基酸的碱性蛋白，几乎占据了离体实验中由内皮细胞分泌的单核细胞趋化活性的全部。Zeiher 等研究表明，NO 合酶抑制剂 L-NAME 可通过抑制 NO 生成来上调内皮细胞 MCP-1 mRNA 的合成和蛋白分泌，而外源性 NO 的加入可剂量依赖性地减少 MCP-1 mRNA 和蛋白合成。Tsao 等用新西兰白兔 As 模型研究发现，MCP-1 在高胆固醇和 L-NAME 组表达增高，而高胆固醇饮食+精氨酸组则表达减少，提示 NO 的抗 As 效应部分是由于其对 MCP-1 表达的抑制来实现的。

IL-8 是 CXC 亚家族的主要代表，由内皮细胞、平滑肌细胞和单核细胞分泌，主要趋化中性粒细胞和淋巴细胞。IL-8 及 IL-8 受体 CXCR-2 在 As 中的趋化作用越来越受到学者的关注。1999 年，Gerszten 在 *Nature* 上发表文章提出，在 As 病变中，过量表达的 IL-8 也可引起单核细胞的趋化黏附。此外，IL-8 还具有促进平滑肌细胞增生和迁移的作用。

（二）选择素家族

白细胞与内皮细胞最初形成相对松弛的黏附，紧接着是白细胞紧密地黏附并穿过血管内皮。白细胞在内皮细胞上的“滚动”是由黏附分子中的选择素家族介导的，其中 E-选择素只分布在内皮细胞，在未被激活时不表达，主要介导 TNF 或 IL-1 等引起的迟发性白细胞的滚动和黏附。P-选择素则存在于血小板的颗粒和内皮细胞的 Weibel-Palade 小体中，静息时内皮细胞表面未表达，但当受到凝血酶或组胺等激活时，P-选择素就会很快从细胞内转移到细胞表面，与白细胞表面组成型表达的 P-选择素糖蛋白配体-1（P-selectin glycoprotein ligand-1，PSGL-1）结合，介导白细胞的滚动。P-选择素在内皮表面表达是快速的，也是短暂的，激活后 3min 达高峰，20min 即恢复到基础水平。在 As 病变中，粥样斑块表面覆盖的内皮细胞上有大量的 E-选择素和 P-选择素表达。

（三）免疫球蛋白超家族

白细胞紧密地黏附在内皮细胞上是由黏附分子中的免疫球蛋白超家族介导的，家族成员有 ICAM-1（也称为 CD54）、ICAM-2、ICAM-3、VCAM-1（vascular cell adhesion molecule-1）、血小板内皮细胞黏附分子-1（platelet endothelial cell adhesion molecule-1，PECAM-1）。其中 ICAM-1、ICAM-2、ICAM-3 与白细胞黏附密切相关，都与白细胞的整合素受体 CD18/CD11 结合。ICAM-1 在正常内皮细胞表面呈不表达或低表达状态，在 As 病变中则大量表达。内皮细胞激活 6h 后 ICAM-1 表达达高峰，可持续至少 72h。ICAM-1 表达主要在转录水平调控，其基因的启动子区域有若干种增强子序列，其中最有效的是κB 增强子。在 *ICAM-1* 基因第一个内含子的+237 和+773 位分别含有两个κB 类似序列，它们不仅与 NF-κB 结合，而且能与 RelA 的同源或异源二聚体结合，参与 ICAM-1 的增强或抑制表达。此外，Sp-1、AP-1、C/EBP 也参与内皮细胞 ICAM-1 表达的调控。

VCAM-1 主要由内皮细胞表达，在平滑肌细胞和骨髓细胞也有表达，介导淋巴细胞和单核细胞黏附。TNF、IL-1 和 ox-LDL 是 VCAM-1 表达的强效诱导剂，NF-κB 和 AP-1 共同调节 VCAM-1 的转录水平。高脂饲料喂养兔诱发 As 模型中，给予高脂饲料 1 周即可引起内皮细胞大量表达 VCAM-1，而 6 周后才能引起平滑肌细胞表达 VCAM-1。PECAM-1 位于内皮细胞间的连接处，主要参与内皮细胞通透性和淋巴细胞的黏附。在人冠状动脉粥样硬化病变中或实验性 *apoE* 基因敲除小鼠诱发 As 病变中均无 PECAM-1 表达量的改变。

第三节　动脉粥样硬化形成过程

As 是心肌梗死和脑梗死等心血管事件发病的共同基础。As 的形成主要包含以下 3 个过程：

一、动脉内皮下脂质颗粒的蓄积与修饰

As 的起始步骤目前还存在争议。动物实验显示，给予富含胆固醇和饱和脂肪酸的饮食，动脉内皮下很快就会出现以 LDL 为主的脂质颗粒的蓄积，这些脂质颗粒与内膜下蛋白聚糖结合并有聚集的倾向，易发生脂质颗粒蓄积的部位与随后发生 As 的部位是一致的。许多因素可导致内皮损伤而使其对脂质颗粒的通透性增加，可明显加快 LDL 颗粒的沉积速度。而影响 LDL 颗粒沉积速度更重要的因素是血浆 LDL 的浓度，浓度越高沉积速度越快，就越容易发生 As，而动物实验显示，如 LDL-C＜80mg/ml，则较难诱导 As 的发生。动脉内皮下 LDL 等脂质颗粒蓄积是 As 发生的必备条件。过多沉积的 LDL 等脂质颗粒需要依赖巨噬细胞的吞噬而清除，内皮下 LDL 首先需要进行化学修饰以区别于血液中正常运行的 LDL，促进巨噬细胞的识别作用。脂质颗粒与蛋白聚糖的结合使其更容易发生氧化或其他化学修饰，而 LDL 的氧化修饰被认为是 As 发生的重要步骤。早期内皮细胞产生的还原型辅酶Ⅱ氧化酶等参与 LDL 的氧化，随病变进展迁移至内膜下的巨噬细胞和平滑肌细胞产生的脂质加氧酶（LO）、髓过氧化物酶（MPO）等也参与脂质颗粒的氧化。

二、单核细胞的黏附与迁移

正常的内皮细胞有抑制血液细胞黏附的能力，但 LDL 颗粒蓄积部位的内皮细胞却需要吸引血液中巨噬细胞迁移至病灶部位，吞噬和清除沉积的 LDL。病变部位的内皮细胞等表达 P-选择素等促使血液中的单核细胞贴近血管壁以跳跃和滚动的形式行进，随后被内皮细胞等表达的 VCAM-1 和 ICAM-1 等固定在病变部位的内皮细胞上。固定在内皮细胞的单核细胞需要接收新的信号以便准确迁移至病灶部位。研究显示，内皮细胞在 ox-LDL 等刺激因素的作用下可产生 MCP-1，而 MCP-1 能够选择性吸引单核细胞穿越内皮细胞间隙进入内皮下并游走至病灶部位。干扰素诱导蛋白 10 等则参与 T 细胞向病灶部位的趋化和迁移。

三、泡沫细胞的形成

迁移至内皮下的单核细胞随后分化为巨噬细胞，修饰的 LDL 颗粒在该过程中起了重要作用。细胞表面的 LDL 受体是细胞摄取 LDL-C 的经典途径，但并不参与泡沫细胞的形成。先天缺乏 LDL 受体的个体仍然可以产生泡沫细胞。细胞表面 LDL 受体数量受细胞摄取胆固醇量的调节，如果细胞摄取了足以满足其代谢需要的胆固醇，则 LDL 受体数量下调以减少甚至停止 LDL 的进一步摄取。研究显示，巨噬细胞表面的清道夫受体介导脂质的过度摄取和泡沫细胞的形成。巨噬细胞通过清道夫受体，包括 CD36 等识别并吞噬修饰的 LDL 颗粒，该吞噬过程并不受所摄取胆固醇量的调节，可持续至大量脂质蓄积而形成泡沫细胞。病变部位的 M-CSF、IL-3 及 GM-CSF 可诱导巨噬细胞增殖，以加快 LDL 颗粒的清除。巨噬细胞吞噬的胆固醇可通过 HDL 转运至内皮外，使巨噬细胞能够继续吞噬脂质颗粒，并最终完成清除工作。HDL 有抑制泡沫细胞形成并阻止 As 进展的作用。如果 LDL 沉积过多，超过 HDL 转运能力，则巨噬细胞吞噬的脂质不断增多最终必然形成泡沫细胞直至死亡。大量的泡沫细胞沉积在动脉内皮下，临床上可表现为 As 的脂纹期。此时如果采取降低血 LDL-C 浓度、改善内皮功能等措施减少 LDL 等脂质颗粒在内皮下的沉积，通过 HDL 对胆固醇的逆转运，As 病变可能消失，反之，LDL 等脂质颗粒的沉积超过机体清除能力则病变继续进展，大量泡沫细胞死亡形成脂池，并最终发展成典型的粥样斑块。有关他汀类药物临床试验中 LDL-C 水平与冠心病事件的关系研究支持了脂质浸润学说。该研究采用他汀类药物对高危患者进行一级和二级预防，使得发生冠心病事件的比率直线下降，说明血脂水平增高确实是冠心病发病的重要危险因素，两者呈直线相关。

总之，As 是一种慢性炎症性疾病。内皮损伤或血清胆固醇水平过高导致大量以 LDL 为主的脂质颗粒沉积于动脉内皮下；这些沉积的脂质颗粒随后被修饰标记并吸引血液中的单核细胞、淋巴细胞等迁移至内皮下；迁移至内皮下的单核细胞转化为巨噬细胞并大量吞噬修饰的脂质颗粒；如果超过 HDL 等把胆固醇向内膜外转运的能力，则巨噬细胞形成的泡沫细胞最终死亡；大量死亡泡沫细胞聚集形成脂池并吸引动脉中层的平滑肌细胞迁移至内膜，随后平滑肌细胞由收缩型衍变为合成型，并产生大量胶原和弹力纤维等包裹脂池形成典型粥样硬化病变。

第四节　动脉粥样硬化形成机制

As 发病机制至今尚未阐明，主要学说如下。

一、脂源性学说

高脂血症可因内皮细胞损伤和灶状脱落，导致血管壁通透性升高，血浆脂蛋白得以进入内膜，其后引起巨噬细胞的清除反应和血管壁平滑肌细胞增生，并形成斑块。Anitschkow（1925 年）的浸润学说、Rossle（1943 年）的渗入学说及 Doerr（1963 年）的灌注学说都是在此基础上建立的，并互为补充。

二、内皮细胞损伤学说

Ross 等认为 As 斑块形成至少有两条途径：各种原因引起内皮细胞的损伤和由此引起的血小板凝集、活化，可导致血小板分泌血小板源性生长因子（PDGF），促进平滑肌细胞增生；内皮细胞受损，内皮细胞或巨噬细胞均能分泌增生因子，平滑肌及受损内皮也可产生 PDGF 样生长因子，这种相互作用导致纤维斑块形成，并继续发展。

三、受体缺失学说

Goldstein 和 Brown（1997 年）研究证明，机体的细胞含有特殊的 LDL 受体。细胞的 LDL 受体数目依细胞对胆固醇的需要而变化，从而保证了细胞不摄入过多的胆固醇；但若 LDL 受体数目过少，则可导致细胞从循环血中清除 LDL 减少，从而使血浆 LDL 升高。通过非受体途径和化学修饰的 LDL 受体，使巨噬细胞摄入大量 CE 而形成泡沫细胞。

四、细胞因子学说

动脉壁细胞和参与 As 形成的某些血液细胞在一定条件下均可合成、分泌多种细胞因子。每一种细胞因子在 As 进程中的作用都是相当复杂的。目前发现，IL-1、IL-6 和 TNF 有促进 As 形成的作用；IFN 有抑制 As 形成的作用。CSF 对 As 的形成存在正反两方面的调节作用。细胞因子间通过相互诱导、相互协同或拮抗作用参与 As 的形成。

五、病毒学说

研究表明，病毒感染可能通过对内皮细胞的损伤和（或）改变宿主细胞脂质代谢过程触发 As 的产生并加速其发展，并通过诱导宿主细胞的转化及活性介质的释放引起血管平滑肌细胞的增生，从而形成 As 的典型病变。主要病毒有疱疹科病毒，包括巨细胞病毒（CMV）、单纯疱疹病毒（HSV1 和 HSV2）、EB 病毒等，以及乙肝病毒（HBV）、柯萨奇病毒（CV）、人类免疫缺陷病毒（HIV）等。

六、癌基因学说

As 的发生发展中有癌基因的参与，如在 As 斑块中有 *V-sis*、*C-myc*、*C-fos* 等癌基因的异常表达。某些诱发 As 的因素如内皮细胞损伤、凝血酶、高胆固醇、脂多糖和一些细胞因子（IL-1、IL-6、TNF、IFN、CSF）等亦可促进癌基因的表达。它们的产物包括生长因子和核内调节蛋白等。癌基因的异常表达，导致细胞生长、增殖和分化失调，参与 As 的形成。

目前就 As 的发病机制较一致的看法：在易损部位内膜血浆脂蛋白的内流和聚集；局部内膜单核/巨噬细胞修复；在内膜通过平滑肌细胞、巨噬细胞和内皮细胞形成一系列活性氧或自由基团；血浆脂蛋白通过活性氧形成氧化修饰，产生一系列氧化修饰脂蛋白，如 ox-LDL。通过下调巨噬细胞清道夫受体或多种受体摄取氧化修饰的脂蛋白形成泡沫细胞；泡沫细胞坏死最可能是由于氧化修饰的 LDL 的细胞毒作用；平滑肌细胞移至动脉内膜并增殖，PDGF 被认为起着化学趋化的作用。成纤维细胞生长因子可能调节平滑肌细胞增殖；斑块破裂主要在巨噬细胞最密集部位。通过巨噬细胞释放的蛋白水解酶可引起斑块破裂，最终导致附壁的阻塞性血栓形成；自身免疫炎症可能是由于 ox-LDL 的抗原性所致。

近年来关于 As 病因、发病机制的研究热点在于内皮细胞损伤因素如何使动脉失衡；各种细胞因子对病变发生发展的影响或调控；脂蛋白、载脂蛋白及脂蛋白受体相关基因的结构或表达的异常在 As 发生发展中的作用等。特别是从基因水平探讨其发生机制，必将对其预防或治疗产生重大突破。

第五节　血管内皮细胞在动脉粥样硬化中的作用

一、内皮细胞与血管舒缩功能

早期实验发现，正常血管内皮细胞在调节离体动脉的血管舒张方面起重要作用。对于正常的动脉，去甲肾上腺素可使其收缩，而乙酰胆碱（ACh）可使之舒张，但当去除内皮细胞时，ACh 的作用却表现为收缩效应。进一步的研究发现，NO 作为内皮细胞依赖性扩张剂，可使血管对 ACh 的作用表现为扩张效应。NO 在内皮细胞内由 eNOS 产生，NO 由内皮弥散到血管平滑肌，促进 cGMP 浓度升高，引起血管平滑肌松弛、血管扩张。通过生物学测定研究发现，内皮依赖性血管扩张异常的主要机制是 NO 释放入平滑肌的量减少，而不是 As 病变的平滑肌细胞对 NO 不敏感。NO 释放减少的原因可能是内膜增厚使 NO 的腔外弥散受到影响。更主要的原因可能是 As 病变部位的巨噬细胞或其他炎症细胞释放的超氧阴离子对 NO 的降解作用。在正常情况下，内皮细胞本身也可产生超氧阴离子，当受到各种致病因素刺激时内皮细胞可产生过量的超氧阴离子。在 As 病变的血管上产生的大量氧自由基可导致 NO 在达到血管平滑肌细胞之前就被降解破坏。通过心导管介入技术可以评估 As 病变的内皮细胞功能。实验发现，向血管造影正常的冠状动脉内输入 ACh 可引起剂量依赖性的血管扩张，而有 As 病变的血管则出现收缩。相反，As 患者血管的非内皮依赖性 NO 血管扩张反应却未受到损伤，如由硝酸甘油引起的外源性 NO 血管扩张反应正常或接近正常，说明 As 病变选择性地破坏了内皮细胞依赖性 NO 血管扩张功能。不仅如此，引起 As 的常见危险因素，如高脂血症、吸烟、糖尿病、高血压同样可影响血管内皮依赖性血管舒缩功能障碍。在血管造影正常的人群，血胆固醇水平与冠状动脉血管舒缩反应的损害程度有直接相关性。大量资料表明，高胆固醇饲养的兔、猴及猪血管对 ACh 的扩张反应及其他受体［如三磷酸腺苷（ATP）、P 物质、凝血酶、缓激肽］介导的 NO 生物合成作用都受到损害。故日前认为，人或动物高胆固醇血症引起的最早期异常之一是血管 NO 活性下降，表现为内皮依赖性血管扩张功能受损，这些变化往往出现于血管壁结构改变之前。

二、高胆固醇与血管内皮细胞黏附分子表达

研究发现，用 ox-LDL 处理血管内皮细胞能增加黏附分子的表达。遗传性高血脂兔的内皮细胞表面有丰富的 VCAM-1 表达，而标准饲料饲养的对照组兔的主动脉内皮细胞上则无 VCAM-1 表达。目前认为，细胞黏附分子的表达要先于单核细胞在内膜内聚集。在高胆固醇兔模型的研究中发现，高胆固醇饲养 1 周后，主动脉内皮已有 VCAM-1 表达，数周后，通过免疫组织化学染色发现，在 VACM-1 表达的位置才出现单核细胞。实验结果表明，血清脂质升高、细胞表面黏附分子表达增多与 As 病变处炎症细胞浸润的发展有密切的同步性。通过血清标志物或放射性核素图像的研究也可能进一步予以证实。

三、内皮细胞与炎症细胞黏附及斑块的不稳定性

病理学研究发现，大部分不稳定型心绞痛、心肌梗死及猝死是 As 斑块破裂及血栓过度形成而造成血管腔闭塞或部分闭塞的结果。易于破裂的斑块的性质已被许多学者描述。与稳定性斑块相比，易破裂斑块的共同特点是其有富含脂质的核、薄的纤维帽及大量的炎症细胞聚集及激活的平滑肌细胞。炎症细胞包括单核细胞源性的巨噬细胞及淋巴细胞。斑块内的淋巴细胞可产生许多细胞因子，如 IFN-γ，它能激活平滑肌细胞。激活的平滑肌细胞及淋巴细胞可产生许多酶，包括金属蛋白酶及丝氨酸半胱氨酸蛋白酶，这些酶能降解、削弱斑块的纤维帽。IFN-γ还能抑制平滑肌细胞的胶原产生。这些变化均会使纤维帽结构变弱。实验研究发现，这些细胞在 As 斑块的肩部大量存在。对斑块各部位的血流机械力、剪切力及血管腔内压力的研究表明，斑块肩部的压力较其他部位高，且此处的炎症细胞浓度较高，斑块也最易从此处破裂。因此，提示纤维帽被炎症细胞削弱的部位受到的压力最大，该处也最易破裂。斑块的炎症细胞来自血流，内皮细胞在炎症细胞黏附及跨内皮迁移过程中起关键作用。在正常情况下，内皮细胞起屏障作用，阻止白细胞进入内膜。但在各种损害因素刺激下，内皮细胞激活，在血管内皮细胞表面表达选择素，如 E-选择素、P-选择素、L-选择素，通过识别白细胞表面的碳水化合物配体，使白细胞黏附于血管壁上。由于选择素与其配体的亲和力不高、黏附力弱，故只能使白细胞疏松地贴在内皮上滚动，从而减慢其在内皮表面的通过速度。白细胞在内皮细胞表面的捕获取决于白细胞与细胞黏附分子的反应是否稳定，这些在内皮细胞表面表达的黏附分子包括ICAM-1和VCAM-1等。ICAM 与白细胞表面的整合素（integrin）结合，使得白细胞紧密地黏附于内皮细胞表面，并介导了白细胞迁移至内皮细胞间而进入内膜。目前认为，黏附分子在细胞表面的表达受到一些活性因子（如 IL-1、TNF、IFN-γ和细菌内毒素等）的调节，在没有这些活性因子的刺激下，培养的内皮细胞表达的 E-选择素量较低。然而，当给予 TNF 或 IFN-γ时，这些黏附分子的表达量显著升高。VCAM-1 及 ICAM-1 的表达也受到这些活性因子的影响。

四、内皮细胞与血管内膜增厚

Weidinger 等发现气囊造成的兔髂动脉的内皮剥落可导致内膜平滑肌细胞增殖，并伴有少量巨噬细胞浸润。4 周后血管内皮依赖性血管扩张功能得到恢复。高胆固醇血症可引起富含巨噬细胞的病变。病变部位的内皮依赖性血管扩张功能受到中度损害，如在高胆固醇动物中加用气囊损伤内皮可引起平滑肌细胞增殖、大量巨噬细胞浸润整个动脉壁，内皮血管扩张功能受到严重损伤，所以除了调节血管舒缩功能外，正常内皮细胞还可抑制平滑肌细胞增殖。实验发现，NO、其他硝基血管扩张剂及 cGMP 均可阻止体内平滑肌细胞增殖。因此，用气囊损伤高胆固醇兔内皮后引起内膜显著性增厚的部分原因是内皮源性 NO 释放量下降。事实上，内皮依赖性血管扩张的损伤程度与内膜增厚程度相关，内膜最厚的动脉，其内皮细胞的功能损害程度也最严重。这可能是增厚的内膜对 NO 扩散形成一个机械性的或功能性的屏障，也可能是这些病变中的炎症细胞产生氧自由基对 NO 的降解作用。这种相关性反映了疾病的严重程度对内皮细胞的影响。气囊损伤的急性期内膜增厚主要与气囊引起的内皮剥落、血小板积聚及血管扩张有关。但血管成形术后再生内皮细胞的功能出现异常，使得生长促进因子与生长抑制因子之间失去平衡，从而导致平滑肌细胞在内膜内不受限制地生长，因此高胆固醇动物在气囊血管成形术后，内皮细胞抑制平滑肌细胞生长的功能丧失。

五、血管内皮细胞功能异常的治疗

内皮细胞功能障碍的治疗主要通过以下几个方面进行：①保护内皮的天然物质的替代疗法（如精氨酸、硝基血管扩张剂、前列环素类似物）；②内皮源性收缩剂的抑制剂或拮抗剂（如 ACE 抑制剂、Ang 受体拮抗剂、血栓素 A_2（thromboxane A_2，TXA_2）合酶抑制剂、血栓素受体拮抗剂、内皮素拮抗剂）；③细胞保护剂（自由基清除剂如超氧阴离子歧化酶）；④降脂药物。

目前，大部分治疗的策略是缓解内皮功能异常的临床表现（如血管痉挛和血栓形成）；清除危险性因素（如降脂治疗或氧自由基清除治疗）；恢复内皮细胞正常功能或减缓疾病的进展。研究表明，通过数周或数月降低血 TC 和 LDL 可改善内皮细胞的血管舒缩功能障碍。对有 As 病变的患者进行研究也表明，降低血胆固醇可改善冠状动脉对 ACh 的反应，包括冠状动脉血管进一步松弛，随着胆固醇水平降低，冠状动脉阻力血管的血流量增加。血胆固醇水平降低对血管舒缩功能的改善可在动态心电图监控中反映出来。

（郑乐民　刘昌杰　王　旭）

参 考 文 献

Amelio I，Cutruzzola F，Antonov A，et al，2014. Serine and glycine metabolism in cancer. Trends in Biochemical Sciences，39：191-198.

Atkins G B，Simon D I，2013. Interplay between NF-κB and Kruppel-like factors in vascular inflammation and atherosclerosis：location，location，location. Journal of the American Heart Association，2：e000290.

Brown J D，Lin C Y，Duan Q，et al，2014. NF-kappa B directs dynamic super enhancer formation in inflammation and atherogenesis. Molecular Cell，56：219-231.

Carracedo A，Cantley L C，Pandolfi P P，2013. Cancer metabolism：fatty acid oxidation in the limelight. Nature reviews. Cancer，13：227.

Dekker R J，Boon R A，Rondaij M G，et al，2006. KLF2 provokes a gene expression pattern that establishes functional quiescent differentiation of the endothelium. Blood，107：4354-4363.

Dekker R J，van Thienen J V，Rohlena J，et al，2005. Endothelial KLF2 links local arterial shear stress levels to the expression of vascular tone-regulating genes. The American Journal of Pathology，167：609-618.

Drummond G R，Sobey C G，2014. Endothelial nadph oxidases：which nox to target in vascular disease? Trends in Endocrinology and Metabolism，25：452-463.

Elmasri H，Karaaslan C，Teper Y，et al，2009. Fatty acid binding protein 4 is a target of vegf and a regulator of cell proliferation in endothelial cells. FASEB Journal：Official Publication of the Federation of American Societies for Experimental Biology，23：3865-3873.

Gimbrone M A，García-Cardeña G，2013. Vascular endothelium，hemodynamics，and the pathobiology of atherosclerosis. Cardiovasc Pathol. 22：9-15.

Hu W，Zhang C，Wu R，et al，2010. Glutaminase 2，a novel p53 target gene regulating energy metabolism and antioxidant function. Proceedings of the National Academy of Sciences of the United States of America，107：7455-7460.

Korenaga R，Ando J，Kosaki K，et al，1997. Negative transcriptional regulation of the VCAM-1 gene by fluid shear stress in murine endothelial cells. The American Journal of Physiology，273：C1506-C1515.

Lorenzi M，2007. The polyol pathway as a mechanism for diabetic retinopathy：attractive，elusive，and resilient. Exp Diabetes Res，2007：61038.

Mishra R C，Tripathy S，Desai K M，et al，2008. Nitric oxide synthase inhibition promotes endothelium-dependent vasodilatation and the antihypertensive effect of l-serine. Hypertension，51：791-796.

Mishra R C，Tripathy S，Quest D，et al，2008. L-serine lowers while glycine increases blood pressure in chronic l-name-treated and spontaneously hypertensive rats. J Hypertens，26：2339-2348.

Parmar K M，Larman H B，Dai G，et al，2006. Integration of flow-dependent endothelial phenotypes by Kruppel-like factor 2. J Clin Invest，116：49-58.

Ridker P M，Buring J E，Rifai N，et al，2007. Development and validation of improved algorithms for the assessment of global cardiovascular risk in women：the reynolds risk score. JAMA，297：611-619.

Strasser G A，Kaminker J S，Tessier-Lavigne M，2010. Microarray analysis of retinal endothelial tip cells identifies cxcr4 as a mediator of tip cell morphology and branching. Blood，115：5102-5110.

Topper J N，Gimbrone M A，1999. Blood flow and vascular gene expression：fluid shear stress as a modulator of endothelial phenotype. Mol Med Today，5：40-46.

Wautier J L，Schmidt A M，2004. Protein glycation：A firm link to endothelial cell dysfunction. Circ Res，95：233-238.

Zhang Z，Apse K，Pang J，et al，2000. High glucose inhibits glucose-6-phosphate dehydrogenase via camp in aortic endothelial cells. The Journal of Biological Chemistry，275：40042-40047.

第十章　肥大细胞与动脉粥样硬化

第一节　概　　述

肥大细胞（mast cell，MC）广泛分布于皮肤、呼吸道及内脏黏膜下的微血管和周围结缔组织。MC 与嗜碱性粒细胞相似，含有嗜碱性颗粒，具有吞噬功能，可分泌多种生物活性物质。MC 大量表达 IgE Fc 受体，该受体激活可释放组胺、5-羟色胺（5-HT）等过敏介质，引起 I 型（速发型）过敏反应。MC 作为免疫细胞之一，不仅参与过敏反应、炎症、免疫应答和组织修复等生理活动，还与很多病理过程密切相关。有研究指出，MC 在主动脉和冠状动脉的内膜、脂纹、纤维性脂肪斑块和纤维斑块中大量蓄积，其数量与病变程度呈正相关；进一步的研究发现，MC 能够分泌多种细胞因子，促进白细胞募集及泡沫细胞形成；临床研究发现 MC 与动脉粥样硬化（As）斑块的稳定性及临床急性冠脉事件关系密切，提示 MC 在 As 的发生发展过程中发挥重要作用。

第二节　肥大细胞的概念

MC 呈圆形或卵圆形，细胞核小，染色浅，位于细胞中央，细胞质充满大小一致、蓝紫色的染色颗粒，均匀分布在细胞核周围。MC 来源于骨髓多功能祖细胞，刚从骨髓进入外周血液循环的 MC 仍处于未成熟状态，只有前体细胞迁移到最终定居部位后才能完成分化和成熟。未分化的 MC 在不同的组织调控因子作用下分化为不同细胞亚群——结缔组织型 MC 和黏膜型 MC。

MC 激活后可释放多种活性物质，这些活性物质与相应的受体结合引起各种生理和病理变化。诱发 MC 脱颗粒的机制有多种，其中 IgE 依赖的免疫学机制是主要方式。变应原通过与 MC 胞膜上的 IgE 受体结合而激活 MC，使其脱颗粒。此外，MC 上还有 Toll 样受体（TLR）、补体受体和雄激素受体等。相应配体和受体结合后诱导 MC 激活并脱颗粒，释放高活性的炎症因子、趋化因子、脂质介质、类蛋白酶和生物胺等，参与过敏反应，引起平滑肌收缩、毛细血管扩张、血管通透性增强和腺体分泌增加，导致组织损伤和炎症蔓延。在过敏反应中，心脏 MC 释放糜蛋白酶和肾素，激活肾素-血管紧张素系统，引起动脉血管收缩。此外，MC 产生的组胺、白三烯、血小板活化因子（PAF）等因子产生的负性肌力作用也可诱发过敏性休克，但也有研究指出在过敏性哮喘和气道高反应情况下，来源于 MC 的糜蛋白酶可以作用于平滑肌细胞，对气道起到积极的保护作用。

既往认为 MC 是 I 型超敏反应的效应细胞，是组胺的主要来源，仅与变态反应相关，因此，MC 成为基础和临床研究中“被遗忘的角落”。新近研究发现 MC 具有广泛的生物学效应，主要表现：①MC 具有异质性（heterogenity）且分布广泛。在所有正常的结缔组织，如皮下组织、呼吸、胃肠、泌尿生殖、血管和淋巴管及周围神经系统，均有MC分布，这种分布特征是其广泛生物学效应的基础。②MC不仅参与急性变态反应，也参与慢性炎症及免疫反应，是免疫防御体系的一员。③MC是多种细胞因子的来源，如IL类的IL-1、IL-6、IL-8、TNF-α和IFN-γ等，可引起多种生物学效应。④MC可分泌释放多种类型的炎性介质，包括血管活性物质（如腺苷、NO等）、胺类（如5-羟色胺等）、脂类介质、血栓素等，以及酶类及蛋白酶类（如组蛋白酶G、β-葡萄糖氧化酶等）。MC发生脱颗粒作用，可引起荨麻疹、过敏性鼻炎、哮喘等多种临床综合征。由于MC分布于血管附近，参与了白细胞的募集和炎症反应，并可分泌多种血管活性物质和细胞因子，同时在As斑块中检测到MC的存在，说明MC参与了血管疾病，尤其是As的发生发展。

第三节　肥大细胞在动脉粥样硬化中的作用

1. 炎症细胞与动脉粥样硬化　20世纪末在哺乳动物体内发现TLR，表明先天免疫反应与炎症具有共同的作用通路。炎症在As的发生发展过程中起着重要作用，As被认为是脂质代谢失衡基础上引起的血管慢性炎症。炎症和As具有相似的作用机制并相互促进，它们均能降低血管反应性，减弱血管的收缩-舒张性能。As的基本表现是粥样斑块或者纤维斑块，引起血管腔狭窄，阻碍血流，导致器官增生肥大等；当斑块破裂、血栓形成时，会引起器官缺血坏死等严重并发症。多种细胞参与了As的炎症过程，包括单核/巨噬细胞、内皮细胞、T细胞、平滑肌细胞和MC。先天免疫和适应性免疫可保护人类免于病原体侵害，如细菌、病毒、寄生虫和真菌等。MC、巨噬细胞、单核细胞、NK细胞、树突状细胞及非特异免疫细胞如成纤维细胞等均能够探测到病原体感染。参与As的免疫炎症细胞，如单核细胞和巨噬细胞，是先天性固有免疫的一部分，能对脂蛋白或胆固醇蓄积等产生免疫应答。

致As的免疫反应始于血管内皮细胞对脂蛋白的免疫应答，可进一步诱导炎性细胞因子和趋化因子的产生。起初，研究者认为只有单核/巨噬细胞参与As的炎症过程，随着研究深入，许多炎症细胞在斑块中被发现；$CD4^{+}$T细胞在As病变中含量最丰富，对As的发生和发展具有重要作用；调节性T细胞的抗As作用；髓系细胞（包括未成熟的巨噬细胞和粒细胞）和MC在人体动脉的内膜和外膜中大量存在，与不稳定性As斑块有关。

大量证据表明，MC在炎症中起关键作用，能够调节炎症介质的产生。MC激活后释放出大量的促炎因子、生长因子、血管活性物质和蛋白水解酶等。人类MC来自一个共同的髓系祖细胞，表达高亲和力的IgE受体（FcγRⅠ）。它们主要分布在黏膜和结缔组织，并沿血管分布，激活的MC会对血管壁产生不利影响，引起基质降解、细胞凋亡并增加炎症细胞的募集，导致As和斑块形成。MC是炎症、过敏和哮喘的主要效应细胞；随着As斑块进展，它们在动脉壁内的数目增加，引起人体动脉的内膜和外膜重构，导致斑块失稳定。有研究指出，在As斑块中，特别是在易破裂的肩袖区域，存在大量MC。MC产生的蛋白酶如胰蛋白酶和糜蛋白酶，可以引起斑块内出血、巨噬细胞和内皮细胞凋亡、血管渗出及细胞因子/趋化因子产生，从而导致白细胞在斑块中募集。MC释放的血管活性物质还可以诱导微血管生长，引起血管渗透性和脆性增加，导致新生血管破裂出血，这可能是斑块内出血的重要原因。MC存在于人类动脉内膜，被激活后发生脱颗粒，分泌糜蛋白酶，可引起载脂蛋白 A-Ⅰ（apolipoprotein A-Ⅰ，apoA-Ⅰ）水平降低，apoA-Ⅰ是 HDL 中最主要的载脂蛋白，对 HDL 的功能十分重要，同时 apoA-Ⅰ也是具有抗炎特性的脂蛋白，其含量和功能与 As 呈负相关。以上几点提示 MC 是参与 As 及血管炎症的一种重要的炎症细胞。

2. 肥大细胞的激活与动脉粥样硬化 MC 发挥其生理功能主要通过脱颗粒释放组胺、蛋白酶和细胞因子等活性物质。这些活性物质分为预先合成和临时合成两种。预先合成的可以在细胞接受刺激后几秒内迅速释放，包括组胺、肝素、蛋白聚糖、5-羟色胺及一些细胞因子，如 TNF、趋化因子、类胰蛋白酶、羧肽酶 A 和凝乳酶等。新合成的包括花生四烯酸代谢物，如前列腺素 D_2、白三烯 C_4、白三烯 D_4、PAF 和自由基等。这些活性物质广泛参与了各种生理过程，可以增强内皮细胞黏附分子表达，如选择素、整合素、细胞间黏附分子、血管细胞黏附分子（VCAM）等，刺激白细胞向内皮黏附和募集，以上生理效应与 As 密切相关。MC 利用趋化因子、细胞因子和蛋白酶招募更多炎症细胞，激活白细胞或其他炎症细胞，促进新生血管生成，刺激细胞凋亡，增加斑块破裂风险。动物实验发现，小鼠的 MC 缺如或功能障碍时，伤口内中性粒细胞计数会降低。

MC 激活最常见的是抗原特异性 IgE 结合 FcRⅠ途径。FcRⅠ在 MC 和嗜碱性粒细胞表面表达，是由α、β亚基并经两个二硫键结合γ亚基组成的多聚体受体。哮喘和其他过敏性疾病患者循环 IgE 水平升高，提示此类患者体内 MC 处于活化状态。临床研究也发现心血管疾病患者存在较高的血清 IgE 水平。除了 FcRⅠ，MC 还表达许多其他细胞受体，包括 IgG 依赖的 Fc-γ受体、MC 生长因子-SCF 受体、C3a 和 C5a 补体受体、TLR、腺苷受体和细胞因子受体等。人类 MC 中仅表达 FcγRⅠ($\alpha\beta\gamma_2$)，其他类型的 FcγR 存在于人类和啮齿类动物 MC 中。IgG 和 IgE 分子与 MC 激活的关系及其在 As 过程中发挥的作用仍有待研究。

MC 激活还有其他方式，如补体系统。补体系统对细菌和其他病原体的先天免疫非常重要，MC 介导的先天免疫可能与 MC 被补体分子激活具有关联性。C3a 和 C5a 是补体活化产物的副产品，它们与细胞表面受体 C5aR、C3aR 结合后可以激活 MC。C3aR 与 C5aR 是细胞膜表面的跨膜 G-偶联蛋白，可能通过两种机制激活 MC：在低浓度下，C3a 通过与 C3aR 结合激活 MC；在血浆浓度较高时，C3a 可以直接激活 G-偶联蛋白。C3a 和 C5a 也可通过增强 MC 的细胞因子和趋化因子的表达来激活 MC，引起嗜酸性粒细胞、MC、巨噬细胞和 T 细胞趋化。药物抑制或抗体中和 C3aR 或 C5aR 可以抑制气道高反应性和气道炎症。酪氨酸激酶受体（KIT）是一种跨膜受体，具有酪氨酸激酶活性，在 MC 中表达，对 MC 的细胞发育和代谢平衡具有重要作用，所有成熟的 MC 均表达高水平的 KIT。与 FcγRⅠ信号类似，KIT 可增加 MC 脱颗粒和细胞因子的分泌。TLR 与先天免疫密切相关，与相应受体结合后激活 MC，如细菌肽聚糖（peptidoglycan，PGN）激活 TLR2、LPS 激活 TLR4、双链 RNA 激活 TLR3、DNA 的 CpG 基序激活 TLR9。TLR 激活后可促进 MC 表达 IL-4、IL-6、IL-8 和 TNF-α。TLR2 和 TLR4 对 FcγRⅠ介导的信号具有协同作用，可增强 MC 中相关因子的表达。LPS 刺激 TLR4，能加强小鼠骨髓来源的 MC（BMMC）分泌 Th2 型细胞因子的能力，增加气道炎症。实验发现，当小鼠被 LPS 或变应原致敏后，小鼠肺部气道炎症明显增加，表现为 MC 的炎症因子 TNF-α和 IL-6 分泌增加。MC 缺陷型小鼠重建 *TLR*$^{-/-}$MC，当再次给予 LPS 或者抗原刺激后不会出现嗜酸性粒细胞浸润，而重建野生型 MC 后再给予同样处理可以出现嗜酸性粒细胞浸润，说明 TLR 信号是 MC 激活的重要通路。

除了这些常规的受体介导的通路，MC 还被巨噬细胞、T 细胞、细胞因子、脂蛋白或其他内源性肽选择性活化。黏膜型和结缔组织型 MC 在脉管系统和脂肪组织中，均位于 T 细胞和巨噬细胞的近端。在组胺和其他小颗粒补体成分缺乏的情况下，IL-1 和 TNF-α可诱导 MC 分泌细胞因子。此外，下丘脑室旁核受到压力应激后可刺激神经元分泌促肾上腺皮质激素（adrenocoric otropic hormone，ACTH）释放激素，通过 p38 通路激活 MC，引起 VEGF 释放，导致血管通透性增强，也可以引起特定的感觉神经末梢释放神经肽、P 物质等。ox-LDL 是引起血管和泡沫细胞自身免疫反应的主要物质。体外研究表明，ox-LDL 受体与 ox-LDL 结合可诱导 MC 表达并释放趋化因子、IL-8。用动脉灌注给予大鼠 ox-LDL，可以诱导 MC 脱颗粒并增强白细胞黏附和迁移。此外，丝氨酸蛋白酶、Ig 轻链和多元化合物等也可诱导 MC 脱颗粒。

上述 MC 激活途径已在自身免疫性疾病、哮喘或其他过敏性疾病的动物模型中得到证实，但哪一种 MC 激活途径在心血管疾病中更重要，仍需要进一步探究。在所有激活途径中，P 物质的作用在 As 模型中已被证实。给予 P 物质处理可以增加 As 病变中 MC 的数量和活性，并增加斑块内出血。与巨噬细胞和其他炎症细胞类似，MC 存在许多共有的激活机制，在体内排除混杂因素而进行个别 MC 激活测试仍然是一个技术难题。总之，涉及 As 的 MC 活化通路繁多，每个 MC 活化途径与 As 的具体联系还有待进一步验证。

3. 肥大细胞与动脉粥样硬化斑块　血清 IgE 水平增加、嗜酸性粒细胞增多、皮肤划痕试验阳性、自发性哮喘等免疫性疾病患者 As 的患病风险明显增加，说明免疫性疾病与 As 存在相关性。半个世纪前，首次观察到 MC 存在于人和兔的 As 斑块中。MC 很少出现于正常的冠状动脉，而脂纹和 As 病变中 MC 数量明显增加，而且 1/5 的细胞处于活性状态。脂纹病变中，MC 出现在内皮下，可释放蛋白酶（如组织蛋白酶）和炎症因子，诱导邻近细胞蛋白酶的表达，导致血管壁内皮细胞破坏和血液中单核细胞向内膜下迁移。MC 分泌的组胺是一种强大的血管活性成分，增强血管对大分子的通透性。冠状动脉内皮下的 MC 释放组胺可以破坏内皮屏障，改变血管的通透性，增加脂蛋白的通过率。组胺也可作用于中膜的平滑肌细胞，破坏血管收缩节律引起血管痉挛，也可引起血管平滑肌细胞增生，导致管腔狭窄。在晚期病变中，MC 分泌蛋白酶（如胰蛋白酶、组织蛋白酶）或其他介质，能改变周围的细胞生物活性，导致血管重塑和斑块不稳定。有研究表明，MC 存在于 As 斑块中最容易侵蚀或破裂的肩袖区。急性心肌梗死死亡患者冠状 As 斑块破裂区域发现大量的 MC 团簇。以上数据提示 MC 活化可能是导致斑块内出血、巨噬细胞与内皮细胞凋亡、血管渗出和白细胞募集的重要原因。

4. 蛋白酶与动脉粥样硬化　蛋白酶是 MC 分泌颗粒中的重要组成成分之一。类似于巨噬细胞，MC 含有大量 MMP、胱天蛋白酶、组织蛋白酶、丝氨酸蛋白酶、尿激酶、纤溶酶和组织蛋白酶 G 等多种蛋白酶。此外，MC 还含有中性丝氨酸蛋白酶、糜蛋白酶、类胰蛋白酶等酶类。研究表明，冠状动脉粥样硬化性心脏病（coronary atherosclerotic heart disease，CAD）患者血清糜蛋白酶水平与健康者相比没有显著性差异，但患者血清中的类胰蛋白酶水平显著升高，表明类胰蛋白酶与 As 存在相关性。

类糜蛋白酶和胰蛋白酶在血管系统中参与蛋白的降解、血管紧张素Ⅱ（AngⅡ）的生成、细胞因子和酶原的激活及基质蛋白的降解等过程。HDL 颗粒能促进泡沫细胞内胆固醇流出，具有抗 As 作用。MC 脱颗粒激活剂可以引起 HDL 失功能化，推测是因为胰蛋白酶降解了 HDL 颗粒中重要的载脂蛋白，如 apoE、apoA-Ⅰ和 apoA-Ⅳ等，引起 HDL 功能丧失，导致巨噬细胞源性泡沫细胞内胆固醇无法流出。除了降解 HDL 内的脂蛋白和抑制泡沫细胞胆固醇流出外，胰蛋白酶还可促进巨噬细胞摄取 LDL。体内试验发现，当给予 MC 激活剂 C48/80 处理后，巨噬细胞的 LDL 摄取能力提高 7～24 倍。相反，MC 稳定剂色甘酸能有效抑制巨噬细胞对 LDL 的摄取。

血管紧张素Ⅱ是一种炎症介质诱导剂，可诱导血管平滑肌细胞产生氧化应激，抑制 NO，引起平滑肌细胞和内皮细胞凋亡、白细胞募集、血管蛋白聚糖生成、低密度脂蛋白蓄积和血管平滑肌细胞基质蛋白酶表达，导致斑块内新生血管生成及斑块内出血。MC 糜蛋白酶对血管紧张素Ⅰ向血管紧张素Ⅱ转化起到重要作用。有研究指出，人类 As 病变患者血管紧张素Ⅱ和类糜蛋白酶水平高于正常人。降解细胞外基质是糜蛋白酶和胰蛋白酶的另一个重要功能。糜蛋白酶能够降解纤维粘连蛋白（fibronectin）和玻连蛋白（vitronectin），引起平滑肌和内皮细胞黏附功能受损。类胰蛋白酶具有类似的功能，除了能降解纤维粘连蛋白和玻连蛋白外，还可以降解Ⅳ型胶原，加速血管生成、组织重构和血管细胞凋亡。

MC 糜蛋白酶与血管生成具有相关性，动物实验发现野生型小鼠的骨髓 MC 可促进血管新生，而糜蛋白基因缺陷小鼠缺乏相似的作用。胰蛋白酶和类糜蛋白酶促进 As 的机制仍然不明确，可能与控制血管细胞组织蛋白酶表达有关。两者都能激活有活性的 MMP-1、MMP-2、MMP-3 和 MMP-9 的前体，而 MMP 与斑块形成密切相关。类糜蛋白酶还能激活 IL-1β的前体，在基质复合体中产生 TGF-β1，调节平滑肌细胞分化、迁移、增殖及基质蛋白的合成和分泌。而类胰蛋白酶可以诱导趋化因子，如单核细胞趋化蛋白-1（MCP-1）、IL-8 和黏附分子（ICAM、VCAM、选择素）等在内皮细胞中表达，这是白细胞归巢必不可少的诱导因素。

MC 也能够分泌尿激酶型纤溶酶原激活剂、MMP、组织蛋白酶和半胱氨酸蛋白酶。半胱氨酸蛋白酶可以降解血管壁弹性蛋白和纤维，增强白细胞募集，产生血管生成因子，促进血管壁细胞凋亡。MC 还可分泌炎症因子 IL-6、INF-γ，诱导血管壁细胞表达组织蛋白酶。动物实验发现脂肪条纹内膜的组织蛋白酶表达定位于 MC 旁边，提示 MC 通过介质提高附近的血管壁细胞的组织蛋白酶表达水平。在病变晚期，组织蛋白酶和 MC 共存，证实 MC 自身也能够分泌组织蛋白酶。

5. 肥大细胞对血管生成和细胞凋亡的影响 血管生成对 As 的发生发展至关重要。MC 定居于血管周围的结缔组织结构附近，对伤口愈合、组织再生等生理过程十分重要，可重塑新生血管。在人类 As 病变中，MC 聚集在血管外膜滋养血管，其数量 10 倍于内膜。MC 也存在于位置表浅或深腔内的微血管中，其微血管可能是从皮下或内膜内部新形成而来的。许多 MC 来源的调节因子具有促血管生成功能，通过与内皮细胞相互作用，MC 与 As 斑块内的新生血管数呈正相关。MC 在人类的血管内膜和外膜中能够表达碱性成纤维细胞生长因子、组胺、瘦素、血管内皮生长因子和血管生成素等因子。MC 来源的肝素也有助于新生血管生成，它可以刺激内皮细胞迁移。以上内容提示：MC 可刺激微血管形成，增强微血管内皮细胞的生长，促进血管新生。

As 的起始阶段，MC 与管腔内皮细胞相互作用，诱导内皮细胞分泌黏附分子和趋化因子；MC 在血管内膜表面黏附，诱导血管内皮细胞凋亡，导致内皮细胞分离，间隙增加。MC 还通过 TNF-α诱导内皮细胞凋亡，引起细胞色素 C 从线粒体释放。MC 蛋白酶降解内皮下基底蛋白、纤维粘连蛋白、玻连蛋白、巢蛋白和钙黏着蛋白等。将骨髓 MC 或者 MC 脱颗粒上清液与野生型（WT）小鼠主动脉平滑肌细胞共培养，可以诱导平滑肌细胞凋亡。在相同的条件下，将糜蛋白酶和类胰蛋白酶共同缺乏的小鼠骨髓单核细胞或细胞裂解液与血管平滑肌细胞共培养，对细胞凋亡的诱导能力明显减弱。虽然详细的机制尚不清楚，但是 MC 来源的蛋白酶能够通过降解细胞外基质蛋白促进细胞凋亡。

6. 巨噬细胞与肥大细胞　MC 能激活巨噬细胞，释放炎性细胞因子、酶、生长因子、肝素蛋白聚糖等因子，在 As 过程中发挥着重要作用。免疫染色显示 MC 分泌的细胞因子可与 $CD68^+$细胞共定位，并且增强巨噬细胞的分泌功能，表明 MC 对巨噬细胞的活性有影响，促进巨噬细胞细胞因子的分泌。在细胞实验中，来源于人类白血病 MC（HMC-1）的条件培养基可以增加巨噬细胞 MMP-9 的活性，而抑制 MC 后可以完全阻止此类条件培养基的作用，稳定 MC 也可以达到相似的效果，提示 MC 对巨噬细胞的影响。MC 也能通过释放磷脂酶（PLA_2）影响巨噬细胞功能。PLA_2 可水解磷脂酯键，生成游离酸和溶血磷脂，血浆脂蛋白相关的 PLA_2 在 As 患者体内明显增高。目前正在进行针对冠心病患者的脂蛋白 PLA_2 抑制剂 darapladib 的Ⅲ期临床试验。动物实验证实可减少猪冠状动脉粥样硬化和高胆固醇血症。MC、巨噬细胞和其他白细胞均表达 PLA_2，其中 MC 是 PLA_2 的主要来源，巨噬细胞是 PLA_2 的效应细胞，提示 MC 可通过 PLA_2 激活巨噬细胞，表达趋化因子、MMP，增加细胞的黏附和增殖，以及促进前列腺素（prostaglandin，PG）和白三烯的合成。

7. 肥大细胞对巨噬细胞胆固醇流出的影响　MC 通过释放类糜蛋白酶和胰蛋白酶，作用于不同的载脂蛋白或 HDL，抑制巨噬细胞内胆固醇向胆固醇受体转移。血液中的磷脂转移蛋白（phospholipid transfer protein，PLTP）和胆固醇酯转移蛋白（CETP）是两种重要的脂质转运蛋白。细胞内胆固醇通过 ABCA1 和 ABCG1 流出至胞外，与乏脂的 apoA-Ⅰ结合，形成含有未酯化胆固醇的圆盘状 pre-β-HDL。然后在 LCAT 的作用下，游离胆固醇酯化，圆盘状 pre-β-HDL 颗粒转变成小的球形 HDL3，HDL3 在血浆 PLTP 作用下，接受 IDL、LDL、VLDL 等颗粒的磷脂、游离胆固醇，体积逐渐增大，形成成熟的球形 HDL2。CETP 在血浆中与 pre-HDL 形成一个复合体，促进 CE、TG、磷脂、脂蛋白之间的循环交换，促进成熟的 HDL2 颗粒形成。MC 糜蛋白酶可降解 CETP，进而降低 CE 的转移，抑制 HDL 颗粒的成熟或者促进失功能性 HDL 颗粒的形成。糜蛋白酶可将 80kDa 的 PLTP 降解成 70kDa、52kDa、48kDa 和 31kDa 的大小不等的片段，抑制 HDL 的形成，以及巨噬细胞胆固醇的流出。此外，MC 类糜蛋白酶和胰蛋白酶还可以直接作用于 pre-β-HDL 颗粒。小鼠巨噬细胞（J774 细胞）能表达低水平的清道夫受体 SR-B1 和高水平的 ABCA1，MC 类糜蛋白酶和胰蛋白酶可直接降解 HDL3 进而减少 ABCA1 依赖的胆固醇流出。具体来说，糜蛋白酶可降解血浆中 HDL3 颗粒中的脂蛋白 apo（a）（LPA）。将胆固醇荷载的人或小鼠巨噬细胞给予 MC 颗粒残留或者纯化的人皮肤糜蛋白酶处理，可以造成 pre-β1、LPA-Ⅰ和 LPA-Ⅳ降解，并使 apoA-Ⅰ介导的胆固醇流出减少。此外，有实验证实，apoA-Ⅰ和 apoA-Ⅱ是 MC 糜蛋白酶的作用底物。MC 糜蛋白酶处理人血清和人主动脉内膜的巨噬细胞后，发现其胆固醇流出受到抑制。生化分析表明，糜蛋白酶能够降解这些组织和液体中的 apoA-Ⅰ。MC 糜蛋白酶的作用也在小鼠模型中得到证实，将人 apoA-Ⅰ和糜蛋白酶处理过的 apoA-Ⅰ与标签胆固醇孵育的 J774 巨噬细胞共培养，结果显示糜蛋白酶处理的 apoA-Ⅰ不能促进巨噬细胞介导的胆固醇进入肠腔。MC 激活剂 C48/80 注入野生型小鼠体内后，apoA-Ⅰ介导的胆固醇逆向转运的刺激被完全阻止，而特异性敲除 MC 的小鼠不受影响。在一个类似的实验中，从 C48/80 腹腔注射小鼠血清和腹腔液收集巨噬细胞培养，这些巨噬细胞胆固醇流出能力明显降低，推测是腹腔和血液中的 apoA-Ⅰ、apoA-Ⅳ、apoE、iHDL 和 pre-β-HDL 均受到 MC 糜蛋白酶破坏所致。MC 类胰蛋白酶的作用类似于 HDL 糜蛋白酶。据此推测，抑制巨噬细胞胆固醇流出可能是 MC 促进巨噬细胞形成泡沫细胞的主要机制。

8. 肥大细胞与动脉粥样硬化动物模型　动物模型是检测 MC 在 As 过程中发挥作用的重要工具。在 *apoE*$^{-/-}$小鼠中，用二硝基氟苯可靶向激活周围血管中的 MC，然后用二硝基苯处理，可增加斑块内出血、巨噬细胞凋亡（通过组胺和类胰蛋白酶）、血管渗出和晚期斑块中的白细胞募集，而 MC 稳定剂色甘酸可以抑制这些影响。以此方式可建立检测 MC 在 As 中作用的动物模型。近期，同一实验室对该模型进行了改进，使用 P 物质进行造模。结果发现 P 物质可增强外膜 MC 活化数量且促进斑块内出血，而与神经激肽 1 受体拮抗剂合用可减少这些影响。在 As 中，糜蛋白酶功能已在动物实验中被证实，可能是由于其特定的小分子抑制剂的可靠性问题，不是所有的实验观察均符合预期。在变应原诱导的大鼠 As 模型中，内膜厚度与糜蛋白酶的表达和 MC 的定位具有相关性。饮食诱导 As 的仓鼠模型，糜蛋白酶选择性抑制剂 SUN-C8257 可抑制主动脉脂质沉积但不影响体重、血压，或降低血清 LDL 胆固醇水平和血管紧张素Ⅱ水平。

9. 肥大细胞与动脉粥样硬化治疗靶点　目前针对 MC 的抗过敏药物主要有抗组胺药、糜蛋白酶、类胰蛋白酶抑制剂和 MC 稳定剂，但是，这些药物尚未被用于治疗心血管疾病。其他的如奥马珠单抗、人源化单克隆抗体，可与游离 IgE 结合用于治疗过敏性疾病；R112 是第一种针对 FcγRⅠ的信号分子 Syk 的用于临床研究的抗过敏剂；最近类胰蛋白酶抑制剂 apc2095 已经通过测试，主要针对哮喘和溃疡性结肠炎；还有几种口服类糜蛋白酶抑制剂如 SUN-C8257、BceAB、nk3201 和 tei-e548。肝素的鱼精蛋白拮抗剂（与胰岛素共用来减缓糖尿病患者胰岛素的作用）和聚凝胺也可用于通过活化的四聚体类胰蛋白酶来抑制胰蛋白酶的活性。MC 稳定剂有可能是心血管疾病治疗的潜力药物，包括色甘酸、酮替芬（zaditor）和 tranilast（rizaben）。色甘酸和酮替芬可用于小儿过敏性疾病；tranilast 可用于支气管哮喘、过敏性皮炎、过敏结膜炎，有研究显示其通过抑制糜蛋白酶和 TGF-β活性或水平发挥抗血管新生的作用。最近动物模型的研究表明，MC 稳定剂可能有利于心血管患者，如色甘酸能够抑制 *apoE*$^{-/-}$小鼠中 MC 诱导的斑块内出血、巨噬细胞凋亡和血管渗出等。这些实验结果为未来的临床应用，尤其是以 MC 为靶点的药物全面进行人体试验奠定了基础。

（夏晓丹）

参 考 文 献

夏晓丹，唐朝克，2016. 失功能性 HDL 研究进展. 生理科学进展，47（5）：381-385.

Bot I，de Jager S C，Zernecke A，et al，2007. Perivascular mast cells promote atherogenesis and induce plaque destabilization in apolipoprotein E-deficient mice. Circulation，115（19）：2516-2525.

Chen W，Beck I，Schober W，et al，2010. Human mast cells express androgen receptors but treatment with testosterone exerts no influence on IgE-independent mast cell degranulation elicited by neuromuscular blocking agents. Experimental Dermatology，19（3）：302-304.

Donelan J，Boucher W，Papadopoulou N，et al，2006. Corticotropin-releasing hormone induces skin vascular permeability through a neurotensin-dependent process. Proceedings of the National Academy of Sciences of the United States of America，103（20）：7759-7764.

Egozi E I，Ferreira A M，Burns A L，et al，2003. Mast cells modulate the inflammatory but not the proliferative response in healing wounds. Wound Repair and Regeneration：Official Publication of the Wound Healing Society ［and］ the European Tissue Repair Society，11（1）：46-54.

Ihara M，Urata H，Kinoshita A，et al，1999. Increased chymase-dependent angiotensin Ⅱ formation in human atherosclerotic aorta. Hypertension，33（6）：1399-1405.

Jones S E，Gilbert R E，Kelly D J，2004. Tranilast reduces mesenteric vascular collagen deposition and chymase-positive mast cells in experimental diabetes. Journal of Diabetes and Its Complications，18（5）：309-315.

Lundequist A，Pejler G，2011. Biological implications of preformed mast cell mediators. Cellular and Molecular Iife Sciences，68（6）：965-975.

Ma H，Kovanen P T，2000. Inhibition of mast cell-dependent conversion of cultured macrophages into foam cells with antiallergic drugs. Arteriosclerosis，Thrombosis，and Vascular Biology，20（12）：E134-142.

Mathias C B，Freyschmidt E J，Caplan B，et al，2009. IgE influences the number and function of mature mast cells，but not progenitor recruitment in allergic pulmonary inflammation. Journal of Immunology，182（4）：2416-2424.

Meyer M C，Creer M H，McHowat J，2005. Potential role for mast cell tryptase in recruitment of inflammatory cells to endothelium. American Journal of Physiology Cell Physiology，289（6）：C1485-1491.

Modena B D，Dazy K，White A A，2016. Emerging concepts：mast cell involvement in allergic diseases. Translational Research：the Journal of Laboratory and Clinical Medicine，174：98-121.

Sato N，Tanaka S，Matsuura J，et al，2009. Interleukin-4-mediated suppression of histamine synthesis in a murine mast cell line，BNu-2cl3. Biological & Pharmaceutical Bulletin，32（10）：1800-1802.

Sukhova G K，Zhang Y，Pan J H，et al，2003. Deficiency of cathepsin S reduces atherosclerosis in LDL receptor-deficient mice. The Journal of Clinical Investigation，111（6）：897-906.

Sun J，Zhang J，Lindholt J S，et al，2009. Critical role of mast cell chymase in mouse abdominal aortic aneurysm formation. Circulation，120（11）：973-982.

Triggiani M，Patella V，Staiano R I，et al，2008. Allergy and the cardiovascular system. Clinical and Experimental Immunology，153 Suppl 1：7-11.

Waern I，Jonasson S，Hjoberg J，et al，2009. Mouse mast cell protease 4 is the major chymase in murine airways and has a protective role in allergic airway inflammation. Journal of Immunology，183（10）：6369-6376.

Xu J M，Shi G P，2012. Emerging role of mast cells and macrophages in cardiovascular and metabolic diseases. Endocrine Reviews，33（1）：71-108.

Zhang J，Sun J，Lindholt J S，et al，2011. Mast cell tryptase deficiency attenuates mouse abdominal aortic aneurysm formation. Circulation research，108（11）：1316-1327.

第十一章　血小板与动脉粥样硬化

第一节　概　　述

动脉粥样硬化（As）是一个复杂的病理过程，许多理论或学说从不同角度阐述了 As 的发病机制，但任何一种理论或学说都不能全面对其进行解释。在 As 的形成与发展过程中，内皮细胞、白细胞、血小板和内膜平滑肌细胞作为主要参与者，通过与细胞因子、生长因子等相互作用，组成一个复杂的网络结构，诱导 As 的发生与发展，其中血小板在 As 的发生发展中起重要作用。一方面，血小板具有“炎症介质”的特性，可调节炎症细胞与内皮细胞之间的交互作用；另一方面，血小板还具有“炎症细胞”的特性，能够释放炎症因子，直接或间接参与 As 的形成和发展。

血小板由骨髓造血组织中的巨核细胞产生。多能造血干细胞在造血组织中经过定向分化形成原始巨核细胞，进一步发育为成熟巨核细胞，成熟巨核细胞的细胞膜表面能够形成凹陷，伸入胞质，相邻的凹陷在细胞质深部融合，包裹部分胞质，脱离巨核细胞，通过骨髓造血组织中的血窦进入血液循环，成为血小板。新生成的血小板约有 1/3 储存在脾。储存的血小板可与循环中的血小板自由交换，以维持血液内血小板正常水平。每个巨核细胞产生血小板的数量为每立方毫米 200～8000，血小板生成素可调节血液中血小板含量。血小板寿命为 7～14 天，每天约更新总量的 1/10，衰老的血小板大多在脾中被清除。

正常状态下，血小板呈两面微凹的椭圆形或圆盘形，称为循环型血小板，平均直径 2～4μm，厚 0.5～1.5μm，平均体积 7μm^3。血小板无细胞结构，无细胞核，但有线粒体等细胞器，内部还有散在分布的颗粒成分。血小板的结构和组成十分复杂。血小板膜是附着或镶嵌蛋白质的双分子层脂质结构，含有多种糖蛋白（glycoprotein），可发挥不同的作用，如糖蛋白Ⅰb 与黏附作用有关、糖蛋白Ⅱb/Ⅲa 与聚集作用有关、糖蛋白Ⅴ是凝血酶受体等。血小板表面附着由血浆蛋白（plasma protein）、凝血因子（blood coagulation factor）和与纤维蛋白溶解相关的蛋白等活性分子组成的血浆层（血小板的外覆被）。血小板胞质中有两种管道系统：开放管道系统和致密管系统。前者由血小板膜内陷形成，错综分布，管道膜与血小板膜连续，也附着于血小板膜一样的外覆层。通过此管道系统，血浆可以进入血小板内部，扩大了血小板与血浆的接触面积，使血小板形成与海绵相似的结构。致密管系统的管道细而短，与外界不通，相当于内质网。

血小板主要功能是凝血与止血，修补破损血管。血小板表面糖衣吸附血浆蛋白和凝血因子Ⅲ，血小板颗粒内含有促凝因子。当血管受损或破裂时，血小板激活，由静止相变为功能相，发生变形，表面黏度增大，凝聚成团；在组织因子Ⅲ作用下，血浆内凝血酶原变为凝血酶，催化纤维蛋白原（fibrinogen，FIB）形成丝状纤维蛋白，网住血细胞，形成凝血块；血小板颗粒物质释放，进一步促进凝血与止血。

近年来，越来越多的研究显示，血小板作为一种“炎症细胞”，参与 As 的发生和发展。首先，血小板参与单核细胞与血管壁细胞之间的相互作用，这种相互作用导致单核细胞进一步聚集，向血管内膜下移行，促进 As 早期病变的形成。其次，As 后期，斑块破裂，血栓形成，临床事件发生，此过程中血小板发挥重要作用。总之，血小板既参与 As 炎症反应，又参与粥样血栓形成，它是炎症、As 和血栓形成三者之间的连接纽带。

第二节　血小板与血栓形成

血栓形成于血管内面剥落处或修补处，由不溶性纤维蛋白、沉积血小板、白细胞和陷入的红细胞组成。动脉血栓是引起 As、触发心血管事件的重要原因之一。血小板在动脉血栓形成的过程中发挥重要作用。血栓形成大体上可分为三个阶段。①起始阶段：血小板黏附到血管受损处，引起血小板聚集反应；②延伸阶段：血小板激活，进一步聚集并释放因子；③稳固阶段：血小板之间紧密接触，阻止血小板凝块解聚，形成血栓。

一、血小板的激活

血管内皮细胞通过三种方式调节血小板的活性：花生四烯酸-前列环素通路、L-精氨酸-一氧化氮通路、内皮细胞外表面二磷酸腺苷酸酶通路。前列腺素（PG）是存在于动物和人体中的一类由不饱和脂肪酸组成的活性物质，在胃肠道、生殖系统、呼吸系统、神经系统、内分泌系统等系统中具有多种生理功能。研究表明，前列腺素能够提高细胞内循环一磷酸腺苷酶水平，抑制血小板的功能。内皮细胞在前列环素合酶和环氧化酶-1（cyclooxygenase-1，COX-1）或环氧化酶-2（COX-2）的帮助下，将花生四烯酸转化为前列腺素。其中，COX-2 在前列腺素合成过程中起重要作用，这是因为 COX-2 特异性抑制剂能够影响前列腺素新陈代谢。一氧化氮是机体内重要的气体分子，其中 L-精氨酸是 NO 的生物学前体。研究指出，NO 能够扩散进入血小板，刺激其产生环鸟苷酸（cyclic guanosine monophosphate，cGMP），进而调节环鸟苷酸依赖性蛋白激酶的活性，引起血小板内钙离子（Ca^{2+}）浓度降低。血小板内 Ca^{2+} 浓度降低阻止其表面的糖蛋白Ⅱb/Ⅲa 发生构象改变，减少与纤维蛋白酶原的结合。因此，NO 能够通过降低血小板内 Ca^{2+} 浓度，阻止其表面整合素的构象改变，降低血小板表面与纤维蛋白酶原结合位点的数量和亲和性，从而抑制血小板之间的黏附，降低聚集水平。细胞表面二磷酸腺苷酶是内皮细胞表面主要的组成部分，它能够限制血浆中核苷酸包括二磷酸腺苷和 ATP 等的水平，促进血小板的激活。

血栓形成过程中，血小板首先黏附到血管损伤部位，该过程中，血小板表面糖蛋白Ⅰb/Ⅴ/Ⅸ起重要作用。糖蛋白Ⅰb/Ⅴ/Ⅸ是巨核细胞和血小板中特异性表达的受体复合物，能够与胶原蛋白、基底膜和微纤维及血管假性血友病因子（von Willebrand factor，vWF，糖蛋白Ⅰb 主要的配体之一）等作用，促进血小板黏附到受损部位。此外，受损血管处的内皮细胞可释放腺苷二磷酸（ADP）等增强血小板黏性，促进血小板聚集。此时血小板聚集的状态是可逆的，能够解聚，并且也不发生释放反应，称为血小板初级聚集。当聚集因子持续存在或不断加强时，血小板细胞内信号被激活，血小板发生释放反应，释放颗粒成分和致密体中的生化物质，主要包括 ADP、血栓素 A_2（TXA_2）和凝血酶等，进一步促进血小板聚集、活化、黏附，诱导血液循环中的血小板聚集到血管内皮受损的部位并发生释放反应，形成血小板聚集物，此过程的血小板聚集是不可逆的，被称为血小板第二期聚集。血小板第二期聚集过程中，ADP、血栓素 A_2、凝血酶等激活剂通过血小板表面的 G 蛋白偶联受体活化血小板，其主要作用机制是通过活化血小板表面糖蛋白Ⅱb/Ⅲa（$\alpha_{IIb}\beta_3$）等整合素，促进血小板聚集和黏附。在缺乏β_3族整合素的小鼠模型中，血小板聚集、黏附能力明显降低，并极大程度地减少了纤维蛋白原的摄取，这表明血小板表面糖蛋白等整合素在促进血栓形成的过程中发挥重要作用。

纤维蛋白原通过促进血小板间表面糖蛋白Ⅱb/Ⅲa 相互粘连，维持血栓的稳定性。未激活的血小板含有多种组织因子的前 mRNA（pre-mRNA），这些组织因子是促进血小板凝固的起始者，通过促进凝血酶原转化为凝血酶、纤维蛋白酶原转变为纤维蛋白发挥作用。血小板激活时，在激活信号的刺激下，血小板内 pre-mRNA 进行拼接，生成具有生物活性的血小板源性组织因子，促进血栓形成。

二、活性氧与血小板激活

活性氧主要由血管内皮细胞和血管平滑肌细胞合成，能够激活血小板。血小板激活后，花生四烯酸通过 COX-1 信号通路进行新陈代谢，产生活性氧；血小板活化的激动剂也能够激活血小板中的 NADPH 氧化酶，合成活性氧。这些不同来源的活性氧引起血小板的募集、聚集，进而发展为动脉血栓。

活性氧能够在内皮细胞和血小板细胞膜表面清除相关的含氮氧化物，调节氧化还原相关酶类的活性。活性氧清除含氮氧化物是为了预防这类氧化物参与血栓破裂过程。因此，快速地除去一氧化氮等氧化物能够通过 COX-1 通路实现。

增加活性氧的生成量能够引起细胞膜上的磷脂过氧化反应，血浆中循环 LDL 氧化水平上升，导致 F_2-异前列腺素产生。F_2-异前列腺素是花生四烯酸由自由基催化形成的前列腺素家族成员的亚型，与前列腺素功能类似。此外，F_2-异前列腺素还能够引起血小板的黏附反应并促进血小板被其他种类的激动剂活化。F_2-异前列腺素与血栓素在肥胖妇女、高胆固醇血症患者、2 型糖尿病患者及同型半胱氨酸尿症患者体内的生成速率相同，这表明代谢紊乱引起的低程度的炎症反应可能是触发血栓素依赖性血小板激活的主要原因之一，同时，在一定程度上也伴随着脂质氧化反应增强。

三、血小板激活与动脉粥样硬化

血栓形成并破裂是 As 发生心血管事件的主要原因之一。其发展过程表现为通过侵蚀和破坏血管内皮或血栓流动引起的斑块破裂，导致由稳定、无临床特征发展为症状明显且威胁生命的疾病。血小板在血管内腔破损、撕裂或断裂处和动脉斑块的纤维帽薄弱部位被激活。动脉斑块破裂处出血及血小板介导的血管内皮损伤都可能引起冠状动脉事件的发生。

血小板激活后能够促进急性冠状动脉事件的发生。动脉血栓的动物模型已经证实，细胞外基质能够引起血管受到机械性、化学性、热源损伤，这说明触发动脉血栓的形成与胶原和凝血酶密切相关。然而，啮齿类动物和人类的止血系统具有明显的差别，主要表现为小鼠体内循环血小板的数量明显高于人类。在载脂蛋白 E（apoE）敲除小鼠和低密度脂蛋白受体（LDLR）敲除小鼠中已经描述，自然斑块破裂和二次血栓形成的发生率在高脂、高胆固醇喂养的老龄鼠中显著性升高，但是血管管腔血栓闭塞症状的发生率很低。严重缺血性综合征患者对血小板激活的研究及抗血小板药物的试验表明，血小板参与 As 的发生发展。急性冠脉综合征患者体内分泌的血栓素代谢产物出现短暂且反复升高。冠状动脉血栓的形成是一个斑块反复形成与破裂的动态过程，这与血小板反复性突发式激活有关。无论阿司匹林还是链激酶服用 24h 后均能降低大约 25%的 5 周内死亡率。这一发现支持血小板重复性、突发式激活能破坏血栓表面的稳定性，其中斑块的稳定性与心血管风险事件的发生呈负相关。总之，阿司匹林等抗血小板激活药物能够通过作用于血栓素 A_2 影响管腔内冠状血栓的增长和稳定性，从而降低不稳定型心绞痛患者心肌梗死的风险和心血管事件引起的死亡。

第三节　血小板活性因子

急性冠脉综合征的主要病理特征之一是磷脂类引起的促炎反应，其中血小板活化因子（platelet activating factor，PAF）在这类促炎反应过程中有重要作用。心血管疾病的主要临床表现为血栓形成，其主要机制是外渗的免疫细胞进入血管内膜产生炎症因子引起一系列炎症反应，促进心外膜冠状动脉发生 As，导致心脏局部缺血或降低心肌细胞的血流量。

一、血小板活化因子的生物学特征

血小板活化因子是促进氧化磷脂发生炎症反应的家族成员之一，其中，氧化磷脂是机体由多种细胞如血小板、巨噬细胞、单核细胞、嗜酸性粒细胞、嗜碱性粒细胞和内皮细胞等受到刺激时产生的。血小板活化因子主要由血液、肺、肾、心肌、脑、肝、皮肤、唾液、视网膜、子宫和早期胚胎等组织或器官产生。血小板活化因子能够引起大量的炎症反应和变态反应，其中包括增强白细胞黏附、趋药性、白细胞去颗粒作用、突发性呼吸加强及增加血管通透性。血小板活化因子是一种有效的生物标志物，并且在多种类型的细胞或组织中都发挥着重要作用。

血小板活化因子的合成和降解：机体内血小板活化因子在相关酶类作用下通过从头合成途径（de novo synthesis pathway）和重构方式进行生物合成。从头合成途径主要发生在幼年期，其中大脑和肾内的血小板活化因子主要通过从头合成途径生成。内源性血小板活化因子也依赖从头合成途径。从头合成途径合成的血小板活化因子在维持正常细胞内血小板活化因子的水平及其生理功能，以及机体物质代谢平衡中发挥重要作用。重构方式合成的血小板活化因子需要经历一系列酶促反应。血小板合成过程中涉及乙酰化修饰的磷脂在结构上进行重塑。血小板活化因子的主要成分为磷脂，其中最主要的是卵磷脂。已活化的多核白细胞、单核细胞和内皮细胞都可以通过重构方式分泌血小板活化因子。在各种炎症反应和变态反应性疾病中，血小板活化因子合成主要依赖重构方式。血液循环中血小板活化因子的数量主要通过维持血小板活化因子合成及降解代谢之间的平衡来控制。

乙酰转移酶（histone acetyltransferase）和乙酰水解酶（PAF-acetylhydrolase）能够调控血小板活化因子的活性。乙酰转移酶促进血小板活化因子由非活化形态转化为活化形态。血浆溶血血小板活化因子是血小板活化因子在乙酰水解酶的作用下降解血小板活化因子的活化形态产生的非活性形式，其中乙酰水解酶主要作用于除去血小板活化因子分子上的乙酰基。血浆溶血血小板活化因子是血小板活化因子的非活化形式，同时对正常细胞具有细胞毒性。血浆溶血血小板活化因子能够通过在其二号碳原子位点上添加乙酰基而恢复血小板活化因子的活性，即血小板活化因子通过这种形式进行周期循环进而发挥生物学功能。机体内血小板活化因子水平的改变是一系列免疫反应的结果。

二、血小板活化因子受体

血小板活化因子能够结合在一种 7 次跨膜特异性 G 蛋白偶联受体上，触发细胞内多重信号通路。大量研究表明，血小板活化因子受体基因定位于 1 号染色体上，在平滑肌细胞、心肌细胞、中性粒细胞、单核/巨噬细胞、嗜酸性粒细胞及内皮细胞等细胞内显著表达。内皮细胞中血小板活化因子受体不仅存在于细胞膜表面，也存在于溶酶体内。研究表明，血小板活化因子在心血管系统和中枢神经系统的细胞系中高表达，但是在肝细胞中不表达。血小板活化因子是能在低浓度（1×10^{-11}mol/L）条件下发挥强效作用的细胞因子。血小板活化因子主要调节细胞间的相互作用，其中对血小板的作用最为强烈。相关报道指出，血小板活化因子对于大部分细胞或组织的作用都是通过花生四烯酸信号途径实现的。此外，血小板活化因子在调控炎症反应、血压、凝血反应、胚胎植入及肺发育成熟等多种生理过程中都具有重要的功能。

三、血小板活化因子与动脉粥样硬化

血小板与 As 之间的关系密切而复杂。激活血小板的血小板活化因子也与 As 有着不容忽视的联系。血小板活化因子激活血小板后引起动脉粥样血栓、斑块形成，促进 As 发生发展。血小板活化率可以通过血小板活化因子激活血小板的数量进行衡量。活化后的血小板能够促进血小板间的聚集，形成动脉血栓并释放大量的炎症介质，引起剧烈的炎症反应。血小板本身能够通过正反馈方式生成并释放血小板活化因子，进一步激活血小板，促进血小板间聚集，释放炎症因子，加快 As 的发生发展，导致心血管事件的发生。此外，血小板激活后还伴随着血栓素 A_2 和颗粒成分的释放。血小板活化因子不能单独引起血小板发生聚集反应，但它是促进血小板发挥功能的关键物质，其具体作用与血栓素 A_2 和二磷酸腺苷类似。

炎症反应是多种心血管疾病发生发展中不可缺少的病理生理学表现，但其具体的发生机制有所差别。炎症反应能够降低 As 斑块的稳定性，加速斑块的破裂。因此，抑制炎症反应的发生是降低心血管事件发生的一种有效方法。血小板活化因子在多种刺激物的作用下导致大量炎症细胞的产生，引发炎症反应。血小板活化因子、血小板活化因子样脂质、前列腺素、组织胺、磷脂酶 A_2 和细胞因子等都是有效的炎症介质。当血小板活化因子的浓度为 1×10^{-14}mol/L 时，也能促进机体产生大量的炎症细胞。血小板活化因子除了能够促进细胞聚集外，也能促进白细胞、嗜酸性粒细胞和巨噬细胞等细胞发生趋化作用。

当多核白细胞受到血小板活化因子刺激后能够导致白细胞聚集，产生超氧化物，释放白三烯等，促进炎症反应发生。同时血小板活化因子也能促进单核细胞聚集及嗜酸性粒细胞发生去颗粒反应。细胞因子和脂质介导产生的物质大多数属于炎症介质，诱导机体产生血管细胞黏附分子，促进单核细胞在血管内皮聚集。当单核细胞黏附在血管内皮上，则促进单核细胞分化为巨噬细胞，产生并释放大量炎症因子（如 INF-γ和 TNF-α），促进 As 斑块的形成与发展。

LDL 被氧化后产生的 ox-LDL 能够促进 Th1 细胞产生。Th1 细胞和 Th2 细胞都由 T 细胞分化产生，但其功能相反。Th1 细胞是机体中常见的促炎细胞，能够产生 MCP-1、IL-1β 等多种促炎因子，Th2 细胞则属于抑炎细胞，它可生成并分泌 IL-2、IL-4 等多种抑炎因子。As 发生发展的过程中，Th1 细胞能够渗入斑块部位，产生并释放促炎因子 TNF-α和 IFN-γ 等，从而抑制血小板活化因子乙酰水解酶的活性，并维持 LDL 的氧化状态，进而促进 As 的发生发展。

四、血小板活化因子与内皮细胞

血小板活化因子在炎症反应或病理条件下参与内皮细胞与内皮细胞、内皮细胞与白细胞之间的相互作用。

内皮细胞存在于所有的器官系统中，参与调节各种病理生理过程，如炎症反应或动脉血栓的形成。血小板活化因子、内皮素、NO 和前列环素等通过内皮细胞进行生物合成。血小板活化因子和内皮素主要作用于血管收缩过程；而 NO 和前列环素则在血管舒张的过程中发挥作用。多种化学物质的生成与内皮细胞密切相关，如凝血酶、血管紧张素Ⅱ、加压素、组胺、血管舒缓激肽和过氧化氢等。炎症介质（如凝血酶、组胺和血管舒缓激肽等）可激活多种血细胞如白细胞、单核细胞、血小板等。有效的统计表明，机体内大约 1/3 的血小板活化因子是内皮细胞通过重构方式形成的。

内皮细胞功能紊乱是在血管收缩与血管舒张、生长促进因子与生长抑制因子、促 As 与抗 As 等因素局部或完全的失衡状态下发生的。它是 As 发生的起始因素，参与 As 斑块形成及其他心血管疾病的发生。血管舒张受损的主要原因是 NO 的生物利用度明显下降。血小板活化因子的作用主要表现为促进血管内皮细胞发生炎症反应，引起血管内皮功能紊乱。血小板活化因子是促进内皮细胞表面血管黏附分子的表达、促进白细胞渗入并黏附在血管内皮表面必不可少的。总之，血小板活化因子在炎症反应或病理条件下参与内皮细胞与内皮细胞、内皮细胞与白细胞之间的相互作用。

第四节　血小板与炎症反应

炎症反应是一种常见的病理过程，可以发生在机体各个部位的组织和器官。越来越多的研究表明，炎症反应参与各种重大疾病的发生与发展，其中，As 被认为是一种慢性炎症疾病。血小板除了参与血栓的形成过程，与炎症反应的关系也十分密切。虽然从传统意义上讲，血小板并非免疫细胞，但其在很多免疫反应中却具有重要作用，尤其是在固有免疫方面意义更大。

一、血小板与免疫细胞

血小板参与免疫反应主要表现为其能促进白细胞在感染和炎症部位聚集。血小板可以通过 P-选择素和β_3族整合素与内皮细胞黏附，还能为循环血液中的单核细胞、中性粒细胞等免疫细胞提供一个“黏性”平台，促进免疫细胞聚集与黏附，发挥相应的生物活性和功能。单核细胞/中性粒细胞在血管内皮表面的聚集一般有两种方式：第一种方式是它们直接黏附在血管内皮细胞表面并发生聚集；另一种方式是通过与黏附于血管内皮细胞上的其他细胞相互作用再聚集到血管内皮。其中，直接黏附方式容易受血管剪切力和血流速度的影响，不能形成稳定牢固的黏附与聚集；间接黏附方式能够减慢血流中单核/巨噬细胞和中性粒细胞的流动速度，更有利于发生细胞的黏附与聚集。血小板激活并黏附到受损的血管内皮细胞部位后，分泌一些趋化因子，吸引炎症相关细胞在血管受损部位聚集，随后经过一系列细胞表面受体或结构相互作用，能够与单核细胞和中性粒细胞形成稳定牢固的黏附与聚集。在这种黏附、聚集的过程中，细胞间的相互作用十分复杂。其中，血小板与单核细胞和中性粒细胞相互作用，激活单核细胞和中性粒细胞，促进炎症介质的合成与分泌，引起炎症反应的发生。例如，单核细胞通过蛋白结合谷胱甘肽（PSSG）与血小板上的 P-选择素相互作用，附着于活化的血小板上，单核细胞通过 Mac-1（CD11b/CD18，$\alpha_M\beta_2$）结合血小板膜上的 GPIbα和（或）其他受体，如 JAM-3、ICAM-2 等而形成牢固黏附。

在多种细胞因子的趋化和诱导下，单核细胞迁入内膜下，不断摄取已发生氧化修饰的脂蛋白，形成单核细胞源性泡沫细胞，参与粥样斑块的形成。血小板分泌的血小板因子 4（platelet factor 4，PF4）作为单核细胞的趋化因子，能促进单核细胞向巨噬细胞的分化。PF4 能明显促进巨噬细胞对 ox-LDL 的摄取，并且在血小板的诱导下，单核/巨噬细胞产生多种炎症因子如 TNF 和 IL-1 及金属蛋白酶系列等，进一步促进和加重炎症反应，加速 As 的进展。

二、血小板与炎症因子

激活的血小板释放与炎症反应和促有丝分裂相关的细胞介质进入局部微环境中，从而改变血管内皮细胞的某些功能，如改变内皮细胞的趋化性和黏附性等。这些由血小板激活引起的功能性改变如内皮细胞趋化性和黏附性、单核细胞迁移等，多发生在炎症发生的部位。

CD40 由激活的血小板释放，能导致内皮细胞发生炎症反应。CD40 是三聚体组成的跨膜蛋白，是肿瘤坏死因子超家族的成员之一，最初发现它能激活 T 细胞。CD40 配体储存在未激活的血小板细胞质内。当血小板被激活后，CD40 配体被快速地释放到血小板表面。在血小板细胞膜上，CD40 配体需要进行一系列加工，生成有功能性的可溶性片段，其加工过程可能几分钟，也可能数小时。来自血小板的 CD40 配体诱导内皮细胞产生活性氧、黏附分子、趋化因子和组织因子等物质，引起炎症反应的发生。阻断 CD40-CD40 配体信号通路能够显著抑制 *Ldlr* 敲除小鼠动脉脂质沉积和动脉粥样斑块形成。临床检测表明，健康妇女血浆中可溶性 CD40 配体水平与心血管事件发生的风险呈正相关。此外，心血管事件的危险因素包括抽烟和 2 型糖尿病（与血小板激活密切相关）等因素。因为高胰岛素血症和高糖血症都能够导致血小板源性的 CD40 配体及单核细胞源性的组织因子释放显著增加。

与 CD40 配体相比，血小板活化后合成的 IL-1β储存在血小板的细胞质中。血小板生成的 IL-1β通过 IL-1β转录信号进行调控，其合成的数量与内皮细胞黏附在血浆中的免疫细胞的水平呈正相关。IL-1β能够调节血小板诱导内皮细胞黏附性的重要分子介质。因此，促进血小板生成并释放 IL-1β，能够导致中性粒细胞和单核/巨噬细胞聚集并黏附在内皮细胞表面。

血小板在 ADP 等血小板激活剂的刺激下，表面的小膜囊从血小板表面脱落下来，进入血液循环。在血管内皮的损伤部位，激活的内皮细胞或血小板释放 P-选择素引起富含

P-选择素的糖蛋白配体 1 和组织因子的细胞膜微粒聚集。在内皮细胞和单核细胞中，细胞膜微粒 COX-1 呈剂量依赖性地上调前列腺素的生成，促进细胞间花生四烯酸的新陈代谢。活化的血小板或血小板细胞膜微粒通过释放细胞因子，使单核细胞聚集或促进单核细胞分化为巨噬细胞。血小板因子 4 是血小板释放的能激活血小板的一种特异性细胞因子。血小板因子 4 能诱导内皮细胞表达并分泌 P-选择素。活化后的血小板也能够分泌 MMP-2 和 MMP-9。因此，血小板是富含炎症激活物和血管生成抑制剂的一类物质，并且它在炎症反应和血管生成等过程中发挥重要作用。

活化的血小板自身也能够分泌和释放细胞因子。最初，血小板被认为是无核细胞，其内的蛋白主要来自巨核细胞。在血小板形成并释放至血循环前 24 h，巨核细胞已合成绝大多数的血小板特异性蛋白。近年研究发现，人类血小板中包含 mRNA 转录物。血小板活化后自身可以合成和释放大量生物活性物质，如黏附蛋白（P-选择素、vWF、血小板凝血酶敏感蛋白等）、生长因子（PDGF、TGF、EGF、bFGF 等）、血小板趋化因子（PF4）、凝血因子（TXA_2）、纤维蛋白原、因子Ⅴ、因子Ⅺ、纤溶酶原激活物抑制因子-1（PAI-1）、S 蛋白等，以及 IL-1β、CD40L、β-血小板球蛋白（β-TG）、5-HT 等。这些因子相互协调、共同作用，调节细胞的生物功能，如细胞的趋化、聚集、黏附及细胞增殖和凋亡，这都能加速血管炎症的发生发展。

血小板能诱导血管壁细胞分泌细胞因子。研究已证实，活化的血小板能够诱导血管壁细胞发生炎症反应。在体外刺激因素激活血小板或者体内血栓形成过程中，CD40 配体迅速在活化的血小板表面表达，和其他促炎因子一样，血小板上 CD40L 可以诱导内皮细胞活化和分泌细胞因子，如 MCP-1、IL-8、TNF-α、ICAM-1 和 VCAM-1 等，为单核细胞在血管损伤部位聚集和渗入提供关键性的信号转导因子，或者促进完整未受损的内皮组织发生炎症反应。采用 CD40 配体抗体抑制剂或者遗传缺失手段能明显减少 As 病变面积。血小板衍生的 IL-1β作为诱导内皮细胞活化的主要调节因子，能通过 NF-κB 途径诱导内皮细胞分泌 IL-6、IL-8、MCP-1。同样，血小板也能促进平滑肌细胞分泌 MCP-1、MMP 等，诱导平滑肌细胞表型改变。在血管损伤和再狭窄过程中，平滑肌细胞的分泌特性与其迁移特性都发挥了重要作用。因此，血小板引起的血管壁细胞活化可导致大量的细胞因子释放到血液或周围组织，促进血管炎症的进一步发展。

第五节　抗血小板药物与动脉粥样硬化

血小板能够引起血栓形成及炎症反应，这在 As 发生发展过程中具有重要作用。抗血小板药物也越来越受关注，已经成为治疗血栓性疾病的有效手段之一，并在临床上得到广泛应用。抑制血栓形成及血小板沉积于 As 斑块是抗血小板药物的最主要目的。临床研究表明抗血小板药物能明显降低冠状动脉、脑血管等心血管疾病动脉血栓的形成。目前临床抗血小板药物根据作用原理可分为以下几类：①阿司匹林等环氧化酶抑制剂；②噻吩吡啶类等血小板 ADP 受体拮抗剂；③单克隆抗体 reopro 或 abciximab 等血小板 GPⅡb-Ⅲa 受体拮抗剂。

一、阿司匹林

1853 年，夏尔·弗雷德里克·热拉尔用水杨酸与醋酐合成了乙酰水杨酸（阿司匹林的主要成分）；1898 年，德国化学家菲霍夫曼用同样的方式合成了乙酰水杨酸并用其为他父亲治疗风湿性关节炎，取得极好的疗效；1899 年，德莱塞将乙酰水杨酸运用到临床，并取名为阿司匹林（aspirin）。到目前为止，阿司匹林已应用百年，成为医药史上三大经典药物之一，至今它仍是世界上应用最广泛的解热、镇痛和抗炎药，也是比较和评价其他药物的标准制剂。阿司匹林能抑制血小板的释放、聚集，发挥抗血栓的作用。到目前为止，阿司匹林在临床上已用于预防心脑血管疾病的发作。

血小板抗血栓的作用机制是使血小板花生四烯酸代谢途径中的环氧化酶 1（COX-1）活性部位第 529 位丝氨酸乙酰化后失去活性，从而抑制前列腺素 G_2（PGG_2）、前列腺素 H_2（PGH_2）及血栓素 A_2（TXA_2）合成，起到抑制血小板聚集的作用。血小板没有细胞核，不能再生成 COX，因此阿司匹林在抗血小板聚集中的作用是不可逆的，也就意味着血小板被阿司匹林抑制后其聚集功能不能再次恢复，直至新生的血小板进入血液循环。血小板的生存期很短，为 9～10 天，且每天更新总体含量的 10%，服用阿司匹林直至停药后 5 天，血液循环中的血小板才能恢复其在止血作用中的功能。因此临床医生在诊断治疗时要注意询问手术和创伤患者用药史。如果患者尚未停服阿司匹林或停药不止 5 天，发生出血时有效的止血方法是输注血小板悬液。

阿司匹林对 COX-1 的抑制作用呈剂量依赖性。在体内，除血小板外，阿司匹林还可以抑制血管内皮细胞中的 COX，使 PGI_2 生成减少。PGI_2 的作用与 TXA_2 相反，于是就提出了阿司匹林治疗的双重性问题，是防止血栓形成还是抑制血栓形成？由于内皮细胞的 COX 可以再生，而且对阿司匹林的敏感性低于血小板 COX，因此阿司匹林在适宜剂量时具有抗血栓形成的作用。目前，大多数患者每日用量为（80 ± 60）mg。阿司匹林虽然可通过抑制 COX 和 TXA_2 产物来抑制血小板的激活，然后它并不减少血管损伤部位血小板的黏附。

阿司匹林口服后可被完全快速地吸收，在胃内已开始吸收，小肠上部吸收大部分。吸收率与溶解度、胃肠道 pH 有关。食物可降低吸收速率，但不影响吸收量。吸收后分布于各组织，也能渗入关节腔、脑脊液中。阿司匹林的蛋白结合率低，但水解后的水杨酸盐蛋白结合率为 65%～90%。血药浓度高时结合率相应地降低。阿司匹林的完整分子半衰期为 15～20h，水杨酸盐的半衰期长短取决于剂量的大小和尿 pH。一次服小剂量（75～150mg/d）时其半衰期为 2～3h；大剂量（>150mg/d）时可达 20h 以上，反复用药时可达 5～18h。一次口服阿司匹林 0.65g 后，在乳汁中的水杨酸盐半衰期为 3.8～12.5h。该药在胃肠道、肝及血液内大部分很快水解为水杨酸盐，然后在肝代谢。代谢物主要为水杨尿酸及葡糖醛酸结合物，小部分氧化为龙胆酸。一次服药后 1～2h 达血药峰值。镇痛、解热时血药浓度为 25～50μg/ml；抗炎时为 150～300μg/ml。血药浓度达稳定状态所需的时间随每日剂量及血药浓度的增加而增加，在大剂量用药（如抗风湿）时可长达 7 天。长期大剂量用药的患者，因药物主要代谢途径已饱和，剂量微增即导致血药浓度出现较大改变。该药物大部分以结合的代谢物，小部分以游离的水杨酸从肾脏排泄。服用量较大时，未经代谢的水杨酸排泄量增多。

阿司匹林主要适用于心肌梗死的一级和二级预防、脑梗死或短暂性脑缺血发作（TIA）的二级预防、心肌梗死的急性治疗和隐静脉旁路血栓形成的预防。小剂量（75～150mg/d）阿司匹林长期抗血小板治疗是有效的。在某些临床情况下，阿司匹林加用另外一种抗血小板药物即多种抗血小板药物联用可能产生更多的益处。阿司匹林的主要副作用是胃肠道反应，其胃肠毒性与剂量有关，较大剂量可引起胃溃疡、无痛性胃出血，另外还有凝血障碍、过敏反应等。

二、氯吡格雷和噻氯匹定

氯吡格雷（clopidogrel，波立维）和噻氯匹定（ticlopidine，抵克立得）都是一类噻吩和吡啶的衍生物。两者结构相似，均选择性抑制 ADP 引起的血小板聚集。它们在体外对血小板没有作用，只有通过体内肝代谢形成有活性的代谢产物，才能产生抗血小板作用。通过其产生的有活性的代谢产物特异性、不可逆地与血小板表面的一种 ADP 受体（P_2YAC）结合，从而拮抗 ADP 对腺苷酸环化酶的抑制作用，抑制 ADP 介导的血小板聚集。此外，动物实验还发现氯吡格雷有抑制血管内膜损伤引起内膜增厚、肌层增生，以及加强链激酶和 t-PA 溶解血栓的作用。

噻氯匹定体外或静脉注射没有作用，它发挥抗血小板聚集作用是在降解过程中产生具有活性的代谢产物，并且有延迟作用（需要 48～72h 后才能开始起作用）。噻氯匹定对血小板的抑制作用是不可逆的，需要停药后大概 1 周血小板作用才能完全恢复。噻氯匹定除了能抑制血小板聚集外，还能解聚已经形成血栓的血小板，被广泛地用于脑血管疾病的二级预防和冠状动脉支架置入术前后。使用噻氯匹定可伴有高胆固醇血症和粒细胞减少，还可伴发血小板减少、再生障碍性贫血和血小板减少性紫癜（TTP）。

氯吡格雷比噻氯匹定更安全，可以广泛、有效和安全地用于急性冠脉综合征等，效果要优于阿司匹林（CAPRIE 试验）。CAPRIE 试验发现氯吡格雷治疗动脉粥样硬化性疾病，可降低缺血性脑卒中、心肌梗死或血管性死亡的危险率，并优于阿司匹林（8.7%）；在安全性方面，氯吡格雷引起消化道出血的发生率明显低于阿司匹林，而至于其他比较严重的不良反应，两者并没有显著性差别。此外，氯吡格雷还能降低全身 As 疾病缺血事件的发生率，同时作为噻氯匹定的代替药物，氯吡格雷与其疗效相差不大，但在安全性和耐药性方面氯吡格雷则更加完善。

三、血小板糖蛋白Ⅱb-Ⅲa 受体拮抗剂

糖蛋白Ⅱb-Ⅲa 复合物是血小板激活后形成的黏附分子受体，也是血小板聚集和血栓形成的“最后的共同通路”。因此，糖蛋白Ⅱb-Ⅲa 受体拮抗剂能抑制纤维蛋白原配体与糖蛋白Ⅱb-Ⅲa 复合物之间的结合，阻止血小板聚集，使血小板血栓不能形成。

reopro 是糖蛋白Ⅱb-Ⅲa 的拮抗剂，其中抗糖蛋白Ⅱb-Ⅲa 的单抗 7E3（商品名为 reopro）是研究最为广泛、最早被批准的药物。1994 年 12 月，美国食品药品监督管理局（FDA）已批准 reopro 在高危经皮腔内冠状动脉成形术（percutaneous transluminal coronary angioplasty，PTCA）中的应用。reopro 是一种人-鼠嵌合的糖蛋白Ⅱb-Ⅲa 单克隆抗体 7E3 的 Fab 片段，分子量为 47 615Da。reopro 的作用机制是通过抑制纤维蛋白原受体阻止血小板聚集，从而抑制血小板栓子形成，降低血管栓塞风险，减少凝血酶生成。reopro 也可以

结合内皮细胞和平滑肌细胞上的$\alpha_v\beta_3$，抑制血管损伤后血管细胞的过度增殖，从而减少血管再狭窄的发生。reopro 还具有抗凝功能。reopro 对糖蛋白Ⅱb-Ⅲa 的封闭作用与剂量相关，只要阻断约 80%的糖蛋白Ⅱb-Ⅲa 位点，就能完全抑制血小板的聚集反应。大规模临床试验已被广泛用于治疗缺血性心脏病患者。

糖蛋白Ⅱb-Ⅲa 受体拮抗剂的主要适应证是经皮冠脉介入术（percutaneo us coronary intervention，PCI）和急性冠脉综合征。EPIC 试验证明，糖蛋白Ⅱb-Ⅲa 受体拮抗剂能使经皮冠状动脉腔内成形术后 30 天缺血并发症的发生率降低 35%。随访进行 EPIC 试验的急性冠脉综合征患者，6 个月内缺血再发生事件降低 25%，3 年内病死率下降 60%。

糖蛋白Ⅱb-Ⅲa 受体拮抗剂的主要副作用包括出血、血小板减少、免疫反应等。reopro 能引起出血和血小板减少，并且与糖蛋白Ⅱb-Ⅲa 复合物结合后形成新的抗原，引起一系列免疫反应。

四、新型抗血小板药物的研究

血小板与胶原之间的相互作用是血小板黏附、聚集和活化的始动因素，也是研制新型抗血小板药物的主要靶点。血小板表面与胶原结合的受体至少有 3 类：①糖蛋白Ⅰb-Ⅸ-Ⅴ（通过 vWF 间接作用）；②糖蛋白Ⅰa-Ⅱa（血小板黏附的主要受体）；③糖蛋白Ⅵ（介导血小板活化）。以胶原-vWF-糖蛋白Ⅰb、胶原-糖蛋白Ⅵ轴为靶点的抗血栓药物的研制正处于兴起阶段。

单克隆抗体 6B4-Fab 可识别糖蛋白Ⅰb 的α链（201～268 个氨基酸单抗），体内外试验均表明此单抗能抑制血小板聚集作用。在大型哺乳动物股动脉狭窄模型中，6B4-Fab 剂量在 0.6mg/kg 时可以显著抑制血小板沉积在Ⅰ型胶原上，改善血液循环，当剂量在 2mg/kg 时无出血时间延长的现象。

vWF 在介导血小板黏附、聚集、活化过程中发挥着重要作用，因此，针对 vWF 功能结构域（A1、A3）的单克隆抗体表现出显著抑制血栓形成的功能。基因工程抗体 AJW200 是人源化的抗 vWF 嵌合 Fab 抗体，它可以阻断 vWF 与糖蛋白Ⅰb 的结合，抑制高剪切力诱导的血小板黏附和聚集及凝血酶产生，不引起出血时间延长。基因工程抗体 82D6A3 是抗 vWF-A3 区单抗，能够阻断 A3 区与胶原结合，抑制血小板黏附和聚集到受损的内皮下层。以狒狒为模型的体内试验证明，当 82D6A3 单抗的浓度为 0.1mg/kg 时可以引起循环血量下降约 58.3%，0.3mg/kg 时可以 100%阻止循环血量下降，即使其剂量达到 0.6mg/kg 也不会显著延长出血时间。

胶原受体糖蛋白Ⅵ介导病理性血栓形成过程中的血小板活化，在病理性血栓形成过程中发挥十分重要的作用。糖蛋白Ⅵ基因敲除能明显降低血栓的形成，但生理性止血作用基本上没有改变。因此，抗糖蛋白Ⅵ的单抗，如单克隆抗体 JAQ1 具有很强的抗血栓功能，其能延长出血时间但延长时间比较短，对机体影响很小。综上说明，糖蛋白Ⅵ可能是抗血小板药物研制的理想靶点之一。

血栓源性动脉粥样硬化是引起发达国家高发病率和高死亡率的重要原因。近年来，随着国民经济的快速发展，国内患 As 的人群日益增多，严重威胁着人民的健康。因此，了解血小板在血管炎症和 As 中所发挥的作用至关重要。目前，研究者已经清楚地认识到，除了参与止血和血栓形成，血小板还具有致炎作用，可能全程参与了 As 的发生和发展，并且血小板将粥样血栓形成与炎症联系在一起，而不是两个独立分开的过程。已经有临床试验观察发现，在多种 As 疾病中，血液中的血小板活性明显升高。目前，许多抗血小板药物（阿司匹林、氯吡格雷等）正应用于临床，这些药物的应用明显减少了急性冠脉综合征患者心血管事件的发生。进一步明确激活血小板，以及血小板聚集并黏附在血管内皮表面的启动机制可能为临床治疗策略带来突破性进展。一些炎症介质、黏附因子等细胞因子发挥的复杂效应也不容忽视，甚至可能成为临床干预治疗的靶目标。利用抗血小板药物来抑制 As 发生发展的道路还很漫长，因为通过抑制血小板激活阻止血栓形成、炎症反应的同时也抑制其发挥正常止血功能。希望在不久的将来，通过加大临床抗血小板治疗的力度，在进一步减缓 As 进展的基础上，血小板仍能发挥正常的生理功能，达到降低冠心病、急性冠脉综合征等疾病病死率的目的。

（赵真旺）

参考文献

陈熠，李剑，施海明，2010. 血小板致动脉粥样硬化斑块形成的相关研究. 国际心血管病杂志，37（6）：357-360.

陈熠，李剑，施海明，2011. 血小板与动脉粥样硬化. 国际心血管病杂志，38（3）：141-144.

何钒，杨永宗，2007. 血小板活化在动脉粥样硬化中的致炎作用. 中国心血管病研究，5（11）：858-860.

刘健，李群芳，匡红英，等，2012. 血小板功能与动脉粥样硬化研究进展. 黑龙江医药科学，35（3）：42-44.

王彦雯，王玲，2015. 血小板在炎症及动脉粥样硬化中的作用. 世界最新医学信息文摘，15（88）：175-178.

吴蓝鸥，2001. 血小板、内皮细胞及白细胞在血栓形成中的相互作用. 昆明医学院学报，22（3）：75-80.

项荣，郭红山，孙开琪，2010. 血小板：动脉粥样硬化的诱导者和推动者. 中国细胞生物学学报，32（5）：777-780.

张宪云，1992. 血小板与血栓形成. 西北民族学院学报，13（1）：93-95.

章靓，陈旺，庞文生，等，2009. 血栓形成机制及血小板膜糖蛋白ⅡbⅢ/a 受体拮抗剂的研究进展. 国际药学研究杂志，36（4）：268-271.

赵晓民，秦树存，2011. 血小板氧化应激和动脉粥样硬化. 生理科学进展，42（1）：33-38.

朱力，2011. 动脉粥样硬化血栓形成中的血小板突触分子. 中国动脉硬化杂志，19（3）：169-175.

Bigalke B，Schuster A，Sopova K，et al，2012. Platelets in atherothrombosis-diagnostic and prognostic value of platelet activation in patients with atherosclerotic diseases. Current Vascular Pharmacology，10（5）：589-596.

Davi G，Patrono C，2007. Platelet activation and atherothrombosis. The New England Journal of Medicine，357（24）：2482-2494.

Jennings L K，2009. Mechanisms of platelet activation：need for new strategies to protect against platelet-mediated atherothrombosis. Thrombosis and Haemostasis，102（2）：248-257.

Kapoor J R，2008. Platelet activation and atherothrombosis. The New England Journal of Medicine，358（15）：1638；author reply 1638-1639.

Mason P J，Jacobs A K，Freedman J E，2005. Aspirin resistance and atherothrombotic disease. Journal of the American College of Cardiology，46（6）：986-993.

Palur Ramakrishnan A V，Varghese T P，Vanapalli S，et al，2017. Platelet activating factor：a potential biomarker in acute coronary syndrome. Cardiovascular Therapeutics，35（1）：64-70.

Semple J W，Italiano J E，Freedman J，2011. Platelets and the immune continuum. Nature Reviews Immunology，11（4）：264-274.

Vieira-de-Abreu A，Campbell R A，Weyrich A S，et al，2012. Platelets：versatile effector cells in hemostasis，inflammation，and the immune continuum. Seminars in Immunopathology，34（1）：5-30.

Weyrich A S，Zimmerman G A，2004. Platelets：signaling cells in the immune continuum. Trends in Immunology，25（9）：489-495.

第三篇

炎症介质与动脉粥样硬化

第十二章　血管炎症诱导物与动脉粥样硬化

第一节　概　　述

炎症是许多疾病的基本发病机制。炎症反应主要涉及炎症细胞（如中性粒细胞、淋巴细胞、单核/巨噬细胞）与血管细胞（如内皮细胞和血管平滑肌细胞）之间复杂的相互作用。血管细胞在炎症反应过程中发挥关键作用。虽然多种细胞因子和生长因子出现在炎症部位，但这些因子可潜在影响炎症反应的性质。内皮细胞（endothelial cell，EC）和血管平滑肌细胞（vascular smooth muscle cell，VSMC）必须整合这些因子产生的信号，从而通过影响黏附分子、细胞因子、趋化因子、基质金属蛋白酶（matrix metalloproteinase，MMP）及生长因子的表达，有效调控免疫炎症反应。血管生物学的研究在最近十年取得了显著进步，可以更好地认识血管细胞与炎症刺激反应、主要的细胞内炎症信号通路的关系。近年来，众多研究显示，血管炎症能够被抗炎的反向调控机制限制，从而维持血管壁的完整性和动态平衡，这可能对于炎症性疾病如动脉粥样硬化（As）、动脉瘤、感染性休克或缺血再灌注损伤特别重要。其关键位点在于血管与组织的边界，内皮是炎症过程的焦点。内皮细胞接收来自于体液因子、炎症介质传递的信号。许多能够诱导促炎和促血栓细胞反应的潜在启动子已经被鉴定，包括修饰的脂蛋白、促炎性细胞因子、趋化因子、作用于血管的肽（血管紧张素Ⅱ、内皮素）、神经肽（P 物质）、高血糖症、晚期糖基化终产物、吸烟及氧化应激等。血管平滑肌细胞也是这些启动子的靶标。本章主要介绍血管炎症诱导物在 As 中的作用。

第二节　炎症相关的信号通路

一、核因子-κB

核因子-κB（NF-κB）通路是促炎性细胞因子包括 TNF-α、IL-1、IL-18，以及随后的 TLR 发生作用的主要信号通路之一。这条通路的激活通过调控促炎性细胞因子、黏附分子、趋化因子、生长因子、诱导酶如 COX-2 及诱导型一氧化氮合酶（iNOS）等的产生与释放，在血管炎症中起中心作用。NF-κB 是一种由 Rel 家族蛋白异源或同源二聚体化形成的转录因子，包括 p50 和 p65 两个亚基。在静息状态下，NF-κB 与其抑制因子κB（inhibitor of κB，IκB）结合，以无活性形式存在于胞质中。在促炎性细胞因子或病原体的作用下，IκB 激酶（IκB kinase，IKK）复合物首先被激活，这种复合物包含 2 种激酶（IKK1/IKKα和 IKK2/IKKβ）及 NEMO（NF-κB 基本修饰剂，又称为 IKKγ），IKK 激活可在特异的 N 端丝氨酸残基处启动 IκBα/β磷酸化，磷酸化的 IκB 泛素化，导致它被 26S 蛋白酶体降解，从而使 NF-κB

从 NF-κB/IκB 复合物中释放出来，并从胞质移位至细胞核，一旦进入细胞核，NF-κB 迅速与靶基因启动子区域的特异性κB 序列结合，进而诱导多种与炎症相关的基因转录。IκBα也是 NF-κB 的靶基因，虽然 IκBα的合成能确保 NF-κB 被短暂激活，但这种负反馈调控会引起 NF-κB 转位的振荡。

NF-κB 是一种氧化还原敏感的转录因子，细胞内的氧化还原状态对于调控 NF-κB 的活性非常重要。抗氧化剂如阿司匹林、*N*-乙酰半胱氨酸（*N*-acetyl-cysteine，NAC）能够抑制 NF-κB 激活。许多可抑制 NF-κB 活性的诱导通路也存在。例如，A1 和 A20 是两种细胞保护基因产物，在炎症刺激时被诱导，从而避免内皮细胞过度活化。血红素加氧酶 1（HO1）的诱导形式是炎症刺激诱导的内源性抗炎通路的另一例子，TNF 和 IL-1 能上调内皮细胞中的 HO1 表达，而 HO1 拥有强大的抗凋亡和抗炎能力，HO1 缺乏与严重且持续的内皮损害密切相关。

在高脂饮食喂养 10 天后的 C57BL/6 小鼠主动脉组织中可检测到活化的 NF-κB，尽管此时内膜内/下仍无巨噬细胞浸润。Kanters 等报道，特异性敲除 *IKK2* 的 $Ldlr^{-/-}$小鼠可明显抑制巨噬细胞 NF-κB 激活，并且意外发现 As 斑块面积和炎症因子的分泌均增加，这与具有抗炎和抗 As 的细胞因子 IL-10 的显著减少密切相关，表明 NF-κB 激活能调控炎症反应，并具有抗 As 作用。另一方面，通过敲除 *NEMO/IKKγ*或 *IκBα*而使 NF-κB 激活，可明显促进 $apoE^{-/-}$小鼠 As 斑块形成。因此，NF-κB 处在血管炎症和血管损伤反应的交联处，其在 As 发生发展中的作用仍存在争议，需要进一步研究。

二、JNK/AP-1

激活蛋白-1（activator protein-1，AP-1）是一种由 Fos（c-Fos、FosB、Fra-1 和 Fra2）、Jun（c-Jun、JunB、JunD）或 ATF 亚基形成的同源二聚体或异源二聚体构成的转录因子，可识别 cAMP 反应元件（cAMP response element，CRE）。Jun 蛋白能形成同源二聚体，但 Fos 蛋白仅能与 Jun 形成稳定的二聚体。c-Jun 氨基末端激酶（c-Jun NH_2-terminal kinase，JNK）磷酸化 c-Jun 可明显增加 AP-1 的转录活性。JNK 属于应激激活蛋白激酶家族，此家族也包括 p38 蛋白激酶，其有三种高度相关但不同的基因产物 JNK1、JNK2 和 JNK3，由于它们在 mRNA 剪接上的差异，可产生 10 种亚型。JNK 磷酸化被 2 种 MAPK 激酶（mitogen-activated protein kinase kinase，MAPKK）——MAP2K4（或 MKK4）和 MAP2K7（或 MKK7）介导，这些激酶能够协同激活 JNK。利用基因敲除小鼠进行研究，发现 MAP2K4 和 MAP2K7 可通过环境应激源完全激活 JNK，MKK7 对于 TNF 激活 JNK 是必需的。JNK 可通过 AP-1 调控多种促炎因子表达，包括 TNF-α、IL-2、IL-6、E-选择素、ICAM-1、VCAM-1、CCL2/MCP-1、COX-2、MMP-1、MMP-9、MMP-12 和 MMP-13 等。

三、JAK/STAT

JAK/STAT 信号转导（Janus kinase/signal transducers and activators of transcription，JAK/STAT）通路是一种细胞因子和生长激素受体信号必需的多效性级联反应，许多细胞因子如 IL-2、IL-4、IL-7、IL-9、IL-15 和 IL-21 依赖 JAK1，此外，这些细胞因子也依赖 JAK3。JAK1 对于另一受体亚基 gp130（IL-6、IL-11、制瘤素 M、白血病抑制因子、睫状神经营养因子、G-CSF 和 IFN）也是必需的。JAK2 对于激素样细胞因子（如生长激素、催乳素、红细胞生成素和瘦素）及利用 IL-3 受体信号的（IL-3、IL-5、GM-CSF）细胞因子家族是必需的。所有这些细胞因子都能激活它们相应的受体并形成同源二聚体，导致相关的 JAK 激酶激活。激活 JAK 磷酸化受体胞质区域，从而产生包含 SH-2 信号蛋白的停泊位点。酪氨酸磷酸化的底物之一为 STAT 家族蛋白成员。受体衔接和酪氨酸磷酸化激活胞质内处于失活状态的 STAT，导致它们的核转位和基因激活。特别是 IL-6 与 IL-6 受体α链及 gp130 结合可激活 JAK1 和 STAT3。IFN-γ利用 JAK1 和 JAK2，常常激活 STAT1。值得注意的是，抗炎细胞因子 IL-10 也激活 STAT3。IL-10 与其受体相互作用激活 JAK1 和 Tyk2，它们分别与 IL-10 受体 1 和 IL-10 受体 2 相关。

STAT3 能够被许多细胞因子激活，特别是 IL-6 家族的细胞因子，从而介导几种急性期反应分子的表达。然而，STAT3 在控制炎症反应方面起着关键的负调控作用，正如特殊细胞类型（角化细胞、T 细胞、巨噬细胞、中性粒细胞、心肌细胞或内皮细胞）中 STAT3 敲除小鼠所显示的那样。敲除造血祖细胞 *STAT3* 基因，可导致促炎性细胞因子产生增加及大量的巨噬细胞浸润。有趣的是，STAT3 缺失的巨噬细胞和中性粒细胞受到 LPS 刺激时，炎性细胞因子产生增加，且不能被 IL-10 抑制。因此，IL-10 激活 STAT3 在巨噬细胞和中性粒细胞的抗炎反应中起中心作用。值得关注的是，条件性敲除内皮 *STAT3* 基因的小鼠在 LPS 刺激下，多个器官均可出现过度的炎症反应。

JAK/STAT 信号转导通路的细胞因子信号部分被命名为细胞因子信号抑制因子（suppressors of cytokine signaling，SOCS），受内源性 JAK 激酶抑制蛋白调控。SOCS 家族包括 8 个成员：SOCS1～SOCS7 及细胞因子诱导的 SH2 蛋白（cytokine-inducible SH2 protein，CIS），这些成员均拥有一个中心 SH2 结合域和一个 C 端 SOCS 盒。SOCS1 和 SOCS3 抑制 JAK 酪氨酸激酶活性，SOCS1 通过 SH2 结合域直接与 JAK 激活环结合，而 SOCS3 与细胞因子受体结合。SOCS1 调控 IFN-γ信号，其缺失可引起致死性疾病，并且 IFN-γ的分泌显著增加。

阐明 SCOC3 的作用，对于理解 IL-6 和 IL-10 为何激活 STAT3 是极其重要的；IL-6 和 IL-10 可分别诱导促炎和抗炎反应。IL-10 受体激活 STAT3 不同于 IL-6 受体激活 STAT3，两种受体之间的差异在于 IL-6 受体被 SOCS3 调控，而 IL-10 受体不被 SOCS3 调控。此外，STAT3 信号激活的持续时间决定基因调控的输出量。两种受体均可活化 SOCS3 表达，但仅仅 IL-6 受体对 SOCS3 是敏感的，而 IL-10 通过 IL-10 受体激活 STAT3 的持续时间更长，其证据在于在缺乏巨噬细胞 SOCS3 的情况下，IL-6 诱导抗炎反应。

近年研究显示，T 细胞 SOCS3 缺失可促进 Th17 极化及 IL-17、IL-10 合成增加，诱导抗炎巨噬细胞表型，并导致 *apoE*$^{-/-}$小鼠 As 斑块面积减少和血管炎症反应减弱。相反，T 细胞 SOCS3 过度表达可降低 IL-17 表达，进而增加 As 斑块面积。这些研究表明，Th17 细胞具有抗 As 作用。然而，另一些研究则表明 IL-17 可能具有促 As 作用。用 IL-17 受体缺失的骨髓细胞重建的 *Ldlr*$^{-/-}$小鼠与野生型细胞构建的小鼠比较，其 As 斑块面积明显减少。此外，用抗体或腺病毒产生的可溶性 IL-17 受体在体内中和 IL-17 活性，可显著减少 *apoE*$^{-/-}$小鼠 As 斑块面积。IL-17 的保护作用也能通过抑制 VCAM-1 表达和（或）Th1 反应介导，这些均是主要的 As 介质。相反，IL-17 通过与 IFN-γ协同作用增加 IL-6、CXCL8、CXCL10 等细胞因子和趋化因子的分泌，导致 As 加重。

第三节　血管炎症诱导物

根据经典的炎症反应观点，细胞因子由先天免疫细胞（单核细胞、中性粒细胞和 NKT 细胞）受到微生物感染、毒性试剂、创伤、抗体或免疫复合物刺激时产生。在宿主中，TLR 和细胞内蛋白（NOD1、NOD2）充当出现在许多不同微生物中保守的分子基序的传感器。因此，细胞因子被认为是炎症的第二种介质。在血管细胞中，许多能够诱导细胞因子反应的介质（即血管炎症诱导物）已经被鉴定，主要包括生物活性脂质、氧自由基、血管紧张素Ⅱ、晚期糖基化终产物、细胞微粒、MMP 等。

一、生物活性脂质

在血管炎症特别是 As 中，氧化脂质是促进细胞因子产生的最重要触发因子。ox-LDL 除了促进泡沫细胞形成外，亦可作为强有力的促炎介质。C57BL/6 小鼠体内给予 ox-LDL 可快速诱导循环 M-CSF 产生并上调组织 CCL2/MCP-1 的表达。此外，ox-LDL 可刺激内皮细胞黏附分子表达，表明它对单核细胞有强烈的趋化活性，并可促进单核细胞分化成巨噬细胞。氧化磷脂可上调内皮细胞和平滑肌细胞中组织因子的表达。lysoPC 可刺激 ICAM-1 和 VCAM-1 表达，并促进 IL-6、IL-8 释放。

二、氧自由基

人体内的自由基分为氧自由基和非氧自由基。氧自由基占主导地位，大约占自由基总量的 95%。氧自由基包括超氧阴离子（O_2^-•）、过氧化氢分子（H_2O_2）、羟自由基（OH•）、氢过氧基（HO_2^-•）、烷过氧基（ROO•）、烷氧基（RO•）、氮氧自由基（NO•）、过氧亚硝酸盐（$ONOO^-$）、氢过氧化物（ROOH）和单线态氧（$^1O_2$）等，它们又被统称为活性氧（reactive oxygen species，ROS），这些都是人体内最重要的自由基。非氧自由基主要有氢自由基（H•）和有机自由基（R•）等。自由基作为人体正常的代谢产物，对维持机体的正常代谢具有特定的促进作用，这种促进作用主要表现在对机体危害物的防御作用。然而，在生命活动中，由于经常受到各种外界不良因素的刺激，往往导致机体组织中的自由基数量过多。由于自由基具有高度的活性和极强的氧化反应能力，能通过氧化作用攻击体内的生命大分子，如核酸、蛋白质、糖类和脂质等，使这些物质发生过氧化变性、交联和断裂，从而引起细胞结构和功能的破坏，导致机体的组织破坏和退行性变化。

血管细胞能够产生 ROS，不同的刺激因素如细胞因子（TNF-α和 IL-1）、生长因子（PDGF）、血管活性肽（Ang Ⅱ）、血小板源性产物（凝血酶、血清素）及机械因子（剪切力）均可诱导内皮细胞、平滑肌细胞产生 O_2^-•、H_2O_2、$^1O_2$ 等氧自由基。ROS 的主要来源包括线粒体呼吸的正常产物、NADPH 氧化酶（NADPH oxidase，Nox）、NO 合酶、环氧化酶、脂氧合酶、细胞色素 P450 单加氧酶、黄嘌呤氧化酶。Nox 分为 4 种亚型（Nox1、Nox2、Nox4 和 Nox5），参与细胞分化、生长、增殖、凋亡、自噬等生物学过程。研究发现，Nox 是促进血管壁产生 ROS 的最重要的酶，其过度表达可刺激内皮细胞和平滑肌细胞产生大量的 O_2^-•，与 As 密切相关。

三、血管紧张素Ⅱ

血管紧张素Ⅱ（AngⅡ）是肾素-血管紧张素系统（renin angiotensin system，RAS）的关键产物，在血管紧张素转换酶或乳糜酶的作用下由血管紧张素Ⅰ(angiotensin，AngⅠ)转化生成。AngⅡ与其受体（AngⅡ receptor，ATR）结合发挥生物学作用。ATR 分为 AT_1R 和 AT_2R 两种亚型。AT_1R 介导 AngⅡ的多数生理功能，包括收缩血管、升高血压、促进肾上腺释放醛固酮，以及刺激神经末梢释放儿茶酚胺等，此外还有促进细胞生长及调节激素、细胞外基质、细胞因子基因表达等作用。AT_2R 的作用尚不完全清楚，研究显示它可能通过促进血管扩张及细胞凋亡、抑制细胞生长和增殖部分对抗 AT_1R 所介导的作用。

大量的体内外研究已证实，AngⅡ在血管壁有重要的促炎活性，可诱导 ROS、炎性细胞因子和黏附分子产生。AngⅡ可刺激内皮细胞和平滑肌细胞中 ICAM-1、VCAM-1 的表达，以及内皮细胞中 E-选择素和 P-选择素的表达。AngⅡ也可促进单核细胞功能，促使其黏附至内皮细胞，并刺激平滑肌细胞和单核细胞产生 MCP-1，而且 AngⅡ也参与 CXCL8/IL-8 及它的类似物 CXCL2-3/巨噬细胞炎症蛋白-2（macrophage inflammatory protein-2，MIP-2）、CXCL1/KC、CXCL10/IP-10 的血管合成。有趣的是，AngⅡ经 AT_2R 而不是 AT_1R 使大鼠肾小球内皮细胞合成 CCL2/MCP-1 和 CCL5/RANTES。然而，AngⅡ的促炎作用一般认为是 AT_1R 依赖的，至少部分通过 NF-κB 和 AP-1 介导。研究发现，抑制 NF-κB 可阻止 AngⅡ诱导的炎症因子如 CCL2/MCP-1、IL-6 和 VCAM-1 表达。NF-κB 位于 NADPH 氧化酶下游，因为抗氧化剂可通过降低 AngⅡ而干扰 NF-κB 的活性。与体外试验结果一致，体内研究也证实 AngⅡ能刺激促炎性细胞因子表达，促进炎症反应和 As 发生、发展。将 AngⅡ缓慢注入 *apoE*$^{-/-}$小鼠可增加血管组织 TNF-α、IL-6、IL-1β、趋化因子和趋化因子受体（如 RANTES、MCP-1、CCR1、CCR2 和 CCR3）的表达水平。此外，ACEI 或 AT_1 拮抗剂可降低心血管疾病患者血浆 CCL2/MCP-1 水平。值得注意的是，与正常人比较，高血压患者内皮细胞黏附能力增加，这与血浆 AngⅡ水平升高有关。

四、晚期糖基化终末产物

晚期糖基化终末产物（advanced glycation end product，AGE）是蛋白质和脂质氧化及非酶的糖化作用产物，其在血管壁，尤其是在糖尿病患者体内蓄积，主要由氧化应激引起。AGE 通过与受体结合发挥生物学作用，多种细胞表面与 AGE 作用的因子已经被鉴定，包括巨噬细胞Ⅱ型清道夫受体、OST-48、80K-H、CD36 和 AGE 受体（receptor for AGE，AGER）。AGE 与巨噬细胞相互作用，以 NF-κB 依赖的方式活化巨噬细胞，导致血小板源性生长因子（PDGF）、胰岛素样生长因子-1（insulin-like growth factor-1，IGF-1）、促炎性细胞因子（如 TNF-α和 IL-1β）的大量产生。AGE 与内皮 RAGE 结合导致细胞抗氧化防御机制（如谷胱甘肽和维生素 C）失活，并产生 ROS，从而增加细胞氧化应激及 AGE 活化的内皮细胞表达促凝血组织因子、黏附分子（如 E-选择素、ICAM-1 和 VCAM-1）。

除了 AGE，AGER 也是 S100/钙粒蛋白的信号转导受体，能够诱导内皮细胞、平滑肌细胞和末梢血单核细胞产生促炎性细胞因子、黏附分子。与非糖尿病型 *apoE*$^{-/-}$小鼠比较，糖尿病型 *apoE*$^{-/-}$小鼠 As 斑块内 AGE、S100/钙粒蛋白数和 RAGE 表达水平明显增加。可溶性 RAGE 处理小鼠，可显著减少 As 斑块面积及糖尿病相关的并发症。与此对应的是，与未处理的糖尿病小鼠比较，可溶性 RAGE 处理可减少小鼠主动脉中组织因子、VCAM-1 和 AGE/S100/钙粒蛋白水平，并抑制 NF-κB 核转位。这些研究结果提示，RAGE 有促 As 作用。

五、细胞微粒

细胞微粒（microparticle，MP）是细胞（包括血小板、内皮细胞、白细胞、红细胞及平滑肌细胞等）在活化或凋亡时释放的直径为 0.1～1μm 的脂质膜囊泡，又称为微泡（microvesicle，MV）。一方面，细胞活化释放 MP 是由于胞内钙离子浓度增加，激活钙依赖磷脂爬行酶（scramblase）和氨基磷脂特异性移位酶，导致磷脂酰丝氨酸（phosphatidylserine，PS）在细胞膜外叶上暴露而完成的。另一方面，细胞凋亡释放 MP 依赖于 Rho 相关激酶 1（ROCK-1）的激活。MP 具有母细胞的特征，可以作为疾病的标志物或进行细胞间信息传递。MP 与其他种类的细胞囊泡如外泌体（exosome）和凋亡小体（apoptotic body）有所区别。外泌体是一种只有 40～100nm 的微泡，可通过多泡内涵体的胞吐作用形成，虽然其也携带母细胞表面抗原，但通常还含有内吞标志物，如 CD9、CD63、CD81 及 HSP70、HSP90。而凋亡小体是细胞在凋亡最后阶段分泌的直径更大一些的囊泡，直径为 1000～3000nm，其内容物为细胞质、细胞器和细胞核碎片。

在生理状况下，大部分循环 MP 是血小板源性膜微粒（PMP），小部分是血管内皮源性膜微粒（EMP）或其他细胞来源。研究发现，血液中 EMP 可以表达与内皮细胞表面相同的抗原，如 CD31、CD105、CD144 和 CD146 等，利用这些表面抗原可以检测 EMP 存在。同时，在膜微粒囊泡形成的过程中，它们也可以表达一些诱导性的表面抗原，如 CD54、CD62E、CD106、组织因子（tissue factor，TF）和膜联蛋白 V（annexin V）等。已有研究证实，内皮细胞在受到 TNF-α刺激而活化时，释放的 EMP 主要表达 $CD54^{+}$、$CD62E^{+}$及 $CD106^{+}$，这类微粒主要反映内皮细胞的炎症过程；而当剥夺生长因子诱导内皮细胞凋亡时，其释放的 EMP 主要表达 CD31、CD105 和膜联蛋白 V，这类微粒则反映内皮细胞凋亡情况。此外，Banfi 等通过蛋白组学方法研究膜微粒表面抗原的组成，发现 EMP 存在许多抗原类型，如与新陈代谢有关的酶、细胞间黏附融合有关的蛋白、细胞骨架蛋白等。这些研究表明，在不同条件、不同刺激因子作用下形成的 EMP，表面抗原不同，其表型及蛋白组成亦不同。

MP 是炎症、血栓和血管损伤之间完美的连接体。MP 表达许多促炎和促血栓形成因子，并在这些因子散布至远离产生地的目的地中发挥重要作用。MP 可分泌 IL-1β，并在分泌型磷脂酶 A_2（secreted phospholipases A_2，$sPLA_2$）的氨基磷脂底物中含量丰富。血小板源性的 MP 通过 P-选择素、GPⅡb/Ⅲa 和 JAM-A 依赖的 T 细胞激活性低分泌因子（RANTES）的沉积和（或）增加 ICAM-1 内皮表达及 CD11a/CD18 与 CD11b/CD18 的单核表达，从而增加活化的内皮或 As 的颈动脉的单核细胞捕获，P-选择素/PSGL-1 也增加白细胞源性的 MP 产生，并将这些 MP 募集至血栓。此外，血小板源性 MP 表达 CD40L，并与血栓稳定性有关。纯化的白细胞源性 MP 可诱导内皮细胞释放 IL-6、IL-8 及上调 MCP-1 和组织因子表达，提示它在内皮细胞活化中具有重要作用。MP 在人 As 斑块的脂核中大量存在，在此处，它们对组织因子激活负责，并有助于斑块炎症发展。MP 也在急性冠脉综合征患者的外周血中高水平存在，并在内皮功能失衡中起重要作用。有趣的是，从人 As 损害区分离的 MP 可刺激内皮细胞增殖和促进体内血管生成，表明 MP 是斑块内新生血管生成的重要决定因素。

六、MMP

MMP 是一类依赖 Ca^{2+}和 Zn^{2+}而起作用的酶，它们的主要功能是降解细胞外基质，从而参与结缔组织的降解和重建、炎症反应和缺血缺氧损伤等。迄今为止，已发现 20 余种 MMP。MMP 可由单核细胞、平滑肌细胞、泡沫细胞、T 细胞等多种细胞合成。根据 MMP 作用底物的不同，将其分为 4 种类型：①胶原酶（collagenase），包括间质胶原酶（MMP-1）和中性白细胞胶原酶（MMP-8），可降解Ⅰ、Ⅱ、Ⅲ、Ⅶ、Ⅹ型胶原；②明胶酶，分为 MMP-2（72kDa）和 MMP-9（95kDa），可降解Ⅳ、Ⅴ、Ⅶ、Ⅹ型胶原；③基质分解素（stromelysin），包括 MMP-3、MMP-10、MMP-11、MMP-7 等，其作用底物广泛，包括层粘连蛋白、纤维粘连蛋白、弹性蛋白、蛋白聚糖，以及Ⅲ、Ⅳ、Ⅴ、Ⅸ型胶原等；④膜型 MMP（MT-MMP），可激活明胶酶原 A，作用于Ⅳ型胶原和明胶。近年来的研究发现，细胞因子、机械损伤、炎症反应、ox-LDL、氧自由基、肥大细胞及胶原本身均能调节 MMP 的产生。MMP 降解细胞外基质的作用有其共性：均在中性 pH 下，需要在内源性 Zn^{2+}和外源性 Ca^{2+}存在的条件下才能发挥酶活性；其酶活性可被螯合剂抑制，亦可被金属蛋白酶的组织抑制因子拮抗。它们均以无活性的前酶或酶原形式分泌，此后可被膜蛋白酶、纤溶酶等激活。一旦 MMP 全部激活，能完全降解所有的细胞外基质。

研究表明，MMP 能直接或间接影响参与炎症和修复过程的细胞因子（IFN-β、VEGF、EGF、FGF）活性，其中，在血管炎症方面特别值得关注的是 MMP 对 TGF-β1、IL-1β、TNF-α的影响。MMP 对细胞外基质的降解是活化的 TGF-β1 从失活的复合物中释放的机制之一。在细胞和组织移植模型的研究中发现，MMP-3、MMP-9 和 MMP-14 可激活 TGF-β1，在体内通过激活 TGF-β1，MMP 可抑制而非促进炎症，这可能至少部分解释了 MMP-3 敲除的 *apoE* $^{-/-}$小鼠 As 斑块面积增加的原因。

七、机械因素

目前研究表明，与 As 相关的机械因素主要包括剪切力和高血压。血流诱导的剪切力一直被认为是导致 As 的极其重要的因素。As 损害优先在湍流区域发生，包括动脉分叉和弯曲的部分。血管内皮对血流变化极其敏感，体外试验表明，生理水平的剪切力具有抗炎和抗黏附作用，然而，低剪切力或振荡剪切力可促进内皮细胞氧化和炎症转换，伴随增加的单核细胞黏附和 VCAM-1、ICAM-1、E-选择素表达。此外，湍流通过抑制 JNK 和 p38MAPK 阻止 TNF 介导的内皮 VCAM-1 表达，这一过程与硫氧还蛋白相互作用的蛋白表达下调有关。此外，转录谱研究已经鉴定 KLF-2 为湍流诱导的抗炎转录因子，并被 IL-1β 抑制，在培养的内皮细胞被层状剪切力诱导。在体内，易于发生损害的层流区域能激活 NF-κB，LPS 在湍流区域比在层流区域更能诱导 VCAM-1 和 E-选择素表达。近年研究发现剪切力诱导的 NF-κB 有助于提高 MMP 的表达水平，并能在体内引起长期流动诱导的血管扩大。

高血压作为 As 的高危因素已成为人们的共识。高血压可促进或加重血管炎症，在体外细胞培养实验中，机械拉伸会刺激内皮细胞中 ICAM-1 表达及平滑肌细胞中 MCP-1 表达，与器官培养或小鼠颈动脉研究的结果高度一致。在这些研究中，高管腔内压力会激活 NF-κB，并诱导细胞因子和黏附分子表达，增加单核细胞黏附能力。此外，高血压上调主动脉组织中 CCL2/MCP-1、ICAM-1 和 P-选择素表达。

第四节　炎症介质的血管作用

一、内皮渗透作用

内皮渗透性的改变是炎症疾病中的一个重要特征，与白细胞跨内皮迁移和在组织中蓄积相关。细胞内的连接复合物及它与细胞骨架的相互作用对于维持内皮渗透性相当重要。介质如凝血酶、TNF-α、LPS 可刺激其内皮上各自的受体，启动增加胞质 Ca^{2+}、激活肌球蛋白轻链激酶（myosin light chain kinase，MLCK）及单体的 GTP 酶 RhoA、Rac1、Cdc42 的信号。MLCK 和 RhoA 可激活 Ca^{2+}，破坏连接，而 Rac1 和 Cdc42 则促进连接形成，这将导致细胞内连接重组，最终导致内皮渗透性丢失并促进白细胞迁移。当然，稳定性因子如 1-磷酸-鞘氨醇也能逆转增加的内皮渗透性。

二、黏附分子和趋化因子的激活

研究发现，IL-1 和 TNF-α均可促进白细胞 ICAM-1、ICAM-2、VCAM-1 和 P-选择素等黏附分子表达。这些分子与中性粒细胞、淋巴细胞、循环的单核细胞表达的特异配体相互作用。细胞因子也在血管细胞诱导的趋化因子特别是 CXCL8/IL-8 和 CCL2/MCP-1 中发挥重要作用，这些趋化因子与单核细胞黏附并迁移至炎症血管壁有关。其他趋化因子如 CXCL9/MIG、CXCL10/IP-10 和 CXCL11/I-TAC 是 IFN-γ诱导的，并能强烈吸引激活的 T 细胞。这些趋化因子在 As 斑块中表达，可能在 As 和血管损害区 T 细胞浸润及激活中发挥重要作用。

三、清道夫受体表达和脂质代谢的调控

促炎性细胞因子对于不同清道夫受体的表达有对比效应。凝集素样氧化型低密度脂蛋白受体-1（LOX-1）表达于内皮细胞、内膜的巨噬细胞和晚期 As 斑块的平滑肌细胞，能够被促炎因子（如 TNF-α）、TGF-β、ox-LDL 及其他刺激诱导。TNF-α和 IFN-γ在培养的兔主动脉平滑肌细胞中可增加清道夫受体的表达并增强其功能。然而，TNF-α和 IFN-γ抑制巨噬细胞质膜 SR-A 表达，主要与降解其 mRNA 有关。IFN-γ通过上调磷脂酰丝氨酸和氧化低密度脂蛋白（ox-LDL）的清道夫受体（scavenger receptor for phosphatidylserine and ox-LDL，SR-PSOX）诱导泡沫细胞形成，SR-PSOX 可促进 ox-LDL 摄取和随后的巨噬细胞泡沫化。致 As 细胞因子 IFN-γ和 IL-1β可抑制三磷酸腺苷结合盒转运体 A1（ABCA1）表达，而抗 As 细胞因子包括 IL-10 和 TGF-β1，可促进 ABCA1 的表达。因此，IFN-γ充当了脂质代谢和免疫活性之间的分子连接体。

四、平滑肌细胞迁移/增殖作用

除了 PDGF 等经典的生长因子之外，其他炎症介质包括细胞因子也已被证实可不同程

度地影响血管平滑肌细胞的迁移和增殖。在这些介质中，IL-1 是第一个被研究的细胞因子。IL-1 是人平滑肌细胞一个强有力的丝裂原，然而它也能短期诱导具有生长抑制作用的内源性前列腺素的产生，表明 IL-1 对平滑肌细胞增殖具有双向调控作用。此外，关于 IFN-γ在平滑肌细胞增殖中的作用，目前的研究结果仍存在矛盾。最初的体外和体内研究采用 T 细胞成分或缺陷动物的机械损伤模型，报道了这种 T 细胞源性的细胞因子对平滑肌细胞的抑制效应。相反，其他学者报道，在培养的和无 T 细胞缺陷的无胸腺 rnu/rnu 大鼠损伤诱导的新生内膜形成模型中，IFN-γ可促进平滑肌细胞增殖。在将猪或人的动脉移植入免疫缺陷小鼠动脉的研究中，IFN-γ可以引起平滑肌细胞增殖和内膜增生。虽然 IFN-γ并不直接刺激细胞分裂，但在低浓度血清条件下可通过 PDGF-BB/PDGF β受体途径刺激细胞增殖。而且，将编码人 IFN-γ的转基因腺病毒静脉注入免疫缺陷小鼠和人冠状动脉移植瓣的嵌合模型中，IFN-γ介导的平滑肌细胞增殖和内膜扩大与 mTORC1 效应子核糖体蛋白 S6 激酶 1 的磷酸化有关。

五、细胞外基质重建的调控

MMP 及其抑制因子 TIMP 在维持细胞外基质成分的动态平衡中起重要作用，炎症因子通过调控 MMP、TIMP 表达参与细胞外基质重建，进而影响 As 进程。研究发现，IL-1、TNF-α和 TGF-β1 可促进 SMC 中Ⅰ型和Ⅲ型胶原合成，而 IFN-γ抑制胶原产生。促炎性细胞因子 IL-1、IL-4 和 TNF-α诱导血管细胞 MMP 大量生成，包括 MMP-1、MMP-3、MMP-8、MMP-9 等。细胞与 T 细胞膜接触和添加重组的 CD40 配体将进一步上调内皮细胞和平滑肌细胞中 MMP 表达。促炎性细胞因子包括 IL-1 和 TNF-α可上调 MMP-12 表达，而 MMP-12 能促进单核细胞迁移，以及增加 MMP-14、MMP-16 的表达，导致细胞外基质降解增加、纤维帽变薄。另一方面，抗炎细胞因子可抑制 MMP 表达，IL-10 和 TGF-β1 是 As 发生、发展过程中最重要的抗炎细胞因子，它们能抑制包括 MMP-9、MMP-12 在内的多种 MMP 的合成。内源性的 TIMP（如平滑肌细胞组成性表达的 TIMP-1、TIMP-2 和 TIMP-3）可负调控 MMP 活性。

六、新生血管生成的调控

新生血管生成也是 As 发展的一个关键步骤，这个过程不仅包括斑块内血管生成，还包括机体受损后的修复性血管新生。斑块内的新生血管非常脆弱，易于破裂形成出血；而且新生血管网中红细胞易于外渗至 As 病变区，在脂质核释放更多游离胆固醇，可促进巨噬细胞浸润和泡沫细胞形成。因此，斑块新生血管的密度增加了斑块破裂和血栓形成的风险。随着斑块的逐渐增大，可导致血管管腔狭窄甚至闭塞，引起器官和组织缺血，甚至梗死，而缺血后血管新生机制对于机体的保护和修复则有重要意义。

内皮细胞、平滑肌细胞和炎症细胞通过表达或诱导可影响内皮细胞存活、增殖、迁移和激活的细胞因子、趋化因子和黏附分子的产生而参与血管生成过程。近年研究已证明，最具有促炎和致 As 作用的介质能促进新生血管生成，反之亦然，尤其在缺血条件下。另一方面，最具抗炎和抗 As 作用的介质可抑制新生血管生成。这种情况被命名为 Janus 现象，可能在促进缺血后组织修复和诱导斑块稳定性方面有重要的临床意义（通过抑制炎症/血管生成介质），或者在缺血后促进组织功能恢复的情况下又可促进斑块进展/失稳定（通过促进血管生成但也致 As 的通路）。生长因子（如 VEGF、PIGF、FGF_2）、细胞因子（如 IL-1β、TNF-α）、趋化因子（如 CCL2/MCP-1、CXCL8/IL-8）甚至瘦蛋白皆可介导 Janus 现象发生，它们均有促炎、致 As 和促血管生成的作用。另一方面，IL-10、CXCL9/MIG、CXCL10/IP-10 或脂连蛋白是抗炎、抗 As 和抗血管生成的介质。有趣的是，不符合 Janus 现象的情况已被报道，eNOS 是一种强有力的促血管生成的介质，但可抑制 As 发展。

七、细胞死亡的诱导

细胞凋亡是指为维持内环境稳定，由基因控制的细胞自主的有序的死亡。细胞凋亡与细胞坏死不同，细胞凋亡不是一个被动的过程，而是主动过程，它涉及一系列基因的激活、表达及调控等作用，它并不是病理条件下自体损伤的一种现象，而是为了更好地适应生存环境而主动发生的一种死亡过程。近年研究表明，细胞凋亡贯穿于 As 发生、发展的全过程，所有细胞均可发生凋亡，但以包含脂质核的巨噬细胞发生率最高。巨噬细胞发生凋亡有助于脂质核的扩大，斑块内平滑肌细胞凋亡使纤维帽变薄，有利于其破裂。凋亡的分布在斑块内是不同的，炎症细胞和细胞因子丰富的区域更容易发生凋亡，而抗炎性细胞因子产生较多的区域凋亡发生率较低。研究发现，IL-1、TNF-α和 IFN-γ等多种促炎性细胞因子在体外可诱导平滑肌细胞和巨噬细胞凋亡。巨噬细胞可通过直接或者 TNF-α、诱生型 NO、Fas 配体（FasL）相互作用的自身内分泌机制诱导平滑肌细胞凋亡。生理性的程序性凋亡本质上是一种非炎症过程，而病理性凋亡则通过其炎症潜能参与疾病的发展。通过 caspase-1 激活诱导的凋亡即为此类，同时 caspase-1 激活也释放促炎性细胞因子 IL-1β和 IL-18 的活性形式。其他的促炎 caspases 包括 caspase-4、caspase-5、caspase-13。caspase-1 和 caspase-5 与 PYCARD/ASC 相关，共同形成炎症体，从而导致 IL-1β和 IL-18 的激活和修饰。

自噬是细胞在自噬相关基因（autophagy-associated gene，ATG）的调控下利用溶酶体降解细胞内受损的细胞器及大分子物质的过程。目前已发现 30 多个 ATG 参与自噬的调节，其中，ATG1-10、ATG12-14、ATG16-18、ATG29 和 ATG31 对自噬体的形成起关键作用。这些 ATG 形成多个功能性复合体：ATG1 激酶复合体（ATG1-ATG13-ATG17-ATG29-ATG31）、磷脂酰肌醇 3 激酶-蛋白激酶 B（phosphatidylinositol 3 kinase-protein kinase B，PI3K-PKB/ Akt）、ATG12-ATG5-ATG16 复合体、ATG2-ATG18 复合体，其中 ATG12 与 ATG8 的结合可调节自噬膜的延伸。大量证据表明，在 As 斑块中存在血管细胞自噬样特性：髓鞘样结构、细胞质中泛素化包涵体聚集及空泡形成增多。

多种 As 危险因素通过调节内皮细胞自噬影响 As 发生发展。新近研究表明，ox-LDL 能够诱导内皮细胞自噬，导致微管相关蛋白 1 轻链 3（microtubule-associated protein 1 light chain 3，LC3）和 Beclin-1 表达增加。进一步的研究发现，ox-LDL 定位于 LC3-Ⅱ［膜型 LC3 和溶酶体酸性酯酶 2α（lysosome-associated membrane protein 2α，LAMP2α）］的阳性区域，而且 ox-LDL 能够上调 LAMP2α的表达。早期 LAMP2α上调能被 LOX-1 单克隆抗体逆转；而晚期的 LAMP2α上调能被 LOX-1 单克隆抗体及抗氧化剂维生素 C 和维生素 E 逆转，这说明 LOX-1 介导的 ox-LDL 的摄取与自噬溶酶体的形成密切相关。另一项研究表明，ox-LDL 浓度依赖性地诱导内皮细胞的自噬和凋亡，当自噬抑制后内皮细胞凋亡增加。当内皮细胞暴露于 As 危险因素下，自噬增加，从而减轻这些危险因素对内皮细胞的损害，抑制内皮细胞的凋亡，这可能是内皮细胞的一种自适应及保护性反应，可延缓或减轻 As 的发生和发展。

过量的胆固醇是诱导 As 进展的独立危险因素，也是诱导主动脉平滑肌细胞自噬的潜在因素。在过量胆固醇存在的情况下，LC3Ⅱ蛋白含量明显升高，大量自噬泡聚集，自噬的抑制剂 3-甲基腺嘌呤（3-methyladenine，3-MA）可明显抑制由胆固醇负荷所诱导的自噬。然而，当用西罗莫司预处理后激活 mTOR，促进自噬，则可明显抑制由胆固醇诱导的平滑肌细胞死亡。音猬因子（sonic hedgehog，SHH）为五种刺猬因子之一，而刺猬因子是一种重要的信号转导途径，SHH 作为经典的形态成形素参与 As 损伤发展过程。研究发现，在小鼠及人主动脉平滑肌细胞中 SHH 过表达可以促进自噬的发生。总之，平滑肌细胞自噬一方面可以抑制平滑肌细胞增殖，延缓 As 病变的进展；另一方面可导致粥样斑块的纤维帽区和交界区平滑肌细胞数目减少，细胞外基质分泌减少，使斑块趋向于不稳定，易于破裂。因此，平滑肌细胞自噬在 As 的发生发展中起重要作用。

在巨噬细胞源性泡沫细胞中，CE 主要以脂滴（lipid droplet，LD）的形式存在。LD 通过自噬途径被运输至溶酶体，在溶酶体酸性酯酶（lysosomal acid lipase，LAL）的作用下，CE 被水解，产生游离胆固醇（FC），然后通过 ABCA1 途径流出。如果自噬不足，FC 减少，apoA-Ⅰ荷脂减少，从而导致 HDL 明显降低。mTOR 抑制剂延缓 *apoE*$^{-/-}$小鼠 As 发展，降低主动脉弓处胆固醇的含量。依维莫司（西罗莫司的衍生物，同时也是 mTOR 的抑制剂）能选择性清除巨噬细胞，显著降低高脂喂养的新西兰大白兔 As 斑块中巨噬细胞数量，从而抑制 As 的进一步发展。其机制是依维莫司能和 FKBP12 结合，随后结合于 mTOR，从而抑制 mTOR 的功能。mTOR 通路包括 2 个主要复合体：西罗莫司敏感性的 mTOR 复合体 1（rapamycin-sensitive mTOR complex 1，mTORC1）和 mTOR 复合体 2（mTORC2）。mTORC1 由 mTOR 催化亚基、mTOR 的调节相关蛋白（regulatory-associated protein of TOR，RAPTOR）、G 蛋白β亚基样蛋白（G protein β subunit-like，GβL）和分子量为 40kDa 的富含脯氨酸的 Akt 底物（proline-rich Akt substrate of 40 kDa，PRAS40）组成。一方面，mTORC1 通过其下游的两个效应器——核糖体蛋白 S6 激酶 1（ribosomal S6 kinase 1，S6K1/p70S6K）和翻译起始因子 4E 结合蛋白 1（4E bind protein 1，4E-BP1/PHAS-1）调节自噬过程。另一方面，mTORC1 的磷酸化能下调 UNC-51-样激酶 1（unc-51-like kinase1，ULK1）（哺乳动物中 ATG1 的同源物）的活性，抑制 UIK1-ATG13-FIP200 复合体的形成，从而抑制自噬体的形成。mTOR 抑制也可引起 ATG13 的快速去磷酸化，进而与 ATG1 结合，诱导自噬体前体膜的形成。在营养充分时，激活 Akt 信号通路，从而活化 mTOR，抑制 ATG1（一种诱导自噬的关键分子）。营养匮乏时 mTOR 被抑制，ATG1 募集 ATG11、ATG13 和 ATG17 并形成复合物，导致自噬水平增加。此外，在巨噬细胞中 mTOR 抑制剂如依维莫司和西罗莫司也能刺激炎症因子如 IL-6、TNF-α和 MCP-1 的分泌，从而诱导自噬。

八、促凝活性物质和纤维蛋白溶解的调控

内皮细胞具有抗血栓作用。IL-1、TNF-α和内毒素等炎症介质一方面可增加组织促凝活性物质的活性，另一方面又可抑制血栓调节蛋白 C（thrombomodulin C，TMC）系统介导的抗凝活性，因而有助于血栓形成。此外，炎性细胞因子可减少血管肝素样细胞因子，抗凝介质的下调可反过来影响炎症。血栓调节蛋白有直接的抗内皮细胞炎症活性，可抑制 MAPK 和 NF-κB 通路，激活的蛋白 C 可抑制单核细胞 NF-κB。此外，炎性细胞因子可改

变内皮细胞的纤维蛋白溶解活性，同时可降低组织纤溶酶原激活物（tissue plasminogen activator，tPA）的产生，并促进组织纤溶酶原激活物抑制剂的生成。炎症刺激可显著增加组织纤溶酶原激活物抑制剂的水平，而增加的组织纤溶酶原激活物抑制剂可严重损害清除血栓的能力。此外，炎症介质 IL-6 可增加血小板的产生和血栓形成。

第五节 展 望

基础和临床研究表明，炎症在血管疾病的发生发展中发挥关键作用，“炎症学说”已被公认为 As 的基本机制。早期 As 具有内皮激活、白细胞浸润和促炎性细胞因子大量分泌的特征。人和小鼠的腹主动脉瘤（abdominal aortic aneurysm，AAA）拥有较薄的动脉壁、平滑肌细胞和细胞外基质丢失等特征，并且出现明显的血管炎症。最近，几项研究报道了血管炎症和高血压之间的潜在联系。临床研究发现，高血压患者血浆及血管组织 CRP、TNF-α、IL-6、CCL2/MCP-1、sICAM-1、P-选择素水平明显升高。随着更多的涉及心血管疾病的复杂炎症事件的发现，心血管医学终将获益。未来的研究应该聚焦于能够改善风险评估和发展靶向干预血管炎症的新策略，这对于动脉粥样硬化性心脑血管疾病的防治具有重要意义。

（于小华）

参考文献

毕克霞，马晓瑭，陈颜芳，2014. 内皮细胞微粒对动脉粥样硬化发生发展的作用. 中国动脉硬化杂志，22（5）：518-524.

郭凤霞，危当恒，2013. 自噬与动脉粥样硬化. 生命的化学，33（4）：461-465.

韩侨，张艳林，尤寿江，2011. 氧化应激和植物凝集素样氧化型低密度脂蛋白受体 1 在氧化低密度脂蛋白上调内皮细胞自噬水平中的作用. 中华医学杂志，31：2216-2222.

Banfi C，Brioschi M，Wait R，et al，2005. Proteome of endothelial cell-derived procoagulant microparticles. Proteomics，5（17）：4443-4455.

Bergsbaken T，Fink S L，Cookson B T，2009. Pyroptosis：host cell death and inflammation. Nat Rev Microbiol，7：99-109.

Boulanger C M，Scoazec A，Ebrahimian T，et al，2001. Circulating microparticles from patients with myocardial infarction cause endothelial dysfunction. Circulation，104：2649-2652.

Camerer E，Regard J B，Cornelissen I，et al，2009. Sphingosine-1-phosphate in the plasma compartment regulates basal and inflammation-induced vascular leak in mice. J Clin Invest，119：1871-1879.

Caro C G，2009. Discovery of the role of wall shear in atherosclerosis. Arterioscler Thromb Vasc Biolm，29：158-161.

Chae C U，Lee R T，Rifai N，et al，2001. Blood pressure and inflammation in apparently healthy men. Hypertension，38：399-403.

Eid R E，Rao D A，Zhou J，et al，2009. Interleukin-17 and interferon-gamma are produced concomitantly by human coronary artery-infiltrating T cells and act synergistically on vascular smooth muscle cells.

Circulation，119：1424-1432.

Gao Q，Jiang Y，Ma T，et al，2010. A critical function of Th17 proinflammatory cells in the development of atherosclerotic plaque in mice. J Immunol，185：5820-5827.

Moruno-Manchón J F，Pérez-Jiménez E，Knecht E，et al，2012. Role of AMPK-mTOR-Ulk1/2 in the regulation of autophagy：cross talk，shortcuts，and feedbacks. Mol Cell Biol，32：2-11.

Murray P J，2007. The JAK-STAT signaling pathway：input and output integration. J Immunol，178：2623-2629.

Ouimet M，Franklin V，Mak E，et al，2011. Autophagy regulates cholesterol efflux from macrophage foam cells via lysosomal acid lipase. Cell Metab，13：655-667.

Shashkin P，Dragulev B，Ley K，2005. Macrophage differentiation to foam cells. Curr Pharm Des，11：3061-3072.

Tedgui A，Mallat Z，2006. Cytokines in atherosclerosis：pathogenic and regulatory pathways. Physiol Rev，86：515-581.

Wei D H，Jia X Y，Liu Y H，et al，2013. Cathepsin L stimulates autophagy and inhibits apoptosis of ox-LDL-induced endothelial cells：potential role in atherosclerosis. Int J Mol Med，31：400-406.

Xue Z，Yuan W，Li J，et al，2017. Cyclophilin A mediates the ox-LDL-induced activation and apoptosis of macrophages via autophagy. Int J Cardiol，230：142-148.

Yin K，Liao D F，Tang C K，2010. ATP-binding membrane cassette transporter A1（ABCA1）：a possible link between inflammation and reverse cholesterol transport. Mol Med，16：438-449.

Yu X H，Jiang N，Zheng X L，et al，2014. Interleukin-17A in lipid metabolism and atherosclerosis. Clin Chim Acta，431：33-39.

第十三章　脂肪因子与动脉粥样硬化

第一节　概　　述

白色脂肪组织既是动物能量储存组织，也是体内最大的内分泌器官。脂肪细胞因子（adipocytokines）泛指由白色脂肪组织中成熟脂肪细胞和间质血管细胞群合成分泌的一类生物活性分子；也有人将成熟脂肪细胞分泌的细胞因子称为脂肪因子（adipokine）。本章统称其为脂肪因子。

动脉粥样硬化（As）是一种常见的非传染性慢性炎症性血管疾病，其主要病理形态学变化为动脉壁内平滑肌细胞的大量增殖、炎症细胞浸润，以及脂质、结缔组织及碳酸钙在血管壁中沉积形成的粥样斑块；该病变可影响支配组织器官（如心、脑等重要脏器）的血液供给，严重者可导致血栓形成、血管闭塞或血管破裂等急性血管事件的发生，严重危害人类健康和生活质量。

目前，As 及其相关并发症已成为我国居民的主要病死原因。深入研究 As 发病的分子机制、制订针对性的防治策略，是心脑血管科研和临床中的一项重大课题。引发 As 的危险因素众多。近年来的研究表明，肥胖常伴有脂肪因子的分泌异常，以及局部组织器官或机体的慢性炎症状态。这些脂肪因子可发挥蛋白酶、蛋白激素及生长因子样生物活性作用，参与调节机体和局部组织器官的糖脂代谢平衡、胰岛素敏感性、炎症反应、纤溶活性及血压水平等多种病理生理过程，在维持代谢稳态中起重要作用，对脂肪组织自身及其周围组织器官（如动脉血管）或远端组织器官（如心、脑、肝、肾等）的功能均可产生不同影响。

脂肪因子与 As 相关的病理分子机制十分复杂，目前尚未完全阐明。迄今的基础和临床研究表明，脂肪因子不仅可通过影响前述传统危险因子促进 As 的发生，还可通过作用于血管内皮细胞、参与泡沫细胞的形成及调控血管平滑肌细胞的增殖与迁移，在心脑血管疾病发生发展过程中发挥重要作用。

第二节　脂肪组织与脂肪细胞

动物体内主要存在两种类型的脂肪组织，即白色脂肪组织和棕色脂肪组织，分别主要由白色成熟脂肪细胞（脂肪细胞，下同）和棕色成熟脂肪细胞组成，约占相应脂肪组织中细胞总量的 90%以上。因为脂肪细胞摄入食物中的色素，因而人类白色脂肪组织肉眼观察为黄色；啮齿类动物白色脂肪组织为白色。生理状态下，白色脂肪组织以三酰甘油（TG）和胆固醇酯（CE）（胞内脂滴）为主要形式，将机体内过剩的能量储存于细胞内，参与维持体内正常的能量代谢平衡。电子传递链产生氢离子（hydrogenion，H^+）跨线粒体内膜的势能。在偶联状态下，势能使 H^+通过 ATP 合成酶，重新回到线粒体基质中，并将势能转化为 ATP 化学能。而棕色脂肪细胞线粒体上可高水平表达解偶联蛋白 1（UCP1），UCP1 在线粒体内膜上有特殊通道，由电子传递链泵出的 H^+直接通过该通道回流至线粒体，使跨线粒体内膜的质子电化学梯度消失，故此 ADP 不能进行磷酸化反应而形成 ATP。物质氧化与 ATP 生成脱偶联而成为产热过程，使葡萄糖和脂肪酸分解，产生的能量不能转化为 ATP，只能转化为热能，从而使棕色脂肪细胞能以非颤抖性产热方式消耗其胞内储存的脂质，进而消耗能量。另外，两类脂肪组织均能够合成与分泌可作用于自身或周围细胞的活性分子，但目前人们更多地关注于白色脂肪细胞分泌的脂肪因子生物功能的研究。人与其他哺乳动物出生后白色脂肪组织快速增加，而棕色脂肪组织则在出生后短期内维持一定体积，之后逐渐减少。

白色脂肪组织是体内最大的内分泌器官和免疫相关器官，广泛分布于躯干与四肢等部位的皮下组织中和内脏组织器官（肠系膜、网膜、腹膜、动脉、心脏外膜等）周围。在正常成人体内，白色脂肪组织约占体重的 20%，女性略多。

一般认为脂肪组织起源于中胚层。脂肪细胞主要由脂肪干细胞经由前脂肪细胞分化而来。正常脂肪细胞的直径一般为 100μm 左右，细胞核被挤压至细胞一侧而呈扁平状；大部分胞质被一单房性脂滴占据，另有少量线粒体、内质网等细胞器。正常成年人一般有 300 亿个左右的脂肪细胞。除成熟脂肪细胞外，白色脂肪组织中还包括少量脂肪基质成分细胞群，如脂肪干细胞、前脂肪细胞、单核细胞、巨噬细胞、淋巴细胞、成纤维细胞及血管组织和内皮细胞等（图 13-1）。白色脂肪组织（脂肪细胞和脂肪基质成分细胞群）通过自分泌、旁分泌、内分泌等形式，合成与分泌上百种生物活性物质；多种脂肪因子相互影响，在发育、肥胖及相关疾病状态下，参与局部组织和机体整体脂质的储存与代谢、内分泌及免疫调节等多种生理、生化及代谢过程。

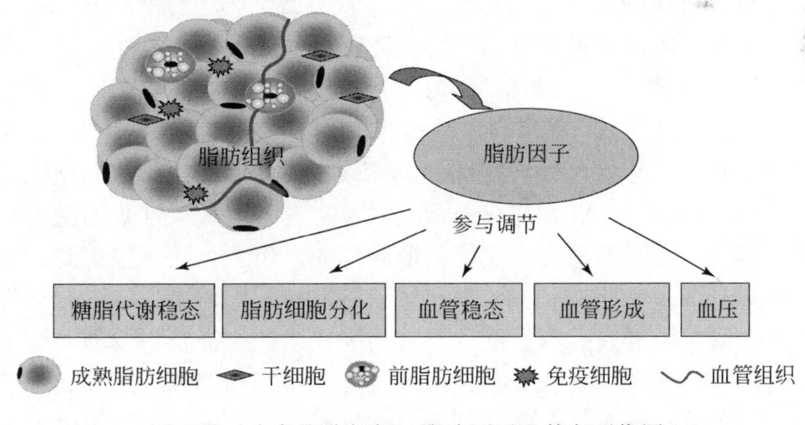

图 13-1　白色脂肪组织、脂肪因子及其主要作用

第三节　肥胖类型与脂肪因子的相关性

过量的能量摄入可促进前脂肪细胞的增殖分化，导致脂肪细胞数量和体积的异常增加。从婴儿期开始，随着年龄增加，胰岛素抵抗及其他疾病发生率也逐年增加，这导致脂肪细胞肥大、功能障碍、细胞凋亡、坏死，以及炎症和脂肪因子（图 13-2）的异常分泌，

最终导致一系列复杂的病理状态，以及细胞、体液中分子间的直接或间接相互作用的变化，这些病理性改变均与心血管代谢性疾病有关。

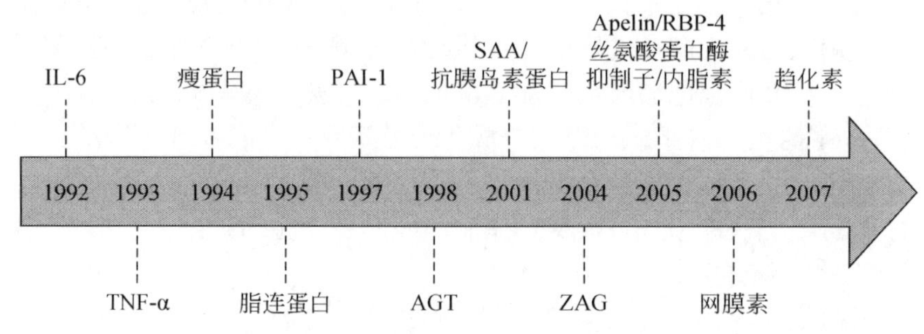

图13-2　主要脂肪因子发现时间表
（Leal VO，Mafra D，2013. Clinica Chimica Acta）

目前，全球有超过 5 亿成年人受到肥胖的影响。心血管代谢性疾病是肥胖、胰岛素抵抗、炎症和心血管系统之间相互影响的结果。

研究表明，肥胖的病理基础是白色脂肪细胞过度增殖和肥大。生理性和病理性肥胖是由于：①白色脂肪干细胞/前脂肪细胞数量增多、成脂分化能力增强，导致成熟脂肪细胞数量增加（即增殖，数量可达正常的 5 倍）；②脂肪细胞内脂质积累增加，导致成熟脂肪细胞体积明显增大（即肥大，直径可达 400μm）。另外肥胖还伴有白色脂肪组织中炎症细胞浸润增多、脂肪因子分泌增加，这些又反过来影响局部及远端组织的功能、炎症状态及糖脂代谢等。

按照肥胖原因和肥胖部位的不同，肥胖被人为分为多种类型。一般来说，根据白色脂肪组织分布的部位，可将肥胖分成向心性肥胖（躯干型肥胖、腹部肥胖或向心型肥胖）和周围性（全身匀称型）肥胖两种类型。向心性肥胖是指增加的白色脂肪组织主要积累于腹部（皮下和内脏器官周围），造成腹部肥胖，俗称“将军肚”，我国肥胖人群主要以此种类型肥胖为主。

向心性肥胖是代谢综合征的主要病因和临床表征。相对于皮下脂肪组织，内脏脂肪组织（visceral adipose tissue，VAT）与胰岛素抵抗发生发展的相关性更为密切，是导致胰岛素抵抗的主要原因之一。异常分化、肥大的脂肪组织，以及分泌水平更高、活性更强的脂肪因子，会对脂肪组织本身及周围器官等产生不利影响。因此研究 VAT 分泌作用与胰岛素抵抗的关系，对于阐明肥胖与胰岛素抵抗及其相关代谢综合征发生发展的分子机制尤为重要；进一步明确脂肪因子与 As 及其相关疾病发生发展的相关性，阐明其分子网络和作用机制，对于防治 As 等心脑血管疾病具有重要指导意义。问题是，脂肪因子对机体组织器官的影响到底是如何发生的呢？为何 VAT 与皮下脂肪组织对胰岛素抵抗及代谢性疾病的影响不同呢？

第四节　脂肪因子与动脉粥样硬化的相关性

研究显示，肥胖患者的大脑、冠状动脉、肠系膜等动脉血管扩张受损，这与促炎细胞因子分泌增多、血清脂连蛋白（adiponectin）水平降低，以及增强游离脂肪酸（FFA）释放有关，其中内皮功能障碍发挥了关键作用。这些病理性变化改变了血管内皮细胞中的基因表达和信号转导，引起了血管胰岛素抵抗，改变了内皮细胞分泌因子，增加了血管的氧化应激反应。

越来越多的研究表明，VAT 中脂肪因子分泌和调控异常与 As 斑块发生发展，甚至斑块破裂密切相关。向心性肥胖影响血管内皮细胞、平滑肌细胞等的功能；其他还包括促血栓形成、慢性低度炎症反应、氧化应激等，而这些危险因素正是 As 血栓事件的重要起始原因。一旦粥样斑块转变为不稳定性斑块，在某些诱发因素刺激下，便容易导致斑块破裂，引发后续一系列心脑血管急性事件的发生。脂肪细胞肥大是其胞内 TG 及代谢产物堆积的结果。近数十年的研究发现，脂肪细胞合成分泌如瘦蛋白（leptin）、脂连蛋白、内脏脂肪素（内脂素，visfatin）、抗胰岛素蛋白（resistin）、TNF-α、IL-6、趋化素（chemerin）、纤溶酶原激活物抑制子 1（PAI-1）、胰岛素样生长因子 1（IGF-1）、C 反应蛋白（CRP）、血管紧张素原（AGT）、血清淀粉样蛋白 A（SAA）、锌-α_2-糖蛋白（ZAG）、apelin、视黄醇（维生素 A）结合蛋白（RBP4），以及 VAT 来源的丝氨酸蛋白酶抑制子（vaspin）、网膜素（omentin）及脂质运载蛋白-2（lipocalin-2）等多种脂肪因子（见图 13-2）；它们协同作用于自身、周围组织及机体器官，发挥涉及调节细胞与机体能量代谢等的广泛的生物学功能（图 13-3）。

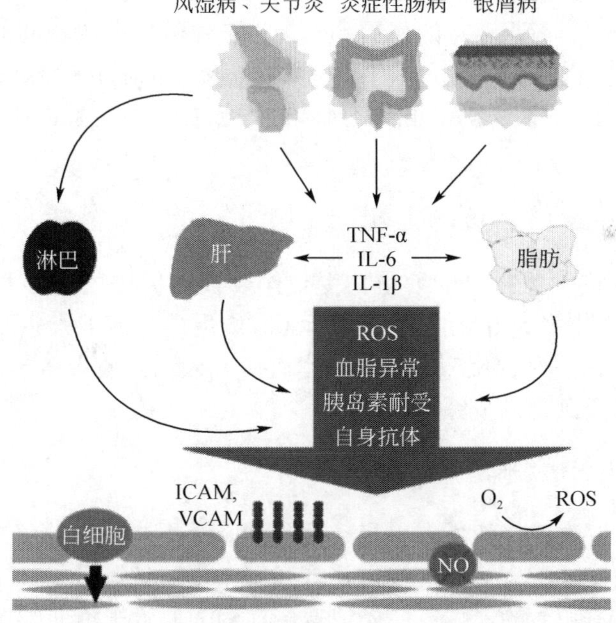

图 13-3　局部组织炎症与血管内皮细胞功能异常

TNF-α，肿瘤坏死因子-α；IL-6，白介素-6；IL-1β，白介素-1β；ROS，活性氧簇；ICAM，细胞间黏附分子；VCAM，血管细胞黏附分子；O_2，氧气；NO，一氧化氮

（Steyers C M，Miller F J，2014. Int J Mol Sci）

As 的发生发展涉及血管内皮细胞、血管平滑肌细胞、血管壁的炎症反应，以及单核/巨噬细胞浸润、泡沫细胞形成、细胞凋亡、粥样斑块形成及钙化等。As 是在遗传、环境等多种因素共同作用下所发生的一种慢性炎症反应性疾病，其发生的具体机制尚无统一定

论。然而，As 的发生发展与上述细胞及局部炎症反应是分不开的，它是最初由内皮功能异常引发的局部组织炎症反应。局部组织炎症反应属于 As 发病机制中的早期关键性事件，其特征之一是内皮依赖性血管收缩和舒张的不平衡，以及凝血因子和抗凝因子的不平衡。那么，脂肪因子与 As 的相关性如何呢？研究表明，脂肪因子可作用于 As 的各个环节。以下简述已知的主要脂肪因子及其与 As 发生发展的关联。

一、瘦蛋白

瘦蛋白（leptin）是 1994 年第一个被发现的脂肪因子，由 167 个氨基酸组成，主要由白色成熟脂肪细胞合成分泌；肌细胞、消化道上皮细胞、胎盘也可产生瘦蛋白。研究发现，在下丘脑及其外侧组织中有瘦蛋白受体的表达，表明在中枢神经系统中瘦蛋白信号也发挥某些功能，如摄食及能量消耗等神经调控作用；然而，增加瘦蛋白水平并不能减少肥胖患者的体重，可能是由于瘦蛋白在不同组织中发挥不同的代谢作用，即不同组织的一种选择性抵抗现象。

瘦蛋白从结构和功能上与促炎性细胞因子 IL-6 有关联，具有影响炎症、血管形成、血压及调节其他脂肪因子的作用。其血清水平与体质指数密切相关。另外，瘦蛋白可加速脂肪细胞 TG 的消耗，从而减轻体重。

研究发现，瘦蛋白具有促 As 的作用，作为心脑血管疾病的独立危险因子，其血清浓度与血管损伤、动脉内膜厚度，以及伴有 2 型糖尿病患者的冠状动脉钙化程度有关。此外，高瘦蛋白血症可能与血管成形术后再狭窄风险的增加有关。瘦蛋白通过以下方式影响 As 的发生与发展。

（一）瘦蛋白导致内皮功能紊乱

瘦蛋白与血管内皮细胞膜上的瘦蛋白受体结合，可促进内皮细胞释放大量一氧化氮（NO），发挥细胞毒性作用，导致内皮功能紊乱。瘦蛋白与胰岛素相互作用，主要通过促进内皮细胞产生 NO 调节血管反应。然而，也有研究显示，瘦蛋白的作用不依赖于 NO，瘦蛋白抵抗可能不涉及血管内皮系统。

（二）瘦蛋白与血管平滑肌细胞

人和动物实验研究表明，瘦蛋白可导致冠状动脉等不同部位的急性血管舒张。血管平滑肌细胞上有瘦蛋白受体的表达；瘦蛋白诱导血管平滑肌细胞分裂、增殖及迁移，诱导基质金属蛋白酶-2（MMP-2）的表达；此外，瘦蛋白刺激血管平滑肌细胞和羟基磷灰石的成骨样分化，说明瘦蛋白血清水平与冠状动脉钙化程度有关。

（三）瘦蛋白促进泡沫细胞形成

瘦蛋白可与巨噬细胞表面的瘦蛋白受体结合，通过增强磷酸肌醇 3 激酶（PI3K）活性，以及刺激 Janus 激酶（JAK2，非受体酪氨酸激酶）和信号转导与转录激活因子（STAT3）的酪氨酸磷酸化，增强激素敏感性脂肪酶的活性，使胆固醇降解减少。在瘦蛋白缺乏或瘦蛋白不敏感时，会发生巨噬细胞内脂代谢紊乱、胆固醇堆积，从而促进泡沫细胞形成。上述过程可进一步损伤血管内皮，影响其功能，加速 As 的发展。外源性瘦蛋白可促进小鼠动脉损伤部位细胞增殖和内膜增厚，但对瘦蛋白受体基因突变的 *db/db* 肥胖小鼠血管损伤无明显影响。此外，瘦蛋白基因突变的 *ob/ob* 小鼠，尽管也表现出肥胖和糖尿病症状，但不易发生 As。然而有趣的是，我们发现：当存在多个基因同时突变，以及 db/db 或 ob/ob 与 apoE 基因突变及 LDLR 基因突变时，则会加重小鼠 As 病变的发生和发展，说明多个致病因子起着叠加促进 As 病变发生发展的作用。

（四）瘦蛋白增加氧自由基的生成

人脐静脉内皮细胞体外研究发现，瘦蛋白可增加血管氧自由基的生成，并呈时间和剂量依赖性。瘦蛋白激活血管内皮细胞蛋白酶 A，增加单核细胞趋化蛋白-1（MCP-1）的转录，促进氧自由基的产生，导致炎症损伤。同时，随着瘦蛋白浓度的增加，对氧化还原反应敏感的活性蛋白（AP1）和核因子-κB（NF-κB）的表达也随之增强。细胞内氧自由基产生增多会导致氧化应激，而长期反复的氧化应激可通过活性氧的氧化作用和改变血管内皮细胞基因的表达，促进 As 形成和发展。再者，慢性高瘦蛋白血症可通过降低对氧磷酶 1（paraoxonase1，PON1）的血浆水平，参与氧化应激。

总之，瘦蛋白作为脂肪因子的重要成员，除发挥调控摄食等中枢神经调控作用外，对脂肪细胞分化、增殖也具有调控作用。然而，在心血管系统中瘦蛋白与其他细胞因子相互作用，通过对血管壁细胞等不同类型细胞的多种功能，发挥促进 As 发生和发展的作用。

二、抗胰岛素蛋白

抗胰岛素蛋白是另一个与炎症相关的脂肪因子，为脂肪组织分泌的特异性激素。脂肪细胞通过旁分泌和内分泌的方式发挥作用，能够诱导啮齿类动物胰岛素抵抗。目前发现两种人的抗胰岛素蛋白亚型。人抗胰岛素蛋白基因定位于 19p13.3，内含子边界序列均高度保守，其 mRNA 由 476 个碱基构成，该蛋白由 108 个氨基酸组成，为 12.5kDa 的富含半胱氨酸的小分子蛋白；在人成熟脂肪细胞中含量较低。此外，在骨髓、胎盘、胰腺、滑膜组织和血细胞中也有一定水平的表达。研究表明，抗胰岛素蛋白可诱导肌肉和肝脏胰岛素抵抗；它是葡萄糖稳态、脂肪生成和炎症的重要调节因子，发挥对抗胰岛素的作用，可使血糖水平升高、使脂肪细胞增生而致肥胖；抗胰岛素蛋白可以通过负反馈调节脂肪组织沉积来诱导胰岛素抵抗，并通过激活转录 NF-κB 发挥促炎作用。

抗胰岛素蛋白与血管壁细胞之间的相互作用可能有助于 As 病变的发展，主要表现为抗胰岛素蛋白可通过增加内皮素-1（ET-1）释放，活化血管内皮细胞，刺激后者表达 MCP-1、VCAM-1 及 ET-1，诱导内皮细胞生长和迁移，促进血管生成；此外，抗胰岛素蛋白还参与巨噬细胞的脂质存储。人及小鼠 As 斑块中均可检测到抗胰岛素蛋白，且随着病变的发展，该部位抗胰岛素蛋白含量增加、巨噬细胞浸润增多。临床研究发现，冠心病患者血清抗胰岛素蛋白水平增高；抗胰岛素蛋白通过细胞外调节蛋白激酶 1/2（ERK1/2）和 AKR 白血病小鼠 T 细胞淋巴瘤癌蛋白/蛋白激酶 B（Akt/PKB）信号通路，可以剂量依赖性地促进人主动脉平滑肌细胞的增殖，且对平滑肌细胞发挥促炎作用。缺氧可增加大鼠血管平滑肌细胞中抗胰岛素蛋白的表达。另有研究表明，抗胰岛素蛋白处理后的细胞分泌的 TNF 受体相关因子-3（TRAF-3）水平降低，有效抑制白细胞分化抗原 40（CD40）介导的血管内皮细胞活化，说明内皮细胞功能障碍可能与抗胰岛素蛋白水平增加有关。总之，抗胰岛素蛋白作为促炎脂肪因子，在糖脂代谢、血管炎症调节中均发挥一定的作用。

三、TNF-α

TNF-α是一种多效性的免疫调节和促炎因子，通过与其受体结合后传导信号，并与其他多种分子或信号通路相互作用，发挥多种生物学作用（见图 13-3）。研究发现，TNF-α可由脂肪细胞、巨噬细胞、自然杀伤细胞、T 细胞、内皮细胞及血管平滑肌细胞等合成分泌，对自身组织、周围局部组织及全身其他器官发挥不同生物学效应。TNF-α首先以 17kDa 的蛋白形式合成，然后以 51kDa 的三聚体形式分泌。其生物学功能主要包括抗肿瘤、抗病毒、免疫调节和诱发炎症反应，并具有抑制脂肪细胞分化的作用，也是动脉内皮细胞功能紊乱、内膜增厚的始动因素。TNF-α与粥样斑块病变程度呈正相关。研究显示，TNF-α具有扩血管作用，但可抑制健康成人胰岛素和乙酰胆碱引起的内皮细胞依赖性血管扩张反应及大鼠血管平滑肌细胞扩张，其部分原因是 TNF-α缩短了内皮细胞一氧化氮合酶（eNOS）mRNA 的半衰期，增加了 ET-1 的合成。

TNF-α可通过激活 NF-κB 活化血管炎症反应，增加内皮细胞和平滑肌细胞中 ICAM-1、VCAM-1、MCP-1 和 M-CSF 的表达。鉴于血管损伤与早期 As 相关，因此，可以通过 TNF-α的血清水平判断血管损伤的程度。另外，有研究表明，TNF-α可促进血小板聚集及活性氧的产生，其对血小板功能的影响可能部分由于 TNF-α会增加瘦蛋白分泌。血管平滑肌细胞既是 TNF-α的合成场所也是其作用的靶细胞，其与干扰素和 IL-1 协同发挥刺激 IL-6 分泌的作用。此外，TNF-α可通过 NF-κB 途径增加平滑肌对 MMP 的合成和分泌，参与 As 斑块炎症反应并稳定斑块。TNF-α可调控肝合成 CRP 并诱导 IL-6 表达。TNF-α在 As 中大量表达，肥胖患者或肥胖动物模型的脂肪组织均过度表达 TNF-α。

局部组织及其他器官的炎症反应参与了血管内皮细胞功能紊乱乃至 As 的发生发展（见图 13-3），也是 As 稳定性斑块向不稳定性斑块发展的重要启动机制。脂肪细胞分泌多种炎性细胞因子，如 TNF-α、IL-6、IL-8 等。体内 IL-6 约有 1/3 来自脂肪细胞，IL-6 能够活化血管平滑肌细胞，在 As 进展期可激活粥样硬化斑块中的 T 细胞，后者能分泌 IFN，促进平滑肌细胞凋亡，导致斑块不稳定、破裂。CRP 是炎症反应的重要标记物，IL-6 和 TNF-α通过刺激或损伤内皮细胞，使之表达 ICAM-1、VCAM-1、E-选择素等黏附分子，引起血小板和白细胞与内皮细胞黏附，使 As 炎症损伤加重（见图 13-3）。另外，最近有报道指出，脂肪细胞也能合成分泌 CRP，这可能是血浆 CRP 的来源之一。

四、内脂素

2005 年由日本学者 Fukuhara 等首先发现并报道了在 VAT 中特异性高表达的一种新型脂肪因子——内脂素（visfatin），其具有胰岛素样作用，可发挥降低糖尿病患者血糖水平的作用。除脂肪细胞外，骨髓细胞、骨骼肌细胞、淋巴细胞、心肌细胞、血管内皮细胞、神经细胞及肝细胞也可产生内脂素；其 cDNA 序列与编码前 B 细胞集落增强因子（pre-B cell colony-enhancing factor，PBEF）5′端非翻译区的基因序列一致。而 PBEF 可促进 B 细胞成熟，作为尼克酰胺磷酸核糖转移酶，参与烟酰胺腺嘌呤二核苷酸（NAD）的合成，促进血管平滑肌细胞的成熟。研究表明，内脂素是一种前炎症因子，参与多种炎症反应。具体机制可能是通过激活丝裂原活化蛋白激酶 p38/丝裂原/细胞外信号调节激酶（ERK）/NF-κB （p38 MAPK/MEK/NF-κB）通路，诱导 IL-1β、TNF-α、IL-6 等炎症因子的产生，而 TNF-α 与 ox-LDL 又可增强内脂素的表达。临床研究发现，急性冠脉综合征和心绞痛患者血清内脂素水平升高，并伴有单核细胞趋化因子 MCP-1、IL-6 和 CRP 含量的增加。在肥胖、胰岛素抵抗和高脂血症患者血清，以及 As 症状明显的患者的粥样斑块中，内脂素水平均明显增加，且血清内脂素水平与血管内皮功能紊乱有密切关系，提示其在 As 不稳定性斑块发展过程中起重要作用。

内脂素能显著增强内皮细胞的血管形成能力，其作用与增强二甲基精氨酸-二甲胺水解酶（dimethylarginine dimethylaminohydrolase，DDAH）-血管内皮生长因子（VEGF）表达，激活 PI3K/Akt 介导的信号转导途径有关。DDAH 作为内源性 eNOS 抑制物（非对称二甲基精氨酸的水解酶），在内皮细胞中具有很高活性，其参与内脂素促发的内皮细胞血管形成作用。

研究发现，内脂素高水平表达于不稳定性颈动脉粥样硬化斑块中，这表明两者间存在相关性。另外，内脂素是促血管炎症、As 进展及斑块不稳定性的重要危险因子，因此，被认为其可作为临床上判定内皮功能紊乱、血管损伤及 As 的新的预测和标志分子。

向心性肥胖和 2 型糖尿病患者血清内脂素浓度升高，参与代谢和血管内稳态，并可被其他细胞因子上调；也可与胰岛素受体结合，减少肝脏葡萄糖产生和刺激周围组织对葡萄糖的利用。给予肥胖和 2 型糖尿病患者长期高浓度内脂素治疗，可导致内皮功能障碍、血管生成和 As 斑块形成，而短期给予内脂素处理，则可刺激血管内皮细胞中 eNOS 的表达及其活性，保护心肌细胞免受急性缺血再灌注损伤；此外，内脂素通过旁分泌机制，影响脂肪周围血管平滑肌细胞的表型成熟，既促进其由合成型向收缩型转化，又具有促进平滑肌细胞增殖的作用。

总之，内脂素作为新近发现的脂肪因子，对不同靶细胞具有不同的影响，既参与调控机体的糖脂代谢，同时又对血管内皮细胞、平滑肌细胞等血管壁细胞的功能发挥重要的调控作用。

五、IL-6

IL-6 是一种在免疫系统调节中发挥重要作用的细胞因子，由包括脂肪细胞在内的多种类型细胞产生的多功能促炎性细胞因子（见图 13-3）组成。脂肪组织产生的 IL-6 约占血清 IL-6 总量的 1/3。在健康成人中，IL-6 的表达受到糖皮质激素和儿茶酚胺相关的复杂激素网络的调控。IL-6 与向心性肥胖、代谢综合征、2 型糖尿病及 As 有关，也被认为是动脉粥样硬化性疾病的重要危险因子，可通过释放其他促炎细胞因子、磷脂酶氧化，以及刺激急性期蛋白分泌、释放促血栓形成介质和激活 MMP 等，促进斑块发展，影响斑块稳定性。在炎症状态下的血管酶系统中，IL-6 与血管紧张素和儿茶酚胺等血管活性物质相互作用，明显增加血管氧化应激损伤反应。

IL-6 同样影响血管壁细胞及其祖细胞，除了对内皮细胞的影响外，IL-6 还可通过刺激内皮祖细胞的迁移和增殖，发挥促血管生成作用。此外，IL-6 对血管平滑肌细胞有特殊的作用，如其通过与 VEGF 和 TNF-α相互作用，参与生长因子依赖的血管平滑肌细胞迁移，通过血小板源性生长因子（PDGF）依赖或非依赖机制，刺激平滑肌细胞增殖。IL-6 的这些作用，提示在冠状动脉和血液中较高水平的 IL-6 可作为血管成形术后再狭窄的危险因子。总之，IL-6 作为促炎因子，在血管损伤和病变进展过程中扮演重要角色。

六、趋化素

趋化素（chemerin）是 2007 年发现的脂肪因子，可与靶细胞膜上的受体结合，调控脂肪细胞分化、肥胖和代谢综合征的发生发展。人趋化素基因全长 3289bp，位于染色体 7q36.1，由 4 个外显子组成。研究发现，趋化素多产生于炎症早期阶段，在天然免疫与适应性免疫间起桥梁作用。有研究表明，其可明显增强人巨噬细胞摄取胆固醇的能力，从而促进 As 斑块中泡沫细胞的形成；不稳定性粥样硬化性脑梗死患者血浆趋化素水平增加。研究显示，趋化素的作用机制可能是通过对抗原提呈细胞的趋化作用，募集抗原提呈细胞，加重粥样斑块炎症反应，从而诱发不稳定型粥样斑块的发生发展，表明趋化素是不稳定性粥样斑块的危险因素。另有临床研究显示，血清趋化素与 hs-CRP 具有密切相关性，均可作为临床预测 As 的标志分子。因此，是否可通过调节趋化素的水平，抑制其与受体的结合，阻断该信号转导，从而延缓不稳定性粥样斑块的进展及减少心脑血管急性事件的发生，尚有待更多的基础和临床研究。我们的研究显示，chemerin 功能异常可影响小鼠前脂肪细胞成脂分化，进而在肥胖发生过程中发挥一定的调控作用。

七、脂连蛋白

并非所有的脂肪细胞因子都具有促进 As 发生发展的作用。脂连蛋白就是一个既具有心血管保护作用，又与脂肪组织发育呈负相关的胶原蛋白样蛋白分子，在内脏成熟脂肪细胞中高表达，其分子量为 30kDa；其与补体蛋白 C1q 具有类似的亚结构，在人和啮齿类动物心肌细胞中也可检测到。

脂连蛋白可以抑制胰岛素抵抗和炎症，对脂肪细胞的分化起促进作用。脂连蛋白通过增加葡萄糖摄取来增加胰岛素敏感性；具有增加 NO 合成、促进 FFA 氧化的作用；通过 cAMP 介导的干扰 NF-κB 信号发挥抗炎作用。脂连蛋白经血流到达血管损伤部位，可抑制血管内皮细胞和巨噬细胞表达 TNF-α和血管紧张素Ⅱ，从而减少黏附分子和清道夫受体的表达。脂连蛋白不仅能诱导巨噬细胞凋亡，还能抑制成熟巨噬细胞的功能。用脂连蛋白处理体外培养的巨噬细胞，可明显抑制其吞噬活性。

研究发现，青少年肥胖者血清脂连蛋白水平明显降低，且与颈动脉内膜厚度和 hs-CRP 呈负相关。另外，脂连蛋白通过直接与 PDGF、成纤维细胞生长因子（FGF）、肝素结合表皮生长因子样生长因子（heparin-binding EGF-like growth factor，HB-EGF）等结合，抑制被上述分子诱导的脂连蛋白缺失小鼠的血管平滑肌细胞 DNA 的合成，从而抑制平滑肌细胞增殖、迁移。此外，脂连蛋白通过抑制 IL-10 的分泌，促进 TIMP-1 的表达，抑制 MMP 的活性，进而增加斑块稳定性。

脂连蛋白可能通过抑制 NF-κB 的信号通路，调节内皮细胞的功能。另外，脂连蛋白通过蛋白激酶 A（PKA）依赖的 NF-κB 信号通路抑制 IL-8 的合成。脂连蛋白可以抑制内皮细胞表达 VCAM-1 及 ICAM-1，抑制单核细胞在损伤的血管内皮细胞表面的黏附，从而抑制 As 的形成。研究表明，血清脂连蛋白水平与糖尿病血管并发症的发生有密切联系；血清脂连蛋白水平随 As 的发展而降低，低脂连蛋白血症是 As 发生发展的独立危险因素。另外，脂连蛋白可以和损伤的血管内皮细胞表面的基质蛋白（胶原蛋白Ⅰ、Ⅲ和Ⅴ等）结合，抑制损伤的内皮细胞表达 HB-EGF，从而抑制平滑肌细胞增殖、迁移。

八、其他脂肪因子

除上述主要的脂肪因子外，还有 SAA、锌-2-2-糖蛋白（ZAG）、血管紧张素受体样蛋白 J 受体（APJ 受体）的内源性配体（apelin）、RBP4、内脏脂肪组织来源的丝氨酸蛋白酶抑制蛋白（vaspin）、网膜素及脂质运载蛋白-2（lipocalin-2）等近期发现的多种新型脂肪因子（见图 13-2、图 13-3）。

SAA 是主要由人脂肪细胞表达的一种急性时相的炎症反应蛋白，其血清水平的变化比超敏 CRP 更易检测，因此，它是一种敏感的炎症反应标志物，作用与 LPS 相似，可明显促进单核细胞分泌 TNF-α、IL-1、IL-6、IL-8、MCP-1 和 NF-κB。SAA 还可以刺激内皮细胞及单核细胞中组织因子的表达，促进血栓形成并导致斑块不稳定性。apelin 是血管紧张素受体样蛋白 J 受体（APJ）的内源性配体，可被胰岛素和 TNF-α上调。研究发现，APJ 缺失小鼠不易患 As。但另有研究显示 apelin 对心血管具有保护作用，可能成为脂连蛋白之后又一个心血管保护因子。然而，关于 apelin 的生物学作用及分子机制，还有待进一步相关研究。研究发现，ZAG 除直接参与脂代谢以外（与体脂含量呈负相关），还可能通过改变如脂连蛋白和瘦蛋白在内的其他细胞因子的水平而发挥调节脂代谢的作用，如皮下及内脏脂肪组织中 ZAG 与瘦蛋白 mRNA 呈负相关，而与脂连蛋白呈正相关。

九、其他部位的脂肪组织与 As 的相关性

心外膜脂肪组织作为一个具有免疫活性的器官，参与冠状动脉周围炎症的发生。与其他白色脂肪组织不同，心外膜脂肪组织的生理功能多种多样，作为多种炎性介质的来源，其不仅可作为脂质的储存库，同时也发挥着内分泌作用，即可以通过分泌趋化因子、细胞因子、激素等来维持周围组织器官的正常功能。

新近临床研究发现，冠状动脉粥样硬化患者心外膜脂肪致炎因子分泌水平升高，抗炎因子分泌水平降低，过多分泌的致炎因子利用内分泌、旁分泌通路作用于心肌及冠状动脉，可加速冠状动脉病变的发生发展。作为内脏脂肪组织的一部分，心外膜脂肪组织邻近冠状动脉，属于棕色脂肪的一部分，可通过自身分解为游离脂肪酸为心脏供能，调节心脏温度，保护心脏自主神经。通过比较分析冠状动脉粥样硬化性心脏病（CAD）和非 CAD 患者的心外膜脂肪与腿部脂肪组织发现，在 CAD 患者的心外膜脂肪组织中，NF-κB 及 TNF-α的表达均明显升高。心外膜脂肪组织中的炎症反应在很大程度上是通过 LPS 与巨噬细胞表面的 TLR-2 或 TLR-4 结合后，通过 NF-κB 和 c-Jun 氨基末端激酶（JNK）信号转导参与 As 的发生发展过程。NF-κB 作为机体较为重要的一种核转录因子，能够与 NF-κB 位点的基因启动子特异性结合，加速基因启动子的转录表达，通过诱导其活化，发挥调控其他转录因子、炎症因子及血管黏附因子的作用。

第五节　脂肪因子间的相互关系

脂肪组织分泌种类众多的脂肪因子，它们在糖脂代谢、炎症反应及对血管的影响中，多发挥协同和相互作用的生物学效应（见图 13-1～图 13-3）。

一、TNF-α与脂连蛋白

TNF-α与血清脂连蛋白呈负相关，两者可相互抑制对方在脂肪细胞中的表达。有研究发现，在人主动脉内皮细胞中，脂连蛋白可通过激活 cAMP/PKA 通路，抑制被 TNF-α激活的 NF-κB 及其胞质抑制因子 IκB 的磷酸化和降解，从而调控内皮细胞炎症状态。有研究显示，脂连蛋白可以通过抑制 ERK1/2、p38MAPK 的活化，抑制 NF-κB 的转录，进而抑制 LPS 诱导巨噬细胞产生 TNF-α。此外，研究显示，增殖、肥大的脂肪细胞大量分泌 FFA，后者刺激巨噬细胞产生 TNF-α，其可直接抑制脂连蛋白的合成与分泌；另外，TNF-α还可间接诱导 IL-6 的合成，抑制脂肪细胞分泌脂连蛋白。有人推测，TNF-α与脂连蛋白的这种相互抑制作用，是由于两者在分子结构上高度相似，从而可以与对方受体结合，发挥相应生物学作用。

二、瘦蛋白与脂连蛋白

研究发现，冠状动脉粥样硬化患者血清瘦蛋白水平与脂连蛋白水平呈负相关。这可能是由于：①瘦蛋白增加了交感神经的活性，从而对脂肪细胞合成、分泌脂连蛋白发挥负反馈调节作用；②瘦蛋白通过单核/巨噬细胞内 N 端激酶，或促分裂原活化蛋白激酶，促进单核/巨噬细胞分泌 TNF-α，而后者通过抑制脂连蛋白基因启动子的活性，减少脂连蛋白的表达和分泌。

三、TNF-α与抗胰岛素蛋白

研究表明，TNF-α可调控抗胰岛素蛋白的基因表达；TNF-α呈时间和剂量依赖性地显著下调小鼠 3T3-L1 脂肪细胞中抗胰岛素蛋白的转录和翻译水平。然而，PKA、ERK1/2、丝裂原活化蛋白（MAP）等细胞信号分子均不能逆转 TNF-α的这种抑制效应。推测 TNF-α是抗胰岛素蛋白基因表达的一个重要负调控因子。

肥胖与 As 相关性分子机制的研究建立在脂肪因子对血管内皮细胞及平滑肌细胞功能等基础上。肥胖是心血管疾病确定的重要的预测因子。研究证实，肥胖在青年男子 As 形成中起着确切和直接的作用。那么脂肪因子与其他 As 致病因素间有何关联呢？

NF-κB 的激活是炎症反应的核心环节。NF-κB 可导致一系列超氧自由基的产生，并促进 MCP 等趋化因子和 IL-8 等炎症因子产生，增加 VCAM-1 和 ICAM-1 等的表达，从而促进斑块的形成及破溃。瘦素、TNF-α和抗胰岛素蛋白等其他脂肪因子可以通过激活 NF-κB 信号通路造成内皮细胞功能紊乱并增加单核细胞的黏附。脂连蛋白通过激活 cAMP/PKA 信号通路，抑制 TNF-α介导的 NF-κB 抑制分子的快速磷酸化及降解，抑制 NF-κB 的活化，还可通过补体 Clq 受体 ClqRp 介导抑制 NF-κB 的激活，从而调控内皮细胞的炎症反应，进而干扰单核细胞对内皮细胞的黏附。有研究发现，脂连蛋白可以在血管壁受损处聚集，并呈剂量依赖性地抑制 TNF-α诱导的黏附分子在血管内皮细胞的表达，还能抑制单核细胞增殖，抑制吞噬细胞活化及产生 TNF-α等炎症因子，从而证明了脂连蛋白的内皮保护功能。

四、脂肪因子与 PPARγ在 As 发生发展中的相互作用

过氧化物酶体增生物激活受体γ（PPARγ）是由配体激活的转录因子核受体家族的重要

成员，主要在脂肪组织中表达。As 的发生是复杂的多因素参与过程，众多脂肪因子与 PPARγ 构成一个错综复杂的网络，调控 As 的发生发展。脂连蛋白的表达受 PPARγ及多种脂肪因子的调节。在人脂肪细胞中，TNF-α可抑制脂连蛋白的释放；PPARγ激动剂能够增加人、*ob/ob* 肥胖小鼠及体外培养的 3T3-L1 细胞脂连蛋白的表达及分泌。这种效应可能是通过抑制 TNF-α作用于脂连蛋白的启动子，从而促进脂连蛋白的表达实现的。脂连蛋白的表达受 PPARγ及多种脂肪因子的调节。脂连蛋白通过 PKA 依赖的 NF-κB 信号通路抑制 IL-8 的合成。

人血管内皮细胞表达 PPARγ。PPARγ可抑制 PAI1、ET-1 在内皮细胞表达，抑制血管紧张素Ⅱ1 型受体基因表达，而这些因子均具有促 As 的作用。研究发现，PPARγ激动剂［如噻唑烷二酮类药物（TZD）］可在一定程度上部分阻断内皮细胞表达 VCAM-1，减少 MMP-9 的 mRNA 表达水平，抑制单核细胞与内皮细胞结合，限制血管壁的炎症，维持血管内皮细胞结构和功能。血管平滑肌细胞也表达 PPARγ，而 PPARγ激动剂能抑制 *c-fos* 基因及血浆反应元件诱导的转录激活，抑制血管平滑肌细胞增殖、迁移，减少新生内膜形成。另外，研究发现，*apoE* 缺失小鼠 As 损伤处 PPARγ表达减少 50%；在 As 病变部位的泡沫细胞中 PPARγ表达增加，将单核细胞暴露于 ox-LDL 中也能诱导 PPARγ表达。

众多脂肪因子与 PPARγ之间互相拮抗、互相协同，发挥整体调节作用，共同参与 As 形成过程。脂连蛋白、PPARγ与其他有害的脂肪因子在血管壁中相互作用的失衡，可能是决定血管炎症及早期 As 发生发展的重要因素之一。目前对于它们的认识还不全面，其信号通道及细胞因子之间的网络调控机制有待于进一步深入研究。总之，脂肪因子、PPARγ 广泛参与动脉粥样硬化性心脑血管疾病的发生发展，深入研究其作用机制，可望为临床防治 As 提供新的途径。

五、脂肪因子与其他细胞因子的相互作用

研究表明，脂肪因子与其他组织分泌的细胞因子相互作用，可产生影响局部组织及全身代谢的多种效应。人血清抗胰岛素蛋白水平与 TNF-α、IL-6 呈正相关，TNF-α、IL-6、瘦蛋白和抗胰岛素蛋白等在脂肪细胞中的表达及血浆水平，均与脂连蛋白的合成与分泌呈负相关。脂连蛋白表达及血浆水平升高可反向负调控脂肪组织 TNF-α、瘦蛋白和抗胰岛素蛋白的合成与分泌，并通过不同途径抑制脂肪因子对血管壁细胞的影响，进而发挥抗 As 作用。

MMP 可以降解纤维帽中的胶原和细胞外基质成分，与斑块破裂和新生血管生成有关。瘦蛋白、抗胰岛素蛋白等可以通过激活蛋白激酶 C（protein kinase C，PKC）依赖的烟酰胺腺嘌呤二核苷酸［NAD（P）H］氧化酶及 ERKI/2/NF-κB 通路来增加 MMP-1、MMP-2 的表达，而脂连蛋白则可以通过增强抗炎介质 IL-10 的表达，从而提高 TIMP-1 的水平，进而抑制 MMP-9 的作用而减少细胞外基质降解，增加硬化斑块稳定性。

内皮源性 NO 是内皮细胞的保护因子，其除了具有舒张血管的作用外，还具有抵抗内皮损伤、抑制炎症反应、抑制平滑肌细胞的增殖和血小板聚集等作用。抗胰岛素蛋白能通过抑制 Akt 信号通路，从而抑制基础及胰岛素诱导的内皮型 eNOS 磷酸化和激活，降低内皮源性 NO 的生物活性。当血管内膜受损时，脂连蛋白在受损局部聚集，通过 AMPK 途径使内皮细胞生成 NO 增加，同时能够增加 eNOS 的表达，并减弱 ox-LDL 对 eNOS 的抑制作用，使其活性增强。但大量的 NO 具有细胞毒性作用，瘦蛋白与内皮细胞瘦蛋白受体结

合后可呈剂量依赖性促进 NO 的释放，导致内皮功能障碍和凝血机制障碍。用瘦蛋白处理体外培养的牛主动脉内皮细胞时发现，瘦蛋白可以加强蛋白激酶 A 介导的脂肪酸氧化作用，诱导线粒体超氧化物的产生，这进一步证实了瘦蛋白具有增加氧化应激，从而加速 As 形成的作用。

在人动脉粥样斑块处，瘦蛋白通过与新生血管内皮细胞膜上瘦蛋白受体结合，剂量依赖性地上调 MMP-2、MMP-9、TIMP-1 和 TIMP-2 的表达，促进内皮细胞分化和基质重建，参与 As 的形成。

肝素结合生长因子（heparin-binding growth factor，HBGF）是一种促进内皮细胞和血管平滑肌细胞有丝分裂的因子，TNF-α可以增加血管平滑肌细胞上的 HBGF 受体数目，从而促进血管平滑肌细胞的增殖。脂连蛋白可以抑制包括 HBGF 在内的多种生长因子诱导的 DNA 合成，从而抑制血管平滑肌细胞的增殖，如脂连蛋白能直接与 PDGF 结合，阻止其与人动脉平滑肌细胞的结合，从而使 PDGF-B 受体介导的有丝分裂信号受到抑制。

抗胰岛素蛋白可通过刺激 MAPK 的激活及 PI3K/Akt 通路促进血管平滑肌细胞的增殖，应用 MEK1 特异性抑制剂和 PI3K/Akt 通路特异性抑制剂后，可显著减少抗胰岛素蛋白刺激的人动脉平滑肌细胞的增殖。同样，瘦蛋白通过作用于平滑肌上的瘦素受体以浓度和时间依赖的方式激活 p38MAPK，引起血管平滑肌细胞增生肥大及血管重塑。同时，抗胰岛素蛋白还能够剂量依赖性地促进人动脉平滑肌细胞的迁移，而生理浓度的脂连蛋白则发挥抑制人动脉平滑肌细胞迁移的作用。

脂代谢的调节与泡沫细胞的形成密不可分。脂连蛋白具有明显的调节脂代谢的作用，其可抑制 TNF-α的促脂解作用，并通过激活磷酸腺苷活化的蛋白激酶（AMPK）途径，促进脂肪去路途径中各种转运体及酶的基因表达，促进血中 FFA 进入骨骼肌细胞中氧化分解，从而减少 FFA 入血；然而，有研究发现，瘦蛋白可以引起 TG 水平升高及 HDL-C 降低，从而促进脂质被巨噬细胞吞噬形成泡沫细胞。此外，瘦蛋白还可通过酪氨酸激酶信号传递途径调节巨噬细胞内胆固醇酶的代谢，瘦蛋白可显著提高巨噬细胞内激素敏感性脂肪酶（HSL）的活性，如果出现瘦蛋白缺乏或抵抗，则会出现巨噬细胞的脂代谢紊乱、胆固醇的堆积，进一步促进泡沫细胞的产生。

CD36 是巨噬细胞表面负责摄取 ox-LDL 的主要清道夫受体之一。研究发现抗胰岛素蛋白可上调巨噬细胞表面 CD36 的表达，促进脂质在巨噬细胞聚集，并调节巨噬细胞向泡沫细胞的转化，促进 As 的形成。而脂连蛋白则能够抑制巨噬细胞表面清道夫受体的表达，脂连蛋白还可通过诱导凋亡，抑制单核细胞的增殖。此外，脂连蛋白可以减少黏附因子的表达，抑制血小板黏附于受损的血管壁；脂连蛋白还能够抑制血小板聚集，减少血栓事件的发生。另有研究发现，瘦蛋白具有促凝作用。外源性瘦蛋白可加速血栓形成和血小板聚集，可能是因为血小板上的长型瘦蛋白受体与瘦蛋白结合后，使酪氨酸磷酸化，增强 ADP 诱导的血小板聚集；并且瘦蛋白能够减少血栓调节素的表达，使其抗凝作用减弱，从而促进 As 斑块的形成和不稳定性转化。TNF-α、抗胰岛素蛋白对纤维蛋白溶解具有反作用，可促进血栓形成；它们通过增强纤溶酶原激活物抑制剂活性，抑制具有抗凝血作用的蛋白 C 激活等途径，使内皮细胞表面的凝血与抗凝系统平衡失调，促进血栓形成。脂肪因子与斑块稳定性也有相关性。研究发现，与脂肪因子功能失调有关的内脏脂肪累积可影响 As 斑块的形成和斑块破裂。

向心性肥胖患者血清中内脂素、抗胰岛素蛋白、TNF-α等脂肪因子与血清 HDL 水平呈负相关。HDL 通过上调 B 族 I 型清道夫受体（SR-B I），抑制由 ox-LDL 诱导的脂肪细胞内游离胆固醇积聚及内质网应激反应。向心性肥胖患者表现为整体代谢水平变化，以及代谢相关组织（如脂肪、肝、肌肉）和动脉血管中存在的低度慢性炎症反应。特别是脂肪组织炎症过程的激活与脂肪因子的分泌模式异常相关，包括局部组织及脂肪组织促炎性细胞因子合成与分泌增加，以及提高胰岛素敏感性分子（如脂连蛋白）合成的减少。脂肪因子与其他相关器官和组织分泌的细胞因子在心血管疾病发生发展过程中相互影响，发挥重要的调控作用。

第六节　miRNA 与脂肪因子及动脉粥样硬化的相关性

近年来的研究结果表明，除传统的基因、蛋白质对各种生命活动发挥重要的调控作用外，microRNA（miRNA）对许多生命活动及基因表达等也起着至关重要的调控作用。目前已经发现，人和动物体内存在一个庞大的 miRNA 家族，它们在不同水平上与传统的基因和蛋白质等互相影响、协同作用，发挥着控制细胞组织发育、基因调控、RNA 剪切及基因重组等多方面的功能。研究发现，miRNA 与胰岛素分泌和脂肪酸代谢有关；一些 miRNA 分子通过促进前脂肪细胞成脂分化及 TG 在胞内的积累，促进脂肪细胞成熟；而另一部分 miRNA 分子则通过抑制 PPARγ的表达，抑制前脂肪细胞的分化与成熟。

2004 年克隆的在进化上保守的胰岛特异性 miR-375，其过量表达可抑制葡萄糖诱导的胰岛素分泌。这种作用不依赖于葡萄糖代谢和细胞内钙离子信号的变化，但与胰岛素胞外分泌的直接作用相关，说明 miR-375 可能是胰岛素分泌的调控因子。研究发现，食源性肥胖小鼠白色脂肪组织中 miRNA 表达谱发生显著变化，包括部分上调和下调的 miRNA 分子。抑制食源性肥胖小鼠 miR-122 的表达，可导致血清胆固醇水平下降，肝脏脂肪变性增加，并伴有多种脂肪因子表达的减少，说明 miR-122 在肝脏胆固醇和脂肪酸代谢过程中起重要的调控作用。

研究发现，在人前脂肪细胞分化过程中有 100 余种 miRNA 分子的表达发生变化。抑制其中的 miR-130，可促进脂肪分化。miR-130 除类似于 miR-27 分子可靶定 PPARγ mRNA 3′端外，还可靶定其编码区，发挥抑制 PPARγ表达的作用，从而抑制脂肪细胞分化成熟，因而可抑制脂肪因子的合成与分泌。另外，经典的 miRNA Let-7 通过降低高迁移率族 AT Hook 蛋白 2（high mobility group AT-hook 2，HMGA2）的表达，也发挥抑制前脂肪细胞分化的作用。HMGA2 是结构转录因子，其可诱导前脂肪细胞分化并能引起脂肪组织炎症反应，增加脂肪瘤的发生率。另有研究显示，miR-95、miR-548am 及 miR-1246 可靶向调节脂肪因子及葡萄糖转运体的表达，导致脂代谢异常及胰岛素抵抗的发生。新近研究表明，miR-221 参与脂连蛋白信号调控过程，通过影响其受体蛋白表达改善胰岛素抵抗。其他如 miR-143、miR-17-92 等均发挥促进前脂肪细胞分化的作用。

总之，miRNA 分子参与脂肪组织的发育，从而在肥胖及其相关心脑血管疾病的发生发展过程中发挥作用。目前针对 miRNA 的研究依然处于初始阶段，miRNA 分子在细胞分化、组织发育、基因调节及疾病调控过程中的作用还有待深入研究，尤其是 miRNA 的调控作用分子机制及靶分子，还需要开展更多精细的基础科研工作。

第七节　小结与展望

综上所述，向心性肥胖患者主要表现在整体代谢水平变化，以及与代谢相关的组织如脂肪组织、肝脏、肌肉和动脉血管中存在的低度慢性炎症反应。特别是脂肪组织的炎症过程的激活与脂肪因子的分泌模式异常有关，包括局部组织及脂肪组织促炎性细胞因子合成与分泌增加，以及促胰岛素敏感性分子减少，如脂连蛋白合成的减少。大量研究表明，向心性肥胖患者伴有血小板和平滑肌细胞功能损伤，出现促血栓形成倾向、促炎症反应，以及加速 As 形成。仅一种脂肪因子的合成和分泌异常，即可导致其与血小板和平滑肌细胞相互作用的变化，从而参与上述现象。研究表明，包括 TNF-α、IL 和瘦蛋白在内的脂肪因子的合成、分泌增加，通过促血栓形成及氧化应激发挥作用。因此，向心性肥胖患者脂连蛋白的减少是造成心血管风险增加的另一原因。

肥胖可导致高血压、胰岛素抵抗、脂毒性、炎症，以及心房颤动且伴有双心室功能障碍的心脏负担增加。脂肪因子网络的代谢指标几乎影响肥胖、胰岛素抵抗、高血压、血脂代谢异常和炎症的各个方面。脂肪因子与心血管系统相互作用，影响如心肌保护、活性氧清除、再灌注损伤、血栓形成、肾素-血管紧张素系统、心脏脂毒和斑块破裂等各个生理过程。

总之，向心性肥胖患者脂肪因子合成、分泌模式和水平的变化，是增加 As 和血栓形成的重要机制。近年来，肥胖、脂肪因子与心脑血管疾病的密切关联越来越受到重视，基础科研和临床研究也已获得较大进展，但它们之间相互作用的机制依然尚未完全阐明，还有待今后更多深入精细的研究，需要引入更多手段、策略、技术及创新思维，从不同视角，利用生物信息学、各种组学，通过对大数据的分析和验证，全面认识脂肪因子与 As 发生发展的相关性及其分子机制，才有望在相关疾病防治上有新的突破。

（潘　杰）

参考文献

金晓蕾，孙文夏，施育平，等，2005. 脂代谢相关三基因突变小鼠肝组织基因表达差异研究. 中华医学遗传学杂志，22（1）：27-30.

宋兴辉，周海鸥，孙阳，等，2009. 高脂高胆固醇饮食对 3 基因突变小鼠动脉粥样硬化性病变的影响. 中国病理生理杂志，10：1887-1891.

Anfossi G，Russo I，Doronzo G，et al，2010. Adipocytokines in atherothrombosis：focus on platelets and vascular smooth muscle cells. Mediators Inflamm，1-26.

Bagi Z，2009. Mechanisms of coronary microvascular adaptation to obesity. American J Physiology，297（3）：R556-R567.

Calabro P，Samudio I，Willerson J T，et al，2004. Resistin promotes smooth muscle cell proliferation through activation of extracellular signal-regulated kinase 1/2 and phosphatidylinositol 3-kinase pathways. Circulation，110（21）：3335-3340.

Chang L，Milton H，Eitzman D T，et al，2012，Paradoxical roles of perivascular adipose tissue in atherosclerosis and hypertension. Circ J，77（1）：11-18.

De la Cuesta F，Barderas M G，Calvo E，et al，2012. Secretome analysis of atherosclerotic and non-atherosclerotic arteries reveals dynamic extracellular remodeling during pathogenesis. J Proteomics，75（10）：2960-2971.

Dyck D J，2009. Adipokinees as regulators of muscle metabolism and insulin sensitivity. App Physio，Nutri Metab，34（3）：396-402.

Gaggini M，Saponaro C，Gastaldelli A，2015. Not all fats are created equal：adipose vs. ectopic fat，implication in cardiometabolic diseases. Horm Mol Biol Clin Investig，22：7-18.

Kobashi C，Urakaze M，Kishida M，et al，2005. Adiponectin inhibits endothelial synthesis of interleukin-8. Cir Res，97（12）：1245-1252.

Labarrere C A，Hardin J W，Haas D M，et al，2015. Chronic villitis of unknown etiology and massive chronic intervillositis have similar immune cell composition. Placenta，36（6）：681-686.

Leal Vde O，Mafra D，2013. Adipokines in obesity. Clin Chim Acta，419：87-94.

Martin S S，Qasim A，Reilly M P，2008. Leptin resistance：a possible interface of inflammation and metabolism in obesity-related cardiovascular disease. Journal of the American College of Cardiology，52（15）：1201-1210.

Muruganandan S，Oman A A，Sinai C J，2010. Role of chemerin /CMKLR1 signaling in adipogenesis and osteoblastogenesis of bone marrow stem cells. J Bone Miner Res，25（2）：222-234.

Pignatelli P，De Biase L，Lenti L，et al，2005. Tumor necrosis factor-α as trigger of platelet activation in patients with heart failure. Blood，106（6）：1992-1994.

Steyers C M，Miller F J，2014. Endothelial dysfunction in chronic inflammatory disease. Int J Mol Sci，15：11324-11349.

Trivedi P S，Barouch L A，2008. Cardiomyocyte apoptosis in animal models of obesity. Current Hypertension Reports，10（6）：454-460.

Van Gaal LF，Mertens I L，De Block C E，2006. Mechanisms linking obesity with cardiovascular disease. Nature，444（7121）：875-880.

Zhang L，Geng Y，Yin M，et al，2010. Low omega-6/omega-3 polyunsaturated fatty acid ratios reduce hepatic C-reactive protein expression in apolipoprotein E-null mice. Nutrition，26：829-834.

Zhang S，Wang X，Zhang L，et al，2011. Characterization of monocyte chemoattractant proteins and CCR2 expression during atherogenesis in apolipoprotein E-null mice. J Atheros Thrombo，18（10）：846-856.

第十四章　白介素与动脉粥样硬化

第一节　概　　述

白介素（interleukin，IL）是最早发现的由白细胞产生，并参与白细胞间相互作用的细胞因子。按发现的时间以阿拉伯数字进行编号，迄今已发现并鉴定 38 种 IL（IL-1～IL-38），但其中 IL-3、IL-5 和 IL-8 被列入其他家族。实际上，白细胞以外的其他免疫细胞也可产生 IL，但仍沿用此命名。IL不但参与免疫应答调节，还广泛调节机体的生理病理过程，IL介导的炎症反应与心血管疾病的发生发展有着密切的关系。因此，随着 IL新成员的不断发现，以 IL为靶点的心血管疾病的治疗达到一个新的高度。

第二节　白介素的结构与分布

白介素根据结构同源性可分为几个蛋白质家族，如 IL-1 家族（interleukin-1 family，IL-1F）、IL-6 家族、IL-10 家族、IL-12 家族、IL-17 家族，以及趋化因子家族，或集落刺激因子等。

一、IL-1 家族

IL-1 家族共包括 11 个成员：IL-1α、IL-1β、IL-1 受体拮抗剂（IL-1 receptor antagonist，IL-1Ra）、IL-18、IL-33、IL-36 受体拮抗剂（IL-36Ra）、IL-36α、IL-36β、IL-36γ、IL-37 和 IL-38。除了 IL-33 和 IL-18 外，IL-1 家族其他成员的基因均位于人 2 号染色体上；典型的 IL-1 家族成员结构相似，都有一个疏水核心和β-三叶草结构，都缺少一个信号肽和胱天蛋白酶 1 切割位点。IL-1 家族的 N 端都需要加工才能变成有活性的细胞因子。

IL-1 又名淋巴细胞刺激因子，主要由活化的单核/巨噬细胞产生，其他的有核细胞，如 T 细胞、B 细胞、NK 细胞、角质细胞、树突状细胞、成纤维细胞、星形细胞、中性粒细胞、内皮细胞及平滑肌细胞均可分泌。正常情况下只有皮肤、汗液和尿液中含有少量的 IL-1，绝大多数细胞在受到外来抗原或丝裂原刺激后才能合成和分泌 IL-1。IL-1 有 IL-1α 和 IL-1β两种不同的分子形式，前者含 159 个氨基酸，后者含 153 个氨基酸。完整的人 IL-1α 和 IL-1β基因组分别为 10.5kb 和 7.8kb，人和小鼠 IL-1 基因定位于 2 号染色体，均含 7 个外显子。IL-1 前体（ProIL-1）的分子量为 31kDa，通过蛋白水解酶裂解形成成熟的 IL-1 分子。IL-1 在不同种属中有较高同源性，在氨基酸水平上，IL-1α和 IL-1β在不同种属同源性分别为 60%～70%和 75%～78%；但在同一种属中 IL-1α与 IL-1β同源性不超过 30%。人 IL-1α（PI5.0）和 IL-1β（PI7.0）分子量约为 17.5kDa，虽然只有 26%的同源性，但是两者的受体亲和力相同，发挥相似的生物学作用。

白介素 18（IL-18）又称为 INF-γ诱导因子，是 1995 年 Okamura 等从中毒性休克小鼠肝脏中克隆出的一种前炎性细胞因子，也是独特的根据周围环境中细胞因子的不同而调节 Th1 和 Th2 型免疫反应的细胞因子。人类 IL-18 基因定位在染色体 11q22.2—q22.3 上。许多细胞均可表达 IL-18，包括巨噬细胞、肾上腺皮质细胞、成纤维细胞、成骨细胞、脂肪细胞、胰岛 B 细胞等。IL-18 mRNA 的 N 端有一结构特殊的由 35 个氨基酸组成的信号序列，hIL-18 N 端也有类似的信号序列，两者均无 N 端糖基化位点，无野生型疏水信号肽样位点。人类 IL-18 原由 193 个氨基酸组成，分子量为 24kDa，经 IL-1β转化酶裂解，才能产生具有生物活性的 18kDa 的 IL-18。虽然 IL-18 在分子结构、合成步骤及信号转导等方面与 IL-1β非常相似，但在生物学效应上与 IL-12 密切相关，相互协同。

IL-33 属于 IL-1 家族中的一种新型促炎因子，IL-33 的基因序列和结构与 IL-1 家族成员 IL-1β和 IL-18 相似，也称为 IL-1F11。IL-33 基因定位于人 9 号染色体（9p24.1）上，而小鼠的 IL-33 基因位于 19 号染色体(19qC1)。人和小鼠 IL-33 cDNA 分别是编码 270 和 266 个氨基酸的多肽，该多肽结构包括 N 端高度保守的螺旋-转角-螺旋结构和 C 端 IL-1 样结构域两部分。与 IL-1β和 IL-18 不同的是，IL-33 释放后以全长的形式（pro-IL-33）直接发挥作用，而不需要剪切成熟，这使得 IL-33 在机体损伤后发挥警报素作用。IL-33 主要表达于屏障组织（肺、皮肤和胃肠道等）的内皮细胞和上皮细胞内，正常情况下位于细胞核，发挥潜在的转录抑制因子作用。当细胞坏死或炎症刺激时，IL-33 从细胞核内释放，在细胞外发挥作用，激活 Th2 细胞内的丝裂原活化蛋白激酶（mitogen activated protein kinase，MAPK）和 NF-κB，诱导多种细胞因子的产生。

IL-36 包括 IL-36 受体拮抗剂（IL-36Ra）、IL-36α、IL-36β和 IL-36γ四个细胞因子。其受体（IL-36 receptor，IL-36R）为 IL-1 受体相关蛋白 2（IL-1 receptor-related protein 2，IL-1Rrp2）和 IL-1 受体辅助蛋白（IL-1 receptor accessory protein，IL-1RAcP）。IL-36 在体内需要与特异性受体 IL-36R 结合而发挥促炎症作用，而 IL-36Ra 是其天然的拮抗剂。IL-36 家族细胞因子只在少数组织和细胞中表达，如角质细胞、支气管上皮细胞、脑组织和单核/巨噬细胞。IL-36α在胸腺中有表达，IL-36β可见于人滑膜组织、神经和骨骼肌胶质细胞、关节软骨细胞，IL-36γ在子宫有表达。IL-36Ra 与 IL-1Ra 有 52%相似性，且主要在皮肤中表达，对炎症性疾病中的免疫反应有抑制作用。

IL-37 在 2000 年被发现，是该家族中唯一的一个迄今为止尚未在鼠中发现基因同源性的细胞因子，它拥有经典 IL-1 家族成员具备的共同结构域前体肽，曾命名为 IL-1F7、IL-1H 和 IL-1H4，其基因位于 2 号染色体 IL-1 家族基因簇上，分子量为 17～24kDa。IL-37 存在 5 种剪切变异体：IL-37a～IL-37e，其中 IL-37b 分子量最大，包含 218 个氨基酸序列，也是外周血中 IL-37 的主要形式。IL-37 在健康人体内基本不表达，很多特定环境包括感染性、非感染性、免疫性疾病等可诱导其表达。IL-37 的转录产物主要表达在人类的淋巴结、胸腺、骨髓、肺、睾丸及子宫等组织中，其蛋白在单核细胞、扁桃体及乳腺癌细胞内表达。IL-37 变异体的表达往往具有组织特异性，如脑部只检测到 IL-37a，肾脏只表达 IL-37b，IL-37c 具有心脏特异性，IL-37d 和 IL-37e 只表达于骨髓和睾丸。与 IL-1 和 IL-18 类似，IL-37 的激活需要被 caspase-1 或其他蛋白水解酶裂解，活化后的 IL-37 起到抗炎的作用。

IL-38 曾被称为 IL-1HY2 或 IL-1F10，是 2001 年首先用寡核苷酸探针杂交及生物信息学技术分析发现并鉴定的细胞因子。其基因位于 2 号染色体 2q13—q14.1，长度为 7.8kb，包含 5 个外显子，编码一个由 152 个氨基酸残基组成的蛋白质，其分子量约为 16.9kDa。

IL-38 与 IL-1Ra 和 IL-36Ra 基因序列高度同源，其中与前者同源达 41%，与后者 43%同源。IL-38 在多种组织都有表达，如心脏、胎盘、胎儿肝、皮肤、脾、胸腺和扁桃体等。IL-38 的特异性受体为 IL-36R，它是 IL-36 的部分受体拮抗剂。

二、IL-2 家族

IL-2 家族成员包括 IL-2、IL-4、IL-13、IL-15 和 IL-21，属于淋巴细胞活素，主要由 T 细胞产生，也是共用细胞因子受体亚单位γ链（γc）的一组细胞因子。IL-2 由人类第 4 号染色体上的基因编码，是含 133 个氨基酸残基的糖蛋白，分子量为 15.5kDa，分子中有 3 个 Cys，分别位于第 58、105 和 125 位，第 58 位与第 105 位 Cys 之间形成一个二硫键，对其空间结构维持有重要作用。IL-2 的二级结构主要是 A～E 6 个α螺旋区，N 端与中区靠近，螺旋 B、C、D 和 F 形成一个反向平行的螺旋束。

人 IL-4 基因定位于第 5 号染色体，由 4 个外显子和 3 个内含子组成，约 10kb，是现知淋巴因子基因中较大的一个。成熟人 IL-4 分子由 129 氨基酸残基组成，分子量为 15kDa，有 2 个糖基化点，含 3 个分子内二硫键，构型以α螺旋为主。人与鼠 IL-4 DNA 水平上有 70%同源性，但也具有种属特异性，如人、鼠 IL-4 生物学作用上没有交叉反应。

IL-13 基因定位于 5 号染色体 5q21—q23，由 112 个氨基酸残基组成，有 2 对二硫键、4 个糖基化点微点，分子量为 17kDa。IL-13 生物活性与 IL-4、IL-10 相仿，属于抗炎因子。IL-15 的分子结构与 IL-2 有许多相似之处，因而可以利用 IL-2 受体的β链和γ链与靶细胞结合，发挥类似 IL-2 的生物学活性。*IL-21* 基因定位于 4 号染色体 5q26—q27，分子含 131 个氨基酸残基，与 IL-2、IL-4 和 IL-15 空间结构同源。

三、IL-6 家族

IL-6 家族主要包括 IL-6 和 IL-11 及抑瘤因子 M。IL-6 曾称为 B 细胞刺激因子 2、26kDa 蛋白、B 细胞分化因子、肝细胞刺激因子等，分子量为 21～30kDa，其差异是由于肽链的糖基化和磷酸化程度不同所致。IL-6 的基因位于第 7 号染色体上；蛋白质由 2 条糖蛋白链组成：一条为α链，分子量为 80kDa；另一条为β链，分子量为 130kDa。α链缺少胞内区，只能以低亲和性与 IL-6 结合，所形成的复合物迅即与高亲和性的β链结合，通过β链向细胞内传递信息。机体发生病变时，单核/巨噬细胞是最早产生 IL-6 的反应细胞，而局部组织的 IL-6 主要由成纤维细胞、巨噬细胞产生，一些肿瘤细胞如骨髓瘤、白血病细胞等也能产生 IL-6。

IL-11 基因定位于 19 号染色体长臂 13.3—13.4，长度为 7kb，由 5 个外显子和 4 个内含子组成，3′非编码区有多拷贝的 ATTTA 重复序列，5′侧含有与其他细胞因子基因类似的调控序列。IL-11 在正常成年大鼠的组织广泛表达，其氨基酸起始处是一段由 21 个疏水氨基酸残基组成的信号肽，与大多数分泌性蛋白的引导序列相似，成熟序列有 178 个氨基酸，分子量为 23kDa。成熟的 IL-11 分子无糖基化位点，不含半胱氨酸残基，没有二硫键，但含有大量的脯氨酸残基和碱性氨基酸，这与已发现的其他细胞因子不同。

四、IL-10 家族

IL-10 家族成员包括 IL-10、IL-19、IL-20、IL-22/IL-TIF 和 IL-24/MDA-7、IL-26 等。IL-10 基因定位于 1 号染色体上，是一种多细胞源性的酸性蛋白细胞因子，分子量为 30～

40kDa，其成熟形式含有 160 个氨基酸，活性形式通常是通过二硫键构成二聚体。正常人体内的 IL-10 水平极低，当人体处于某些特殊情况下（如妊娠、紫外线照射、各种应激状态等），以及患有某些疾病（如微生物感染、自身免疫性疾病等）时，IL-10 的分泌明显增加。

五、IL-12 家族

IL-12 家族包括 IL-12、IL-23、IL-27（即 IL-30）和 IL-35 四个成员。这个家族的细胞因子均是由α链（p19 IL-23A 编码，p28 IL-27 编码，p35 IL-12A 编码）和β链（p40 IL-12B，EBI 3EBI-3 编码）组成的异二聚体。IL-12 主要由 B 细胞和巨噬细胞产生，由 p35 和 p40 的 2 个亚基通过二硫键相连接。IL-23 与 IL-12 有同源性，α链为 p19，含 189 个氨基酸，与 IL-12 p35 有同源性；其β链为 IL-12 的 p40。IL-27 由 p28 和 EBI3 组成异二聚体。人 *p28* 和 *EBI3* 基因分别定位于 16p11 和 16p13.3。p28 必须与 EBI3 结合，才具有 IL-27 生物学活性。IL-35 是由 IL-12α链 p35 和 IL-27β链 EBI 3 通过共价结合的异二聚体，p35 的表达有 10 个甲硫氨酸和 7 个半胱氨酸残基。

第三节　白介素的功能

一、IL-1 家族

IL-1 家族是最大的白介素家族，已经从多个方面证实，IL-1 家族参与心血管疾病的发生发展。IL-1α和 IL-1β均通过与 IL-R1 结合产生炎症，但却有证据表明 IL-1α有不同的生物学功能。IL-1α的前体可以由坏死细胞分泌，并可以和附近组织的巨噬细胞和上皮细胞的 IL-1 受体结合，这将引发以中性粒细胞流入为特征的促炎反应，随后是大量单核细胞的流入。因此，IL-1α的前体或者裂解形式可以作为一个警报器，提示炎症信号的激活。此外，血小板还含有 IL-1α，并且对脑卒中脑损伤模型和 As 模型非常重要。

IL-1β前体主要由固有免疫细胞分泌，如单核细胞、巨噬细胞和树突状细胞。早期研究已经证实 IL-1β可以损害胰岛 B 细胞，抑制食物吸收和能量代谢的激活。在 2002 年进一步发现，在高血糖和 2 型糖尿病患者中，胰岛 B 细胞自身分泌的 IL-1β也增加，B 细胞损害，胰岛素分泌减少。另有诸多研究表明，IL-1β在 As 发生发展过程中起着关键性的致病作用，其机制主要包括：①导致脂质代谢紊乱；②诱导一系列细胞因子和趋化因子的产生，以及内皮细胞的黏附因子表达，从而导致炎症细胞的聚集；③刺激平滑肌细胞的增殖与分化，以及基质降解酶的释放，从而加重血管损伤；④促进炎症细胞释放炎症因子，扩大炎症反应。IL-1α和 IL-1β与 IL-1R1 结合并招募 IL-1 受体辅助蛋白，并通过炎症激酶激活炎症通路，如 Myd88、ERK、JNK 和 NF-κB，导致炎症和分解代谢有关的基因转录。相反，IL-1Ra 通过抑制 IL-1R1 的激活抑制炎症的激活。

IL-18 可以诱导 NK 细胞等分泌 IFN-γ，其可吸引效应 T 细胞和巨噬细胞至 As 斑块部位，并促进巨噬细胞活化、吸收脂质，进而转变为泡沫细胞。同时，还可以激活抗原提呈细胞，以正反馈形式放大上述反应。IL-18 也可以抑制血管损伤后平滑肌细胞的增殖和收缩，减少胶原合成，从而使纤维帽变薄、斑块不稳定。IL-33 主动分泌或者通过细胞损伤或坏死后被释放，可以激活 NF-κB、p-38 和 JNK，加剧炎症反应。IL-37 可有效抑制不成熟树突状细胞（DC）向成熟树突状细胞分化。IL-36α、IL-β、IL-γ可激活树突状细胞，在皮肤病的发病机制中发挥重要作用。IL-38 与 IL-36 受体结合，类似于 IL-36 受体拮抗剂。这表明 IL-38 可以作为抗炎细胞因子存在。

二、IL-2 家族

IL-2 家族都可以作用于 T 细胞，对 T 细胞的分化起着关键作用。这些细胞因子表现出部分重叠又独特的生物作用。例如，IL-2 和 IL-15 在 T 细胞增殖中起重要作用，并增加 NK 细胞的溶解活性。IL-2 在消除自身反应性 T 细胞和促进 B 细胞的免疫球蛋白合成中起重要作用。IL-15 对于 NK 细胞和 $CD8^+$记忆 T 细胞的发育及增殖是至关重要的。IL-4 是促进辅助性 T 细胞前体（Thp）细胞分化为 Th2 细胞的关键介质，同时抑制 Thp 细胞向 Th1 细胞的分化。IL-4 对内皮细胞的激活也起着一定的作用。IL-7 是胸腺中 T 细胞发育必需的，而 IL-9 刺激晚期 T 细胞生长和肥大细胞生长。

三、IL-6 家族

IL-6 家族的所有成员都和 gp130 受体结合成复合物，它们主要通过 JAK/STAT3、ERK/RAS 和 m-TOR/PI3K 途径进行信号转导，从而发挥不同的生物学效应。研究发现，IL-6 的促 As 作用主要包括 5 个方面：①促进巨噬细胞对 LDL 的摄取，加速脂质的沉积；②激活巨噬细胞分泌趋化蛋白，招募单核细胞进入血管内皮下参与斑块的形成；③促进血栓的形成；④以自分泌的方式刺激血管平滑肌细胞增生；⑤调节黏附分子及其他细胞因子的表达，促进炎症反应。IL-11 的主要功能是促进血小板生成。IL-11 也具有其他生物学作用，包括促进脂肪形成、抗炎和防止急性移植物宿主疾病等。作为抗炎细胞因子，IL-11 可抑制 NF-κB 的易位、减少促炎性细胞因子合成而达到抗炎效果。在血液循环中通常无 IL-11，而是出现发炎的病理状态时在局部可以检测到 IL-11。此外，巨噬细胞的增殖和分化受 IL-11 调节。IL-11 作为 Th2 型细胞因子，也是 Th1 淋巴细胞的直接抑制剂，通过调节 Th1/Th2 型细胞因子产生来限制辅助性 T 细胞分化，导致 IL-4 和 IL-19 的分泌增加、IFN-γ和 IL-12 的分泌减少，减轻组织的炎性损伤。

四、IL-10 家族

IL-10 家族最主要的功能是免疫抑制作用，如 IL-10 可以抑制 T 细胞产生 IFN-γ细胞因子。这些因子因为结构同源性可共同激活 Janus 激酶/信号转导及转录激活子 3（Janus kinase/signal transducer and activator of transcription，JAK/STAT3）途径。IL-10 家族生物功能广泛，包括抗病毒、分泌抗菌蛋白、刺激细胞生长、促进伤口愈合和抗肿瘤等。目前，关于 IL-10 抗 As 作用的研究比较全面。IL-10 已经确定在 As 形成早期和发展过程中存在，在正常血管中不存在。其机制主要为：①IL-10 在转录和转录后水平抑制单核细胞、巨噬细胞和平滑肌细胞等产生 TNF-α、IL-1、MCP-1、IL-6 及 IL-18 等促炎性细胞因子，抑制炎症反应；②下调细胞黏附分子表达，使泡沫细胞形成减少；③抑制组织因子，防止血栓形成；④抑制 MMP 的合成，并诱导 TIMP-1 的产生，起到稳定 As 斑块的作用；⑤下调一氧化氮合成酶的合成，从而减少斑块中过多细胞死亡，促进斑块稳定性；⑥促进巨噬细胞胆固醇的逆向转运。

五、IL-12 家族

IL-12 主要通过诱导 Th1 细胞分泌 IFN-γ，从而发挥促炎作用。IL-23 以 Th17 亚型的特性参与炎症反应。IL-27 抑制 Th17 分化，促进 IL-10 产生。

六、IL-17 家族

IL-17 家族细胞因子在机体的天然免疫和获得性免疫系统中均发挥着重要作用，该家族细胞因子通过与细胞表面的受体结合激活下游信号，发挥其生理或病理功能。目前，IL-17A 的功能和作用机制研究得最为清楚。IL-17A 生物学活性的特征是具有强大的致炎性，它能促进机体局部产生细胞因子，如 IL-8、IL-6 和 MCP-1，使单核细胞和中性粒细胞迅速增多，增强局部炎症。此外，IL-17A 还能诱导细胞表面的细胞间黏附分子，驱动 T 细胞的应答。

第四节 白介素的调节

白细胞介素（IL）的分泌受到各种因素的影响，主要通过各种免疫细胞调节与释放。研究 IL 的调节机制，可以更好地为防治疾病提供参考依据。

一、免疫细胞

免疫细胞（白细胞）包括淋巴细胞、树突状细胞、单核/巨噬细胞、粒细胞、肥大细胞等。研究较多的几种白介素主要由以下细胞分泌：IL-1 主要由活化的单核/巨噬细胞分泌；IL-2 主要由 T 细胞分泌；IL-6 主要由单核/巨噬细胞、Th2 细胞、血管内皮细胞、成纤维细胞分泌；IL-10 主要由 Th2 细胞和单核/巨噬细胞分泌；IL-12 由单核/巨噬细胞、B 细胞分泌；IL-17A 主要由 Th17 细胞分泌。

二、各种刺激因子

在稳态条件下，细胞通常会发生程序性细胞死亡，不会引起炎症。然而，创伤、缺氧、化学和环境污染，以及补体介导的裂解等细胞压力会导致细胞坏死，坏死后 IL-1α的释放增加，将中性粒细胞和巨噬细胞募集到损伤部位，清除坏死细胞，启动愈合过程。然而，过多的IL-1α释放会导致致病性中性粒细胞反应和附带组织损伤，参与炎症疾病进展。IL-1β前体的细胞内过程主要由一些刺激因子调节，如 LPS 和 TNF-α等。IL-6 作为肝细胞刺激因子，在感染或外伤引起的急性炎症反应中也会增加。体外试验表明，多种细胞因子如 IL-1β、IL-18、TNF-α、IFN-γ等可上调 IL-37 的表达，而 IL-4、IL-32 等可抑制 IL-37 的表达。

三、酶类和蛋白质

IL-1α前体具有生物活性，但被钙蛋白酶Ⅱ分解后具有更高的生物活性。中性粒细胞表达的丝氨酸蛋白酶调控不依赖于炎症小体产生的 IL-1β的分泌，如弹性蛋白酶、组织蛋白酶 G 等。IL-33 可以和 ST2 受体结合，被弹性蛋白酶、蛋白酶 G、蛋白酶 3 分解后，激活 ST2 的效率更高。IL-37 可以和磷酸化的 Smad3 形成复合体，介导炎症反应。但是特异性阻断 Smad3 的活化后，IL-37 的抑制炎症作用也被阻断。

四、炎症小体

过去的研究中从不同方面阐明炎症小体复合物调节 IL-1β和 IL-18 的加工和活化的能力。炎症小体通过激活 caspase-1，进一步剪切、加工 IL-1β和 IL-18 的前体，使其成为成熟的 IL-1β和 IL-18。炎症小体通过调节 IL-1β和 IL-18 分泌引起其炎症性质。触发炎症小体激活的刺激包括：①内源性释放，如异常细胞死亡（ATP 和尿酸）和代谢因子（饱和脂肪酸和胆固醇晶体）；②外源性刺激，如石棉和二氧化硅等。最近的报道表明，IL-1α也以 caspase-1 依赖的方式分泌，因为有结果显示各种炎症小体激活剂刺激后可大量分泌 IL-1α。

五、受体拮抗剂和相关药物

在 IL-1 家族中，IL-1Ra 可与Ⅰ型和Ⅱ型 IL-1R 结合，但不启动信号转导，从而竞争性抑制 IL-1 与 IL-1R 结合所产生的效应。IL-36Ra 有相似的生物学效应。生物靶向治疗是随着分子生物学的出现而发展的新疗法，疗效较好，对正常组织影响较小，发生不良反应的风险降低，是目前较为理想的一种治疗模式。目前研究得比较多的受体拮抗药物有重组人 IL-1 受体拮抗剂（即阿那白滞素）和人源化 IL-6 受体单克隆抗体（如托珠单抗等）。

第五节 白介素在动脉粥样硬化中的作用

白介素家族中绝大多数是促炎细胞因子，主要通过刺激炎症和自身免疫性疾病相关基因的表达，诱导 COX-2、磷脂酶 A_2、一氧化氮合酶、IFN-γ、黏附分子等效应蛋白的表达，在免疫调节及炎症进程中扮演着重要的角色。多数经典家族成员的受体、信号转导和功能已经得到了广泛而深入的研究。根据 IL 对 As 的作用可以将 IL 分为四类：①促 As 作用，如 IL-1、IL-6、IL-7、IL-8、IL-12、IL-17、L-18 和 IL-20；②抗 As 作用，如 IL-5、IL-10、IL-19、IL-33 和 IL-37；③双重作用，如 IL-2 和 IL-4；④其他。

1. 促 As 作用 IL-1 主要包括 IL-1α和 IL-1β两种亚型，可通过与 IL-1R 结合发挥其生物学特性。许多临床数据证明了 IL-1 在 As 发生发展中的作用。例如，IL-1β和 IL-1R 在斑块的表达明显上调，并且表达水平与疾病严重程度相关。而且，体内循环 IL-18 水平可用于预测 As 患者相关死亡的风险。最近，NLRP3 炎症小体已被确定为 As 发病机制的中枢调节剂。研究显示，胆固醇晶体可以激活 NLRP3 炎症小体，随后分泌 IL-1β和 IL-18。炎症小体对其他 As 模型起着非常重要的作用，例如，从缺乏 NLRP3 或 IL-1β的小鼠骨髓细胞重构的 LDL 受体缺陷型小鼠（基因易于发生 As）对斑块形成起着抵抗作用。*apoE* 基因敲除小鼠也常被用于制作 As 模型。高脂饮食的 apoE 缺陷小鼠会发生严重的高胆固醇血症和 As 斑块。通过 IL-1R 拮抗剂治疗或遗传消除 IL-1R 阻断 IL-1 信号后，apoE 模型中 As 形成明显受阻。这些发现表明 IL-1 有助于高脂饮食诱导动脉斑块形成。Kakkar 等发现，敲除小鼠的 IL-1α可显著降低 LDL-C 水平和总胆固醇，减少斑块形成；Merhi-Soussi 等研究证明，过表达 IL-1Ra 的 $apoE^{-/-}$ 小鼠经过 10 周高胆固醇喂食，主动脉根部发生 As 的病变面积比 $apoE^{-/-}$ 小鼠显著缩小。Isoda 等进一步确认 IL-1Ra 在 As 中的作用，结果显示，$IL\text{-}1Ra^{-/-}/apoE^{-/-}$ 小鼠血浆总胆固醇水平明显上升，HDL 水平明显下降，还有严重的脂肪肝。*IL-1Ra*$^{+/-}$/*apoE*$^{-/-}$小鼠的 IL-1Ra 在血浆中的水平大约为 *IL-1Ra*$^{+/+}$/*apoE*$^{-/-}$小鼠的一半，但 *IL-1Ra*$^{+/-}$/*apoE*$^{-/-}$小鼠显著促进早期 As 的发生发展。虽然在 As 后期这种差异逐渐减少甚至不见，但是缺乏 IL-1Ra 可以明显增加后期斑块部位的巨噬细胞，减少血管平滑肌细胞的数量，从而降低斑块稳定性。Merhi-Soussi 还注意到 *IL-1Ra*$^{-/-}$/*apoE*$^{-/-}$小鼠明显会增加巨噬细胞对动脉外膜的渗透作用，改变内膜的弹性，增加 As 的发生率。

IL-6 具有多种调节功能，可以调节免疫反应、缺血反应、造血功能等。它由 IL-1 诱导，因此 IL-6 在血清中的浓度往往反映了 IL-1 在体内激活的程度。尽管如此，IL-6 还是作为一个单独的 As 危险因素存在，它的浓度可以反映冠状动脉的斑块破裂、病变程度风险的大小，并与预后相关。研究发现，在 As 斑块局部和损伤的动脉壁上有 IL-6 的表达，是正常组织的 10～40 倍。Schieffer 等给 *IL-6*$^{-/-}$/*apoE*$^{-/-}$小鼠正常喂食一年，与对照组相比，其血清胆固醇水平和 As 形成明显增加，IL-10 含量下降，表明 IL-6 对形成 As 的关键因素——脂质代谢、炎症反应有着调节作用。

IL-7 是 T 细胞发育的调节器，IL-7 的水平增加与炎症、疾病密切相关。*apoE*$^{-/-}$小鼠降低胆固醇后，IL-7 的表达也降低。随后在体外用 IL-7 刺激人动脉内皮细胞，内皮细胞的 MCP-1 及表皮黏附因子活性显著上调。进一步给小鼠体内注射 IL-7，发现可以使单核/巨噬细胞向 As 部位迁移，从而促进 As 形成。

在 As 斑块中，IL-8 通过与基底膜蛋白黏合实现趋化梯度，对 T 细胞、中性粒细胞、嗜碱性粒细胞具有趋化作用，还可引起血管平滑肌细胞的增殖与迁移。Marino 等通过研究 50 例 As 患者和 10 例健康受试者发现，循环血液和 As 斑块的中性粒细胞的 IL-8 水平都显著升高。有报道称斑块的稳定性及临床病情与斑块内新生血管的多少有关。斑块内新生血管发育不良、分布不均匀等，就会增加血管脆性及易损性，容易破裂出血。而 IL-8 在斑块内血管新生方面有调节作用。IL-8 通过上调 CXCR2，活化黏着斑激酶（FAK）和 Src 酶，参与恒定自然杀伤 T 细胞的活化、内皮细胞迁移和斑块内血管新生的过程。Simonini 等在斑块旋切术后的斑块组织中发现，IL-8 能促进组织内血管新生，但是中和 IL-8 后，斑块组织血管新生会受到抑制。Moreau 等发现，IL-8 可以活化 MMP，同时抑制基质金属蛋白酶抑制剂-1 的表达，加强氧化应激和细胞凋亡等，使 As 患者情况不稳定。

IL-12 由处于 As 时期的各种炎症细胞分泌，由于分泌较早，可以促进 Th1 细胞分化，是天然免疫和获得性免疫之间的桥梁。喂食 30 周的 IL-12 *p40*$^{-/-}$/*apoE*$^{-/-}$小鼠比 *apoE*$^{-/-}$小鼠在主动脉弓形成 As 斑块的可能性小。除此之外，Hauer 等用疫苗接种阻断内源性 IL-12 功能后，*Ldlr*$^{-/-}$小鼠 As 的发生率减少了 69%，同时斑块稳定性增加。最近研究发现 IL-12 基因的多态性也与 As 有关，其中 IL-12B 也参与了 As 的发生及发展过程，基因检测也可能成为防治 As 的一个新方法，对早期 As 进行干预，也可预测 As 发病风险。这些结果都说明 IL-12 有促 As 作用。

IL-17 作为 Th17 产生的主要效应因子，可以通过多种效应来调节组织炎症反应。Gao 等研究发现，*apoE*$^{-/-}$小鼠 As 斑块处 IL-17 表达增高。将 IL-17 受体缺陷小鼠的骨髓移植到低密度脂蛋白受体缺陷小鼠，高脂喂食后发现移植后的小鼠 As 病变减少了 46%，而血浆胆固醇水平差异无统计学意义。Chen 等发现，给予高脂饮食后，在相同血浆胆固醇水平下，IL-17 缺陷的小鼠比对照组小鼠主动脉和主动脉窦的 As 病变面积显著减小，斑块中巨噬细胞聚集、T 细胞浸润显著减少。体外研究证实，IL-17 可以使血管内皮细胞分泌细胞因子

IL-6 及单核细胞趋化蛋白-1（MCP-1），进而加剧了泡沫细胞形成，提示 IL-17 具有致 As 作用，且可能不是通过改变血清胆固醇或脂蛋白浓度实现的，而是通过改变炎症反应实现的。Liu 等通过观察 As 患者颈动脉超声及 Th17/IL-17 发现，颈动脉内-中膜厚度、颈动脉斑块的严重程度与 IL-17 水平呈正相关。IL-17 亦可通过促进炎症反应导致斑块的不稳定性。

2001 年 Mallat 等在人颈动脉粥样斑块中发现 IL-18 的存在，并且在 As 斑块的巨噬细胞中高度表达，它可以诱导 NK 细胞、单核/巨噬细胞和 T 细胞分泌 IFN-γ，还可直接激活单核/巨噬细胞促进其分泌 MMP，在斑块破裂中起重要作用。动物实验证实，当连续 30 天给 $apoE^{-/-}$小鼠腹腔注射重组 IL-18，将会促进小鼠释放促炎性细胞因子 IFN-γ，和注射生理盐水组相比，斑块面积会增加 2 倍，T 细胞数目提升 4 倍，但是血浆胆固醇却没有明显变化。Elhage 等发现在 IL-18 缺乏的 $apoE^{-/-}$小鼠中，虽然血清中胆固醇增加，但仍然使 As 形成减少。过表达 IL-18 结合蛋白（一种 IL-18 的特异抑制剂），可以防止 $apoE^{-/-}$小鼠 As 的自然形成，从而确定 IL-18 的促 As 作用。IL-18 在 As 斑块的巨噬细胞中呈高表达，尤其是在不稳定性斑块中。在高糖饲养的 MS 大鼠模型中，IL-18 过表达可加重胰岛素抵抗，并且增加血管炎症反应和促进血管重塑，表现为主动脉黏附分子表达增加、巨噬细胞浸润增多、主动脉壁厚度和管壁/管腔比例增加等。IL-18 的促 As 作用可能一部分来源于其本身的直接作用，还有一部分作用可能是由于和 IL-12 结合，共同促进 IFN-γ的释放，从而加速 As 的过程。

Chen WY 等发现 IL-20 在人和实验动物的 As 斑块中存在，最重要的是，IL-20 可以加快 $apoE^{-/-}$小鼠形成 As。

2. 抗 As 作用　Binder 利用骨髓转移模型，证明 IL-5 主要覆盖在获得性和自然免疫特异性结合 ox-LDL 的抗原表位，起到抗 As 作用。相反，IL-5 缺乏会加快 As 的进展。

IL-10 在正常血管中无表达，而在成熟 As 斑块中可检测到 IL-10 mRNA 及其蛋白。无 *IL-10* 基因的 C57BL-6J 小鼠较野生型 As 的易感性高 30 倍，诱导产生斑块损伤的概率也明显高于野生型小鼠。*IL-10* 基因敲除的小鼠在给予高脂饮食后，血浆 HDL 水平较转 *IL-10* 基因或野生型小鼠明显降低，As 斑块明显增大，野生型小鼠和转 *IL-10* 基因小鼠间也存在显著性差异。由上可知，*IL-10* 在 As 斑块表达，可以降低血清胆固醇、稳定 As 斑块，从而发挥抗 As 作用。

IL-19 是 IL-10 家族中的一员，被认为具有抗炎作用。研究发现，每天给 $Ldlr^{-/-}$小鼠注射 10ng/g IL-19，几乎可以预防 As 的发生。如果每天注射 1ng/g IL-19，与对照组比较，斑块面积可以减少 70%，同时体重增加，胆固醇和 TG 水平没有明显改变。这个结果表明 IL-19 是一个潜在的抗 As 因子。

IL-33 主要表达于基质细胞中，具有减弱心血管炎症和斑块形成的作用。IL-33 处理 apoE 缺陷小鼠后，可促进 Th2 相关细胞因子（IL-4、IL-5 和 IL-13）的诱导作用，拮抗 As 斑块形成。此外，IL-33 处理还可以促进抗 ox-LDL 抗体的产生，限制巨噬细胞泡沫化，从而抑制斑块发育，改善心血管疾病。有研究显示，IL-33 还可诱导调节性 T 细胞的分化。

IL-37 是 IL-1 家族唯一的抗炎因子，主要抑制前炎性细胞因子的释放。IL-37 可与 caspase-1 结合后转移进细胞核内，调控炎症相关基因的转录，影响炎症性疾病进程。As 患者局部和循环 IL-37 水平增加。动物实验初步阐明，IL-37 参与 As 进程中的先天性免疫反应和获得性免疫反应的调控，发挥抗炎作用，从而抑制斑块的形成。除此之外，树突状细胞是目前发现的唯一可激活初始 T 细胞的抗原提呈细胞，IL-37 可以抑制不成熟树突状细胞向成熟树突状细胞转化而发挥抗 As 作用。IL-37 也可与 IL-18 受体结合，抑制 IFN-γ 的合成。在人体正常生理状态下，IL-37 表达量非常低，而当促炎因子增多时，其表达也随之增多，同时，还可上调 IL-10 的表达。进一步研究显示，血浆中 IL-37 与冠状动脉粥样硬化程度呈负相关，这表明 IL-37 可能抗 As 的发生与发展。

3. 促 As 和抗 As 双重作用 IL-2 是 Th1 细胞产生的促炎因子，给高脂喂养的 *apoE*$^{-/-}$ 小鼠腹腔注射 IL-2 可显著增加 As，而给予抗 IL-2 抗体处理后，却可以防止 As 的形成。最近体内、体外研究表明，IL-2 可以通过抑制效应 T 细胞增殖，从而调控 T 细胞过度激活，起到抗 As 作用。

IL-4 对 Th2 淋巴细胞的分化起着重要作用，对 As 的形成起着双重作用。Piers Davenport 发现，*IL-4*$^{-/-}$/*apoE*$^{-/-}$ 小鼠在 30 周时主动脉的斑块面积减少，而在 45 周时没有明显区别。但 *IL-4*$^{-/-}$/*apoE*$^{-/-}$ 小鼠主动脉弓的 As 形成却较 *apoE*$^{-/-}$ 小鼠明显降低。然而有意思的是，给高胆固醇血症小鼠体外注射 IL-4，发现可以减小主动脉 As 斑块面积的大小，表明内源性和外源性的 IL-4 可能有相反的作用。

4. 其他 在 As 形成过程中，不仅上述 IL 参与其发病过程，其他 IL 成员也参与其中，但可能现有研究并不够深入，且国内研究较少，还需进一步研究确定其对 As 的作用，就现有发现暂时对其归类：① IL-3、IL-9、IL-23 和 IL-32 对 As 形成具有促进作用。IL-3 由激活的 T 细胞产生，通过控制炎症反应促进 As 的形成。当机体 As 部位炎症系统出现紊乱时，IL-9 水平增加，其可能参与 IL-17 介导的反应。IL-32 可能作为一种促炎因子影响 As 炎症的级联反应，它能增加 MMP，影响 As 斑块的形成与稳定。② IL-11、IL-22、IL-35 和 IL-36 具有抗 As 作用。IL-22 抑制 ox-LDL 诱导的内皮细胞凋亡的作用尤为显著，IL-22 可能通过调控细胞的凋亡、修复受损内皮和维持其完整性，从而间接地减缓 As 的进程。通过了解 IL 在 As 发病机制中的作用，可为动脉粥样硬化性心脑血管疾病的临床治疗提供新思路及新方法。

（庹勤慧）

参考文献

刘晓柳，李光千，2009. 白介素-6 及其受体与心血管系统的研究进展. 细胞与分子免疫学杂志，25（2）：189-191.

王伊林，崔晓雪，于焱，等，2016. 白介素在动脉粥样硬化发病中的作用研究进展. 检验医学与临床，13（s1）：310-312.

奚卉，洪涛，2016. 白介素-1 家族在动脉粥样硬化中的作用. 医学与哲学，37（6）：55-57.

Ballak D B，Stienstra R，Tack C J，et al，2015. IL-1 family members in the pathogenesis and treatment of metabolic disease：focus on adipose tissue inflammation and insulin resistance. Cytokine，75（2）：280-290.

Binder C J，Hartvigsen K，Chang M K，et al，2004. IL-5 links adaptive and natural immunity specific for epitopes of oxidized LDL and protects from atherosclerosis. Journal of Clinical Investigation，114（3）：427-437.

Chen W Y，Cheng B C，Jiang M J，et al，2006. IL-20 is expressed in atherosclerosis plaques and promotes atherosclerosis in apolipoprotein E-deficient mice. Arteriosclerosis Thrombosis & Vascular Biology，26（26）：2090-2095.

Davenport P，Tipping P G，2003. The role of interleukin-4 and interleukin-12 in the progression of atherosclerosis in apolipoprotein E-deficient mice. American Journal of Pathology，163（3）：1117-1125.

Dietrich T，Hucko T，Schneemann C，et al，2012. Local delivery of IL-2 reduces atherosclerosis via expansion of regulatory T cells. Atherosclerosis，220（2）：329.

Elhage R，Jawien J，Rudling M，et al，2003. Reduced atherosclerosis in interleukin-18 deficient apolipoprotein E-knockout mice. Cardiovascular Research，59（1）：234.

Ellison S，Gabunia K，Kelemen S E，et al，2013. Attenuation of experimental atherosclerosis by Interleukin-19. Arteriosclerosis Thrombosis & Vascular Biology，33（10）：2316.

Fearon W D，2008. Inflammation and cardiovascular disease：role of the interleukin-1 receptor antagonist. Circulation，117（20）：2577-2579.

Gao Q，Jiang Y，Ma T，et al，2010. A critical function of Th17 proinflammatory cells in the development of atherosclerotic plaque in mice. Journal of Immunology，185（10）：5820-5827.

Heinhuis B，Popa C D，Van Tits B L，et al，2013. Towards a role of interleukin-32 in atherosclerosis. Cytokine，64（1）：433-440.

Isoda K，Ohsuzu F，2006. The effect of interleukin-1 receptor antagonist on arteries and cholesterol metabolism. Journal of Atherosclerosis & Thrombosis，13（1）：21-30.

Kwak A，Lee Y，Kim H，et al，2016. Intracellular interleukin（IL）-1 family cytokine processing enzyme. Archives of Pharmacal Research，2016：1-9.

Liao W，Lin J X，Leonard W J，2011. IL-2 family cytokines：new insights into the complex roles of IL-2 as a broad regulator of T helper cell differentiation. Current Opinion in Immunology，23（5）：598-604.

Liu Z，Lu F，Pan H，et al，2012. Correlation of peripheral Th17 cells and Th17-associated cytokines to the severity of carotid artery plaque and its clinical implication. Atherosclerosis，221（1）：232-241.

Marino F，Tozzi M，Schembri L，et al，2015. Production of IL-8，VEGF and elastase by circulating and intraplaque neutrophils in patients with carotid atherosclerosis. Plos One，10（4）：e0124565.

Rudolph T，Schaps K D，Koester R，et al，2008. Interleukin-3 is elevated in patients with coronary artery disease and predicts restenosis after percutaneous coronary intervention. International Journal of Cardiology，132（3）：392-397.

Van E T，Van Puijvelde G H，Ramos O H，et al，2009. Attenuated atherosclerosis upon IL-17R signaling disruption in LDLR deficient mice. Biochemical & Biophysical Research Communications，388（2）：261.

第十五章　核因子-κB与动脉粥样硬化

第一节　概　　述

核因子-κB（NF-κB）是一类转录因子，在生物体内各种类型的细胞中普遍存在。1986年Sen和Baltimoer首先从成熟B细胞核提取物中检测到可与免疫球蛋白κ轻链基因增强子κB序列（GCGACTTTC）特异结合的核蛋白因子，故称为NF-κB。NF-κB是二聚体转录因子家族之一，现证实其广泛存在于真核细胞内，能与多种细胞基因启动子或增强子序列的特定位点发生特异性结合，进而促进许多基因的转录和表达，在协调炎症、固有免疫和适应性免疫、细胞分化、增殖和存活等反应中起主导作用。NF-κB系统受到严格调控，NF-κB的调控失调可引起广泛的疾病，如癌症、炎症及免疫疾病等。因此，NF-κB调节网络及其动态变化分子的发现可为临床提供许多有前途的治疗靶点。然而，NF-κB致病机制的深入探讨、更精细治疗靶向NF-κB信号系统的开发，以及如何最终转化为临床应用，如何定量动力控制及整合各种生理、病理信号和刺激等工作还有待深入研究。

在哺乳动物中，NF-κB网络由形成同源二聚体或异源二聚体的5个家族成员蛋白单体（p65/RelA、RelB、c-Rel、p50和p52）组成，同源二聚体或异源二聚体可差异结合DNA，并且通过两种途径调节：基本调节剂（NEMO）-依赖途径和非经典NEMO独立途径。在响应刺激时，这些途径严格控制转录活性NF-κB二聚体的水平和动力，通过共激活因子或与其他转录因子相互作用而控制广泛的基因表达程序。激活途径通过多种机制控制NF-κB活动：IκB抑制剂蛋白的降解、NF-κB前体蛋白加工和表达的NF-κB单体蛋白。来自肿瘤坏死因子受体（TNFR）、Toll样受体（TLR）超家族、白介素受体（IL-1R）和代谢基因毒性及剪切应力等的信号均由IκB/NF-κB信号网络整合以产生信号特异、文本特异和细胞类型特异的转录反应。

第二节　NF-κB信号通路的成员

基本的NF-κB信号通路包含NF-κB/Rel家族、IκB家族和IKK复合物三部分。

一、NF-κB/Rel家族

NF-κB/Rel蛋白家族在哺乳动物细胞中存在5个家族成员，包括NF-κB1（p105/p50）、NF-κB2（p100/p52）、RelA（p65）、RelB、c-Rel。典型的NF-κB是p50和p65的异源二聚体，也是其活性的主要形式。每个NF-κB转录因子家族成员都可形成同源二聚体或与另一个家族成员形成异源二聚体，所有的NF-κB家族成员在N端都有一个包含300个氨基酸的保守区域，即Rel同源结构域（Rel-homology domain，RHD）。这个结构域中存在多种活性部位，如结合 DNA 序列、形成二聚体序列、结合 IκB 序列及核定位序列（nuclear localization sequence，NLS）等，这一保守 RHD 结构域的功能主要包括：①亚基之间通过该结构域相互作用形成同源或异源二聚体；②结合启动子和增强子上的κB 位点（5′-GGGRNNYYCC-3′，N 为任一碱基，R 为嘌呤，Y 为嘧啶）；③抑制因子的结合位点，如 IκBs 的结合位点。在哺乳动物细胞中，NF-κB1（p105/p50）和 NF-κB2（p100/p52）这两个成员中的 p105 和 p100 为分子前体，可以在亮氨酸富集区（Glycine-rich region，GRR）被蛋白酶水解而分解，分别形成成熟的 p50 和 p52。此外，它们能够与 RelA、RelB 和 c-Rel 组合成二聚体。RelA、RelB 和 c-Rel 不具备前体，除了 RHD 外还有一个或多个反式激活结构域（transactivation domain，TAD）。这些 TAD 可与多种基本转录因子相互作用，其中包括 TATA 结合蛋白（TATA binding protein，TBP）、转录因子ⅡB（transcription factor ⅡB，TFⅡB）和 p300/CBP 转录共刺激因子，因此只有 RelA、RelB、c-Rel 参与形成的 NF-κB 二聚体能够激活转录。p50 和 p52 缺少 TAD，它们以三种可能的方式发挥作用：①与含有 TAD 的家族成员形成异源二聚体来改变κB 位点的特异性；②形成同源二聚体结合到κB 位点而抑制转录；③召集其他含 TAD 的蛋白到κB 位点来促进转录。RelB 在氨基末端含有一个亮氨酸拉链（leucine zipper，LZ），该结构域对于 RelB 的转录具有重要的调节作用。因此，NF-κB 家族蛋白成员之间可以通过相互作用组成不同种类的二聚体，既有异源二聚体也有同源二聚体。异源二聚体主要包括 p50/RelA、p50/c-Rel、RelA/c-Rel 等，同源二聚体主要有 RelA/RelA、p50/p50、p52/p52 等。这些 NF-κB 家族蛋白二聚体在信号转导途径及调节功能基因表达上都存在差异。RHD 的 C 端含 NLS，在大多数未受刺激、非疾病状态的哺乳动物细胞中，NLS 与被称为 NF-κB 抑制剂的 IκB 蛋白结合而使 NF-κB 处于无活性状态，大部分位于细胞质内。

二、抑制蛋白 IκB 家族

NF-κB 的抑制蛋白 IκB 也是一个大的蛋白家族，在哺乳动物中，IκB 家族成员可分三大类：第一类是典型的 IκB 蛋白（IκBα、IκBβ、IκBε）；第二类是前体蛋白 p100 和 p105。这两类 IκB 蛋白与非活化的 NF-κB 以三聚体的形式存在于细胞中；第三类是非典型的 IκB 蛋白（Bcl-3、IκBNS 和 IκBζ），属细胞核 IκB 蛋白，通过与 NF-κB 的亚单位 p50 或 p52 结合来抑制细胞核中基因表达。IκB 蛋白家族中的所有成员均有一个含 30～33 个氨基酸残基的锚蛋白重复序列区，这个锚蛋白重复序列区对于蛋白-蛋白间的相互作用是相当重要的，它可与 NF-κB/Rel 二聚体的 RHD 结合而阻止其进入细胞核发挥转录激活作用。不同结构的 IκB 蛋白，在与 NF-κB 结合、生物功能及激活模式等方面表现出不同的特性。IκBα、IκBβ、IκBε 均含一氨基端调节区，在 IκB 蛋白降解中，此调节区起着至关重要的作用。IκBα、IκBβ优先与含半活化亚单位 RelA、RelB 和 c-Rel 的二聚体结合，IκBζ 与含 p50 的二聚体表现出高亲和性，IκBε 仅与含 RelA、RelB 或 c-Rel 的二聚体结合，p100 与含 RelB 的二聚体结合，p105 优先与含 p50 的二聚体结合。Bcl-3 通过调节 NF-κB 的转录活性或其与 DNA 结合的稳定性来发挥激活或抑制作用。IκBNS 通过与 p50 同源二聚体结合，阻止 NF-κB 二聚体与启动子的结合。IκBα蛋白不仅可捕获静止细胞内的 NF-κB 与其结合而使其滞留在胞质，也可对胞核内的 NF-κB 发挥作用。*IκBα*基因含有 NF-κB 结合位点，*IκBα*基因表达上调时新合成的 IκBα可抑制 NF-κB 与 DNA 结合，同时还可将 NF-κB 复合体从 DNA

上移开，作为NF-κB/IκBα复合体从核内排出。

在正常状态下，IκBζ很难被检测到，但可在T细胞、B细胞、NK细胞、纤维细胞中诱导其表达。细胞核中诱导产生的IκBζ可通过C端的锚蛋白重复序列与NF-κB p65/p50二聚体的亚单位p50结合，抑制其转录。大部分NF-κB蛋白激活有赖于IκB蛋白磷酸化和泛素化，这一过程主要依赖两种蛋白质复合物：IKK复合物和E3IκB-泛素连接酶复合物。

三、IKK复合物

IKK即IκB激酶（IκB kinase），IκB的降解是由活化的IKK启动特异性磷酸化来进行严格调节的。现已发现IKK存在三个组分：IKKα（IKK1）、IKKβ（IKK2）、IKKγ（NEMO）。其中IKKα和IKKβ是IKK复合物的催化亚基，在其初级结构中拥有52%的相同序列，其N端的激酶区域含有促分裂原活化蛋白激酶（APK）激活环结构，包含2个保守的丝氨酸位点：在IKKα上是Ser176、Ser180，在IKKβ上是Ser177、Ser181。在它们的C端含有蛋白交互作用结构域单元、螺旋环螺旋结构（HLH）及锌指结构。在经典的NF-κB信号途径中，IKKβ是必需的，且含量足以在Ser32及Ser36位点使IκBα磷酸化，在Ser19和Ser23位点使IκBβ磷酸化。研究表明，IKKβ在大多数经典的NF-κB信号通路中对磷酸化IκBα是充分而必需的，而通过与DNA结合的方法发现IKKα与NF-κB的激活反应有关。IKKα和IKKβ还可直接磷酸化NF-κB蛋白，尤其是p65亚基。IKKγ是IKK复合物的调节亚基，其不含催化结构域，而是由3个α螺旋区所构成，该区包含C端的一个亮氨酸拉链和锌指结构。IKKγ能选择性地与IKKβ结合，是IKK激酶复合物的形成及IKKβ和所有经典的NF-κB活化所必需的。

第三节　NF-κB信号通路的激活

现已发现有两条NF-κB信号通路：NF-κB基本调节剂（NEMO）依赖的经典激活通路和NEMO独立的非经典激活通路。

一、NF-κB基本调节剂依赖的经典激活通路

经典信号通路主要由配体与肿瘤坏死因子受体（TNFR1/2）、T细胞受体（TCR）、B细胞受体（BCR）或Toll样受体（TLR）、白介素-1受体（IL-1R）超家族成员结合而引发，终止于编码趋化因子、细胞因子、黏附分子、炎症反应及促进细胞生存的靶基因转录的增加。细胞处于静息状态时，NF-κB通常与抑制性蛋白IκB（IκBα、IκBβ、IκBε）结合，以无活性的形式存在于胞质中，两者结合便掩盖了NF-κB的核定位信号。当细胞受到刺激时，NF-κB的诱导剂通过细胞膜激活胞质中的IKK，使IκBα的第32、36位丝氨酸磷酸化，而磷酸化的IκB被泛素结合酶识别发生快速泛素化，继而迅速被26S的蛋白酶体降解，胞质中游离的NF-κB被转运至细胞核内，与DNA分子靶基因中启动子区域的NF-κB结合位点相结合，从而启动靶基因转录，生成相应的mRNA及蛋白质。不同的刺激诱导p65不同的转录后修饰，包括磷酸化、乙酰化、泛素化、脯氨酰异构化，其中最重要的是磷酸化和乙酰化。现已发现p65有8个不同的磷酸化位点，其中3个位于N端的Rel同源结构区，5个位于C端的TAD。IκB激酶和多种其他激酶诱导p65的Ser536位点磷酸化，p65Ser276

被 PKA 和 MSK-1 的催化亚基磷酸化。可诱导的 Ser276 和苏氨酸 311 磷酸化增强了 p65 与共激活的乙酰转移酶 CREB-结合蛋白/p300 结合，从而促进了 p65 的乙酰化，p65Ser468 的磷酸化则由 T 细胞共刺激剂诱导。乙酰化位点包括 Lys310（K310）、K314 和 K315。乙酰化可调节 p65 与 DNA 的结合能力、转录活性及其与 IκB 蛋白的相互作用和细胞定位。

1. IKK 复合物激活 经典 NF-κB 信号通路（也称为 NEMO 依赖的经典激活通路）由支架/衔接蛋白 NEMO（也称为 IKKγ）和两种 IκB 激酶（IKK1/2，也称为 IKKα和 IKKβ）激酶复合物组成，该 IKK 复合物通过 NEMO 依赖的机制激活。IKK 激酶通过丝氨酸在 MAPK 超家族特征性 T 环中被磷酸化而激活，可通过以下三种机制激活 IKK：①NEMO 使 IKK 亚基多聚化，然后通过反式自磷酸化激活。②NEMO 使它们与上游激酶如β-转化生长因子激酶 1（TAK1）接近而导致相互激活形成正反馈特征。这些机制由 NEMO 的泛素结合结构域介导，允许 IKK 募集到非降解性 K63 连锁泛素链，这也是炎症信号转导的标志。③NEMO 本身是泛素化的底物，特别是由 LUBAC 酶产生的线性泛素链，促进了瞬时信号体的形成。

多种炎性细胞因子（如 TNF 和 IL-1）、多种病原体相关分子模式（pathogenassociated molecular pattern，PAMP）或抗原/免疫刺激信号可导致含有 NEMO 复合物的 IKK 磷酸化依赖性激活，通过上述机制中的一个或几个实现对复合物的动态控制。IKK 一旦被活化，这些复合物与 IκB 蛋白结合，并使得 IκB 蛋白 N 端特定丝氨酸磷酸化，导致泛素化和随后蛋白酶体降解。抑制剂的降解可释放与其结合的 NF-κB 二聚体进入胞核，结合到 DNA-κB 位点上，快速使 NF-κB 二聚体积聚到细胞核中。在 IκB 释放后，NF-κB 亚基受到多种翻译后修饰进而微调基因表达控制。此外，NEMO 显示出作为 IKK 和 IκBα之间的支架而将 IKK 活性信号转导向 IκBα，这种机制确保了与 IκBα相关的 NF-κB 二聚体的活化。在大多数细胞中，NF-κB 二聚体为 RelA：p50，直接与 NEMO 连接转导信号。因此，经典的信号通路通常被认为与 RelA 激活同义，但并不总是这种情况，如在炎症性树突状细胞中，IκBα也显示与 RelB：p50 二聚体结合，由此使 RelB 成为该细胞类型中经典 NF-κB 途径的关键转录效应子。

2. IκBα负反馈 IκB 是 NF-κB 的一种抑制剂，在静息状态下可保持 NF-κB 处于非活化的状态。当细胞受到外源信号触发时，经过一系列信号传递，IκB 发生磷酸化，失去对 NF-κB 的抑制作用，从而使 NF-κB 入核调控基因表达。作为重要的功能蛋白，NF-κB 和 IκB 从低等动物到高等动物均有表达，并且在功能上也相对保守。IκB 在转录诱导及随后胞质中合成蛋白后移位到细胞核，与 NF-κB 结合并抑制其活性，然后再将 NF-κB 转运回细胞质，构成自调节负反馈环路的主要部件。该反馈回路不仅可防止响应瞬时炎症信号的 NF-κB 活性失控，而且当 IKK 活性更持久时，也可使系统重新激活。

3. IκBδ 负反馈 由核 NF-κB 激活诱导的另一个转录靶基因是 *NFkB2* 基因，它能产生 p100 蛋白。p100 被认为是 p52 蛋白的前体，可与 RelB 和潜在的其他 Rel 蛋白形成二聚体。然而，未加工成 p52 的 p100 能够形成高分子量复合物与 NF-κB 结合，抑制 NF-κB 活性，具有 IκB 类似的抑制作用，称为 IκBδ。因此，NF-κB2 是控制 NF-κB 形成的另一个负反馈环，可以终止 NF-κB 信号转导。然而，转录诱导和蛋白质合成是缓慢的，部分是由于 mRNA 和蛋白质的长度和半衰期，以及随后需要的寡聚步骤也需要几个小时。因此，与功能迅速的 IκBα相比，IκBδ 的作用主要在于持续衰减信号。IκBα负反馈是可逆的，因为它是继续经典的 IKK 活性的敏感底物，而 IκBδ 对经典信号不敏感，因此减弱经典途径，而不论进入的信号是否持续。此外，由于 IκBδ 具有比其他 IκB 更长的半衰期，所以其有助于信号记忆。然而，作为非经典信号转导的底物，IκBδ 是信号网络交叉节点，它可整合经典和非经典信号，这可能导致从 LTβR 或 BAFF 发出非经典信号以激活或延长 NF-κB、RelA 或 cRel 二聚体的活化。

4. 其他反馈机制　还有几个其他的负相和正相反馈机制有助于理解 NF-κB 的复杂和潜在的振荡动力学。IκBε 显示提供延迟负反馈（由于转录延迟）可以部分补偿 IκBα的损失，和被建议通过形成双反相负反馈系统来抑制 IκBα介导的振荡。研究表明 IκBα和 IκBε 优先抑制不同的 NF-κB 家族成员。在 B 细胞中，IκBε 已显示在调节含有 NF-κB 二聚体的 cRel 中起关键作用，IκBε 丧失将导致 B 细胞存活和增殖。

在 TNF 途径中，已经报道了负反馈和正反馈。去泛素化酶 A20 的表达是强 NF-κB 诱导的。然而，由于长的蛋白质半衰期和酶效应器功能，其负反馈效应不会立即形成 NF-κB 动力学，而是整合先前暴露的历史，使 NF-κB 途径对随后的刺激较不敏感。TNF 本身是 NF-κB 诱导的，但是对于完全激活附加的信号机制控制剪接、mRNA 半衰期、原 TNF 加工和分泌等必须被活化。因此，TNF 功能更像响应于 PAMP 而非正反馈回路本身的前馈回路。

二、非经典 NF-κB 信号

1. 通过 NIK 和 IKKα信号　非经典信号也是 NF-κB 激活信号通路之一，它以 NEMO 非依赖性、NIK 和 IKKα依赖性的方式转导。激活信号的非经典途径主要是激活 TNF 受体（BAFFR、CD40、LTβR、RANK、TNFR2、Fn14 等）的发育信号，其中一些也激活经典的 NF-κB 途径。非经典的 NF-κB 信号转导可控制多种发育表型，包括 B 细胞存活和成熟、树突状细胞活化和骨代谢。几种调节淋巴器官发生的趋化因子是由非经典 NF-κB 激活特异性诱导的。κB 位点碱基的差异性可能有助于非经典途径特异性基因表达。

虽然由 NEMO 转导的经典信号需要 IKK 激酶复合物的磷酸化依赖性激活，通过 NIK 非经典信号转导需要激酶的稳定和积累，其在没有信号的情况下被 TRAF-cIAP 复合物快速降解。这种泛素化依赖性降解保证了非常低的基础 NIK 水平。非经典刺激触发 TRAF2-依赖性 cIAP1-cIAP2 激活，这又导致 TRAF3 的蛋白酶体降解，这破坏了 cIAP-TRAF 复合物对 NIK 的降解并导致 NIK 积累。NIK 活性依赖于 IKK1，但不依赖于 IKK2。一旦被激活，NF-κB 诱导激酶（NIK）复合物就在非经典途径中具有双重作用。NIK 最初鉴定为 MAP 激酶激酶激酶（MAPKKK，由 Map3k14 编码），NIK 通过激酶结构域的亚结构域Ⅶ和Ⅷ之间的激活环内 Ser 和 Thr 残基磷酸化而激活 IKKα。虽然 NIK 过表达会导致经典 NF-κB 激活，但 NIK 敲除不影响 IKK 和 NF-κB 响应炎性细胞因子的经典激活。

2. IκBδ 降解释放预成型二聚体　NIK 的第一个作用是靶向寡聚 IκB 复合物，导致 IκBδ 降解并释放预先存在的 NF-κB 二聚体用于核定位。这种初始应答依赖于磷酸化事件且快速发生，因为 IκBδ 结合到预先存在的二聚体，故一旦其被 NIK 修饰就可以释放 NF-κB 以定位于细胞核。虽然 NIK 主要被认为是非经典 NF-κB 信号的转导物，并且 IκBδ 与其他 IκB 在其抑制含 RelB 的二聚体和应答非经典刺激的能力方面不同，但 IκBδ 也抑制含 RelA 的二聚体。因此，NIK 诱导 IκBδ 降解可以诱导炎症和（或）发育反应，这取决于在刺激之前细胞内存在的现有 NF-κB 二聚体所有的组成成分。在 NIK 敲除时，RelB 和 RelA 两者的诱导在响应 LTβR（仅在非经典通路）时均被消除。

3. P100 处理 p52 以生成新的 RelB: p52　NIK 的第二个作用是启动蛋白酶体介导 p100 加工成 p52。C 端丝氨酸残基的磷酸化导致 p100 被 SCF/βTRCP 泛素连接酶识别，并且随后通过 26S 蛋白酶体部分降解乙酰基转移酶。该加工产生成熟的 p52 单体，继而二聚化以形成转录活性 RelB: p52 和其他 NF-κB 二聚体。似乎只有新翻译的 p100 能够被加工成 p52，可能是因为 p100 寡聚变成不能用于加工的复合物。RelB 和 p52（及 p100）之间的多结构域相互作用使这两种蛋白共稳定。因为 RelB 蛋白水平在 $Nfkb2^{-/-}$细胞中降低，而 p100 蛋白在 $RelB^{-/-}$细胞中降低。虽然 p52 仅在大多数哺乳动物细胞中以非常低的水平产生，但某些细胞类型包括 B 细胞积极产生 p52。加工由 p100 蛋白的 C 端中的加工抑制区域严格控制，并且该结构域的破坏导致基础的 p100 加工。不形成 p52 的 p100 自由形成更高分子量的 NF-κB（IκBδ）抑制剂，因此在不存在调节晚期 NF-κB 活性的非经典刺激情况下，确保 IκBδ 产生的紧密调节是重要的。NIK 诱导的 p100 加工和随后与 RelB 的二聚化与来自抑制剂预先存在的 NF-κB 二聚体释放相比是相对缓慢的过程，因此这导致晚期和持续的基因表达应答。在 B 细胞成熟期间，BAFF 激活非经典 NF-κB 信号转导，并且其结果取决于 NF-κB 网络内 p100 合成的状态：在中等 p100 合成速率下，BAFF 诱导的 p52 生产完全耗尽 p100 并阻止 IκBδ 形成，而在高 p100 合成和所得 IκBδ 形成的情况下，BAFF 导致 IκBδ 降解，从而改变 cRel 活性并影响 B 细胞扩增。基础 p100 降解也有助于 p100 稳态，因此对于多种细胞功能是重要的。

第四节　NF-κB 与血管炎症

免疫系统的激活、免疫细胞释放的炎症因子可影响血管内皮细胞、平滑肌细胞及巨噬细胞结构和功能，成为 As 形成的重要起始因素之一。高血压机械力、高血脂 ox-LDL、高血糖晚期糖基化终末产物等均参与其中，而高血压、高血糖、高血脂等可引起血管壁细胞自身炎症相关的信号激活并释放炎症介质，包括白细胞黏附分子、趋化因子、特异性生长因子、热休克蛋白、内皮素-1 和血管紧张素Ⅱ等，并由此来发挥促炎作用。抗炎药物治疗引起的血压、血糖或血脂下降与一些循环炎症因子标志物减少之间存在直接联系，更加证实了高血压、高血糖、高血脂可能是潜在的促炎状态。因此，血管炎症是导致 As 发生发展的重要因素之一，下面分三个部分阐述。

一、免疫系统的激活

免疫系统的激活在 As 的发生发展中起着重要的作用，包括固有免疫系统的激活、抗原提呈及 T 细胞的激活及适应性免疫（adaptive immunity）系统的激活。

1. 固有免疫系统及其激活　固有免疫系统为个体出生即具有的非特异性免疫系统，对外部大量的刺激产生快速而刻板的反应（stereotyped response），通过有限间质介导实现效应，为机体抵御致病微生物的第一道防线。组成固有免疫系统的细胞主要包括 NK 细胞、树突状细胞、单核/巨噬细胞等。该系统的主要效应细胞为上皮细胞（阻止病原生物进入）、专业化的吞噬细胞（中性粒细胞、巨噬细胞）、树突状细胞（抗原提呈）及 NK 细胞。其他成分还包括补体系统及模式识别受体，如 TLR。此外，活性氧簇或活性氮簇是整个固有免疫系统的基础成分。固有免疫产生效应的主要过程为吞噬、补体蛋白激活、急性期反应物、细胞因子、趋化因子释放等。这些细胞在受刺激激活后可以合成和释放多种细胞因子与趋化因子，也可以作为抗原提呈细胞而激活适应性免疫系统。在多种心血管疾病模型中均可发现固有免疫细胞聚集在肾脏、心脏、血管外膜或管周脂肪，以及中枢神经系统小胶质细胞的增生。巨噬细胞、NK细胞等激活后，会促进氧化应激中烟酰胺腺嘌呤二核苷酸磷酸（NADPH）氧化酶的激活，产生大量活性氧簇，进而促进炎症在高血压靶器官中的进展。此外它们还产生多种细胞因子（如TNF-α、IL-6、IFN-γ）和趋化因子及其受体［如单核细胞趋化蛋白-1（MCP-1）、CC趋化因子受体等］，还可表达黏附分子（如连接黏附分子1、细胞间黏附分子等），从而促进炎症细胞在靶器官中的聚集及活化。这表明高血压存在固有免疫系统的激活，而激活的固有免疫系统可以通过加重炎症反应和促进炎症细胞活化而加快高血压及其靶器官损害的进展。

2. 适应性免疫系统及其激活　该部分包含两方面内容，即抗原提呈及T细胞、B细胞激活并产生效应的过程。适应性免疫系统是具有高度特异性的，并且由两种专门的淋巴细胞（T细胞、B细胞）的活化介导。有资料显示$CD4^+$在高血压形成中起主要作用，T细胞又分为$CD4^+$和$CD8^+$两类。抗原提呈细胞（巨噬细胞、树突状细胞）携带MHCⅡ并提呈抗原多肽，迁移入周围淋巴样器官，寻找携带能识别抗原多肽受体的$CD4^+$T细胞，相互识别并共刺激分子激活而活化。这些活化的T细胞进一步分化为效应T细胞或调节性T细胞并增生，而后离开次级淋巴器官，迁移到炎症部位，释放更多的细胞因子和趋化因子，促进中枢神经系统、心脏、血管、肾脏的炎症细胞聚集和活化，导致As发生发展。

3. 效应性T细胞与调节性T细胞　效应性T细胞包括三个亚型：Th1（分泌IFN-γ）、Th2（分泌IL-4）、Th17（分泌IL-17），这些细胞的成熟受到其他细胞因子的调控。这一类型的细胞均为促炎症细胞，它们以不同的方式共同防疫外来病原体的入侵。辅助性T细胞是一类高表达CD25的$CD4^+$细胞，在TGF-β影响下表达FoxP3转录因子从而成为免疫抑制细胞，分泌IL-10和TGF-β。T免疫细胞可抑制T细胞的增殖并通过调节免疫反应时间和幅度维持免疫稳态。

二、血管细胞NF-κB炎症信号的激活

1. 血管炎症因子　系指机体的免疫细胞（淋巴细胞、单核细胞/巨噬细胞等）、非免疫细胞（血管内皮细胞、平滑肌细胞、成纤维细胞等）合成和分泌的一组具有广泛生物学活性的小分子多肽，它们可调节多种细胞的炎症和免疫应答。据其在炎症过程中所起作用的不同，炎症因子可分为促炎因子和抗炎因子两类。其中与高血压、高血糖、高血脂相关的促炎因子有IL-1、IL-6、IL-8、TNF-α、CRP、血清hs-CRP及纤溶酶原激活物抑制剂等。炎症因子存在可进一步促进血管炎症，促进As发生发展。

2. 血管炎症细胞　是在血管炎症过程中起重要作用的细胞总称，包括免疫细胞（淋巴细胞、单核/巨噬细胞等）、非免疫细胞（血管内皮细胞、平滑肌细胞、成纤维细胞等）等。As是一个明显的慢性炎症过程，是高血压、高血糖和高血脂引起血管病变的最终结局。除了免疫细胞外，非免疫的血管细胞也参与其中。

3. 内皮细胞NF-κB炎症信号的激活　血管内皮细胞是衬附于心血管内表面的单层扁平上皮，其结构和功能受血液中成分及血流产生的机械力双重作用的调控。而内皮细胞既

受到剪切力作用，又受到牵张力的影响。高的剪切力（HSS）和低的剪切力（LSS）对于细胞内炎症信号的作用不同，机械力可非特异性激活细胞膜上全部跨膜蛋白，包括受体、离子通道、离子泵等，启动细胞内多通路激活。然而，HSS 和 LSS 激活细胞内信号通路不同，前者启动抑制 NF-κB 激活及转位的通路，后者促进 NF-κB 激活及转位。资料显示 LSS 可上调人视网膜微血管内皮细胞（HRMEC）内许多炎症因子的基因表达。HRMEC 受到 $1.5\times10^{-5}N/cm^2$ 剪切力的影响后，细胞内许多细胞黏附相关分子 mRNA 表达明显上调，如细胞间黏附分子-1（ICAM-1）、血管细胞黏附分子-1（VCAM-1）、E-选择素等；同时，许多细胞因子/趋化因子相关基因表达也明显上调，如 IL-6、IL-8、PDGF-B、MCP-1 等；还有一些促凝血因子基因转录也明显上调，如组织因子及纤溶酶原激活物抑制因子-1（PAI-1）mRNA 明显增加。这些结果提示 LSS 可以通过激活 NF-κB 信号促进血管炎症的发生发展，引起巨噬细胞吸附到管壁、进而迁移入内皮下层，加速 As 形成。然而，HSS 通过尚不明确的机制激活细胞内 Nrf2 及 KLF2 从而抑制 NF-κB 信号的激活。高血糖对血管的影响主要依赖于晚期糖基化终末产物（AGE）作用。AGE 可明显增加血管内皮细胞 TLR2、TLR4 mRNA 及蛋白表达，同时也增加 NF-κB 水平，并诱导单核细胞黏附到内皮细胞。

ox-LDL 同样也可激活内皮细胞的 NF-κB 信号。内皮细胞中的 NF-κB 活化在通过多种致 As 因子调节基因表达中起着中心作用。在静止细胞中，NF-κB（IκB）蛋白的抑制剂在细胞质中螯合 NF-κB。在用炎症介质刺激后，IκB 激酶β（IKKβ，也称为 IKBKB）磷酸化 IκB，导致其泛素化和蛋白酶体降解，从而允许 NF-κB 核易位和转录。IKKβ还在 S536 上磷酸化 NF-κB 的 p65 亚基（RelA，此后称为 NF-κB），这对于最大 NF-κB 依赖性基因表达至关重要。其也可通过 IKK 非依赖性途径诱导 NF-κB 表达，如氧化应激诱导 IκB 蛋白的酪氨酸磷酸化，导致 NF-κB 释放和核易位而没有 IκB 降解。然而，氧化应激的生理水平也可以激活经典 IKK 依赖性 NF-κB 信号。虽然 ox-LDL 在内皮细胞中引起活性氧簇的产生，但丝氨酸磷酸化缺陷型 IκBα突变体减少 ox-LDL 诱导的 VCAM-1 表达，表明涉及 IKK 依赖性机制。多种促炎刺激，包括 ox-LDL、剪切力和 TNF-α（也称为 TNF）通过非受体酪氨酸激酶黏着斑激酶（FAK，也称为 PTK2）促进 NF-κB 活化。FAK 激活涉及与细胞外基质的整合素连接，抑制 FAK 活性，降低剪切力，降低 TNF-α和 ox-LDL 诱导的 NF-κB 活性和促炎基因表达。虽然预防剪切力诱导的 FAK 活化并不影响 IκB 降解或 NF-κB 的核易位，但是对于 NF-κB 磷酸化和 ICAM-1 的 NF-κB 依赖性表达是必需的。相比之下，抑制 FAK 可减少 ox-LDL 诱导 NF-κB 磷酸化和核易位的数量，表明存在另一种机制解释 FAK 在 ox-LDL 诱导的内皮细胞活化中的作用。ox-LDL 通过 FAK 依赖性诱导 NF-κB 活化和 VCAM-1 表达。

IκB 激酶β活化：p90 核糖体 S6 激酶家族蛋白（RSK）作为 ox-LDL 依赖性 IKKβ和 NF-κB 信号的关键介质，是 FAK 依赖性激活剂，可抑制 RSK 阻断 ox-LDL 诱导的 IKKβ 和 NF-κB 激活、VCAM-1 表达及单核细胞黏附。最后，在 FAK 中含有激酶死亡突变的转基因小鼠，特别是在内皮细胞中显示 RSK 活性降低、VCAM-1 表达减少和早期 As 区域中的巨噬细胞积累减少。总之，研究表明 ox-LDL 诱导的新机制，内皮 FAK 信号驱动 ERK-RSK 通路，激活 IKKβ和 NF-κB 信号转导和促炎基因表达。

4. 平滑肌细胞 NF-κB 炎症信号的激活 血管平滑肌细胞主要受血液流动时产生的机械力牵张作用。血压升高越明显，机械牵张力越大，机械牵张力可诱导血管平滑肌炎症信号并表达炎症因子。有资料显示机械力刺激可引起血管平滑肌细胞上调促炎性细胞因子 IL-6 的表达，如 IL-6 mRNA 表达呈时间依赖性，但对其他细胞因子，如 IL-1α、IL-1β、IL-10、IL-12p35、IL-12p40、IL-18、IFN-γ及巨噬细胞迁移抑制因子无影响。机械牵张力也可使 IL-6 蛋白质表达出现明显升高，用 NF-κB 抑制剂预处理静息培养的血管平滑肌细胞，在抑制由机械力活化的 NF-κB 活性的同时，也可抑制 50%IL-6 蛋白水平的表达。细胞因子的表达和释放，一方面可使血管平滑肌细胞发生表型改变，由收缩型转变为合成型，并发生迁移，另一方面可诱使单核细胞浸润到内皮下，并经历结构和功能改变，分化为巨噬细胞，维持炎症、氧化应激和动态的管壁基质重构，促进 As 不断发展。最近实验显示，机械牵张力和晚期糖基化终末产物（AGE）可单独诱导静息血管平滑肌细胞 NF-κB 磷酸化增加，进而导致细胞增殖和凋亡同时增加，而抑制 NF-κB 可抑制细胞增殖和凋亡同时增加。由此可知，NF-κB 激活与血管平滑肌细胞增殖和凋亡密切相关，在炎症引起 As 发生发展过程中起重要作用。ox-LDL 也能呈浓度依赖性引起 NF-κB（p65）磷酸化增加。血管紧张素Ⅱ刺激静息培养的血管平滑肌细胞，可引起细胞内炎症介质如 ICAM-1、VCAM-1、iNOS 及 NO 的大量增加，主要经过 NF-κB（p65）激活方式完成。平滑肌（SM）22α，一种肌动蛋白结合蛋白，在 As 动脉中下调。SM22α的破坏可活化 ROS 介导的 NF-κB 途径促进动脉炎症。*Sm22α*$^{-/-}$小鼠的结扎损伤模型显示颈动脉中炎症因子 MCP-1、VCAM-1 和 ICAM-1 的上调。在人类 As 样品中发现了类似的结果。体外研究发现，SM22α的过表达减弱了 TNF-α诱导的 IκBα磷酸化和降解，伴随着 NF-κB 活性降低和炎症因子表达降低。免疫共沉淀技术显示，SM22α可与静止血管平滑肌细胞中的 IκBα相互作用并稳定 IκBα。在 TNF-α刺激下，SM22α在 Thr139 被酪蛋白激酶（CK）Ⅱ磷酸化，导致 SM22α从 IκBα解离，随后 IκBα降解和 NF-κB 活化，表明 SM22α是 IKK-IκBα-NF-κB 信号级联的磷酸化调节抑制基因。

5. 单核/巨噬细胞 NF-κB 炎症信号的激活及炎症信号级联放大　单核细胞是存在于血液中的有核细胞之一，当血管壁内皮细胞受到致炎因子（如细胞因子、炎症因子）及高血脂、高血糖和高血压等刺激后出现功能异常，导致内皮间隙扩大、内皮下层脂质沉积和 AGE 沉积增加等，同时内皮细胞表达白细胞黏附分子增加，诱导单核细胞黏附、聚集于管壁，进而迁移入内皮下层；同样，中膜平滑肌细胞也由中膜迁移入内皮下层，在机械力、AGE 和 ox-LDL 作用下，细胞进一步分化、增殖，并吞噬脂质成泡沫细胞，参与 As 的发生发展。然而，巨噬细胞存在两种表型——M1 型和 M2 型，前者是促炎表型，PLS 刺激可导致许多炎症介质如 IL-6、IL-8 和 MCP-1 等分泌，较少的 IL-10 分泌；相反，M2 型则为抗炎表型，LPS 可刺激诱导分泌较多的 IL-10，较少的 IL-6、IL-8 和 MCP-1 等。然而，ox-LDL 刺激可诱导 M2 型向 M1 型转化，并促进泡沫细胞形成，加速细胞炎症因子的释放。LPS 刺激还可加速巨噬细胞 NK-κB 磷酸化，活化 NF-κB，进而导致 IL-6、IL-8 和 MCP-1 分泌。阻断巨噬细胞内 Notch 的表达可减少 NF-κB 信号进而减少 TNF-α、IL-1 和 IL-6 表达。因而，炎症介质可刺激巨噬细胞内 NF-κB 信号，促进炎症和加速 As 发生发展。

巨噬细胞中的 NF-κB 活化可启动炎症级联。微生物感染或组织损伤可触发炎症反应，其特征在于白细胞流入、发红、疼痛、肿胀和最终的器官功能障碍。巨噬细胞、单核-吞噬细胞系统，通过组织炎症反应提供防御入侵微生物的第一道防线。当通过局部细胞识别 PAMP 导致细胞因子释放时，炎症级联开始，所述细胞因子引起血管通透性增加，促进白细胞进入组织的黏附分子产生。局部细胞因子激活 NF-κB 以促进巨噬细胞在感染部位的再定位和活化。活化的巨噬细胞产生抗微生物分子并释放趋化因子和细胞因子以增强巨噬细胞活化和组织募集。抗菌分子和募集的白细胞一起合作杀死病原体，清除感染并去除坏死细胞。炎症反应的终止对于维持整体健康是至关重要的，因为慢性巨噬细胞活化与类风湿关节炎、2 型糖尿病和 As 有关。

NF-κB 调节的基因指导不同免疫细胞类型的分化。单核细胞在招募到感染部位和暴露于局部细胞因子环境后，向巨噬细胞分化。根据功能和细胞因子表达不同，分化的巨噬细胞可以分为两种类型。M1 型巨噬细胞产生 IL-1、IL-6、TNF-α和其他促炎性细胞因子，诱导中性粒细胞启动对病原体的先天免疫应答。M1型巨噬细胞产生的细胞因子连同受NF-κB调控产生的其他基因产物共同作用，活化体内的淋巴细胞，继而启动适应性免疫系统。例如，T 细胞可被促炎因子、T 细胞抗原受体特异的配体激活，活化的 T 细胞继而增殖并释放更多的细胞因子，包括 IFN-γ、IL-6 和 TNF-α，进一步驱动 M1 型巨噬细胞的分化，募集更多的淋巴细胞和启动适应性免疫应答。T 细胞和 M1 型巨噬细胞都与 As 疾病中的慢性炎症相关。第二类巨噬细胞——M2 型，参与伤口愈合反应。M2 型巨噬细胞分泌抗炎细胞因子 IL-10。$CD4^+$ $FoxP3^+$调节性 T 细胞（Treg）也能释放 IL-10。Treg 和 M2 型巨噬细胞驻留在瘦小鼠的脂肪组织中和胰岛素响应动物的健康外周组织中，可响应淋巴细胞和其他免疫细胞产生的细胞因子。单核细胞进入 M1 或 M2 型巨噬细胞的 NF-κB 依赖性分化是炎性代谢疾病发展的关键因素。

第五节　NF-κB 活化与动脉粥样硬化

1. 高血压机械力引起 NF-κB 活化与动脉粥样硬化产生　引起高血压的原发性因素很多，包括遗传、环境、生活习惯等。然而，高血压一旦形成，因血压升高产生的机械力就成为引起结构与功能变化的主要因素。高血压患者通常有血管紧张素Ⅱ升高。血管紧张素Ⅱ是肾素-血管紧张素系统的重要产物。血管紧张素Ⅱ能通过引起氧化应激和激活 NF-κB 而导致内皮细胞与平滑肌细胞的炎症反应。在培养的血管细胞中，血管紧张素Ⅱ通过还原型辅酶Ⅰ（reduced nicotinamide adenine dinucleotide，NADH）氧化酶产生过氧化物，或通过刺激线粒体生成 ROS 而造成氧化应激。血管紧张素Ⅱ诱导的氧化应激与内皮细胞中 NF-κB 活化和 VCAM-1、PDGF-B 等的诱导表达，以及平滑肌细胞中依赖 NF-κB 的 IL-6 转录有关。机械力也可直接激活血管平滑肌细胞内 NF-κB，导致细胞 MAPK 磷酸化加速，促进细胞增殖增加。

2. 高血脂引起 NF-κB 活化与动脉粥样硬化产生　血脂异常系指脂蛋白的增多与异常，与 As 的发生显著相关。高浓度的天然 LDL 与 ox-LDL 都能作为前氧化信号调节血管细胞基因的表达。单核细胞短暂地暴露于 ox-LDL，能活化 NF-κB，并介导靶基因表达。天然 LDL 与轻度氧化修饰的 LDL 能刺激内皮细胞产生一系列依赖 NF-κB 的趋化因子和黏附分子。ox-LDL 的主要成分溶血磷脂酰胆碱能产生相似作用，它能诱导内皮细胞 NF-κB 的活化并表达多种细胞黏附分子。在体内，循环中的 LDL 与 VLDL 会局限于动脉壁并被氧化修饰，同时伴有动脉 NF-κB 系统的激活及相关基因的表达。细胞活化后产生的各种趋化因子、生长因子，通过刺激局部巨噬细胞增殖和新的单核细胞在损伤局部的积聚而加重炎症反应。另外，损伤局部的炎性细胞因子能促进 LDL 与血管内皮细胞和平滑肌细胞的结合，并增加细胞表面 LDL 受体的表达，进一步加重炎症反应。

3. 高血糖 AGE 引起 NF-κB 活化与动脉粥样硬化发生　糖尿病是 As 的另一主要危险因素。糖尿病时的高血糖能产生细胞内氧化应激，从而引起血管功能异常。高血糖激活血管内皮细胞的 NF-κB，上调其表面 VCAM-1 及其他黏附蛋白的表达，增加白细胞对内皮细胞的黏附。同样，高血糖也能激活血管平滑肌细胞内的 NF-κB，促进平滑肌细胞增殖，引起内膜增厚。体外试验显示，高糖条件下生成的糖基化终末产物（AGE）能与其受体结合，引起细胞内氧化应激和 NF-κB 活化，改变细胞功能。AGE 可以时间和浓度依赖的方式引起静息培养的血管平滑肌细胞 NF-κB（p65）磷酸化，进而使细胞增殖和凋亡同时增加；机械力刺激亦可增加细胞的 NF-κB（p65）磷酸化，同时增加细胞的增殖和凋亡；机械力与 AGE 联合刺激具有协同激活 NF-κB（p65）磷酸化的作用，对细胞的增殖和凋亡也有协同增加作用。体内研究发现，即便是高血压、高血脂和（或）高血糖个体（患者或动物模型），在静脉系统环境下静脉的结构和功能并不发生变化，然而静脉被移植到动脉（颈总动脉或冠状动脉），其结构和功能即刻发生改变，出现移植静脉管壁增厚、中膜平滑肌增多的动脉化改变；若移植到高血糖患者的颈总动脉，同样时间，血管出现快速的移植静脉粥样硬化变化，管壁 AGE 和 AGE 受体同时增加，大量增殖细胞和凋亡、死亡细胞同时增加，管壁快速增厚，管腔闭合阻塞，出现移植静脉的重阻塞。这与 NF-κB 活化明显相关。

4. 氧化应激引起 NF-κB 激活导致动脉粥样硬化病变　高脂血症、糖尿病、高血压、吸烟等都可使细胞内 ROS 生成增多，导致氧化应激，进而诱导炎症相关基因表达，这是它们引发 As 的共同分子机制之一。NF-κB 是由细胞氧化还原状态控制的多种转录因子之一，生成的 ROS 导致 IκB 降解是 NF-κB 易位于细胞核的所有信号通路中的一个步骤。能够激活 NF-κB 的多种因素同样能提高 ROS 水平，并且特异性化学抗氧化剂与高表达的抗氧化酶都能够抑制 NF-κB 活化。ROS 能通过多种氧化还原信号通路调节包括 NF-κB、过氧化体增殖物激活受体-α等多种转录因子的活性，从而介导细胞分化、增殖、凋亡及细胞因子 IL-6、IL-8、IL-1β、TNF-α等的表达，这些均与 As 形成密切相关。ROS 还可通过活化 NF-κB，促进血管内皮细胞生长因子介导的血管平滑肌细胞迁移并表达 IL-6。近期研究显示，AGE 和机械力单独或联合刺激均可引起静息培养的血管平滑肌细胞蛋白质异构酶（PDI）氧化增加，进而引起其下游氧化应激通路中的 NADPH 氧化酶成分中的 NOX1 增加，ROS 也明显增加，导致细胞增殖和凋亡同时增加，加速了血管重构与疾病发生发展。

总之，NF-κB 激活是血管炎症与 As 发生发展过程中的重要的细胞事件之一，涉及细胞分化、增殖、凋亡、迁移等重要的病理生理过程。NF-κB/Rel 蛋白包括 NF-κB2-p52/p100、NF-κB1-p50/p105、c-Rel、RelA/p65 及 RelB 等类型。这些蛋白质以二聚体转录因子形式起作用，可调控许多基因的表达，进而影响许多生物学过程，如固有免疫和适应性免疫、炎症反应、应激反应、B 细胞发育等。在经典 NF-κB 通路中，IκB 蛋白结合 NF-κB/Rel 蛋白并抑制其活性。促炎细胞因子、LPS、生长因子及抗原受体称为 IKK 复合物（IKKα、IKKβ 和 NEMO），可使 IκB 蛋白磷酸化，进而导致 IκB 蛋白被泛素化，进而被泛素依赖性蛋白酶体降解，游离出具有生物学活性的 NF-κB/Rel 复合物。NF-κB/Rel 复合物可进一步被翻译后修饰（如磷酸化、乙酰化及糖基化等），并转入细胞核，在核内可单独或联合其他转录因子如 AP-1、Ets 和 STAT 等诱导许多基因表达。此外，细胞内还存在另外一条通路，称为非经典的 NF-κB 通路，NF-κB2-p100/RelB 复合物在细胞质中处于非活性状态，一系列上游受体信号如 LTβR、CD40 及 BR3 等可激活激酶 NIK，进而激活 IKKα复合物，使得 NF-κB2-p100 C 端氨基酸残基磷酸化，诱导其泛素化降解，并生成具有转录活性的 NF-κB2-p52/RelB 复合物而转入细胞核，诱导许多基因表达。NF-κB 信号的终止是负向调节的，其中活化的 NF-κB 除了激活靶基因的转录外，还可使 IκB 基因表达合成 IκB 蛋白，新合成的 IκB 与核中的 NF-κB 结合，形成 NF-κB/IκB 复合物返回细胞质，抑制 NF-κB 活性。体内存在的炎症介质、高血压原发诱导因素及高血压机械力、高血脂 ox-LDL、糖尿病高血糖 AGE、吸烟等均可激活 NF-κB 通路，诱发炎症反应，影响血管的细胞结构和功能，导致血管重构和疾病（如 As）的发生发展。

（李朝红）

参 考 文 献

Baker R G，Hayden M S，Ghosh S，2011. NF-kappaB，inflammation，and metabolic disease. Cell Metabolism，13（1）：11-22.

Bryan M T，Duckles H，Feng S，et al，2014. Mechanoresponsive networks controlling vascular inflammation. Arterioscler Thromb Vasc Biol，34（10）：2199-2205.

Bryk D，Olejarz W，Zapolska-Downar D，2017. The role of oxidative stress and NADPH oxidase in the pathogenesis of atherosclerosis. Postep Hig Med Dosw，71：57-68.

Cummins E P，Keogh C E，Crean D，et al，2016. The role of HIF in immunity and inflammation. Molecular Aspects of Medicine，47-48：24-34.

Ghosh S，Hayden M S，2008. New regulators of NF-kappaB in inflammation. Nature Reviews Immunology，8（11）：837-848.

Gonzalez-Ramos R，Defrere S，Devoto L，2012. Nuclear factor-kappaB：a main regulator of inflammation and cell survival in endometriosis pathophysiology. Fertility and Sterility，98（3）：520-528.

Hoffmann A，Baltimore D，2006. Circuitry of nuclear factor kappaB signaling. Immunological Reviews，210：171-186.

Kay E，Scotland R S，Whiteford J R，2014. Toll-like receptors：role in inflammation and therapeutic potential. Biofactors，40（3）：284-294.

Kim J，Cha Y N，Surh Y J，2010. A protective role of nuclear factor-erythroid 2-related factor-2（Nrf2）in inflammatory disorders. Mutat Res-Fund Mol M，690（1-2）：12-23.

Lundberg A M，Hansson G K，2010. Innate immune signals in atherosclerosis. Clin Immunol，134（1）：5-24.

Mitchell S，Vargas J，Hoffmann A，2016. Signaling via the NF-kappaB system. Wiley Interdisciplinary Reviews Systems Biology and Medicine，8（3）：227-241.

Parameswaran N，Patial S，2010. Tumor necrosis factor-a signaling in macrophages. Crit Rev Eukar Gene，20（2）：87-103.

Park M H，Hong J T，2016. Roles of NF-kappaB in cancer and inflammatory diseases and their therapeutic approaches. Cells，5（2），pii：E15.

Park S，Yoon S J，Tae H J，et al，2011. RAGE and cardiovascular disease. Front Biosci-Landmrk，16：486-497.

Pateras I，Giaginis C，Tsigris C，et al，2014. NF-kappa B signaling at the crossroads of inflammation and atherogenesis：searching for new therapeutic links. Expert Opinion on Therapeutic Targets，18(9)：1089-1101.

Roshan M H K，Tambo A，Pace N P，2016. The role of TLR2，TLR4，and TLR9 in the pathogenesis of atherosclerosis. Int J Inflam，2016：1532832.

Siti H N，Kamisah Y，Kamsiah J，2015. The role of oxidative stress，antioxidants and vascular inflammation in cardiovascular disease（a review）. Vasc Pharmacol，71：40-56.

Stoger J L，Goossens P，de Winther M P J，2010. Macrophage heterogeneity：relevance and functional implications in atherosclerosis. Current Vascular Pharmacology，8（2）：233-248.

Tousoulis D，Psarros C，Demosthenous M，et al，2014. Innate and adaptive inflammation as a therapeutic target in vascular disease. J Am Coll Cardiol，63（23）：2491-2502.

Van der Heiden K，Cuhlmann S，Luong L A，et al，2010. Role of nuclear factor kappa B in cardiovascular health and disease. Clin Sci，118（9-10）：593-605.

第十六章　集落刺激因子与动脉粥样硬化

第一节　概　　述

集落刺激因子（colony-stimulating factor，CSF）是一种以刺激体外造血干细胞和祖细胞分化，并增殖为成熟粒细胞和巨噬细胞集落为特征的分泌糖蛋白家族。在整个炎症和As病变过程中，CSF对单核细胞和巨噬细胞产生多种效应，因此，CSF可能对巨噬细胞功能和As的发生发展产生不同影响。CSF已被发现存在于动脉粥样硬化（As）病变斑块和循环血液中，它们的表达水平可能作为As病变进展的预测标志物，而且这些因子能影响As形成、斑块进展和斑块不稳定性等。由于CSF在As的发生发展中发挥重要作用，因此CSF可望成为阻止As斑块进展和破裂的治疗靶点。

第二节　集落刺激因子的分类与合成

粒细胞集落刺激因子（G-CSF）及其相关的粒细胞-巨噬细胞集落刺激因子（GM-CSF）是属于CSF家族的糖蛋白。CSF家族包括CSF-1或巨噬细胞CSF（macrophage CSF，M-CSF）、CSF-2或GM-CSF和CSF-3或G-CSF。G-CSF、GM-CSF和红细胞生成素（erythropoietin，EPO）都属于造血细胞因子。GM-CSF、IL-3和IL-5是具有共同β受体亚基（βc）的细胞因子家族成员，G-CSF与IL-3具有协同活性。G-CSF和GM-CSF是被发现存在于多种组织包括生殖器官中的生长因子，但它们主要由造血微环境中的基质细胞（成纤维细胞和内皮细胞）与免疫活性细胞（单核细胞和巨噬细胞）产生，其中GM-CSF也可由淋巴细胞和平滑肌细胞产生。经细菌LPS处理后，宿主对入侵病原微生物的炎症反应被激活，单核细胞和巨噬细胞分泌生长因子增多。该细胞因子能调节骨髓、血液和炎症部位一些造血细胞的生长、分化和迁移。在造血祖细胞（$CD34^+$）和白细胞的耐受与动员方面，G-CSF的作用优于GM-CSF。就树突状细胞的激活而言，GM-CSF似乎优先增加1型树突状细胞的数目并增强其活性。树突状细胞在肿瘤转移、损伤或感染时可引起免疫反应激活。

第三节　集落刺激因子的功能

GM-CSF可刺激巨噬细胞、单核细胞、中性粒细胞、嗜酸性粒细胞、树突状细胞和神经胶质细胞的增殖和激活。然而，由于GM-CSF缺陷小鼠中骨髓细胞生长没有受到影响，因此GM-CSF可能在骨髓细胞生长和分化中发挥重要作用。除了作为造血生长因子发挥其作用外，GM-CSF被认为对成熟造血细胞有多种作用。GM-CSF能增强促炎性细胞因子产生、抗原提呈和吞噬作用，并促进白细胞分化和黏附，在全身感染时，GM-CSF缺陷小鼠增加肺和小肠感染的易感性，表明其在维持免疫平衡中发挥重要作用。

一、对巨噬细胞的作用

GM-CSF 可通过转录因子 PU.1 促进巨噬细胞终末分化及正常免疫功能的获得。GM-CSF 能上调病原体相关分子模型（PAMP）受体［如 C 型凝集素（包括甘露糖受体或 Dectin-1 受体、清道夫受体、结合素或 Fcγ受体）］表达而调节微生物病原体的吞噬作用。补体依赖的吞噬作用可被 GM-CSF 增强以控制微生物病原体生长。GM-CSF 可上调 TLR2、TLR4 或 CD14 的表达并促进促炎性细胞因子（如 TNF、IL-6、IL-12p70、IL-23 或 IL-1β）的分泌，导致巨噬细胞极化状态向 M1 型转变，从而增加 Th1～Th17 的作用及组织破坏。相反，M-CSF 使巨噬细胞向 M2 型的极化状态转变，从而产生抗炎细胞因子如 IL-10 和 CC 趋化因子配体 2（CCL2），并促进组织修复和重构。GM-CSF 能增强巨噬细胞的多种功能，如细胞黏附、细胞表面活性脂和蛋白质的分解代谢、几种重要的抗微生物活性物质（如 ROS）的产生或抗菌酶的表达。

（一）M-CSF 和 GM-CSF 在体外产生的分子和细胞表型

Verreck 等研究表明 GM-CSF 或 M-CSF 可引起骨髓细胞选择性改变 M1 或 M2 极化表型。GM-CSF 培养的巨噬细胞经 LPS±IFN-γ处理后产生大量 IL-23 或 IL-12 和很少的 IL-10，经 M-CSF 培养的巨噬细胞不能产生 IL-12 或 IL-23，但在同样条件下可产生大量的 IL-10。GM-CSF 处理的细胞较 M-CSF 处理的细胞可产生略高的促炎性细胞因子，如 TNF、IL-18、IL-1β和 IL-6。而且，M-CSF 处理的细胞较 GM-CSF 处理的细胞吞噬能力更强，但抗原提呈作用较弱。这些生长因子处理的细胞在未经刺激的状态下没有显示完整的 M1 或 M2 表型，但反应 IFN-γ/TLR 信号时显示极化敏感。因此，GM-CSF 和 M-CSF 可促进单核/巨噬细胞显示 M1 和 M2 表型。由于体内炎症反应总发生在复杂的刺激环境中，因此这些因素可能增强或对抗 CSF 的作用。在胰岛素抵抗和代谢性炎症疾病中，PPARγ对胰岛素抵抗和代谢性炎症疾病中选择性激活的巨噬细胞生长是必需的。酪氨酸激酶受体 CD136 也能通过部分改变对 TLR 刺激的敏感性而调节 M2 型激活物的敏感性。相反，Notch 及其配体 RBP-J 可通过改变细胞内信号因子（如 IRF8 和 SOCS3）而促进 M1 型的反应。的确，骨髓细胞群对极化刺激的敏感性似乎部分受促炎和抗炎刺激信号途径的控制。

因此，信号衔接蛋白、蛋白激酶、蛋白磷酸酶和转录因子包括 IRF、SOCS、Tec 和 KLF 已被发现能控制 M1 型或 M2 型巨噬细胞的极性。配体/受体对如 CSF 等引起刺激敏感性改变的机制有待阐明，但细胞内的信号因子可能是重要的靶点。

（二）M-CSF 和 GM-CSF 在体内巨噬细胞功能极性中的作用

M-CSF 和 GM-CSF 对骨髓细胞的数量有不同的效应。基于配体/受体基因敲除小鼠的研究，M-CSF 被认为对一些组织巨噬细胞的产生和维持是必需的。受体和配体缺陷小鼠之间的不同揭示了第二配体（IL-34）的存在，后者被认为对组织巨噬细胞的维持是必需的。M-CSF 和 IL-34 通过增强组织巨噬细胞活力、促进其增殖并增加 M2 表型特性而维持组织巨噬细胞数量平衡。

尽管 M-CSF 被发现存在于健康人群且在上皮细胞、成纤维细胞、内皮细胞和巨噬细胞中产生，但其在巨噬细胞和 T 细胞、B 细胞中的表达增加。与 M-CSF 或 IL-34 相反，GM-CSF 缺陷对肺以外处于稳定状态的巨噬细胞的数量影响小。尽管 GM-CSF 被认为对浸润炎症树突状细胞的生长很重要，但最近研究显示 M-CSF 的敏感性对这些细胞是必需的。在静息状态下，GM-CSF 在大多数组织中未被发现，但在炎症或免疫刺激时，它可能在很多组织细胞中表达。M-CSF 或 GM-CSF 配体/受体功能缺陷的动物研究显示它们在炎症反应中有助于巨噬细胞表型的产生。多种研究显示 M-CSF 和 GM-CSF 能调节多组织特异性疾病模型中炎症反应的量和特征。这些疾病包括自身免疫性脑脊髓炎、As、关节炎、肾炎、肺炎和癌症。这两种因子有能力促进巨噬细胞存活及数量扩增，CSF 拮抗剂减少巨噬细胞数量，将导致疾病的强度变弱和持续时间变短。M-CSF 的使用、抗体介导的配体作用减弱、抗体对受体的拮抗或受体酪氨酸激酶抑制剂的使用等都证明 M-CSF 在炎症疾病中发挥重要作用。

CSF 在调节体内巨噬细胞极性本质中的作用主要包括以下几方面：第一，是静息和整个炎症反应中 CSF 在组织中的表达模式。尽管这两种因子在不同组织损伤反应中的表达量增加，但 M-CSF 在很多组织中的表达明显增多，它对维持组织中巨噬细胞数量至关重要。相反，GM-CSF 在组织损伤外的情况下能被检测，它对巨噬细胞数量的维持相对不重要。第二，组织中巨噬细胞通常在静息状态下能显示 M2 表型，这与减弱组织损伤炎症反应的需求一致，这也与 M-CSF 在人单核细胞和小鼠骨髓源性巨噬细胞实验中显示的 M2 表型是一致的。第三，GM-CSF 在几个模型系统中被证实为炎症损伤的关键决定者。最近研究显示 T 细胞来源的 GM-CSF 对自身免疫脑脊髓炎的疾病表型是关键的。GM-CSF 选择性靶向浸润中枢神经系统的巨噬细胞。第四，几项体外研究表明 M-CSF 和 GM-CSF 显示 M1/M2 表型能被 GM-CSF/M-CSF 可逆调节，且 GM-CSF 作用占优势，而且 GM-CSF 的生物利用度增加也印证了以上观点。在静息状态和缺乏其他形式刺激的情况下，M-CSF 将产生 M2 表型。在需要时（如持续感染或受伤时），GM-CSF 表达增加将产生 M1 表型。然而，M-CSF 和 GM-CSF 对培养的巨噬细胞极性的特定效应不能完全预测它们的体内效应。这反映了炎症损伤的可变特性、刺激的可变特性和特定组织微环境不同特征的复杂性。

二、对树突状细胞的影响

GM-CSF 正向调节迁移的 $CD103^{+}CD11b^{+}$DC 生长，但负向调节常驻 $CD8^{+}$树突状细胞的生长。GM-CSF 也强烈诱导体外炎症单核细胞来源树突状细胞（moDC）生长，moDC 的数量在 GM-CSF 转基因小鼠中也增加。患有关节炎的 GM-CSF 缺陷小鼠中引流淋巴结或患有急性腹膜炎的 $NF\text{-}\kappa B1^{-/-}CD4^{+}$T 细胞的小鼠脾脏中 moDC 数量明显减少，这表明 GM-CSF 有助于体内炎症细胞的分化。相反，研究显示 GM-CSF 在急性感染过程中对 moDC 的分化不必需，因为 GM-CSF 缺陷小鼠或 GM-CSF 受体缺陷小鼠在急性感染过程中 moDC 的数量没有减少。这些数据显示，尽管 GM-CSF 显著促进 moDC 产生，但 moDC 还可以由 GM-CSF 非依赖途径产生。除了调节 DC 生长之外，GM-CSF 也增加常驻树突状细胞对细菌的摄取或促炎性细胞因子（如 IL-6 或 IL-23）的分泌。

三、对中性粒细胞的影响

在成熟中性粒细胞中，GM-CSF 能上调整合素 CD11b 的表达，从而增强细胞黏附能力。GM-CSF 也增强中性粒细胞的抗微生物功能，如吞噬作用或 ROS 的产生。然而，自身免疫肺泡蛋白沉着症患者的中性粒细胞 PU.1 表达正常，表明 GM-CSF 不参与中性粒细胞分化。

四、对 B 细胞的影响

在 B 细胞中，B1 样 B 细胞主要存在于胸腔或腹腔中。在微生物感染时，B1a B 细胞（B1 样 B 细胞亚型）通过 TLR 依赖的方式识别细菌，并能分化成反应激活物 B 细胞，从而产生 GM-CSF 并同时表达 GM-CSF 受体，GM-CSF 以自分泌方式作用于其受体并诱导 B 细胞产生 IgM。B 细胞功能受限的 GM-CSF 缺陷小鼠在感染后出现高细菌滴度和高发病率，但没有出现肺泡蛋白沉着症，这表明 B 细胞来源的 GM-CSF 对起保护作用的 IgM 反应是必需的，但肺泡巨噬细胞对表面活性物质的清除不必需。这些数据显示 GM-CSF 的细胞来源和定位很重要。

五、对 T 细胞的影响

GM-CSF 广泛表达于间质和造血细胞中，最近的小鼠研究表明 $CD4^{+}$T 细胞中 GM-CSF 对炎症小鼠模型实验性自身免疫性脑脊髓炎、关节炎模型如胶原诱导性关节炎（CIA）或 SKG 关节炎、间质性肺病、腹膜炎和心肌炎等疾病的发生是必需的。尽管 GM-CSF 被认为是 Th17 细胞产生的细胞因子之一，但 Th1 细胞和 Th2 细胞也表达 GM-CSF。而且，最近的研究显示，产生 GM-CSF 的 Th 细胞不同于 Th1、Th2 或 Th17 细胞。

六、G-CSF 在粒细胞合成中的作用

中性粒细胞、嗜酸性粒细胞和嗜碱性粒细胞是免疫细胞中发挥重要作用的粒细胞家族成员，在整个细菌或无菌炎症过程中被激活。这些调节粒细胞生存和死亡的因子控制炎症的严重性。在中性粒细胞表面表达的 G-CSF 的主要作用包括刺激造血祖细胞、骨髓中的中性粒细胞产生并释放入血，以及成熟中性粒细胞的存活等。G-CSF 诱导中性粒细胞的存活及趋化，通过作用于中性粒细胞，G-CSF 刺激花生四烯酸释放，以及碱性磷酸酶（LAP）、髓过氧化物酶和超氧阴离子产生。在感染的病例中，G-CSF 对中性粒细胞的产生是必需的。然而有关 G-CSF 遗传缺陷小鼠的研究表明，在稳态条件下粒细胞的形成是可能的，但概率约为 25%，中性粒细胞产生的概率受组织中细胞凋亡程度的调节。

七、G-CSF 的其他作用

GM-CSF 对癌症患者的免疫刺激效应是 DC1 的数量和活性增强所致，这可导致细胞毒性免疫反应。G-CSF 的使用能引起一些髓样白细胞的增殖或单核细胞分化、内皮细胞生长和迁移、破骨细胞活性增加及造骨细胞活性降低。G-CSF 直接改变交感紧张并减少去甲肾上腺素的再摄取，导致交感神经系统传递较长的持续信号，肾上腺素信号在促进 G-CSF 释放过程中起重要作用。

第四节 集落刺激因子的调节

蛋白质水平和活性受到复杂的转录和转录后的调节。有效活化和抑制 CSF 功能的机制主要是通过直接作用于 CSF 基因启动子。CSF 表达受高度的系统性调节，并且涉及很多分子作用物。G-CSF 和 GM-CSF 信号途径如下：

G-CSF 和 GM-CSF 受体（G-CSFR）属于红细胞生成素/细胞因子受体超家族。G-CSF 受体作为同源二聚体发挥作用，而 GM-CSF 受体是一种与 IL-3 受体和 IL-5 受体复合物以β链相连的异源二聚体。G-CSFR 主要在中性粒细胞和骨髓前体细胞中表达，后者可通过增殖最终分化为成熟的粒细胞，G-CSF 与 G-CSF 受体结合形成二聚体。激活的下游信号包括 STAT、Src 激酶，如 Lyn、ERK 和 PI3K。G-CSF 受体的胞质域包括 4 个酪氨酸残基（Y704、Y729、Y744、Y764）。Src 同源区 2（SH2）包括与 Y704 结合的 STAT5 和 STAT3 及与 Y764 结合的 Gab2。Grb2 与 Gab2 和 SoS 偶联，允许信号多样化，如 Ras/ERK、PI3k/Akt 和 Shp2。G-CSF 受体的一种拼接异构体引起 JAK-SHP2 途径激活。蛋白激酶的确切生理作用及 G-CSF 诱导的信号下游事件目前尚不清楚，尽管一些线索正开始浮现。GM-CSF 与 GM-CSF 受体的α链以低亲和力结合，在两种亚基都存在时则以高亲和力结合。

GM-CSF 信号参与 JAK 激活相关的聚体超复合体的形成。除了 JAK/STAT 途径外，GM-CSF 也激活 ERK1/2、PI3K/Akt 和 IκB/NFκB 途径。α链主要被考虑为配体识别单位，它与 Lyn 结合后能激活 JAK，而不依赖存活途径的 Akt 激活。因此，受体表达模式和信号途径中已知与未知的区别能解释 G-CSF 和 GM-CSF 之间的功能差异。G-CSF 和 GM-CSF 是带有重叠功能的多效生长因子。GM-CSF 与 M-CSF 在单核细胞功能方面也有一些共同特性。GM-CSF 和 G-CSF 均可增加中性粒细胞的趋化作用和迁移，但反应动力学可能不同。GM-CSF 可能比 G-CSF 的促炎效应更强，因为前者增加人白念珠菌、Fc 和补体介导的细胞结合受体（FcγRⅠ、CR-1 和 CR-3）及黏附受体（ICAM-1）的表面表达。

GM-CSF 促进粒细胞和巨噬细胞克隆形成，M-CSF 促进巨噬细胞克隆形成，G-CSF 刺激粒细胞集落形成，多集落刺激因子（通常称为 IL-3）刺激多种造血细胞集落形成。以上 4 种 CSF 受体共存于大多数粒细胞和巨噬细胞上，但每种 CSF 仅有一种受体（表 16-1）。

表 16-1 集落刺激因子及其受体

中文名	缩写	基因名	其他名
巨噬细胞集落刺激因子	M-CSF	*CSF1*	lanimostim
粒细胞-巨噬细胞集落刺激因子	GM-CSF	*CSF2*	molgramostim，sargramostim
粒细胞集落刺激因子	G-CSF	*CSF3*	filgrastim，lenograstim，pluripoietin
白介素-3	IL-3	*IL3*	multi-CSF
巨噬细胞集落刺激因子受体	M-CSFR	*CSF1R*	CD115，c-fms
粒-巨噬细胞集落刺激因子受体-a	GM-CSFRa	*CSF2RA*	CD116
粒-巨噬细胞集落刺激因子/白介素 3/白介素 5 受体β	GM-CSFRbc	*CSF2RB*	CD131，IL3RB，IL5RB
粒细胞集落刺激因子受体	G-CSFR	*CSF3R*	CD114
白介素受体α	IL-3Ra	*IL3RA*	CD123

不同受体有特定的细胞内区域，能调节众多下游信号通路并引起不同范围的生物反应。除了骨髓祖细胞的成熟作用外，CSF 能作用于成熟的粒细胞和巨噬细胞，因而在调节炎症反应方面起直接作用，同时掩盖了其调节 As 所有阶段的潜力。而且，多种血管细胞能表达 CSF 并对 CSF 作出反应。例如，体外试验研究显示，除巨噬细胞外，在生理条件下，M-CSF 也在内皮细胞和血管平滑肌细胞中表达。相反，基础条件下 GM-CSF 在内皮细胞、血管平滑肌细胞和巨噬细胞中表达很少，但在炎症刺激（如 TNF-α、IL-1 或 ox-LDL）诱导下，其表达增多。

第五节　集落刺激因子在动脉粥样硬化中的作用

GM-CSF 和 M-CSF 在 As 领域中的作用已被深入研究，以下将介绍 CSF 对 As 的影响。

一、集落刺激因子和巨噬细胞异质性

巨噬细胞，包括单核细胞来源的树突状细胞，代表一种对组织平衡的维持起必要作用的巨噬细胞网络。最近研究表明，As 病变所有阶段的巨噬细胞在循环中以单核细胞前体形式存在。然而，在过去的十几年，大量研究表明单核细胞和巨噬细胞中的多种亚单位与多种细胞表面标记物共存，它们在 As 斑块进展中可能有互补作用。而且，先天和后天免疫系统调节者也可能通过释放促炎和抗炎分子而使 As 斑块中的巨噬细胞表现出异质性，这可能对 As 斑块的进展发挥不同的效应。巨噬细胞的异质性可以在多方面体现，包括它们的起源（如骨髓或脾脏）、表型（家系）、在组织中暂时存在，以及它们生存的微环境。

CSF 可能代表一些能调节巨噬细胞异质性潜力的因子。当肺泡巨噬细胞被分化产生 GM-CSF 或 M-CSF 时，两种不同的单核细胞来源巨噬细胞表型可能在体外研究中产生，分别影响它们的形态、生化和功能活性。因此，几项研究通过使用循环中与 GM-CSF（GM-Mac）或 M-CSF（M-Mac）分化的单核细胞来探究巨噬细胞的异质性，成熟的巨噬细胞体现两者不同的形态学表型，GM-Mac 呈圆形，而 M-Mac 呈长条形。而且，基因芯片研究已经揭示，在 GM-Mac 和 M-Mac 中间存在不同的转录组，阐明了与胆固醇和炎症相关的不同基因表达，此过程涉及 As 进展。

二、GM-CSF 和 M-CSF 之间的对抗

在炎症产生场所如 As 斑块中，巨噬细胞可能同时暴露于两种 CSF 中，因此，这两种 CSF 可能存在竞争。体外研究也表明，当分析细胞因子表达时，单一 CSF 表型可能部分被逆转。因此，在单个 CSF 存在时，巨噬细胞的成熟不会产生终末分化过程，仅仅表现为对任何 CSF 的反应。的确，Hamilton 及其同事已经提出一种“M-CSF 抵抗”模式，即在低级别炎症状态下，巨噬细胞首先暴露于 M-CSF 中并呈现偏向“M2 样”的极化状态，带有一种促进血管新生和组织修复的能力。相反，当炎症增加时，GM-CSF 产生也增多，M-CSF 受体信号减弱，巨噬细胞显示一种“M1 样”的表型，当 GM-CSF 水平衰减且 M-CSF 浓度保持不变时，该表型可被逆转。显然 GM-CSF 能下调巨噬细胞膜上 M-CSF 受体蛋白的表达，从而废除它们对 M-CSF 反应的能力。而且，GM-Mac 和 M-Mac 分别释放能影响巨噬细胞极性的促炎因子和抗炎因子如 1 型 IFN 和 IL-10。因此，M-CSF 和 GM-CSF 之间的比

例可能是调节巨噬细胞异质性及调节 As 斑块和炎症功能的重要因素。

三、GM-Mac 和 M-Mac 与 M1 和 M2 极化巨噬细胞的比较

最近研究显示，M-CSF 分化的人单核细胞源性巨噬细胞表达部分 M2 转录组序列，体外研究显示，M-CSF 产生的巨噬细胞代表一个正常或未激活巨噬细胞，通常称为 M0。相反，由于 GM-Mac 与体外激活的巨噬细胞之间基因表达和相关分层聚集分析模式的类似性，以及 M-Mac 和体外选择性激活巨噬细胞之间转录组序列的重叠，一些研究者已经将 M1 和 M2 极化巨噬细胞分别简称为 GM-Mac 和 M-Mac。分泌炎症分子之间的关联很明显，GM-Mac 产生促炎因子如 IL-6、IL-23 和 TNF-α，而 M-Mac 表达抗炎细胞因子 IL-10。尽管极化小鼠巨噬细胞(M1 和 M2)和 GM-Mac 的细胞膜蛋白质组显示多处重叠,但 GM-Mac 也表达大量不同于极化（M1 和 M2）和 M-CSF 分化巨噬细胞的膜蛋白。而且，GM-Mac 和 M-Mac 膜蛋白组与 M1 和 M2 型巨噬细胞相比截然不同。小鼠源性腹膜巨噬细胞的蛋白质组与 GM-Mac 更类似，但不同于 M-Mac、M1 和 M2 极化巨噬细胞，而且 GM-CSF 缺陷细胞中腹膜巨噬细胞的产生减少。GM-CSF 分化的巨噬细胞（与或不与 IL-4 共刺激）类似于树突状细胞，但这些主要标志物不能在体内区别巨噬细胞和树突状细胞。总之，以上发现表明 CSF 是巨噬细胞异质性的主要体内表型决定者。

四、GM-Mac 和 M-Mac 的免疫调节作用

在细菌（如 LPS）或炎性细胞因子（FN-g 和 CD40L）存在时，GM-Mac 分泌促炎因子，如 TNF-α和 IL-23，而 M-Mac 产生具有抗炎作用的 IL-10 并下调 CD40（一种促 As 分子）的表达，而 GM-Mac 无此作用。因此，GM-Mac 增强 Th1 细胞的作用，而 M-Mac 阻止 Th1 功能并增强 Th2 活性。因此，CSF 巨噬细胞极性可能通过产生促炎或抗炎免疫反应而调节斑块进展。Th1 或 Th2 细胞因子（IFN-g 或 IL-4）维持成熟巨噬细胞 M-CSF 产生，表明在促炎和抗炎调节下 M-CSF 产生不受影响，以确保基础巨噬细胞分化不受阻。因此，巨噬细胞的 CSF 极性可能调节免疫反应，从而通过正反馈作用确保巨噬细胞蓄积。

五、集落刺激因子和泡沫细胞形成

巨噬细胞对富含胆固醇的修饰 LDL 的摄取是导致泡沫细胞形成和 As 斑块进展的关键过程。最近，经 GM-CSF 和 M-CSF 处理的巨噬细胞芯片实验显示，它们对胆固醇平衡相关基因表达（包括清道夫受体和胆固醇流出转运蛋白）有不同的影响。同样，GM-CSF 和 M-CSF 可能对巨噬细胞源性泡沫细胞形成产生不同影响。尽管 GM-Mac 和 M-Mac 同时暴露于修饰的脂蛋白中，但 M-Mac 对脂蛋白的摄取率更高，这可能通过增加受体介导的摄取及增加修饰的和新生的 LDL 摄取实现。GM-Mac 上调而 M-Mac 下调，胆固醇逆向转运调节者如 ABCG1 和 APOE 的表达部分是通过 PPARγ调节而实现。相反，M-Mac 对修饰的脂蛋白的摄取也被认为是通过使巨噬细胞增加 IL-6、IL-8 和 MCP-1 的表达，减少 IL-10 的表达，以及表达 GM-CSF 受体并增加 PPARγ，从而诱导这些巨噬细胞的表型朝着促炎状态转变，表明它们与 GM-Mac 非常类似。因此，面对大量修饰脂蛋白，如 As 斑块，M-Mac 可能通过该潜力转变成类似于 GM-Mac 的表型以有效促进胆固醇流出并减少泡沫细胞形成。然而，转变成促炎表型对 As 斑块形成可能产生有害的后果。

六、巨噬细胞与基质金属蛋白酶

巨噬细胞异质性和 MMP 表达与 As 斑块进展密切相关。促炎环境可能促进 MMP 介导的 M-CSF 受体从巨噬细胞表面脱离，从而导致巨噬细胞对 M-CSF 的反应消失并减少 M-CSF 诱导的抗炎分子释放。最近一项蛋白组学研究显示，与未受刺激或 M2 型分化的 M-CSF 巨噬细胞相比，M1 极化巨噬细胞减少了细胞表面 M-CSF 受体的表达。研究阐明，GM-Mac 与 M-Mac 相比，前者 MMP 的 mRNA 和蛋白水平较高。尤其 MMP-12 和 MMP-14 在 GM-Mac 中表达上调明显，而且两种 MMP 掩盖清除细胞膜表面多种底物的能力，均表明其已参与 As 斑块进展。

七、集落刺激因子、巨噬细胞和动脉粥样硬化的体内研究

由于 GM-CSF 和 M-CSF 对单核细胞和巨噬细胞生物和功能的体外效应不一致，特别是泡沫细胞形成和促炎/抗炎分子的调节，大量研究旨在阐明单一 CSF 对体内 As 发病机制和进展的效应。

（一）M-CSF

多种研究已经阐明 M-CSF 纯合或杂合失活突变的 As 易感小鼠中 As 斑块进展延缓。血浆胆固醇水平和斑块面积之间的负相关归因于 M-CSF 基因量而并非依赖于饮食。因此，即使患高胆固醇血症，由于循环中单核细胞数量减少，As 的发病仍可能延迟。尽管杂合子 *Csf1* 小鼠与高脂喂养的 *Ldlr* 缺陷小鼠杂交后 As 形成延缓，但循环中单核细胞数量未受影响。而且，*Csf1* 杂合子小鼠斑块中巨噬细胞成分较少，这至少部分是由于细胞凋亡增加，从而引起斑块进展及易于破裂。

最后，从骨髓移植实验得出结论，动脉壁中的 M-CSF 可调节 As 形成。使用阻断性抗体靶向 M-CSF 受体（CD115）的功能缺失研究也显示动脉粥样硬化形成减少，这可能是影响斑块内巨噬细胞蓄积而不依赖循环中单核细胞数量所致。相反，CD115 封闭性抗体作用于 As 小鼠不能发挥任何有益作用。因此，M-CSF 可能主要通过从血管细胞（如血管平滑肌细胞和内皮细胞）而非募集的巨噬细胞中释放，其在 As 形成中起重要作用，而在斑块进展中作用不明显。

（二）GM-CSF

使用 *Csf2*（GM-CSF）敲除小鼠的研究已经产生相反的结果，*apoE* 敲除小鼠斑块面积增加，而 *Ldlr* 缺陷小鼠中 As 斑块面积减少，这一发现支持了 GM-CSF 的促 As 作用。使用重组 GM-CSF 作用于高胆固醇血症的 *apoE* 敲除小鼠，可加剧斑块形成和进展。同样，对 As 兔的研究表明，过多的 GM-CSF 可促进脆性 As 斑块形成。此外，GM-CSF 和 IL-3 能促进促炎症单核细胞从脾释放以促进斑块形成及进展。然而，最近两项研究已经表明，GM-CSF 可通过促进新生内膜形成而加速 As 形成，而 M-CSF 可通过调节循环中单核细胞数量及 CCL2（MCP-1）介导的化学诱导而促进这些单核细胞募集到 As 敏感位点，其也可通过促进新生内膜斑块炎症而促进 As 形成。因此，M-CSF 可能促进 As 形成。

（三）G-CSF

G-GSF 在 As 中的作用尚不清楚，在 As 兔和小鼠中，G-CSF 可减少 As 形成，但同时又会加剧现有的 As 斑块进展。

八、集落刺激因子在心血管疾病中的作用

研究表明，循环中 M-CSF 水平增加是冠心病患者的 As 斑块进展和未来不利临床后果强有力的预测因素。研究显示，冠心病患者与健康对照组，循环中的 GM-CSF 水平没有区别。然而，轻中度高血压患者与健康对照者相比，循环中 GM-CSF 水平增加。血浆中 IL-3 水平也可能与病变发展相关，这可能是由于对血管内皮细胞促进生长产生影响所致。

九、集落刺激因子在临床中的应用

C-CSF、GM-CSF 和 M-CSF 已被研究用于治疗癌症患者，相反，临床研究已经采取一些治疗措施阻止 GM-CSF 和 M-CSF 介导的炎症及自身免疫导致的疾病进展。然而，该方法用于心血管疾病的治疗还没有引起足够关注，循环中炎症细胞的数量增加可能对 As 斑块进展和稳定性产生不利效应。Zbinden 等阐明，与安慰剂相比，接受 GM-CSF 处理的冠状动脉疾病患者有 29%在发生急性冠脉综合征（可能由于斑块破裂）后侧支动脉生长加快。G-CSF 应用于心血管病患者不仅能加速血管和斑块生长，而且增加心血管事件的发生。因此，外源性 CSF 特别是 GM-CSF 的使用对亚临床冠状动脉疾病患者会产生潜在不利效应。CSF 应用于癌症患者能提高循环中白细胞数量，冠状动脉疾病患者在接受 CSF 处理后能促进心肌修复或血管重建。

第六节 小 结

CSF 是循环中单核细胞产生的基础，GM-CSF 和 M-CSF 被发现存在于 As 斑块中，因此这两种分子的重叠和竞争可能体现血小板内巨噬细胞功能，如脂质平衡和泡沫细胞形成、炎症状态和蛋白质分解潜力，所有这些因素被认为能促进 As 斑块发展。M-CSF 似乎能通过增加循环中的单核细胞数量，并将它们募集到斑块形成的好发部位，以及增加巨噬细胞源性泡沫细胞形成而在 As 进展中发挥重要作用。然而，在进展的 As 斑块中，M-CSF 可能通过使巨噬细胞获得抗炎症和伤口愈合功能而促进斑块纤维化并增加其稳定性。As 的这两个阶段是无症状的且被考虑是对动脉壁改变的生理反应。然而，考虑 GM-CSF 能使巨噬细胞变成可释放大量潜在有害细胞因子和朊酶类的促炎症细胞，从而促进斑块发展及易于破裂。阐明 CSF 靶向的巨噬细胞表型对进一步澄清促 As 和抗 As 作用是必要的。因此，M-CSF 或 GM-CSF 可能预测心血管事件，这将为预防 As 斑块破裂和心肌梗死提供新的靶点。

（欧 翔）

参考文献

Aoi S，Takashi U，2015. Pivotal roles of GM-CSF in autoimmunity and inflammation. Mediators of Inflammation，2015：568543.

Cetean S，Căinap C，Constantin A M，et al，2015. The importance of the granulocyte-colony stimulating factor in oncology. Clujul Medical，88（4）：468-472.

Chaudhuri A，Wilson N S，Yang B，et al，2013. Host genetic background impacts modulation of the TLR4 pathway by RON in tissue-associated macrophages. Immunol Cell Biol，91（7）：451-460.

Di Gregoli K，Salter R，Johnson J L，2012. miR-24 modulates MMP-14 protein expression in macrophages suggesting a novel regulatory mechanism associated with atherosclerotic plaque progression. Cardiovasc Res，93：S8-S18.

Futami M，Zhu Q S，Whichard Z L，et al，2011. G-CSF receptor activation of the Src kinase Lyn is mediated by Gab2 recruitment of the Shp2 phosphatase. Blood，118：1077-1086.

Geering B，Stoeckle C，Conus S，et al，2013. Living and dying for inflammation：neutrophils，eosinophils，basophils. Trends Immunol. 34（8）：398-409.

Hamilton T A，Zhao C，Pavicic P G Jr，et al，2014. Myeloid colony-stimulating factors as regulators of macrophage polarization. Front Immunol，5：554.

Hansen G，Hercus T R，McClure B J，et al，2008. The structure of the GM-CSF receptor complex reveals a distinct mode of cytokine receptor activation. Cell，134：496-507.

Hume D A，MacDonald K P，2012. Therapeutic applications of macrophage colony-stimulating factor-1（CSF-1）and antagonists of CSF-1 receptor（CSF-1R）signaling. Blood，119（8）：1810-1820.

Jack G D，Zhang L，Friedman A D，2009. M-CSF elevates c-Fos and phospho-C/EBPalpha（S21）via ERK whereas G-CSF stimulates SHP2 phosphorylation in marrow progenitors to contribute to myeloid lineage specification. Blood，2009，114：2172-2180.

Johnson J L，Newby A C，2009. Macrophage heterogeneity in atherosclerotic plaques. Curr Opin Lipidol，20：370-378.

Ley K，Miller Y I，Hedrick C C，2011. Monocyte and macrophage dynamics during atherogenesis. Arterioscler Thromb Vasc Biol，31：1506-1516.

Lucas D，Bruns I，Battista M，et al，2012. Norepinephrine reuptake inhibition promotes mobilization in mice：potential impact to rescue low stem cell yields. Blood，119（17）：3962-3965.

Noster R，Riedel R，Mashreghi M F，et al，2014. IL-17 and GM-CSF expression are antagonistically regulated by human T helper cells. Science Translational Medicine，18（6）：241.

Rauch P J，Chudnovskiy A，Robbins C S，et al，2012. Innate response activator B cells protect against microbial sepsis. Science，335（6068）：597-601.

Robbins CS，Chudnovskiy A，Rauch PJ，et al，2012. Extramedullary hematopoiesis generates Ly-6Chigh monocytes that infiltrate atherosclerotic lesions. Circulation，125：364-374.

Shiomi A，Usui T，Ishikawa Y，et al，2014. GM-CSF but not IL-17 is critical for the development of severe interstitial lung disease in SKG mice. The Journal of Immunology，193（2）：849-859.

Xie W，Li L，Zhang M，et al，2016. MicroRNA-27 prevents atherosclerosis by suppressing lipoprotein lipase-induced lipid accumulation and inflammatory response in apolipoprotein E knockout mice. PLoS One，11（6）：e0157085.

Xu H，Zhu J，Smith S，et al，2012. Notch-RBP-J signaling regulates the transcription factor IRF8 to promote inflammatory macrophage polarization. Nat Immunol，13（7）：642-650.

第十七章　γ干扰素与动脉粥样硬化

第一节　概　　述

动脉粥样硬化（As）是一种慢性炎症性疾病，在As斑块内，含有大量的炎症细胞，主要是单核/巨噬细胞和淋巴细胞。As的病因非常复杂，其进展受到环境和遗传危险因素的影响。研究显示抑制血管壁中的炎症通路有助于As相关的心血管疾病的防治。

γ干扰素（interferon-γ，IFN-γ）是一种$CD4^+$ T细胞源性细胞因子，可由聚集在As斑块的活化的T细胞分泌，具有重要的免疫调控功能。对117例冠心病患者和80例健康成年人的血清IFN-γ水平进行检测，发现IFN-γ水平与冠心病的严重程度之间有密切关系，而且IFN-γ是冠心病发病的独立危险因素。Liang等对128例冠心病患者（冠脉造影证实）和106例冠脉狭窄患者的观察，也发现冠心病患者IFN-γ的蛋白和mRNA水平都比单纯狭窄患者高。IFN-γ在As斑块处高表达，目前被视为As形成的关键因子。IFN-γ参与多种免疫反应的启动和调节，包括固有免疫和获得性免疫反应，可通过激活巨噬细胞、NK细胞和B细胞发挥作用。IFN-γ可促进内皮细胞黏附分子的表达，促进巨噬细胞产生TNF-α和IL-6、氧自由基和金属蛋白酶等。这些作用均可促进As的发生发展。

第二节　γ干扰素的信号转导通路

γ干扰素属于Ⅱ型干扰素家族的细胞因子，最初作为一种抗病毒物质被发现，由许多免疫细胞如$CD4^+$ Th1、$CD8^+$细胞毒性T细胞、NK细胞和NKT细胞、抗原提呈细胞（如巨噬细胞）、树突状细胞和B细胞分泌。IFN-γ具有广泛的细胞功能，这些功能是通过激活靶细胞内的细胞信号转导通路来完成的。

IFN-γ通过广泛表达的特异性受体（红细胞上不表达）发挥作用。人IFN-γ受体由2条链组成：IFN-γR1及IFN-γR2。IFN-γR1分子量为90kDa，为结合配体所必需，其基因定位于人染色体6q16—q22或鼠16号染色体；IFN-γR2主要参与信号转导，其基因定位于人染色体21q22—q11或鼠16号染色体。IFN-γ发挥功能是通过细胞内信号分子通路来实现的，已知IFN-γ可通过以下三个途径进行信号转导：JAK-STAT途径、CRKL-RAP1途径和PI3K途径，其中最重要的是JAK-STAT途径。

一、JAK-STAT途径

IFN-γ结合到受体以后，细胞表面的两种受体IFN-γR1及IFN-γR2发生二聚体化反应，导致两个与受体连接的酪氨酸激酶JAK1和JAK2磷酸化活化。JAK活化后磷酸化IFN-γR尾部，募集STAT1单体通过其SH2结构域停靠在磷酸化受体上，进而STAT1上的Tyr701

残基被磷酸化，形成 STAT1-STAT1 同源二聚体，该二聚体进入细胞核，参与形成 IFN-γ激活因子，结合到基因组中的 IFN-γ活化位点，引起相关基因的表达，改变靶细胞的增殖与分化。STAT1 上 Ser727 磷酸化对于 IFN-γ诱导的转录活性是必需的，但对 DNA 结合和核转录没有作用。Ser727 磷酸化可促进 THP-1 细胞外信号调节激酶（ERK）、c-Jun 氨基末端激酶（JNK）、蛋白激酶 Cδ（protein kinase Cδ，PKCδ）和钙/钙调蛋白依赖性蛋白激酶Ⅱ（calcium calmodulin-dependent kinase Ⅱ，CamKⅡ）活化，抑制或者消除 ERK 减弱 IFN-γ介导的修饰 LDL 摄取及炎症因子和黏附分子释放。许多丝氨酸激酶，如 p38 丝裂原活化蛋白激酶和磷酸化激酶（PI3K）也能催化这类磷酸化。除了 STAT1 以外，其他类型的 STAT 如 STAT3 和 STAT5b 也能被 IFN-γ激活，其通路可能也与 JAK 有关。

二、CRKL-RAP1 途径

衔接蛋白 CRK 蛋白含有 SH2 与 SH3 结构域，能作为衔接分子促进由刺激引起的信号复合物的形成。SH2 与上游蛋白-IFN 受体作用，通过 CRKL 的 N 端 SH3 结构域与鸟嘌呤核苷酸交换因子（guanine nucleotide exchange factor，GEF）的 C3G 相联系。C3G 是 RAP1 的一种 GEF，也是一种与 RAS 相关的小 GTP 酶。通过 CRKL 依赖的方式，IFN-γ能快速而短暂地激活 RAP1。RAP1 下游的激活是 IFN 抑制生长的一种机制，但是这种 RAP1 抗增殖作用的准确机制还在研究中。除了 RAP1-RAS，RAP1 能活化有丝分裂原活化蛋白激酶信号级联反应，RAP1 下游的效应分子还与 IFN-γ的免疫调节作用有关。

三、PI3K 途径

IFN-γ诱导的 JAK 能活化磷脂酰肌醇-3 激酶（phosphatidylinositol 3 kinase，PI3K）的催化亚基 p110。PI3K 的活化可导致下游 PKC-δ 的活化，进而使 STAT1 上的 Ser727 磷酸化，促进 IFN-γ诱导的靶基因转录。PKC-δ 作为 STAT1 上 Ser727 的磷酸激酶，可通过介导促凋亡基因的转录，诱导凋亡，在 IFN-γ的抗增殖、抗肿瘤特性中起重要作用。研究表明，不同 PKC 亚型的分布具有组织特异性，PKC 的其他亚型如 PKC-ε、PKC-θ 也参与 IFN-γ诱导的转录。磷脂酰胆碱特异性磷脂酶 C（phosphatidylcholine-phospholipase C，PC-PLC）及 PKC 途径同样参与 IFN-γ的调控。除了促凋亡，PI3K 还能促进 IFN-γ诱导的小神经胶质细胞表达诱导型一氧化氮合酶（iNOS），促进单核细胞的黏附。该途径和 JAK-STAT 途径有一定的重叠。

除了上述 3 条途径以外，还有证据表明可能有其他途径参与了 IFN-γ对细胞的调控。例如，对人气道单核细胞使用 IFN-γ处理后，可明显诱导炎症基因表达，其途径是 Src 家族激酶活化及 ERK 的磷酸化。IκB 激酶β（IκB kinase-β，IKK-β）通过与干扰素调节因子 1（interferon regulatory factor 1，IRF1）结合参与 IFN-γ对炎症因子的调控。因此，IFN-γ可能通过对多种不同途径的调控，确保机体对外界刺激的有效反应，保障机体的安全。然而，IFN-γ在何种条件下哪种途径占优势，还有待进一步研究。

第三节　γ干扰素表达的调控

体内调控 IFN-γ表达的因子很多，包括细胞因子等，IL-2、IL-18 均能有效促进细胞 IFN-γ

的表达。使用 IL-18 的天然拮抗剂——IL-18 结合蛋白（IL-18 binding protein，IL-18BP）处理细胞后，可明显减少 IFN-γ的产生。IL-18 联合 IL-12 也能通过 NF-κB 促进 IFN-γ的产生。IL-4 的作用刚好相反，可抑制 IFN-γ的产生，IL-4 基因缺乏的小鼠 IFN-γ水平明显增高。微小 RNA（miRNA）是一类短的内源性非编码单链 RNA，这种 miRNA 能调控体内的多种生物作用，包括对 IFN-γ表达的影响。miR-21、miR-155、miR-9 可显著增加细胞内 IFN-γ的合成；miR-29 可降解小鼠体内的 IFN-γ mRNA，但也有研究认为 miR-29 是通过调控 T-box 转录因子间接下调 IFN-γ的；miR-144、miR-122 也能降低 IFN-γ的水平。此外，还有多种因素能调控 IFN-γ的表达，如 LPS、umbelliprenin、重组的布鲁菌细胞表面蛋白 31（recombinant Brucella cell-surface protein 31，rBCSP31）、PIK-75 等。总之，IFN-γ的表达调控机制是非常复杂的，需要进一步研究。

第四节　γ干扰素在动脉粥样硬化中的作用

在 As 斑块内，可检测到 IFN-γ蛋白和 mRNA 表达。IFN-γ在 As 发生发展中的作用一直以来都有争议，这很可能是 IFN-γ在 As 中既具有致炎作用又具有抗炎作用的原因。目前认为，其促 As 的作用要强于其抗 As 的作用。对 *apoE* 基因敲除小鼠每天注射重组的 IFN-γ，30 天后，As 斑块的面积是未注射 IFN-γ小鼠的 2 倍，同时会增加斑块内 T 细胞和 MHCⅡ类分子表达细胞的数量。研究表明 IL-18 能促进炎症反应及 As 的发展，能明显促进 As 斑块的面积、斑块相关 T 细胞和 MHCⅡ类分子阳性细胞的数量，但如果是在 *apoE* 基因敲除小鼠的基础上，再敲除 IFN-γ基因，可明显消除 IL-18 对 As 的促进作用。*apoE* 基因敲除小鼠，如果缺乏 IFN-γR，阻断 IFN-γ发挥作用，小鼠 As 的进展同样能得到有效缓解，斑块内脂质的含量将下降 60%。IFN-γ的下游通路，STAT1 缺乏的小鼠也显示了其抗 As 作用，泡沫细胞形成减少，也证明了 JAK-STAT1 通路在斑块内 IFN-γ促 As 中的重要作用。这些结果均说明 IFN-γ是促 As 的。IFN-γ可影响 As 的许多特征，如泡沫细胞形成、内皮细胞活化、平滑肌细胞功能改变、免疫反应、脂质代谢等。

一、IFN-γ和泡沫细胞的形成

巨噬细胞和平滑肌细胞来源的泡沫细胞形成是 As 早期阶段的关键事件，巨噬细胞过度负荷脂质后可使得血管内膜病理性增厚。As 时，血液中的单核细胞滚动和黏附于内皮，移居于内皮下间隙并分化为巨噬细胞。这些巨噬细胞摄取 ox-LDL，成为富含胆固醇的泡沫细胞，形成病理性的内膜增厚。巨噬细胞脂质过负荷，主要是由于细胞内胆固醇流入和流出之间的平衡被破坏。促进胆固醇从细胞内流出的主要蛋白是三磷酸腺苷结合盒转运体 A1（ABCA1）和 G1（ABCG1）。27-羟基胆固醇由线粒体细胞色素 P450 家族成员 27 羟化酶（CYP27A1）合成，可促进巨噬细胞胆固醇流出。27-羟基胆固醇具有他汀类药物的作用，可抑制平滑肌细胞的增殖和减少巨噬细胞源性泡沫细胞的形成。参与细胞脂质摄取的蛋白质主要包括清道夫受体-A（SR-A）和 CD36。

以前发现 IFN-γ可抑制人巨噬细胞 SR-A 和 CD36 表达，降低细胞摄取乙酰化的 LDL，提示 IFN-γ可能抑制泡沫细胞的形成。然而，后续的很多实验证实这个假设是不成立的。首先，IFN-γ处理 THP-1 巨噬细胞（As 研究中广泛使用的一种细胞）后，细胞摄取 ox-LDL

增加；其次，在 THP-1 巨噬细胞和血管平滑肌细胞中，IFN-γ能促进 SR-A 的表达。这些证据表明 IFN-γ能促进而不是抑制巨噬细胞和平滑肌细胞源性的泡沫细胞形成。

有研究发现，IFN-γ能抑制小鼠腹膜巨噬细胞 ABCA1 的表达及胆固醇流出，与 STAT1 通路有关。同时，IFN-γ可抑制巨噬细胞表达线粒体 P450 胆固醇 27 羟化酶，减少 27-羟基胆固醇合成，进而减少胆固醇流出。IFN-γ能减少巨噬细胞 apoE 合成，而 *apoE* 敲除小鼠可出现高胆固醇血症并易于发生 As，这也说明 IFN-γ可发挥促 As 作用。IFN-γ也能增加脂酰辅酶 A：胆固醇酰基转移酶（acyl-coenzyme A：cholesterol acyltransferase，ACAT）的表达，而 ACAT 可促进细胞内胆固醇的储存。这些结果均说明，IFN-γ可抑制细胞胆固醇流出，增加胆固醇蓄积，促进泡沫细胞形成。

平滑肌细胞从血管中膜迁移到内膜，吞噬脂质形成平滑肌细胞来源的泡沫细胞，也是血管内膜增厚的重要来源，会进一步加剧 As 斑块的发展。平滑肌从中膜向内膜迁移，受到内膜巨噬细胞分泌的血小板源性生长因子（platelet-derived growth factor，PDGF）和 MMP 的影响。IFN-γ能促进 MMP 的释放，加速细胞外基质的降解，增强平滑肌细胞的迁移，成为平滑肌细胞来源泡沫细胞形成的重要原因。

然而，还有证据表明，IFN-γ也具有相反的作用。脂蛋白酯酶（LPL）可促进 VCDL 和乳糜微粒水解，促进巨噬细胞摄取 ox-LDL，进而导致 As 的发生。IFN-γ能抑制巨噬细胞 LPL 表达，说明 IFN-γ具有潜在的抗 As 作用。此外，IFN-γ能抑制 ox-LDL 的形成，从而对巨噬细胞摄取脂质产生影响。总的来说，IFN-γ可通过破坏细胞内胆固醇平衡促进泡沫细胞形成，进而加剧 As 的发生发展。

二、IFN-γ促进内皮细胞活化

动脉管壁内皮细胞活化是 As 的第一步。活化的内皮细胞表达 MCP-1、M-CSF、ICAM-1、VCAM-1、E-选择素和 P-选择素。这些分子诱导单核细胞/淋巴细胞向内皮下层聚集浸润。内皮细胞不活化时，很少与白细胞接触。IFN-γ能进一步促进由其他促炎因子引起的黏附分子，如 VCAM-1 的表达。内皮细胞和巨噬细胞共培养时，IFN-γ可活化内皮细胞 NF-κB 和 MCP-1 基因的表达。这些结果说明，IFN-γ在内皮细胞介导的斑块单核细胞和 T 细胞募集中起重要作用。有趣的是，在 C57BL/6 小鼠中，高胆固醇血症诱导的 T 细胞与内皮细胞黏附，如果 IFN-γ敲除，就不会发生黏附。*IFN-γ*与 *apoE* 基因双敲除小鼠，斑块内的巨噬细胞和 T 细胞数量与单独的 *apoE* 基因敲除小鼠比，要少得多，但是这种效应仅发生在雄性小鼠体内。IFN-γ和 TNF-α共同作用可促进内皮细胞产生 F11R，这是一种黏附分子家族的免疫球蛋白，而且这种蛋白质内皮细胞表面能促进血小板的黏附，导致血栓形成。

三、IFN-γ与脂质代谢

机体脂质代谢紊乱，特别是血清 LDL-C 水平升高和 HDL-C 水平下降是 As 的重要危险因素。研究发现，IFN 可引起脂质代谢紊乱，尤其是 HDL-C 的下降。IFN-α可使成人 HDL-C、VLDL-C 和 apoA-Ⅰ 表达水平下降，同时，使脂蛋白脂酶及肝脂肪酶活性下降 40%，但对血中 TG 水平影响不明显。IFN-β能降低血清总胆固醇的含量，但 LDL-C 和 HDL-C 变化不大，TG 升高明显。IFN-γ引起机体高三酰甘油血症，血液中主要是 VLDL 的升高伴脂蛋白脂酶活性的下降，血清总胆固醇所受影响不明显。

四、IFN-γ与免疫调节

慢性炎症是 As 的特征性变化。在 As 斑块中聚集有单核细胞和淋巴细胞等，这些免疫细胞受到 IFN-γ的调控，可促进炎症介质的释放及获得性 Th1 免疫反应。

巨噬细胞、淋巴细胞及迁移的增殖血管平滑肌细胞导致 As 斑块的持续生长。有证据表明，IFN-γ在 *apoE* 基因敲除小鼠的斑块细胞募集中起着关键性作用。与单独敲除 *apoE* 基因的小鼠比较，*IFN-γR*、*apoE* 双敲除小鼠，斑块内的巨噬细胞和 T 细胞明显下降。募集单核细胞和淋巴细胞的关键信号是由活化的内皮细胞释放的。IFN-γ和 TNF-α可通过对巨噬细胞、内皮细胞和平滑肌细胞的作用加速 As。CXCL16 是与 As 密切相关的趋化因子，其与相应受体结合可介导抗原提呈细胞与 T 细胞之间的相互作用，并对斑块处 T 细胞的聚集起重要作用。IFN-γ是 CXCL16 的强力诱导剂，在体外诱导巨噬细胞表达 CXCL16 增加，在体内诱导斑块病变处及平滑肌细胞上 CXCL16 增加。

IFN-γ可诱导很多细胞因子释放，包括细胞因子 MCP-1，并促进单核细胞转化为巨噬细胞。MCP-1 可吸引单核细胞和 T 细胞。*MCP-1* 基因敲除可明显减弱小鼠 As。对 IFN-γ敏感的细胞因子还包括 CXCL16、巨噬细胞炎症蛋白-1α（macrophage inflammatory protein-1α，MIP-1α）和单核因子。细胞因子 CXCL9-11 和 CXCR3 受体结合，可促进 T 细胞在斑块处更多的聚集。CXCR6 受体在某些 $CD4^+$ Th1 细胞上表达，具有促 As 作用，能促进斑块内 IFN-γ产生、巨噬细胞和淋巴细胞募集。此外，IFN-γ还能促进内皮细胞表面的黏附分子表达，当黏附分子表达增加，单核细胞的渗入和 T 细胞的激活会被放大。目前已知，IFN-γ能促进内皮细胞和平滑肌细胞表达 ICAM-1 和 VCAM-1。IFN-γ刺激促血栓形成介质和促炎因子的释放，抑制内皮细胞和平滑肌细胞的增殖。

获得性免疫对 As 的发展也具有直接的促进作用。这种免疫主要是由 Th1 细胞驱动的，因为斑块内很少产生 Th2 的细胞因子，如 IL-4。Th 细胞均表达 CD4，通常称为 $CD4^+$ T 细胞。斑块内的 $CD4^+$ T 细胞主要表达 CD45RO、αβT 细胞受体，其功能是识别斑块抗原，如 ox-LDL。这些抗原与细胞内的 MHCⅡ类分子结合表达在细胞表面，而 IFN-γ能促进 MHCⅡ类分子表达。在一些非抗原提呈细胞如内皮细胞和平滑肌细胞上，IFN-γ也能促进 MHCⅡ类分子表达。$CD4^+$ T 细胞识别 MHCⅡ类分子提呈的斑块抗原后，触发 Th1 细胞释放促炎因子，如 IFN-γ、TNF-α及 CD40 配体（CD40 ligand，CD40L）。

IFN-γ也能导致斑块的不稳定性。CD40 和 CD40L 的结合会出现类似于 TNF 的作用，促进细胞炎症因子和 MMP 的释放。IFN-γ增加巨噬细胞 CD40 的表达与 STAT1 通路有关，在内皮细胞和平滑肌细胞上也能诱发同样的反应。因此，IFN-γ可能通过促进 CD40 和 CD40L 的结合而促进 As 发展。

获得性 Th1 免疫反应受到调节性 T 细胞的调控。调节性 T 细胞表达 CD4、CD25 及转录因子 FoxP3，通过分泌 IL-10 和转化生长因子-β（TGF-β）抑制 T 细胞的功能。调节性 T 细胞的抗 As 作用。IFN-γ在抗肿瘤作用中能减弱 $CD4^+CD25^+$调节性 T 细胞的产生和活化，因此，推测 IFN-γ可能通过抑制调节性 T 细胞并促进 Th1 驱动的 T 细胞反应来加重 As，但是，这需要更多的实验来验证。

As 斑块中其他的免疫细胞包括树突状细胞、NKT 细胞和肥大细胞。ox-LDL 能促进 NKT 细胞分泌 IFN-γ。研究发现，NKT 细胞的一个亚群 Vα14 NKT 细胞能以 IFN-γ的方式促进

As。肥大细胞也能通过释放 IFN-γ和 IL-6 等炎症因子促进 As，同时也能通过释放基质降解蛋白酶恶化 As。Th17 细胞同样能分泌 IFN-γ，As 时，Th17 分泌 IFN-γ增多，与冠状动脉粥样硬化有关，其机制可能与 HMGB1-T-bet/RUNX3 轴有关。

五、IFN-γ与斑块进展

从 As 的产生到晚期阶段，斑块的结构和成分构成变得更加复杂。早期阶段，在脂纹中主要存在的是巨噬细胞来源的泡沫细胞。晚期 As 斑块中会出现平滑肌细胞来源的泡沫细胞，并且包含细胞碎片、脂质，以及巨噬细胞、平滑肌细胞泡沫细胞凋亡和钙化所导致的坏死核心。在斑块的表面，覆盖有从平滑肌细胞释放的 I 型胶原，这些胶原具有一定的张力，对于斑块的稳定性具有重要作用。IFN-γ对这个过程均有作用，并可促进斑块破裂。钙化的过程包括一种特殊的“周样”细胞（pericyte-like）分泌基质骨架，有利于磷酸钙沉积。钙化受到氧化固醇和 IFN-γ等细胞因子的调控，IFN-γ可上调 1α-羟化酶的表达，1α-羟化酶能将 25-羟基维生素 D 转化为 1-α，25-二羟维生素 D 代谢物。在晚期 As 斑块内，泡沫细胞凋亡是细胞最主要的死亡方式。IFN-γ能影响与凋亡相关的基因表达，如促凋亡基因 TNF-α受体 1（TNFR1）和 caspase 8，并能通过上调 IL-1β转换酶（IL-1β converting enzyme，ICE）增强 Fas 介导的细胞凋亡。IFN-γ还可以通过 PI3K 途径促使平滑肌细胞 Fas 转运至细胞膜，进而促进细胞凋亡。此外，IFN-γ促进血管平滑肌细胞 TNF 相关的凋亡诱导配体（TNF-related apoptosis inducing ligand，TRAIL）介导的凋亡和线粒体相关的凋亡，其通路与 STAT3 有关。IFN-γ诱导的巨噬细胞 MMP 释放同样能促进细胞凋亡，导致斑块软化，更易于破裂。总之，IFN-γ可促发晚期 As 中的细胞凋亡。Inagaki 等发现，IFN-γ在诱导 THP-1 细胞凋亡的同时，可释放 MCP-1，如果这种情况发生在体内，将会吸引更多的单核细胞到内膜。

六、IFN-γ与氧化应激

LDL 能从血液内进入血管内膜，LDL 在内膜内能结合在基质糖蛋白上，形成脂滴和脂纹。脂蛋白易于受到化学修饰，如氧化、糖基化等。超氧化物和超氧化物起源的 ROS 是化学性的活性分子，能促进 LDL 氧化。经过氧化修饰的 LDL，即 ox-LDL，能被巨噬细胞的清道夫受体识别，导致脂质吞噬，形成泡沫细胞。还原型辅酶Ⅱ（NADPH）是体内最重要的 ROS 诱导剂，与 As 关系十分密切。IFN-γ能上调人单核细胞起源的巨噬细胞 NADPH 氧化酶表达。IFN-γ可刺激免疫活性标志物——新蝶呤（neopterin）表达升高，而新蝶呤能促进氧化，且在体外已经证实能促进 LDL 氧化。高浓度的新蝶呤能促进 As 的发生。IFN-γ还能促进双氧化酶 2（dual oxidase 2，DUOX2）表达增加，促进血管内皮生长因子-A（VEGF-A）和缺氧诱导因子-1α（hypoxia inducible factor-1α，HIF-1α）表达升高。VEGF-A 和 HIF-1α均与 As 关系密切，可促进 As 的发生发展，均与其促进血管新生有关。

七、IFN-γ基因多态性与动脉粥样硬化

人类 DNA 序列的变异中单核苷酸多态性（single nucleotide polymorphism，SNP）是最常见的遗传变异类型。某些位点的基因多态性会影响基因的转录效率和（或）表达产物的功能，在一定的环境因素或其他基因的作用下，这种基因表达差异就可能成为不同人群

中一些疾病不同的发病率或不同临床表现、治疗反应及预后的内在机制。*IFN-γ*基因+874位点正好位于转录因子 NF-κB 的结合位点，此处出现 SNP 直接影响其与转录因子的结合能力，从而直接影响转录和 IFN-γ的表达量。Kumar 等的研究表明，1 型糖尿病患者中 IFN-γ低表达量（+874AA）基因型出现频率显著高于健康人群。+2109A/G 位点位于 *IFN-γ*基因的第 3 内含子区，此区的多态性能够调节核因子与 *IFN-γ*基因的结合，从而可能会影响 IFN-γ mRNA 表达水平。杨天睿等的研究发现，*IFN-γ*+2109 位点 AA、AG、GG 基因和 *IFN-γ*+874位点 AA、AT 和 TT 基因分布无统计学意义，结果提示，没有发现 *IFN-γ*基因多态性与 As 斑块稳定性有直接关系，两组血浆中 IFN-γ水平也无显著差异，考虑 IFN-γ可能参与了 As 发生，但 IFN-γ水平与 As 的发展及斑块不稳定性无量效关系，与 *IFN-γ*基因多态性无直接关系，考虑可能与 As 多因素复杂调控有关，不同于既往相对单纯性疾病的研究，不能用简单指标及其量效关系进行分析。最近的研究发现，*IFN-γ*+874 位点的多态性与青年人早期 As 有关，然而其具体机制还没有完全阐明。

八、IFN-γ的抗动脉粥样硬化作用

尽管大量证据表明，IFN-γ的主要作用是促进 As 的发生，然而也有少量的证据支持 IFN-γ可能具有抗 As 作用，如 IFN-γ能抑制巨噬细胞 LPL 表达及 ox-LDL 的形成。IFN-γ能增加诱导型一氧化氮合酶（iNOS）表达，该酶是内皮细胞、巨噬细胞和平滑肌细胞的抗氧化剂。此外，IFN-γ能降低 15-脂氧酶的表达，也能减少 LDL 的氧化。虽然，这些少量的证据表明，IFN-γ可能具有抗 As 作用，然而大量的一氧化氮代谢物与过氧硝酸盐等氧化产物能加速血小板的黏附和聚集，促进脂质过氧化，增加血管收缩，升高血压。As 作为一种复杂性的疾病，IFN-γ的总体效果是促进 As 的发生。

第五节　以γ干扰素为靶标治疗动脉粥样硬化

IFN-γ在 As 中的主要作用是促进其发展，因此 IFN-γ可作为 As 治疗的一个重要靶点。研究发现，使用可溶性的 IFN-γR 表达质粒，注射到 *apoE* 基因敲除小鼠可防止斑块的进展、降低斑块大小，并能稳定晚期斑块。在该小鼠体内，IL-6、MCP-1 和 MIP-1a 等炎症因子的水平显著下调。同时，黏附分子如 VCAM-1，部分 MMP 如 MMP-9 和 CD40 等均有减少。这项研究为我们提供了一项临床治疗 As 的选择，然而长期应用该治疗方法对机体免疫平衡、病毒和微生物的易感性可能会有一定的影响。

抗凝血药肝素能抑制内皮细胞 IFN-γ反应。肝素能下调 IFN-γ相关的细胞因子 MIG、IP-10 和 I-TAC，也能抑制 CXCR3 介导的 Th1 T 细胞向动脉管壁迁移。这说明现有治疗不稳定型心绞痛的药物可能会潜在抑制 IFN-γ。在人巨噬细胞中，腺苷能抑制 IFN-γ诱导的 STAT1 727 位点丝氨酸的磷酸化。Lee 等的研究发现，使用 A3 腺苷受体激动剂 thio-CLIB-MECA 处理细胞，会减弱 IFN-γ诱导的 STAT1 依赖的基因表达。一种植物提取物白藜芦醇（resveratrol）可抑制人巨噬细胞 STAT1 701 位点酪氨酸和 727 位点丝氨酸磷酸化，以及 JAK2 的活化。这些复合物均能作用于 IFN-γ的下游 JAK-STAT 信号通路，减少炎症因子的产生。一种硫化氢释放的阿司匹林衍生物（a hydrogen sulfide-releasing derivative of aspirin，ACS14），能够减弱 IFN-γ诱导的 CX_3 趋化因子受体 1（CX_3 chemokine receptor1，CX_3CR1）

表达，其机制与过氧化物酶体增殖物激活受体γ（PPAR γ or PPARG）有关。ACS14 和硫化氢（H_2S）均能降低体内 As 斑块面积。

3-羟基 3-甲基戊二酸单酰辅酶 A（3-hydroxy-3-methylglutaryl coenzyme A，HMG CoA）还原酶抑制剂（他汀类药物）是目前最重要的一类临床治疗 As 的降脂药物。除了降低脂质的作用以外，他汀类药物还有明显的抗炎效果。这种抗炎效果与其降脂效果并没有直接的关系，并且有证据表明，他汀类药物能抑制 IFN-γ相关信号。使用他汀类药物治疗时，IFN-γ刺激的大部分炎症因子均得到了有效抑制，经典的如阿托伐他汀和辛伐他汀可抑制 Th1 细胞分泌 IFN-γ及 IL-2，同时能刺激 Th2 细胞分泌 IL-4 等。他汀类药物能抑制巨噬细胞和内皮细胞 IFN-γ表达，抑制 MHC Ⅱ类分子表达，从而弱化 Th1 细胞的功能，此外还能抑制 IFN-γ诱导的 ICAM-1 和 MCP-1 表达和分泌，抑制巨噬细胞 CD80 及其共刺激分子表达，下调 CD40-CD40L 信号。这些效应支持他汀类药物可能改变 Th1 细胞极性，使之向 Th2 细胞特异性免疫反应转化。一些核因子如过氧化物酶体增殖物激活型受体（PPAR）和肝 X 受体（LXR），也具有抗炎效应，并调控 As 进程。PPAR 激动剂能抑制促炎因子产生，包括 IFN-γ，这种抑制效应是通过 NF-κB 和 STAT 实现的。这些激动剂能抑制炎症，故在治疗 As 中具有一定的作用，而且其作用有一部分是通过调控 IFN-γ的活性实现的。

miRNA 也能调控 As 的发生发展。miR-155 在人和小鼠 As 斑块内都呈现出上调的趋势，特异性地表达在巨噬细胞和某些平滑肌细胞。小鼠骨髓起源的巨噬细胞使用 ox-LDL 和 IFN-γ处理后，巨噬细胞向促炎性的 M1 型巨噬细胞转化，同时表达 miR-155 增加。miR-155 有可能是通过抑制 B 细胞淋巴瘤因子 6 发挥促 As 作用的，因为 B 细胞淋巴瘤因子 6 是一种能抑制 NF-κB 信号通路的转录因子。miR-155 还与 As 斑块处巨噬细胞的聚集和炎症因子分泌有关，其潜在机制可能与其抑制细胞因子信号转导抑制因子 1（suppressor of cytokine signaling 1，SOCS1）表达有关。SOCS1 与 As 关系密切，SOCS1 可上调 NF-κB，促进巨噬细胞向促炎型的 M1 型转化。另外有研究表明，miR-155 可通过 SOCS1-STAT3-PDCD4 途径促进 As 斑块中的 IL-6 和 TNF-α分泌增加。IFN-γ可抑制 B 细胞 IL-10 的产生，其机制与上调 miR-19a 有关。miRNA 是一类很有潜力的 As 治疗新靶点，进一步探讨 IFN-γ对 miRNA 的调控机制，有可能寻找到更为有效的新的治疗 As 途径。

第六节　干扰素家族其他成员与动脉粥样硬化

干扰素家族成员包含三类主要的亚型：Ⅰ型、Ⅱ型和Ⅲ型 IFN。IFN-γ属于Ⅱ型 IFN。Ⅰ型中包含 IFN-α和 IFN-β。这两种细胞因子主要由浆细胞样树突状细胞（pDC）分泌产生，而且大多数是由于病毒感染导致。Ⅲ型 IFN 最近才被发现，由 3 个 IFN-λ同型结构组成，其生物活性类似于Ⅰ型 IFN。几乎所有细胞类型都能分泌Ⅲ型 IFN，但其受体主要分布在内皮细胞。

Ldlr 基因敲除小鼠，注射 IFN-α或者 IFN-β，小鼠斑块面积增大，血浆胆固醇和 TG 水平升高，斑块内巨噬细胞的含量增加，说明 IFN-α和 IFN-β也同 IFN-γ一样，对 As 的发展起促进作用。在 *apoE* 基因敲除小鼠中再敲除 pDC 细胞将导致斑块面积增加，T 细胞在斑块内的聚集增多。IFN-β处理人血管壁平滑肌细胞，可降低细胞增殖，这种作用与 IFN-γ一样，而且血管壁平滑肌细胞能分泌 IFN-γ和 IFN-β，说明这种细胞可能是通过自分泌回路

来调控自身生长的。Ⅰ型 IFN 对泡沫细胞的形成作用目前还不能确定。IFN-β处理小鼠骨髓来源的巨噬细胞对短期的 ox-LDL 摄取没有作用。然而，从系统性红斑狼疮（SLE）外周血分离的单个核细胞 SR-A 表达增加，与Ⅰ型 IFN 的表达呈正相关。同样，从人类免疫缺陷病毒（HIV）感染的患者血液分离的单个核细胞，也发现 IFN-α和 IFN-β表达升高，SR-A 表达增加，脂质摄取也增多。从目前这些结果来看，Ⅰ型 IFN 很可能是促进泡沫细胞形成的。

在感染时，Ⅰ型 IFN 敏感的细胞易被 IFN-α和 IFN-β诱导发生细胞坏死。体外试验发现，IFN-β作用于 THP-1 单核细胞后，会促进 TNF 相关的诱导凋亡配体（TNF-relatedapoptosis-inducing ligand，TRAIL）、Fas 和 Fas 配体表达升高，进而促进细胞凋亡。SLE 患者的单核细胞来源的巨噬细胞Ⅰ型 IFN 含量增加，并且伴随着多种白细胞类型凋亡率增高。在 As 中，Ⅰ型 IFN 同样与凋亡升高有关，干扰素α/β受体 1（interferon-alpha/beta receptor 1，IFNAR1）敲除小鼠比未敲除小鼠的脂质核心的面积显著下降，单核细胞的凋亡明显下降。在人粥样斑块中，IFN-α的分泌促进 $CD4^{+}T$ 细胞 TNF 相关凋亡诱导配体表达。在体外使用这种 $CD4^{+}T$ 细胞与血管平滑肌细胞同培养，也会促进血管平滑肌细胞死亡增加，这提示 IFN-α可能通过这种机制促进斑块的不稳定性。这些结果说明，IFN-α和 IFN-β很可能与 IFN-γ一样，都会促进斑块内细胞凋亡，加速 As 发作。Ⅰ型 IFN 和Ⅱ型 IFN 对巨噬细胞发挥凋亡作用的机制都与 STAT1 有关，因为将 *STAT1* 基因敲除小鼠的骨髓移植到 *Ldlr* 基因敲除小鼠体内后，斑块内的凋亡率均明显下降。

第七节　小　　结

IFN-γ在 As 中的作用无疑是复杂的，而且就目前的研究来看，其总体作用是促进 As 的。体内外研究均证明，IFN-γ能促进泡沫细胞形成、斑块的发生发展和 Th1 细胞的免疫反应，但是长期广泛抑制机体 IFN-γ水平，会增加体内细胞感染和肿瘤发生的概率。尽管并非所有的 IFN-γ效应都是促 As 的，IFN-γ仍然是一个有吸引力的治疗靶点。他汀类药物可以调控 IFN-γ，IFN-γR 也可以作为治疗 As 的靶点，调节性 T 细胞有可能利用此来对抗 IFN-γ的促 As 作用。如果能有效抑制 IFN-γ的促 As 作用，同时也能发挥其抗 As 作用，将能更好地控制 As 的发展。另外，还需要更多的实验来验证临床上以 IFN-γ为治疗靶点的合理性和效果。

（赵国军）

参 考 文 献

孙晓峰，所剑，王琦，等，2009. HIF-1a 与 VEGF 在动脉粥样硬化闭塞症患者缺血下肢血管及肌组织中的表达及意义. 吉林大学学报（医学版），35（2）：337-340.

杨天睿，撒亚莲，杨丹，等，2016. 干扰素γ基因多态性与动脉粥样硬化斑块稳定性相关性研究. 中华老年心脑血管病杂志，18（06）：615-619.

Bai Y，Ahmad U，Wang Y，et al，2008. Interferon-gamma induces X-linked inhibitor of apoptosis-associated factor-1 and Noxa expression and potentiates human vascular smooth muscle cell apoptosis by STAT3 activation. J Biol Chem，283（11）：6832-6842.

Chang H，Wang Y，Li G，et al，2014. Effect of hydrodynamics-based delivery of IL-18BP fusion gene on rat experimental autoimmune myocarditis. Clin Exp Med，14（4）：397-408.

Daissormont I T，Christ A，Temmerman L，et al，2011. Plasmacytoid dendritic cells protect against atherosclerosis by tuning T-cell proliferation and activity. Circ Res，109（12）：1387-1395.

Donnelly R P，Kotenko S V，2010. Interferon-lambda：a new addition to an old family. J Interferon Cytokine Res，30（8）：555-564.

Heistad D D，Wakisaka Y，Miller J，et al，2009. Novel aspects of oxidative stress in cardiovascular diseases. Circ J，73（2）：201-207.

Herr F，Lemoine R，Gouilleux F，et al，2014. IL-2 phosphorylates STAT5 to drive IFN-gamma production and activation of human dendritic cells. J Immunol，192（12）：5660-5670.

Li J，Fu Q，Cui H，et al，2011. Interferon-alpha priming promotes lipid uptake and macrophage-derived foam cell formation：a novel link between interferon-alpha and atherosclerosis in lupus. Arthritis Rheum，63（2）：492-502.

Li N，Mclaren J E，Michael D R，et al，2010. ERK is integral to the IFN-gamma-mediated activation of STAT1，the expression of key genes implicated in atherosclerosis，and the uptake of modified lipoproteins by human macrophages. J Immunol，185（5）：3041-3048.

Liu X，Li J，Peng X，et al，2016. Geraniin inhibits LPS-Induced THP-1 macrophages switching to M1 phenotype via SOCS1/NF-kappaB pathway. Inflammation，39（4）：1421-1433.

Moore K J，Tabas I，2011. Macrophages in the pathogenesis of atherosclerosis. Cell，145（3）：341-355.

Moss J W，Ramji D P，2015. Interferon-gamma：promising therapeutic target in atherosclerosis. World J Exp Med，5（3）：154-159.

Shultz D B，Rani M R，Fuller J D，et al，2009. Roles of IKK-beta，IRF1，and p65 in the activation of chemokine genes by interferon-gamma. J Interferon Cytokine Res，29（12）：817-824.

Trotta R，Chen L，Ciarlariello D，et al，2012. miR-155 regulates IFN-gamma production in natural killer cells. Blood，119（15）：3478-3485.

Wu Y，Meitzler J L，Antony S，et al，2016. Dual Oxidase2 and pancreatic adenocarcinoma：IFN-gamma-mediated dual oxidase2 overexpression results in H_2O_2-induced，ERKassociated up-regulation of HIF-1alpha and VEGF-A. Oncotarget，7（42）：68412-68433.

Yimin，Kohanawa M，Zhao S，et al，2015. Regulatory effect of interleukin-4 in the innate inflammatory response to Rhodococcus aurantiacus infection in mice. J Interferon Cytokine Res，35（3）：222-231.

Yu X H，Zhang J，Zheng X L，et al，2015. Interferon-gamma in foam cell formation and progression of atherosclerosis. Clin Chim Acta，441：33-43.

Zhang B，Calado D P，Wang Z，et al，2015. An oncogenic role for alternative NF-kappaB signaling in DLBCL revealed upon deregulated BCL6 expression. Cell Rep，11（5）：715-726.

Zhao Z Z，Wang Z，Li G H，et al，2011. Hydrogen sulfide inhibits macrophage-derived foam cell formation. Exp Biol Med（Maywood），236（2）：169-176.

第十八章 肿瘤坏死因子-α与动脉粥样硬化

第一节 概 述

在动脉粥样硬化（As）的发病机制中，炎症反应贯穿整个 As 病理形成过程，其具有炎细胞浸润、平滑肌细胞增殖迁移、细胞外基质合成降解紊乱及新生血管增多等特征，且 As 的形成不仅与血管狭窄程度有关，还与 As 不稳定性斑块的形成、发展、破裂等密切相关，而炎症状态的活跃程度也已经成为国际上鉴定不稳定性斑块的公认指标之一。肿瘤坏死因子-α（TNF-α）作为一种强效的促炎因子，是介导各种炎症性反应的关键性因子，大量研究表明，它与 IFN-γ、IL-1、IL-6、IL-8 及单核细胞趋化蛋白-1（MCP-1）等多种细胞因子共同参与 As，是 As 形成过程中的重要因素。近年来，关于 TNF-α与 As 的关系及其具体作用机制的研究已取得较大进展。

自 1975 年从细菌感染的小鼠血清中发现一种蛋白类物质对肿瘤细胞具有抑制作用并将其命名为肿瘤坏死因子后，对其的研究便从未停止。TNF-α是一种主要由激活的单核/巨噬细胞和 T 细胞分泌的多肽，相对分子质量为 17 000，由 157 个氨基酸组成，存在形式为二聚体、三聚体和五聚体，其中三聚体为其主要发挥作用的活性形式。人类 TNF-α基因大小为 2.76kb，由 4 个外显子和 3 个内含子组成，与 MHC 紧密连锁，定位于第 6 对染色体短臂上。TNF-α的主要刺激因素为 LPS、真菌、病毒和 IL-1 等。

体内 TNF-α的表达具有组织特异性。在生理条件下脾、肝、肺、胸腺及肾的组织均有 TNF-α mRNA 的表达；而在 LPS 刺激后，心脏、胰腺、子宫及输卵管等脏器均快速合成表达 TNF-α mRNA 及蛋白质。TNF-α还具有双重生物学效应，在浓度较低（10^{-10}mol/L）时，TNF-α能够促进组织修复、调节炎症反应及引起肿瘤细胞凋亡等；在高浓度（≥10^{-8}mol/L）时，过量的 TNF-α产生和释放会破坏机体的免疫平衡，与其他炎症因子一起产生多种病理损伤。

研究显示，在血管并发症的机体血浆和动脉血管中，TNF-α的含量显著升高，且在治疗关节炎患者时，通过抑制 TNF-α可改善主动脉的僵硬和颈动脉内中膜的厚度（intima media thickness，IMT）。IMT 增厚是反映 As 的一种早期的无创性指标，IMT 增厚与冠状动脉粥样硬化有较好的相关性，提示 TNF-α是参与 As 病理形成的重要环节。一些动物实验已经证明，无论是不易诱发 As 的野生型 C57B6J 小鼠，还是易形成 As 的基因工程小鼠，TNF-α基因的缺失均会降低其血脂水平，使炎症反应减轻，并减缓其 As 的形成与发展。这进一步证明了 TNF-α是一种促进 As 发生发展的细胞因子。

第二节 肿瘤坏死因子-α简介

TNF-α是一种由巨噬细胞对细菌感染或其他免疫源反应自然产生的细胞因子，它是一种小分子蛋白，与 IFN 协同作用可杀死肿瘤细胞。根据其来源和结构不同分为两种类型，即 TNF-α和 TNF-β，前者主要由巨噬细胞产生，LPS 是诱导其产生的较强刺激剂，T 细胞和 NK 细胞在某些刺激因子［如血小板-单核细胞聚集体（platelet monocyte aggregate，PMA）］作用下也可分泌 TNF-α；后者主要由活化 T 细胞产生。

一、TNF-α的发现与产生

1975 年 Carswell 等发现接种病毒活菌卡介苗（BCG）的小鼠注射 LPS 后，血清中含有一种能杀伤某些肿瘤细胞或使体内肿瘤组织发生出血坏死的因子，称之为肿瘤坏死因子。1985 年 Shalaby 把巨噬细胞产生的 TNF 命名为 TNF-α（又称恶质素），把 T 细胞产生的淋巴毒素（lymphotoxin，LT）命名为 TNF-β。

TNF-α是一种单核因子，主要由单核细胞和巨噬细胞产生，LPS 是较强的刺激剂。IFN-γ、M-CSF、GM-CSF 对单核/巨噬细胞产生 TNF-α有刺激作用，而前列腺素 E 则有抑制作用。前单核细胞系 U937、前髓细胞系 HL-60 在 PMA 刺激下可产生较高水平的 TNF-α。T 细胞、T 细胞杂交瘤、T 淋巴样细胞系及 NK 细胞等在 PMA 刺激下也可分泌 TNF-α。金黄色葡萄球菌 Cowan Ⅰ 株菌体（SAC）、PMA、抗 IgM 可刺激正常 B 细胞产生 TNF-α。此外，中性粒细胞、LAK、星状细胞、内皮细胞、平滑肌细胞亦可产生 TNF-α。

二、TNF-α的基因结构

人 TNF-α基因由四个外显子和三个内含子组成。第一个内含子长 607bp，位于第 62 位信号肽密码子之后，将信号肽编码区分开；第二个内含子长 187bp，位于成熟蛋白编码序列起始处，将成熟蛋白第二个氨基酸残基密码子分开；第三个内含子长 301bp，位于成熟蛋白第 18 个氨基酸残基密码子处。三个内含子末端都是以 CT 开始、AG 结尾，3′端含有丰富的嘧啶区。

三、TNF-α的基因多态性

人类 TNF-α基因位于 6 号染色体短臂 21.3 区，此区域具有高度多态性的 MHC。TNF 基因多态性包括微卫星（microsatellite）多态性及单核苷酸多态性（SNP）。

（一）微卫星

最初发现 TNF 有五种微卫星，即 TNFa～e，并就其在不同人群中的疾病相关性展开了广泛研究。研究显示，TNFa、b、d 是多等位基因、高度多态性标志，而 TNFc 与 TNFe 是双等位基因及三等位基因。近来又在日本人群中发现第 6 种微卫星，这种微卫星有 10 个等位基因重复。不同研究结果显示，这些微卫星等位基因与人类 MHC Ⅰ 和 Ⅱ 位点间存在着一种强连锁不平衡。

（二）单核苷酸多态性

TNF 基因启动子部位存在许多 SNP，如-1031（T→G）、-863（C→A）、-851（C→T）、-419（G→C）、-376（G→A）、-308（G→A）、-238（G→A）、-162（G→A）及-49（G→A）。可见 TNF-α 基因 3′区高度保守，而 5′区存在高度多态性。研究表明在结缔组织病、1 型糖尿病及类风湿关节炎（RA）患者中，未见有多态性。然而在高加索人 TNF-α 3′-UTR 中发现了 SNP，即在最后一个外显子 322bp 处 T→G 多态性与 RA 有关。此外，在第 1 外显子区+70 位插入一个胞嘧啶，第 1 外显子+488 位 G→A，第 1 内含子鸟嘌呤缺失。

（三）TNF-α多态性与疾病相关性

大多数自身免疫性疾病与 HLA 有关，TNF 多态性与 HLA 连锁不平衡有关。

1. TNF-α与关节炎　研究显示，RA 患者活动期检测关节滑膜腔液及血清中 TNF-α，呈高表达状态，针对抗 TNF-α的治疗在改善 RA 症状方面取得了明显疗效，表明 TNF-α在 RA 发病过程中发挥重要作用。因此，找到 RA 中控制 TNF-α高表达的基因位点及其基因型对于治疗有很重要的意义。

在 RA 患者中，目前研究较多的基因多态性位点位于 TNF-α基因启动子/增强子上游-308 处，其常见基因型为 G，少见基因型为 A。一般认为其基因多态性与 RA 的易感性及严重程度有关，但仍有争议。

2. TNF 多态性与系统性红斑狼疮　系统性红斑狼疮（SLE）与 HLA-DRB1*0301、B8、A1 单倍型有关。在高加索人群中，研究发现 TNF-a2、b1、a3 等位基因与 SLE 有关，同时这些位点与 HLA-DRB1*0301、B8、A1 单倍体之间存在连锁不平衡。在希腊 SLE 患者中，HLA-DR2 单倍体与 SLE 相关，TNF 微卫星等位基因 TNF-αⅡ在频度上明显增加。

3. TNF 多态性与糖尿病　胰岛素依赖型糖尿病（insulin dependent diabetes mellitu，IDDM）与 HLA-DR3 及 DR4 抗原遗传显著相关，TNF 微卫星 a2 等位基因及 TNF-β*2 等位基因（TNF-β NcoⅠ）在 IDDM 患者中显著增加。这些等位基因与体外 TNF-α高表达密切相关。Monos 等发现 TNF-a1、b5 单倍体在 IDDM 中发生频率增加，而且与 HLA、DRB1*0301、B18 单倍体存在连锁不平衡。

4. TNF 多态性与多发性硬化症　多发性硬化症（multiple sclerosis，MS）在北欧及南美、高加索人群中是一种与 HLA-DR2 有关的自身免疫性疾病。TNF-c1、a11、b4 微卫星与 MS 有关，可能是因为它们与 HLA-DRB1*1501 单倍体有关。TNF-308 多态性与 MS 无关。

5. TNF 多态性与移植　发生排斥反应的移植肾、心脏中所取活检物的研究显示，炎性浸润细胞可以产生 TNF-α，在心脏移植受者中发现 TNF-α-308 多态性与急性排斥反应相关。肾移植后 1 个月血管破坏、肌酐水平均与 TNF-α-308A 等位基因有关。

Sahoo 等研究显示，肾移植中 NcoⅠ多态性与移植排斥无关，而与感染有关。Cavet 等发现，骨髓移植患者中 TNFd3 微卫星纯合子患者病死率升高。Asano 等报道，在日本人群中，TNF-29 微卫星与肾移植排斥有关，与 HLA-B35 连锁不平衡相比，TNF-29 等位基因与排斥反应的关系更密切。

四、TNF-α的氨基酸结构

人 TNF-α基因的表达先生成由 233 个氨基酸组成的前体（26kDa），其中包含由 76 个氨基酸残基组成的信号肽，在 TNF 转化酶 TACE 的作用下，切除信号肽，形成成熟的包含 157 个氨基酸残基的 TNF-α（17kDa）。由于没有甲硫氨酸残基，故不存在糖基化位点，其中第 69 位和 101 位两个半胱氨酸形成分子内二硫键。小鼠 TNF-α前体为 235 个氨基酸残基，信号肽含 79 个氨基酸残基，成熟型小鼠 TNF-α由 156 个氨基酸残基组成，分子量为 17kDa。重组人 TNF-α和重组鼠 TNF-α之间约有 79%的氨基酸同源，它们在结构上的重要差别是鼠 TNF-α有一个潜在的 N-糖基化部位。但它们的生物学作用似乎无明显的种属特异性。

最近有人报道，通过基因工程技术表达了 N 端少 2 个氨基酸（Val、Arg）的 155 个氨基酸的人 TNF-α，具有更好的生物学活性和抗肿瘤效应。此外，还可用基因工程方法，使 TNF-α分子 N 端 7 个氨基酸残基缺失，再将 8Pro、9Ser 和 10Asp 改为 8Arg、9Lys 和 10Arg，或者再同时将 157Leu 改为 157Phe，改构后的 TNF-α比天然 TNF 体外杀伤 L929 细胞的活性增加 1000 倍左右，在体内，肿瘤出血坏死效应也明显增加。TNF-α发挥生物学效应的天然形式是同源的三聚体。

TNF-α可分为跨膜型 TNF-α（transmembrane TNF-α，TM-TNF-α）和分泌型 TNF-α（secreted TNF-α，S-TNF-α）两型。TM-TNF-α的一级结构有 233 个氨基酸残基，−76～−1 位为引导肽序列，该序列中−1～−20 位为连接段，−21～−46 位为疏水区域，可形成跨膜段，其余部分为胞内段。TM-TNF-α胞外段 1～157 位在金属蛋白酶 TACE 作用下被水解，脱落为 S-TNF-α。Baeyens 等借助 X 线晶体衍射技术发现，S-TNF-α以同源三聚体形式存在于溶液相，每个单体的折叠方式类似三明治结构，由两个反向平行的片层组成，并与病毒胞壳蛋白的 jelly roll 具有相同的拓扑结构。3 个单体通过简单的边面相对形式形成三聚体，其构型：每一单体的 F 段和 G 段形成三明治的边缘，相对于另一单体的片层 2，形成锥形的三聚体；肽链的 C 端邻近三聚体的轴心。三聚体外表面主要是片层 1 外侧面带电荷的极性侧链，两两单体的相对面主要是片层 2，也存在极性特征。

五、TNF-α的生物学功能

S-TNF-α可调节免疫应答和炎症反应，抵御各种感染，若敲除 TNF-α或其受体（TNFR）基因，可导致脾脏发育不良、对各种微生物的防御能力下降。TNF-α的另一重要生物学效应是调节细胞死亡或生存。一般认为：TNF-α的死亡信号主要由含死亡结构域（death domain，DD）的Ⅰ型受体（TNFR1）介导。也有报道，一方面Ⅱ型受体（TNFR2）可通过刺激内源性 TNF-α产生而激活 TNFR1，并间接介导 TNF-α的胞毒作用；另一方面，TNF-α可通过激活核内转录因子（NF-κB）而促进细胞生存。

TM-TNF-α是 S-TNF-α的前体，是 S-TNF-α的储存库。TM-TNF-α的某些生物学效应与 S-TNF-α相似，但也有其自身特点，如 TM-TNF-α在某些自身免疫性疾病和移植物抗宿主反应的发生中起重要作用，且能拮抗 LPS 引起的休克，此作用与 S-TNF-α的作用相反。TM-TNF-α的另一重要作用是介导反向信号转导（reverse signaling）。Gunther 等利用 TM-TNF-α封闭抗体封闭、交联抗体诱导、可溶性受体诱导等方法首次从功能上证明：单核/

巨噬细胞表达的 TM-TNF-α可介导由 TNFR1 启动的反向信号，由此导致对 LPS 刺激的耐受性，表现为巨噬细胞分泌 IL-1、IL-6、IL-10、S-TM-TNF-α减少。

第三节 肿瘤坏死因子-α致动脉粥样硬化的机制

一、对内皮细胞的作用机制

内皮细胞是指衬于血管内表面的单层扁平上皮，它不仅能够维持血管结构和功能的稳定，还能够吞噬异物、细菌、坏死和衰老的组织，并参与机体免疫活动。内皮细胞功能异常会导致血管张力的调控能力下降和黏附分子的表达异常，而黏附分子的异常表达会使内皮细胞的黏附性升高，使黏附在血管内皮的单核细胞数量增多并迁移至内皮下间隙，进而诱导脂质形成泡沫细胞，促进 As 斑块的形成，从而引发 As。在 As 的形成中，TNF-α通过诱导内皮损伤进而发生炎症反应是其重要机制之一。它对内皮细胞的损伤包括以下几点。

1. 直接损伤 高浓度的TNF-α能造成原代培养的人脐静脉内皮细胞大片脱落和形态改变，表明 TNF-α对血管内皮细胞具有直接的细胞毒作用。TNF-α还可诱导内皮细胞合成释放内皮素-1，引起内皮损伤及冠脉痉挛，应用 TNF-α抗体则可阻断其引起的组织器官缺血性损伤。除此之外，单核细胞趋化蛋白-1（MCP-1）表达增强是导致内皮细胞损伤和功能异常的重要环节。TNF-α可以刺激 MCP-1 mRNA 表达，可能与细胞内 NF-κB 与转录因子活化蛋白-1 协调作用有关。血管内皮的损伤又可以使 TNF-α促进 IL-6 的释放，二者协同促使辅助性 T 细胞增加，抑制性 T 细胞减少，形成大量免疫复合物沉积于血管内皮形成血栓，从而参与了 As 的发生、发展。

2. 促进有丝分裂 TNF-α可促进受损内皮细胞的有丝分裂，继而使更多的单核细胞聚集使其转换成巨噬细胞，在此过程中又产生了 TNF-α，进一步损伤内皮细胞，形成了恶性循环。

3. 改变细胞酶类代谢 在缺血性心脏病患者的血单核/巨噬细胞的培养中，孵育后 TNF-α和 IFN 分泌量显著高于正常对照，中性粒细胞产生的超氧阴离子也增加，表明 TNF-α对血管内皮细胞的损伤作用与其激活中性粒细胞从而导致超氧阴离子产生增加有关。

4. 诱导 NF-κB 的活化 正常状态下抑制蛋白 IκB 与 NF-κB 复合体结合后存在于细胞质中，当细胞受到炎症因子 TNF-α、IL-1 等刺激后，IκB 激酶激活，使其迅速磷酸化、泛素化后降解，导致 NF-κB 核转位的发生，引起相关联的靶基因转录激活或转录抑制。p65 是 NF-κB 家族的一种最主要的二聚体亚型，在人 As 损伤的内皮细胞中也检测到了 p65 的核转位。

5. 诱导细胞凋亡 TNF-α可促进内皮细胞的衰老和凋亡，其可以与内皮细胞胞膜上的 TNF 受体（TNFR）结合，发挥生物学效应，从而诱导内皮细胞的衰老和凋亡。TNF-α可以增加内皮细胞通透性，引起细胞之间裂隙形成，并减少膜之间的血管内皮黏附因子。血管内皮黏附因子除了对维持细胞通透性有重要作用之外，在调节细胞激活因子诱导的内皮细胞通透性方面也十分重要。TNF-α使 p38MAPK 呈现一种持续激活的状态，而 p38 的抑制剂 SB202190 可同时阻断由其引起的单细胞层通透性的增加和血管内皮黏附因子的重新分布。这种相关性进一步支持 TNF-α诱导的血管渗透与血管内皮黏附因子重新分布之间有一种因果关系，并提示 p38 的激活调节这些作用。综上，TNF-α可以诱导单细胞层通透性增加和细胞之间裂隙形成，且与 p38MAPK 的早期激活及细胞表面血管内皮黏附因子表达减少有关。

6. 诱导内皮细胞因子分泌 TNF-α是一种重要的促炎性细胞因子，在 As 斑块形成和破裂的过程中都可以检测到 TNF-α的存在。血管内皮细胞在受刺激后将产生明显的病理和生理学变化，从而启动局部的炎症反应和粥样斑块的形成。在人主动脉内皮细胞中，TNF-α可诱导 VCAM-1 蛋白的表达，并且呈时间依赖性增加，同时在条件培养液中可溶性血管细胞黏附分子-1（soluble vascular cell adhesion molecule-1，sVCAM-1）的含量也显著增加，提示 TNF-α不仅促进内皮细胞 VCAM-1 的蛋白合成，也促进其从细胞表面分泌到血循环中，为 As 早期临床可检测的分子标记。在人脐静脉内皮细胞中，TNF-α可诱导 ERK1/2、JNK 快速磷酸化，而不影响 p38 的磷酸化水平，提示 TNF-α对 VCAM-1 的诱导表达和促分泌作用至少部分是由 JNK 信号通路介导的。

此外，TNF-α还可以抑制内皮型一氧化氮合酶（eNOS）激活诱导型一氧化氮合酶（iNOS），从而影响一氧化氮的合成和释放。TNF-α可通过增强 eNOS mRNA 的降解，减弱 eNOS 基因启动子的活性来下调它的表达。TNF-α引起的 NO 增加主要是因为激活了 iNOS。

TNF-α可以在蛋白与转录水平诱导内皮细胞表达 PAI-1 水平上升，并呈剂量与时间依赖关系，而 TNF-α对内皮细胞组织型纤溶酶原激活物（tissue plasminogen activator，t-PA）表达水平无明显影响，提示 TNF-α可能通过上调内皮细胞 PAI-1 的表达水平导致血液呈高凝状态，进而诱发血栓相关疾病发生。

二、对单核/巨噬细胞的作用机制

泡沫细胞是 As 斑块内出现的特征性病理细胞，主要来源于血液单核细胞与血管中膜平滑肌细胞。越来越多的泡沫细胞堆积在一起形成脂纹乃至脂质斑块。As 是一个复杂的炎症免疫反应病理过程，其斑块中含有包括单核细胞、单核细胞来源的巨噬细胞、ox-LDL 负载的巨噬细胞（即泡沫细胞）和 T 细胞等炎症反应细胞浸润。病变早期的泡沫细胞多来源于血中的单核细胞，后者进入内皮下转变为巨噬细胞，其表面的特异性受体可与 ox-LDL 结合，从而摄入大量胆固醇，成为泡沫细胞。同时，巨噬细胞吞噬 ox-LDL 形成泡沫细胞时可生成血管内皮生长因子（VEGF）、TNF-α等细胞因子，这些因子在 As 的发生发展中起着关键作用。研究表明 As 斑块内的巨噬细胞产生的 TNF-α增加。

胆固醇酰基转移酶（acyl cholesterol acyl transferase，ACAT）可催化细胞内胆固醇的酯化。在 As 病理变化过程中，单核/巨噬细胞及血管平滑肌细胞内 ACAT 活性异常升高，导致细胞内 CE 大量堆积，后者是 As 斑块的重要标志。ACAT 是细胞内催化胆固醇酯化的酶，生理条件下它对胆固醇的吸收、合成、酯化有重要意义，其亚型 ACAT1 广泛分布于人体的各种组织中，在巨噬细胞和分泌类固醇激素的细胞中水平最高。实验证明人单核细胞在分化为巨噬细胞的过程中 ACAT1 活性明显上升，人 As 斑块中 ACAT1 蛋白的表达也明显增加，说明 ACAT1 与 As 的发病密切相关。TNF-α可上调巨噬细胞 ACAT1 mRNA 水平，但对 ACAT1 蛋白表达无明显影响，因此推测 TNF-α虽然可增加 ACAT1 mRNA 的量，但这种增加的 ACAT1 mRNA 的半衰期可能较短，不足以促进翻译的增加。

缺氧诱导因子-1（hypoxia inducible factor-1，HIF-1），又称低氧诱导因子-1，是 Semenza 等发现的一类在缺氧等情况下诱导产生的重要转录因子。由缺氧诱导的 HIF-1α和组成型表达的 HIF-1β两个亚基组成。HIF-1 的活性主要由 HIF-1α亚基决定。HIF-1α可调控多种基因的表达，如红细胞生成素（EPO）、VEGF、胰岛素样生长因子-2（IGF-2）等，并广泛参与炎症反应、血管再生、细胞存活和缺氧代谢。巨噬细胞是炎症反应的中心细胞，是慢性炎症的主要细胞。已有研究发现，HIF-1α和 VEGF 在巨噬细胞中表达，并且在巨噬细胞的分化过程中伴有 HIF-1α的表达。这些发现显示 HIF-1α在巨噬细胞的活化过程中具有重要作用。HIF-1α是免疫功能的重要调节因子，主要由活化的巨噬细胞产生，并可促使巨噬细胞的活化，并在炎症反应、淋巴结形成和淋巴细胞的激活过程中起关键作用。在多种炎症性疾病中都可检测到 TNF-α的升高。TNF-α可通过转录后机制促进 HIF-1α蛋白的增加，且增强 HIF-1α的 DNA 结合能力。TNF-α可在体外常氧环境下诱导巨噬细胞 HIF-1α蛋白和其靶基因 *VEGF* 蛋白的表达，并可促进巨噬细胞 NO 产生。TNF-α还可通过 NF-κB-iNOS 途径在转录后水平诱导巨噬细胞 HIF-1α蛋白的表达，HIF-1α蛋白的增加又可进一步诱导其靶基因 *VEGF* 蛋白的表达。

TNF-α增加 THP-1 巨噬细胞源性泡沫细胞内胆固醇的含量呈时间、浓度依赖效应，TNF-α刺激后以时间依赖方式下调 ABCA1 mRNA 和蛋白水平。TNF-α可即刻激活 NF-κB 信号转导途径。NF-κB 通常与其抑制蛋白 IκB（NF-κB inhibitor）结合并以失活状态存在于细胞质中，TNF-α可激活 NF-κB。TNF-α通过激活 IKK（IκB 激酶）上游的激酶，主要包括 NF-κB 诱导激酶（NIK）和丝裂原蛋白激酶的激酶-1（MEKK1），它们分别使 IKK1 和 IKK2 磷酸化而将之激活，后两者使 IκB 磷酸化，进而泛素化，最后被 26S 蛋白酶降解，从而使 NF-κB 的抑制解除，DNA 结合位点和核定位信号暴露，NF-κB 被释放并移入细胞核。活化的 NF-κB 移位到核内与相关的靶基因启动子区域的 NF-κB 位点特异性结合，可促进 ICAM、iNOS、白介素家族及 TNF-α等前炎性细胞因子的转录。已证实 TNF-α启动子区有 3 个 NF-κB 结合位点。NF-κB 和 TNF-α相互促进，放大炎症反应。早期活化的 NF-κB 可能通过竞争性抑制 PPARγ-LXRα途径阻遏 THP-1 源性泡沫细胞 *ABCA1* 基因和蛋白的表达，影响泡沫细胞内胆固醇的流出，从而加重细胞内胆固醇的蓄积，促进泡沫细胞形态变化和 As 斑块的形成。TNF-α不但可以通过降低 *ABCA1* 基因启动子活性显著降低 ABCA1 表达，还能促进 ABCA1 降解并在一定程度上抑制其合成，参与 As 过程的发生、发展。但是也有研究指出，TNF-α对 ABCA1 的调节作用并非专一，针对巨噬细胞的不同转化形态，作用也不同，可能存在多条通路相互交叉影响此过程。较肯定的是除上述途径之外，TNF-α还可以通过 p38-丝裂原活化蛋白激酶（MAPK）途径诱导 ABCA1 的表达。

TNF-α能够增加 MCP-1 等的表达，MCP-1 可以促进单核细胞转移至内皮下，进而转变成巨噬细胞，巨噬细胞吞噬脂质后形成泡沫细胞进而形成 As。同时 TNF-α介导入侵血管内皮细胞的单核细胞相互作用，从而触发细胞外的基质沉积于主动脉血管。TNF-α还能够通过激活多条通路使 ICAM-1、VCAM-1、CD54、CD106 及 E-选择素的表达上调，这些细胞黏附分子可以使单核细胞及白细胞贴附于内皮细胞，然后转移至内皮下形成巨噬细胞，再招募脂质诱导 As。巨噬细胞受到众多炎症因子的刺激产生更多的 TNF-α，导致恶性循环，促进 As 的发生。

三、对平滑肌细胞的作用机制

TNF-α可显著诱导平滑肌细胞*iNOS*基因表达，随着TNF-α浓度增高，*iNOS*基因表达活性逐渐增强，呈现明显的剂效关系。

内皮脂肪酶是1999年由两组人员在不同的实验过程中发现的。内皮脂肪酶在血管内皮细胞表面能够促进LDL在动脉壁内的积聚，增加As的易感性。另外，其还介导脂蛋白磷脂水解产生的溶血卵磷脂和游离脂肪酸，可以加速As进程。更重要的是，内皮脂肪酶介导HDL水解，可使HDL抑制LDL氧化作用减弱，HDL水解后磷脂含量减少，刺激肝外组织特别是血管壁平滑肌细胞及巨噬细胞胆固醇外流减少。内皮脂肪酶可促进循环血中白细胞黏附到血管内皮上，进一步扩大了内皮脂肪酶在血管壁的功能。内皮脂肪酶还可介导巨噬细胞吞噬ox-LDL从而促进泡沫细胞形成。研究发现，TNF-α可以通过NF-κB依赖的方式使内皮脂肪酶mRNA和蛋白表达增加，同时还伴有相应炎症因子（IL-10、IL-12）的表达失调，提示内皮脂肪酶的表达在巨噬细胞炎症应答过程中起重要的作用。TNF-α可诱导平滑肌细胞表达内皮脂肪酶，因此认为内皮脂肪酶在平滑肌细胞转变为泡沫细胞中也可能起了一定的作用。总之，TNF-α可以诱导平滑肌细胞表达内皮脂肪酶，进而通过内皮脂肪酶的表达而致As。

TNF-α通过影响MMP的表达和平滑肌细胞的凋亡在As的形成、进展和恶化上起重要作用。TNF-α能够通过促进MMP-1、MMP-9的合成，增加MMP-2的活化，而对组织型金属蛋白酶抑制剂-1（TIMP-1）和金属蛋白酶抑制剂-2（TIMP-2）的表达无明显影响，由此改变MMP与TIMP间的比例，进而促进细胞外基质的降解。

TNF-α本身对平滑肌细胞的增殖和早期凋亡无明显影响，但与IL-1β联合时可以引起平滑肌细胞增殖减少及发生早期凋亡，平滑肌细胞数量的减少可使细胞外基质的合成降低。细胞外基质的合成减少及降解增加可直接影响斑块稳定性，TNF-α参与这些过程可能是导致斑块不稳定性的分子机制之一。

TNF-α可以明显触发平滑肌细胞凋亡，可以通过诱导L-精氨酸合成NO，产生高浓度的NO以攻击几个重要的有关DNA合成和线粒体呼吸的含铁酶，导致靶细胞凋亡。同时，研究还发现，使用NO合成酶的阻断剂并不能完全阻断促炎因子诱导的凋亡，提示可能NO依赖方式和非NO依赖方式诱导的凋亡途径均存在。目前，对这些机制的研究还未完全明了。TNF-α刺激平滑肌细胞时，可见到呈浓度依赖性的前列腺素E_2合成增多。研究发现，TNF-α对于对数生长期平滑肌细胞具有促增殖作用，而对生长融合的平滑肌细胞具有抑制胶原合成的作用。

四、与斑块稳定性的作用机制

不稳定性斑块的破裂可直接导致血栓的形成进而引起临床急性突发症状的产生，因此易损斑块的发生发展成为研究As的热点之一。TNF-α及其他炎症因子如MMP-1、IL-6、IL-18等能够直接增加斑块的不稳定性，甚至诱导As斑块发生破裂和出血，导致冠心病等相关疾病的突发。研究表明，在不稳定性斑块巨噬细胞中TNF-α的表达量远高于稳定性斑块巨噬细胞的表达量，而在正常冠状动脉中表达量十分少，提示TNF-α能够促进As斑块的形成并诱导稳定性斑块不稳定。这可能与TNF-α对内皮细胞的直接毒性引起的炎症反应及通过其他细胞因子的扩大作用有关。血管内皮受损、通透性增高，血液胆固醇易穿透血管内膜在管壁内沉积而形成 As 斑块；血管内皮损伤、纤溶活性低下，使机体处于高凝低溶活性状态，从而促进血小板聚集和血栓形成，斑块表面附壁血栓形成造成斑块不稳定。TNF-α可以促进原癌基因转录，产生血小板衍生因子，通过血小板衍生因子的作用破坏凝血-抗凝血平衡，促进血栓形成，同时在转录水平上诱导 MMP 的合成，通过 MMP 对胶原的降解作用使纤维帽变薄，加速斑块的稳定性。

第四节 肿瘤坏死因子-α调控的分子机制

肿瘤坏死因子-α（TNF-α）是一种具有多效生物学效应的细胞因子。TNF-α的生物学效应都是通过细胞表面的两种 TNF 受体（TNFR）引发的，其信号转导通路主要包括 caspase 家族介导的细胞凋亡、衔接蛋白 TRAF 介导的转录因子 NF-κB 和 JNK 蛋白激酶的活化。

一、TNF-α受体的结构及信号通路

（一）TNF-α受体

TNF-α有两种特异性受体 TNFR1 和 TNFR2，两者均为 I 型跨膜蛋白。TNFR1 全长为 429 个氨基酸，在体内大多数细胞表面广泛分布，TNFR2 全长为 439 个氨基酸，主要表达于免疫细胞和内皮细胞中。TNFR1 和 TNFR2 的胞外区都含有 4 个保守的富含半胱氨酸结构域（cysteine-rich domain，CRD），每个 CRD 包含 6 个半胱氨酸，形成 3 对二硫键。CRD 独特的折叠方式决定了 TNF 与受体之间的特异性结合，与 TNF 结合的部位是 CRD2 和 CRD3。CRD1 与 CRD4 不直接参与对 TNF 的识别与结合，但它们的缺失可导致与 TNF 结合能力显著下降。两种受体胞外结构域相似度为 28%，而胞内部分几乎完全不同，说明两种受体作用于不同的信号通路。

（二）TNFR1 的信号通路

在未与 TNF 结合之前，TNFR1 的胞内区与死亡结构域沉默子（silencer of death domain，SODD）结合，抑制了 TNFR1 的死亡结构域（DD）与 TNFR1 等接头分子的结合，阻断了 TNFR1 活化所致的细胞凋亡。当三聚体 TNF-α与 TNFR1 的胞外区结合时，引起 TNFR1 的三聚化导致胞内区的 SODD 被释放。TNFR1 胞内区的死亡结构域与 TRADD 相结合，产生两种不同的诱导调节机制：①通过 TNFR1-TRADD-FADD 途径招募 FLICE（FADD-like ICE）MACH（MORT1-associated CED-3 homolog）caspase-8，再激活 caspase-3，诱导细胞凋亡；②通过 TNFR1-TRADD-TRAF（TNF receptor-associated factors）激活 NF-κB，TRADD 还能通过 DD 招募 RIP（reporter interacting protein）激活 NF-κB，活化的 NF-κB 调控各种基因的表达，抑制细胞凋亡和促进炎症反应。也有研究 TNFR1 介导凋亡的新途径：受到 TNF 的刺激后，TNFR1、TRADD、TRAF2 和 RIP 等在膜上装配形成复合物 I，此复合物触发 NF-κB 的活化，继而迅速消失。大部分 TRAF2 和 RIP 在 1h 内与 TNFR1 分离，接着 TRADD 的 DD 结构域再与 FADD 结合，进而招募、活化 caspase-8，形成复合物 II，诱导细胞凋亡。

（三）TNFR2 的信号通路

虽然 TNFR2 只在免疫细胞中表达，且其介导的细胞效应主要局限于激活 NF-κB 和 JNK，但对 TNF 信号转导通路的研究是从剖析 TNFR2 的信号转导复合体取得突破的。在 1994 年之前，两种 TNF 受体的胞内下游信号转导通路没有明确结论。因为 TNF 两种受体胞内区之间没有任何同源性，除了 TNFR1 的胞内区和 Fas 胞内区有微弱的同源性（后来这一同源区被命名为死亡结构域，这一结构域负责传递诱导细胞凋亡的信号）外，这两种受体的胞内区也不与任何一种当时已知的受体蛋白的胞内区有同源性。直到 1994 年，有学者用生化纯化技术发现了与 TNFR2 胞内区结合的信号转导复合体，通过这一工作，他们首次发现了 TNFR2 的胞内信号转导复合体包含有 TRAF1（TNF-receptor-associated factor 1）、TRAF2、细胞凋亡抑制因子1（cIAP1）、cIAP2 四种蛋白。cIAP1 和 cIAP2 由于与杆状病毒基因组中抑制凋亡蛋白有高度的同源性而得名。cIAP1 和 cIAP2 能通过抑制 caspases-8 的活化来抑制 TNF 诱导的细胞凋亡。有人发现 TNFR2 激活 NF-κB 信号转导通路是通过 TRAF2 传递的。在细胞中过表达 TRAF2 能激活 NF-κB，缺失 N 端 86 个氨基酸残基的 TRAF2 结构域缺失突变体（TRA2F）能抑制 TNFR2 引起的 NF-κB 的激活；TNF-R2 诱导的 JNK 激活也是通过 TRAF2 传递信号的。从以上结果可见，TNFR2 的主要细胞效应——激活 JNK 和 NF-κB，都是由 TRAF2 介导的。

二、TNF 受体下游传导信号及其机制

（一）JNK/MAPK 信号途径

JNK/MAPK 信号途径通路由 3 步激酶级联反应组成：MAPKKK→MAPKK→MAPK。TRAF2 的聚集可以激活 MAPKKK（mitogen activated protein kinase kinase kinase），并通过 MAPKKK→MKK4、MKK7（MAP/ERK 激酶）→JNK 通路激活 JNK。TGF-β激活激酶 1（TGF-β activated kinase 1，TAK-1）可激活 MKK4 和 MKK7，继而激活 JNK。JNK 被激活后磷酸化 c-Jun 的 Ser63 和 Ser73，激活的 Jun 蛋白、Fos 癌蛋白等合成转录因子 AP-1，继而进入核内激活靶基因转录。

凋亡信号调控激酶-1（ASK-1）是 MAPKKK 中的一员，ASK-1 能够激活 MKK4、MKK3 和 MKK6。当 TNF 刺激细胞后，细胞内产生 ROS，继而引起 TR 催化中心 2 个 Cys 的巯基形成二硫键，使得 TR 改变构象，从抑制蛋白 ASK-1 脱离，ASK-1 在 Thr-845 自身磷酸化后被活化。活化的 ASK-1 调节 C 端结构域后与 TRAF2 结合，招募至复合体上，最终激活 JNK 和 p38。

（二）NF-κB 激活的信号转导通路

NF-κB 是 1986 年在 B 细胞中首先发现的一种核因子，当时发现 NF-κB 结合于免疫球蛋白轻链κ链的增强子 GGGACTTTCC 序列上，后来发现 NF-κB 存在于所有类型的哺乳动物细胞中。NF-κB 是一种转录因子，由两个亚基组成，目前已经发现的能够组成 NF-κB 的亚基蛋白有 5 种：NF-κB1（p50 及其前体蛋白 p105）、NF-κB2（p52 及其前体蛋白 p100）、c-Rel、RelA、Re-B，其中，p50 由其前体 p105 通过翻译后加工而来，p52 由其前体 p100

翻译后加工而来。所有这些蛋白都含有一个 Rel 同源结构域（Rel homology region，RHR），由 300 个氨基酸残基组成，其中含有 2 个免疫球蛋白样结构域的 Rel 结构域负责 NF-κB 中两个亚基的聚集，分别为 NF-κB 与 DNA 结合，以及 NF-κB 与抑制蛋白 IκB 结合。NF-κB 的核定位序列（nuclear localization sequence，NLS）也在 RHR 中。NF-κB 结合的 DNA 序列为 GGG-RNNYYCC，被称为κB 序列，其中 R 代表嘌呤，Y 代表嘧啶，N 代表任意碱基。Rel 家族不同成员所组成的不同二聚体对κB 序列的亲和性不同，转录激活能力也有差异。p65/Rel 与 p50 所组成的 NF-κB 是最早发现的，也是最广泛存在的。受 NF-κB 调节转录的基因非常多，主要包括与炎症反应和免疫应答相关的基因。此外，NF-κB 还能促进干扰素基因的表达而发挥其抗病毒的功能。在大部分类型的细胞中，NF-κB 的激活能使细胞抗凋亡，但在少数特定类型的细胞中，NF-κB 的激活却能促进凋亡。

TNF 通过 IKK 激酶复合体磷酸化 IκB 蛋白。IKK 激酶复合体分子量为 700～900kDa，由 3 个亚基组成：IKKα（又称为 IKK1，CHUK）分子量为 85kDa，IKKβ（又称为 IKK2）分子量为 87kDa，IKKγ（又称为 NEMO）分子量为 48kDa。IKKγ是 IKK 激酶复合体中的调节性亚基，它与 IKKα和 IKKβ紧密结合，并能通过诱导 IKKα和 IKKβ构象变化调节它们的激酶活性。IKKα和 IKKβ具有 Ser/Thr 蛋白激酶活性，能够把底物 IκB 蛋白磷酸化。IKKα和 IKKβ在它们的激酶结构域内含有激活环，在激活环内部含有特定的 Ser 位点（在 IKKα为 Ser176，在 IKKβ为 Ser177 和 Ser181）。上游 Ser/Thr 激酶能将 IKKα和 IKKβ的上述 Ser 位点磷酸化而激活它们的激酶活性。激活的 IKKα和 IKKβ能将 IκBα的 Ser32 和 Ser36 两个位点或 IκBβ Ser19 和 Ser23 两个位点磷酸化，磷酸化的 IκBα或 IκBβ亚基可被泛素连接酶识别，并将泛素连接到 IκBα和 IκBβ的 Lys21 和 Lys22 两个位点上。连有泛素的 IκB 被细胞中 26S 蛋白酶识别并降解，从而释放出 NF-κB。游离的 NF-κB 进入核内，激活多种基因转录，进而引起广泛的生物学效应。尽管 IKKα和 IKKβ都能磷酸化 IκBα和 IκBβ，但它们的生物学性质有所不同。IKKα在磷酸化 IκBβ时对 IκBβ上 Ser23 位的磷酸化比 Ser19 有更高的效率，而 IKKβ对这两个 Ser 位点有相同的磷酸化效率。对 *IKKα*和 *IKKβ*进行的基因敲除研究表明，IKK 激酶在 TNF、IL-1 等细胞因子刺激下激活 NF-κB 的功能主要是由 IKKβ承担的。在 $Ikk\beta^{-/-}$小鼠成纤维细胞中，TNF 几乎完全不能诱导 NF-κB 的激活。由于 NF-κB 的激活能促进许多抗凋亡基因的转录，所以 $Ikk\beta^{-/-}$小鼠表现出胎肝细胞大面积凋亡，并且 $Ikk\beta^{-/-}$小鼠胚胎成纤维细胞对 TNF 诱导的细胞凋亡更加敏感。而在敲除 *Ikkα*基因的小鼠成纤维细胞中，TNF 仍能正常诱导 IκBα磷酸化和 NF-κB 激活，说明 IKKα在磷酸化 IκB 蛋白的过程中不起主要作用。然而，$Ikk\alpha^{-/-}$小鼠表现出表皮层增厚、无成形的尾骨、头骨短小等胚胎发育缺陷症状，提示 IKKα在胚胎发育过程中，特别是骨骼和表皮发育过程中起重要作用。有研究通过对 IKKα和 IKKβ的激酶活性动力学分析表明，IKKβ对 IκBα的磷酸化能力是 IKKα的 58 倍，且在 IKK 激酶复合体中 IKKα和 IKKβ的激酶活性相互独立，无协同效应。

（三）细胞凋亡的信号转导通路

在 TRADD 被招募到 TNFR1 的信号转导复合体上后，TRADD 能通过其聚集的死亡结构域与 FADD 的死亡结构域结合，从而将 FADD 招募到 TNFR1 的信号转导复合体上。FADD 是 1995 年 Chinnayan 等以凋亡受体 FA 的胞内区为诱饵，通过酵母双杂交系统筛选到的能与 FA 的胞内区结合的蛋白，Boldin 等也同时发现该蛋白，将其命名为 MORT-1。FADD 的 C 端死亡结构域负责与 TRADD 的死亡结构域结合。FADD 的 N 端含有死亡效应结构域，负责激活诱导细胞凋亡的 caspase 蛋白酶信号通路。Muzio 等与 Boldin 等在寻找与 FADD 相结合的蛋白时发现了 FLICE（FADD-like ICE）/MACH，属于 ICE/CED3 半胱氨酸蛋白酶家族，是受体诱导细胞凋亡的 caspase 蛋白酶信号转导通路中第一个成员，能通过激活下游 caspase 蛋白酶信号转导通路诱导细胞凋亡，所以又称为 caspase-8。游离的 caspase-8 仅有微弱的蛋白酶活性，不足以激活 caspase 蛋白酶级联反应诱导细胞凋亡，但 caspase-8 通过与 FADD 的死亡结构域结合而被招募到 TNFR1 的信号转导复合体上后，其局部浓度大大增加，从而提高了其蛋白酶活性，导致 caspase-8 自身切割而被激活，进而激活 caspase 蛋白酶级联反应，最终诱导细胞凋亡。

有学者观察到，在细胞中过表达 RIP 能诱导细胞凋亡，这一功能是由 RIP 的死亡结构域行使的。RIP 被激活后同样可以激活两条信号通路，分别是炎症反应途径和细胞凋亡途径。多泛素化的 RIP1 通过调节 MEKK3 和 TAK1/TBK2 复合物来激活 IKK，继而引起 IκBα 降解，使 NF-κB 入核进行转录并诱导炎症因子表达；当 TRADD-RIP1-TRAF2 复合物招募到 ASK1 后，激活 MEK 磷酸化并激活 JNK 和 p38MAPK 信号通路。JNK 的 c-Jun 氨基酸磷酸化后会激活 AP-1 的转录活性介导炎症因子的表达。有学者于 1997 年克隆到一个与人 ICH-1/ICE 和线虫 CED-3 蛋白有高度同源性，并含有一个死亡结构域的蛋白——RAIDD。研究发现，RAIDD 能与凋亡蛋白酶 ICH-1 结合，并能通过其死亡结构域与 RIP 的死亡结构域结合，所以在过表达 RIP 时，RIP 能通过招募 RAIDD 来激活 ICH-1 从而诱导细胞凋亡。然而，有人通过在小鼠体内敲除 *Rip* 基因发现，$Rip^{-/-}$的鼠成纤维细胞对 TNF 诱导的凋亡更加敏感。实际上，由于 RIP 在 TNF 激活 NF-κB 的信号转导通路中起主要作用，而被激活的 NF-κB 能激活细胞中许多抗凋亡基因转录，如 IEX-1L、c-IAP1 和 c-IAP2 等，从而保护细胞不受 TNF 的细胞毒性，所以在正常生理条件下，RIP 在细胞中并不诱导细胞凋亡，反而起到保护细胞的作用。此外，还有学者证明 RIP 实际上是 caspase-8 的底物之一。在 TNF 激活 caspase 蛋白酶级联反应诱导细胞凋亡的过程中，caspase-8 除了激活下游 caspase 通路外，还将 RIP 从 324 位 Glu 残基处切断，经过切割的 caspase 片段不仅丧失了激活 NF-κB 的能力，而且切割产生的 RIP 的 C 端片段使细胞更加易于凋亡。Lin 等的结果为 RIP 在细胞中起抑制凋亡的作用提供了佐证。

三、TNF-α与炎症

众多的研究表明临床上许多疾病的转归都与 TNF-α介导的炎症反应有着密切关系，如心、脑、肾缺血-再灌注损伤、As、类风湿关节炎、炎症性肠病、克罗恩病、心血管相关疾病等。TNF-α是一种由内毒素激活的巨噬细胞和淋巴细胞等分泌的一种多活性的细胞因子。它是迄今为止发现的具有抗肿瘤和炎症作用最强的细胞因子，与多种疾病如肿瘤、感染、发热、内毒素性休克、自身免疫性疾病、移植排斥反应等发生和发展有关，且创伤越严重，TNF-α值越高。TNF-α监测对上述疾病的辅助诊断、分期及预后判断均有重要意义。TNF-α激活的炎症反应主要通过 2 个不同的跨膜受体，即 TNFR1 和 TNFR2 来完成。TNFR2 介导的信号转导主要和组织修复和血管的生成有关，而 TNFR1 介导的信号转导主要和组织损伤有关。TNF-α具有双重生物学作用：一方面是机体免疫防护的重要介质；另一方面可参与机体的免疫病理损伤，在免疫性疾病的发病机制中具有重要的临床价值。正常水平的 TNF-α可以调节免疫应答、抗感染、促进组织修复、引起肿瘤细胞凋亡等，但其大量产生和释放则会破坏机体的免疫平衡，与其他炎症因子一起产生多种病理损伤。TNF-α作为一种重要的炎性介质尤其受到重视，能刺激其他细胞因子如 IL-4、IL-6 等的释放，扩大其生物学效应，从而介导创伤后细胞炎症反应，引起多器官组织损伤，促进肝脏急性期蛋白的合成。肝细胞产生免疫球蛋白和急性期蛋白，本身对细胞无直接损害作用，能促进中性粒细胞的活化、聚集，是反映机体炎症与组织损伤严重程度的重要敏感指标，启动炎症反应。TNF-α是机体在受到病毒、内毒素 LPS，以及某些细胞因子如 IL-1、GM-CSF、IFN 和在体内能刺激单核/巨噬细胞系统增生的非特异性佐剂如卡介苗、短小棒状杆菌等因素作用后，产生最快、到达高峰时间最早的炎症介质，与特定的细胞膜受体结合发挥作用。

四、TNF-α在细胞凋亡过程中的作用

细胞凋亡是通过合成新蛋白质而实现的一个主动过程。经典凋亡途径有两条：线粒体途径和死亡受体途径。死亡受体途径（内部途径）是靶细胞表面的死亡受体（DR）与配体结合而导致死亡结构域（DD）与连接蛋白（FADD）碳链末端的 DD 结合，从而激活 caspase-8 及下游的 caspase-3 等，引起肿瘤坏死因子相关凋亡诱导配体（TRAIL）与靶细胞表面特异性受体结合从而激活下游信号分子，诱导或抑制靶细胞凋亡。而 TNF-α及其家族中的 Fas 配体（FasL）是细胞凋亡的内源性诱导因子。TNFR 细胞内连接的 DD 蛋白（TRADD）直接与 TNFR1 分子的 DD 作用，产生 Fas 死亡结构域相关蛋白（FADD）并与受体结合，活化受体相关死亡结构域，使caspase-8 前体活化，活化的 caspase-8 直接激活 caspase-3，caspase 蛋白酶家族（含半胱氨酸的天冬氨酸特异性蛋白酶）是与秀丽隐杆线虫 Ced-3 具有序列与结构同源性的一个蛋白家族，进而诱导或抑制靶细胞的凋亡。caspase-3 是 caspase 家族中的核心酶，其通过 DNA 破坏最终导致细胞凋亡。TNF 受体相关因子 2（TRAF2）和 RIP 导致细胞 NF-κB 和 c-Jun 氨基末端激酶被激活，基因活化且表达抗感染、抗凋亡、细胞自身保护蛋白，还表达炎性前蛋白、凋亡蛋白和细胞毒性蛋白。此外，TNFR1 还通过多种机制刺激产生脂质调节剂——神经酰胺。神经酰胺和其上游 TNF 信号一样，都有细胞色素氧化酶保护和细胞毒性双重作用。另外，TNF-α可防止在培养基中受氧化和代谢攻击的神经元的凋亡，提示 TNF-α在急性脑损伤中可能具有神经保护作用。

（边云飞）

参考文献

边云飞，成丽英，杨晓静，2008. 阿托伐他汀对肿瘤坏死因子α诱导的大鼠主动脉平滑肌细胞内皮脂肪酶表达的影响. 中国动脉硬化杂志，16（12）：957-960.

蒋艳，雷小勇，2010. 细胞因子在动脉粥样硬化发生发展中的作用. 现代生物医学进展，10(21)：4198-4200.

金国玺，张燕，毕娅欣，等，2015. IL-18 和 TNF-α增加 3T3-L1 脂肪细胞及 RAW264. 7 巨噬细胞 IL-18R β 的水平. 细胞与分子免疫学杂志，3（9）：1179-1182.

林宇，王小明，2007. TNF-α诱导血管内皮细胞 HO-1 基因表达的受体及细胞内信号机制. 医学研究杂志，36（11）：37-40.

吕自明，刘映峰，繆绯，等，2013. TNF-α对人脐静脉内皮细胞活性及 PD-L1 蛋白表达的影响. 热带医学杂志，13（6）：691-694.

王健，黄午阳，郑其升，等，2013. TNF-α对人脐静脉内皮细胞 ICAM-1 和 VCAM-1 表达的影响. 中国药理学通报，29（8）：1179，1180.

吴军，李闪，朱建华，等，2006. TNF-α对人脐静脉内皮细胞中 NO 和 eNOS 的影响. 浙江医学，28（8）：636-638.

杨晓静，成丽英，边云飞，等，2009. 白介素 1β和肿瘤坏死因子α对大鼠主动脉平滑肌细胞内皮脂肪酶表达的影响. 中国动脉硬化杂志，17（3）：181-184.

余丹青，陈纪言，周颖玲，等，2002. 冠脉斑块稳定性与肿瘤坏死因子相关研究. 岭南心血管病杂志，8（5）：332-335.

赵海梅，杨彬，成蓓，2010. 肿瘤坏死因子诱导内皮细胞衰老中单核趋化蛋白-1 的表达机制及意义. 中国现代医学杂志，20（23）：3549-3555.

周平，罗云，邢娜，等，2015. 肿瘤坏死因子α介导动脉粥样硬化发生机制的研究进展. 世界中医药，10（8）：1163-1168.

Ahmad R，Al-Mass A，Al-Ghawas D，et al，2013. Interaction of osteopontin withIL-18 in obese individuals：implications for insulin resistance. PLoS One，8（5）：e639-644.

Canault M，Peiretti F，Mueller C，et al，2004. Exclusive expression of transmembrane TNF-alpha in mice reduces the inflammatory response inearly lipid lesions of aortic sinus. Atherosclerosis，172：211-218.

Gerry A B，Leake D S，2014. Effect of low extracellular pH on NF-κB activationin macrophages. Atherosclerosis，233（2）：537-544.

Ishigaki Y，Katagiri H，Gao J，et al，2008. Impact of plasma oxidizedlow-density lipoprotein removal on atherosclerosis. Circulation，118（1）：752-831.

Ohta H，Wada H，Niwa T，et al，2005. Disruption of tumor necrosis factor-alpha gene diminishes the development of atherosclerosis in apoE-deficient mice. Atherosclerosis，180：11-17.

Sasayama S，Okada M，Matsumori A，2000. Chemokines andcardiovascular diasease. Cardiovas Res，45（2）：267-269.

Shiraki A，Oyama J，Komoda H，et al，2012. The glucagon-like peptide 1analog liraglutide reduces TNF-α-induced oxidative stress and inflammationin endothelial cells. Atherosclerosis，221（2）：375-382.

Wen Y，Leake D S，2007. Low density lipop rotein undergoes oxidation within lysosomes in cells. Circ Res，100（9）：1337-1343.

第十九章　转化生长因子-β与动脉粥样硬化

第一节　概　　述

转化生长因子-β（TGF-β）是一组在结构上相似、具有多种细胞调节功能的生长因子，可调节细胞的增殖与分化、凋亡、迁移及细胞间粘连。此外，TGF-β在胚胎发育、免疫监督及干细胞更新与分化中也起着重要的作用。TGF-β还通过抑制E-选择素的表达，减弱内皮细胞活化，并减少对淋巴细胞的募集，参与维持血管壁的正常结构。TGF-β可抑制血管平滑肌细胞增生，降低 MMP 活性，促进胶原形成，使胞外基质增生。TGF-β可抑制巨噬细胞对脂质的摄取，减少泡沫细胞的形成。TGF-β还可通过抗炎及促纤维化，稳定动脉粥样斑块。本章将阐述 TGF-β在动脉粥样硬化（As）形成中的作用，为临床将 TGF-β用于动脉粥样硬化性心血管疾病防治提供理论参考。

第二节　转化生长因子-β信号通路

一、TGF-β是分泌的高度进化保守细胞因子家族的典型成员

TGF-β家族由 TGF-β、激活素、抑制素、抗缪勒氏管激素（anti-mullerian hormone，AMH）和骨形态发生蛋白（bone morphogenetic protein，BMP）组成。TGF-β家族成员可影响各种生物过程，包括细胞增殖、分化、迁移、黏附、细胞凋亡和细胞外基质（ECM）合成。因此，TGF-β家族成员在胚胎发育、成体组织内稳态，以及各种疾病如癌症、自身免疫性疾病、纤维化和心血管疾病的发生中起关键作用，它们都通过位于细胞膜的Ⅰ型和Ⅱ型丝氨酸/苏氨酸激酶受体组成的异聚复合物及在细胞内信号转导中具有关键作用的 Smad 转录因子发挥细胞效应。

二、TGF-β家族蛋白以无活性同二聚体前体形式产生

典型家族成员 TGF-β1 以由 TGF-β1 和无活性相关肽（latency associated peptide，LAP）组成的无活性前体形式分泌。该复合物与无活性 TGF-β结合蛋白（latent TGF binding protein，LTBP）相关。TGF-β通过血小板反应蛋白、纤溶酶、活性氧簇（ROS）、酸性微环境、MMP-2、MMP-9 和β_6-整合素（β_6-integrin）引起蛋白水解切割 LAP 和 LTBP 而被激活。BMP 在细胞质中形成二聚前蛋白复合物，其被特异性蛋白酶切割，以活性形式分泌。一旦分泌，通过与细胞外拮抗剂，如 Noggin、Chordin、Gremlin、内皮细胞 BMP 前体衍生调节剂（BMPER）和基质 GLA 蛋白（MGP）的可逆相互作用来调节它们的生物利用。

三、TGF-β家族成员诱导Ⅰ和Ⅱ型跨膜受体形成异四聚体引起细胞效应

（一）TGF-β1 结合两个高亲和性细胞表面受体

通常这些受体的存在与否和获得或丧失对 TGF-β1 的应答性相关，表明受体水平是重要的调节模式。Ⅱ型受体（TGF-β receptor Ⅱ，TβR-Ⅱ）分子量为 60kDa，被糖基化后可达 80kDa，包含富含半胱氨酸的胞外结构域、单个跨膜结构域和具有丝氨酸/苏氨酸激酶活性的胞质结构域。无配体的情况下，TβR-Ⅱ具有组成型丝氨酸/苏氨酸激酶活性。Ⅰ型受体（TβR-Ⅰ）是跨膜丝氨酸/苏氨酸激酶家族的成员。TβR-Ⅰ是分子量为 53kDa 膜蛋白，主要是人的激活素样激酶 5（activin receptor-like kinase 5，ALK5）受体。与 TβR-Ⅱ不同，TβR-Ⅰ的激酶是无活性的，直到被 TβR-Ⅱ磷酸化。

TGF-β和 BMP 诱导Ⅱ型与Ⅰ型受体形成特定的异二聚体复合物，随后Ⅱ型受体使Ⅰ型受体磷酸化激活。Ⅰ型受体使受体调节型 Smad 磷酸化，将信号转导到细胞内，与 Smad4（Co-Smad）形成异源复合物，转运到细胞核内，通过与其他转录因子相互作用调控基因的转录反应（经典的 Smad 信号通路）。抑制型 Smad6 和 Smad7 可抑制受体激活 R-Smad。此外，激活的Ⅰ型受体还可激活非 Smad 通路（non-Smad 信号通路）。

现已鉴定了许多类型的Ⅰ、Ⅱ型受体，有五种Ⅱ型受体：ⅡA 型激活素受体（activin receptor type ⅡA，ActRⅡA）、ⅡB 型激活素受体（ActRⅡB）、Ⅱ型 BMP 受体（BMPRⅡ）、Ⅱ型 TGF-β受体（TbRⅡ）和Ⅱ型 AMH 受体；有七种Ⅰ型受体，称为激活素受体样激酶（activin receptor-like kinase，ALK）1～7。不同的配体通过结合Ⅰ型和Ⅱ型受体的不同组合引起信号特异性。大多数细胞通过 TβR-Ⅱ与 TβR-Ⅰ（ALK5）引起 TGF-β信号；此外，激活素、抑制素和淋巴结信号分别通过激活素受体ⅡA、ⅡB 型和 ALK4 引起；而 BMP 则通过 BMPRⅡ、ActRⅡ和 ALK1、2、3 和 6 引起信号。并已鉴定出调节 TGF-β家族成员进入信号转导的附加受体，如 TGF-β的附加受体：内皮糖蛋白和β-聚糖，以及抑制性假受体 BMP 和活化素膜结合的抑制剂同源物（BAMBI）等。TGF-β辅助受体胞内的短结构域缺乏催化活性。TGF-β2 只有在β-聚糖存在时才能结合 TβR-Ⅱ。内皮糖蛋白表达增强了 BMP 信号，同时对 TGF-β/ALK5 信号具有抑制作用。已经显示可溶性β-聚糖和内皮因子也可通过阻断 TGF-β家族配体与信号转导的受体结合干扰信号转导。

TGF-β1 结合并激活一对跨膜受体（Ⅰ型和Ⅱ型），其具有细胞内丝氨酸/苏氨酸激酶活性并介导 TGF-β的下游作用，可通过Ⅲ型蛋白聚糖受体螯合在细胞表面上。几种膜蛋白聚糖对 TGF-β1 显示高亲和力：β-聚糖、内皮因子、双糖链蛋白聚糖和核心蛋白聚糖。TGF-β1 与这些Ⅲ型膜蛋白的结合没有已知的信号转导功能，但可能代表 TGF-β1 的储存库，其随后可以侧向转移至Ⅰ型和Ⅱ型受体。

（二）TGF-β超家族通过 Smad 的信号转导，调节靶基因的转录

TGF-β家族配体与组成型活性Ⅱ型受体结合，使Ⅰ型受体在其细胞内近膜区的特定丝氨酸和苏氨酸残基上的募集和磷酸化而激活。Ⅰ型受体激活时，募集受体调节蛋白（R-Smad）。Smad 是 TGF-β超家族的信号转导子，可调节靶基因的转录。Smad 蛋白分为三种：受体调节 Smad，R-Smad1、R-Smad2、R-Smad3、R-Smad5 和 R-Smad8；共同介质 Smad（common-mediator

Smad，Co-Smad4）和抑制 Smad（I-Smad6 和 I-Smad7）。活化的Ⅰ型受体在 C 端的两个丝氨酸残基处募集并磷酸化 R-Smad。ALK4、ALK5 和 ALK7 可介导 R-Smad2 和 R-Smad3 磷酸化，而 ALK1、ALK2、ALK3 和 ALK6 可介导 R-Smad1、R-Smad5 和 R-Smad8 的磷酸化。TGF-β、激活素和抑制素通常通过 Smad2 和 Smad3 转导信号。对内皮细胞的研究揭示 TGF-β可以通过两种不同类型的受体，即 ALK5 和 ALK1，分别激活 Smad2/3 和 Smad1/5/8 发出信号。TGF-β不仅在内皮细胞，在肿瘤细胞中也可以通过 Smad1 信号通路。BMP 和 AMH 信号通过 Smad1、Smad5 和 Smad8。在人肺动脉内皮细胞（PAEC）中，BMP9 通过 BMPRⅡ/ActRⅡ/ALK1 诱导 Smad1/5 和 Smad2 的磷酸化。尽管 Smad1 磷酸化需要 BMPR-Ⅱ和 ActRⅡ的活化，但 ActRⅡ在 Smad2 上介导了更大比例的磷酸化。

活化的 R-Smad 与 Smad4 相互作用，形成由二或三个单体组成的复合物，转移到细胞核，与其他转录因子、共激活剂和共抑制子一起调节靶基因表达。抑制 Smad，即 I-Smad6 和 I-Smad7，可通过与 R-Smad 竞争Ⅰ型受体，相互作用和（或）通过募集特异性泛素连接酶或磷酸酶至活化受体复合物，分别针对核糖体降解或脱磷酸化来抑制 R-Smad 活化，从而拮抗信号转导。此外，I-Smad 可以通过 R-Smad 的降解和通过抑制 R-Smad-Co-Smad4 复合物形成来负调节 TGF-β家族信号转导。Smad7 抑制 TGF-β超家族的所有分支信号，而 Smad6 选择性抑制 BMP 信号转导。

TGF-β令人困惑和最初有争议的生物学方面的问题之一——细胞反应的惊人数量，以及与其他 TGF 诱导效应的相对自主作用的程度。我们现在理解 TGF-β信号的复杂性来源于：①多个受体；②在受体水平以下发散的多个信号通路；③通路内的发散；④广泛的 TGF-β次级效应；⑤信号的反馈控制。其在效应中产生时间“断开”，然而断开连接作为整体反应程序内的子程序是必需的。考虑到TGF-β家族反应的复杂性和多样性，而基本的Smad信号转导途径却出奇的简单，除了这种高度保守的信号核心，TGF-β配体可以调节许多其他信号通路（非经典途径）的活动。非 Smad 信号通路涉及 TGF-β激活激酶（TGF-β activated kinase，TAK）-1、细胞外信号调节激酶（ERK）、c-Jun 氨基末端激酶（JNK）和 p38 有丝分裂原活化蛋白（p38 mitogen activated protein，p38MAP）激酶的活化。与 Smad 途径串扰的分子有 Rho GTP 酶、PI3K-AKT 及 TRAF6。此外，TGF-β信号转导可以通过不同的信号级联进一步调节。经典的信号蛋白如 MAP 激酶可以通过不同类型的修饰，如磷酸化、泛素化和类泛素化修饰影响 Smad 蛋白的功能和稳定性。因此，对 TGF-β信号的细胞应答来自经典和非经典通路级联的动态调节。

第三节　转化生长因子-β信号通路与血管形成及血管发生

TGF-β信号通路成分在血管形成和血管发生中均发挥着重要作用。小鼠缺失 TGF-β通路的成分（配体、受体和细胞内 Smad 介质）将导致血管异常、胚胎死亡。TGF-β对参与血管疾病的每种细胞类型均发挥有力和多样的作用。TGF-β常常发挥双功能效应，这取决于特定细胞类型遇到特定的 TGF-β信号。

一、TGF-β信号转导抑制内皮细胞的增殖和迁移

现在人们普遍认为，有许多因素改变内皮细胞响应 TGF-β的方式，如细胞密度、TGF-β

浓度、治疗持续时间、血清存在成分、周围基质、微/大血管内皮细胞的起源和衍生。TGFβ/ALK5/Smad2/3 信号通路可介导抑制内皮细胞的迁移和增殖，相反，通过 TGFβ/ALK1/内皮糖蛋白的 TGF-β信号转导却导致内皮细胞的增殖和迁移。尽管已证明两种途径彼此相反，但 ALK5 是有效 ALK1 信号转导所需，并且两种受体的比例及内皮因子表达决定了对 TGF-β的相对反应。有趣的是，内皮因子可以从内皮细胞膜脱落形成可溶性内皮因子，干扰血管生成，高水平的可溶性内皮因子则可致先兆子痫的内皮细胞功能障碍。可溶性内皮因子还抑制 VEGF 诱导的血管生成，增殖内皮细胞及肿瘤生长。最近的研究显示，可溶性内皮因子特异性结合 BMP9/10，可干扰体内 BMP9/10 信号发挥作用。除了通过其经典受体对 TGF-β信号转导的调节之外，还鉴定出内皮细胞中 TGF-β的其他受体相关蛋白，如血管内皮-黏附素招募 TGF-β受体Ⅰ和Ⅱ形成活性受体复合物，调节 TGF-β信号转导。此外，ALK1 的细胞质结构域可结合蛋白激酶 CK2 的调节性亚基——酪蛋白激酶（CK）2β，使 ALK1 信号增强。

二、TGF-β信号转导影响血管通透性

TGF-β-RI/ALK5 激酶化学抑制剂 SB431542 可抑制 TGF-β信号转导，导致内皮细胞特异性紧密连接蛋白-5（claudin-5）的表达增加并抑制黏附分子的表达。调节内皮细胞屏障的最好的特征化因素之一是 VEGF。TGF-β是多种细胞类型中已知的 VEGF 调节剂，包括上皮细胞、巨噬细胞、成骨细胞和血管周围细胞，因此，TGF-β可通过影响毛细管室中 VEGF 的合成来调节血管内皮屏障。TGF-β也可以直接影响内皮细胞的渗透性。中和 TGF-β抗体或 SB431542 可抑制 TGF-β信号转导，增加内皮细胞渗透性。此外，TGF-β有助于维持体内视网膜微血管系统的内皮屏障。系统性抑制成体小鼠 TGF-β使紧密连接蛋白 ZO-1 和闭合蛋白之间的关联减少，导致血管通透性增加。特异性敲除小鼠内皮细胞的 Smad4 将使内皮细胞间隙连接受损，引起内皮细胞渗透性缺陷，导致血管成熟障碍和胚胎致死。血小板反应蛋白是潜在的 TGF-β激活剂，可改善 *Akt1* 基因敲除小鼠增加的血管通透性和受损的血管成熟。这些研究表明，TGF-β信号在内皮细胞功能中起关键作用，并因此影响血管发育和血管功能。

内皮细胞的增殖可被 TGF-β强烈抑制。这种抑制与增殖和迁移的减少，以及细胞外基质和蛋白聚糖的合成增加相关。TGF-β的体外抗增殖和抗迁移作用可以解释 TGF-β的体内作用，包括剥脱动脉的再内皮化延迟。重要的是，TGF-β可以对由血管内皮生长因子和成纤维细胞生长因子诱导的血管生成具有剂量依赖性双功效，这与 TGF-β在低浓度刺激内皮迁移和增殖但在高浓度抑制两者作用的效应一致。这种体外剂量依赖性效应可模拟 TGF-β的体内浓度梯度，其可能在低浓度时吸引远处的细胞，但在高浓度时保持它们在损伤部位修复血管。TGF-β还可以影响骨髓来源的循环内皮祖细胞分化成 SMC 样细胞。

三、TGF-β信号影响平滑肌细胞的分化与功能

平滑肌细胞（SMC）是 TGF-β影响血管发育和血管疾病的主要细胞类型。TGF-β上调前体 SMC 的分化标志物并诱导其收缩。TGF-β可通过增加α-平滑肌肌动蛋白（smooth muscle actin，SMA）和平滑肌肌球蛋白的表达来增强血管 SMC 的分化。TGF-β低浓度时，促进 SMC 的增殖；而在高浓度下，则抑制 SMC 增殖和迁移。TGF-β诱导的 SMC 不同标

记基因的表达涉及激活蛋白激酶 N（protein kinase N，PKN）和 p38 MAPK 通路，引起 SMC 分化。TGF-β1 在不同细胞包括 10T1/2 细胞、神经嵴细胞和成纤维细胞可通过调节特异性收缩蛋白如 aSMA、SM22α和 calponin 1 影响 SMC 的表型转变。在神经嵴干细胞系 MonC-1 中，RhoA 调节 TGF-β1 诱导的 SMC 分化。在 10T1/2 细胞中，活化 ERK1/2 和 PI3K/Akt 参与 TGF-β1 调节的分化。

构成正常动脉中膜主体的血管 SMC 与表达平滑肌同工型α-肌动蛋白的肌成纤维细胞是 As 病变的主要成分。TGF-β信号转导是多能干细胞分化成平滑肌谱系的关键。成人 SMC 中的 TGF-β可有效抑制 SMC 的迁移和增殖。然而，大鼠主动脉 SMC 中的 TGF-β可刺激有丝分裂原的产生和释放，特别是对于静止或高融合的 SMC。来自小鸡胚胎外胚层心脏神经嵴的 SMC 构成冠状动脉的近端部分。TGF-β可刺激这些外胚层细胞的生长，但抑制中胚层细胞的生长。TGF-β还可通过对细胞骨架肌动蛋白重组和细胞扩散的作用显著调节人 SMC 的表型。

TGF-β以细胞依赖性方式影响凋亡。一些条件下，TGF-β可诱导血管 SMC 和内皮细胞的凋亡。然而，当由其他因素引发凋亡时，TGF-β却促进细胞存活。首次分离来自人血管损伤的细胞似乎倾向于自发凋亡，然而，一旦建立细胞培养，损伤来源的细胞通常会完全抗 TGF-β诱导的细胞凋亡。血管修复完成后，TGF-β诱导的凋亡可能对伤口或病变消退至关重要。

四、TGF-β信号分子的失活导致血管发育障碍，与初生血管缺乏 SMC 有关

在成人动脉中，SMC 可表达 TGF-β受体，并且通过合成促进 As 和静息病变生长的细胞外基质对 TGF-β作出反应。谱系特异性消融 VSMC 中的 TGF-β信号使小鼠血管形态发生改变，包括发生弹性受损和血管扩展。通过在其他细胞类型中介导 TGF-β信号的下游作用，使 TGF-β对 SMC 的作用体现在直接和间接两个方面。例如，TGF-β直接作用于内皮细胞，并伴随对 SMC 的旁分泌作用。TGF-β还可以直接作用于免疫系统的细胞，通过改变血浆细胞因子影响 SMC。

五、BMP 在 SMC 功能中起重要作用

BMP 可调节 VSMC 的迁移、增殖和凋亡，并影响体外 SMC 表型标记蛋白的表达。有趣的是，BMP 对 VSMC 的影响取决于细胞的解剖起源，以及分化或去分化状态和培养条件。BMP2、BMP4 和较高浓度的 BMP7 可抑制 VSMC 增殖，BMP2 和 BMP7 还可诱导肺部 SMC 凋亡。研究还显示 BMP2 可抑制 SMC 增殖但不刺激 ECM 合成，并且腺病毒介导的 *BMP2* 基因转移可抑制损伤诱导的内膜增生，表明 BMP2 用于预防血管增殖性疾病的可能性。BMP7 可抑制 TGF-β和血小板源性生长因子（PDGF）-BB 诱导的 SMC 生长，并通过诱导 p21 和 I-Smad 表达刺激 SMC 特异性标记的表达。此外，BMP7 通过下调细胞间黏附分子-1（ICAM-1）的表达显示出抗炎活性。这些结果表明，BMP7 可以用于临床，以防止血管增殖性疾病和维持血管完整性。在另一项研究中，BMP2 由人主动脉 SMC 表达，并且以浓度和时间依赖的方式诱导人主动脉 SMC 的迁移。此外，BMP2 协同 PDGF 可诱导 SMC 的趋化性。相比之下，BMP2 对人主动脉 SMC 增殖没有显著的影响。BMP7 和 BMP4 可通过激活 caspase-8 和 caspase-9 促进人原发性肺动脉 SMC 的凋亡。在特发性肺动脉高

压（IPAH）患者中鉴定的表达 BMPRⅡ突变形式的 PASMC，可拮抗 BMP 介导的促凋亡作用。有趣的是，缺氧可引起肺微血管内皮细胞（PMVEC）分泌 BMP4，并促进 VSMC 的增殖和迁移。BMP4 可抑制从近端肺动脉分离的 SMC 的增殖，但是刺激来自外周神经的 PASMC 的增殖，并且保护凋亡。虽然这些差异不是由 BMP 信号通路的差异激活引起的，但是BMP4对外周肺动脉SMC的促增殖作用是以p38 MAPK/ERK依赖的方式实现的。

内皮细胞与血管壁细胞相互作用不仅维持着完整血管的生长，而且对于血管生理功能同等重要。血管张力调节由 SMC 的收缩状态控制。内皮细胞可通过释放许多具有活性的可溶性因子调节 SMC 的收缩功能。这些因素刺激壁细胞的收缩或松弛，从而调节毛细血管流动。一氧化氮（NO）和前列环素（PGI_2）对 SMC 发挥着血管扩张作用。NO 对 SMC 也有抗增殖作用。一方面，内皮细胞功能障碍包括内皮一氧化氮合酶（eNOS）活性的减少和 NO 生物活性的损失，在肺动脉高压的发展中起重要作用。另一方面，内皮素（ET）-1 是一种有效的血管收缩剂，其可通过 ET-A 和 ET-B 受体刺激壁细胞的收缩，并通过内皮 ET-B 受体使内皮细胞释放 NO。

六、TGF-β影响巨噬细胞的趋化

巨噬细胞在 As 中发挥关键的“清道夫”作用，并以复杂的活化方式响应 TGF-β。As 形成中的关键步骤是 TGF-β抑制单核细胞向巨噬细胞的转化。用 TGF-β短暂处理可刺激迁移，而长时间暴露则会通过 Rho 途径抑制单核/巨噬细胞谱系中细胞的趋化性。在活化的巨噬细胞中，TGF-β可刺激尿激酶的产生，随后刺激纤溶酶的生成。巨噬细胞和活性 TGF-β 在血管损伤中共定位表明，巨噬细胞可通过蛋白水解激活休眠的 TGF-β。在 TβR-Ⅱ依赖性途径中 GDF15（TGF-β家族成员）的缺乏，减弱了 LDL 受体敲除小鼠中的病变发展，导致巨噬细胞趋化性降低，表明有些分散 TGF-β家族的成员是促 As 的。有趣的是，糖皮质激素可诱导成熟巨噬细胞表达 TβR-Ⅱ，从而多步激活巨噬细胞，表明应激诱导，甚至治疗性糖皮质激素可能矛盾地加速 As。

七、TGF-β抑制淋巴细胞的增殖

在大多数条件下，TGF-β可有效抑制淋巴细胞增殖，是体内最有效的免疫抑制因子之一。极低浓度的 TGF-β诱导培养 B 细胞和 T 细胞的凋亡。在血管损伤中，淋巴细胞表达 TβR-Ⅰ而非 TβR-Ⅱ，表明巨噬细胞的存活和功能可能需要 TGF-β的有限抗性。因 *apoE* 和 *Ldlr* 敲除小鼠中血管壁浸润程度增高，在淋巴细胞中选择性地不表达 TβR-Ⅱ加速了 As 进程。

八、TGF-β在血管紧张度和反应性方面的调节作用

TGF-β/ALK5/Smad3 通路可诱导内皮细胞 ET-1 表达，导致内皮细胞迁移和增殖减少。此外，TGF-β1 可诱导内皮细胞产生 PGI_2，并增加环氧合酶-1 和前列环素因子的合成。伊洛前列素是前列环素类似物，可诱导 SMC 的 TGF-β1 表达增加，提示存在潜在的反馈机制。TGF-β还负责调节内皮细胞中 NO 信号转导的 eNOS 酶活性。相比之下，合成的 NO 供体二亚乙基三胺一氧化氮加合物（DETA）/NO 添加到培养的人冠状动脉平滑肌细胞，诱导了 TGF-β mRNA 和蛋白质表达。另一项研究已经证明，NO 合酶缺陷小鼠的主动脉 TGF-β1 活性增强；这些动物的内皮细胞显示出 Smad 的磷酸化和转录活性增加。在相同的

研究中，NO 通过增强其泛素化，缩短了异位表达的 Smad2 的半衰期。因此，内皮细胞中的 NO 通路通过逆转活化 Smad 的蛋白酶体降解，干扰了 TGF-β/Smad2 信号转导，并且可以作为反馈机制来限制 TGF-β的 NO 活化。这些结果表明，由于 TGF-β信号影响血管收缩与舒张，TGF-β信号的错误调节可能导致血管张力的异常。与这个概念一致的是，在小鼠血管内输注 TGF-β，可降低血管阻力，并引起血管舒张。

九、TGF-β在高脂血症中的作用与靶标

最近的数据表明，在含有 apoE3 的 HDL 颗粒中发现高水平的活性 TGF-β，这表明 TGF-β信号转导的组成水平是正常血管生物学的一部分，而不是仅与疾病状态相关。然而，胆固醇可以干扰几种培养的细胞类型的 TGF-β/受体相互作用，如牛主动脉内皮细胞（BAEC）中，因此高胆固醇血症可以钝化 TGF-β的正常信号转导；相反，降低胆固醇的他汀类药物可增加 TGF-β对血管细胞如 BAEC 的作用，可能是因为他汀类药物具有调节 G 蛋白信号转导因子 Rho 家族的能力。此外，已知他汀类药物还可通过降低氧化应激和 TGF-β的产生提供一些肾脏保护；*apoE* 敲除小鼠的高脂血症会诱导循环 TGF-β1 水平升高。

第四节 转化生长因子-β信号通路与动脉粥样硬化

As 的主要特征为动脉床中富含胆固醇的粥样病变自动脉的内侧层突出，特别是在晚期阶段，富含胆固醇的区域被包封在致密的纤维基质中，并且有显著点钙化。因此，心血管疾病事件在于升高的“纤维脂肪”损伤，通过阻塞血流并触发血栓形成，是心肌梗死、脑卒中、动脉瘤和肺栓塞的主要促成因素，危及生命。

一、血管损伤修复过程中 TGF-β1 的生成与定位

（一）血管病变中活性 TGF-β的来源

TGF-β家族包括 TGF-β1、TGF-β2、TGF-β3，以及几种 TGF-β样蛋白，如 BMP、抑制素、激活素和生长/分化因子（growth/differentiation factor，GDF）。基本上动脉壁中的所有细胞均可在血管损伤期间产生一种或多种 TGF-β家族成员。活性 TGF-β1 从存在于任何类型的血栓形成中的活化血小板释放。循环血浆中 TGF-β1 的生物活性水平为 2～12ng/ml，而 TGF-β2 和 TGF-β3 基本检测不到。在受损内皮下检测到 TGF-β1 和同工型β2，并且在纤维脂纹的平滑肌、巨噬细胞和泡沫细胞中检测到高水平的 TGF-β1 和同工型β3。浸润细胞，如巨噬细胞、中性粒细胞和淋巴细胞，都可以产生 TGF-β，并且通过蛋白酶如纤溶酶的作用促进其从细胞外基质中释放。同样，TGF-β由构成人血管损伤的纤维增殖区的 SMC 样细胞产生。

（二）TGF-β在血管病变中的定位

TGF-β1 以 26kDa 二聚体形式产生，其与前体序列重新结合形成无活性的复合物。无活性的 TGF-β可以通过酸性、纤溶酶、转谷氨酰胺酶和血小板反应活化。TGF-β及其无活性复合物可结合几种关键的细胞外基质蛋白，包括纤维粘连蛋白、血小板反应蛋白和Ⅳ型

胶原蛋白，无活性 TGF-β定位于细胞外基质。因此，无活性 TGF-β是“隐分泌”因子，其可以被局部活性蛋白酶水解激活。

TGF-β1 结合肝素，可防止 TGF-β1 结合活化的α_2巨球蛋白，使可溶性 TGF-β途径失活，这可能与肝素抑制 SMC 增殖的机制有关。在血管损伤部位，TGF-β1 从血栓的血小板脱颗粒释放。此外，修复细胞在再狭窄病变和气球损伤的大鼠颈动脉中产生较高水平的 TGF-β1。有趣的是，TGF-β信号转导可以从非 TGF 配体产生，因为有数据显示，在急性或慢性促凝血状态下产生的凝血酶可以通过蛋白酶活化受体-1（proteinase-activated receptor-1，PAR-1）反式激活 TGF-β Ⅰ 型受体。

二、TGF-β受体在动脉粥样硬化中的表达

（一）TGF-β的促纤维化与抗增殖及凋亡作用之间的关键平衡

损伤后组织的生物发生和内环境的稳定反映了细胞增殖、基质产生与生长抑制、细胞凋亡和基质降解之间的平衡。TGF-β促纤维化作用的建立由基质相关基因（如胶原、纤维粘连蛋白、纤溶酶原激活物抑制剂和蛋白聚糖）启动子中的 Smad 应答元件介导。因此，抑制 TβR-Ⅰ ALK5 激酶活性，从基本上消除了所有 Smad 依赖性基因诱导的转录激活。

TGF-β的抗增殖作用更复杂。TGF-β可在多种细胞类型中抑制 G1/S 界点的细胞增殖。目前关于 TGF 诱导生长停滞的相关假说有五种：①抑制 c-Myc 转录；②诱导 CDKI，特别是 p21；③抑制 E2F1；④Smad 非依赖性经 MAP 或 JNK 途径的信号转导；⑤通过 Cdc25A/CDK2 的 Rho/ROCK 调节的 Smad 非依赖性信号转导。通过 TGF-β的抗增殖信号转导是限制血管损伤和伤口纤维增生的主要“检查点”。

（二）Smad 依赖的 *c-Myc* 转录抑制

TGF-β抑制细胞生长的作用可以通过 10T1/2 和 AKR-2B 成纤维细胞中原癌基因 *c-Myc* 的过表达来改善。*c-Myc* 启动子含有 TGF-β抑制性元件（TIE），其在被 pSmad3、Smad4 和 E2F4 结合时下调 *c-Myc* 转录。短寿命 *c-Myc* 诱导 AP4 转录因子，可抑制 CDKI p21。因此，TGF-β下调 *c-Myc* 基因的表达，导致 p21 的去阻遏。微阵列、基因表达的连续分析和报道已分析鉴定出约 500 个推定的 *c-Myc* 靶基因，其中约 220 个是下调的，包括 CDKIs p15（*CDKN2B*）、p21（*CDKN1A*）、p27（*CDKN1B*）和 TβR-Ⅱ。

（三）Smad 依赖性诱导 p21 的表达

尽管抑制 *c-Myc* 的表达可能在 TGF-β的细胞抑制作用中起重要作用，但 p21 本身是 TGF-β信号转导的重要靶标。首先，如上所述，*c-Myc* 阻遏，允许 p21 的随时活化。进而，p21（CDKI）阻断 CDK4 活性和 Rb 的磷酸化，从而阻断 E2F1 依赖性细胞周期。然而，Smad 在 p21 启动子的近端 SP1 位点簇处与特异性蛋白-1（SP1）协作，直接刺激 p21 转录。在缺失 p21 的细胞系中，TGF-β是促有丝分裂的，而不是细胞抑制的。因此，Smad 诱导的 c-Myc 抑制和 Smad/SP1 诱导的 p21 激活的组合效应可能产生 p21 的细胞抑制作用。

（四）E2F1 作为 TGF-β的靶标

最近在人 Burkitt 淋巴瘤细胞中的研究表明，TGF-β的细胞抑制作用的第三种可能机制是 E2F1 作为 TGF-β的靶标。CA45BL Burkitt 淋巴瘤细胞有 *c-Myc* 易位［t（8∶14）］，将其置于免疫球蛋白重链启动子的控制下，可使得其对 TGF-β无应答。CA45BL 细胞不响应 TGF-β诱导 p15 或 p21，但暴露于 TGF-β（1ng/ml）抑制其生长速度的 50%。在 CA45BL 细胞中 E2F1 的表达降低，E2F1 启动子因 TGF-β被抑制而响应，TGF-β可直接下调 E2F1 的表达。

（五）TGF-β激活蛋白激酶

在 TGF-β的抗增殖作用中，Smad 是非依赖性激活下游蛋白激酶的效应物。TβR-Ⅰ（ALK5）具有以激酶非依赖性方式识别 E3 泛素连接酶 TRAF6 的衔接子序列，通过自身泛素化引起 TRAF6 激活。TRAF6 介导的 TAK1 在 Lys34 的泛素化与 TAK1 激活相关。而后，TAK1 磷酸化激活 JNK 和 p38 MAPK。在小鼠主动脉平滑肌细胞中，SB431542 对 TβR-Ⅰ（ALK5）激酶的抑制和 S203580 对 p38 MAPK 的抑制减弱了 TGF-β的抗增殖作用。

（六）途径之间的串扰

这些看起来独立的 TGF-β应答组分可以下列方式相互关联。Smad3 在其 C 端被 TβR-Ⅰ磷酸化，但在连接 MAD 同源结构域 MH1 和 MH2 的接头区域中也被磷酸化。而 C 端磷酸化激活 Smad3 使其结合到 Smad4，并随后反式转录激活目的基因，连接区域磷酸化发生在共识脯氨酸/丝氨酸位点，被脯氨酰顺/反异构酶识别。酪蛋白激酶、MAPK 和 JNK 对 Smad3 接头磷酸化对其活性具有负调节作用，可通过影响 Smad3 稳定性并降低 Smad3/Smad4 复合物的 DNA 结合能力，抑制 JNK 抑制 Smad3 接头磷酸化，增加 C 端磷酸化 Smad3 和其在 p21 启动子的活性。这些途径之间的第二点串扰是 p38 和 JNK1 直接磷酸化 p21。p21 的磷酸化可相对保护 p21 免受泛素介导的蛋白酶体降解，导致 TGF-β/Smad 转录激活后 p21 累积。然而，通过 TβR-Ⅰ激酶，Smad3 敲除细胞的小分子抑制的作用和显-阴性 Smad3 突变体的研究显示：Smad 活化是 TGF-β细胞抑制反应的重要组分。

三、血管修复期间 TGF-β和受体的表达

（一）动物模型

循环中的 TGF-β可能有调节血管壁对损伤反应的能力。apo（a）可干扰动脉壁中 TGF-β1 的正常活化，在脂质诱导的血管损伤动物模型中引起过度的细胞增殖。大鼠颈动脉损伤后，血管壁中的 TGF-β1 mRNA 水平在 6h 内增加，在 24h 达到峰值，并且可以维持升高达 2 周，与纤维增生性新内膜的发育相一致。高胆固醇血症和脱氧皮质酮-盐高血压使机械损伤的动脉中 TGF-β1 生成增多。兔子的球囊损伤后，TGF-β1 的 TβR-Ⅰ和 TβR-Ⅱ的含量增加。小鼠敲除 Smad3 后使新内膜的增生增强，但细胞外基质沉积减少。

（二）人动脉粥样硬化

免疫组织化学分析表明 TGF-β1 和 TGF-β3 与早期人血管病变中的平滑肌细胞、巨噬

细胞和泡沫细胞相关。在早期脂纹中，TβR-Ⅰ（ALK5）和 TβR-Ⅱ的水平升高。然而，活性 TGF-β1 及其受体在晚期 As 病变分离区域中的表达则受到一定程度的限制。大部分晚期纤维性病变中 TβR-Ⅰ的含量较低，TβR-Ⅱ的水平也低得多的。与原发性主动脉粥样硬化相比，人股动脉再狭窄病变的平滑肌样细胞中 Smad3 表达升高，并且体外将 Smad3 转染到人主动脉平滑肌细胞中可促进其增殖。

四、动脉粥样硬化中 TGF-β的循环/可溶性水平

TGF-β具有自分泌、旁分泌和内分泌效应，因此，应该考虑 TGF-β的可溶性和循环水平变化的影响。越来越多的证据表明，As 患者血浆 TGF-β的水平降低。血管壁的 TGF-β主要与间质和基质相关，其在 As 区域的水平也下降。这些结果表明 TGF-β信号通常在 As 患者中较低。这些降低的水平和降低的反应性的组合将大大降低 As 中 TGF-β途径的总体活性。这促生了 As 的“保护性细胞因子”理论，表明降低 TGF-β生物活性促进了 As。

五、在血管疾病中 TGF-β和 TGF-β受体

将 TGF-β cDNA 直接转染到血管损伤的动脉壁中，TGF-β的过表达主要增加细胞外基质成分使动脉内膜和中膜厚度。大鼠球囊导管损伤时，输注外源性 TGF-β还可使新内膜厚度增加 2 倍，并增加病损区基质的含量。输注外源性 TGF-β的兔动脉显示出与血管损伤相似的纤维化反应。与 TGF-β的促纤维化活性一致的是：在球囊导管损伤时，对大鼠主动脉输注中和 TGF-β抗体可显著减少内膜增生和纤维化。TβR-Ⅰ（ALK5）激酶的小分子抑制剂可阻滞大鼠颈动脉损伤模型中的肌成纤维细胞的诱导和血管的纤维化。

然而，在较简单气囊损伤模型具有更多炎症成分的更复杂 As 动物模型中，TGF-β应答的抑制效应具有不同的结果。在 *apoE* 敲除小鼠心脏中选择性过度表达 TGF-β，可抑制病灶生长，通过抑制炎症细胞浸润和增加基质合成以形成更稳定的斑块，抑制病变的进展。然而，当 TGF-β对免疫系统的作用优先靶向时，观察到对病变发展的相反作用。在 *apoE* 和 *Ldlr* 敲除小鼠 T 细胞中显性负调节的 TβR-Ⅱ的表达或注射可溶性 TβR-Ⅱ可显著促进 As，表明 TGF-β维持对免疫系统的抑制作用，使血管壁对高胆固醇血症的反应最小化。同样，将可溶性 TβR-Ⅱ注射到 *apoE* 敲除小鼠中也减小了病变面积，并将病变的类型从纤维化变为炎症。TGF-β具有强的促纤维化作用，但对血管壁有强大的抗炎作用。因此，TGF-β的作用主要由血管损伤的性质决定。

第五节　转化生长因子-β1 的产生和应答中的不对称：TGF-β悖论

研究者注意到在几种其他疾病中，TGF-β水平升高与一种或多种 TGF-β应答显著降低有关。例如，哮喘中肺的 TGF-β水平似乎升高，然而免疫抑制作用似乎减低。同样，TGF-β水平在癌症中升高，但其抗增殖作用却几乎消失。这种由 TGF-β的产生和对 TGF-β独立且相反的应答，称为“TGF-β悖论”。

As 疾病随年龄的增加而加剧，表明血管壁中与年龄相关的变化加剧了血管损伤，部分原因是由与年龄相关的对抑制剂抗性的增加而引起的，如 TGF-β。年老动物的平滑肌细胞可产生正常量的 TGF-β1 并有活性和潜伏性点，然而，年老动物来源的平滑肌细胞显示，TGF-β1 在 0～5ng/ml 对 DNA 合成没有抑制作用，而源自年轻动物的平滑肌细胞 TGF-β1 在 50pg/ml 则抑制了 50%的 DNA 合成。年老动物来源的平滑肌细胞响应 TGF-β保留诱导细胞外基质蛋白的合成能力。在源自自发性高血压大鼠的平滑肌细胞中观察到，对 TGF-β的类似的年龄依赖性应答。人类动脉损伤来源的细胞中，TGF-β的抗增殖作用在培养细胞的传代期间丧失，并且转化为对 TGF-β的有丝分裂应答。然而，与来自正常动脉的细胞相比，对 TGF-β的促纤维化反应不但没有丧失，反而在损伤细胞中被放大了。

在大鼠和人类细胞中，这种获得性抗性与 TβR-Ⅱ的优先下调相关。转染的 TβR-Ⅱ可部分校正人损伤来源的和老鼠的平滑肌细胞对 TGF-β1 的响应，表明至少细胞内信号转导系统保持部分功能。一小部分患者的损伤细胞在 TβR-Ⅱ的微卫星区有获得性突变。然而，尽管 TβR-Ⅱ水平变化，TGF-β/Smad 信号在病变来源的细胞中依然被传递，因为它们对 TGF-β显示强的促纤维化和有丝分裂应答。抗增殖反应的选择性损失对病变进展和可能的其他纤维化疾病，以及癌症和病毒感染具有直接影响。

TGF-β是协调血管修复过程的几个重要因素之一，并且任何未来的方案必须能够整合在 As 中发挥作用的其他主要信号系统：凝血因子、趋化因子、PDGF、CTGF、IFN、AGE/RAGE 和 TLR。

从对人的 *Ldlr* 和 *Abcal* 的突变体及来自 *apoE* 和 *Ldlr* 敲除动物模型的研究中得知脂质功能障碍可产生 As 疾病。然而，在存在心肌梗死的 12～14 岁死亡但没有明显脂质谱失调儿童中，引起 Hutchinson-Guilford 早衰的 *lamin A* 基因缺陷也可快速引起严重的 As。对疾病如系统性红斑狼疮、抗磷脂综合征、舍格伦综合征和关于热休克蛋白 60 自身抗体的研究表明，自身免疫是 As 的独立贡献者。在治疗疾病中，我们需要精确的诊断工具，不仅用于鉴定疾病的存在，而且用于诊断哪种疾病成分在特定患者中最重要。

第六节　小　　结

大量证据表明，TGF-β是正常和异常血管修复的关键调节剂，并且该途径功能障碍可促炎、促纤维化，并致 As。TGF-β信号转导在多个水平上受到严格调控。降低的 TGF-β活性/信号转导是 As 的特征，这一点由血管壁中的低 TGF-β活性和受影响患者血浆中的低水平循环 TGF-β所证明。然而，As 病变中的平滑肌样细胞能够产生活性的 TGF-β，但源自血管基质或血小板的 TGF-β又不贫乏，此时尽管增加了 TGF-β活性，但损伤细胞对 TGF-β的细胞抑制反应却显示缺陷。这些缺陷可能是损伤细胞表型的其他变化的症状，如对糖皮质激素或结肠癌的影响的抗性。一方面，TGF-β抗性可允许修复细胞耐受不利环境并修复血管损伤；另一方面，限制修复过程的失败对动脉壁造成不利影响。尽管可能将 TGF-β标记为“动脉粥样硬化保护”或“致动脉粥样化”因子，但 TGF-β更可能在正常和病理性血管修复中发挥中心作用。

（张彩平）

参 考 文 献

Bonecini-Almeida M G，Ho J L，Boéchat N，et al，2004. Down-modulation of lung immune responses by interleukin-10 and transforming growth factor beta（TGF-beta）and analysis of TGF-beta receptors Ⅰ and Ⅱ in active tuberculosis. Infect Immun，72（5）：2628-2634.

Bourque S L，Davidge S T，Adams M A，2011. The interaction between endothelin-1 and nitric oxide in the vasculature：new perspectives. Am J Physiol Regul Integr Comp Physiol，300（6）：R1288-1295.

Burch M L，Ballinger M L，Yang S N，et al，2010. Thrombin stimulation of proteoglycan synthesis in vascular smooth muscle is mediated by protease-activated receptor-1 transactivation of the transforming growth factor beta type Ⅰ receptor. J Biol Chem，285（35）：26798-26805.

Castañares C，Redondo-Horcajo M，Magán-Marchal N，et al，2007. Signaling by ALK5 mediates TGF-β-induced ET-1 expression in endothelial cells：a role for migration and proliferation. J Cell Sci，120（Pt7）：1256-1266.

Chambers R C，Leoni P，Kaminski N，et al，2003. Global expression profiling of fibroblast responses to transforming growth factor-β1 reveals the induction of inhibitor of differentiation-1 and provides evidence of smooth muscle cell phenotypic switching. Am J Pathol，162（2）：533-546.

Chen S，Crawford M，Day R M，et al，2006. RhoA modulates Smad signaling during transforming growth factor-β-induced smooth muscle differentiation. J Biol Chem，281（3）：1765-1770.

de Jager S C，Bermúdez B，Bot I，et al，2011. Growth differentiation factor 15 deficiency protects against atherosclerosis by attenuating CCR2-mediated macrophage chemotaxis. J Exp Med，208（2）：217-225.

Fu K，Corbley M J，Sun L，et al，2008. SM16，an orally active TGF-beta type Ⅰ receptor inhibitor prevents myofibroblast induction and vascular fibrosis in the rat carotid injury model. Arterioscler Thromb Vasc Biol，28（4）：665-671.

Heldin C H，Moustakas A，2012. Role of Smads in TGFβ signaling. Cell Tissue Res，347（1）：21-36.

Jung P，Menssen A，Mayr D，et al，2008. AP4 encodes a c-MYC-inducible repressor of p21. Proc Natl Acad Sci U S A，105（39）：15046-15051.

Kohn E A，Du Z，Sato M，et al，2010. A novel approach for the generation of genetically modified mammary epithelial cell cultures yields new insights into TGFβ signaling in the mammary gland. Breast Cancer Res，12（5）：R83.

Merideth M A，Gordon L B，Clauss S，et al，2008. Phenotype and course of Hutchinson-Gilford progeria syndrome. N Engl J Med，358（6）：592-604.

Pardali E，Goumans M J，ten Dijke P，2010. Signaling by members of the TGF-β family in vascular morphogenesis and disease. Trends Cell Biol，20（9）：556-567.

Sorrentino A，Thakur N，Grimsby S，et al，2008. The type Ⅰ TGF-beta receptor engages TRAF6 to activate TAK1 in a receptor kinase-independent manner. Nat Cell Biol，10（10）：1199-1207.

Tesseur I，Zhang H，Brecht W，et al，2009. Bioactive TGF-beta can associate with lipoproteins and is enriched in those containing apolipoprotein E3. J Neurochem，110（4）：1254-1262.

Upton P D，Davies R J，Trembath R C，et al，2009. Bone morphogenetic protein（BMP）and activin type Ⅱ receptors balance BMP9 signals mediated by activin receptor-like kinase-1 in human pulmonary artery endothelial cells. J Biol Chem，284（23）：15794-15804.

Wang X，Abraham S，McKenzie J A，et al，2013. LRG1 promotes angiogenesis by modulating endothelial TGF-β signalling. Nature，499（7458）：306-311.

Yamashita M，Fatyol K，Jin C，et al，2008. TRAF6 mediates Smad-independent activation of JNK and p38 by TGF-beta. Mol Cell，31（6）：918-924.

Yang X，Long L，Southwood M，et al，2005. Dysfunctional Smad signaling contributes to abnormal smooth muscle cell proliferation in familial pulmonary arterial hypertension. Circ Res，96（10）：1053-1063.

Zhou X，Johnston T P，Johansson D，et al，2009. Hypercholesterolemia leads to elevated TGF-beta1 activity and T helper 3-dependent autoimmune responses in atherosclerotic mice. Atherosclerosis，204（2）：381-387.

第二十章 分子伴侣、热休克蛋白与动脉粥样硬化

第一节 概 述

动脉粥样硬化（As）是一种进展缓慢的疾病，从童年开始，直至中年以后才逐渐体现。大量证据表明，炎症是 As 病变的第一步。动脉粥样病变区检测到内皮细胞黏附分子的表达，包括细胞间黏附分子（IACM）、血管细胞黏附分子（VCAM）及 E-选择素。另外，在激活的 T 细胞、肥大细胞和巨噬细胞中检测到 HLA 类Ⅱ抗原的表达，揭示多种细胞因子参与 As 的免疫和炎症发病机制。

热休克蛋白（heat shock protein，HSP），又称应激蛋白，包括 20 余种蛋白质，序列的保守性体现了从细菌到人类不同物种之间的高度同源。在压力应激刺激条件下，包括热休克、氧化低密度脂蛋白（ox-LDL）、机械压力、感染、手术、氧化剂和细胞因子刺激，细胞产生高水平的 HSP，以保护自己免受这些不利条件影响。研究发现，心血管组织中高度表达热休克蛋白诱导炎症反应，而且它们在 As 的发展中可能被表达为自身抗原。

第二节 热休克蛋白家族及其功能

热休克蛋白（HSP）或称为应激蛋白，是一组高度保守的蛋白分子，该蛋白分子能实现一系列的生物学功能，包括细胞保护、细胞内装配、细胞折叠、寡聚蛋白质的易位。HSP 存在于所有生物体内，是可以被诱导的。根据其分子量的不同分为几个家族，如 HSP70 家族。在正常的生长条件下，HSP 占总蛋白质含量的 5%～10%，除了基本的表达外，当有细胞受损时会明显诱导 HSP 的合成，引发 HSP 去折叠、错误折叠、聚集，以及合成新的、非本源性的蛋白质，使 HSP 的含量在总细胞蛋白质的含量中增加至 15%。这主要是为了维持蛋白质稳定构象并确保新生蛋白质的正确折叠。诱导因素不仅包括温度的升高，还包括一些其他情况，如氧化应激、病毒性感染、营养不良、化学物质和细胞激素的暴露。

当压力应激时，HSP 基因在启动区是受热休克因子（heat shock factor，HSF）转录因子与热休克元素相互作用调控的（在脊椎动物中最主要的热休克转录因子是 HSF1）。压力应激反应只是短暂的，因为持久的、不恰当的 HSP 分子的存在，会对蛋白质内稳态和细胞内各种功能造成不利的影响。应对压力应激的一个机制是通过 HSP70 与其自身的反式激活结构域相结合、抑制热休克基因转录对 HSF1 的活性进行负调控。另一个机制为热休克因子结合蛋白 1（heat shock factor binding protein 1，HSBP1）与 HSF1 和 HSP70 的三聚体相互作用，从而抑制 HSF1 结合 DNA 的能力。

热休克基因家族分子大小不一，分子量在 10～150kDa，被发现存在于所有主要细胞

中。根据分子量不同分为以下家族：HSP10、小 HSP（sHSP）、HSP40、HSP60、HSP70、HSP90 和 HSP110。热休克蛋白每一个家族包含≥1 个成员。生理条件下 HSP10、HSP60 和 HSP75 主要位于线粒体，而其他则存在于细胞质和细胞核内。

简而言之，HSP 的主要生理功能是实现分子伴侣活动。分子伴侣已经被定义为一个介导其他蛋白质的正确折叠但不参与新结构组装的蛋白质。HSP27 主要协助巨球蛋白复合体的组装，如 f-肌动蛋白的聚合。然而，这个功能高度依赖 HSP27 的磷酸化状态和单体或多体的状态。在单体的非磷酸化状态，HSP27 通过特异性绑定细丝抑制 f-肌动蛋白的聚合。HSP60 形成一个大（970kDa）异质-低聚物蛋白复合物，称为 TCP1 环复合物（包含 TCP1 和其他几个蛋白质）。作为一种伴侣蛋白，HSP70 在细胞内新合成的蛋白质组装和运输过程，以及去除变性蛋白质中发挥作用。HSP90 以一个特定的方式结合类固醇受体蛋白激酶、中间丝、微管和肌动蛋白微丝。HSP90 是糖皮质激素受体的一个重要的组成部分，组装在几个蛋白质中。因此，HSP 似乎在预防细胞损伤和损伤后修复过程中非常重要。事实上，增加 HSP 的产生可以保护细胞免于氧化应激诱导的细胞凋亡，以及毒素、热休克、乙醇和缺血后细胞损伤或败血症诱导的损伤。

考虑到不同物种 HSP 之间高度同源性的氨基酸序列，来自病原体免疫反应的 HSP 与宿主 HSP 可能交叉作用。因此，HSP 可能只在某些情况下成为自身抗原。HSP60 家族已被证明参与许多疾病的发展，如在大鼠佐剂性关节炎、人类类风湿关节炎、小鼠的胰岛素依赖型糖尿病和人类系统性硬化病中，而 HSP47、HSP60 和 HSP70 已确认参与 As 的发病。

第三节　动脉粥样硬化病变区热休克蛋白的表达

研究报道，HSP70 在人类和兔的动脉中高表达，其分布与坏死和脂质聚集，以及血管平滑肌细胞和巨噬细胞相关。HSP70 主要集中在坏死和脂质积累周围增厚的部分。相比之下，平滑肌细胞聚集的斑块与增加的 HSP70 量并不一致。HSP70 表达在动脉壁树突细胞。结果表明，斑块细胞中特别是巨噬细胞中增加的 HSP 量与 As 的病变程度相关。

研究证明，HSP60 在颈动脉和主动脉内皮细胞、平滑肌细胞和（或）单核细胞中可以检测到。而直径小的血管，以及没有 As 病变和单核细胞浸润的正常血管内膜，没有检测到其表达。HSP60 表达强度与 As 病变严重程度相关。有趣的是，HSP60 的表达和 HSP70 的压力诱导性形成与 *apoE* 敲除小鼠主动脉 As 病变发展相关。在主动脉根部和 *apoE* 敲除小鼠病变易损区内皮细胞可检测到 HSP 新表达（单核细胞浸润前）。HSP 在病变处内皮细胞、巨噬细胞、平滑肌细胞和 $CD3^{+}$T 细胞表达。证据表明，HSP60 及 HSP70 表达在 As 形成过程中所有的主要细胞类型。

HSP47 可作为原骨胶原的一个分子伴侣，参与 As。在 As 明显区 HSP47 强表达。所有表达 I 型胶原的细胞也表达 HSP47。平滑肌细胞中 HSP 和 ox-LDL 刺激 HSP47 mRNA 的表达。这些发现提示，HSP47 可能是人类冠状动脉粥样硬化的重要组成部分，由压力引起的 HSP47 在斑块中选择性上调提示 HSP47 可能是斑块稳定的一个决定因素。

第四节　生物力学应力诱导热休克蛋白的表达

在体内，血管壁暴露于血流动力学或生物力学压力之下：剪切应力（血流产生的拖拽摩擦力）和机械的拉伸（血压产生的循环牵张应力）。剪切应力刺激内皮细胞释放一氧化氮和前列环素，导致血管舒张和血管细胞防护，而平滑肌细胞被循环牵张应力刺激。对于人类而言，As 的病变最有可能发生在血流动力被扰乱的分叉点和弯曲处，即有较低的剪切应力和较高的机械力处。虽然静脉不发生自发性 As 样病变，但是却加速 As 在静脉旁路移植瓣中的发生，生物力学压力的增加是由于血压的改变［静脉（0～30mmHg）对比动脉（120mmHg）］。机械力介入的另一个典型例子是高血压引起的动脉硬化。因此机械力可能是 As 发病机制中的一个关键因素。

研究报道称，约束（应激）是 HSP70 mRNA 及蛋白在大鼠主动脉选择性诱导的结果。此外，HSP70 的表达被用于诱导α_1肾上腺素受体激动剂苯肾上腺素对大鼠动脉进行治疗。限制诱导主动脉中 *HSP70* 基因的表达可以通过给予肾上腺素能拮抗剂哌唑嗪而实现。这些结果表明，抑制血管 HSP70 的诱导可通过介导α_1肾上腺素受体来实现。然而，其他研究者的研究表明，这种血管反应也可以模仿，至少在某种程度上是可行的，通过体内给药如加压素、多巴胺或可卡因后，这些药物与受体的相互作用区分出α_1肾上腺素受体，分别发挥其作用。由于肾上腺素、多巴胺、可卡因和喷气压力都能使血压升高，已经证实，大鼠主动脉中 HSP70 的诱导通过多种因素继发于急性高血压。研究结果支持这一假说，即急性高血压中血流动力学压力或生物力学压力可以诱导动脉壁 HSP 表达。

利用体外的机械力模型，我们提供的证据表明，机械力引起平滑肌细胞 HSP70 表达的快速激活。在 HSP70 mRNA 转录之前提升蛋白质水平，这与 HSF1 的磷酸化和通过机械力刺激激活有关。虽然丝裂原活化蛋白激酶（MAPK），包括细胞外信号调节激酶（ERK）、c-Jun 氨基末端蛋白激酶（JNK）/应激活化蛋白激酶（SAPK）和 p38 MAPK 在循环牵张应力作用下高度激活，但 ERK 和 p38 MAPK 活化的特异性抑制剂不会影响 HSF1 的激活。有趣的是，平滑肌细胞稳定表达显性负 rac（rac N17）消除了 HSP 蛋白质的产物，并采用机械力诱导 HSF1 活化，而在 ras N17-转染细胞系中可发现 HSP70 的表达显著减少。因此，机械力诱导 HSP70 的表达是通过 HSF1 活化介导，以及 rac/rasGTP 结合蛋白质调节而产生的。

第五节　信号转导通路引导热休克蛋白的转录

热休克反应主要是转录水平的调节并通过≥1 个转录因子家族介导的，即与一个特定的调控元件相互作用的热休克元件（heat shock element，HSF），HSP 基因中的启动子。目前，4 种不同的转录因子已经确定，即 HSF1、HSF2、HSF3 和 HSF4。转录因子是 4 种不同基因的转录产物。HSF1、HSF2 和 HSF4 是在人体组织中被发现的。目前，HSF3 只在鸡身上被发现，它涉及各种组织的形成。转录因子是组成细胞的非 DNA 结合状态；它们的激活是对多种压力导致 DNA 结合形成的回应。这个激活过程包括 HSF 从单体到三聚体的齐聚过程，并与 HSF 高磷酸化相关。

负责 HSF 高度磷酸化的激酶类或酶类是未知的。然而，有证据表明， HSF1 丝氨酸残基 ERK 的磷酸化作用可抑制 HSF1 的活化。实际上，HSF1 的丝氨酸残基磷酸化，3 个家族的蛋白激酶（ERK、JNK/SAPK 和 p38 MAPK）被热休克自由基、LDL 和 ox-LDL、花生四烯酸、高脂血症和机械压力刺激的血管细胞激活，这也暗示着 As 的血管细胞中 MAPK 活化和 HSP 的表达之间可能存在的关系。此外，不同刺激似乎激活不同的信号通路，导致 HSF 的活化。信号通路被多种压力诱导，从而导致热休克蛋白的表达。例如，机械压力刺激整合素 rac 通路，导致平滑肌细胞中 HSP 的诱导反应，而 H_2O_2 激活 JAK2-STAT3 通路，诱导了 HSP 的表达。大多数信号传感器或途径尚未被完全阐明，需要进一步的研究来揭示 HSP 表达的分子机制。

第六节 表面表达和热休克蛋白的释放

HSP 必须位于细胞质内才能发挥其功能，但是新兴的证据证明，在单核细胞 HSP60 也可能在细胞表面表达。有研究者证明主动脉内皮细胞在经过细胞因子刺激或热休克治疗后在其表面表达 HSP60。荧光激活细胞分选仪分析显示，超过 80%的活体内皮细胞在细胞因子或 42℃环境下，细胞表面确实会附着抗 HSP60 的抗体。在该项研究中，几种单克隆抗体对抗各种 HSP60 表位，这被着重用来对内皮细胞进行染色。内皮细胞表面染色通过抗体Ⅱ-13 获得，识别 HSP60 的氨基酸残基 288～366，但不通过 ML-30，识别残基 315～318，和 LK1 及 LK2，识别残基 383～447。其次，几个群体被证实 HSP60 在不同类型细胞的表面表达。例如，Khan 等证实 HSP60 和组蛋白 2B 可以定位在 T 细胞质膜上，其中 HSP60 作为组蛋白 2B 的分子伴侣，与蛋白激酶催化磷酸化的 HSP60 和组蛋白 2B，出现调节组蛋白 2B 和 HSP60 的连接物。在生理上，HSP 可以维持多肽展开的状态，从而促进它们通过膜进行置换。在这个过程中，HSP 分子的一部分可能延伸到细胞质膜外表面。另外，HSP 在膜的表达可能具有生理功能，如 HSP17 稳定细胞膜对抗应激性的膜损害。有趣的是，用毛细血管色谱法、免疫印迹法发现受自由基的刺激 HSP90 可被从平滑肌细胞中释放到培养物中去。这些结果表明，短暂的氧化应激导致血管平滑肌细胞内 HSP90 的持续释放，反过来，可以刺激 ERK 的激活。此外，来自各种原发人类肿瘤的细胞比其正常自体组织含有更高水平的 HSP。分析转化细胞系的上清液，显示其富含 HSP70 和 gp96。暴露于溶解液或转化细胞株上清液中，人树突状细胞成熟，可被煮沸、蛋白酶 K、HSP 的抑制剂格尔达霉素抑制，表明 HSP 是关键的因素而不是内毒素或 DNA。此外，胶质细胞也释放各种分子支持神经元的功能，其中 HSP 被证明无论是在正常条件下还是受到热冲击的情况下都可进入培养基。胶质细胞 HSP70 的释放量为每 10^6 个细胞每天 5～15pg，在经历热休克后会变得越来越多。因此，HSP 不仅在细胞内也在细胞表面表达，在某些情况下还可以释放到培养基或细胞间隙。

第七节 血管疾病的免疫基础

As 及其相关并发症，如冠状动脉疾病、周围血管疾病及脑卒中，是大多数西方国家各种族发病和死亡的主要原因。如果能进一步解释 As 的发病及演变机制，就能更好地控制

As 的进展，这将对人体健康具有重大意义。

As 是一个慢性炎症过程，其早期并无脂质的积累，随病程进展逐渐出现由吞噬了大量脂质的巨噬细胞（泡沫细胞）构成的脂纹。T 细胞，尤其是 $CD4^+$T 细胞，与血管内膜炎性改变有关。As 的炎症反应会导致细胞因子及各种炎症介质的生成，而这些细胞因子和炎症介质又会影响相关细胞的迁移、增生、细胞外基质改变及动脉粥样斑块的进展。骨质硬化病小鼠因 *M-CSF* 基因突变导致其血清和组织中的巨噬细胞集落刺激因子完全缺失，单核细胞的数量明显减少，当这些小鼠被孵育成 *apoE* 缺陷小鼠后，其 As 程度明显减低。

T 细胞和 B 细胞在 As 过程中扮演的具体角色仍然不尽明确。尽管活化的 T 细胞是动脉粥样病变的显著特征，但研究发现，As 可以在缺少 T 细胞及 B 细胞的情况下由高胆固醇血症诱发，这说明这些细胞可能并不是必不可少的。可是在这些研究中，胆固醇水平远远超过其在无遗传缺陷的人体中的水平，所以应当谨慎地解释这些研究结果。确实有证据表明，T 细胞可能通过某种途径抑制了 As 的形成，因为通过单克隆抗体消除 T 细胞后，实验鼠体内的动脉粥样损伤是增加的。在高胆固醇鼠模型及兔模型上 T 细胞免疫抑制剂环孢素对 As 的促进作用或抑制作用均有报道。环孢素的促 As 作用可能是由于其抑制了 T 细胞介导的免疫调节。

研究表明，在免疫缺陷 *apoE* 敲除小鼠身上脂纹病变较 *apoE* 敲除小鼠小，这提示 As 不依赖于 T 细胞。从有免疫活性的小鼠身上转移出 $CD4^+$细胞，会加重免疫缺陷 *apoE* 敲除小鼠的 As。免疫球蛋白的治疗可以抑制 *Ldlr* 和 *apoE* 敲除小鼠的 As。一些后续研究结果表明免疫治疗方法可能对 As 有治疗价值。

如果 T 细胞的活性与 As 有关，那么必须要能识别出响应的候选分子和自身抗原，也必须描绘出 As 病灶中 T 细胞的功能表型（促炎因子或调节因子）和特异性。

第八节　热休克蛋白与免疫应答

HSP 不仅是分子伴侣，还是免疫分子，是病原微生物免疫应答中重要的免疫元素，其衍生物直接参与免疫应答。在研究过程中有个有趣的发现：细菌微生物和哺乳类动物的 HSP 分子结构形式类似，如 HSP60 家族中有 50%～60%的相同结构。由此引发了争论：HSP 是否也有可能会是一种潜在的、有害的自身抗原。HSP 在关节炎、多发性硬化症和糖尿病中的免疫反应提示，HSP 表位抗原的免疫识别可能给感染和自身免疫提供了某种联系。

Kol 等提供了第一个证据，即衣原体 HSP60 和人类 HSP60 可以作为细胞外受体激动剂和诱导 TNF-α及巨噬细胞 MMP-9 的产物。随后，研究表明，衣原体或人类 HSP60 可激活人内皮细胞、平滑肌细胞和单核细胞来源的巨噬细胞。衣原体和人类 HSP60 诱导 E-选择素、ICAM-1 和 VCAM-1 表达与内皮细胞被 LPS 诱导的水平相似。每个 HSP60 也可以通过内皮细胞、平滑肌细胞和巨噬细胞显著诱导 IL-6 的产生。热处理消除了所有这些影响但不改变大肠杆菌 LPS 诱导这些功能的能力。因此，衣原体和人类 HSP60 具有导致激活人体血管细胞相关的 As 病灶并发症的功能。同样，研究表明自体 HSP60 作为一种危险的信号，参与先天免疫系统导致的炎症反应，包括细胞产生 TNF-α、IL-12 和 IL-15。Asea 等研究表明，外源性 HSP70 通过刺激炎症信号转导级联反应，导致 IL-1、IL-6 上调了人单核细胞细胞因子和 TNF-α的表达。此外，已有研究表明，HSP60 介导单核细胞通过 CD14 黏附在体内和体外的内皮细胞上。因此，自体分子可能由于先天免疫识别相同的微生物病原体，导致血管壁的炎症反应。

第九节　热休克蛋白启动的信号转导

HSP 具有类似细胞因子活化的性质，可引起血管细胞的炎症反应，导致 HSP“特异性”受体参与识别各种细胞中相关的信号通路。令人惊讶的是，Toll 样受体（TLR）4/CD14 复合物是一种可溶性热休克蛋白受体，且目前已确定 10 个以上的人 TLR。各种各样的细菌和真菌的成分是已知的 TLR 配体，包括肽聚糖是 TLR2 的配体、LPS 是 TLR4 的配体、鞭毛是 TLR5 的配体，以及细菌 DNA 中未甲基化的 CpG 模体是 TLR9 的配体。可能 TLR 可以共同负责检测大量微生物的病原菌。TLR 是进化保守的先天免疫受体，是由 IL-1 受体信号共享激活 NF-κB 途径和释放炎症的细胞因子。研究显示，这些受体在小鼠主动脉和人冠状动脉粥样硬化斑块表现出优先表达富含脂质的 TLR4 和浸润的巨噬细胞及人 As 斑块。其他的研究表明，在体外，巨噬细胞 TLR4 的基础表达上调 LDL。同时，研究者使用半定量聚合酶链式反应和免疫组化分析，发现了 TLR1、TLR2 和 TLR4 的表达在人 As 斑块中明显增强。相当比例的 TLR 表达的细胞也被激活。最近，有研究表明，在大样本的研究中，TLR4 的多态性或突变与 As 的发生和发展密切相关。因此，TLR 可能参与 As 的发病机制。

可溶性 HSP 特异性与 TLR4 和 CD14 复合物结合，启动不同类型细胞中的不同信号通路。人类 HSP60 与 TLR4/CD14 在单核细胞导致 p38 MAPK 活化，而平滑肌细胞和上皮细胞，衣原体和人类 HSP60 刺激使其活化，使 ERK42/44 成为生长因子信号的一个中心组成部分。Ras 和 Raf 激活了 MAPK 激酶。MAPK 激酶主要通过双苏氨酸和酪氨酸残基的双重磷酸化作用激活 ERK，反过来作用于和 MAPK 磷酸化的几个转录因子上的丝氨酸和苏氨酸残基，其中包括 c-Myc、激活蛋白-1、NF-IL-6、转录激活因子 2 和 Elk-1，最终导致细胞的生长和异化。这说明，衣原体和人类 HSP60 是人平滑肌细胞增殖强有力的诱导物，这些影响中至少部分是通过快速启动 TLR4 激活 ERK 介导的。然而，应该指出的是，上面提到的大多数数据都来自对重组大肠杆菌产生的 HSP 的研究，存在 HSP 被 LPS 污染的可能性。

在巨噬细胞和内皮细胞中，将 HSP60 与 TLR4 和 CD14 复合物连接，会导致 MyD88-NF-κB 信号通路被激活。在 293 种细胞中，衣原体 HSP60 介导的 NF-κB 的活化需要 TLR4 和 MD2。占主导地位的负性 MyD88 结构也会抑制 sHSP60 诱导的 NF-κB 的活化，提示存在一种 MyD88 依赖型信号通路。此外，已经证明，可溶性 HSP70 和结核分枝杆菌 HSP65 具有一种类似于 TLR4 和 CD14 的结合活性，可引发 MyD88-NF-κB 信号通路激活。

第十节　心血管疾病中热休克蛋白的表达与反应

尽管 HSP 对 As 的具体影响还不清楚，但是许多研究都证明，HSP 的表达和反应与具有 As 发展特点的炎症反应诱导之间是存在联系的。HSP 表达的强度与 As 的严重程度相关；在斑块病损部位，会有γ/δ T 细胞的局部聚集，并对 HSP 做出倾向性的应答；结核分枝杆菌 HSP65 的免疫接种能诱导血清胆固醇正常的兔、高脂膳食的正常 C57BL/6J 小鼠和 LDL

受体缺乏的小鼠等出现 As 病变。

抗 HSP 抗体的水平升高与血管疾病的存在和进展有关。据研究报道，颈动脉粥样硬化、冠心病和临界性高血压患者身上会出现结核分枝杆菌 65kDa HSP 循环抗体水平的升高，人体周围血管发生病变则会出现 HSP60 抗体水平的升高。抗 HSP65 抗体也许具有一定的诊断价值，其滴定度可以预测颈动脉粥样硬化患者 5 年内的病死率。

这类抗体在体内的生理学意义还未确定，尤其是研究者在正常人体血清中也发现有这类抗体，只不过抗体水平比较低。研究还发现，HSP60 特异性单克隆抗体和从人类血清中分离出来的 HSP60 家族抗体能调节内皮细胞中的细胞毒性，而 HSP60 在内皮细胞表面的表达又能被 TNF-α或热处理所诱导，所以笔者认为，这类抗体在血管损伤和 As 发病机制中可能扮演了重要的角色。这可能是由自身免疫机制所引发的，因为每个 As 患者体内抗 HSP65 和抗 HSP60 抗体均能够识别 3 种不同的、保守的（自我）序列。

第十一节　热休克蛋白是心血管疾病的诱导物和介质

HSP 与 As 病变的形成和进展之间存在潜在的、本质性的、短暂的复杂关系。这些关系可能是通过引发 As 的非特异性炎症反应活动建立起来的，和（或）在 As 进展过程中通过诱导感染生物体自身或者同源分子发生免疫应答建立起来的。HSP 中的 HSP60 和 HSP70 可以在正常人体血清中检测出来，研究发现血清 HSP60 的水平与早期 As 的存在有关，血清 HSP70 的水平在外周血管和肾血管疾病患者身上有所增加。

在 As 早期阶段，HSP 的表达可能是由一个或者一系列综合因素相互作用引发。As 因素，如高脂血症、糖尿病、吸烟和高血压等会引起氧化应激反应，而氧化应激反应会诱导 HSP 在血管平滑肌内的表达。从血流动力学角度出发，当血压升高时，血压会直接影响血管系统，这时血管要承受更大的机械拉伸、剪切力来促使 HSP 进行表达，然而这些血液动力因素又会加速 As 的进展。此外，研究发现，当人工培养的内皮细胞承受剪切力时能诱导内皮细胞中 HSP60 的表达，在大鼠颈总动脉承受血管壁面剪切力的位置也出现了 HSP60 的表达。

As 斑块的主成分是荷脂细胞，荷脂细胞是通过清道夫受体对 ox-LDL 进行摄取而形成的，清道夫受体并不能识别天然的 LDL。体外试验 ox-LDL 处理后，单核细胞细胞株则会诱导 HSP60 的表达，人类内皮细胞和平滑肌细胞则能诱导 HSP70 的表达，其原理与 As 病变早期荷脂的泡沫细胞诱导 HSP 表达相同。

HSP 的诱导继发于 As 早期病变的炎症过程中，是细胞因子通过血管内皮进行表达，和（或）由浸润的白细胞驱使 HSP 在血管壁上进行表达。人类的 As 斑块表达了一系列细胞因子谱，其斑块的外形是受促炎性细胞因子（Th1）控制的，促炎性细胞因子包括 IFN-γ、IL-1α、IL-β和 TNF-α，这些都能诱导 HSP 表达。

HSP 一经表达，就会影响非特异性炎症和适应性免疫应答的进展。HSP 虽然被认为是具有代表性的细胞内分子，能从存活的细胞中大量释放到外环境中，但是其确切的发生机制目前尚未阐明。不过已经证实，人工培养的大鼠胚胎细胞、人胰岛细胞、大鼠神经胶质细胞、人类成神经细胞瘤细胞株，以及暴露在活性氧中的血管平滑肌细胞等能够释放 HSP。

很显然，细胞外的 HSP 是细胞间信号分子，可以调节和影响一系列炎症反应。有研究者发现，细菌和结核分枝杆菌的 HSP 能诱导促炎细胞因子如 IL-1α、IL-6 和 TNF-α表达，而且细菌热休克蛋白（Dnak and GroEL）还能诱导 E-选择素、ICAM-1 和 VCAM-1 在人血管内皮细胞内表达。另外还有研究者发现，细菌和人 HSP60 能刺激人血管内皮细胞表达 E-选择素、ICAM-1 和 VCAM-1，反过来，E-选择素、ICAM-1 和 VCAM-1 能刺激血管内皮细胞、平滑肌细胞和单核/巨噬细胞分泌 IL-6 和 TNF-α。

研究发现，HSP 可以作为细胞间信号分子，促使细胞寻找相应的受体分子。HSP60 的受体在人类外周血单核细胞中。单核细胞被认定为 $CD14^+$抗原，它利用信号进行转导，这种信号途径也被脂多糖利用。在小鼠细胞中，信号是由 TLR4 调节的，TLR4 是自然免疫和 CPS 信号中的一个重要中介物。$CD14^+$分子也参与了 HSP70 的诱导激活，能导致细胞内钙离子流动，诱导促炎性细胞因子（IL-1α、IL-6 和 TNF-α）的表达。经研究证实，一个独立的但需要依赖钙离子进行应答的 $CD14^+$能够诱导 TNF-α的产生。

综上所述，研究结果似乎表明 HSP 在 As 形成的早期阶段就会被诱导出来，以促进血管壁上的非特异性炎症反应，招募单核细胞和 T 细胞进入发展中的炎性病变处。然而真实的情况更复杂一些，当在大鼠局部聚集甲酰甲硫氨酰（formyl-methionyl-leucyl-phenylalanine，FMLP）后，采用高温和二氧化锡治疗来诱导大鼠主动脉组织中 HSP70 表达的同时，会诱导出一种有特色的抗炎状态，即抑制体内白细胞黏附在肠系膜内皮上。

第十二节　热休克蛋白作为自身抗原：是朋友还是敌人

除了作为促炎性细胞因子抗 HSP 抗体应答的靶标和非特异性炎症活动的介质以外，HSP 还可能成为浸润型自身 HSP 反应性 T 细胞的自身抗原，影响 As 的发生发展。然而 HSP 表达和自身免疫反应是相关联的，大部分观察研究提出了这样的主张：HSP 的自身反应性在自身免疫疾病中发挥了直接促炎作用，这种情况可能跟心血管疾病类似。

第一，正常的 T 细胞谱中就包含了反自体同源性 HSP 的细胞反应性，尽管 HSP 是细胞内分子，能屏蔽自身 HSP 反应性 T 细胞，但因为 HSP 会从多种细胞类型中释放出来，在正常人体的外周循环中就存在 HSP60 和 HSP70，HSP60 会被运送到应激细胞表面，所以 HSP 是不是每次都能屏蔽自身 HSP 反应性 T 细胞并不确定。

第二，与促炎性细胞因子相反，T 细胞对自身 HSP60 和 HSP70 的反应性能够抑制自身免疫疾病，自身 HSP60 和活性肽的注射会延迟小鼠同种异体皮肤移植的排斥反应。T 细胞对自身 HSP 的反应性也许是 T 细胞控制促炎疾病过程的一种正常的、潜在的免疫应答调控。

因为 As 中的炎症反应与类风湿关节炎中观察到的炎症反应有很多类似之处，所以类风湿关节炎的炎症反应可能存在类似的调控，可以被 As 诱导。在做大鼠 T 细胞的消除实验时，发现 T 细胞的消除会增加大鼠 As 斑块增生，推断 T 细胞的免疫调节具有控制 As 形成的能力，不过证据有限，此种假定的调控机制目前尚不清楚。源于关节炎的动物实验模型和类风湿关节炎患者的试验证据表明，对自身保守的 HSP60 反应性能诱导调节性 T 细胞亚群，但是对非自身的 HSP60 反应性则诱导促炎性 T 细胞亚群，这有可能是因为 HSP60 既包含了致 As 促炎表位，又包含了抗炎表位，它们之间的免疫应答可以避免出现 As。这些研究结果提示，As 病变中的免疫应答极化的改变也许会影响疾病发病机制，当

对 *apoE* 基因敲除小鼠使用己酮可可碱后，能有效减少 $CD4^{+}$T 细胞的 Th1 极化物。

第十三节 感染、热休克蛋白与心血管疾病

在过去的 10 年中，许多研究已经指出，感染可能参与 As 的发病机制。血清流行病学研究表明，一些微生物和冠心病之间存在关联，包括肺炎衣原体、幽门螺杆菌和疱疹病毒，虽然目前尚有争议的报道存在。这些微生物可以直接促炎、促凝血和促进 As 微环境，HSP 可能成为感染和 As 过程之间的联系。以人群为基础的研究为我们提供了强有力的证据，在 As 形成过程中，HSP65 免疫反应和细菌感染之间的关联提示 HSP 诱导的感染对 As 形成产生影响。

尽管感染和 HSP 对 As 的影响机制依然不清楚，但是 As 的发生发展过程似乎是促炎细胞因子和免疫应答调节之间的平衡产物。在临床中，伴随性感染会影响 As 病变中所有免疫应答表型。越来越多的人体证据提示，传染性病原体，尤其是肺炎衣原体，与 As 的发病机制有关。有研究者在 As 斑块中发现了 C 型肺炎链球菌，而且微生物能够诱导巨噬细胞形成泡沫细胞。C 型肺炎链球菌能引出 T 细胞介导的免疫反应，在人体 As 斑块中分离出了特定的 T 细胞，这种 T 细胞是专门针对 C 型肺炎链球菌的。来自 C 型肺炎链球菌的 HSP60 与 As 的形成和斑块不稳定性有关，因为 C 型肺炎链球菌的 HSP60 能诱导巨噬细胞产生 TNF-α和 MMP。感染在 As 发病机制中的作用还不清楚，但据近期一项以人群为基础的研究报道，在大部分研究人群中抗结核分枝杆菌 HSP60 的抗体水平和抗 C 型肺炎链球菌存在显著相关性，这提示 As 形成过程中的 HSP60 的免疫反应至少部分是由细菌感染引起的。虽然在一些动物模型中，C 型肺炎链球菌已被证实会加重 As，但是，值得注意的是如何将来自动物研究的数据转化到临床中去，因为 C 型肺炎链球菌加重 As 的原因目前尚不明确。

在支原体的生命周期内研究感染、HSP 与 As 的关系，看起来特别有趣。在正常周期生成传染性后代，支原体表达基础水平的 HSP，以及在 IFN-γ存在的状态下，在 As 中激活 T 细胞的产物，某些支原体可以实现细胞内慢性持续性感染状态，它们仍成活但新陈代谢静止、不可复制。在慢性持续性感染中，HSP60 表达增加。有趣的是，Kol 等研究显示支原体HSP60与人类HSP60在As病变处的巨噬细胞中共定位。非As样本并不包含任何HSP。这些发现表明，支原体感染可能通过产生 HSP60 在 As 过程中发挥作用。

As 主要被视为一种慢性炎症性疾病，慢性感染可以通过高 LPS 或内毒素发挥作用。内毒素在革兰氏阴性感染中诱发炎症和系统性毒性，导致主动脉内皮损伤，有或没有细胞死亡和复制，紧接着白细胞黏附增加。研究报道，大肠杆菌 LPS 处理的大鼠主动脉内皮细胞中发现 HSP60 水平提高。该作者还报道，LPS 的处理会干扰内皮细胞 HSP60 的表达。这些观察对理解 HSP 在 As 中的作用与慢性感染有关十分重要。

关于病毒引起的 HSP 表达，证据表明，心肌细胞感染性病毒处理会增加 HSP 表达。紫外线照射可以防止病毒复制，且不会引起心肌细胞产生 HSP。研究显示，人类免疫缺陷病毒慢性感染的淋巴瘤显示 HSP70 表达增加。此外，BiP（GRP-78）和内质网（GRP-94）在轮状病毒感染细胞中特异性上调。因此，病毒感染可以导致 HSP 在受感染的细胞中大量表达。

第十四节　氧化低密度脂蛋白和自由基诱导热休克蛋白表达

ox-LDL 被认为是 As 发展的关键。ox-LDL 拥有几个促 As 属性，包括与多个受体相互作用，导致脂质细胞肿胀，抑制内皮依赖性血管舒张，对增殖细胞产生毒性，刺激趋化因子产生，介导白细胞与内皮细胞相互作用的黏附分子产生。最近报道，ox-LDL 触发 HSP［如 HSP23 和 HSP32（或血红素加氧酶）］在小鼠腹腔巨噬细胞表达，HSP60 在单核/巨噬细胞中表达，HSP70 在人类内皮细胞和平滑肌细胞表达。另有研究证明，ox-LDL 诱导 HSP70 在内皮细胞表达，表明这些存在于病损区的细胞对 ox-LDL 更敏感。

（欧阳新平　张秩源）

参 考 文 献

Asea A，Kraeft S K，Kurt-Jones E A，et al，2000. Hsp70 stimulates cytokine production through a CD14-dependent pathway，demonstrating its dual role as a chaperone and cytokine. Nat Med，6：435-442.

Brundel B J，Ke L，Dijkhuis A J，et al，2008. Heat shock proteins as molecular targets for intervention in atrial fibrillation. Cardiovasc Res，78：422-428.

Caligiuri G，Rottenberg M，Nicoletti A，et al，2001. Chlamydia pneumonia infection does not induce or modify atherosclerosis in mice. Circulation，103：2834-2838.

De A K，Kodys K M，Yeh B S，et al，2000. Exaggerated humanmonocyte IL-10 concomitant to minimal TNF-alpha induction by heat-shock protein 27（Hsp27）suggests Hsp27 is primarily an antiinflammatory stimulus. J Immunol，165：3951-3958.

De Souza A I，Wait R，Mitchell A G，et al，2005. Heat shock protein 27 is associated with freedom from graft vasculopathy after human cardiac transplantation. Circ Res，97：192-198.

Frostegård J，Ulfgren A K，Nyberg P，et al，1999. Cytokine expression in advanced human atherosclerotic plaques：dominance of proinflammatory（Th1）and macrophage-stimulating cytokines. Atherosclerosis，145：33-43.

Galdiero M，de l'Ero G C，Marcatili A，1997. Cytokine and adhesion molecule expression in human monocytes and endothelial cells stimulated with bacterial heat shock proteins. Infect Immun，65：699-707.

George J，Shoenfeld Y，Afek A，et al，1999. Enhanced fatty streak formation in C57BL/6J mice by immunization with heat shock protein 65. Arterioscler Thromb Vasc Biol，19：505-510.

Ghayour-Mobarhan M，Rahsepar A A，Tavallaie S，et al，2009. The potential role of heat shock proteins in cardiovascular disease：evidence from in vitro and in vivo studies. Adv Clin Chem，48：27-72.

Hochleitner B W，Hochleitner E O，Obrist P，et al，2000. Fluid shear stress induces heat shock protein expression in endothelial cells in vitro and in vivo. Arterioscler Thromb Vasc Biol，20：617-623.

House S D，Guidon P T J，Perdrizet G A，et al，2001. Effects of heat shock，stannous chloride，and gallium nitrate on the rat inflammatory response. Cell Stress Chaperones，6：164-171.

Jozefowicz-Okonkwo G，Wierzbowska-Drabik K，Kasielski M，et al，2009. Is Hsp27 a marker of myocardial ischaemia？Kardiol Pol，67：947-952.

Kol A，Lichtman A H，Finberg R W，et al，2000. Heat shock protein（HSP）60 activates the innate immune response：CD14 is an essential receptor for HSP60 activation of mononuclear cells. J Immunol，164：13-17.

Laurat E，Poirier B，Tupin E，et al，2001. In vivo downregulation of T helper cell 1 immune responses reduces atherogenesis in apolipoprotein E-knockout mice. Circulation，104：197-202.

Mayr M，Kiechl S，Willeit J，et al，2000. Associations of antibodies to Chlamydia pneumoniae，Helicobacter pylori，and cytomegalovirus with immune reactions to heat-shock protein 60 and carotid or femoral atherosclerosis. Circulation，102：833-839.

Medzhitov R，2001. Toll-like receptors and innate immunity. Nature RevImmunol，1：135-145.

Pasceri V，Yeh E T H，1999. A tale of two diseases：atherosclerosis and rheumatoid arthritis. Circulation，100：2124-2126.

Pockley A G，Bulmer J，Hanks B M，et al，1999. Identification of human heat shock protein 60（Hsp60）and anti-Hsp60 antibodies in the peripheral circulation of normal individuals. Cell Stress Chaperones，4：29-35.

Pockley A G，Wu R，Lemne C，et al，2000. Circulating heat shock protein 60 is associated with early cardiovascular disease. Hypertension，36：303-307.

Rifai N，Ridker P M，2001. High-sensitivity C-reactive protein：a novel and promising marker of coronary heart disease. Clin Chem，47：403-411.

第二十一章　C 反应蛋白与动脉粥样硬化

第一节　概　　述

C 反应蛋白（CRP）是一种能与肺炎链球菌 C-多糖体反应形成复合物的急性蛋白，主要在肝脏合成，由五个结构相同的糖基化多肽亚单位组成，每个亚单位含有 206 个氨基酸，这些亚单位通过非共价键及一个链间二硫键连接形成环状的五聚体，在电镜下呈环状对称的五面体，不溶于水，不耐热，结晶为菱形，其电泳迁移系带在β和γ球蛋白区。CRP 是主要心血管事件如动脉粥样硬化（As）的炎症生物标志物之一，可以作为监测 As 和心血管风险的新靶标。临床研究表明，血浆 CRP 水平与心血管疾病风险呈正相关，并发现 CRP 水平可独立预测主要心血管事件及其死亡率。同时越来越多的研究认为 CRP 是动脉粥样硬化性心血管疾病发病机制的直接参与者，选择性抑制 CRP 活性是 As 防治的新策略，因此 CRP 与心血管疾病的发生发展有着密切的联系。随着对 CRP 研究的深入，为炎症学说在 As 过程中的研究提供了新的思路及研究视角。

第二节　C 反应蛋白的合成与结构

急性期反应是在感染、炎症或组织损伤等应激源作用下机体血浆中蛋白浓度迅速升高的快速防御性非特异反应。CRP 是人类主要的急性期蛋白，主要由肝脏合成。2003 年研究报道，肾脏是机体中继肝脏之后第二个被发现能分泌 CRP 的器官。此外，血管内皮细胞、肺泡巨噬细胞等也能诱导表达合成 CRP。人类 *CRP* 基因位于 1 号染色体 q23.2，由 2263 个核苷酸组成，仅含 1 个内含子，由 Tillet 和 Francis 在 1930 年首次提出，并根据其能够与肺炎链球菌 C-多糖体发生相互作用将这种蛋白质命名为 CRP。CRP 是五聚蛋白家族成员，具有高度发育保守性。离体与在体实验均证实，IL-6 是 *CRP* 基因表达的主要诱导者，并且 IL-1、糖皮质激素、TNF-α、补体激活产物（如 C5a）可与 IL-6 协同促进 *CRP* 基因表达。生理条件下，CRP 在体内低速率合成，以较高的亲和力与内质网相连。急性期，在 IL-6 等细胞因子诱导下 *CRP* 基因表达急速上调，内质网结合处 CRP 的构象发生变化，与内质网的亲和力下降，CRP 迅速释放，血浆中 CRP 的浓度急剧升高。虽然肝脏是 CRP 产生和释放的主要部位，但其 mRNA 已发现存在于多个肝外部位，包括脂肪组织、肺、肾皮质小管上皮细胞、淋巴细胞，以及 As 病变部位的巨噬细胞和平滑肌细胞。局部产生的 CRP 可能对内皮细胞活化起重要作用。

CRP 以天然五聚体 CRP（pentameric CRP，pCRP）、修饰或单体 CRP（modified/monomeric CRP，mCRP）两种不同构象存在，其具有不同的生物学特征。其中 pCRP 由五个相同的非糖基化球状亚基组成，每个亚基由两个β-折叠片层以非共价缔合的形式排列在中心孔周围的对称环中，呈盘状和扁平结构。由于每个亚基的识别与结合位点均位于两端，对于五聚体结构的 CRP 来讲，这些识别与结合位点近似排列于两个平面上。一个为识别面，含有磷酸胆碱（phosphorylcholine，PC）结合位点；另一个为结合面，含有 C1q、FcR 的结合位点。这种识别与结合均具有钙依赖性，这种钙依赖性有助于提高各个亚基间结合的稳定性。CRP 在血清检测的主要形式是 pCRP，并且相对稳定。而体内的 mCRP 来源主要有两种机制。①局部表达：许多研究报道，mCRP mRNA 在各种肝外组织中存在，包括脂肪细胞、平滑肌细胞和 As 斑块内的炎症细胞。然而合成亚基和组装成 pCRP 的机制仍不清楚。体外研究发现，在 As 病变的 U937 巨噬细胞中检测到 mCRP mRNA 的存在。此外，在糖尿病患者的 As 病变中确定大量 mCRP 表达与全身炎症相关。②局部解离：在凋亡细胞膜和 As 斑块活化的血小板中观察到 pCRP 解离为 mCRP，代表先天性、获得性免疫、血栓形成和 As 形成之间有重要联系。活化血小板细胞膜中的磷脂酰胆碱分子能够结合循环中的 pCRP，并诱导其发生解离，形成 $mCRP_m$ 的杂合中间体分子，表现出 CRP 亚基抗原性，但保留天然的五聚体构象。$mCRP_m$ 能够增强与补体的结合。这种中间体分子迅速从细胞膜脱离，在溶液中解离成 $mCRP_s$，最终形成 mCRP，这一阶段与 As 密切相关。

第三节　C 反应蛋白的功能

CRP 可用于检测潜在炎症的独特灵敏标志物。在 As 发生发展过程中，CRP 可促进巨噬细胞摄取 LDL-C 转变形成泡沫细胞；促进炎性细胞因子和组织因子分泌，从而诱导内皮细胞黏附分子（ECAM）表达；促进内皮一氧化氮合酶（eNOS）解偶联，增加超氧化物产生，减少 NO 生成和影响 eNOS 磷酸化，从而促进 As 发生发展。CRP 通过终末协调复合物（C5b-9）参与早期 As 形成。在斑块表面的脆弱部位，单核细胞（巨噬细胞）、T 细胞大量渗入，使斑块不稳定而破裂，在此过程，IL-6 刺激肝脏合成 CRP 增加。As 斑块内 CRP mRNA 较正常动脉和肝脏高 7～10 倍。As 斑块内激活的补体，以及 CRP 促使斑块不稳定和破裂，最终导致血栓形成。因此 CRP 是反映 As 炎性活动的指标。

研究证实，高水平的 CRP 与血管内皮反应性的损害及血管内皮扩张功能的削弱相关；CRP 对人血管内皮细胞有直接的致炎效应，因此 CRP 水平升高作为血管内皮功能失调的短暂独立危险因素，为研究系统性炎症标志物和 As 病变发生发展之间的联系提供了重要线索。CRP 与人脐静脉内皮细胞或人冠状动脉内皮细胞共孵育，发现 ICAM-1 表达增加 10 倍，VCAM-1 及 E-选择素表达也明显增加；而其中 ICAM-1 是内皮细胞淋巴细胞功能相关抗原（LFA-1）的主要受体，在白细胞与内皮黏附并向血管壁移动的过程中起关键作用；VCAM-1 在粥样硬化病变形成早期的主要作用是促进单核细胞向内皮黏附和迁移，在病变进展期则促进已迁入病灶的单核细胞和 T 细胞的激活，并增加细胞与细胞间的相互作用，VCAM-1 在新生血管内皮上的表达与内膜白细胞聚集增加密切相关，且黏附分子参与了 As 形成过程中平滑肌细胞的迁移和增殖；E-选择素在人 As 斑块中高表达。这些都表明，CRP 诱导人内皮细胞黏附分子表达，从而启动或加速 As。研究首次证实，CRP 显著增加内皮细胞单核细胞趋化蛋白-1（MCP-1）的表达。而 MCP-1 是单核细胞的主要趋化因子，对淋巴细胞也有作用，在单核细胞和 T 细胞迁移到血管壁及 As 进展中起关键作用。此外 MCP-1 还能刺激单核细胞合成 IL-1 和 IL-6 等细胞因子，上调 ICAM-1 等黏附分子的表达，从而参与 As 的形成。

研究证实，在早期 As 中，CRP 沉积先于单核细胞出现，CRP 对单核细胞有趋化效应，并证实单核细胞上存在特异性 CRP 受体 CD64 及 CD32，而且用抗 CRP 受体的单克隆抗体能够完全消除 CRP 诱导的趋化作用。因此认为，CRP 在 As 形成期间对单核细胞募集起主要作用，分散沉积的 CRP 可能在动脉壁产生趋化梯度，吸引已经穿越内皮的单核细胞。研究证明，CRP 通过调控动脉壁中脂质颗粒参与泡沫细胞形成；巨噬细胞摄取 LDL 无须经生物化学修饰，CRP 介导了天然 LDL 的摄取。而已知泡沫细胞形成是 As 的关键，因此这一报道是 CRP 参与 As 形成的新证据。

CRP 还可以通过两种方式影响 As 发生。①免疫调节活性：CRP 分解产生的多肽具有较强的免疫调节活性，这些多肽可能促进局部免疫调节障碍，导致粥样硬化进展及斑块破裂；②激活补体：黏附在非氧化修饰 LDL 上的 CRP 明显促进补体活化，去除补体则完全消除这一效应。

第四节　C 反应蛋白的调节方式

CRP 在炎症过程中发挥重要作用，同时 CRP 可以通过多种方式调节炎症反应过程，其中主要是补体激活途径、受体配体途径、免疫细胞募集调节与激活途径等，下面将对这些途径进行详细介绍。

一、补体系统的激活

补体系统是一组具有多种生物活性的酶和生物调节剂，在先天性（替代和凝集素途径）和获得性（经典途径）免疫中起关键作用。其适当的激活对于防御病原体及消除凋亡和坏死细胞是必需的。然而，补体系统过度或不当的激活能够导致许多慢性炎症性疾病，如 As。两种 CRP 亚型都具有与 C1q 相互作用的能力，从而激活经典途径。最近的研究报道在 As 斑块中存在 CRP mRNA 和高浓度补体 C1q、C3 和 C4 区域，表明 CRP 可能放大和促进经典途径的激活，并伴随膜攻击复合物（membrane attack complex，MAC）形成。该通路的激活通过诱导动脉平滑肌细胞增殖和增加 IL-8 及 MCP-1 的合成与分泌，从而促进 As 的发生发展。CRP 还参与 NF-κB 的激活。NF-κB 是一种转录因子，参与免疫和炎症反应，其能够增加 As 多种细胞中细胞因子、趋化因子、黏附分子、生长因子和免疫受体的表达。CRP 与 H 因子蛋白家族成员有一定的亲和力，H 因子与 mCRP 可以通过钙非依赖性的方式结合，而人补体因子 H 相关蛋白 4（CFHR4）可以通过钙依赖性的方式与 pCRP 结合。这些蛋白可以促进 CRP 募集到坏死细胞表面，作为补体系统替代途径的可溶性调节剂。补体途径的过度活化导致循环系统补体 C3a 和 C5a 表达水平增加。体外研究显示，C3a 和 C5a 在冠状动脉粥样硬化斑块中表达，能够增加单核细胞、肥大细胞和淋巴细胞的趋化性，促进内皮黏附分子表达，增加 TNF 和 IL-1 释放及斑块内巨噬细胞活性氧（ROS）的产生。

pCRP 的补体激活是通过其结合到凋亡细胞表面或与入侵微生物补体 C1q 相互作用激活经典补体途径。pCRP 的补体激活主要在于 C3 转化酶和早期组分选择性激活，很少激活远端 C5 转化酶或 C5b-C9 MAC 形成。C3b 可以增强调理作用从而吞噬 pCRP 标记的靶标。

吞噬作用是通过 C3b 受体 CD11b/CD18 和表达于吞噬细胞表面的 FcγR 介导。pCRP 还可以募集经典途径的主要抑制剂补体 4b 结合蛋白（complement 4b binding protein，C4BP），从而阻断级联反应。pCRP 通过从内皮细胞释放补体抑制剂（衰变加速因子、膜辅因子蛋白和 CD59）来影响远端补体级联反应。因此，通过增强吞噬作用和限制 MAC 的形成，pCRP 有助于宿主防御。动物实验中使用人 pCRP 激活补体能够增加梗死面积，说明补体激活是 pCRP 介导血管损伤所必需的。

与 pCRP 一样，固定化的 mCRP 可募集 C1q 和 C4BP 并发挥类似于 pCRP 的作用。mCRP 可以结合 H 因子和 H 样因子 1，从而抑制 C5 转化酶和旁路补体途径放大，但 pCRP 不能发挥这样的作用，这有助于坏死细胞的清除和级联反应的阻断。而未结合的 mCRP 可能通过限制 C1q 与经典途径的其他激活剂结合而抑制补体激活。这种螯合作用可能有助于外源性的 mCRP 在 apoE 缺陷小鼠中发挥抗 As 作用。这些发现表明，mCRP 对补体介导的组织损伤起到保护作用。

二、受体和配体

研究表明，CRP 可被免疫球蛋白 G（IgG）和 FcγR 识别，这是一类能够在多种细胞表达的细胞表面糖蛋白，包括淋巴谱系和髓样谱系的巨噬细胞、肥大细胞、血小板和白细胞。根据免疫球蛋白与受体结合的亲和性，FcγR 受体被分为高亲和力的 FcγR Ⅰ（CD64）及低亲和力的 FcγR Ⅱ（CD32）和 FcγR Ⅲ（CD16）。这些也可以通过其编码基因进一步分为 a、b、c 三个不同的亚类。FcγR 家族在免疫系统多种细胞表达，调控 CRP 靶标基因表达，主要涉及细胞活化、增殖、吞噬作用、脱颗粒和细胞因子等基因表达，从而调节局部炎症过程。这些受体信号转导机制取决于胞质部分或辅助链中位于酪氨酸免疫受体的激活基序或抑制基序。FcγR Ⅱb 是这些受体唯一在细胞质部分中含抑制基序结构域的受体，其能够负性调节炎症级联信号。pCRP 可以特异性结合巨噬细胞的 FcγR Ⅰ 和巨噬细胞与血小板的 FcγR Ⅱa。另外，mCRP 只能与主要在血小板和内皮细胞中表达的 FcγR Ⅲ 相互作用。炎症级联反应起始于 Src 家族酪氨酸蛋白激酶（tyrosine protein kinase，TPK）的顺序激活，激活磷酸化酪氨酸残基，从而激活脾酪氨酸激酶（spleen tyrosine kinase，Syk）。这一过程会导致多种信号分子的募集，包括多种激酶如蛋白激酶 C（protein kinase C，PKC）、细胞外信号调节激酶（ERK）、促分裂原活化蛋白激酶（mitogen-activated protein kinase，MAPK）、磷脂酰肌醇-3-激酶（phosphatidyl inositol-3-kinase，PI3K）、磷脂酶 C（phospholipase C，PLC），以及细胞内适应分子，第二信使如钙（calcium，Ca）、二酰甘油（diacylglycerol，DAG）和肌醇-3-磷酸（inositol- 3-phosphate，PI3）。

近期研究通过免疫荧光在内的多种方法证实，CRP 有结合凝集素样氧化型低密度脂蛋白受体-1（LOX-1）的能力。这种现象与补体活化、白细胞浸润及对血管扩张的血管反应改变有关，表明 CRP 和 ox-LDL 在内皮功能障碍中有类似的作用。同样也有研究显示，CRP 在经典途径激活的巨噬细胞和来自急性冠脉综合征患者的外周血单核/巨噬细胞都能够诱导可溶性凝集素样氧化型低密度脂蛋白受体-1（sLOX-1）分泌，这一过程涉及 FcγR Ⅱa、TNF 和 ROS 产生。此外，吸烟者和稳定型冠心病患者也有类似的现象。

到目前为止，磷脂酰胆碱仍然是 CRP 最重要的配体。磷脂酰胆碱的 CRP 结合位点位于每个亚基的侧表面，并且需要在以 66 位脯氨酸（Pro66）为中心的特定疏水口袋处结合两个钙离子，被称为钙依赖性配体结合。CRP 能够与补体 C1q 相互作用，激活经典补体系统途径。CRP 还具有与其他自体配体（修饰或未修饰的血浆脂蛋白、组蛋白、染色质和小核糖核蛋白）及外部配体（主要是细菌、真菌和寄生细胞壁膜的体细胞组分）相互作用的能力。

除磷脂酰胆碱外，pCRP 还可以结合磷酸胆碱和人补体因子 H 相关蛋白 4（complement factor H-related protein 4，CFHR4），直到其解离成 mCRP。单个亚基的释放暴露了先前隐藏的表位，使其具有不同抗原特性，能够在体外激活血小板、多形核白细胞、单核细胞、脂蛋白和补体系统。

三、免疫细胞的诱导、调节和激活

近年来研究表明，pCRP 可能通过诱导细胞内黏附分子、血管 E-选择素和 MCP-1 的表达，直接调节内皮细胞活化和功能障碍。CRP 可通过 FcγR 和 NF-κB 途径介导人单核细胞分化为促炎 M1 表型，以及诱导 M2 型巨噬细胞由细胞因子分泌模式向 M1 型转化。体外研究表明，浓度小于 10μg/ml 的 CRP 能够减少前列腺素 F-1α（prostaglandin F-1α，PGF-1α）的合成，前列腺素 F-1α参与调节重要的内皮过程如血管舒张、血小板聚集和平滑肌细胞增殖。同样，CRP 可通过 MAPK 和 NF-κB 途径促进血管紧张素Ⅱ1 型受体（AT_1R）表达增加，促进 As 病变区域平滑肌细胞的增殖、重塑和迁移。此外，CRP 亚型在调节内皮祖细胞（endothelial progenitor cell，EPC）增殖中发挥不同的作用。pCRP 有利于 EPC 增殖，并诱导其非炎症性基因表达，而 mCRP 不影响 EPC 增殖却上调促炎和干扰素基因表达。pCRP 解离为 mCRP 被认为是 As 斑块炎性过程参与的“主开关”：通过结合活化血小板膜上的磷酸胆碱，pCRP 能够定位并解离，导致 mCRP 的原位积累，从而促进 As 斑块的发展。

四、凝血途径

研究一致认为，pCRP 能够抑制血小板活化和聚集，另外其还能抑制磷脂酶并阻止血小板活化因子与血小板结合，抑制剪切诱导的血小板在全血中捕获中性粒细胞，从而引发血栓炎性损伤。活化的血小板通过 P-选择素糖蛋白配体-1（PSGL-1）转导循环中性粒细胞去极化的信号，启动中性粒细胞迁移和炎症发生。这提示，pCRP 抑制血小板中性粒细胞黏附可能有助于减少中性粒细胞运输。与 pCRP 不同，mCRP 增强剪切诱导的血小板 P-选择素表达，导致血小板对中性粒细胞的黏附增加，以及中性粒细胞-中性粒细胞聚集体形成。pCRP 的作用被抗 FcγRⅡ抗体消除，而通过使用 FcγR Ⅲb 抗体，mCRP 的作用显著减弱，虽然没有完全消除，但表明 FcγR Ⅲb 参与其中。其他研究表明，pCRP 通过$\alpha_{IIb}\beta_3$整合素结合血小板，从而抑制血小板聚集。体内试验发现，mCRP 而非 pCRP 能够促进血小板沉积和血栓形成。此外，结合于脂筏的 mCRP 通过刺激内皮细胞表面的组织因子的表达，激活凝血级联反应，从而促进血栓形成。

最近研究表明，pCRP 可以作为吞噬细胞抗体介导血小板破坏的辅因子。该作用取决于氧化介导的 pCRP 结合到 IgG 调理血小板。而在不存在抗血小板抗体的情况下，pCRP 对血小板呈惰性。血浆 pCRP 水平在患有抗体介导的血小板减少症的患者中显著升高，并且静脉注射免疫球蛋白（intravenous immunoglobulin，IVIG）治疗导致 pCRP 降低，同时血小板数目增加和出血严重性降低。这些发现可以解释感染后血小板减少症加重这一现象。

五、基质金属蛋白酶的活化

基质金属蛋白酶（MMP）是负责重塑细胞外基质（extracellular matrix，ECM）的蛋白水解酶，其参与 As 斑块的发展和破裂。体外和体内研究证明，CRP 通过 p38-MAPK、ERK 和 Jun 氨基末端激酶（JNK）信号通路增加 MMP-1、MMP-2 和 MMP-9 的表达。

六、一氧化氮合成

一氧化氮（NO）是由一组 NO 合酶催化产生的气体。它们广泛分布于组织中，特别是内皮细胞，NO 具有舒张血管、抗氧化和抗血栓形成的作用。体外和体内研究表明，CRP 可能通过多种途径抑制 eNOS 活性，影响 NO 合成，最终导致内皮功能障碍。研究已经证明，CRP 可通过 p38 激酶途径抑制 GTP 环化水解酶 1。GTP 环化水解酶 1 是四氢生物蝶呤（eNOS 的重要辅因子）从头合成的第一步。四氢生物蝶呤水平降低导致 eNOS 解离和 NO 水平的消耗，从而引起内皮功能障碍。此外，已经显示，FcγR 家族介导 eNOS 1177 位丝氨酸磷酸化水平降低，增加 495 位苏氨酸的磷酸化水平，导致 eNOS 活性降低。大量研究表明，FcγRⅡb 通过磷酸酶 2A 途径特异性抑制酶活性，阻止缓激肽和胰岛素触发的 eNOS 磷酸化。另一种导致内皮功能障碍的机制涉及 eNOS 与 HSP90 和小凹蛋白 1 之间蛋白质-蛋白质相互作用的修饰，减少 eNOS 与 HSP90 的结合，增加 eNOS 和小凹蛋白的结合，从而降低 eNOS 的活性。

七、脂蛋白

mCRP 选择性地结合 LDL 和 VLDL，而 pCRP 主要与这些脂蛋白的高免疫原性形式相互作用，如 ox-LDL、酶促改变 LDL（enzymatically altered LDL，E-LDL）和弱氧化低密度脂蛋白（minimally modified low density lipoprotein，mmLDL）。炎症部位微环境的 pH 在 CRP 与脂蛋白结合中起关键作用，ox-LDL 的结合位点仅在由酸性环境触发的 CRP 结构修饰后才显露。此外，尽管在生理 pH 环境下 CRP 能够结合 E-LDL，但酸性 pH 能够增强 CRP 与 E-LDL 的亲和力。体内试验证明，CRP 不仅能够促进 ox-LDL 的摄取，还能够促进人巨噬细胞胆固醇酯（CE）的蓄积。虽然 pCRP 可能通过结合 mmLDL 减弱单核细胞活化而发挥部分抗炎作用，但当 pCRP 分解成 mCRP 时，该性质丧失，进一步突出了该解离作为局部炎症机制的重要性。

第五节　C 反应蛋白在动脉粥样硬化中的作用

炎症在 As 的所有阶段中起着基本作用，从循环白细胞的初始募集到不稳定性斑块的破裂。多种炎症生物标志物中 CRP 被认为是心血管疾病发展的独立危险因素。CRP 参与 As 的发生发展过程，对参与 As 的多种细胞有一定作用，如单核/巨噬细胞、内皮细胞、平滑肌细胞等。

一、单核/巨噬细胞

单核细胞募集到炎症位点对宿主防御及慢性炎症性疾病（如 As）的发展至关重要。

CRP 异构体对单核细胞和巨噬细胞具有广泛的作用。

人单核细胞分泌的 MCP-1 衍生于 CRP 的合成肽。天然的 pCRP 被认为是单核细胞化学诱导物本身，并且还可以通过上调趋化因子受体 2（C-C chemokine receptor type 2，CCR2）的表达而促进单核细胞迁移。重组 pCRP 诱导黏附的单核细胞分泌 MCP-1、趋化因子 C-C 基元配体 3［chemokine（C-C motif）ligand 3，CCL3］和 CCL4，不诱导悬浮液中的单核细胞分泌相关分子。细胞因子的释放通过 pCRP 与 FcγRⅡa 和 FcγRⅠ的结合来触发，同时还取决于 CD11b/ICAM-1 相互作用的共刺激。研究显示，pCRP 可增强单核细胞 CD11b 和内皮细胞 ICAM-1 及 VCAM-1 的表达，从而促进单核细胞及内皮细胞黏附。pCRP 可分别减少 CCR1、CCR2 和 CCR5 的表达，从而增加其同源配体 MCP-1、CCL3 和 CCL4 分泌，导致趋化因子诱导的单核细胞迁移减少。pCRP 对悬浮液中单核细胞的影响较小，表明黏附是单核细胞活化中的关键步骤。研究报道，pCRP 在单核细胞中可诱导 IL-1 受体拮抗剂的表达，这可能有助于其发挥血管保护的潜能。

最近的结果表明，pCRP 由于 mCRP 与单核细胞和巨噬细胞的共定位而在炎性组织中沉积。mCRP 可促进单核细胞黏附于纤维蛋白原基质并诱导 ROS 的产生。相较于 mCRP，pCRP 对于单核细胞黏附和 ROS 产生的作用相对较弱。破坏单核细胞的脂筏结构能够阻断单核细胞黏附于内皮细胞，使用 siRNA 下调 FcγRⅠ和 FcγRⅢb 表达能够减弱 ROS 的产生。mCRP 可通过与$\alpha_V\beta_3$整合素的结合和影响蛋白激酶 B（protein kinase B，PKB）磷酸化介导单核细胞的趋化作用。pCRP 由于其空间位阻而限制其与$\alpha_V\beta_3$的结合，从而使其在诱导趋化性方面的效率相对比较低。

从健康志愿者分离的单核细胞中筛选受 pCRP 调节的基因显示，介导促炎和抗炎反应的基因都上调。pCRP 能够促进促炎因子，调节单核细胞和巨噬细胞转运的趋化因子和纤溶酶原激活物抑制因子-2（PAI-2）编码基因的表达。PAI-2 可以促进纤维蛋白沉积，并抑制人类 As 中过表达的 MMP 的活化。pCRP 还能增加核受体肝脏 X 受体α（liver X receptor alpha，LXR-α）及其靶基因 ATP 结合盒转运蛋白 A1（ATP-binding cassette transporter A1，ABCA1）的表达。ABCA1 能够促进胆固醇逆向转运，以及抑制巨噬细胞凋亡和炎症信号通路，从而抑制 As。pCRP 的作用主要通过 FcγRⅠ介导，部分通过 FcγRⅡ介导，并且涉及 p42/p44 MAPK 和 PI3K 信号转导途径的活化。此外还发现，pCRP 使基因表达增加及 PAI-2 和 IL-6 mRNA 水平升高在女性中比男性更显著，但这些发现的生物学意义目前还不明确。pCRP 可分别通过 NF-κB 和 LXR-α信号调节促炎和抗炎基因的表达。在病理条件下是否存在指导单核细胞对 pCRP（或 mCRP）反应的分子开关仍有待进一步的研究。

单核细胞可以分化成不同的巨噬细胞亚群，M1 型或 M2 型活化的细胞，其分别涉及介导炎症和炎症消退。用 pCRP 长时间（7 天）培养人单核细胞能够增强巨噬细胞向 M1 表型极化，并增加巨噬细胞从 M2 型转化为 M1 型，在使用 FcγRⅡa 和 FcγRⅠ的 siRNA 后这种影响被阻断。其他研究发现，在单核细胞源性的巨噬细胞中，pCRP 通过抑制腺苷酸环化酶活性和环 AMP 产生而降低 IL-10 的分泌，可能改变促炎/抗炎细胞因子的平衡，加重炎症反应。此外，IL-10 和巨噬细胞能够通过 FcγRⅠ介导肾毒性肾炎小鼠中 pCRP 的产生。巨噬细胞 LDL 蓄积而形成的泡沫细胞在 As 中起关键作用。pCRP 通过 FcγRⅡa 信号转导促进巨噬细胞的 LDL 摄取，而其他研究表明，聚集的（即结构修饰的）CRP 而不是 pCRP 可促进 LDL 摄取，同时 pCRP 可以通过识别磷酸胆碱（PCh）部分与 ox-LDL

结合促进大鼠巨噬细胞摄取 ox-LDL。然而，当与酶促修饰的 LDL 结合时，pCRP 不能将巨噬细胞转变形成泡沫细胞。

二、血管内皮

研究显示，CRP 水平和内皮细胞功能呈负相关。CRP 诱导 ICAM、VCAM、E-选择素和趋化因子 MCP-1 表达增加，导致单核细胞向人脐静脉内皮细胞黏附增加。eNOS 是内皮细胞中的关键酶。在人主动脉内皮细胞（human aortic endothelial cell，HAEC）中发现 CRP 可导致 eNOS mRNA 和蛋白表达及 eNOS 活性显著降低。CRP 导致 eNOS 减少的机制主要是 CRP 解偶联 eNOS，导致超氧化物产生增加、NO 产生减少和 eNOS 磷酸化水平改变，并且这些效应通过 FcγR 介导。CRP 处理猪冠状动脉发现，动脉内皮中 NO 释放和血管舒张显著减少，NADPH 氧化酶活性和超氧化物产生明显增加。CRP 通过 NADPH 氧化酶产生超氧化物抑制内皮依赖性 NO 介导的视网膜小动脉扩张；这是 Ras 同源家族成员 A（Ras homolog family member A，RhoA）和 p38 MAPK 活化的下游。这些数据进一步表明，CRP 在介导内皮功能障碍中的作用。LOX-1 是一种新确定的 ox-LDL 内皮受体，在 ox-LDL 诱导的内皮功能障碍中发挥关键作用。CRP 诱导 LOX-1 mRNA 和蛋白质表达，导致细胞摄取 ox-LDL 与人单核细胞黏附到内皮细胞。此外，在体实验同样表明，CRP 损害内皮血管反应性。CRP 转基因（CRP-transgenic，CRPtg）小鼠具有内皮功能障碍等特点。与载体处理的 CRPtg 相比，松节油诱导的 CRP 过表达小鼠的主动脉段内皮依赖性血管舒张受损。CRPtg 小鼠分离的主动脉区段的 NO 释放及 eNOS 磷酸化蛋白的表达与对照组小鼠相比显著降低。研究报道，CRP 能够下调 eNOS 并减弱再内皮化。CRP 处理与人血清白蛋白（human serum albumin，HSA）处理的大鼠相比显示内皮依赖性血管舒张受损；这与主动脉超氧化物增加、四氢生物蝶呤减少和 eNOS 解偶联有关。研究也表明，高胆固醇血症患者进行 CRP 输注能够导致内皮血管反应性的显著恶化。

内皮细胞的另一个重要产物是前列环素，这是一种有效的血管扩张剂、血小板聚集抑制剂和平滑肌细胞增殖抑制剂。研究显示，CRP 通过增加前列腺素合酶的硝化作用，减少前列环素与前列腺素 F-1α的稳定代谢物在 HAEC 和人冠状动脉内皮细胞中的释放。

PAI-1 是一种受损的纤维蛋白溶解和 As 血栓形成的标志物，在冠状动脉疾病患者中表达增加。*PAI-1* 基因表达的增加存在于人 As 动脉中并与 As 的程度相关，并且 PAI-1 缺乏会延缓小鼠颈动脉动脉粥样硬化进展。CRPtg 小鼠能够出现冠状动脉血栓。CRP 在 HAEC 细胞中能够诱导 PAI-1 mRNA 表达，增加抗原活性。CRP 通过激活 Rho 激酶和 NF-κB 途径诱导 PAI-1 产生。CRP 通过增加促炎性细胞因子（IL-1β和 TNF-α）抑制组织纤溶酶原激活物（tissue plasminogen activator，tPA）的活性。这些研究表明，CRP 可能是促凝血剂，其对 As 血栓形成有影响。

在静脉内皮中，CRP 能够有效促进内皮衍生收缩因子内皮素-1（endothelin-1，ET-1）释放。ET-1 不仅是有效的血管收缩剂，而且是 CRP 诱导的黏附分子和 MCP-1 在静脉内皮中上调的调节剂。

趋化因子 IL-8 是单核细胞黏附到内皮强有力的触发因子。小鼠 IL-8 同源物在 *apoE*$^{-/-}$小鼠的颈动脉中触发单核细胞阻滞。敲除 IL-8 同源物受体 CXCR2，能够减少内膜巨噬细胞蓄积和 As 病变的进展。CRP 通过激活 NF-κB 信号通路诱导 HAEC 和人冠状动脉内皮细胞（human coronary artery endothelial cell，HCAEC）中 IL-8 表达，CRP 通过上调丝裂原活化蛋白激酶或细胞外信号调节激酶（mitogen-activated protein kinase or extracellular signal-regulated kinase，MEK）和 ERK1/2 诱导 IL-8 释放。此外，CD40-CD40 配体（CD40L）途径在斑块稳定中起重要作用，并且研究显示，CRP 能够上调细胞表面 CD40 和 CD40L 的表达。

大量研究表明，CRP 主要与白细胞上的 FcγR Ⅱ结合。研究证实 CRP 与 HAEC 上的 FcγR Ⅰ和 FcγR Ⅱ结合，但不与 FcγR Ⅲ结合。CRP 通过这两种受体介导其在内皮细胞中的生物学作用。研究还显示，CRP 与 LOX-1 结合，并通过结合晚期糖基化终产物受体而发挥促 As 作用。

三、内皮祖细胞

内皮祖细胞（EPC）被认为在内皮的损伤/修复中起关键作用，并且有助于心血管结构的发展，这对于有效消除炎症至关重要。相反，循环 EPC 数量的减少或 EPC 功能的受损与血管损伤密切相关。据报道，pCRP 通过诱导活性氧物质介导的凋亡和改变抗氧化防御，以及 EPC 介导的内皮血管形成的减少来降低人 EPC 分化的数量。相比之下，mCRP 并不影响 EPC 支持内皮血管形成的能力。与功能研究一致，基因表达分析显示，由 mCRP 上调的基因被 pCRP 下调，反之亦然。有趣的是，mCRP 可刺激多种 IFN-α响应基因的表达，这些基因在系统性红斑狼疮患者中与 EPC 功能障碍而引起的血管修复异常相关。

EPC 具有循环、增殖和分化为成熟内皮细胞的能力。循环 EPC 的数量是内皮功能障碍和未来心血管事件的替代标记。临床研究表明，冠状动脉粥样硬化的传统危险因素与循环 EPC 水平降低相关。在不稳定型心绞痛患者中发现系统性 CRP 水平与循环 EPC 数量之间呈负相关。低水平的 EPC 与不良心血管事件相关。2 型糖尿病患者采用吡格列酮治疗显示，CRP 水平的降低是多变量分析中与 EPC 数量增加相关的唯一参数。体外研究表明，浓度大于或等于 15mg/L 的 CRP 能够显著降低 EPC 数量，抑制内皮细胞特异性标志物激酶-2、内皮细胞凝集素和血管内皮钙黏着蛋白的表达，显著增加 EPC 的凋亡，并减弱 EPC 诱导的血管生成。在成熟内皮细胞中，CRP 刺激血管生成且可能是易损斑块内膜中新血管形成的介质，因此提示 EPC 和成熟内皮细胞的不同生物学作用。EPC 诱导的血管生成依赖于 NO 的存在，CRP 处理能够引起 EPC 中 eNOS mRNA 表达降低。此外，研究证明，CRP 还能够增加 EPC 中的氧化应激和凋亡诱导。因此，CRP 可通过猝灭抗氧化剂防御和促进端粒酶失活而负性调控 EPC。

大量体外研究表明，CRP 在内皮细胞中具有促 As、促血栓形成的作用。CRP 的这些作用可导致内皮功能障碍及 EPC 存活和分化损伤。但这些研究，特别是对 EPC 的影响，需要通过进一步体内试验验证。

四、平滑肌细胞

血管紧张素Ⅱ1 型受体（AT_1R）是促进血管紧张素Ⅱ（Ang Ⅱ）诱导的 ROS 产生和血管平滑肌细胞（VSMC）迁移、增殖和重塑的关键开关。考虑到 AT_1R 在 As 的发展和临床过程中的重要性，有研究人员证实 CRP 能够上调 VSMC 中 AT_1R mRNA 和蛋白质表达，并增加 VSMC 中 AT_1R 结合位点的数目，对 As 形成产生主要影响。CRP 还能够增强 AngⅡ

诱导的 VSMC 的迁移和增殖，进一步表明 CRP 和 AngⅡ在介导 VSMC 病理学中的功能关系。在颈动脉球囊血管成形术的模型中发现，CRP 暴露的情况下能够促进 AT_1R 表达，导致新内膜形成、VSMC 迁移和增殖增加，并促进血管壁中胶原和弹性蛋白（关键基质蛋白）的产生。这些效应被血管紧张素受体阻断剂减弱。因此，CRP 在 VSMC 中发挥促 As 作用。此外，在 VSMC 中，CRP 可以上调诱导型 NO 合酶（iNOS）和某些细胞信号转导途径如 MAPK 和 NF-κB 信号通路。

虽然在内膜中 VSMC 积累是动脉病变发展的关键事件，但是 VSMC 凋亡在 As 斑块病变的进展中也具有重要作用，并且会增加斑块易损性。CRP 促进 VSMC 的凋亡，从而可能导致斑块不稳定。鉴于 CRP 在体内和体外对 VSMC 的作用不一致，CRP 在 VSMC 和原发性 As 中的作用仍有待进一步深入。

有研究显示，培养的冠状动脉平滑肌细胞与 CRP 共孵育会增加 p22phox 蛋白表达和细胞内 ROS 的产生。从人冠状动脉分离培养 VSMC，研究显示，CRP 诱导 ROS 生成需要 FcγRⅡa 和 NADPH 氧化酶 4 的功能性激活，协调 VSMC 的促炎活性，并最终促进 As 形成和斑块破裂。研究表明，AngⅡ可通过上调 AT_1R 和 ERK 促进 VSMC 中的 CRP 合成。

研究表明，在 CRPtg 小鼠分离的 VSMC 中组织因子（TF）mRNA、蛋白表达和活性水平比野生型（wild type，WT）小鼠更高。组织因子途径抑制剂（tissue factor pathway inhibitor，TFPI）在 CRPtg 小鼠的 VSMC 中表达下调。用 CRP 表达质粒转染人 VSMC 能够显著增加 TF 的表达并降低 TFPI 的表达。FcγR Ⅲa 的基因沉默能够阻断 CRP 对 VSMC 中组织因子表达的影响。CRP 可以激活 p44/42 MAPK，CRP 对组织因子表达的影响被 p44/42 MAPK 的药理学抑制剂阻断。ROS 清除剂阻断 CRP 诱导的 VSMC 内组织因子表达的上调。体内分析揭示，在 CRPtg 小鼠的颈动脉中组织因子表达显著增加和 TFPI 表达显著降低。因此，CRP 能在体外和体内的 VSMC 中增加组织因子的表达和减少 TFPI 的表达。CRP 通过 FcγR Ⅲa、p44/42MAPK 信号通路诱导组织因子表达和 ROS 产生。

五、中性粒细胞

从循环中募集的中性粒细胞在宿主防御中起显著作用，但是能够造成组织损伤。中性粒细胞募集是受中性粒细胞和内皮细胞上表达的黏附分子调节的多步过程。缺乏 mCRP，内毒素和叠氮化钠能够抑制中性粒细胞活化，黏附于内皮细胞和运输到组织中并减弱中性粒细胞介导的肺泡炎。与 pCRP 不同，mCRP 可上调细胞表面 Mac-1 的表达，导致中性粒细胞黏附于活化的内皮细胞。此外，mCRP 而非 pCRP，可刺激过氧亚硝基酯介导的 NF-κB 的活化和激活蛋白-1（activating protein-1，AP-1），导致中性粒细胞释放 IL-8。而 IL-8 在将中性粒细胞运输到受伤或炎性区域中起着关键的作用。

与 pCRP 不同，mCRP 通过 FcγR Ⅲb 介导 ERK1/2 和 PKB 信号通路激活和维持线粒体功能。中性粒细胞凋亡是炎症消退的关键检查点。增强中性粒细胞凋亡能有效抑制细胞凋亡的延长和组织损伤增加。弹性蛋白酶消化 pCRP 可增强中性粒细胞凋亡。消化产物序列其具体分子机制仍有待确定。

许多研究确定了 FcγR 在介导 pCRP 触发吞噬作用中的作用。此外，pCRP 可以结合 IgA Fc 受体Ⅰ（Fc receptor for IgAⅠ，FcαRⅠ）并诱导细胞表面 FcαRⅠ表达，导致肺炎链球菌的吞噬作用增强。吞噬作用可以被抗 FcαRⅠ抗体阻断，表明 pCRP 可以通过

FcαRⅠ有效激活中性粒细胞。FcαRⅠ主要表达在 FcγR 细胞，包括单核细胞、巨噬细胞、中性粒细胞和嗜酸性粒细胞，提高 pCRP 与这些受体共同形成细胞特异性生物反应的可能性。

六、斑块稳定性与斑块重塑

CRP 是五聚体家族的成员，是研究最充分的炎症生物标志物，已被广泛用于评估预测各种人群中急性心血管事件风险的能力，包括健康受试者、稳定型心绞痛患者和急性冠脉综合征患者。CRP 主要由肝细胞在 IL-6 的影响下合成，在一定程度上，它也由斑块相关的平滑肌细胞和巨噬细胞合成。CRP 测定分析显示，其具有稳定性、重现性和高灵敏度等特点。一些研究表明，CRP 也可能是诱导血管炎症和 As 的原因，且已被其他研究证实，但未能证实 CRP 在 As 和炎症中的因果作用。许多研究表明，急性心血管事件与 CRP 水平升高相关的优势比为 1.1～4.1，大多数低于 2.0。大样本荟萃分析证实，CRP 水平与几种已知的危险因素和炎症标志物密切相关。CRP 水平也与缺血性和非血管性死亡的风险相关，优势比为 1.44～1.71，当考虑纤维蛋白原水平时，该优势比进一步降低到 1.32～1.34。最近前瞻性研究的另一项分析发现，无心血管疾病史的参与者，在随访期间重新分类，将 CRP 或纤维蛋白原水平添加到常规危险因素中预测心血管风险的价值，模拟评估 CRP 或纤维蛋白原后他汀类药物治疗的临床意义。这项分析表明，根据目前的治疗指南，在心血管事件的中度风险人群中评估 CRP 或纤维蛋白原水平能够帮助每 400～500 人筛查一次额外的心血管事件。

CRP 通过增加 MMP 的合成能力，以及在单核/巨噬细胞和培养的内皮中胶原的降解活性，同时刺激 IL-8，进一步增强 As 斑块内的 MMP 和金属蛋白酶组织抑制剂（TIMP）之间的不平衡，有利于不稳定性斑块表型的形成。最近，CRP 还显示能够引起外周白细胞的激活，随后分泌斑块不稳定介质，包括 MMP-9、MCP-1 和纤溶酶原激活物尿激酶等来促进斑块的不稳定性。

第六节 C 反应蛋白作为治疗的靶标

在体外和实验模型中对 CRP 的生物学功能已进行大量研究，尤其对 CRP 异构体的形成或功能的特异性抑制剂的研究，对 As 的治疗具有重要意义。鉴于 pCRP 的保护作用，以及 pCRP 和 mCRP 的生物学作用的多样性，开发针对 pCRP 和 mCRP 的选择性抑制剂是十分必要的。降 CRP 药物对于心血管病患者的治疗结果将最终解决关于 CRP 是否是心血管疾病及其他疾病标志物或介质的持续辩论。

一种可能的方法是使用小分子抑制剂 1，6-双（磷酸胆碱）-己烷，其通过交联两个五聚体以形成 CRP 十聚体而降低 CRP 的水平。研究报道该化合物能够有效抑制 pCRP 诱导的实验小鼠心脏梗死面积的增加和心脏功能的损伤。还发现该化合物抑制由 ADP 刺激的人全血制备的微粒表面上 pCRP 解离为 mCRP。CRP 十聚体与 FcγR 的结合及其对脉管系统的影响仍有待研究。CRP 十聚体与 FcγR 复合物的形成是特别重要的，因为该复合物可能沉积并潜在地触发免疫反应，从而限制该方法的潜在治疗用途。因此该分子不再被考虑用于临床应用的开发。

最近的研究测试了反义寡核苷酸（antisense oligonucleotide，ASO）通过特异性抑制mRNA翻译来减少CRP的产生。使用大鼠CRP特异性ASO ISIS 197178能够降低血浆CRP水平，发现其与大鼠模型心肌梗死的梗死面积减少相关。同样，ASO ISIS 353512可介导人CRP的降低、改善血管通畅性并减少接受颈动脉结扎的CRP转基因小鼠的新内膜形成。使用ASO ISI 329993进行预处理，使得健康受试者内毒素刺激的血浆pCRP峰值减少至1/3，但并不影响内毒素诱发的细胞因子释放和凝固。虽然这些研究结果与pCRP的保护作用相悖，但是低剂量内毒素输注与慢性炎症疾病的相关性仍有待进一步研究。

最近特异性靶向mCRP RNA适体的开发提供了用于抑制mCRP功能的替代方法，但是迄今为止还没有关于该化合物的相应研究结果。另一种可能性是使用CRP衍生肽，如肽201-206来抑制炎症。尽管在体外系统和肺泡炎的前临床模型中获得了有希望的结果，但需要进一步研究以确定这些肽的治疗潜力。

第七节　展　　望

近年来，对CRP的病理生理作用的研究揭示了具有不同功能性质的CRP异构体的存在。CRP体内和体外试验的矛盾之处可以通过pCRP解离为其单体亚单位来解释。解离发生在炎症环境中活化或损伤的细胞表面。pCRP存在于循环中，而新形成的mCRP与发生炎症和损伤组织相关，从而有助于定位炎症反应。CRP中五聚体对称性的丧失导致mCRP和pCRP与不同的受体相结合。这些受体介导的异构体在炎症细胞上常具有相反的作用。尽管pCRP表现出促炎和抗炎作用，但是mCRP可发挥有效的促炎作用且可以放大炎症级联反应。

尽管对CRP的作用已有一定的了解，许多问题仍有待进一步研究，例如，pCRP体内解离的分子机制、体内mCRP对免疫细胞的作用，以及炎性组织mCRP的降解和清除。阻断mCRP形成或影响mCRP作用的特异性抑制剂对于各种疾病的研究具有重要的作用。需要开发可靠的mCRP测定方法用来评估mCRP作为炎症标志物的有用性，以及除了pCRP已知作用外的其他的作用。CRP在炎症中的复杂作用机制的研究才刚刚开始，以后的研究仍然面临很大的挑战，探讨是否为了治疗和干预而阻断mCRP的形成和影响，来促进其对炎症性疾病的临床作用。CRP可以通过广泛的机制在As过程中发挥积极的作用，如激活补体系统、金属蛋白酶及炎症细胞的募集和激活。同时，CRP有利于建立一种广义的慢性炎症状态，从而促进As发展。虽然mCRP驱动这些效应的大部分，但是差异性表征的CRP亚型的作用需要进一步研究。

流行病学研究表明，CRP与心血管风险之间具有一定的关联性，其临床效用目前是争论很大的话题，评估可能有用的新方案，包括使用CRP部分作为急性冠脉综合征患者的诊断后处理中的新元素，并且将CRP指定为As的病理生理学过程中潜在的治疗靶点。在这种情况下，有研究结果提供了一种可能性：通过确定更低的CRP水平，患者具有更好的健康结果。因此，需要进一步的实验研究来阐明其真正作为一个风险因素的作用，以及通过人口研究探索CRP的流行病学行为。

（龚　朵）

参 考 文 献

陈锋菊，严芳，2008. 急性期反应蛋白的研究进展. 内蒙古民族大学学报（自然科学版），74（04）：404-408.

何平，任洁，2015. C 反应蛋白与高血压的关联性研究进展. 心血管病学进展，189（05）：596-599.

何文凤，倪海燕，吕湛，2013. 超敏 C 反应蛋白与冠心病相关性研究进展. 国际病理科学与临床杂志，33（05）：437-441.

李志勇，李勋，2008. C 反应蛋白与冠状动脉粥样硬化性心脏病. 医学综述，14（23）：3580-3585.

沈熔，徐朝晖，2013. 超敏 C 反应蛋白临床研究进展. 中国民族民间医药，219（22）：13，14.

赵丽，张翥，2007. C 反应蛋白与动脉粥样硬化. 国际内科学杂志，34（02）：119-121.

Agrawal A，Gang T B，Rusinol A E，2014. Recognition functions of pentameric C-reactive protein in cardiovascular disease. Mediators of Inflammation，2014：319215.

Ammirati E，Moroni F，Norata G D，et al，2015. Markers of inflammation associated with plaque progression and instability in patients with carotid atherosclerosis. Mediators of Inflammation，2015：718329.

Anand S S，Yusuf S，2010. C-reactive protein is a bystander of cardiovascular disease. European Heart Journal，31（17）：2092-2096.

Barrett T D，Hennan J K，Marks R M，et al，2002. C-reactive-protein-associated increase in myocardial infarct size after ischemia/reperfusion. The Journal of Pharmacology and Experimental Therapeutics，303（3）：1007-1013.

Bhakdi S，Torzewski M，Paprotka K，et al，2004. Possible protective role for C-reactive protein in atherogenesis：complement activation by modified lipoproteins halts before detrimental terminal sequence. Circulation，109（15）：1870-1876.

Bisoendial R J，Boekholdt S M，Vergeer M，et al，2010. C-reactive protein is a mediator of cardiovascular disease. European Heart Journal，31（17）：2087-2091.

Devaraj S，Singh U，Jialal I，2009. Human C-reactive protein and the metabolic syndrome. Current Opinion in Lipidology，20（3）：182-189.

Kamath D Y，Xavier D，Sigamani A，et al，2015. High sensitivity C-reactive protein（hsCRP）& cardiovascular disease：an Indian perspective. The Indian Journal of Medical Research，142（3）：261-268.

Nakou E S，Liberopoulos E N，Milionis H J，et al，2008. The role of C-reactive protein in atherosclerotic cardiovascular disease：an overview. Current Vascular Pharmacology，6（4）：258-270.

Stefanadi E，Tousoulis D，Papageorgiou N，et al，2010. Inflammatory biomarkers predicting events in atherosclerosis. Current Medicinal Chemistry，17（16）：1690-1707.

Stone P A，Kazil J，2014. The relationships between serum C-reactive protein level and risk and progression of coronary and carotid atherosclerosis. Seminars in Vascular Surgery，27（3-4）：138-142.

Voudris K V，Chanin J，Feldman D N，et al，2015. Novel inflammatory biomarkers in coronary artery disease：potential therapeutic approaches. Current Medicinal Chemistry，22（22）：2680-2689.

Wu Y，Potempa L A，El Kebir D，et al，2015. C-reactive protein and inflammation：conformational changes affect function. Biological Chemistry，396（11）：1181-1197.

Zimmermann O，Li K，Zaczkiewicz M，et al，2014. C-reactive protein in human atherogenesis：facts and fiction. Mediators of Inflammation，2014（2）：561428.

第二十二章　趋化因子与动脉粥样硬化

大量研究表明，炎症是诱发动脉粥样硬化（As）的主要因素之一，主要特征表现为活化的巨噬细胞和 T 细胞迁移、浸润。趋化因子（chemokine）对白细胞和单核/巨噬细胞具有正向的趋化作用，在与其特定靶细胞上的受体结合后，通过吸引炎症细胞和细胞-细胞间黏附等多种机制参与白细胞的定向迁移与浸润、泡沫细胞滞留或逸出、血管平滑肌细胞（SMC）活化与增殖、免疫应答、刺激或抑制血管形成、血栓形成、粥样斑块的稳定性等环节（图 22-1），从而影响 As 的发生发展。

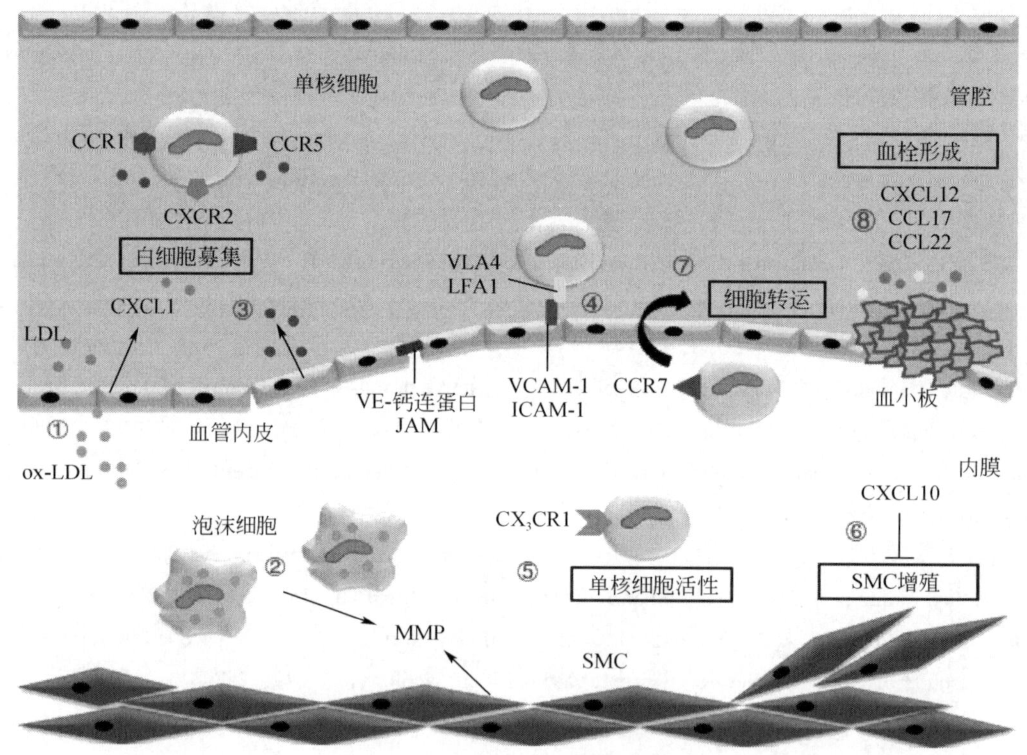

图 22-1　趋化因子与动脉粥样硬化

①LDL 进入内膜被氧化，形成 ox-LDL；②ox-LDL 被巨噬细胞吞噬，形成泡沫细胞；③CCR1 和 CCR5 是白细胞募集的关键趋化因子受体；④VCAM-1-VLA4 和 ICAM-1-LFA1 结合；⑤CX_3CR1 减少细胞凋亡；⑥CXCL10 抑制 SMC 增殖；⑦CCR7 介导细胞转运；⑧CXCL12、CCL17 和 CCL22 促进血小板聚集和活化

［引自：van der Vorst EP，Döring Y，Weber C，2015. Chemokines and their receptors in Atherosclerosis. J Mol Med（Berl），93（9）：963-971.］

趋化因子是一类分泌型的肝素结合蛋白超家族，分子量相对较小（8～12kDa），具有显著的同源性。根据半胱氨酸残基的数量和空间结构排列不同，趋化因子可分为 4 个亚家

族：CXC（α亚家族）、CC（β亚家族）、C（γ亚家族）和 CX_3C（δ亚家族）。CXC 亚家族含有 4 个半胱氨酸，前 2 个半胱氨酸之间被 1 个其他氨基酸隔开，其排列方式为 Cys-X-Cys。CC 亚家族亦含有 4 个半胱氨酸，前 2 个半胱氨酸直接相连，排列方式为 Cys-Cys。C 亚家族只含有 2 个半胱氨酸，目前发现 1 个成员：Lymphotacin。CX_3C 亚家族亦只发现 1 个成员：Fractalkine，其结构特征是黏蛋白结构的 N 端有 CX_3C 模体，即在前 2 个半胱氨酸之间有 3 个其他的氨基酸。趋化因子主要由白细胞产生，血管内皮细胞（EC）和 SMC 等也能合成和分泌。

趋化因子受体（chemokine receptor）属于 G 蛋白偶联受体，根据结合配体的不同可分为 4 类：CXC 亚家族受体（CXCR）、CC 亚家族受体（CCR）、C 亚家族受体（XCR1）和 CX_3C 亚家族受体（CX_3CR）。趋化因子受体主要表达于白细胞，此外 EC、SMC、神经细胞等也可表达。

趋化因子通过与靶细胞上相应的受体胞外 N 端结合，介导其胞内 C 端丝氨酸/苏氨酸磷酸化，激活多种跨膜信号转导途径而发挥生物学功能。趋化因子与其受体并非一一配对，大多数趋化因子作用于一种以上的受体；而多数受体可以结合几种趋化因子发挥作用。迄今为止，已发现有 50 余种趋化因子和 20 余种趋化因子受体。本章将重点介绍与 As 有关的趋化因子及其受体的研究新进展。

第一节　CXC 亚家族及其受体在动脉粥样硬化中的作用

一、CXCL12/CXCR4 的抗动脉粥样硬化作用

CXCL12 即基质细胞衍生因子-1（stromal cell derived factor-1，SDF-1），属于 CXC 亚家族，在血细胞生成、干细胞动员、骨髓移植、器官发育及血管形成等过程中发挥着必不可少的作用。CXCL12 及其特异性受体 CXCR4 与 As 关系密切，但其作用究竟是促进 As 还是抑制 As 仍存在争议。

CXCL12/CXCR4 在 EC、SMC 广泛表达，炎症反应条件下，可募集血循环中的淋巴细胞、单核细胞和其他血细胞至动脉壁。CXCL12 在粥样斑块中的 SMC、EC 和巨噬细胞上有高水平的表达，高浓度 CXCL12 能诱导血小板的聚集、迁移，促进血栓形成和 As 进展。

然而，CXCL12 可明显抑制 IL-8 和 MCP-1 表达，发挥抗炎和稳定粥样斑块的作用。血管损伤后，CXCL12 可诱导中膜 SMC 凋亡，促进 PDGF-β^+lineage-sca-1^+祖细胞从骨髓向新生内膜的聚集，引起血管内膜 SMC 增殖。给小鼠注射 CXCL12 能增加纤维帽的厚度，形成更为稳定的 As 斑块，这可能归因于 CXCL12 促进 SMC 祖细胞向病变部位的聚集。向有 As 发展趋向的小鼠注射 CXCR4 的抑制剂 ADM3100 可增加中性粒细胞的动员，促进 As 发展。长期阻断 CXCR4 可导致白细胞增多，斑块处中性粒细胞募集，伴随着细胞凋亡和促炎症反应发生，循环中性粒细胞均被聚集到 As 损伤处。因此，CXCL12/CXCR4 存在明显的抗 As 作用。

目前，临床研究表明，CXCL12 在 As 中的作用尚有争议。心绞痛患者血浆 CXCL12 水平较健康对照组下降，外周血单核细胞 CXCR4 的表达也下降，这说明 CXCL12 具有抗 As 作用。然而，患者血小板 CXCL12 的表达增加，并且在血管损伤 30min 后血小板源性

CXCL12 表达明显升高，这说明 CXCL12 又存在促 As 作用。因此，CXCL12/CXCR4 在人类 As 中的作用仍需进一步研究证实。

二、CXCL1 和 CXCL8 及其受体 CXCR2 在动脉粥样硬化中的作用

CXC 趋化因子受体 CXCR2 有多个配体，包括 CXCL8（即 IL-8）、CXCL1（即角质细胞衍生的趋化因子，KC）或人类同源的GRO-α（生长调节性癌基因-α）。长期临床研究显示，冠心病患者 IL-8 水平增高，稳定型或不稳定型心绞痛患者血循环中单核细胞 CXCL1 表达增加。CXCR2 主要集中表达在稳定性脂纹病变区的巨噬细胞中，可影响巨噬细胞的聚集和 As 病变的进展。As 易感性 *Ldlr* 基因敲除小鼠伴有骨髓源性 CXCR2 缺陷，其可导致晚期 As 病变的减少，这提示 CXCR2 配体有促 As 的作用，但 CXCL1 和 CXCR2 在单核细胞迁移入早期 As 病变部位的过程中并没有起关键作用。

趋化因子不仅在炎症细胞的浸润中起重要作用，而且可能通过募集内皮祖细胞而介导血管伤口的愈合。体内再生的内皮细胞表达 CXCR2，CXCL1 可通过 CXCR2 促进损伤血管内皮细胞的修复。此外，CXCR2 在损伤血管处的内皮祖细胞聚集过程中也起着十分重要的作用，特别是 $CD14^+$细胞，可促进内皮细胞的修复，减少血管内皮细胞过度增生。CXCL1/CXCR2 能调控内皮祖细胞的归巢和再生，体外试验也证实，抑制 CXCR2 能促进 As 斑块的发展，而激活 CXCR2 能调控内皮祖细胞的功能，促进 As 斑块的修复。粥样斑块中巨噬细胞分泌的 CXCL1 也有助于促进内皮细胞的再生。

三、重要的功能调控因子——CXCL4

（一）CXCL4 的功能

在血小板内趋化因子中，CXCL4（即血小板因子 4，PF4）表达丰富，其是富含赖氨酸的趋化因子，主要由巨核细胞合成，以四聚体的形式存在于血小板α颗粒中，数量极少，占成熟血小板释放蛋白质总量的 2%～3%，在血小板活化的时候才会高浓度分泌。CXCL4 存在于人类脂纹和 As 病变处，其表达与 As 病变的严重程度相关。在高脂饮食的情况下，CXCL4 敲除小鼠可有效抑制 As 的形成，提示 CXCL4 具有致 As 的作用。

（二）CXCL4 和 CXCL4L1

CXCL4 和 CXCL4L1 是两个同源蛋白，但其功能不同。CXCL4L1 是从凝血酶刺激后的人血小板中分离出来的 *PF4alt* 基因的产物，而 *PF4alt* 和 *PF4-VAR1* 是 *CXCL4* 的两个同源基因。CXCL4L1 体外抑制内皮细胞趋化性的能力比 CXCL4 强 30 倍，并且能有效阻断体内血管生成。CXCL4 和 CXCL4L1 成熟蛋白中，只有 4.3%的氨基酸变异度，C 端存在 3 个氨基酸置换，这是 CXCL4 与肝素相互作用的关键位点。然而，在信号肽区域，CXCL4 和 CXCL4L1 存在 38%的氨基酸变异度，这提示两者的表达在细胞类型或分泌模式上存在差异。通过转染质粒研究证实，CXCL4 储存于胞质内，并通过激活蛋白激酶 C 途径调控其分泌，而 CXCL4L1 通过组成型途径持续分泌。因此，人类 T 细胞 CXCL4 的基础表达量低，而刺激后则分泌大量 CXCL4。特异性表达 CXCL4L1 的人血管 SMC，对 PMA 刺激呈无反应状态。这些研究结果表明，在炎症或稳态过程中，CXCL4 和 CXCL4L1 具有不同

作用，这决定了血小板在 As、血管生物学和免疫调节中的不同作用。

（三）CXCL4 和 CCL5 在单核细胞聚集反应中的协同作用

血小板趋化因子 CXCL4 和 CCL5 在 As 内皮细胞触发单核细胞捕获方面具有累加效应。血小板通过 CCL5 和 CXCL4 在血管炎症部位的复合表达，形成异二聚体，可能是促进 As 形成过程中血小板颗粒内的一种关键调控物。骨髓源性缺陷 CCL5 或 CXCL4 重组小鼠的 As 病变显著减少，且巨噬细胞浸润减轻。CCL5-CXCL4 异二聚体可作为 As 的治疗性干预靶点，通过合成肽破坏 CXCL4-CCL5 的相互作用后，可减轻 *apoE*$^{-/-}$小鼠单核细胞聚集，抑制 As 斑块的形成。趋化因子低聚反应与肝素相互作用也是一种抑制 As 病变进展的有效方法，蛋白聚糖主要结合位点突变的 CCL5 处理 *Ldlr*$^{-/-}$鼠，可限制其晚期 As 斑块的进展，抑制白细胞在病变部位的聚集。

四、CXCL10/CXCR3 和 T 细胞

CXCL10 又称 IP-10（IFN-γ诱导蛋白 10），是一种 T 细胞趋化因子，在胸腺、脾、淋巴结基质表达水平低，主要表达在单核细胞、巨噬细胞、EC 和 SMC 中，IFN-γ、IFN-α/β、IL-1β和 TNF 可显著上调其表达。CXCL10 能促进 T 细胞、单核细胞、NK 细胞迁移，诱导整合素的激活，激活 T 细胞向 EC 的黏附。CXCL10 有 2 种功能相关的 CXC 趋化因子，即 IFN-γ诱导的单核因子（MIG/CXCL9）和 IFN-γ诱导的 T 细胞α趋化因子（ITAC/CXCL11），三者在粥样斑块发展全过程中均呈高表达。CXCL10 的启动子较为独特，有 2 个功能性 NF-κB 结合位点，而 CXCL9 和 CXCL11 启动子上没有这一位点。冠心病患者 IFN-γ和 CXCL10 表达水平增加，血浆 CXCL10 和 CXCL12 升高与冠状动脉阻塞的严重程度密切相关，并与经皮冠状动脉介入治疗后再狭窄直接相关。而且，CXCL10 在动脉粥样斑块的形成及破裂过程中也发挥作用。

CXCR3 是 CXCL10、CXCL9 和 CXCL11 的共同受体，包含 368 个氨基酸。CXCR3 由活化的 T 细胞表达，是活化的 Th1 淋巴细胞的标志物。CXCL10 与之结合后能发挥趋化单核细胞、活化 T 细胞和 NK 细胞、刺激 T 细胞黏附内皮细胞、激活 NK 细胞介导的细胞融解、抑制血管生成等作用。CXCR3 的缺失可影响 *apoE*$^{-/-}$鼠早期 As 病变的形成，上调病变区域抗炎分子 IL-10、IL-18BP、内皮一氧化氮合酶的表达，增加调节性 T 细胞的数量。采用 CCR5 和 CXCR3 拮抗剂 TAK-779 处理 *Ldlr*$^{-/-}$鼠，可显著减少 As 斑块面积，降低 T 细胞数量和 IFN-γ的含量。对 *Ldlr*$^{-/-}$鼠采用 CXCR3 特异性拮抗剂 NBI-74330，也可减少 As 病变的形成，主要机制是通过直接干扰 CXCR3^{+}效应 T 细胞和巨噬细胞向斑块部位的聚集，增加调节性 T 细胞以影响局部炎症反应，改变局部效应物的平衡和调节免疫机制。CXCL10 的遗传缺陷可使早期主动脉病变的形成减少 2 倍，并伴随 CD4^{+}和 CXCR3^{+} T 细胞的减少，但调节性 T 细胞数量和活性增加，以及 IL-10 和转化生长因子-β1 表达增加。*Cxcl10*$^{-/-}$*apoE*$^{-/-}$鼠的主动脉中 CCL17、CCL22、CCR4、CCR8 及参与调节性 T 细胞转运的趋化因子受体水平均增高。因此，CXCL10/CXCR3 轴是 As 发生发展中调控 T 细胞失衡反应的关键。

五、多功能的趋化因子竞争物——CXCL16

跨膜趋化因子 CXCL16 属于 CXC 亚家族，最初被描述为 SR-PSOX，主要表达在巨噬细胞、树突状细胞、T 细胞、SMC 及 EC 中。CXCL16 的结构与 CX_3C 亚家族的 CX_3CL1（fractalkine）相似，以膜结合型和可溶型的形式存在。膜结合型 CXCL16 能结合 ox-LDL，并促进细胞表达其相应的受体 CXCR6。可溶型 CXCL16 能促进自然杀伤 T 细胞（NKT）和极化的辅助性 T 细胞表达 CXCR6。

CXCL16 除了具有趋化因子特性外，还可充当清道夫受体的角色，在细胞凋亡、磷脂和 ox-LDL 代谢等过程中发挥着重要的作用。但是，在高血糖条件下，CXCL16 表达上调，金属蛋白酶 ADAM10 表达下调，并促进足细胞对 ox-LDL 的摄取，这可能是肾病患者并发 As 的原因。有研究认为，在人和小鼠 As 病变部位存在 CXCL16 的表达，IFN-γ可使其表达上调。然而，*Cxcl16* 和 *Ldlr* 基因双敲除鼠表现为 As 发生加速，巨噬细胞的聚集增强，且 CCL2 和 TNF-α mRNA 的表达水平明显增高。

CXCR6 是 CXCL16 唯一已知的受体，主要表达在人类 $CD4^+$和 $CD8^+$记忆性 T 细胞、NKT 细胞、调节性 T 细胞、树突状细胞，以及小鼠的间质淋巴细胞、NKT 细胞和单核细胞。IL-2 和 IL-15 可使细胞的 CXCR6 表达上调。在主动脉 SMC 中，内毒素可诱导 TLR4 依赖性的 CXCR6 的表达。而 CXCR6 能促进 Th17 及 IL-17A$^+$TCRγδ$^+$T 细胞向 As 斑块部位聚集。CXCR6 缺乏小鼠的 As 病变减少，这与 CXCR6$^+$T 细胞和主动脉中 CD11b$^+$CD68$^+$巨噬细胞的数量有关，而 CXCR6$^+$T 细胞的减少与 IFN-γ的产生减少有关。

目前，CXCL16 与 As 的关系仍然是一个有争议的话题。研究发现，无论 CXCL16 升高或者降低都与动脉粥样硬化性疾病相关。在动物实验中，*Cxcl16* 基因敲除小鼠的 As 斑块比野生型小鼠大，这可能归因于 CXCL16 通过清除凋亡细胞而发挥抗 As 作用。也有研究发现 CXCL16 缺失的小鼠可减少 ox-LDL 的摄取，这说明 CXCL16 可促进 ox-LDL 的摄取和泡沫细胞的形成，加快 As 的发展。终末期肾衰竭患者通过 CXCL16/CXCR6 途径增加 MCP-1、TNF-α表达，促进桡动脉巨噬细胞侵入和泡沫细胞形成，进而加快 As 的进展。而且，血浆 CXCL16 升高与 As 缺血性脑卒中密切相关。这些研究说明一方面 CXCL16 结合 CXCR6 是白细胞聚集的关键，具有致 As 的作用；但另一方面 CXCL16 可作为清道夫受体，发挥抗 As 的作用。因此，如何充分利用 CXCL16/CXCR6 作为清道夫受体而发挥抗 As 的作用需要进一步深入研究。

第二节　CC 亚家族及其受体在动脉粥样硬化中的作用

一、CCL5 及其受体在动脉粥样硬化中的作用

（一）血管 CCL5 表达的转录调控

CC 趋化因子配体 5（CCL5/RANTES）及其受体 CCR1 和 CCR5 在 As 中的作用已有研究证实。在 As 斑块和单核/巨噬细胞中可以检测 CCL5 的表达，其表达受 NF-κB 家族蛋

白 p50 和 p65 的调控。此外，Kruppel 样因子 13（KLF13）最初确定为 RANTES 因子，现认为其是一种调节性 T 细胞中 CCL5 表达的新转录因子。最近发现，SMC 中 CCL5 的表达受到转录调节器 Y 盒结合蛋白 1（YB-1）的调控，YB-1 过度表达可增强 CCL5 的 mRNA 和蛋白表达，促进单核细胞聚集。

（二）CCL5 受体 CCR1 和 CCR5 的独特功能

已知 CCL5 可结合多种受体，包括 CCR1、CCR3 和 CCR5。CCR1 和 CCR5 在 As 病变处的多种细胞中表达，如单核/巨噬细胞、T 细胞和 Th1 型细胞，专门调控 CCL5 触发的血细胞跨内皮渗出。除了结合配体和诱导白细胞聚集外，这些受体也与病变部位的细胞迁移有关。

Met-RANTES 是一种 CCL5 的受体拮抗剂，可抑制 CCL5 触发的单核细胞滞留，调节 As 的炎症过程，减少 As 病变的形成，并促进斑块的稳定。*apoE* 缺陷鼠 *CCR5* 基因缺失后，喂养正常食物不会减少早期 As 病变的自发形成，却可阻止内膜增生和 As 的进展。*Ldlr* 和骨髓源性 *CCR5* 基因复合缺陷鼠，其 As 斑块的改善较为明显。*CCR5* 基因缺失能改善饮食诱导的 As 病变，但并不减轻晚期 As 的病变程度，且其斑块稳定性增强，单核细胞浸润和 Th1 型免疫反应减少，这可能是 IL-10 分泌增加所引起的。而缺乏 CCR1，则促进 T 细胞的聚集和 As 斑块的形成。在 *CCR1* 基因缺陷小鼠中，阻断 IFN-γ可减少巨噬细胞的聚集，这提示免疫平衡状态改变可发挥促炎症效应，并起到抵消炎症细胞聚集的效应，有助于动脉损伤的 As 易感鼠的内膜增生。值得注意的是，在颈动脉损伤后，敲除 *YB-1* 基因可抑制 *CCL5* 的表达，减少内膜增生和巨噬细胞的含量，这一现象在 *apoE* 基因敲除合并 *CCR5* 缺乏小鼠或用 CCL5 拮抗剂 MET-RANTES 处理后的小鼠体内未观察到，因此认为，YB-1 的效应依赖于 CCL5/CCR5 途径。

除了在斑块细胞中表达外，CCL5 也存在于早期 As 患者活化的血小板中，可促进循环中单核细胞滞留。这个过程需要内皮细胞表面的 CCL5 低聚反应并结合蛋白聚糖，桥接循环单核细胞捕获受体并且与血小板趋化因子 CXCL4 的交互反应可扩大这一效应。这些研究提示，相同趋化因子配体的不同受体具有不同的功能，选择性阻断 CCR5 可能会抑制炎症，因此 CCR5 可望成为 As 的潜在治疗靶点。

二、血管疾病中免疫调节趋化因子 CCL19 和 CCL21

CCL19 和 CCL21 及其受体 CCR7 可介导 T 细胞和树突状细胞向淋巴结迁移，并在白细胞聚集中起着重要作用，从而调节适应性免疫功能，包括胸腺发育、次级淋巴器官发生、高亲和力的抗体反应、调节记忆 T 细胞的功能等。CCL19 和 CCL21 及其受体 CCR7 在 As 中可能发挥的作用已有相关研究报道，但结论存在一定的矛盾性。

与健康人群相比，稳定型心绞痛患者颈动脉粥样硬化病变部位及血浆中 CCL19 和 CCL21 水平增高，受损 T 细胞表达高水平的 CCR7 及其配体，促进 T 细胞的炎症反应，提高巨噬细胞 MMP 和组织因子表达水平，导致 As 斑块的稳定性降低。另有研究结果显示，持续应用可溶性 CCL19 和 CCL21 可抑制 T 细胞特异性干扰的细胞增殖，降低 $CCR7^+$ 的人或鼠 T 细胞 IL-2 的分泌，而在 $CCR7^{-/-}$ 小鼠来源的 T 细胞中没有观察到这一现象。在 As 逆转鼠模型中也观察了 CCR7 的作用，将具有稳定 As 病变的 $apoE^{-/-}$ 小鼠主动脉弓移植至野生型小鼠，移植后病变处的 CCR7 表达水平升高，同时阻断 CCL19 和 CCL21 后可抑制斑块的消退，并维持泡沫细胞含量的稳定。虽然其机制尚不清楚，但已证实 CCL19/CCL21/CCR7 在免疫系统和炎症之间及 As 进展中发挥着重要的作用。因此，CCL19/CCL21 表达水平可能反映免疫反应功能，并影响 As 的进展。

第三节 CX_3CL1 及其受体 CX_3CR1 在动脉粥样硬化中的作用

CX_3CL1（fractalkine，FKN）是唯一已知的表达在膜系结构的趋化因子，可作为单核细胞或 T 细胞的黏附分子，还可介导人 SMC 的迁移。尽管 CX_3CL1 和 CX_3CR1 在患有 As 的人或鼠 EC、泡沫细胞和冠状动脉 SMC 上均有表达，但有研究提示，在正常血管中也可检测到表达 CX_3CR1 的细胞，在老年或有 As 病变的 *apoE* 缺陷鼠动脉中表达 CX_3CR1 的细胞数量增加。

一、CX_3CL1 的功能与剪切应力

在炎症斑块区域，趋化因子的表达与不同的剪切应力相关。低剪切应力可增加脂质和 MMP 的表达，降低 SMC 和胶原蛋白的含量，促进小鼠 As 的发生发展，而旋涡振荡剪切应力可加剧病变的进展。

CX_3CL1 表达仅存在于低剪切应力区域，阻断 CX_3CL1 可抑制斑块增长。颈动脉低剪切应力区的斑块构成存在显著的差异，当高剪切应力存在时，*apoE* 缺陷鼠体内白细胞与内皮细胞的牢固黏附可被 CX_3CL1 或 CX_3CR1 的阻断性抗体抑制，这表明 CX_3CL1 和 CX_3CR1 参与到白细胞与动脉内皮细胞的黏附中。在高剪切应力的情况下，CX_3CL1 诱导的白细胞黏附是需要血小板的，与膜结合的 CX_3CL1 可诱导血小板脱颗粒，随后 P-选择素在表面表达，直接促进血小板-白细胞间的相互作用。CX_3CR1 作为血小板的信号分子或黏附受体，也是巨噬细胞聚集后存活所需的先决条件，其作用有待进一步研究。

目前已获知的人类 CX_3CL1 作用的证据表明，致 As 的脂质如 ox-LDL、亚油酸衍生物等可诱导人冠状动脉 SMC 与巨噬细胞/泡沫细胞的黏附，主要是由于脂质可诱导 SMC CX_3CL1 表达上调，其机制是通过 TNF-α和 NF-κB 等信号通路的自分泌反馈来调节。

二、动脉粥样硬化相关的 CX_3CL1/CX_3CR1 轴

有研究者对两种 As 模型鼠中 CX_3CL1 的作用进行了探讨。在 *apoE* 基因缺陷合并 CX_3CL1 缺乏的鼠模型中，其头臂动脉 As 病变的形成减少，但在主动脉根部的 As 病变并未减少，而在 LDL 受体缺陷合并 CX_3CL1 缺乏的鼠模型中，这两个部位的病变都减少，而且病变处巨噬细胞也较少。除直接作用于单核细胞的聚集外，CX_3CL1 也可在缺氧再灌注损伤后从 EC 中释出，激活 JAK-STAT5 通路，然后通过内皮细胞 CX_3CR1 促进 ICAM-1 的表达和中性粒细胞黏附。此外，在离体的大鼠主动脉中，CX_3CL1 可通过刺激血管活性氧的释放和减少 NO 的生物利用度，而导致血管功能障碍。

在 *apoE* 基因缺陷合并 CX_3CL1 缺乏的鼠模型研究中发现，血管壁巨噬细胞的聚集显著减少，并抑制 As 病变的形成。而在 *CX_3CL1*、*CCR2* 和 *apoE* 多基因敲除小鼠模型中，*CX_3CL1* 和 *CCR2* 基因的联合缺失可导致 As 病变急剧减少，首次认为 CX_3CL1 和 CCR2 在

As 病变处单核细胞直接聚集反应中具有独立作用。此外，抑制 *apoE* 基因缺陷鼠的 CCL2、CX_3CR1 和 CCR5 的表达，其 As 病变减少 90%，这从另一个角度展示了单核细胞趋化因子在 As 形成中的作用，提示 CX_3CR1、CCL2 和 CCR5 介导的信号途径在 As 发生发展中具有独立的作用。最新的研究表明，单核细胞和 SMCs 之间的相互作用可能通过 CX_3CL1/CX_3CR1 轴加重 As 斑块的炎症反应。因此，CX_3CL1/CX_3CR1 轴可能成为炎症引起 As 病变的一种新治疗靶点。

三、人类 CX_3CR1 的多态性

CX_3CR1 在人类 As 发病中的重要性可通过 2 个常见的基因位点多态性（即 V249I 和 T280M）得以证实，与 As 易感性相关。研究发现，CX_3CR1 基因 V249I 多态性与低冠心病风险相关，而另一项研究未能解释 V249I 或 T280M 的多态性与冠心病之间的关联。但研究表明，T280M 多态性对急性冠脉综合征具有保护作用，T280M 多态性与颈动脉内膜-中膜厚度的减少有关，而 V249I 多态性与颈动脉粥样硬化的发生并无相关性。流行病学研究显示，在 365 个接受冠状动脉支架的患者中，CX_3CR1 的基因多态性与再狭窄的风险性升高相关。

第四节　巨噬细胞迁移抑制因子具有类趋化因子功能

一、巨噬细胞迁移抑制因子与动脉粥样硬化

巨噬细胞迁移抑制因子（macrophage migration inhibitory factor，MIF）是 As 病变进展的关键调控因子，随着 As 的进展，MIF 表达上调。在小鼠和人类颈动脉 As 斑块中，MIF 与内膜的厚度及脂质的沉积密切相关。MIF 不仅参与 As 病变的发展，还会影响斑块的稳定性。在 ox-LDL 等因素的刺激作用下，EC、SMC 和巨噬细胞均会增加 MIF 表达，加快 As 进展。血管损伤后，阻断 MIF 可以减少 $apoE^{-/-}$小鼠体内巨噬细胞向内膜的浸润，增加胶原蛋白含量，形成较为稳定的斑块。在饮食诱导 $Ldlr^{-/-}$小鼠模型中，*MIF* 基因缺失可降低内膜的厚度，减少脂质沉积，抑制蛋白酶的表达。同样，对 $apoE^{-/-}$小鼠给予抗 MIF 抗体，可降低动脉粥样斑块的巨噬细胞聚集，减少单核细胞和 $CD3^{+}$T 细胞的数量，促进斑块的恢复，降低纤维蛋白原和 IL-6 的循环水平，减少 As 相关的各种炎症介质。更重要的是，主动脉局部炎症介质和转录因子的表达水平也随着 MIF 的阻断而减少。抗单核细胞选择性趋化因子 CCL2 和其受体 CCR2 的抗体，可显著抑制 MIF 诱导的单核细胞黏附和迁移，但 CCL3 和 CXCL2 抗体没有此类功能。此外，$CCL2^{-/-}$小鼠同样也存在着 MIF 诱导的聚集反应被抑制，这提示 CCL2 在 MIF 诱导的反应中起关键作用。尽管经抗 MIF 处理后炎症介质显著减少，但在主动脉斑块区域仅发现炎症介质少量减少。然而，在阻断了 MIF 的 $apoE^{-/-}$小鼠中，内膜巨噬细胞的聚集显著减少。因此，在自发性 As 中，MIF 的作用与初始斑块的形成没有直接关系，而与最初的内膜炎症反应相关。尽管还不清楚 MIF 是否可以不依赖于额外的炎症刺激而诱发白细胞聚集，但研究发现 MIF 可诱导白细胞黏附及向组织内迁移。

二、MIF 可作为 CXCR2 和 CXCR4 的功能性配体

已知 MIF 可结合细胞表面的 CD74，并可直接与 CXCR2 和 CXCR4 结合。MIF 诱导的单核细胞向动脉壁聚集不仅仅依赖于 CXCR2 的结合，也需结合蛋白 CD74，其与 CXCR2 存在共定位特性，这提示 MIF 信号途径中包含有功能性 CXCR2/CD74 复合体。

在腹膜炎动物模型及早期 As 病变的颈动脉中，激活 MIF-CXCR2 和 MIF-CXCR4 可促进白细胞向动脉内膜中聚集。而 CXCR2 缺陷小鼠中，As 病变处单核/巨噬细胞的聚集及病灶的大小均减少。更为重要的是，阻断 MIF，而非阻断同源性配体 CXCL1 和 CXCL12，可逆转 *apoE*$^{-/-}$小鼠斑块的发展，并降低巨噬细胞和 T 细胞的数量，形成较稳定的斑块。阻断 MIF 也可抑制 CXCR4 介导的 T 细胞聚集，改善 As 病变的进展。在 *Ldlr*$^{-/-}$小鼠中，*CXCL1* 基因的缺失可减轻 As 病变程度，比 *Ldlr*$^{-/-}$小鼠伴骨髓 CXCR2 缺乏所引起的病变减轻程度更小，其主要影响是巨噬细胞在稳定病变区而非早期病变部位的聚集。这些研究结果表明，MIF 作为 CXCR2 的配体可部分代偿 CXCL1 缺乏。因此，MIF 可能代表了一种有潜力的治疗靶点，可用于逆转和稳定晚期 As。

第五节　单核细胞与趋化因子

一、不同单核细胞亚群中不同趋化因子受体的作用

在小鼠和人体内，循环单核细胞表面的受体具有显著的异质性，这可能与 As 形成中不明确的功能机制相关。单核细胞至少存在 2 种不同表型的亚群：在小鼠中，GR-1^{hi} 和 CCR2^{+}CX$_3$ CR1^{lo}表达细胞，对应 GR-1^{lo}和 CCR2^{-}CX$_3$CR1^{hi}单核细胞，分别与人的 CD14^{+} CD16^{-}和 CD14^{+}CD16^{+}的单核细胞相一致。目前认为不同的单核细胞亚群的发育阶段具有不同的生理功能。

在小鼠中，单核细胞可促进炎症，加重高胆固醇血症，并且促进巨噬细胞在动脉粥样斑块处聚集。LY-6C^{lo}可减轻炎症，促进血管生成和肉芽组织的形成，但其在 As 中的作用仍不完全清楚。在人类中，单核细胞异质性被保留，但不同表型的亚群所对应的功能仍未知。一些研究显示高胆固醇血症小鼠的 LY-6C^{hi} 单核细胞在逐渐增多，可黏附、激活内皮细胞，CCR2、CCR5、CX$_3$CR1 在病变处蓄积。而胆固醇或脂质衍生物的增多可促进 LY-6C^{hi} 单核细胞的增加，细胞存活率升高，不断增殖，并可能导致 LY-6C^{hi} 向 LY-6C^{lo} 的转换受损。在 *apoE* 缺陷小鼠中，对这两类亚群迁移和分化特性的分析显示，CCR2^{+}LY-6C^{hi}单核细胞在 As 斑块处聚集明显增加，而 CCR2^{-}LY-6C^{lo}单核细胞聚集有限。尽管 CCR2^{-}LY-6C^{lo} 单核细胞的 CCR5 表达选择性上调，并介导此亚型单核细胞在 As 病变处聚集，但 CX$_3$CR1 在 LY-6C^{lo} 单核细胞中的高表达是其进入斑块所必需的。相对而言，CCR2^{+}LY-6C^{hi} 单核细胞常表达 CX$_3$CR1，并与 CCR2 和 CCR5 一起发挥作用。这些发现提示，选择性 CX$_3$CR1 拮抗剂并不能完全阻断 CCR2 依赖的炎症反应，这可能也是制订治疗策略的依据。

有研究显示，趋化因子介导的信号可以较精确地决定血液和骨髓中单核细胞的稳定性。CCL2、CX$_3$CR1 和 CCR5 依赖的信号可对 CD11b^{+} LY-6C^{hi} 与 LY-6C^{lo} 单核细胞产生不

同的影响。*apoE* 缺陷小鼠合并 CCL2、CCR5 和 CX_3CR1 抑制时，尽管存在高胆固醇血症，但其骨髓中单核细胞消失，循环中单核细胞也减少，可抑制 As 的发展。其病变的大小与循环中单核细胞的数量相关，尤其是 LY-6C^{lo} 单核细胞。这些趋化因子的作用可以解释 As 病变动脉处大量巨噬细胞聚集的现象。

二、炎症趋化因子和病变部位的单核细胞亚群

尽管进入 As 斑块的 LY-6C^{lo} 单核细胞较少，但较易分化为表达 CD11c 的树突状细胞。CD11c 通常作为树突状细胞的标志物，常表达在 As 病变组织，并与 CD68 巨噬细胞在同一位置上表达，且表达程度也一致。研究表明，斑块中巨噬细胞的异质性可能与迁移入内膜中的不同单核细胞亚群相关。鉴定这些类似树突状细胞的特征，将为进一步研究其作用，并与经典的 $CD11c^-$巨噬细胞进行区别，为研究 As 的发生发展提供实验依据。值得注意的是，As 的基因分析显示，在斑块的演变中，CCL5 早期表达及随后的 CX_3CL1 表达，可能与不同的聚集反应模式及单核细胞亚型的受体相关。LY-6C^{hi} 和 LY-6C^{lo} 单核细胞的不同功能及其在 As 演变中的作用，仍然需要进一步深入研究。

三、单核细胞亚群与内皮祖细胞

内皮祖细胞（EPC）在动脉损伤修复中发挥着重要作用。循环内皮祖细胞与血管内皮生长因子及其受体的表达、$CD14^+CD16^+$或 LY-6C^{lo} 单核细胞及血管内皮功能呈正相关，可作为 As 的预测因素。类似于单核细胞，约 13%的小鼠 EPC 表达 CCR5。*apoE* 基因缺陷小鼠伴有 CCR5 缺失，与 EPC 数量增加有关，这可能是动脉保护因素之一。CCR5 缺失后导致负调控作用丧失，引起循环中 EPC 数量增加，这可能归因于 LY-6C^{lo} 单核细胞活化或迁移受损。最近的研究表明，*apoE* 基因敲除小鼠过表达 CCR5 后，斑块病变部位 EPC 迁移增加。因此，*apoE* 基因缺陷小鼠 CCR5 表达强弱与 EPC 数量的增加及 As 负荷减少之间的相关性需要进一步研究证实。

综上所述，近年来的研究结果已深入证实了趋化因子及其受体与炎症反应、As 和心脑血管病具有十分密切的关系。趋化因子作为高度精细和特异性的分子，在细胞聚集反应的不同步骤中存在协同作用，是最重要的维持白细胞稳态的物质，可调节细胞的动员、分化、浸润、增殖、凋亡或存活等，这些变化不仅仅影响白细胞聚集，还可促进内膜新生，影响 As 的发生发展。更为重要的是，趋化因子对 As 斑块的消退和免疫系统的调控也发挥重要的调控作用。自发性 As 形成及损伤后内膜新生时，在白细胞聚集过程中，趋化因子及其受体功能具有显著的差异性，这可能与其发病机制、单核细胞亚群及血管细胞前体的不同有关。CCR5、CCR2 与 CX_3CR1 可分别调控 LY-6C^{lo} 与 LY-6C^{hi} 单核细胞亚群的聚集，通过它们的复合作用，导致 As 病变中的单核细胞增多。外周血细胞的稳态、中性粒细胞的归巢及血管内皮祖细胞受到 CXCR2、CXCR4 及其配体的调控；CXCR3 则促进以 Th1 细胞为主的 T 细胞活化过程，CCR7、CXCR6 及其配体也有类似的作用；血小板源性 CCL5 的作用可由 CXCL4 协同增强；类趋化因子的细胞因子 MIF 也能发挥 CXCR2 和 CXCR4 受体激动剂的作用，增加斑块内单核细胞和 T 细胞含量。因此，需要对不同趋化因子在 As 中的作用及其相互影响进行深入研究。此外，除在细胞趋化和聚集反应中的作用外，趋化因子在血管细胞稳态方面的功能仍需进一步研究。总之，趋化因子在 As 和心脑血管

病中的作用机制尚不完全清楚，深入研究趋化因子的生物学特性及其功能，对于进一步阐明冠心病的发病机制具有重要意义，也可为冠心病的药物研发与临床治疗提供新的作用靶点。

（莫中成　刘　毅　郭冰冰）

参 考 文 献

曹春辉，全智华，2007. 趋化因子 CXC 配体 16 的生物学效应研究进展. 中国动脉硬化杂志，15（2）：155-157.

彭旭，张智博，2007. 趋化因子 Fractalkine 受体 CX_3CR1 基因多态性与动脉粥样硬化. 中国动脉硬化杂志，15（12）：958-960.

Apostolakis S，Spandidos D，2013. Chemokines and atherosclerosis：focus on the CX_3CL1/CX_3CR1 pathway. Acta Pharmacol Sin，34（10）：1251-1256.

Braunersreuther V，Zernecke A，Arnaud C，et al，2007. Ccr5 but not Ccr1 deficiency reduces development of diet-induced atherosclerosis in mice. Arterioscler Thromb Vasc Biol，27：373-379.

Combadiere C，Potteaux S，Rodero M，et al，2008. Combined inhibition of CCL2，CX_3CR1，and CCR5 abrogates Ly6C^{hi} and Ly6C^{lo} monocytosis and almost abolishes atherosclerosis in hypercholesterolemic mice. Circulation，117：1649-1657.

Drechsler M，Duchene J，Soehnlein O，2015. Chemokines control mobilization，recruitment，and fate of monocytes in atherosclerosis. Arterioscler Thromb Vasc Biol，35（5）：1050-1055.

Hristov M，Zernecke A，Bidzhekov K，et al，2007. Importance of CXC chemokine receptor 2 in the homing of human peripheral blood endothelial progenitor cells to sites of arterial injury. Circ Res，100：590-597.

Inoue T，Komoda H，Nonaka，et al，2008. Interleukin-8 as an independent predictor of long-term clinical outcome in patients with coronary artery disease. Int J Cardiol，124：319-325.

Krohn R，Raffetseder U，Bot I，et al，2007. Y-box binding protein-1 controls CC chemokine ligand-5（CCL5）expression in smooth muscle cells and contributes to neointima formation in atherosclerosis-prone mice. Circulation，116：1812-1820.

Liu P，Yu Y R，Spencer J A，et al，2008. CX_3CR1 deficiency impairs dendritic cell accumulation in arterial intima and reduces atherosclerotic burden. Arterioscler Thromb Vasc Biol，28：243-250.

Ludwig A，Weber C，2007. Transmembrane chemokines：versatile 'special agents' in vascular inflammation. Thromb Haemost，97：694-703.

Pingiotti E，Cipriani P，Marrelli A，et al，2007. Surface expression of fractalkine receptor（CX_3CR1）on $CD4^+$/CD28 T cells in RA patients and correlation with atherosclerotic damage. Ann N Y Acad Sci，1107：32-41.

Saederup N，Chan L，Lira S A，et al，2008. Fractalkine deficiency markedly reduces macrophage accumulation and atherosclerotic lesion formation in $CCR2^{-/-}$ mice：evidence for independent chemokine functions in atherogenesis. Circulation，117：1642-1648.

Schulz C，Schafer A，Stolla M，et al，2007. Chemokine fractalkine mediates leukocyte recruitment to inflammatory endothelial cells in flowing whole blood：a critical role for P-selectin expressed on activated platelets. Circulation，116：764-773.

Swirski F K，Libby P，Aikawa E，et al，2007. Ly-6C^{hi} monocytes dominate hypercholesterolemia-associated monocytosis and give rise to macrophages in atheromata. J Clin Invest，117：195-205.

Tacke F，Alvarez D，Kaplan T J，et al，2007. Monocyte subsets differentially employ CCR2，CCR5，and CX_3CR1 to accumulate within atherosclerotic plaques. J Clin Invest，117：185-194.

van der Vorst E P，Döring Y，Weber C，2015. Chemokines and their receptors in atherosclerosis. J Mol Med（Berl），93（9）：963-971.

Zernecke A，Bernhagen J，Weber C，2008. Macrophage migration inhibitory factor in cardiovascular disease. Circulation，117：1594-1602.

Zernecke A，Bot I，Djalali-Talab Y，et al，2008. Protective role of CXC receptor 4/CXC ligand 12 unveils the importance of neutrophils in atherosclerosis. Circ Res，102：209-217.

Ziegler E，Oberbarnscheidt M，Bulfone-Paus S，et al，2007. CCR7 signaling inhibits T cell proliferation. J Immunol，179：6485-6493.

第二十三章　血管黏附分子与动脉粥样硬化

第一节　概　　述

黏附分子（adhesion molecule，AM）是一类位于细胞表面和细胞外基质中的糖蛋白分子，一般通过受体-配体结合的形式发挥作用。AM 的主要功能是黏附和信号转导，能够介导细胞与细胞或细胞与细胞基质的相互作用，参与调节细胞增殖、分化、黏附和迁移等过程，是免疫应答、炎症发生、凝血、肿瘤转移及创伤愈合等一系列重要生理和病理过程的分子基础。每年全世界约 1670 万人因心血管疾病死亡，动脉粥样硬化（As）是主要的心血管疾病，它是一个慢性炎症过程，其特征是斑块内充斥泡沫细胞、免疫细胞、血管内皮细胞、平滑肌细胞、血小板、胞外基质，同时还有纤维组织包裹的脂质坏死核心。大量证据显示，先天性免疫和获得性免疫均参与了 As 的进程，其中黏附分子介导的细胞间黏附在动脉粥样斑块发生发展中起了极其重要的作用。

第二节　黏附分子的分类及其结构、功能

黏附分子根据其结构特点可分为整合素家族、选择素家族、免疫球蛋白超家族、钙黏着蛋白家族，另外还有一些尚未归类的黏附分子（如 CD44、CD36 等）。

一、整合素家族

整合素是广泛存在于多种细胞表面的糖蛋白受体，由α、β亚基通过非共价键连接形成异二聚体，其配体为细胞外基质成分。迄今已发现 18 种α亚单位和 9 种β亚单位，它们按不同的组合构成 24 种整合素。根据分子中β亚单位的不同，可将整合素分为 8 个亚家族，常见的有以下三类：β_1 亚家族（VLA 亚家族），有 12 个成员，一般分布在淋巴细胞、胸腺细胞、单核细胞、嗜酸性粒细胞上。其配体包括胶原、层粘连蛋白和纤维粘连蛋白，主要参与免疫细胞黏附，为 T 细胞活化提供协调刺激信号；β_2 亚家族包括 LFA-1（CD11a/CD18）、Mac-1（CD11b/CD18，CR3）和 P150/95（CD11c/CD18），均局限在淋巴细胞和髓样细胞上表达，为 T 细胞活化提供协同刺激信号，参与淋巴细胞再循环和炎症反应；β_3 亚家族包括血小板 GPⅡb/Ⅲa（CD41/CD61），高表达于血小板、内皮细胞、巨核细胞，主要作为纤维蛋白原（FIB）受体，参与血小板活化和凝集。许多整合素特别是β_1 亚家族表达在平滑肌细胞上，参与平滑肌细胞与细胞外基质黏附。迄今为止，没有发现整合素的可溶性形式。

整合素介导细胞与细胞、细胞与胞外介质、细胞与病原体之间的相互作用。它们调节白细胞归巢，组成免疫突触，参与共刺激、细胞迁移、吞噬作用。整合素在激活后可迅速改变它们胞外区域的结构并聚集成簇（由内至外的信号）。同时整合素又可以引导从胞外

向胞内的信号级联反应（由外至内的信号）。调节白细胞转运的主要是β_2和α_4整合素。所有的白细胞都表达整合素β_2亚型 LFA-1。整合素$\alpha_4\beta_1$（VLA-4）是α_4的亚型之一，主要在单核细胞和处在归巢期的淋巴细胞表达。LFA-1 与内皮细胞的免疫球蛋白超家族成员细胞间黏附分子 1-（ICAM-1）和 ICAM-2 结合。VLA-4 与另外的免疫球蛋白超家族成员血管细胞黏附分子 1-（VCAM-1）及纤维粘连蛋白的 CS-1 肽结合。整合素$\alpha_4\beta_7$与黏膜地址素细胞黏附分子 1 结合，这种黏附分子主要在内脏淋巴组织中表达。整合素$\alpha_4\beta_7$是否与 As 相关暂时还不清楚。

二、选择素家族

选择素是一组跨膜糖蛋白，主要参与白细胞的滚动黏附。选择素的胞外区由三个结构域构成：N 端的钙离子依赖型外源凝集素功能区，为选择素分子的配体结合部位；表皮生长因子（epidermal growth factor，EGF）样结构域，主要参与维持选择素分子的适当构型；补体结合蛋白重复序列。目前已发现的选择素主要有以下三类：①E-选择素，在非炎症状态时表达甚微，主要表达于受到刺激后活化的内皮细胞，因而能更可靠地反映内皮细胞的激活或损伤状态，E-选择素可结合骨髓细胞的 P-选择素糖蛋白配体 1（PSGL-1）、CD44、E-选择素配体 1 及 Th1 细胞的 CD43。②P-选择素储存在巨核细胞、血小板α颗粒和血管内皮细胞、Weibel Palade 小体上，在组胺或凝血酶等刺激物作用后迅速表达于血小板或内皮细胞表面，是血小板活化的标志，能敏感、准确地反映血小板活化程度。P-选择素和 E-选择素在内皮细胞急慢性炎症的情况下介导单核细胞、中性粒细胞的滚动，还可作为 T 细胞、B 细胞和 NK 细胞的效应器。P-选择素可与淋巴细胞、单核细胞和中性粒细胞上表达的 PSGL-1 结合。③L-选择素（leukocyte-selectin，L-selectin）广泛分布于白细胞，是白细胞向血管外迁移过程中较早与内皮细胞黏附的重要分子，活化后可迅速从白细胞进入组织。同时 L-选择素参与黏附级联反应中白细胞的捕获过程。三种选择素在体内都存在可溶性形式。

三、免疫球蛋白超家族

具有免疫球蛋白（Ig）相似分子结构的黏附分子属于免疫球蛋白超家族（Ig-SF），是一组含有多个 Ig 样细胞外结构域的糖蛋白，与整合素家族黏附分子互为受体与配体，一般不依赖于 Ca^{2+}。IGSF 成员在免疫细胞众多膜分子中所占比例最大，其种类繁多、分布广泛、功能各异。IGSF 主要以膜蛋白形式存在于各类血细胞、上皮细胞、血管内皮细胞、神经细胞及神经髓鞘表面，参与淋巴细胞对抗原的识别，免疫细胞间的相互作用和细胞活化信号的转导。免疫球蛋白样结构域是指借二硫键维系的两组反向平行β折叠结构。除免疫球蛋白外，还包括 T 细胞受体、B 细胞受体、MHC 及 ICAM 等。

有的属于亲同型细胞黏附分子，如各种神经细胞黏附分子（neural cell adhesion molecule，NCAM）及血小板内皮细胞黏附分子（PECAM）；有的属于亲异型细胞黏附分子，如细胞间黏附分子（ICAM）及血管细胞黏附分子（VCAM）等。NCAM 在神经组织细胞间的黏附中起主要作用。不同的 NCAM 由单一基因编码，但由于其 mRNA 拼接方式和糖基化修饰各异而产生 20 余种不同的 NCAM。研究发现，所有神经细胞黏附分子的胞外部分都有 5 个免疫球蛋白样的结构域（Ig-like domain）。ICAM-1 分布广泛，正常情况下表达甚低，当受到 IL-1、TNF-α、INF-γ等炎症因子的刺激后，可在活化的淋巴细胞、巨噬细胞、血管内皮细胞、各种上皮细胞及成纤维细胞等细胞表达，以血管内皮细胞表达最多，能够促进白细胞从血管内游走至血管外基质并浸润组织细胞；VCAM-1 是极迟抗原-4（very late antigen-4，VLA-4）的配体，主要表达在细胞因子活化的血管内皮细胞，它参与淋巴细胞、嗜碱性粒细胞和嗜酸性粒细胞穿出血管壁到达炎症部位的过程；PECAM-1 高表达于内皮细胞，也表达在白细胞、血小板上，其功能是参与血小板、单核细胞、中性粒细胞、NK 细胞和活化 T 细胞穿出毛细血管壁的过程。

第三节 黏附分子在动脉粥样硬化中的作用

As 病灶的发生发展是动脉壁细胞、细胞外基质、血液成分、环境及遗传等诸多因素相互作用的结果，其中由黏附分子介导的血管内皮细胞与单核细胞及白细胞的黏附是 As 的早期特征和关键步骤，黏附分子参与如下过程。

内皮损伤期：脂质代谢紊乱、高血压、糖尿病、吸烟等诸多危险因素使血管内皮细胞受损，活化的内皮细胞表面表达大量黏附分子，主要有 P-选择素、E-选择素、ICAM-1、VCAM-1 和 PECAM-1 等。研究发现，新西兰兔及遗传性高脂血症兔 VCAM-1、P-选择素等黏附分子的表达随着血脂水平升高逐渐增加，并且早于单核细胞与内皮细胞的黏附。免疫组化检测发现，斑块内内皮细胞表达 ICAM-1、VCAM-1 和 P-选择素，表达程度与内膜下单核/巨噬细胞和 T 细胞密度密切相关。

脂纹形成期：黏附分子使血流中的单核细胞、T 细胞易与内皮细胞黏附，而后穿过内膜迁移到内膜下，部分单核细胞转化为巨噬细胞，摄取大量脂质成为泡沫细胞，在血管壁上形成脂纹。L-选择素与其配体的结合，以及 P-选择素、E-选择素在最初黏附中发挥重要的作用，抗 L-选择素的单克隆抗体可明显阻断最初的黏附作用。在随后的加强黏附并穿越内皮细胞的过程中，整合素与其配体（包括免疫球蛋白超家族）的相互作用上升到关键地位。同时敲除 P-选择素基因和 *Ldlr* 基因的小鼠比单独敲除 *Ldlr* 基因的小鼠发生 As 的时间显著延长。

病变进展期：除内皮细胞外，斑块内单核细胞、巨噬细胞、T 细胞和平滑肌细胞等也表达 ICAM-1、VCAM-1 和 P-选择素等黏附分子，它们促进病灶中单核细胞滚动、T 细胞激活，并增加细胞与细胞间的相互作用，使粥样斑块逐渐扩大。研究证实，敲除 *ICAM-1* 基因的小鼠经高脂饮食后 As 斑块较对照组下降 50%～70%。

不稳定性斑块期：当粥样斑块断裂或损伤，黏附分子介导血小板与细胞外基质黏附，导致血栓形成，发生急性缺血综合征如不稳定型心绞痛、心肌梗死、脑卒中等。免疫组化检测冠状动脉组织结果显示，P-选择素或 ICAM-1 在不稳定型心绞痛的表达显著高于稳定型心绞痛。

一、L-选择素

淋巴细胞向非炎性主动脉壁归巢后驻留在动脉外膜。L-选择素参与淋巴细胞归巢，缺乏 L-选择素（*Sell* 基因编码）的淋巴细胞，其迁移至主动脉的能力降低将近 50%。有趣的是，As 患者主动脉淋巴细胞的迁移也受 L-选择素调节，提示 L-选择素配体在正常和有 As 倾向的主动脉血管壁均有表达。L-选择素配体常被碳水化合物所修饰。PSGL-1 是 L-选择素配体，参与白细胞二次捕获，即循环中流动的白细胞与内皮表面滚动的白细胞相互作用。而 L-选择素在主动脉中募集白细胞主要依赖于 L-选择素与 PSGL-1 的相互作用。当 L-选择素受抑制或缺失时，会抑制白细胞的二次捕获，减少 As 患者血管内白细胞的数量。

L-选择素也可绑定统称为 PNAd 的内皮细胞配体，这些配体可与单克隆抗体 MECA-79 反应。尽管淋巴细胞募集到主动脉血管壁依赖 L-选择素，但主动脉血管内皮细胞及新生的第三级淋巴结构均不表达 MECA-79，提示其他的 L-选择素配体主要存在于主动脉。L-选择素配体是否一直参与黏附的起始阶段及二次捕获，是否通过 L-选择素激活 T 细胞使其在主动脉内皮细胞上滚动，白细胞缺乏 L-选择素是否还会促进 As 的发展仍不明确。

二、P-选择素

低密度脂蛋白（LDL）是 As 的危险因素之一。循环中的 LDL 可进一步形成氧化低密度脂蛋白（ox-LDL）、弱氧化修饰低密度脂蛋白（mmLDL）及其他的生物活性形式，从而启动炎症反应。尽管 LDL 氧化的机制尚未明确，但过氧化物酶、血浆铜蓝蛋白、15-脂氧合酶、一氧化氮合成酶、脱氢酶辅酶、黄嘌呤氧化酶都参与了 ox-LDL 的形成。循环中尤其是组织中所驻留的 ox-LDL 会影响内皮的炎症状态。As 患者血管内皮粥样斑块中可检测到 P-选择素，但在正常或无炎症血管内皮检测不到 P-选择素的存在。采用致 As 饮食喂养兔子一周之后，其内膜检测出 P-选择素，两周后在相同的位置检测到单核细胞聚集及内膜下巨噬细胞浸润。有心肌梗死家族史的新生儿脐静脉内皮细胞 P-选择素水平会升高。这些结果提示，P-选择素表达增加是 As 起始阶段的最早和最主要的事件。为了探求 P-选择素在粥样斑块单核细胞募集中的作用，有研究利用体外分离 *apoE*$^{-/-}$小鼠颈动脉的方法进行实验。在实验中，单核细胞滚动随即附着在颈动脉内皮上，当阻断 P-选择素或使用白细胞配体 PSGL-1 后，该现象明显减少。由此得知内皮细胞 P-选择素与单核细胞表达的 PSGL-1 之间的相互作用在单核细胞黏附起始阶段起到关键性的作用。研究者用 P-选择素敲除（*Selp*$^{-/-}$）小鼠、*apoE*$^{-/-}$小鼠、LDL 受体缺乏小鼠和普通小鼠来检测 P-选择素在 As 过程中的直接作用，发现在 3 种 As 模型小鼠中，P-选择素缺乏小鼠斑块内的巨噬细胞数量明显减少，脂纹更少。

很多研究提示，循环中存在活化的血小板是心血管疾病的特点之一。血小板在促炎因子沉积从而导致内皮发生 As 的过程中，以及激活循环中巨噬细胞起到积极作用。骨髓移植实验证实，当小鼠移植了缺乏 P-选择素的血小板后，其形成的斑块面积少于移植正常血小板的小鼠。也有研究发现，血小板与炎症内皮之间的相互作用通过其表达的 P-选择素和内皮细胞配体结合实现。在活化的血小板与 As 内皮短暂的反应过程中，血小板促使 CCL5 在内皮表面沉积，从而促进单核细胞黏附。除此之外，血小板与单核细胞相互作用，同时增加白细胞整合素的亲和力，其中最主要的是通过白细胞分泌促炎因子。

三、E-选择素

炎症因子如 TNF-α、IL-1α、血小板因子 4 等可激活内皮细胞上的 E-选择素。E-选择素同时也可在易发生 As 的人血管内皮或在富含脂质和纤维的斑块表面检测到。当小鼠缺乏 E-选择素时，其斑块面积减少，但抗 As 的作用稍弱于 *Icam1*、*apoE* 双敲小鼠或 *Selp*、*apoE* 双敲小鼠。当 E-选择素和 P-选择素同时缺乏时，会对 As 产生最强有效的抑制作用，在早期可抑制 80%的病变，而在晚期可抑制 40%的病变。这些数据证实，选择素在调节动脉硬化时可叠加作用。

四、VCAM-1 和整合素$\alpha_4\beta_1$

整合素$\alpha_4\beta_1$，即 VLA-4，是一种整合素二聚体形式，主要表达于白细胞质膜上。VCAM-1 是一种整合素蛋白受体，其与整合素$\alpha_4\beta_1$结合。As 的主要特点是内皮细胞黏附分子高表达。最初发现，当主动脉内膜胆固醇蓄积时，VCAM-1 在主动脉内皮细胞表达会上调。人冠状动脉检测到 ICAM-1、VCAM-1 的表达。平滑肌细胞在 TNF-α作用下，VCAM-1 mRNA 和细胞表面的 VCAM-1 表达均增加，提示主动脉 VCAM-1 的表达依赖于细胞因子。在醛糖还原酶作用下，TNF-α刺激人脐静脉内皮细胞（HUVEC）的 ICAM-1、VCAM-1 表达上调，随即促进单核细胞黏附于 HUVEC 上，这是调节黏附分子表达的另外一个途径。

As 是一种脉管系统局灶性疾病，它的发病部位并不连续，一般好发于血管弯曲的部位和分支处。这些区域的特点就是存在振荡流，从而刺激促炎的黏附分子如 ICAM-1、VCAM-1 表达增加。促 As 的饮食也会显著上调兔主动脉内皮细胞 VCAM-1 的表达。ox-LDL 诱导 VCAM-1 表达增加提示促 As 因子可调节 VCAM-1 表达。脂蛋白包括 apo C-Ⅲ通过激活 PKCβ和 NF-κB 上调 ICAM-1 和 VCAM-1 表达。值得一提的是，VCAM-1 主要在好发 As 的血管内皮检测到。在人冠状动脉粥样硬化斑块中，斑块新生血管区域 ICAM-1、VCAM-1 表达增加，T 细胞及内膜巨噬细胞数量增多，但增加程度弱于主动脉血管腔面。这些结果提示内膜新生血管免疫细胞对 ICAM-1、VCAM-1 的募集作用部分参与 As 的形成。

分泌型磷脂酶 A_2（secreted phospholipase A_2，$sPLA_2$）在 As 的病理生理过程中起到很重要的作用。人组 X 酶是 $sPLA_2$ 家族成员之一，对细胞膜和 LDL 的主要磷脂成分——磷脂酰胆碱有最强的催化活性。人组 X 酶可修饰 LDL，从而促进 HUVEC 表面黏附分子的表达。这些结果同样提示，内皮细胞黏附分子参与了 As 早期发病过程。

在体内，部分组织器官剪切应力和血流缺失时，其情况会比较简单。将 $apoE^{-/-}$小鼠颈动脉进行离体灌注，发现利用 Abs 阻滞内皮细胞 VCAM-1 或用 CS-1 肽处理单核细胞能减少 75%的黏附，并增加早期 As 内皮上单核细胞的滚动速度。Shih 等提出 CS-1 在单核细胞募集方面的重要性，他们研究发现，在 mmLDL 作用下，单核细胞募集到人主动脉内皮细胞增多依赖于 CS-1，而非 E-选择素、P-选择素、ICAM-1、VCAM-1。此外，CS-1 在 mmLDL 作用下可成为内皮细胞表达 VLA-4 的配体之一。在 $apoE^{-/-}$小鼠动脉损伤模型中，整合素 VLA-4 可介导中性粒细胞和单核细胞的聚集，从而促进内膜新生。当使用了整合素 VLA-4 单克隆抗体后，$apoE^{-/-}$小鼠 As 斑块中巨噬细胞数量减少。单核细胞自身表达的 VCAM-1 和整合素 VLA-4 可通过稳定滚动作用、延长单核细胞运输时间来调节单核细胞的募集。破坏 VCAM-1 第四个 Ig 区域制备的转基因 $Vcam1^{D4D/D4D}Ldlr^{-/-}$小鼠与野生型小鼠相比，其 VCAM-1 的 mRNA 和蛋白水平均下降 8%，但是胚胎存活率高于 $Vcam1^{-/-}$小鼠。$Vcam1^{D4D/D4D}$ 小鼠发生 As 的概率与其同窝出生小鼠相比明显降低。$apoE^{-/-}$背景的 $Vcam1^{D4D/+}$杂合小鼠的表型会出现单核细胞黏附和脂纹减少，由此说明，VCAM-1 在 As 发生发展中的重要性。

五、ICAM-1 和整合素β_2

ICAM-1 有可能通过促进单核细胞向 As 易发区域募集参与了 As 发生发展。在好发粥样硬化的主动脉，ICAM-1 表达增加，同时其受到促炎因子的调节。如上所述，ox-LDL 促进内皮细胞 ICAM-1 表达上调。然而，除了 ox-LDL，LDL 也可上调 HUVEC 的 ICAM-1 表达，同时促进单核细胞黏附于活化的内皮。*Ldlr*$^{-/-}$小鼠体内的 LDL 能引起 ICAM-1、VCAM-1 表达共同增加。人主动脉进行免疫组化显示，粥样斑块里的平滑肌细胞表达的 ICAM-1 可以与 IL-1β反应，与细胞实验一致。*apoE*$^{-/-}$小鼠用 Abs 预处理抑制 ICAM-1 后，短期内巨噬细胞向斑块区归巢大约减少 70%。当缺乏 ICAM-1 或 CD18 时，小鼠斑块面积会减少，提示 ICAM-1 和 CD18 可能参与调节单核细胞的归巢活动。当 *Icam1*$^{-/-}$/*apoE*$^{-/-}$小鼠遭受电击后，其颈动脉斑块面积没有明显减小，推测 ICAM-1 在自发性的 As 病变中起到的作用更为明显。活化的 T 细胞依赖整合素β_1、β_2黏附于平滑肌细胞上。整合素在募集 T 细胞和 B 细胞到血管壁中的作用暂不清楚。

六、血小板内皮细胞黏附分子 1

血小板内皮细胞黏附分子-1（PECAM-1），又称 CD31，是免疫球蛋白超家族成员之一，具有 6 个胞外免疫球蛋白区域的跨膜糖蛋白。PECAM-1 在内皮细胞间紧密连接处、血细胞和免疫细胞（如巨噬细胞、中性粒细胞、单核细胞、肥大细胞、NK 细胞、淋巴细胞）和血小板表面表达。PECAM-1 基因多态性和血液中上升的 *PECAM-1* 水平与冠心病严重程度相关。与其他黏附分子一样，PECAM-1 也是重要的信号分子。急性层流在几秒之内能使 PECAM-1 胞内区域迅速磷酸化，通过这样的方式激活主动脉血管壁易发 As 病变区域的 PECAM-1。PECAM-1 是机械敏感性分子，它与血管内皮细胞钙黏着蛋白和血管内皮生长因子受体 2 一起组成的复合物是剪切力的感应器。当 *Pecam-1* 基因缺失时，尽管 ICAM-1 在血液乱流的作用下有所反应，但小鼠炎症基因的激活率明显降低，由此提示该复合物的重要性。PECAM-1 在 As 倾向的主动脉内皮细胞上和 As 斑块非血管区表达量同样多。*Pecam-1*$^{-/-}$、*apoE*$^{-/-}$小鼠与 *apoE*$^{-/-}$小鼠相比，其 As 的进展明显减慢。

七、连接黏附分子

在健康状态下，血管内皮限制白细胞渗透，而且仅有极少数的白细胞能黏附和募集在内皮上。在炎症状态下，血管内皮会给白细胞迅速打开“大门”，让白细胞可以迁移到炎症组织。ICAM-1、VCAM-1 的胞内结构域膜突蛋白和埃兹蛋白之间相互作用，在内皮细胞表面形成船坞状结构有利于白细胞黏附，通过这种方式调节白细胞在组织内的迁移和驻留。CD99、CD99 相关抗原（CD99L2）、内皮细胞选择黏附分子（endothelial cell-selective adhesion molecule，ESAM）、连接黏附分子（junctional adhesion molecule，JAM）（如 JAM-A、JAM-B 和 JAM-C）等可调节白细胞渗出。JAM 是免疫球蛋白超家族成员之一，位于内皮细胞和上皮细胞的紧密连接处，同时也可在血液循环中的白细胞和血小板上表达。JAM 由 N 端信号肽、2 个胞外免疫球蛋白样结构域、1 个跨膜区、1 个胞内区组成，参与嗜同种细胞和异嗜性细胞之间的反应，从而调节白细胞渗出进入组织。

越来越多证据显示，内皮细胞连接蛋白调节白细胞跨内皮迁移，参与 As 发生发展。JAM-A 主要在白细胞、血小板、内皮细胞和上皮细胞表达，是淋巴细胞功能相关抗原（lymphocyte function-associated antigen，LFA-1）的配体，在生理状态下，JAM-A 可促进 LFA-1 依赖性 T 细胞和中性粒细胞跨内皮迁移。在 *apoE*$^{-/-}$小鼠及心血管疾病患者的 As 斑块中可检测到 JAM-A 高表达。*apoE*$^{-/-}$小鼠颈动脉体外灌流实验中，发现 JAM-A 参与了单核细胞和 T 细胞向动脉壁的募集。JAM-A 缺失时，电击损伤的颈动脉内膜新生斑块明显减少，同时斑块内巨噬细胞减少，血小板释放到血管腔面的 CCL5 减少。提示血小板与主动脉之间的作用及 CCL5 的有效沉积依赖 JAM-A 的参与。JAM-A 对树突状细胞运动及它们向淋巴结迁移的能力起关键作用。当树突状细胞缺失 JAM-A 时，它们向淋巴结迁移的能力会增强，出现接触性过敏反应，反映出 JAM-A 具有调节自适应免疫反应的能力。因此，在 As 的初始阶段，JAM-A 表达增加会改变不同组织内树突状细胞的迁移能力。

JAM-B 与 T 细胞表面依赖 JAM-B 的 VLA-4 相互作用，可能参与淋巴细胞归巢。目前推测 JAM-B 还可能通过 VLA-4/JAM-B 途径在 T 细胞募集到主动脉过程中起重要作用。

JAM-C 在淋巴细胞、血小板和内皮细胞均有表达，参与淋巴细胞和内皮细胞之间的作用，并通过 Mac-1 介导白细胞与血小板、白细胞与内皮细胞相互间的反应。在正常血管 JAM-C 的表达较少，但在人 As 斑块新生内膜和中膜平滑肌细胞表达明显增加。在 *apoE*$^{-/-}$小鼠早期 As 斑块和病变部位的血管壁能检测到 JAM-C 表达，提示 JAM-C 有可能参与早期 As 事件。ox-LDL 可诱导 JAM-C 表达上调，从而促进依赖 JAM-C 的白细胞黏附和迁移。JAM-C 会增加炎症状态下血管的渗透性，并参与血管新生。重要的是，JAM-C 功能受损会导致缺氧诱导的视网膜血管新生模型中视网膜血管生成减少，提示 JAM-C 可能在晚期 As 斑块血管新生过程中发挥作用。

血小板在血栓和 As 斑块形成过程中的作用主要是促进白细胞黏附到内皮，同时释放多种炎症介质和细胞因子。最近发现，JAM-C 在依赖血小板的树突状细胞募集到 As 斑块血管壁时起到重要作用。树突状细胞与可溶性 JAM-C 预培养之后，其黏附到血小板的能力会明显减弱。这提示 JAM-C 参与调节主动脉粥样硬化过程中的免疫细胞募集。

八、连接蛋白

尽管连接蛋白不是黏附分子，但由于它们与 As 过程中的免疫细胞募集有关，因此我们也在此对其进行简单介绍。连接蛋白调节白细胞转运进入炎症组织。连接蛋白组成的间隙连接不仅仅连接相邻细胞，还可进行细胞间通信。间隙连接存在于白细胞之间或白细胞和内皮细胞之间。血管内皮细胞上有三种连接蛋白表达，分别是 Cx37、Cx40、Cx43。TNF-α 可调控它们的表达。最初通过染料转移实验证实白细胞细胞间通信，该实验发现在白细胞渗出过程中，淋巴细胞和内皮细胞之间会形成功能性的间隙连接通道。封闭连接蛋白后会导致淋巴细胞跨内皮迁移减少。

首次发现连接蛋白参与调节 As 发生发展过程中白细胞的迁移，其是在实验中发现人颈动脉粥样硬化斑块巨噬细胞和泡沫细胞内连接蛋白信使 RNA 高表达，而循环中单核细胞或体外培养已经分化的单核细胞、巨噬细胞都无此现象发生。颈动脉在脂蛋白源性的磷脂氧化产物处理之后，平滑肌细胞连接蛋白表达改变，同时伴随着 Cx37、Cx43 表达上调。与平滑肌细胞不同的是，内皮细胞在脂蛋白源性的磷脂氧化产物处理之后，其 Cx43 表达上调，而 Cx37 表达减少；而且，内皮细胞和平滑肌细胞之间的通信也急剧减少。这些结果提示 As 相关产物能有效调节连接蛋白的表达，由此来影响炎症细胞的迁移。为探求 Cx43 在血管损伤过程中的作用，有研究者敲除 $Ldlr^{-/-}$小鼠的 *Gja1* 基因（编码 Cx43）（$Gja1^{+/-}/Ldlr^{-/-}$），用球囊损伤造模，同时以高脂饮食喂养，发现内膜新生情况减少，伴随巨噬细胞蓄积减少。由于 Cx43 在不同细胞均有表达，单独敲除平滑肌细胞 *Gja1* 基因以观察 Cx43 在平滑肌的作用，在该种小鼠电击损伤之后，发现内膜新生和外膜增长现象明显增多。

$Gja1^{+/-}/Ldlr^{-/-}$小鼠以高脂饮食喂养 14 周之后，Cx43 水平降低会减缓小鼠胸腹主动脉及主动脉根部 As 的发展。$Gja1^{+/-}/Ldlr^{-/-}$小鼠 As 斑块含有较少的炎症细胞、较厚的纤维帽及更多的胶原纤维和平滑肌，提示 Cx43 不仅仅参与白细胞募集，同时也参与内皮细胞和平滑肌细胞的迁移。有研究发现，敲除 *Gja4* 基因（编码 Cx37）的 $apoE^{-/-}$小鼠主动脉病变区域明显增加，提示连接蛋白参与了白细胞转运到易发 As 血管壁的过程。当白细胞 Cx37 表达缺失而内皮细胞表达正常时，单核/巨噬细胞募集现象明显增强。Cx37 依赖 ATP 释放可调节单核细胞黏附。

第四节　黏附分子与动脉粥样硬化的防治

自从认识到炎症反应在 As 疾病过程中的重要性后，人们就努力寻找能够反映血管壁炎症进展状况和发生心血管事件的高危预测因子，近几年来，人们尤为注意可溶性黏附分子作为冠心病生物标志物的潜在价值。可溶性黏附分子是表达于胞膜表面的黏附分子通过酶解脱落进入血液的循环形式；此外，一些黏附分子的 mRNA 存在不同的剪接形式，其中有的 mRNA 翻译后产物不表达于细胞表面，而是直接分泌入血液，成为可溶性黏附分子的另一来源。

一、可溶性黏附分子和心血管危险因素

可溶性黏附分子已经被证实与多种心血管危险因素有关，如吸烟、脂质代谢紊乱、糖尿病等主要危险因素对黏附分子的表达具有促进作用。研究报道，冠心病患者吸烟后可导致血液中 VCAM-1 水平升高。ICAM-1 和 VCAM-1 与类脂化合物的相关性在人幼年时期就存在，特别是 ICAM-1 和 P-选择素经羟甲基戊二酰辅酶 A（HMG-CoA）还原酶抑制剂治疗后显著降低。许多研究证实，可溶性黏附分子的水平在糖尿病患者和有胰岛素抵抗的非糖尿病患者中升高，这些都说明可溶性黏附分子与心血管危险因素密切相关。

二、可溶性黏附分子和冠状动脉疾病

1. 可溶性黏附分子和健康个体心血管疾病的预测　Atherosclerosis Risk In Communities（ARIC）研究首先鉴定 ICAM-1 可作为将来发生冠状动脉疾病事件的重要预测因子，前提是控制了所有潜在的易混淆因素如血管性血友病因子（von Willebrand factor，vWF）和白细胞数目。然而，在调整了既定的冠状动脉疾病危险因子后，E-选择素的水平和冠状动脉疾病危险性之间不再有显著性意义。这些结果被进一步证实，对于最初健康的男性医师，ICAM-1 而不是 VCAM-1 水平与将来发生致命和非致命的冠状动脉疾病事件有

关。这种关联在调整了典型的危险因子后没有改变并且显示稳定性。有研究发现，来自As高危险性家庭但脂蛋白水平正常的儿童ICAM-1水平较对照组明显升高。具有心血管疾病易感基因体质的人群在幼年时期就开始形成As，临床无症状期可持续许多年，因此，发现早期As的标志物对于这类儿童的诊断和早期治疗至关重要。

2. 可溶性黏附分子和冠状动脉疾病患者的心血管预测 许多研究评估了可溶性黏附分子在二级预防中的作用。Athero Gene研究中发现，VCAM-1可以作为确诊冠状动脉疾病患者将来发生致命性心血管事件的一个很强的独立危险预测因子，特别是排除了其他炎症因子包括超敏C反应蛋白（hs-CRP）后仍有意义。另外，调整了肾功能后这种关联仍然没有改变。E-选择素和ICAM-1水平与心血管事件也有关联，但它们在调整了其他炎症变量后则失去了意义。对冠状动脉疾病患者的苯扎贝特心肌梗死预防（bezafibrate infarction prevention，BIP）研究中，排除了传统高危因子特别是白细胞和纤维蛋白原后，ICAM-1的基础浓度和远期冠状动脉疾病事件呈正相关，这个研究进一步报道，ICAM-1也是脑卒中的危险预测因子，但这个研究没有测量VCAM-1的水平。在英国区域性心脏（British regional heart）研究中能够得出，VCAM-1是冠状动脉疾病患者将来发生冠状动脉疾病高危事件的预测因子。另外，在2型糖尿病的两项前瞻性研究中，即使调整了肾功能后，VCAM-1仍可作为一个很强的心血管病病死率的预测因子。

3. 可溶性黏附分子和急性冠脉综合征 对急性冠脉综合征患者可溶性黏附分子水平的多个研究中一致发现，ICAM-1、VCAM-1、P-选择素和E-选择素升高。研究表明，急性冠脉综合征组这四种可溶性黏附分子的浓度显著高于稳定型心绞痛组和对照组。不稳定型心绞痛或非Q波心肌梗死后6个月的患者，ICAM-1、VCAM-1，P-选择素和E-选择素仍增加。这些患者VCAM-1升高的浓度与随后6个月发生不利的心血管事件危险性呈正相关，急性冠脉综合征中可溶性黏附分子的升高似乎不是由于心肌细胞的坏死，在Athero Gene研究中显示，它们的浓度和肌钙蛋白的水平无关，这一现象与CRP不一样。

4. 可溶性黏附分子和动脉粥样硬化的程度 可溶性黏附分子的水平也同样被认为是As程度的生物标志物。VCAM-1和ICAM-1水平都与颈动脉内膜、中膜的厚度有关，是早期As的标志。此外，由于VCAM-1和外周动脉的粥样硬化有显著关联，它似乎可作为As严重程度的指标。然而，在进一步评定VCAM-1和ICAM-1对于周围动脉粥样硬化疾病（peripheral arterial atherosclerotic disease，PAD）各自的作用时，调整了吸烟干扰后，VCAM-1失去了意义，而ICAM-1却可作为疾病存在和发展的较好指标。对健康人群的医生健康（physician's health）研究中，ICAM-1而不是VCAM-1水平的升高是远期PAD的预测指标。只有很少的资料涉及选择素和As程度的关系。有一些证据表明，PAD患者的P-选择素水平升高，但这些结果来自于小型的研究。有报道称，E-选择素水平升高可以预测经皮腔内血管成形术后再狭窄。

总之，由以前的研究成果看出，可溶性黏附分子可作为疾病危险性的潜在标志物，对于健康个体的大样本前瞻性研究一致认为，ICAM-1而不是VCAM-1和冠状动脉疾病的发生有关。与此相反，VCAM-1在基础水平上没有表达，但在动物模型和人的研究上可被As前状态快速诱导。因此，VCAM-1不是健康个体（无内皮细胞功能障碍）而是患者的一个很强的危险预测因子。ICAM-1和VCAM-1的作用是随研究人群类型的不同而不同的，这一论断在对PAD的研究中获得支持，对于健康者，ICAM-1可预测将来患病，而对于患者，VCAM-1 则是 As 程度和严重性的较好标志物。

近些年，黏附分子的基础和临床研究表明，循环中可溶性黏附分子的水平可能是疾病预测或其严重程度的有用标志物，通过检测其含量来判断疾病的发展程度和预后是人们的目的，合理调控黏附分子的表达可望成为预防和治疗 As 的有效措施之一。目前，抑制黏附分子的主要方法：①抗黏附分子的单克隆抗体。ICAM-1、VCAM-1、P-选择素、VLA-4 等黏附分子的单克隆抗体可以有效抑制白细胞与内皮细胞间的黏附，从而防治或减轻 As。用 VCAM-1 的单克隆抗体治疗颈动脉损伤的小鼠，可部分减轻损伤，阻止血管平滑肌细胞活化和新生内膜形成。②细胞因子的单克隆抗体或受体拮抗剂。细胞因子可促进黏附分子的表达，故理论上细胞因子的单克隆抗体可降低病理情况下黏附分子表达的增高。单细胞因子对黏附分子表达的调节机制有待进一步研究。③阻断黏附分子表达的信号转导通路或阻断受体与配体的结合。给实验小鼠注射抗 CD40L 的抗体阻断 CD40L-CD40 信号转导，可减少其 As 斑块的形成并使进展期的斑块稳定。阻断 P-选择素/PSG-1、VCAM-1/VLA-4 的结合也在动物实验上取得了可喜的成果。

As 是一种常见病，在我国和世界各国都严重危害人民的健康和生命，其发病率和病死率均居各种疾病前列。As 发病机制至今尚未完全明了，血管平滑肌细胞增生在 As 斑块形成过程中极为重要，纤维斑块中的主要细胞成分是平滑肌细胞，它能合成分泌结缔组织的基质，也能蓄积脂质而成为肌源性泡沫细胞。大量研究表明，平滑肌细胞的激活、从中膜层到内膜层的增生和迁移是 As 发生发展的重要因素，也是血管结构改变的主要原因。因此，关于血管平滑肌细胞的增生、迁移和功能异常的研究是当前关于 As 基础理论与临床应用研究的热点之一。近年来的研究表明，细胞-细胞外基质之间的相互作用是血管平滑肌细胞黏附、迁移、增生和分化的生物学基础。在正常情况下，动脉壁内膜由单层排列的内皮细胞组成，无平滑肌细胞的存在，中膜的血管平滑肌细胞处于分化状态，呈收缩型，没有迁移和增生能力。血管内皮剥脱后，在各种因素的刺激下，内皮损伤处的血管中膜血管平滑肌细胞开始向内膜下迁移，并进行增生和合成分泌大量的细胞外基质，这是内皮剥脱后新生内膜形成过程中的 3 个重要事件。血管平滑肌细胞迁移与增生均是在细胞外基质中进行的，新生细胞在基质中的黏附及相继发生的细胞变形、迁移依赖于一系列的信号分子的介导。整合素是介导血管平滑肌细胞与细胞外基质相互作用的介质，整合素作为细胞外基质蛋白的受体，不仅介导细胞与细胞外基质、细胞与细胞之间的相互作用，而且还具有整合细胞外刺激信号向细胞内转导的功能。但是整合素与其他类型的受体不同，整合素本身不具有激酶活性，其对细胞生物学行为的调节是通过黏着斑形成来实现的。黏着斑是由聚集的整合素与细胞骨架蛋白结合构成的信号传递复合物。黏着斑激酶（focal adhesion kinase，FAK）是整合素信号途径中连接整合素与下游信号分子的媒介，是胞内多个信号途径的交汇点，在调节黏着斑复合物的组装及活化下游信号分子方面具有重要的作用。活化的 FAK 通过催化细胞骨架蛋白分子上的酪氨酸磷酸化而引发细胞的变形、收缩和迁移。有实验证明，活化的 FAK 是细胞外基质诱导平滑肌细胞黏附和迁移的重要信号分子，尤其是其介导的信号转导促进了这一过程，FAK 反义寡核苷酸（oligo-dexoxyribonucletide，ODN）可有效地对其进行抑制。还有实验表明，INT/FAK 除与血管平滑肌细胞迁移有关外，还是抑制血管平滑肌细胞凋亡的重要因素。在研究细胞外基质蛋白促进血管平滑肌细胞迁移与诱导整合素及 FAK 表达的实验中证实，骨桥蛋白和纤维粘连蛋白两种基质蛋白促进血管平滑肌细胞迁移与β_3整合素及 *FAK* 基因表达有关，且β_3整合素、FAK 表达水平与血管平滑肌细胞迁移活性一致。整合素、FAK 在血管平滑肌细胞迁移过程中的作用已得到证实。鉴于血管平滑肌细胞从中膜层迁移到内膜层的增生和迁移对 As 形成过程中起重要作用，可以推论，整合素、FAK 与 As 的发生发展密切相关，但目前关于整合素、FAK 在 As 血管中表达及其在 As 病理过程中的作用尚未见详细报道。

最初有证据显示，免疫细胞参与了 As 的过程，在人粥样斑块局部发现有 T 细胞和巨噬细胞的蓄积。粥样斑块内大部分 T 细胞是效应器或者是记忆 T 细胞，其中 $CD4^+$淋巴细胞广泛表达αβT 细胞受体。γδT 细胞可在 As 血管中检出，但含量微乎其微。$CD3^+$T 细胞也可在正常/无炎症的 C57BL/6 小鼠主动脉外膜中检测到。

免疫系统在主动脉内不仅促动脉粥样化，同时也起到抗炎的效应。叉形头转录因子 FoxP3 的表达对人粥样斑块里 T 调节细胞的生长和功能有着极其重要的作用，提示 T 调节细胞参与 As 的潜在可能性。Th17 细胞参与许多自身免疫和炎症疾病如多发性硬化症、炎性肠病和关节炎。迄今为止，还没有证据显示 Th17 也存在于 As 血管。有研究揭示了 Th17 细胞在 As 过程中调节免疫反应的潜在作用。

B 细胞在 As 患者动脉外膜中可检测到，在 *apoE*$^{-/-}$小鼠早期和晚期 As 斑块中均可检测到 $CD22^+$B 细胞。B 细胞位于健康主动脉外膜内，与 T 细胞组成 As 发生过程中的高级淋巴架构。在炎性或非炎性动脉粥样化的主动脉均发现了 T 细胞和 B 细胞的存在，因此推测淋巴细胞主要通过黏附分子在主动脉进行迁移。

很多研究报道，单核细胞可能在 As 发展过程中起关键性作用。在 C57BL/6 小鼠健康主动脉的小弯处会发生巨噬细胞募集，这主要是血流受阻或血流振荡的原因。有趣的是，与这种情况类似，$CD68^+$/$CD11C^-$巨噬细胞可在健康小鼠主动脉弓的小弯处发生蓄积。单核/巨噬细胞向易发生 As 的主动脉壁募集这一现象已经研究得比较深入，但几乎不清楚在健康主动脉发生单核细胞归巢现象是何原因。在 As 的初始阶段（脂纹），单核细胞主要在内膜蓄积，并进一步分化为巨噬细胞和树突状细胞。

单核细胞主要存在两种亚群。一种是炎症型单核细胞，即 LY-$6C^{hi}$/Gr-1/CCR2/CX_3CR1；另一种是定居型单核细胞，即 LY-$6C^{lo}$/Gr-1^{lo}/CCR2/CX_3CR1^{hi}。最新研究表明，As 小鼠血液循环中的 LY-$6C^{hi}$ 单核细胞比例增加，同时，这些细胞会倾向于迁移至主动脉壁，转变为斑块巨噬细胞。在正常主动脉的分支处和弯曲处可检测到血管树突状细胞。有证据显示，LY-$6C^{lo}$/CCR2 单核细胞在进入主动脉血管壁后可转变为 $CD11c^+$树突状细胞。单核细胞迁移至血管壁的具体细节还有待进一步探索；有研究发现，趋化因子受体 CCR5、CX_3CR1 和 CCR2 参与了单核细胞向动脉血管壁募集的过程。

现在普遍认为血管黏附分子在 As 的发生发展中起到关键作用，但对黏附分子还有很多未知的地方。迄今为止，主要是哪一类黏附分子调节树突状细胞、T 细胞、B 细胞向主动脉血管壁归巢尚不清楚。主动脉外膜是淋巴细胞聚集的主要部位，因此需进一步研究组成滋养血管网络微血管的生物学功能。还有一个重要问题也尚不清楚，即黏附分子调节免疫细胞在主动脉血管壁和粥样斑块里移行和滞留时的确切作用。今后的研究有可能朝抑制或减少某些不利于健康的免疫细胞向主动脉血管壁募集方向发展。尽管这个治疗方向很有前景，但同时也要意识到抑制白细胞移行可能会明显减弱宿主反应。因此，明确白细胞子集和黏附分子在 As 不同阶段的关键作用，在避免损伤免疫系统的情况下，可作为治疗 As

的潜在靶点。

（李　靓）

参考文献

Alcaide P，King S L，Dimitroff C J，et al，2007. The 130-kDa glycoform of CD43 functions as an E-selectin ligand for activated Th1 cells in vitro and in delayed-type hypersensitivity reactions in vivo. J Invest Dermatol，127：1964-1972.

Barringhaus K G，Phillips J W，Thatte J S，et al，2004. Alpha4beta1 integrin（VLA-4）blockade attenuates both early and late leukocyte recruitment and neointimal growth following carotid injury in apolipoprotein E/mice. J Vasc Res，41：252-260.

Binder C J，Hartvigsen K，Chang M K，et al，2004. IL-5 links adaptive and natural immunity specific for epitopes of oxidized LDL and protects from atherosclerosis. J Clin Invest，114：427-437.

Braunersreuther V，Mach F，2006. Leukocyte recruitment in atherosclerosis：potential targets for therapeutic approaches? Cell Mol Life Sci，63：2079-2088.

Brown M S，Goldstein J L，2006. Biomedicine. Lowering LDL—not only how low，but how long? Science，311：1721-1723.

Eriksson E E，2003. Leukocyte recruitment to atherosclerotic lesions，a complex web of dynamic cellular and molecular interactions. Curr Drug Targets Cardiovasc Haematol Disord，3：309-325.

Fuhlbrigge R C，King S L，Sackstein R，et al，2006. CD43 is a ligand for E-selectin on CLA human T cells. Blood，107：1421-1426.

Heller E A，Liu E，Tager A M，et al，2006. Chemokine CXCL10 promotes atherogenesis by modulating the local balance of effector and regulatory T cells. Circulation，113：2301-2312.

Hidalgo A，Peired A J，Wild M K，et al，2007. Complete identification of E-selectin ligands on neutrophils reveals distinct functions of PSGL-1，ESL-1，and CD44. Immunity，26：477-489.

Huo Y，Ley K，2001 Adhesion molecules and atherogenesis. Acta Physiol Scand，173：35-43.

Katayama Y，Hidalgo A，Chang J，et al，2005. CD44 is a physiological E-selectin ligand on neutrophils. J Exp Med，201：1183-1189.

Katayama Y，Hidalgo A，Furie B C，et al，2003. PSGL-1 participates in E-selectin-mediated progenitor homing to bone marrow：evidence for cooperation between E-selectin ligands and alpha4 integrin. Blood，102：2060-2067.

Ley K，Kansas G S，2004. Selectins in T-cell recruitment to non-lymphoid tissues and sites of inflammation. Nat Rev Immunol，4：325-335.

Matsumoto M，Atarashi K，Umemoto E，et al，2005. CD43 functions as a ligand for E-Selectin on activated T cells. J Immunol，75：8042-8050.

McEver R P，2002. Selectins：lectins that initiate cell adhesion under flow. Curr Opin Cell Biol，14：581-586.

Skalen K，Gustafsson M，Rydberg E K，et al，2002. Subendothelial retention of atherogenic lipoproteins in early atherosclerosis. Nature，417（6890）：750-754.

Swirski F K，Libby P，Aikawa E，et al，2007. Ly-6Chi monocytes dominate hypercholesterolemiaassociated monocytosis and give rise to macrophages in atheromata. J Clin Invest，117：195-205.

Uchimura K，Rosen S D，2006. Sulfated L-selectin ligands as a therapeutic target in chronic inflammation. Trends Immuno，l27：559-565.

Zarbock A，Lowell C A，Ley K，2007. Spleen tyrosine kinase syk is necessary for E-selectin-induced alpha（L）beta（2）integrin-mediated rolling on intercellular adhesion molecule-1. Immunity，26：773-783.

第二十四章　P-选择素与动脉粥样硬化

第一节　概　　述

选择素属Ⅰ型跨膜糖蛋白，根据其表达部位不同，分为 P-选择素、L-选择素、E-选择素。选择素广泛表达在白细胞活化的内皮细胞及血小板表面，主要作用于细胞与细胞之间的黏附。P-选择素（PS）是选择素家族成员之一。研究人员最早在活化的血小板上发现 PS 存在，随后发现 PS 还存在于活化的内皮细胞表面。PS 介导细胞之间的黏附是机体正常防御和生理性止血的重要基础。但是内皮细胞及血小板 PS 表达持续增强又导致组织器官炎症免疫性损伤及缺血。因此，PS 在体内的表达水平与动脉血栓性疾病、内毒素性炎症及动脉粥样硬化（As）等心脑血管疾病发生密切相关。由于 PS 与其配体相互作用，活化血小板，促进血小板-白细胞聚集及血栓形成，参与内皮损伤、炎症细胞黏附，使脂质沉积。因此 PS 在心脑血管疾病的发生发展过程中发挥着重要作用。PS 的发现为研究 As 提供了新的思路，以 PS 及其配体为靶点来防治心血管疾病日益受到国内外的关注。

第二节　P-选择素及其配体 PSGL-1

P-选择素(PS)又称血小板α-颗粒膜蛋白 140(α-granule membrane protein140，GMP140）或溶酶体膜蛋白 CD62P（cluster of differentiation 62P，CD62P)，与 E-选择素和 L-选择素共同组成选择素黏附分子家族，是一种由一条多肽链构成并富含半胱氨酸的整合蛋白。PS 需与其配体有机结合后才能发挥生物学效应。

一、PS 的分子结构及分布

PS 分子量为 140kDa，由 789 个氨基酸残基组成，长度约为 40nm。人类 *PS* 基因定位于 1q21—q24，共含有 17 个内含子及 18 个外显子，总长度约为 41 318bp。PS 主要由 3 部分构成，包括位于 N 端的由 730 个氨基酸构成的胞外区、24 个氨基酸构成的跨膜区及位于 C 端由 35 个氨基酸构成的胞质尾区（又称胞质区)。胞质尾区由近膜区、转运终止区和远膜区组成。从 PS 多肽链的 N 端开始，也可以将其分为 5 个区域，依次为由 10 个氨基酸构成的植物凝集素功能区（Lectin 区)、含 34～40 个氨基酸的表皮生长因子样功能区（EGF 区)、1～9 个补体调节蛋白样功能区（每个功能区包含 62～67 个氨基酸的短同源重复序列)、24 个氨基酸构成的跨膜区（TM 区）和 35 个氨基酸构成的胞质区。其中，Lectin 区和 EGF 区起主要作用。Lectin 区是 PS 与其相应配体结合的关键部位，主要增加 PS 的黏附亲和力，并增强其特异性。

PS 主要分布在血小板α颗粒及内皮细胞的 Weibel-Palade 小体中，尤其常见于微静脉、小静脉的内皮细胞中。PS 可表达在人体大多数组织如肝、肺、结肠、胃及肾上腺的血管内皮细胞上，但含量很低。PS 可以分为两种类型：一种为跨膜 PS，是指当血小板或内皮细胞受凝血酶、组胺、TNF 或氧自由基等介导活化时，血小板上α颗粒和内皮细胞 Weibel-Palade 小体膜与细胞膜迅速融合，使 PS 迅速表达于这些细胞膜上，但其表达时间很短；另一种为可溶性 PS，是由膜表面的 PS 部分酶解脱落后进入血液而形成，它是一种血浆可溶解状态，可以反映整个机体的 PS 水平，PSThr715Pro 多态性可以预测体内可溶性 PS 水平。

二、PSGL-1 的分子结构及分布

识别 PS 配体包括 P-选择素糖蛋白配体-1（PSGL-1）、唾液酸化路易斯寡糖-X（sialyl Lewis X，SLex）及含有甘露糖、唾液酸等的相关寡糖基团。其中 PSGL-1 是 PS 的主要配体，它是一种高度唾液酸化的跨膜黏蛋白，其总分子量为 240kDa。PSGL-1 是由两个相同的黏蛋白样亚基通过二硫键连接形成的同源二聚体结构，其蛋白质骨架携有 1～3 个 N-聚糖链和众多唾液酸化的 O-聚糖链。PSGL-1 主要表达在中性粒细胞、单核细胞及大多数 T 细胞等白细胞表面。此外，它也在血小板上表达。

PSGL-1 蛋白分子分 6 个区，由 N 端开始，依次为 18 个氨基酸组成的信号肽序列区、23 个氨基酸组成的前肽序列区、76 个氨基酸组成的黏蛋白样区、160 个氨基酸组成的 16 个串联重复序列区（每个区含 10 个氨基酸 A-T/M-E-A-Q-T-T-X-P/L-A/T）、21 个氨基酸组成的跨膜区和71个氨基酸组成的胞质区。前肽序列区中四肽同源序列R-D-R-R位于第38～41 位氨基酸，是白细胞成对碱性氨基酸转化酶剪切位点（成熟 PSGL-1 糖蛋白开始于第 42 位氨基酸）；位于 46/48 和 51 号的 3 个酪氨酸易被硫酸化；在 16 个串联重复序列区两侧有 33 个 N-连接寡糖位点。胞外部分的第 320 号半胱氨酸恰好位于膜外，对 PSGL-1 二聚体形成起关键作用。PSGL-1 分子的一些氨基酸还可通过 O-连接相应的寡糖基团。

三、PS 与其配体 PSGL-1 相互作用

PS 和 PSGL-1 高亲和性结合需要 PSGL-1 多肽链 N 端含唾液酸化的 O-连接寡糖和一个或多个硫酸化酪氨酸残基，而 PS 剪切流又影响 PSGL-1 这个区域的酪氨酸硫酸化和 Slex 修饰。研究证实，PS 或 PSGL-1 缺陷的小鼠可出现明显的白细胞滚动障碍，而 PS 能通过其凝集素-EGF 功能结构域增加 PS 与循环中白细胞表面 PSGL-1 接触面，充分调节循环血液中白细胞的初始黏附和炎症过程。并且，*PS* 或 *PSGL-1* 基因敲除小鼠体内的纤维蛋白和血栓形成明显减少，这说明 PS 及其配体 PSGL-1 在血栓形成中发挥重要作用。

PS 与 PSGL-1 的结合依赖 Ca^{2+}调节。聚集在白细胞微绒毛末端的 PSGL-1 是血流中白细胞和其他细胞最早接触的部位之一，PSGL-1 可通过变构细胞骨架增强其与 PS 的结合与黏附。PS/PSGL-1 的相互作用能介导中性粒细胞-内皮细胞、中性粒细胞-血小板等细胞间的反应，同时 PSGL-1 可以转导细胞外信号，促进白细胞活化并使其稳定黏附。而血小板黏附和活化能促进 As 的发生发展，更能诱发血栓从而导致急性心血管事件的发生。

第三节　P-选择素的生物学功能

目前，关于P-选择素（PS）的生物学功能主要可以概括为以下3个方面：①诱导巨噬细胞吞噬和清除PS表达异常增多的血小板；②启动白细胞与激活的血小板或损伤的内皮细胞之间的可逆性黏附，形成微小血栓，阻塞血管腔，形成无复流现象；③通过旁分泌机制协同分泌血小板活化因子（PAF），促进白细胞上CD11/CD18的表达，使细胞间的可逆性黏附变为不可逆性黏附，进而促进白细胞经内皮细胞游出血管内壁并释放组织因子及炎症因子，最后对心肌细胞等实质细胞造成损伤。

PS最早是在活化的血小板上发现的，它可在活化血小板表面存在至少1h。在一个活化的血小板膜表面，约表达10 000个PS分子。静息状态下的血小板表面不表达或低表达PS。在炎症介质如氧自由基、TNF-α、胶原、凝血酶等刺激下，PS发生脱颗粒反应，α颗粒膜迅速与血小板膜融合，导致储存的PS数分钟内转移至细胞表面或脱落下来成为可溶性PS，进一步快速启动血小板与内皮细胞及内皮细胞与白细胞之间的相互黏附，从而介导白细胞滚动、黏附和聚集。在疾病状态下，活化的内皮细胞分泌PS增多能使体内血液中PS水平持续升高。因此，PS在血管性事件如血栓形成、炎症和As的病理生理过程中起重要作用。

在生理性止血过程中，当血管破损暴露出内皮下胶原等组分时，血小板以GPⅠb/Ⅸ/Ⅴ复合物直接活化或通过血浆von Willebrand因子（vWF）黏附在血管破损处的内皮下被活化。随着凝血酶、ADP等物质的释放，血小板进一步活化，使GPⅡb/Ⅲa受体部位暴露。此时，PS既能与vWF及纤维粘连蛋白（Fn）作用使血小板进一步伸展黏附，也能与纤维蛋白原结合使血小板之间聚集成团，形成早期的止血栓。随着体内血液流动，PS通过介导血小板在内皮细胞表面滚动而参加止血反应。在静脉中，轴流的血小板紧随着红细胞流动，而靠近血管壁的血小板流速明显比红细胞低，并大多数在内皮表面滚动，这就有利于血小板接近内皮细胞并黏附于破损处，从而募集更多血小板参加止血反应。

在炎症早期，PSGL-1与活化血小板或内皮细胞上的PS相互作用，捕获血管内自由流动的白细胞。活化血小板上的PS与血管内皮细胞上表达的PSGL-1相结合，刺激血管内皮细胞Weibel-Palade小体释放大量PS，并且促进血管内皮细胞释放一系列炎症因子和趋化因子，募集白细胞，出现炎症表现。在炎症因子刺激下，循环血小板活化，PS表达持续增加，从而特异性地与白细胞上表达的PSGL-1结合，形成血小板-白细胞聚集体（platelet-leukocyte aggregate，PLA）。由于血小板可以与不同类别的白细胞结合，因而能分别形成血小板-单核细胞聚集体（PMA）、血小板淋巴细胞聚集体（platelet lymphocyte aggregate，PLyA）和血小板中性粒细胞聚集体（platelet neutrophil aggregate，PNA）。其中，PMA形成速度比PLyA和PNA快且数量多。此时，活化血小板上的PS与白细胞上的PSGL-1结合能进一步募集循环血液中的PLA，抵抗循环中因血液流动产生的高剪切力，并有利于其他细胞黏附分子的共同作用和血小板活化因子对PLA的激活。

第四节 P-选择素的调节

P-选择素（PS）的表达水平受到基因调控及细胞因子的影响。有效诱导或抑制 PS 功能的分子机制主要通过直接作用于 *PS* 基因的 5′侧区实现。*PS* 基因的表达受系统性调节并涉及多种细胞因子。

一、*PS* 基因的调控

PS 含有一个 5′侧区和 3′非编码区，*PS* 表达调控区主要集中在 *PS* 基因 5′侧区的−309 和 13 之间。PS 的调控由顺式元件和其相应的转录因子协同完成，负责 PS 基础水平表达，在细胞因子作用下迅速诱导或抑制细胞 PS 表达。在 *PS* 基因 5′侧区存在 3 个正性基因调节区。第一个正性基因调节区的−230 和−219 之间的区域（GTTCCATGGAAG）是两个前后排列的 Ets 样结构，为转录因子 Ets-1 或 GABP 的结合位点，−216（CACCC）是一个潜在的转录因子结合位点，−217 和−207 之间的区域（GGGGTGACCCC）是 NF-κB/rel 位点，是 NF-κB/rel 家族和锌指蛋白家族如 MBP-1、MBP-2 的结合位点。第二个正性基因调节区的−158（TTATCA）是 GATA 的识别元件，为转录因子 GATA 蛋白家族的结合位点。第三个正性基因调节区的−104（TAGGAAG）是潜在的 Ets 结合元件，−117（TCTGGAATGTG）是 GT-ⅡC 识别元件。另外，在−759（AGATAG）及−137（GGGAAGG）处分别存在 GAGA 识别元件及 ETs 样结构。

PS 的 5′侧区除上述调节元件外，还存在信号转导与转录激活因子（STAT）（−413 和-403 之间、−129 和−91 之间）结合元件、HOX（位于−413 和−403 之间并与远侧 STAT 结合元件相邻、位于−325 和−307 之间并与远侧 ETs 结合元件相邻）元件、4bpA/T（位于−129 和−91 之间与近侧 ETs 结合元件相邻）识别序列，其分别是相应蛋白的连接位点。另外，κB 结合元件与 NF-κB 结合利于细胞表达基础的 PS；GATA 识别元件与 GATA-2 结合利于 *PS* 基因发挥最佳转录效果。在佛波酯作用下，GT-ⅡC 识别元件能激活 PS 转录。STAT 结合元件可能在 IL-4、抑瘤素 M（oncostatin M，OSM）等细胞因子诱导细胞表达 PS 的过程中发挥重要作用。

在小鼠中，如 GABP 的 Ets 蛋白以四聚体形式使核体与远近两端的 Ets 结合元件结合形成一个 DNA 环，HOX 蛋白与远端 Ets 结合元件相邻的 4-bpA/T 序列结合，HMGI（Y）与近端 Ets 相邻的 3 个 A/T 序列结合，这两组结合能稳定 DNA 环，而 Ets 介导的 DNA 环可以抑制 *PS* 基因转录。但是，目前关于人 *PS* 基因中 Ets 结合元件的功能尚不清楚。

二、细胞因子对 PS 的影响

二磷酸腺苷（adenosine diphosphate，ADP）、凝血酶、去甲肾上腺素、胶原及炎性介质等均可促进内皮细胞、血小板上的 PS 表达。并且，这些因素可分别从不同水平调节体内 PS 表达。

在转录水平上，某些调控基因在顺式作用元件和其相应的转录因子协同作用下促进 PS 完成转录，并在细胞因子等因素作用下迅速诱导或抑制细胞 PS 表达。IL-4、TNF-α等细胞因子可在转录水平上调节 PS 在血小板及内皮细胞上表达。

TNF-α对细胞 PS 表达的影响具有种属特异性。TNF-α能促进小鼠内皮细胞 PS 表达，负责 TNF-α反应的调节元件位于 *PS* 基因启动子−593 和−474、−229 和−13 之间，由两个顺向排列的κB 元件、一个反向排列的κB 元件及一个可变的 ATF/CRE 元件组成，反向排列的κB 位点优先与 p65/p65 同二聚体结合，而包括 ATF-2 在内的核蛋白与 ATF/CRE 位点结合。TNF-α主要通过转录因子 NF-κB 来调节 PS 表达。在静息状态下，NF-κB 结合蛋白以无活性形式存在于细胞质中，又称 IκB。当细胞受到 TNF-α刺激时，细胞质中的 IκB 发生磷酸化，继而被降解成为有活性的 p50/p65 异二聚体和 p65/p65 同二聚体。然后，p50/p65 和 p65/p65 进入细胞核内与 *PS* 基因中的κB 位点结合，从而参与 *PS* 基因转录激活过程，诱导细胞表达 PS。另外，TNF-α还可通过促进 JNK 和 p38MAPK 激酶转位至细胞核，分别使底物 ATF-2 及 c-Jun 发生磷酸化，进而激活 JNK 和 p38MAPK。ATF-2 是 ATF/CRE 转录因子连接蛋白家族成员，而 c-Jun 是转录因子 AP-1 家族成员，ATF-2 和 c-Jun 可形成同或异二聚体，激活 PS 转录。

在无其他调节因子情况下，IL-4 能促进 PS mRNA 表达。在人脐静脉内皮细胞（HUVEC）中，IL-4 通过加速 PS mRNA 转录而提高 PS mRNA 稳态水平。它们与细胞上相应受体结合后，受细胞因子刺激的受体分别激活酪氨酸蛋白激酶 JAK1、JAK3 及 JAK1、JAK2、TYK2，JAK1、JAK3 使胞质中潜在的转录因子 IL-4、STAT/STAT6 发生磷酸化，JAK1、JAK2、TYK 使与 OSM 相关的 STAT1、STAT3 发生磷酸化，被磷酸化的 STAT 进入细胞核中与 *PS* 基因中的反应序列相结合。其中，IL-4 与基因中以 6bp 为核心的 TTAA 结构结合，而 OSM 与以 4bp 为核心的 TTAA 结构结合，诱导 PS 转录，促进 PS 在细胞表面表达。另外，STAT6 与 PS 启动子中位点 1（核苷酸 nt-142）结合，IL-4 对 PS 的诱导作用最强，可使 PS 的表达持续增高，并维持数日。当 STAT6 与 PS 启动子中的位点 2（nt-229）结合，IL-4 对 PS 的诱导作用下降至 40%。但是，当去除 IL-4 刺激时，STAT6 迅速失活，PS 表达逐渐下降。所以，IL-4 是激活 STAT6 并促进 PS 表达的关键，而清除 IL-4 及阻断其来源可能是降低体内 PS 水平的有效途径。

在细胞水平，促进 PS 表达可能存在以下 3 种机制：①机体在损伤的情况下能产生大量氧自由基破坏细胞膜，使单核/巨噬细胞膜上的 PS 识别点受损，从而降低 PS 表达异常的血小板功能；②活化的白细胞能减少机体本身合成的 PS 抑制剂；③内皮细胞受损，导致由完整血管内皮细胞合成和释放的内皮依赖性舒张因子/一氧化氮（endothelium derived relaxing factor/ nitric oxide，EDRF/NO）减少，蛋白激酶 C（PKC）途径被激活，使细胞表面 PS 水平升高。一氧化氮（NO）又称为抗黏附分子，它通过清除内皮细胞上氧自由基、抑制 LDL 氧化修饰和 PKC 活性降低 PS 表达。在高胆固醇血症时，由于内皮细胞损伤使 EDRF/NO 释放减少，从而抑制 NO 合成，促进 PS 表达。

目前有研究发现，mm LDL 能显著上调 PS mRNA 和蛋白水平。给患者静脉注射 4ng/kg LPS 能促进血浆 PS 表达，并且还能通过检测血浆 PS 水平评估脂多糖对内皮细胞损害程度。另外，Ca^{2+}、H^{+}可通过促进血小板脱颗粒释放α颗粒，使 PS 在血小板表面表达。而 H^{+}促进 PS 在血小板表面的表达不依赖于 Ca^{2+}调节，但 H^{+}和 Ca^{2+}对 PS 的调节都需消耗体内三磷酸腺苷（ATP）。

第五节　P-选择素及其配体 PSGL-1 单核苷酸多态性与动脉粥样硬化

P-选择素（PS）是迄今为止已知的反映血小板活化和释放的特异性标志物，在血栓栓塞过程中起至关重要的作用。PS 不仅反映血小板活化程度及功能状态，还通过介导血小板与中性粒细胞的黏附功能参与血栓形成，并加重缺血再灌注损伤。故 PS 在 As 斑块及血栓形成过程中起关键性作用。PS 及其配体 PSGL-1 都存在多个单核苷酸多态位点，基因位点的突变可能影响 PS 和 PSGL-1 基因转录，进而影响 PS 和 PSGL-1 蛋白区域的功能，导致疾病发生。近年来，围绕 PS 及其配体 PSGL-1 基因多态性与循环血液中可溶性 PS 水平之间关系的研究日趋增多。

一、PS 单核苷酸多态性

PS 是一个具有高度多态性的基因，存在约 291 个单核苷酸多态性。PS 蛋白分子结构的 5 个区域分别由不同的外显子编码，由于编码基因可选择不同组合，使 PS 存在三种不同的分子形式。其中，有两种分子形式含有跨膜片段，仅补体调节蛋白样功能区的短同源重复序列个数不一，另一种分子形式不含跨膜片段（14 号外显子编码），成为血浆可溶状态，在机体内循环。

迄今为止，已检测出 *PS* 的 13 个多态性位点，包括 5 个位于 5′侧区和 8 个位于外显子的单核苷酸的变化，它们主要分布在启动子远端（包括 2123C/G、1969G/A、1817T/C、1576C/G、485insT）和编码区（外显子）及 5′端非翻译区（包括 Pro98Pro、Ser290Asn、Cys557Cys、Asn562AsP、Asn563Asn、Leu599Val、Thr715Pro、Thr741Thr）；这能使 PS 蛋白的氨基酸组成形成五种多态性的变化（Val168Met、Ser290Asn、Asn562Asp、Leu599Val、Thr715Pro）。PS 基因多态性主要影响蛋白分子结构区域的功能。位于启动子区的 2123C/G、1969G/A、1817T/C、1576C/G 和 485insT 多态性可能与调控 *PS* 基因表达的起始时间和表达程度相关。2123C/G 多态性位于启动子远端与转录因子 c-Ets-168（−2124～−2114）结合的位点，1969A/G 多态性位于与转录因子 AP-1 和 c-Fos（−1970～−1961）结合的位点，1817T/C 多态性位于与转录因子 HINF-A（−1826～−1815）结合的位点。Val168Met 位于 PS 蛋白 EGF 区内，对蛋白与配体的特异性结合至关重要。Pro98Pro 位于编码 Lectin 区的外显子 3，Lectin 区是 PS 与其配体 PSGL-1 相结合的部位。Ser290Asn 位于编码第 3 个补体调节蛋白样功能区的外显子 7。Cys557Cys、Asn562AsP 和 Asn563Asn 位于编码第 7 个补体调节蛋白样功能区的外显子 11。Leu599Val 位于编码第 8 个补体调节蛋白样功能区的外显子 12。Thr715Pro 位于编码第 9 个补体调节蛋白样功能区的外显子 13。不含跨膜区 2 的血浆可溶性 PS 浓度可能与 Thr715Pro 多态性相关，能影响多种疾病的发生发展过程。Thr741Thr 位于编码跨膜功能区的外显子 14。因此，PS 基因编码区的错义突变和由其促成的单倍体能改变编码区氨基酸序列，继而可能显著地影响 PS 水平及其生理功能。

二、PSGL-1 单核苷酸多态性

编码 PSGL-1 的基因定位于人类 12 号染色体（12q24）上，包含 2 个外显子和 1 个内含子。*PSGL-1* 基因多态性位点主要是 M62I 和数目可变串联重复序列（variable number of tandem repeat，VNTR），M62I 位点靠近 PS 结合绑定的区域，目前认为其多态性可能与 PS 和 PSGL-1 相互作用的能力有关，VNTR 位于 PS 结合绑定区域下游，该基因多态性包括等位基因 A、B、C，A 等位基因含 1～16 个重复序列，B 等位基因缺少 2（QTTQPVPTEA）重复序列，C 等位基因缺少 9（QTTAPAAMEA）和 10（QTTPPAAMEA）重复序列。在 C 等位基因重复序列 15 上发现 S273F 和 M274V 两个多态性位点。VNTR 多态性可能影响 PSGL-1 胞外区域长度和 PS 结合位点到细胞表面的距离。

三、PS 及 PSGL-1 单核苷酸多态性与动脉粥样硬化

心血管疾病患者对血小板抑制药物的反应存在个体差异，从而导致了临床结果各不相同，这可能与 *PS* 及 *PS* 基因多态性密切相关。目前国内外关于 *PS* 和 *PSGL-1* 基因多态性与 As 相关性的研究报道不多。

迄今为止，已发现 PS 编码区的 Ser290Asn、Asn562Asp、Leu599Val、Thr715Pro 和启动子区域的 C2123G、A1969G 等多态性变化能够影响循环血液中可溶性 PS 水平。并且，国外已报道了 *PS* 基因 2123C/G、1969G/A、Thr715Pro、Ser290Asn、Asn562Asp 和 PSGL-1 基因 *M62I*、*VNTR* 多态性与心血管疾病的相关性。Barbaux 等分析了 *PS* 基因 2123C/G、1969G/A、Thr715Pro 3 个位点基因多态性和冠心病的关系，发现其位点均与血清可溶性 PS 表达水平相关。在这 3 个多态性位点中，PS 血清浓度较高的分别是 2123C/G 的 G/G 型，1969G/A 的 A/A 型和 Thr715Pro 的 T/T 型，携带 Thr715Pro 的 *TP+PP* 基因型能明显降低 PS 血清水平；并且发现 P 等位基因降低血栓形成作用比降低 As 形成的作用大，而启动子 2123C/G、1969G/A 位点基因多态性对可溶性 PS 影响较弱。Carter 等证实了 Thr715Pro 基因多态性与血清 PS 水平明显相关，但启动子 2123C/G、1969G/A、1817T/C 位点基因多态性与 PS 水平无关。目前，国内对 *PS* 基因多态性与心血管疾病关系的研究较少。国内研究数据表明，在启动子区域同样存在 2123C/G、1969G/A、1817T/C 基因多态性，基因型分别以 GG、AA、TT 为主。但未发现 Thr715Pro，此结果与国外研究结果相反。这些国内外研究结果的不一致说明 *PS* 基因多态性可能存在地域、民族差异性。虽然 *PS* 基因多态性与心血管疾病之间的具体关系未得出一致研究结论，但都证实了 *PS* 基因多态性与心血管疾病相关。

国外研究通过检测心脑血管疾病患者 *PSGL-1* 基因 VNTR 多态性，并用流式细胞术分析 VNTR 多态性与中性粒细胞血小板结合能力的相关性，结果发现表达 C 等位基因的中性粒细胞与活化血小板的结合能力低于表达 A/B 和 A/A 等位基因的中性粒细胞；VNTR 等位基因 B 和 C 会降低发生脑血管病的风险，但与冠心病和深静脉血栓的发生无关。

第六节　P-选择素在动脉粥样硬化中的作用

动脉粥样硬化（As）的形成是一个复杂、多因素参与的慢性炎症过程，它是许多心脑

血管疾病的共同病理基础，也是最常见的心血管疾病。As 发病机制十分复杂，目前促进 As 形成有三大学说，即脂质学说、炎症学说和感染学说，这其中主要包括内皮细胞损伤、脂质紊乱、血流动力学异常、血小板活化等发病机制。P-选择素（PS）是主要表达在活化血小板和内皮细胞表面的黏附分子。早期研究发现，在 As 斑块中 PS 的表达增高，这说明 PS 在 As 形成过程中起重要作用。

一、PS 与脂质紊乱

As 的危险因素主要包括高血压、糖尿病、高脂血症、吸烟、肥胖等，而脂质代谢异常是 As 发病的主要机制之一。早期研究已证明降低血浆中胆固醇的含量能抑制 As 的发生发展。Davi 等对血浆胆固醇水平增高但无其他心血管疾病的患者进行调查发现，其血浆 PS 明显增高。研究显示，在存在 As 危险因素的人群中，其体内细胞表面或血浆中 PS 水平显著高于正常对照者。因此，As 的危险因素可能通过升高体内 PS 水平影响 As 形成。体外试验证明，低浓度（20μg/ml）的氧化低密度脂蛋白（ox-LDL）能诱导体外培养的人脐静脉内皮细胞（HUVEC）表达 PS；高浓度（100μg/ml）未经氧化修饰的天然 LDL 在较长孵化时间下也能诱导体外培养的 HUVEC 表达 PS。当人体患有高脂血症时，尤其是在 LDL 升高的情况下，血浆中 LDL 通过内皮细胞及内皮下间隙中的巨噬细胞、血管平滑肌细胞等作用形成 ox-LDL，而 ox-LDL 又将激活血管内皮细胞表达 PS，从而参与单核细胞与内皮细胞之间的相互作用。此外，血小板能与脂蛋白结合并吸收、运输修饰过的脂蛋白。因此，在高脂血症患者的体内，血小板聚集及活性均增加。低密度脂蛋白受体（LDLR）广泛分布于肝细胞、动脉壁平滑肌细胞、巨噬细胞、血管内皮细胞上，其主要作用是通过 LDLR 途径清除体内 LDL。由于 *Ldlr* 缺陷小鼠体内存在过多 LDL，所以其在高脂肪及高胆固醇饮食时更易形成 As 斑块。Johnson 等通过将 PS 缺陷小鼠与 *Ldlr* 缺陷小鼠进行异种杂交，发现经过 8～20 周高脂饮食喂养后，PS 缺陷小鼠形成的脂纹比 PS 阳性小鼠更少，这说明 PS 参与 As 早期形成过程。

二、PS 与动脉粥样硬化斑块的形成

PS 作为血小板活化的特异性分子标志物，一方面可促进白细胞与血小板和内皮细胞的黏附，造成内皮损伤及血管内微血栓形成，加剧 As；另一方面 PS 还可以通过 PSGL-1 促进激活的血小板与单核细胞黏附，启动单核细胞中 p65（核因子 NF-κB 家族成员）核转位，经与基因调控序列中的κB 序列作用，可调节单核细胞趋化蛋白-1（MCP-1）、IL-8 和其他即早期基因的转录，而这些因素能通过正反馈促进 PS 表达，进而加重 As。

当血小板与内皮细胞受刺激后，PS 迅速分布到内皮细胞及血小板表面，开始介导炎症早期过程，活化血小板通过 PS 黏附并促进白细胞活化，活化白细胞表达的 PSGL-1 和整合素 Mac-1 分别与活化血小板表达的 PS 和 GPⅠb 相结合，形成血小板-白细胞聚集体。PS 通过与中性粒细胞和单核细胞表面的配体 PSGL-1 结合促使白细胞黏附和滚动，并触发中性粒细胞内的信号转导过程，介导 PSGL-1 胞质区与细胞骨架蛋白如肌动蛋白结合，使黏附的中性粒细胞变形，并在血管内皮上黏附、延伸，进而通过内皮细胞间隙游走到内皮下的炎症反应组织，最后促 As 形成。

PS 与 PSGL-1 结合后导致中性粒细胞β_2-整合素活化，活化后的β_2-整合素可与细胞间

黏附分子-1（ICAM-1）结合，促进中性粒细胞酪氨酸磷酸化，诱导单核细胞释放各种因子，如 MCP-1、血小板源性生长因子（PDGF）、TNF-β，以及斑块活化 T 细胞产生的 INF-γ。PDGF 能诱导平滑肌细胞增生，而 TGF-β和 INF-γ则促进平滑肌细胞凋亡。促进因子和抑制因子受内皮细胞和白细胞表达因子的调控，纤维帽的形成取决于血小板释放因子的多少。因此，促进因子与抑制因子之间的失衡能导致纤维帽形成，最终形成动脉粥样斑块。

吸烟者、高血压患者血中可溶性 PS 比健康人高。通过免疫组化检查发现，在 As 发展的各个不同阶段都存在 PS 大量表达的现象，斑块局部内皮细胞 PS 表达明显升高。并且，在 PS 缺陷的小鼠血管内皮上几乎没有白细胞滚动，其形成脂纹概率也明显降低。而 Dole 等通过给小鼠输注活化血小板发现，输注后能短暂形成血小板-白细胞聚集体，并且白细胞滚动现象明显增加，然后将存在 PS 缺陷的活化血小板输入小鼠体内，却未发现有白细胞滚动现象，这表明血小板 PS 参与内皮细胞活化，并促进内皮细胞表面 PS 表达增加，而 PS 能通过与 PSGL-1 结合促进白细胞在血管壁上黏附、滚动，最后促进炎症反应的发生。因此，活化血小板表面的 PS 能通过与白细胞表面相应配体结合形成血小板-白细胞聚集体，而 PS 介导的血小板与白细胞相互作用也可以通过形成 Weibel-Palade 小体促分泌剂如白细胞微粒、趋化因子及细胞转运代谢物导致内皮细胞活化，进一步促进 PS 释放，最后导致白细胞滚动及其与内皮细胞的黏附。

当 apoE 缺乏小鼠颈动脉损伤后，使用 PS 或 PSGL-1 单克隆抗体能够明显减少斑块内巨噬细胞数量及新血管内膜的形成，这表示抑制 PS 或 PSGL-1 能够预防 As 斑块形成。用抗 PS 抗体处理高胆固醇饲养的家兔发现，其单核细胞向内皮细胞的趋化和黏附明显减少，这说明 PS 与 As 斑块形成密切相关。

血流动力学异常是 As 形成的常见危险因素之一。在血流动力学作用下，剪切力变化可使血小板 PS 表达增加，而活化血小板沉积在细胞外基质能为单核细胞聚集提供一个主要的黏附场所。并且，体内某些大血管分叉处易形成 As 斑块，以及血管分叉处血流动力学也易发生改变，从而引起循环中血小板在局部活化、聚集。这表明血管分叉处 As 斑块形成与该处血流动力学改变导致的血小板活化有关，并与病变局部 PS 表达增加有关。剪切力是指血液与血管壁之间的摩擦力，能使细胞沿血液流动方向排列。剪切力不仅能够诱导干细胞和平滑肌细胞分化为内皮细胞，还能够促使血小板上 PS 的表达。这也进一步说明血管狭窄为其远段形成新的粥样斑块提供了病理基础。

三、PS 与动脉粥样硬化斑块的破裂

PS 不仅与 As 斑块形成有关，还能降低动脉粥样斑块稳定性。目前认为 PS 参与从白细胞黏附到不稳定性斑块破裂及血栓形成的全过程。临床急性冠脉综合征包括急性心肌梗死、不稳定型心绞痛及急性缺血性脑卒中，其都与 As 斑块破裂紧密相关。而 PS 及 PSGL-1 都与 As 斑块稳定性密切相关。破裂斑块附近血小板 PS 表达明显增高，PS 与中性粒细胞、单核细胞结合，使之活化，从而介导炎症细胞黏附聚集在 As 斑块周围，特别是纤维帽肩部，造成局部炎症细胞浸润，释放大量组织活性因子，包括氧自由基、细胞因子、蛋白酶、血栓素 A 和白三烯等，尤其是弹力蛋白酶和 MMP，导致结构性基质成分分解，因此加速了纤维帽基质的降解。IFN-γ能降低平滑肌细胞胶原蛋白基因的表达，阻碍平滑肌细胞增殖，促进平滑肌细胞凋亡，使其合成的基质减少，因而无法修复周围损伤的基质。TNF-α和 IL-1

可以诱导内皮细胞和白细胞分泌黏附分子和趋化因子，促进局部炎症细胞聚集，进而加重局部炎症反应。这些因素之间相互作用，最终引起斑块稳定性下降，导致斑块破裂。这些研究表明，PS 可以作为检测 As 斑块炎症反应程度及其稳定性的指标。

四、PS 与动脉粥样硬化血栓的形成

血管损伤后，血小板黏附于内皮下并聚集形成血栓，参与凝血过程。因此，血小板表面的 PS 对血小板的黏附和聚集具有重要作用。PS 缺乏的小鼠出血时间延长，说明 PS 有促凝血作用。PS 可引起活化单核/巨噬细胞高度表达组织因子，激活外源性凝血途径，促进血栓形成。有研究表明，PS 缺乏的小鼠血栓形态异常，其血液中高 PS 水平促进纤维蛋白沉积。使用抗 PS 抗体能减少血管血栓纤维素沉积并减小血栓体积，这是 PS 介导的白细胞活化和释放各种细胞因子共同作用结果。因此，PS 又是与血栓疾病有关的凝血剂激活的直接诱发因子。

通过小鼠血栓模型，利用 *PS* 或 *PSGL-1* 基因敲除等技术处理后，发现小鼠纤维蛋白形成和血栓块明显减少。应用抗 PS 单抗或 PSGL-1 蛋白嵌合体等干预手段，均产生了良好的血栓防治效果。另有研究表明，PS 与继发的血栓形成亦密切相关。在 As 过程中，斑块破裂后暴露出内皮下组织，内皮下胶原、纤维粘连蛋白等通过 PS 配体与血小板表面受体结合，促进血小板发生黏附、聚集和活化，形成血小板血栓，同时内皮下及活化单核/巨噬细胞表达的组织因子、趋化因子及磷脂酰丝氨酸等丝氨酸蛋白酶增加，通过激活外源性凝血系统，促进纤维蛋白原沉积，导致血栓形成。在血栓形成过程中，大量活化血小板和损伤内皮细胞通过表达 PS 与循环中单核细胞上相应配体结合，引起 NF-κB 核转位，促使其编码的黏附分子和促炎介质大量表达，诱发血管壁的炎症反应。此外，受损的血管内皮细胞也可高表达 PS，并通过与单核细胞等白细胞作用，促进 PAF 激活白细胞。同时，PS 介导的血小板和白细胞活化、聚集又能进一步诱发血栓形成，从而形成恶性循环。

第七节　P-选择素在动脉粥样硬化中的临床意义

炎症反应在 As 发病中起关键性作用。P-选择素（PS）作为炎症标志物及细胞黏附分子，介导细胞之间的黏附、活化，这是炎症和栓塞的中心环节。在人 As 病变中，PS 可以在被覆于活化动脉粥样斑块的内皮细胞中检测到，但不存在于正常动脉内皮细胞及非活化纤维斑块中。

PS 缺失的小鼠有严重出血倾向，给患有血友病 A 的小鼠注射 PS 免疫球蛋白嵌合体可使鼠尾出血时间恢复正常，这有望成为控制血友病患者出血的新疗法。Merten 等发现运用单克隆抗体抑制 PS 能使 95%～100%血小板解聚。Jean-Franc 等研究发现，PS 在活化血小板上的表达与血小板聚集程度呈正相关。PS 参与血小板聚集反应的起始，使用重组体 rPSGL-Ig 可以延缓血小板的聚集，而联合应用 GpⅡb/Ⅲa 和 PS 抑制剂更有效，为临床血栓性疾病的治疗提供了新途径。Schulz 等经细胞及动物实验发现，PS 在活化的血小板上暴露是引起炎症细胞黏附蓄积的关键，主要与 Fractalkine 因子表达有关。

用流式细胞仪检测血小板膜上 PS 是目前常用检测活化血小板的方法，也可选用 ELISA 方法测定血浆中可溶性 PS。PS 是目前所知反映血小板活化与释放反应的特异性标志物，

其可作为血小板活化状态的“金标准”。测定用药前、后 PS 变化，联合血小板聚集功能检测，还有助于发现抗血小板药物阿司匹林抵抗现象，防止冠心病患者发生急性心肌梗死、猝死等心血管事件。

第八节　P-选择素与动脉粥样硬化的防治

P-选择素（PS）在冠状动脉粥样硬化斑块的形成和发展过程中起重要作用，其水平的高低与 As 发生具有相关性。目前，对 PS 及其与 PSGL-1 的相互作用，以及潜在的细胞间信号转导进行干涉，已越来越受到重视，并成为一种新的治疗方法，通过使用抑制剂解离或者预防 PS 与 PSGL-1 之间的相互作用可提高心脑血管疾病的临床治疗效果。并且，随着对 PS 及 PSGL-1 在心血管疾病中作用的深入研究，PS 和 PSGL-1 可能成为心血管疾病诊断、病情观察、预后评估的重要指标，而拮抗 PS 和 PSGL-1 的治疗则有望成为心血管疾病干预的新靶点。

一、PS 抑制剂

PS 抑制剂能阻断血小板与中性粒细胞之间的协同作用。PSGL-1 免疫球蛋白重组体（recombinant PSGL-1 immunoglobulin，rPSLG-Ig）作为 PSGL-1 抗体，能抑制损伤动脉表面循环血液中血小板的活化，并能拮抗活化血小板与中性粒细胞结合。此外，PS 在动脉硬化血管内皮损伤、内膜增生中也起重要作用。有文献报道，猪冠状动脉球囊损伤后，使用 rPSLG-Ig 可以减少内膜过度增生，也可以降低血栓炎症反应、新内膜形成及心脏瓣膜术后再狭窄。另有研究发现，使用 PS 抑制剂能剂量依赖性地减少血栓形成及促进血管自发性再通。口服 PS 抑制剂不仅能降低模型鼠血栓形成及循环中微颗粒水平，还能减少血管壁的炎性损伤，但不影响小鼠凝血功能。另一种 PSGL-1 抑制剂即 P-选择素糖蛋白配体 Fc 融合蛋白重组体，在糖尿病及非糖尿病小鼠颈动脉损伤模型研究中，亦能抑制血管内膜增生。这些研究均说明血小板 PS 抑制剂具有防治动脉硬化相关的血栓性疾病的潜质。

虽然大量动物实验研究证明了 PS 抗体和 PSGL-1 抗体对 As 斑块的形成和发展具有重要作用，而且 PS 抑制剂也是目前抗炎、抗血栓治疗和抗凝药开发的主要方向之一，但还尚未应用于临床。

二、抗血小板药物

临床上应用的抗血小板药物主要分为三大类：以阿司匹林为代表的环加氧酶抑制剂，以氯吡格雷、噻氯匹定等为代表的抑制二磷酸腺苷活化的抗血小板制剂及血小板糖蛋白 GPⅡb/Ⅲa 受体抑制剂。临床上常用的抗凝药物主要包括抑制凝血酶诱导的血小板活化剂，如肝素、华法林等。抗血小板药物在临床上已被常规用于无出血风险的 As 高危患者的治疗，其机制之一是可能通过抑制二磷酸腺苷诱导的血小板脱颗粒反应，抑制血小板活化及血小板表面 PS 的表达，进而发挥抗 As 形成的作用。

不同的抗血小板药物都有降低 PS 作用。氯吡格雷可通过降低 PS 表达减少血小板-白细胞聚集体形成，并且还能降低二磷酸腺苷活化血小板所诱导的 PS 表达水平，预防亚急性冠状动脉支架内血栓形成。阿司匹林通过抑制血小板聚集、活化，减少 PS 表达，并且呈一定的剂量依赖性。由于阿司匹林不能抑制二磷酸腺苷诱导的血小板脱颗粒反应，所以它对 PS 的表达、释放作用相对较弱。但是，阿司匹林能够增强噻氯匹定、氯吡格雷等抗血小板药物对 PS 的抑制作用。用流式细胞仪方法检测各型脑梗死患者的纤维蛋白原结合及 PS 表达的血小板百分比发现，分别服用阿司匹林、噻氯匹定及阿司匹林联合噻氯吡啶的实验组与正常对照组相比，As 血栓形成者纤维蛋白原结合及 PS 表达的血小板百分比均呈现明显增高趋势。而且噻氯匹定能显著抑制 PS 表达，阿司匹林对 PS 表达几乎无影响，但两种药物联合应用能够显著增强对 PS 的抑制作用。血小板 GPⅡb/Ⅲa 受体抑制剂和阿司匹林联用能明显减少凝血酶所诱导的血小板、中性粒细胞数目和血中 PS 表达水平。因此，在临床上可针对不同的诱因采用联合用药以增强疗效。

临床上常用的抗凝药物——肝素通过抑制细胞 PS 表达干扰白细胞的滚动和黏附。进一步研究表明，普通肝素抗 PS 的作用明显强于低分子量肝素。使用化学方法减少肝素中戊糖环中碳、氧含量及增加含硫化学基团后，肝素将失去抗凝和抗血栓作用而其抗 PS 特性加强。

三、他汀类降脂药及其他药物

他汀类降脂药是羟甲基戊二酸单酰辅酶 A 还原酶抑制剂，它可以减少 As 斑块局部单核/巨噬细胞的聚集，抑制 MMP 产生，促进胶原形成，稳定斑块。他汀类降脂药还具有独立于降脂之外的作用，即它能通过抑制三磷酸鸟苷结合蛋白 Rho 激酶的香叶酰香叶酰化，与热休克蛋白 90 相互作用后活化磷脂酰肌醇-3 激酶/蛋白激酶 B（PI3K/Akt）信号途径，诱导内皮细胞一氧化氮合酶（eNOS）表达增加，上调 NO 表达，从而抑制血小板膜依赖钙离子的三磷酸腺苷合酶，增强内皮细胞及血小板功能，最后抑制血管炎症反应。另外，某些抗氧化剂如维生素 E，中成药如丹参片、通心络、血脉宁颗粒等也能降低 PS 表达水平，但其确切机制尚不明确。一氧化氮供体如硝酸甘油等都可以显著地降低 PS 水平，减少血小板活化。没食子酸（gallic acid，GA）可通过介导血小板-白细胞相互作用降低 PS 水平，从而在冠心病、血栓形成等一些疾病的炎症反应中发挥作用。

（陈凌燕）

参 考 文 献

李滔，梅冰，2015. P-选择素和 P-选择素糖蛋白配体-1 血液水平及基因多态性与缺血性脑梗死. 微循环学杂志，25（4）：72-76.

潘莹，周碧蓉，翟志敏，2012. 血小板 P-选择素与动脉粥样硬化研究进展. 安徽医科大学学报，47（10）：1237-1240.

彭湘萍，姜志胜，2008. P-选择素及其配体相互作用与动脉粥样硬化. 中国心血管病研究，6（6）：469-471.

张剑青，刘鹏飞，王晨霞，2008. P-选择素在冠心病中的研究新进展. 包头医学，32（3）：155-157.

Andre P，Hartwell D，Hrachovinova I，et al，2000. Pro-coagulant state resulting from high levels of soluble P-selectin in blood. PNAS，97（25）：13835-13840.

Barbaux S C，Blankenberg S，Rupprecht H J，et al，2001. Association between P-selectin Gene polymorphisms and soluble P-selectin levels and their relation to coronary artery disease. Arterioscler Thromb Vase Biol，21（10）：1668-1673.

Darb K，Lindemann S，Langer H，et al，2007. The evil in atherosclerosis：adherent platelets induce foam cell formation. Semin Thromb Hemost，33（2）：173-178.

Elmas E，Bugert P，Popp T，et al，2010. The p-selectin gene polymorphism val168met：a novel risk marker for the occurrence of primary ventricular fibrillation during acute myocardial infarction. J Cardiovasc Electrophysiol，21（11）：1260-1265.

Fenoglio C，Galimberti D，Ban M，et al，2006. SELPLG and SELP single-nucleotide polymorphisms in multiple sclerosis. Neurosci Lett，394（2）：92-96.

Fukushima S，Coppen S R，Varela-Carver A，et al，2006. A novel strategy for myocardial protection by combined antibody therapy inhibiting both P-selectin and intercellular adhesion molecule-1 via retrograde intracoronary route. Circulation，114（1 Suppl）：I251-256.

Hayashi S，Watanabe N，Nakazawa K，et al，2000. Roles of P-selectin in inflammation，neointimal formation，and vascular remodeling in balloon-injured rat carotid arteries. Circulation，102（14）：1710-1717.

Klinkhardt U，Bauersachs R，Adams J，et al，2003. Clopidogrel but not aspirin reduces P-selectin expression and formation of platelet-leukocyte aggregates in patients with atherosclerotic vascular disease. Clin Pharmacol Ther，73（3）：232-241.

Koyama H，Maeno T，Fukumoto S，et al，2003. Platelet P-selectin expression is associated with atherosclerotic wall thickness in carotid artery in humans. Circulation，108：524.

Libby P，2000. Changing concepts of atherogenesis. J Intern Med，247（3）：349-358.

Merten M，Thiagarajan P，2000. P-selectin expression on platelets determines size and stability of platelet aggregates. Circulation，102（16）：1931-1936.

Ou X，Dai X Y，Long Z F，et al，2008. Role of mast cells in atherosclerosis：a classical inflammatory disease. Int J Immunopathol Pharmacol，27（4）：517-521.

Perumal R，Rajendran M，Krishnamurthy M，et al，2014. Modulation of P-selection and platelet aggregation in chronic periodontitis：a clinical study. J Indian Soc Periodontol，18（3）：293-300.

Seyfarth H J，Koksch M，Roethig G，et al，2002. Effect of 300 and 450mg clopidogrel loading doses on membrane and soluble P-selectin in patients undergoing coronary stent implantation. Am Heart J，143（1）：118-123.

Tailor A，Granger D N，2003. Hypercholesterolemia promotes P-Selectin–dependent platelet–endothelial cell adhesion in postcapillary venules. Arteroscler Thromb Vasc Biol，23（4）：675-680.

Yasue H，Nakagawa H，Itoh T，et al，2008. Coronary artery spasm——clinical features，diagnosis，pathogenesis，and treatment. Journal of Cardiology，51：2-17.

第二十五章 巨噬细胞移动抑制因子与动脉粥样硬化

第一节 概 述

巨噬细胞移动抑制因子（macrophage migration inhibitory factor，MIF）是一种受下丘脑-垂体调控的前炎性细胞因子，最初由 Bloom 和 David 在活化的 T 细胞中发现。其主要作用是抑制巨噬细胞随机移动，促进巨噬细胞在局部浸润、聚集，激活并分泌多种细胞因子，增强巨噬细胞功能。巨噬细胞不仅是产生 MIF 的主要细胞，也是 MIF 作用的靶细胞，因此 MIF 在巨噬细胞参与调节的动脉粥样硬化（As）中发挥重要作用。近年来，大量研究表明，As 斑块中 MIF 的表达水平明显上调，并且抑制 MIF 表达能延缓 As 斑块的形成。因此，MIF 可能会成为治疗 As 的潜在靶点。MIF 的发现为 As 炎症反应学说的研究提供了新思路。

第二节 巨噬细胞移动抑制因子的发现及来源

MIF 是体内一种多功能的细胞因子，1966 年，MIF 作为一种可溶性淋巴因子参与Ⅳ型超敏反应，并因其具有抑制巨噬细胞移动的作用而被命名为巨噬细胞移动抑制因子。1989 年，人 MIF cDNA 被率先克隆成功，从而对其来源、结构等方面有了初步的认识。1991 年，MIF 被认为是一种重要的前炎性细胞因子，能增加菌血症及内毒素败血症的致死率，并拮抗糖皮质激素的抗炎作用。1999 年，基因敲除小鼠的建立使人们发现 MIF 不仅在 T 细胞和巨噬细胞中表达，还能广泛表达于各种组织细胞，从而参与机体的炎症反应和免疫调节。因此，MIF 可能广泛参与了机体多种生理及病理生理学反应，包括炎症反应、免疫调节、脂肪生成、肾脏病变、肿瘤生成和皮肤创伤修复等。近年来大量研究发现，MIF 也与 As、糖尿病、肥胖、高血压等疾病密切相关。

MIF 不仅能在肺、皮肤、胃肠、泌尿道、内分泌腺（如胰岛 B 细胞、卵巢、睾丸、肾上腺皮质、下丘脑和垂体腺）等组织中表达，而且也能在免疫细胞如单核细胞、巨噬细胞、B 细胞、嗜酸性粒细胞、中性粒细胞、嗜碱性粒细胞、T 细胞、肥大细胞、血液中的树突状细胞等细胞中表达。其中，垂体前叶细胞、活化的单核/巨噬细胞和 T 细胞是体内 MIF 的主要来源。

第三节 巨噬细胞移动抑制因子的基因及蛋白结构

人的 *MIF* 基因是定位于第 22 号染色体 q11.23 区的单拷贝基因，而小鼠 *Mif* 基因是定位于第 10 号染色体，由 3 个外显子和 2 个内含子组成的多拷贝基因。1995 年，美国 Duke

大学医学中心 Picower 医学研究所 Mitchell 等首次克隆了人 *MIF* 基因，其全长约 2119bp，编码区由 3 个外显子和 2 个内含子组成。现在已知 *MIF* 基因在−794 处存在 CATT（5～8 个）串联序列，在−173G→C、+254T→C、+656C→G 处存在单核苷酸多态性位点。*MIF* 基因启动子区包含多个 GC 位点，不含 TATA 盒，5′端靠近 RNA 转录起始点处有个保守的序列可以和活化蛋白 1（activator protein-1，AP-1）、NF-κB、转录因子 Ets-1（transcription factor Ets-1）、环磷酸腺苷结合元件反应蛋白（cyclic adenosine monophosphate response element-binding protein）等结合，并受其调控。说明 MIF 是由免疫系统（单核/巨噬细胞、T 细胞）和内分泌系统（垂体）释放的一种调节性因子。

人 MIF 是由 115 个氨基酸组成的无糖基化的蛋白质，相对分子质量为 12 500。尽管不同种属来源的 MIF 功能不尽相同，但其氨基酸序列却有着高度的同源性，以大鼠和小鼠的同源性最高（两者之间仅相差 1 个氨基酸），人和小鼠的同源性也高达 90%。此外，人和大鼠的 MIF 蛋白质三维结构基因相似，仅区别在 C 端的第 11 个氨基酸碱基上。

MIF 蛋白质结构独特，具有高度保守性，与已知的其他蛋白质之间无同源性，不属于现知的任何细胞因子家族成员。MIF 蛋白是由α链和β链组成的三聚体结构，此三聚体通过单体内的β-片层、α-螺旋与 C 端氢键之间相互作用、彼此相连。MIF 活性的表现通常以寡聚体的形式发挥作用。另外，MIF 与 D-多巴色素互变异构酶（DDT）在主要的氨基酸序列上相同，并具有互变异构等酶催化活性。

第四节　巨噬细胞移动抑制因子的胞内和胞外信号转导机制

Ⅱ型单程跨膜蛋白 CD74 对 MIF 具有高度亲和力。研究发现，MIF 通过募集 CD44 介导 CD74 在细胞内的信号转导，并通过细胞外信号调节激酶（ERK）-1/2 的磷酸化，使其与丝氨酸酪氨酸激酶结合。MIF 诱导 ERK 激活进一步参与 MIF 介导的不同生物学效应。MIF 能激活磷脂酶 A_2（PLA_2）和环加氧酶（COX）释放花生四烯酸，抑制糖皮质激素的抗炎作用。MIF 能与趋化因子受体 4［chemokine（C-X-C motif）receptor 4，CXCR4］（在 T 细胞上）、CXCR2（在中性粒细胞上）和 CXCR2/CD74（在单核细胞上）结合，引起 G 蛋白/PI3K-偶联的信号反应，使白细胞整合素活化，并在白细胞募集中发挥类似于趋化因子的功能。虽然 MIF 能够单独结合 CXCR2，但是 CXCR2/CD74 受体复合物的形成可能通过 CD74、CD44 和相关的丝氨酸酪氨酸激酶的相互作用增强 MIF 介导的信号转导。MIF/受体复合物的精确表达和功能谱及它们的形成机制（其可作为细胞类型依赖性发生）尚未阐明。最近有研究发现，MIF 能与核糖体蛋白 S19（ribosomal protein S19，RPS19）相互作用；凋亡的细胞通过释放 RPS19 干扰 MIF/CXCR2 介导的单核细胞停滞。

MIF 是一种特殊的细胞因子，它引起的生物学反应发生在许多细胞的细胞质中。MIF 与炎症介质如硫氧还原蛋白（TR）、高迁移率族蛋白 B1（HMGB1）、胞内酶及某些转录因子具有相似性。细胞内 MIF 能与 As 斑块中的 c-Jun 激活结构域结合蛋白 1（c-Jun-activation domain binding protein1，JAB1）相互作用，形成 COP9 信号体（constitutive photomorphogenic signalosome，CSN）的第五个亚基，并通过 c-Jun 氨基末端激酶（JNK）和 AP-1 抑制 JAB1 途径的激活。在大鼠颈动脉损伤模型中，AP-1 对血管平滑肌细胞（VMSC）增殖及血管新生内膜形成起主要作用。细胞外和细胞内 MIF 的协同作用能通过 p53 蛋白（p53 protein 53， p53）发挥抗细胞凋亡的作用。具体表现：细胞外 MIF 通过 CD74/CD44 复合物上调 COX-2 表达，降低 p53 水平，抑制 p53 诱导的凋亡；另外，细胞内 MIF 通过稳定 p53-Mdm2 复合物进一步抑制 p53 活性。p53 活性降低能促进细胞增殖和减少细胞凋亡，导致 As 斑块形成，因此，MIF 发挥促 As 作用。

在凋亡细胞中，MIF 与 Bcl2 家族成员蛋白 Bim（Bcl-2 interacting mediator of cell death，Bim）相互作用，抑制 Bim 促凋亡作用。MIF 还通过 CD74 激活 PI3K/Akt 途径，抑制磷酸化介导的凋亡蛋白活化，延长细胞的存活期。基因组微阵列分析显示 MIF 通过多种途径调节细胞周期，包括促分裂原活化蛋白激酶、PI3K/Akt、NF-κB 和 c-Myc 途径的活化及抑制转化生长因子-β（TGF-β）和 p53 依赖性途径。

MIF 还能激活转录因子 PU.1 和 E2F1，在炎症过程和细胞周期/抗细胞凋亡途径中发挥重要作用。但是，这些转录因子对 MIF 致 As 的作用尚未完全阐明。

第五节　巨噬细胞移动抑制因子的功能

MIF 是细胞中重要的促炎因子，其分泌与激素类似，受下丘脑-垂体的调控。MIF 能抑制巨噬细胞随机游走，促进巨噬细胞在炎症局部浸润、活化，增强其黏附、聚集和吞噬能力，还能促进一些炎症因子的产生，如 TNF-α、IFN-γ、IL-1β、IL-2、IL-6、IL-8、IL-17、MCP-1、巨噬细胞炎症蛋白-2（macrophage inflammatory protein-2，MIP-2）、NO、前列腺素 E_2（PGE_2）和 COX-2，以及多种 MMP 和金属蛋白酶抑制剂。当机体发生炎症、感染或处于应激反应状态时，循环血液中的 MIF 水平升高能拮抗糖皮质激素的抗炎作用，并能选择性地限制皮质类固醇介导的免疫抑制，从而增加炎症的强度及其所致的死亡率。一般情况下，低浓度的糖皮质激素可诱导巨噬细胞分泌 MIF，而高浓度的糖皮质激素则使 MIF 分泌减少。因此，目前认为，MIF 对糖皮质激素的抗炎、抗免疫作用起负反馈调节，与糖皮质激素共同调节机体的炎症和免疫反应。作为细胞因子，MIF 与其靶细胞上的 CD74 结合发挥作用。MIF 与 CD74 结合，使 CD74 发生磷酸化并与 CD44 聚集形成 CD74-CD44 复合体，激活 ERK 通路。MIF 与 CD74 的结合还能激活酪氨酸蛋白激酶（Src kinase，SRC）和 PI3K/Akt 途径，导致促凋亡蛋白 Bad（Bcl-2-associated death promoter）和 Bax（Bcl-2-associated X protein）发生磷酸化而失活，抑制细胞凋亡。在淋巴样细胞中，MIF 诱导 Akt 活化，并通过激活 NF-κB 的信号途径促进 Bcl-xL 和 Bcl-2 蛋白表达，抑制细胞凋亡。MIF 通过结合细胞表面受体 CXCR2 和 CXCR4，促进 CXCR2-CD74 复合物的形成，诱导受体内化并刺激白细胞趋化。

MIF 在人类癌症中具有多种作用，其对癌细胞具有自分泌和旁分泌作用，能促进细胞增殖、生长、迁移和肿瘤的免疫逃逸，诱导细胞内血管生成，并抑制肿瘤细胞凋亡和自噬。有研究表明，MIF 在前列腺癌、乳腺癌、白血病及结肠癌细胞中表达升高；多种肿瘤的局部浸润和远处转移与 MIF 密切相关。MIF 在肿瘤细胞增殖和血管新生过程中发挥重要作用。它能以自分泌调节的形式促进微血管内皮细胞增殖，使用特异性单克隆抗体中和 MIF 可明显抑制肿瘤细胞增殖和血管新生。

p53 蛋白是肿瘤抑制基因 *TP53* 的产物。作为转录因子，p53 能调节多种基因的表达，在控制细胞周期中起关键作用。在正常细胞中，p53 与其抑制剂 Mdm2 处于结合状态，Mdm2

通过诱导 p53 降解而抑制其功能。当在 DNA 合成期间发生不正确的碱基配对时，p53 被磷酸化并与 Mdm2 分离而发挥其功能，细胞周期停滞，并且启动 DNA 错误修复机制。一旦修复完成，p53 降解，细胞周期延续细胞重新开始分裂增殖。MIF 以氧化还原的方式与 p53 相互作用，并稳定 p53 和 Mdm2 之间的连接，确保 p53 不被磷酸化，抑制 p53 执行其保护功能。p53 功能的失活可以显著破坏 DNA 修复机制，使基因组发生突变，增加不稳定性，促进细胞恶性转化。MIF 作为经典肿瘤抑制基因 *p53* 的负性调节因子，可通过降低 p53 来抑制肿瘤细胞凋亡。在神经胶质瘤中，MIF 刺激星形胶质细胞反应性地分泌 TNF-α、IL-1β、IL-6 等细胞因子，促进肿瘤细胞增殖。因此，MIF 通过刺激肿瘤细胞增殖和血管新生，抑制 p53 介导的线粒体凋亡，促进肿瘤的发展。此外，MIF 可以抑制细胞毒性 T 淋巴细胞（cytotoxic T lymphocyte，CTL）和 NK 细胞凋亡，从而促进肿瘤细胞免疫逃逸。MIF 能增加髓系衍生抑制细胞（myeloid-derived suppressor cell，MDSC）的产生并激活 MDSC，进而抑制 T 细胞和 NK 细胞发挥抑制机体抗肿瘤免疫反应的作用。MIF 还能促进巨噬细胞分化为肿瘤相关巨噬细胞（tumour-associated macrophage，TAM），TAM 在肿瘤环境中与 MDSC 共同发挥抗 NK 细胞和 T 细胞的免疫抑制活性作用，从而促进肿瘤侵袭与转移。

MIF 还参与调节体内的血糖平衡。胰岛 B 细胞能同时分泌胰岛素和 MIF，分泌的 MIF 也能调节糖吸收、糖酵解，影响脂肪细胞、肌细胞和心肌细胞等胰岛素靶细胞的胰岛素抵抗。特异性单克隆抗体中和 MIF 或下调 MIF 表达能减少高糖诱导的胰岛素分泌。MIF 以自分泌方式调节胰岛素分泌，最终维持体内低水平的胰岛素和 MIF 浓度。研究发现，急性炎症会导致血糖调节异常，故急性炎症和炎症反应能诱导 1 型和 2 型糖尿病的发生。胰岛 B 细胞分泌生成的 MIF 能进一步促进胰岛素释放，影响体内血糖平衡。同时，MIF 也影响机体的糖代谢，脂肪细胞分泌大量的 MIF 持续刺激胰岛 B 细胞分泌胰岛素，导致胰岛 B 细胞衰竭，引发糖尿病。在 2 型糖尿病患者体内，血清 MIF 浓度比糖耐量受损患者更高，说明 MIF 与胰岛素抵抗密切相关。使用特异性单克隆抗体中和 MIF 或敲除 MIF 能防止自身免疫性糖尿病的发生，而用重组 MIF 处理非肥胖型糖尿病（NOD）小鼠使糖尿病的发生率由 55%增加至 86%。

MIF 也与脂肪生成关系密切。研究表明，MIF mRNA 表达水平在前脂肪细胞分化为成熟脂肪细胞过程中逐渐升高。用 TNF-α刺激脂肪细胞分化成熟的过程中，随着 TNF-α刺激时间或剂量的增加，MIF 表达也逐渐增加。尽管成熟的脂肪细胞可以表达和分泌 MIF，但皮下脂肪、腹部脂肪与乳腺脂肪细胞 MIF 的表达水平存在明显差异，皮下和腹部脂肪细胞分泌的 MIF 是乳腺部位脂肪细胞的 10 倍。成熟脂肪细胞 MIF 表达水平与体重指数成正比，肥胖患者脂肪细胞 MIF 分泌量远大于正常人。以上研究表明，MIF 在与脂肪生成相关的疾病发生中发挥重要作用，是治疗和预防脂质代谢紊乱疾病的靶点。

MIF 诱导的促炎因子还能调节机体的心脏功能、血管重塑、血栓形成和 As 的发生发展。研究发现，心肌缺血能促进 MIF 表达，在急性心肌梗死患者体内，其血清 MIF 水平较正常人明显增加。在急性心肌梗死小鼠模型中，$MIF^{-/-}$小鼠缺血-再灌注后，其心肌梗死面积和心肌细胞凋亡减少，各种炎症因子表达下调，心肌缺血再灌注损伤减轻。研究发现，MIF 在心肌缺血再灌注损伤中的作用还存在争议。过表达 MIF 可降低心肌收缩性，且 MIF 能增加骨骼肌中葡萄糖转运，调节细胞代谢和糖酵解。在心肌缺血-再灌注中，MIF 表达增加激活腺苷酸活化蛋白激酶，促进葡萄糖吸收和利用，同时增加 ATP 生成和限制能量消耗，改善心肌缺血时的能量代谢。另外，MIF 抑制 Jun 氨基末端激酶的激活，减少 BAD 磷酸化，降低心肌细胞凋亡，减轻心肌损伤。

目前已经证明，MIF 存在两种不同的催化活性，即酮-烯醇互变异构酶（keto-enol tautomerase）和巯基蛋白氧化还原酶（thiol-protein oxidoreductase，TPOR）。因此，MIF 又被称为具有酶活性的细胞因子或细胞毒素。1994 年，研究发现 MIF 与细菌异构酶 5-羧甲基-2-羟基粘康酸δ-异构酶（5-carboxymethyl-2-hydroxymuconate delta-isomerase，CHMI）具有结构相似性。1996 年，首次报道 MIF 具有 D-多巴色素互变异构酶（DDT）活性，能够转化 5，6-二羟基-2-羧酸（5，6-dihydroxyindole-2-carboxylic acid，DHICA）中的 D-多巴色素。1998 年，研究发现 MIF 能辅助苯丙酮酸互变异构酶催化苯丙酮酸和对羟基苯丙酮酸的转化，以苯丙酮酸和对羟基苯丙酮酸的底物作为硫醇蛋白氧化还原酶发挥作用。此外，MIF 催化神经递质如多巴胺和去甲肾上腺素转化为吲哚二羟基衍生物。

MIF 是一种调控细胞基因表达、细胞分化和凋亡的重要因子。迄今为止，研究发现 MIF 与免疫、肿瘤、心血管和代谢性疾病密切相关，它是多种疾病药物治疗的靶点。目前，MIF 抑制剂有抗 MIF 抗体、MIF 酶活性抑制剂和植物提取的 MIF 抑制剂。MIF 作为一种抗原与抗 MIF 抗体结合使 MIF 下降，但它具有免疫原性，可引起过敏反应。MIF 酶活性抑制剂如 ISO-1 抑制 MIF 异构酶、氧化还原酶活性。植物提取的 MIF 抑制剂作用还有待研究。

第六节　巨噬细胞移动抑制因子与动脉粥样硬化的关系

MIF 在 As 不稳定性斑块形成及急性冠脉综合征的发展过程中都起着重要作用。As 是动脉血管壁损伤后的一种慢性炎症反应。在 As 形成早期，单核细胞在损伤部位聚集、黏附、迁移并穿过血管内皮，进而活化并分化成巨噬细胞，巨噬细胞吞噬脂质成为泡沫细胞，形成 As 的早期病变脂纹、脂斑；动脉中膜的血管平滑肌细胞迁入内膜，吞噬脂质形成平滑肌源性泡沫细胞，增生迁移形成纤维帽，进而形成纤维斑块；ox-LDL 使上述两种泡沫细胞坏死崩解，成为糜粥样坏死物，从而形成粥样斑块。

冠状动脉粥样硬化是一个缓慢形成的过程，炎症反应是导致 As 的重要机制。MIF 是免疫调节和炎症反应的重要细胞因子。As 斑块形成区域存在巨噬细胞、T 细胞/单核细胞和泡沫细胞等多种细胞浸润，而这些细胞在诱发 As 因素（ox-LDL、CD40 配体及血管紧张素Ⅱ等）刺激下均不同程度促进 MIF 表达。在 As 早期的脂纹阶段或是在后期的斑块形成阶段，血管内皮细胞和平滑肌细胞都能表达 MIF。随着病变的进展，巨噬细胞及平滑肌细胞 MIF 表达量也逐渐升高。当粥样斑块趋于稳定时，MIF 表达量有所下降。早期颈动脉粥样硬化斑块的研究发现，MIF 促进脂质沉积，导致血管内膜中层增厚。在颈动脉粥样硬化的小鼠模型中，MIF 促进内膜区域炎症细胞聚集和内膜细胞增生，从而增加血管内膜厚度。在载脂蛋白 E 缺陷的动物模型中，使用特异性单克隆抗体中和 MIF 能明显减少 As 区域巨噬细胞 MMP-2、CD40 配体、TNF 等炎症介质的表达，主动脉区域 As 斑块减少。在 LDL 受体缺陷小鼠中，MIF 的基因缺失能防止高脂饮食诱导的 As 斑块形成，主要表现为主动脉内膜增厚减轻和脂质沉积减少。使用 MIF 抑制剂能减少主动脉根部巨噬细胞和 T 细胞的产生，进而减轻 As 的病变程度。

MIF 在 As 的发生发展过程中的作用是多方面的，表现如下。

（1）MIF 抑制巨噬细胞随机游走移动，吸引其在炎症反应局部浸润、聚集、活化、黏附，促进巨噬细胞吞噬脂质，诱导巨噬细胞源性泡沫细胞的产生。最近研究发现，MIF 结合趋化因子受体 CXCR2 和 CXCR4 触发钙离子内流，诱导整合素快速活化，促进单核细胞和 T 细胞趋化、阻滞，并且 MIF 通过 CXCR2 能将自身的趋化活性延伸到中性粒细胞。因此，在炎症细胞募集过程中，MIF 发挥类趋化因子功能。MIF 除了具有类趋化因子功能，还能通过增强 CCL2 和其他炎症介质如黏附分子及 TNF 的释放，促进巨噬细胞募集。同时，MIF 诱导巨噬细胞产生大量炎性介质，激活 T 细胞，加剧机体炎症及免疫反应。研究发现，阻断 MIF（CXCR2/CXCR4 双重抑制剂）能减少 $apoE^{-/-}$小鼠 As 斑块的形成，并能减少斑块中巨噬细胞和 T 细胞的浸润，增加斑块稳定性。

（2）MIF 激活血管内皮细胞和平滑肌细胞分泌大量的促炎因子和细胞介质，如 TNF-α、IFN-γ、IL-1β、IL-6、IL-8、IL-17、MCP-1、MIP-2、NO、PGE_2 和 COX-2 等。NF-κB 广泛存在于真核细胞内，是一种调控机体炎性介质表达的转录因子。在静息状态下，NF-κB 与 NF-κB 抑制因子家族成员结合组成异源性多聚体，即 NF-κB/NF-κB 抑制因子，并以无活性的复合物形式保存在细胞质中。MIF 是目前发现的机体内唯一一种拮抗糖皮质激素抗炎作用的细胞因子。MIF 通过抑制糖皮质激素发挥抗炎作用，从而促进 NF-κB/NF-κB 抑制因子解离，促进 NF-κB 的核转位，启动 mRNA 转录，触发炎性介质的瀑布效应，导致细胞大量释放炎症因子，促进 As 发生发展。此外，AP-1 是主要由 Jun 和 Fos 两大蛋白质因子家族组成的转录因子。AP-1 的活化在细胞增生、分化及炎症信号过程中发挥重要作用。在细胞质内，MIF 和 Jun 活化结构域结合蛋白 1 结合，抑制 c-Jun 的 N 端激酶活性，进而增强 AP-1 活性。因此，MIF-Jun 活化结构域结合蛋白 1 复合物可能是调节 As 炎症过程的关键调控系统。

（3）MIF 诱导血管内皮细胞表达单核细胞趋化蛋白 1。单核细胞趋化蛋白 1 能增强平滑肌细胞黏附单核细胞的能力，使其在内皮间隙中加快摄取脂蛋白而泡沫化，进而加快 As 病变进程。利用小分子干扰 RNA 抑制内皮细胞表达 MIF 后发现，E-选择素、ICAM-1、VCAM-1、IL-8 和单核细胞趋化蛋白 1 的表达下调，白细胞的黏附能力降低。

（4）MIF 诱导血管平滑肌细胞表达 ICAM。ICAM 能使炎症细胞沿血管内皮细胞滚动、黏附并渗透到内皮细胞下，释放各种细胞活性物质，促进血管平滑肌细胞迁移和增殖，形成泡沫细胞，最终导致 As 斑块的形成。利用显微镜对大鼠肾脏疾病和小鼠微血管炎症进行活体检测发现，MIF 促进炎症性单核细胞聚集。体外黏附测定实验发现，在流动条件下，MIF 处理的人主动脉内皮细胞上存在单核细胞的停滞，此现象可用 MIF 中和抗体阻断。对 ox-LDL 预处理的主动脉内皮细胞的单核细胞黏附也可以通过使用 MIF 抗体加以阻断，这表明 MIF 介导单核细胞阻滞的基本机制与固定的趋化因子相似。用 MIF 预处理内皮细胞能促进 CXCR2（对单核细胞、中性粒细胞）和 CXCR4（对 T 细胞）G 偶联蛋白活化，使其固定在内皮细胞表面。并且，在流动条件下，MIF 直接通过β_1-整合素或β_2-整合素激活单核细胞、中性粒细胞和 T 细胞停滞。MIF 除了增加白细胞的阻滞，（transwell 迁移实验显示）还能通过 G 蛋白和磷酸肌醇-3 激酶（PI3K）激活 CXCR2 和 CXCR4 受体而直接诱导单核细胞/中性粒细胞和 T 细胞趋化。此外，MHC Ⅱ类伴侣不变链的表面表达 MIF 受体 CD74，它通过与 CXCR2 相互作用激活 CXCR2 和 Src 激酶的下游信号，促进 MIF 介导的单核细胞聚集和黏附。在高脂喂养的 *apoE*$^{-/-}$和 *Ldlr*$^{-/-}$小鼠模型及 TNF-α诱导的急性血管炎症模型中，使用 CXCR2、MIF 或 CD74 的中和抗体后，小鼠颈动脉的离体灌注显示单核细胞黏附显著降低。

（5）MIF 与 ox-LDL 在 As 形成中具有协同作用。ox-LDL 作为氧化信号使巨噬细胞中接受氧化物成分的转录因子激活，刺激包括 MIF 在内的一系列细胞因子表达，诱导单核细胞黏附于动脉内皮，并分化为巨噬细胞，巨噬细胞摄取大量脂质而形成泡沫细胞。研究发现，ox-LDL 可诱导巨噬细胞表达高水平的 MIF，且呈时间和浓度依赖性。因此，MIF 表达上调在巨噬细胞的黏附、迁移和聚集，尤其是转化形成泡沫细胞的过程中起着重要作用。ox-LDL 还通过激活 NF-κB 诱导血管平滑肌细胞表达 MIF。MIF 通过自分泌和旁分泌的方式促进血管平滑肌细胞迁移，平滑肌细胞摄取 ox-LDL，继而产生平滑肌细胞源性泡沫细胞。由此，MIF 和 ox-LDL 在 As 形成过程中具有协同促进作用。

（6）MIF 与粥样斑块的稳定性密切相关。MIF 是目前发现的第一个与斑块消退和斑块稳定有关的细胞因子。在脂纹期，巨噬细胞及血管平滑肌细胞 MIF 表达增加，并在纤维斑块期明显上升，粥样斑块期则升至峰值，而当斑块趋于稳定时，MIF 表达开始下降。MMP 作为降解细胞外基质的主要蛋白水解酶，与斑块的不稳定性相关。MMP 及其组织型 MMP 抑制物的动态失衡，导致细胞外基质降解，斑块纤维帽松动、破坏。研究发现，MIF 能够直接刺激巨噬细胞和血管平滑肌细胞表达 MMP-1、MMP-9，通过免疫双染技术发现，在易损斑块中 MIF 表达上调与巨噬细胞积聚、MMP-1 和 MMP-9 过表达及胶原溶解密切相关。MIF 与 MMP-1 及 MMP-9 在斑块中的表达减小了斑块纤维帽，降低斑块稳定性，导致斑块破裂。另外，斑块内新生血管是导致斑块不稳定的重要因素。在血管严重狭窄部的易损斑块/破裂斑块处，新生血管的数量分别是稳定性斑块的 2～4 倍。MIF 不仅促进血管内皮细胞增殖，还促进新生微血管生成。一些促进斑块及微血管形成的介质如 CD40L、血管紧张素和缺氧条件等都可以诱导 MIF 表达。而 As 斑块内新生血管发育不完善，足细胞缺乏，基膜不完整，很容易诱发斑块内出血、斑块破裂。MIF 能使缺血性脑血管 As 斑块出现血管狭窄，当血管狭窄程度在 50%～70%时即可造成血流障碍。MIF 通过促进 As 斑块的形成和不稳定性斑块的局部炎症反应，逐渐减少血流量，导致斑块破裂和血栓形成，最终使受累血管闭塞。

第七节　巨噬细胞移动抑制因子与动脉粥样硬化相关疾病的关系

1. 急性冠脉综合征循环巨噬细胞移动抑制因子（MIF）的来源及变化　冠状动脉斑块不稳定和破裂是急性冠脉综合征发生发展的关键步骤。MIF 能诱导单核细胞和 T 细胞聚集在 As 病变区，调节血管平滑肌细胞迁移和增殖，促进巨噬细胞向泡沫细胞转变，并上调 MMP，特别是 MMP-1 和 MMP-9，增强斑块内胶原的降解，使斑块不稳定性增加。有研究发现，急性冠脉综合征及冠心病患者 MIF 水平升高，且急性冠脉综合征患者血浆 MIF 水平明显高于稳定型冠心病患者。在冠心病小鼠中，大量的 MIF 蛋白储存在心肌细胞中，提示急性心肌梗死后 MIF 直接由心肌释放。低氧及过氧化氢处理后，心肌细胞释放 MIF

呈现时间和浓度依赖性。然而，用炎性细胞因子如 TNF-α、IL-1β诱导，心肌细胞 MIF 无明显变化，这表明心肌细胞中 MIF 的产生和释放主要受缺氧或氧化应激的影响。新近研究发现，循环 MIF 来自损伤的心肌，它的水平或许可以作为预测心脏损伤严重程度的重要指标。

2. MIF 与脑梗死　MIF 不仅参与脑梗死（cerebral infarction，CI）的发生，而且在脑梗死后免疫炎症调节过程中发挥重要作用。研究表明，MIF 在局灶性脑缺血核心周围的水平持续升高。对脑卒中患者研究发现，血浆内 MIF 水平与神经功能缺损的严重程度呈正相关。短暂中脑动脉闭塞的 $Mif^{-/-}$小鼠比同窝野生型小鼠的梗死面积小，并且 $Mif^{-/-}$小鼠的感觉运动障碍较轻。这些结果表明，MIF 促进细胞死亡并抑制中枢神经系统损伤后的功能恢复。目前有关 MIF 在缺血性脑血管病中的生物学效应存在争议。MIF 并不是影响脑卒中后的炎症反应和免疫反应的最主要组成部分，MIF 在神经细胞中的表达及调节可能是脑梗死及神经功能缺损的起始点，星形胶质细胞和小胶质细胞过表达 MIF 及小胶质细胞/巨噬细胞反应的调节能进一步抑制神经功能的恢复。但 MIF 在脑梗死中的具体作用尚不明确。

3. MIF 和血管发生　心肌梗死后的组织修复取决于梗死区域的新血管形成。MIF 具有类似血管生成因子的作用。MIF 通过激活趋化因子受体 CXCR2 和 CXCR4 介导细胞迁移和血管管腔形成，诱导血管再生。MIF 在小鼠缺血再灌注损伤后具有短暂的保护作用。与野生型小鼠相比，敲除 *Mif* 基因的小鼠心肌梗死面积更大。小鼠离体灌注心脏缺血 15min，将引起心脏释放 MIF 并激活 AMPK 和 PI3K，上调葡萄糖转运蛋白 4（glucose transporter type 4，GLUT4）的表达，增加糖类摄取，为心肌提供能量，减小梗死面积，发挥心肌保护作用。在小鼠心肌缺血-再灌注前 15min 注射 MIF 类似物如 MIF20 能明显降低心肌梗死面积。这些结果均提示，心肌短暂缺血后，心肌细胞释放 MIF 增加，AMPK 和 PI3K 信号途径被激活，使心肌细胞能量摄入增加，从而抑制促凋亡信号 JNK 的激活，减少氧化应激对细胞造成的损伤。在小鼠缺血-再灌注模型和大鼠后肢缺血模型中，MIF 是促血管生成和重塑的重要因素。

4. MIF 与心肌功能障碍和脓毒症　使用中和抗体抑制 MIF 后，致死性内毒素血症患者的存活率得到显著改善。脓毒性休克最主要的并发症即心肌功能障碍是导致脓毒症患者高死亡率的主要原因。内毒素 LPS 能诱导人内皮细胞和血管平滑肌细胞的 MIF 高表达。同样，LPS 也能促进心脏中 MIF 的表达。脓毒症中内毒素诱导产生的 MIF 可作为心肌炎症反应、心肌细胞凋亡和心脏功能障碍中的起始因子。在脓毒症早期，抑制 MIF 能显著升高 Bcl-2、Bax 等的表达，增加心肌细胞存活数目，改善心肌功能。这说明 MIF 是脓毒症诱发心肌功能障碍的重要因子。抗炎介质葡聚糖磷酸通过抑制心脏表达 MIF 减少心肌细胞凋亡，从而改善心脏功能障碍，提高脓毒症小鼠的存活率。

5. MIF 可作为潜在的心脏生物标志物　目前临床上诊断急性心肌梗死的心肌标志物有肌红蛋白、肌酸激酶（creatine kinase，CK）、肌酸激酶同工酶 MB（creatine kinase isoenzyme-MB，CK-MB）和肌钙蛋白。因肌钙蛋白在特异性和敏感性方面的优势，所以其是使用最广泛的心脏生物标志物。然而，因肌钙蛋白由心肌细胞肌节构成，其释放到血液中很大程度上依赖于细胞降解，因此，其循环峰值出现在发病后 6～8h。近年来高敏肌钙蛋白（HS-cTN）检测技术已逐渐用于急性心肌梗死的早期诊断，敏感性较高，但特异性较差。在一项研究中，332 例有症状的 ST 段抬高型心肌梗死患者，67%血浆 MIF 水平高于参考值，MIF 升高患者中 31% CK-MB 升高。动物实验发现 MIF 在心肌缺血和梗死早期升高，且在血液中 MIF 的含量与心肌损伤程度相关。心肌梗死早期 MIF 的释放早于肌钙蛋白，将有望成为一种潜在的心肌标志物。

第八节 巨噬细胞移动抑制因子的前景与展望

细胞因子及其受体是治疗炎症和免疫疾病的药物靶标。MIF 作为一种细胞因子已成为药物开发新的切入点，是治疗免疫和炎症疾病的重要靶点。

MIF 抗体在相应的动物模型中具有对 As、脓毒性休克、致死性内毒素血症、肾小球肾炎和佐剂性关节炎的保护作用。干扰 MIF 活性的一种方法是使用可溶性 MIF 受体，即基于蛋白质的“生物”治疗剂如抗细胞因子抗体和可溶性细胞因子受体。抗体对细胞外 MIF 的有效作用不仅在败血症的动物模型中得到证实，而且在慢性炎症性疾病中也具有很好的疗效。已有研究报道，MIF 抗体是成功诱导 As 病变消退的一种策略，可以减少因 MIF 激活产生的巨噬细胞和 T 细胞含量，增加斑块稳定性。但这种蛋白质治疗剂的生产成本较高，极大地限制了其在高发性疾病的应用。另一种替代方案是抗细胞因子治疗剂，包括小分子抑制剂（SMW 药物）、肽拮抗剂和肽模拟物。SMW 药物可以口服给药，临床表现为无或较低的抗原性，生产成本相对较低，但其缺点是缺乏对趋化因子配体或受体结合的高亲和力。

MIF 具有催化异构化/互变异构化的氧化还原酶活性，其包含在 N 端脯氨酸残基的一个催化中心是发挥细胞因子功能所需的，MIF 蛋白质三级结构和互变异构酶活性区域的组装与 CD74 相关。此外，基于 MIF 催化互变异构化和氧化还原反应而特异性设计某些抑制 MIF 功能的小分子抑制剂，包括羟基肉桂酸酯和对乙酰氨基酚的醌代谢物的衍生物，它们能抑制 MIF 与细胞表面细胞因子的结合，直接影响关键残基或引起 MIF 的构象变化，抑制其与受体或底物相互作用。此外，这些小分子抑制剂还会影响 MIF 与 CXCR2 结合的相关三级结构域，干扰 CXCL2 调节的 MIF 信号转导和功能。目前，尚不清楚靶向 MIF 互变异构酶活性的抑制剂是否通过诱导 MIF 构象变化，或通过特异性直接靶向 MIF 与受体结合的关键性残基而发挥作用。

许多趋化因子受体拮抗剂的出现是 MIF 成为治疗炎症和心血管疾病靶标的有利证据。MIF 中和抗体减轻小鼠模型中 As 的损伤。因此，特异性靶向 MIF 功能的小分子或肽抑制剂是治疗炎症性疾病的潜在治疗剂。

（成海鹏）

参考文献

蔡施霞，余细勇，林秋雄，等，2006. 巨噬细胞移动抑制因子促进新生微血管生成. 中国动脉硬化杂志，14（11）：949-952.

陈丽红，管又飞，2006. 巨噬细胞移动抑制因子及其在动脉粥样硬化中的作用. 生理科学进展，37（01）：45-47.

储莉，刘伏元，王烈成，2015. 巨噬细胞移动抑制因子与动脉粥样硬化的相关性. 广东医学，36（05）：680-682.

林秋雄，余细勇，单志新，等，2007. 巨噬细胞移动抑制因子在动脉粥样硬化斑块中的表达. 中国动脉硬化杂志，15（07）：555.

徐斌，2004. 巨噬细胞移动抑制因子在动脉粥样硬化中的作用研究进展. 中国动脉硬化杂志，12（02）：238-240.

杨丽霞，苗贵华，齐峰，等，2010. 巨噬细胞移动抑制因子与冠状动脉病变的关系. 中华老年多器官疾病杂志，（01）：48-50.

张韶辉，高东升，2009. 巨噬细胞移动抑制因子在动脉粥样硬化中的研究进展. 国际内科学杂志，15（09）：524-527.

Amin M A，Volpert O V，Woods J，et al，2003. Migration inhibitory factor mediates angiogenesis via mitogen-activated protein kinase and phosphatidylinositol kinase. Circulation Research，93（4）：321-329.

Burger-Kentischer A，Gobel H，2006. Reduction of the aortic inflammatory response in spontaneous atherosclerosis by blockade of macrophage migration inhibitory factor（MIF）. Atherosclerosis，184（1）：28-38.

Burger-Kentischer A，Goebel H，2002. Expression of macrophage migration inhibitory factor in different stages of human atherosclerosis. Circulation，105（13）：1561-1566.

Chen L，Yang G，2009. Induction of MIF expression by oxidized LDL via activation of NF-kappaB in vascular smooth muscle cells. Atherosclerosis，207（2）：428-433.

Kleemann R，Hausser A，2000. Intracellular action of the cytokine MIF to modulate AP-1 activity and the cell cycle through Jab1. Nature，408（6809）：211-216.

Lue H，Kapurniotu A，Fingerle-Rowson G，et al，2006. Rapid and transient activation of the ERK MAPK signalling pathway by macrophage migration inhibitory factor（MIF）and dependence on JAB1/CSN5 and Src kinase activity. Cellular Signalling，18（5）：688-703.

Lue H，Thiele M，Franz J，et al，2007. Macrophage migration inhibitory factor（MIF） promotes cell survival by activation of the Akt pathway and role for CSN5/JAB1 in the control of autocrine MIF activity. Oncogene，26（35）：5046-5059.

Noels H，Bernhagen J，2009. Macrophage migration inhibitory factor：a noncanonical chemokine important in atherosclerosis. Trends in Cardiovascular Medicine，19（3）：76-86.

Pan J H，Sukhova G K，Yang J，T et al，2004. Macrophage migration inhibitory factor deficiency impairs atherosclerosis in low-density lipoprotein receptor-deficient mice. Circulation，109（25）：3149-3153.

Roger T，Chanson A L，2005. Macrophage migration inhibitory factor promotes innate immune responses by suppressing glucocorticoid-induced expression of mitogen-activated protein kinase phosphatase-1. European Journal of Immunology，35（12）：3405-3413.

Schober A，Bernhagen J，Thiele M，et al，2004. Stabilization of atherosclerotic plaques by blockade of macrophage migration inhibitory factor after vascular injury in apolipoprotein E-deficient mice. Circulation，109（3）：380-385.

Shin H N，Moon H H，2012. Stromal cell-derived factor-1alpha and macrophage migration-inhibitory factor induce metastatic behavior in CXCR4-expressing colon cancer cells. International Journal of Molecular

Medicine，30（6）：1537-1543.

Verschuren L，Kooistra T，2009. MIF deficiency reduces chronic inflammation in white adipose tissue and impairs the development of insulin resistance，glucose intolerance，and associated atherosclerotic disease. Circulation Research，105（1）：99-107.

第四篇

炎症与动脉粥样硬化专题研究

第二十六章　炎症与动脉粥样硬化斑块稳定性

第一节　概　　述

动脉粥样硬化（As）是一种与血脂异常及血管壁成分改变有关的动脉疾病，脂质代谢障碍是其病变基础，主要累及大中型弹性动脉和肌性动脉，其基本的病变特征是血中脂质在动脉内膜沉积、血管平滑肌细胞和结缔组织增生，引起内膜灶状纤维性增厚及粥样斑块形成，并伴随有动脉中层的逐渐蜕变和钙化，最终使动脉管壁变硬、管腔出现狭窄。

1986 年，Jonsson 等发现，巨噬细胞可通过清道夫受体吞噬氧化低密度脂蛋白胆固醇（oxidized low density lipoprotein cholesterol，ox-LDL-C），从而首次将炎症细胞与动脉壁脂质沉积相联系。1999 年，Ross 提出 As 的“炎症假说”，将“动脉粥样硬化”进一步定义为血管壁炎症性退行性变，认为 As 始于血管内皮损伤进而导致单核细胞和 T 细胞浸润，炎症反应参与了As的发生发展及向易损性转化的过程。这一理论沿用至今。1992年，Kannel等研究显示，外周血炎症细胞计数与心血管事件风险存在相关性，这一结论将炎症反应与 As 的关系提升至临床层面。围绕炎症反应机制的研究一直是 As 研究的热点。大量的研究表明，炎症参与了 As 发病的每一个时期，即从动脉粥样硬化的发生、发展、斑块形成到最终斑块破裂和血栓的形成过程，均有炎症的参与。

As 是一个由各种致病因素共同作用的动态进展的过程。早期阶段，在各种致病的相关危险因素作用下，血管内皮细胞活化、功能失调。内皮功能的失调使低密度脂蛋白（LDL）为主的脂质颗粒在动脉内皮下异常积聚，并可因氧化、糖基化，以及与免疫复合物等相结合而被修饰，修饰后的 LDL 能诱导内皮细胞产生 M-CSF 和单核细胞趋化蛋白-1（MCP-1），进而对单核细胞产生趋化作用刺激新的单核细胞进入病变及进一步诱发炎症过程。同时，功能失调的内皮细胞表面的黏附因子表达增加，导致单核细胞黏附在内皮细胞上，分化成为巨噬细胞后吞噬 ox-LDL，变成泡沫细胞，促进 As 的进一步发展。病变部位积聚的相关炎症细胞可产生多种蛋白水解酶，如 MMP，促进纤维帽降解，使纤维帽变薄，同时脂质核心不断增大，形成不稳定性斑块（易损斑块）。因此一系列的炎症过程既可以促进斑块形成，又能促进斑块破裂。因此，炎症在 As 发生、发展和演变过程中起着重要作用。

第二节　动脉粥样硬化斑块的特征与分类

As 是全身动脉广泛受累的病变。斑块形成是动脉硬化的明显特征，可以反映 As 病变的程度。As 斑块一般多分布于近侧段，且在分支口处较重；早期，斑块分散，呈节段性分布，随着 As 疾病的进展，相邻的斑块可互相融合。横切面上观察，斑块多呈新月形，有不同程度的管腔狭窄，若并发血栓形成，可使管腔完全阻塞。根据斑块引起管腔狭窄的程度可将其分为 4 级：Ⅰ级，管腔狭窄在 25%以下；Ⅱ级，狭窄在 26%～50%；Ⅲ级，狭窄 51%～75%；Ⅳ级，管腔狭窄在 76%以上。As 的病变过程分为脂纹期、纤维斑块期、粥样斑块期、复合病变期四个阶段。

（1）脂纹期：脂纹是 As 的早期病变。高脂血症及其他危险因素造成内皮损伤后，可使其内膜不光滑，内皮间隙变宽。镜下可见大量泡沫细胞聚集使内皮隆起和变形，形成脂纹。

（2）纤维斑块期：斑块表面为一层瓷白色的纤维帽，由血管平滑肌细胞（VSMC）及大量细胞外基质（包括胶原、弹性纤维、蛋白聚糖及细胞外脂质）组成。纤维帽下有不同程度增生的血管平滑肌细胞、巨噬细胞及泡沫细胞，还有细胞外脂质及基质。

（3）粥样斑块期：粥样斑块是动脉内膜表面隆起略呈灰黄色的斑块，其深部为大量的黄色粥糜样物质，底部和边缘可见肉芽组织增生，外周有少许泡沫细胞和淋巴细胞浸润。外膜可见新生毛细血管，伴有不同程度结缔组织增生及淋巴细胞、浆细胞浸润。

（4）复合病变期：其表现有斑块破裂、斑块内出血、血栓形成、钙化、动脉瘤形成及血管腔狭窄。

1）斑块内出血：斑块内新生的血管破裂形成血肿，血肿使斑块进一步隆起，甚至完全闭塞管腔，导致急性供血中断。

2）斑块破裂：斑块表面的纤维帽破裂，粥糜样物质可自裂口逸入血液，遗留粥瘤样溃疡。进入血流的坏死物质和脂质可形成胆固醇栓子，引起栓塞。

3）血栓形成：斑块破裂形成溃疡后，由于胶原暴露，可促进血栓形成，引起动脉管腔阻塞，进而引起器官梗死。

4）钙化：在纤维帽和粥瘤病灶内可见钙盐沉积，导致管壁变硬、变脆。

5）动脉瘤形成：严重的粥样斑块底部的中膜层平滑肌可发生不同程度的萎缩和弹性下降，在血管内压力的作用下，动脉管壁局限性扩张，形成动脉瘤。动脉瘤破裂可引起大出血。

6）血管腔狭窄：弹力肌层动脉（中等动脉）可因粥样斑块而致管腔狭窄，引起所供应区域的血量减少，导致相应器官发生缺血性病变。

1992 年，Fuster 将 As 的发展分为五个阶段、八种病变，指出在 As 发展的第二阶段形成的Ⅳ、Ⅴa 型病变是含有较大脂质核的易于破裂的斑块形成，进而将斑块分为稳定性斑块和不稳定性斑块。稳定性斑块可不产生任何症状或仅有劳力性心绞痛，而不稳定性斑块可导致猝死、急性心肌梗死或不稳定型心绞痛的发生。介入心脏病专家和病理学家回顾性地把导致冠状动脉闭塞和猝死的斑块描述为“罪犯”斑块。2003 年，Naghavi 等，将能够导致血栓形成或能快速发展为“罪犯”斑块的所有斑块统称为易损斑块，即通常所指的不稳定性斑块。易损斑块容易破裂或容易受到侵蚀，并进而导致急性血栓形成，引起急性冠脉综合征。故一般认为不稳定性斑块是指有血栓形成倾向或由于斑块纤维帽不稳定而引发斑块破裂，导致一系列急性心脑血管不良事件发生的斑块。As 斑块的构成特征及生物学性状，是影响心脑血管疾病患者预后的最主要因素之一。近年来，通过尸检、高频体表超声、血管内超声及病理组织学等大量研究，已发现易损斑块（不稳定性斑块）在结构、细胞学及分子水平的一些重要特征，现总结如下。

易损斑块的形态学特征主要包括以下4个方面：①常位于动脉管腔中偏心的管腔周缘；②大的软脂核脂质池；③斑块中往往含有厚度易变或较薄且不均匀的纤维帽；④斑块表面有裂缝、糜烂、溃疡。

不稳定性斑块的细胞和分子水平特征主要包括以下几方面：①大量的炎症细胞、巨噬细胞、肥大细胞、活化的淋巴细胞浸润，平滑肌细胞较少；②不成熟的新生微血管生成增加；③MMP 表达增加；④炎性标志物表达增多；⑤局部免疫反应增强，组织因子增加；⑥平滑肌细胞因凋亡而减少。

第三节　动脉粥样硬化易损斑块形成的主要机制

动脉粥样硬化（As）目前已成为严重危害人类健康的疾病之一，是冠心病和缺血性脑卒中的主要病因。近年来多项研究发现，主要心脑血管不良事件如急性冠脉综合征发生的严重程度不取决于斑块的大小和狭窄程度，而主要取决于As斑块的稳定性，易损斑块（不稳定性斑块）的破裂及继发血栓形成是心脑血管不良事件发生的主要原因。有研究证实，60%～80%的急性冠脉综合征由斑块破裂造成，且大部分病变并不伴有管腔明显狭窄，易损斑块是急性冠脉综合征的始动因素。因此，探讨As中不稳定性斑块形成的机制已日渐成为As研究领域中的热点。

目前，导致As易损斑块形成的主要机制如下。

一、炎症反应增强

研究表明，As是一种炎症性疾病，而粥样硬化斑块的发生发展是由动脉管壁局部炎症平衡调控的，斑块内的炎症反应和免疫反应增强均可加速As斑块的形成和进展，使斑块表面纤维帽变薄，最终导致斑块破裂和血栓形成。As斑块的炎症反应是斑块破裂和不稳定的重要原因，其中涉及多种细胞因子和炎性介质的参与，局部炎症细胞产生并释放细胞因子，导致内皮细胞功能紊乱，失去抗黏附和抗聚集特性；诱导局部血管平滑肌细胞凋亡，进一步促进炎症细胞聚集，从而加重局部的炎症反应。炎症影响斑块内基质的合成和降解，使合成减少、降解增加，从而使细胞外基质减少，导致脂质池扩大，纤维帽变薄，使斑块易于破裂、血栓形成。尸检研究表明，在不稳定或破裂的As斑块内聚集着大量炎症细胞，如泡沫细胞、巨噬细胞、淋巴细胞和肥大细胞等，尤其在斑块破裂和腐蚀部位，活化的巨噬细胞和T细胞占有明显优势，同时表达大量的细胞因子，如IFN-γ、IL-6及MCP-1等。研究指出，不稳定偏心分布脂质斑块的肩部炎症细胞浓度最高，同时也是最易发生破裂的部位。上述研究提示，炎症是导致斑块不稳定、易破裂的重要原因之一。

二、基质失衡

细胞外基质（ECM）是由细胞分泌到细胞外间质中的大分子物质，构成复杂的网架结构，可以维持血管壁功能及细胞和组织的结构完整性。细胞外基质所含的胶原具有弹性和韧性。因此，细胞外基质的含量、厚度和强度对于防止斑块破裂至关重要。细胞外基质成分的合成与降解维持着动态平衡，MMP 与 MMP 抑制剂——金属蛋白酶组织抑制因子

（TIMP）在维持这一动态平衡中发挥着重要作用，MMP 主要来源于巨噬细胞，是一类能够降解细胞外基质、结构相似的一类蛋白酶的总称。它可分解细胞外基质成分并影响基质重塑。MMP 在斑块内水平的增高势必使纤维帽内胶原纤维和结缔组织降解增加，以致纤维帽变薄，易于形成易损斑块。As 中斑块内巨噬细胞、T 细胞活化，在多种细胞因子的共同作用下，可通过 CD40/CD40L 等信号转导途径诱导 As 斑块内巨噬细胞和血管平滑肌细胞表达 MMP 增加，打破 MMP 及其与 TIMP 之间的平衡，降解基底膜的细胞外基质成分，削弱内皮的屏障功能，促使血管平滑肌细胞的早期迁移和增殖，促进炎症细胞浸润，使斑块的不稳定性增加。因此，基质降解、耗竭是斑块易损的重要原因。巨噬细胞吞噬大量脂质后，其溶酶体破裂，使细胞发生自身溶解并伴有蛋白酶释放，蛋白酶降解细胞外基质，进一步破坏纤维帽和扩大粥样斑块的坏死核心，从而进一步促进斑块的破裂。由此可见，一方面，MMP 及其抑制剂的失衡在降解斑块中的胶原和细胞外基质过程中发挥了主要作用；另一方面，细胞外基质合成不足是削弱纤维帽结构的另一重要因素。细胞外基质的降解降低了斑块的强度，同时平滑肌细胞数量减少，不足以使细胞外基质得到完全修复，以致斑块容易破裂。有研究提示，不稳定性斑块内的平滑肌细胞可发生凋亡。平滑肌细胞的相对减少与该处炎症细胞浸润有关。平滑肌细胞凋亡可干扰细胞外基质正常结构的维持和修复，在一定程度上改变了斑块的病理特征，使斑块具有易损性。

三、细胞凋亡

目前研究表明，As 斑块内细胞过度凋亡，在促进不稳定性斑块形成的过程中起重要作用。最近研究发现，在 As 斑块中促凋亡基因 Bax、Fas 和 p53 等的表达产物增加提示细胞凋亡参与了 As 斑块形成和发展过程。凋亡基因 p53 转染兔和 $apoE^{-/-}$小鼠均可导致 As 斑块不稳定，提示凋亡能影响易损斑块的形成。与 As 斑块稳定性相关的细胞凋亡主要包括内皮细胞、平滑肌细胞及巨噬细胞凋亡。当斑块中侵入较多的巨噬细胞时，血管平滑肌细胞凋亡增加，其机制可能与巨噬细胞分泌 IL-1、TNF-α等细胞因子促进凋亡的发生有关，而血管平滑肌细胞数和胶原分泌明显减少，斑块纤维帽变薄，可使斑块向不稳定的方向发展。研究发现，急性冠脉综合征患者血清中活化的 $CD4^+$T 细胞可以通过肿瘤坏死因子相关凋亡诱导配体（TRAIL）途径，诱导内皮细胞凋亡，而他汀类药可抑制该途径，维持斑块的稳定性。除了平滑肌细胞之外，斑块内浸润炎症细胞的凋亡对斑块的稳定性也非常重要。巨噬细胞凋亡是 As 斑块形成的重要特征，在动脉损伤早期，巨噬细胞凋亡能够抑制斑块进展，但在斑块形成后期，其凋亡促进脂质坏死中心形成，凋亡细胞和凋亡残体对炎症细胞强烈的趋化性能吸引更多的炎症细胞参与炎症反应，导致斑块不稳定性增加，最终引起破裂。血管内皮细胞的过度凋亡一方面增强组织因子的活性，加强血小板聚集能力，从而促进血液凝固；另一方面促进 As 斑块的糜烂，从而促进 As 斑块的破裂和血栓形成。此外，As 病变处的血管重构与细胞凋亡关系密切，血管外周的血管平滑肌细胞的凋亡增加可引起斑块血管重构，而血管重构也是导致斑块易损的重要因素之一。

四、内质网应激

内质网应激（ERS）是指由于某种原因导致细胞内质网稳态失衡、生理功能发生紊乱的一种亚细胞器的病理过程。适度的内质网应激是细胞的一种自我保护性机制，然而过强或长时间的内质网应激反应可引起细胞功能的障碍。新近大量研究证明，内质网应激可通过介导炎症反应和细胞凋亡参与 As 的发生和发展。Majors 发现，发生内质网应激时，体外培养的动脉平滑肌细胞与白细胞的结合明显增多。体内试验中，加入内质网应激诱导物质，可以强烈刺激白细胞在动脉斑块处黏附。Li 等用游离胆固醇负荷试剂培养巨噬细胞发现，NF-κB、IL-6 和 TNF-α等炎症因子大量表达。Gargalovic 等发现，调节内皮细胞慢性炎症反应的氧化磷脂在 As 斑块中表达增加，阻断内质网应激关键因子——内质网应激信号蛋白转录激活因子-4（activating transcription factor 4，ATF-4）和内质网应激信号蛋白 X 盒结合蛋白-1（X-box binding protein-1，XBP-1）的表达后，IL-8、IL-6、MCP-1 的表达水平明显下降。内质网应激通过介导巨噬细胞内炎性标志物的过表达，导致斑块不稳定性增强，因此，内质网应激在易损斑块的炎症反应中具有重要的调节作用。另外，内质网应激可以通过诱导的巨噬细胞凋亡使粥样斑块转变为易损斑块。在 As 发生、发展过程中，巨噬细胞吞噬大量 LDL 后，转化为泡沫细胞，导致游离胆固醇（FC）在巨噬细胞内的沉积，FC 可通过转运至内质网，进而对细胞产生脂毒性作用，激活内质网应激介导的细胞凋亡，Myoishi 等在对急性冠心病患者的研究中发现，具有薄纤维帽的不稳定性斑块中巨噬细胞和平滑肌细胞大量凋亡，与内质网应激密切相关的 CCAAT-增强子结合蛋白同源蛋白（CCAAT-enhancer-binding protein homologous protein，CHOP）、c-Jun 氨基末端激酶（JNK）等内质网应激相关因子大量表达，JNK 是信号转导蛋白家族成员，调节基因表达并参与决定应激状态下细胞的存活或凋亡。由此可见，内质网应激也可以通过调节细胞凋亡影响 As 斑块的稳定性。

五、免疫反应

大量研究证明，单核/巨噬细胞、淋巴细胞、树突状细胞和中性粒细胞参与血管壁的免疫反应，细胞免疫、体液免疫及机体非特异性免疫反应均参与 As 的形成和发展。As 形成早期，高血压、高血糖、ox-LDL、感染等引起的内皮损伤可激活抗原提呈 T 细胞，进而激活 CD40/CD40L 信号通路，引起内皮细胞和平滑肌细胞活化，诱导细胞黏附分子，如内皮细胞 E-选择素、VCAM-1、ICAM-1 等的表达，促进免疫活性细胞黏附到受损血管内皮。CD40/CD40L 激活后与 IFN-γ相互促进，共同诱导 As 进程中 Th1 介导的细胞免疫反应，招募各种免疫细胞透过血管内皮进入 As 斑块；CD40/CD40L 激活后还可诱导化学趋化物，如 IL-12、巨噬细胞炎症蛋白-1α（macrophage inflammatory protein-1α，MIP-1α）、MCP-1 等在人 As 斑块中的过表达和释放。这些趋化因子吸引 T 细胞和巨噬细胞移向 As 斑块，维持慢性炎症反应。

最新研究证实，易损斑块内存在免疫反应活化和放大功能，导致具有降解组织和血管活性的炎性产物剧增，从而削弱斑块的稳定性。因此，T 细胞的活化是不稳定性斑块生物学过程的另一特征。有体外试验研究结果表明，ox-LDL 的抗原结构能够刺激人 As 斑块衍生 T 细胞。病理学研究发现，斑块中存在多种免疫细胞如 T 细胞（$CD4^+$、Th1）、树突状细胞、NK 细胞、肥大细胞及少量 B 细胞，这些细胞分泌 INF-γ、TNF-α，促进斑块局部的免疫反应。研究发现，免疫抑制剂西罗莫司通过抑制哺乳动物西罗莫司靶蛋白，抑制了 mTOR 通路，减轻斑块局部的免疫与炎症反应，进而达到稳定斑块的作用。补体系统亦参与 As 的炎症反应和发展。补体系统激活可引起血管内皮细胞损伤，其趋化因子特性吸引巨噬细胞至 As 斑块处。补体刺激巨噬细胞分泌 IL-1、血小板源性因子（PDGF），并诱导 PDGF 受体表达，促进血管平滑肌细胞增殖。此外，As 病变处存在肥大细胞，激活的肥大细胞可分泌蛋白酶、组胺、脂质和细胞因子，参与 As 的发生和发展。以上研究均说明，免疫反应影响了 As 斑块的稳定性。

六、新生血管和血管重构

大量研究证实，斑块内血管新生是促进稳定性斑块向易损斑块发展的重要机制，它与斑块内出血、斑块破裂高度相关。新生血管为血脂沉积于斑块局部提供了重要的途径，并通过细胞黏附分子趋化炎症细胞在病变处聚集，从而加剧斑块内的炎症反应，而炎症细胞及其炎性产物对粥样斑块脂质中心的扩大、纤维组织完整性的破坏及细胞外基质的降解均有深刻影响，这可能是造成斑块不稳定、斑块破裂的促发因素。As 斑块内新生血管由简单的内皮细胞围成，周围没有支撑的结缔组织，没有基底膜，血管壁发育不完善，缺乏周细胞与平滑肌细胞支撑，多数新生血管管腔明显扩张，管壁薄，血管脆性大，在局部众多因子的作用下容易破裂出血，从而导致斑块不稳定。斑块内血管新生是粥样斑块发展进程中的重要伴随现象，斑块不稳定与斑块内新生血管数量增加有关，抑制斑块内血管新生可以增强斑块的稳定性。孙璐等利用尸检冠状动脉材料，发现不稳定性斑块组新生血管检出率明显高于稳定性斑块组。研究也证实，斑块内新生血管密度较大的区域发生斑块内出血的风险也相应较大。抑制斑块内血管新生是稳定 As 斑块的一条重要途径。As 病变处斑块进展与血管管腔变化的过程也伴随着冠状动脉重构。在斑块进展过程的早期，血管外弹力膜的扩张抵消了斑块体积增加对管腔的侵占，维持了冠状动脉原有的血流灌注即正性重构；随着大量钙盐沉积及斑块进展，冠状动脉管壁逐渐失去弹性，血管外弹力膜皱缩引起管腔面积的缩小即负性重构。病理学及血管内超声（intravascular ultrasound，IVUS）研究发现，血管正性重构不仅是血管面积代偿性扩张的继发性病理生理改变，而且与斑块的易损性关系密切。具有易损性的软斑块主要表现为正性重构，而纤维性斑块和钙化斑块主要表现为负性重构，破裂斑块的血管重构指数显著高于非破裂斑块；发生正性重构的斑块表面应力增加，斑块易发生破裂。Varnava 等对 81 例死于冠心病的患者的 108 处斑块进行病理学研究，发现正性重构斑块具有易损斑块的特征，即较大的脂质核和较多的巨噬细胞浸润。临床分析显示，血管的正性重构是预测不稳定型心绞痛患者主要心脏事件的独立指标。破裂斑块与未破裂斑块的血管重构指数具有显著差异，血管的正性重构是斑块易损性的重要标志之一。

七、斑块血流动力学异常

斑块的破裂与否除了取决于斑块的形态和功能外，斑块的血流动力学处于异常状态也是斑块易损的重要因素。斑块所受的外力改变主要包括周向应力、血流的剪切力、动脉局部痉挛对斑块的挤压力及湍流产生的压力等。

研究发现，斑块所处的管腔越大，其所受的环周力也越大。超过 50%的斑块破裂发生在＜50%的狭窄处，破裂斑块的周向应力与稳定性斑块相比具有显著差异。周向应力对斑块的破裂起非常重要的作用，斑块破裂区与应力集中区高度相关。大的偏心性斑块肩部的周向应力增加，应力作用将重新分配，其主要作用于纤维帽的局部，因而斑块肩部是易于破裂的部位。

血流剪切力对斑块形成和破裂的作用也日益受到重视。病理研究证实，As 病变发生的部位为低剪切力处。层状血流剪切力促使内皮细胞分泌前列环素、一氧化氮合酶，产生强烈的扩张血管、抗血小板聚集及抗炎作用。血流经过血管分叉或斑块处易形成涡流，剪切力随之减弱，促使血管收缩、血小板聚集及炎症发生，从而触发易损斑块破裂。此外，剪切力的缺乏，将引起内皮细胞的凋亡，而内皮损伤后的再生也需要剪切力的存在。

血压也是引发易损斑块纤维帽破裂的关键性的外部因素之一，血压长期过高或血压波动幅度过大，均会使血管壁反复伸展、折叠、弯曲等，久而久之导致斑块“疲劳”、纤维帽削弱及斑块突然破裂。冠状动脉自身的痉挛对斑块的挤压作用也可能导致斑块的不稳定。另外，情绪波动、体力活动、交感神经的突然兴奋均会造成血流动力学异常，从而触发斑块破裂。

第四节　炎症与易损斑块形成的关系

As 是发生在动脉内膜的一种慢性炎症疾病。已有充分的证据表明炎症在 As 发生、发展和演变过程中起着重要作用。细菌、病毒等病原体是经典的致炎因素，与 As 的发生发展密切相关。在人类 As 斑块中常检测到肺炎衣原体、巨细胞病毒等，而幽门螺杆菌感染、慢性支气管炎等慢性感染性疾病患者的心血管疾病发生率明显增高，其机制可能与其促进血管内膜炎症反应有关。As 斑块的发生发展由动脉管壁局部炎症平衡调控。斑块内的炎症反应和免疫反应增强可使斑块表面纤维帽变薄，最终导致斑块破裂和血栓形成。近来研究发现，易损斑块的炎症反应和促血栓形成机制导致了急性冠脉综合征的发生，血中的白细胞参与了该炎症反应。因此，这种炎症反应是血管壁和血细胞炎症反应共同作用的结果。从 As 疾病的起始即脂纹现象到斑块形成乃至 As 斑块破裂和血栓形成等临床事件的各个阶段，均有炎症反应的参与。同时，在动脉粥样硬化性疾病的不同临床表现形式中，炎症与其发生和发展的所有环节有关。因此，抑制炎症在 As 的防治及预防急性冠脉综合征等不良事件发生中起重要作用。

内皮损伤是 As 炎症反应的始动因素，正常内皮在维持血管壁的完整性、防止血栓形成和调节血管张力等方面起重要作用。在各种物理、化学等致炎因素刺激下，血管内皮细胞活化、功能失调，其功能减退主要表现在正常的抗凝、抗氧化和抗细胞黏附作用减弱。能引起动脉硬化发生的内皮损伤常发生于动脉血管的分叉处，血管内皮细胞对血流剪切力的改变较敏感，后者可改变内皮细胞结构并触发其胞内信号转导和相关基因表达，从而减少内皮 NO 产生，NO 是血管舒张分子，它具有抗炎特性，能抑制 VCAM-1 的表达，血液涡流还能促进 ICAM-1 的产生。血管壁血流压力的增加，也能促进动脉血管平滑肌细胞的蛋白糖基化，从而结合并滞留 LDL 为主的脂质颗粒，利于脂蛋白的氧化修饰，LDL 氧化产物可增加内皮细胞内 MCP-1 和 M-CSF 的表达。内皮细胞表面黏附因子和化学趋化因子的表达使内皮细胞易于捕获白细胞并促进其迁入动脉壁，而 M-CSF 是刺激单核细胞转变为巨噬（泡沫）细胞的主要因子。单核细胞分化成为巨噬细胞后可以表达多种清道夫受体（SR）：包括清道夫受体-A（SR-A）、清道夫受体-BⅠ（SR-BⅠ）、CD36、CD68 及磷脂酰丝氨酸等。活化的巨噬细胞一方面借助于细胞膜上的清道夫受体大量摄取 ox-LDL，造成细胞内脂质聚集，胆固醇分布及代谢障碍；另一方面，ox-LDL 可以通过影响三磷酸腺苷结合盒转运体 A1（ABCA1）的表达等途径造成巨噬细胞内胆固醇外流途径受阻。这两方面的因素可促使胆固醇在巨噬细胞内蓄积，最终使巨噬细胞转变为泡沫细胞，泡沫细胞的出现是斑块病变早期的细胞学特征。ox-LDL 是造成内皮细胞损伤，诱导内皮细胞促炎症细胞因子和促炎症分子进一步表达的主要原因。

白细胞的黏附及随后向血管内皮细胞的迁移是由细胞黏附因子介导的，这些因子包括 P-选择素、E-选择素、ICAM-1 和 VACM-1 等，这些高表达的促炎症介质的主要作用是诱导包括单核细胞和淋巴细胞等在内的白细胞向血管炎症部位游走、黏附、聚集，并穿越血管壁，促进 As 形成和发展。以上过程均促进斑块内的炎症反应。

白细胞一旦吸附到血管内皮，就可迁移进入血管内膜。MCP-1 和 M-CSF 都促进血液单核细胞分化成巨噬（泡沫）细胞。同时 T 细胞趋化因子也可趋化淋巴细胞进入血管内膜，参与局部炎症反应。T 细胞本身可释放炎性细胞因子，如 INF-γ和 TNF-β，它们可进一步刺激巨噬细胞和血管内皮细胞及血管平滑肌细胞参与炎症反应，激活的白细胞和局部动脉内皮细胞能释放纤维化介质，包括各种多肽生长因子如血管转化生长因子-β（TGF-β）、PDGF 等，它们促进血管平滑肌细胞增生，进一步促进 As 的病变。

大量的研究显示，不稳定性斑块破裂是微环境下理化因素、缺氧、免疫或慢性感染、炎症反应等各种因素共同作用的结果。炎症反应不仅贯穿 As 的始终，也作为外因影响斑块的稳定性。组织病理学研究证明，在易损斑块中大量的炎症细胞、巨噬细胞、肥大细胞及活化的淋巴细胞浸润，平滑肌细胞较少。急性冠脉综合征患者的尸检中也发现冠状动脉斑块中存在泡沫细胞、巨噬细胞、淋巴细胞和肥大细胞，其中巨噬细胞和淋巴细胞是破裂斑块中细胞的主要成分，同时发现斑块纤维帽中的巨噬细胞密度越高，纤维帽越脆弱而越易于破裂。活化的炎症细胞一方面能激活内皮细胞，使其表达黏附分子，斑块内炎性更明显。另一方面，激活的内皮细胞也可促进斑块内炎症细胞的进一步激活，产生一系列炎症因子。活化的炎症细胞可分泌一些蛋白溶解酶和细胞因子，通过影响纤维帽的厚度而加速斑块破裂。例如，肥大细胞活化后可以释放胰蛋白酶和食糜酶，并可通过 TNF-α激活巨噬细胞和平滑肌细胞分泌 MMP，并抑制血管平滑肌细胞表达间质胶原基因，导致斑块细胞外基质分解增加、合成减少，导致斑块易于破裂。活化的 T 细胞可产生 IL-1 和 TNF-α，调节血管内皮细胞产生 M-CSF，促进斑块内单核/巨噬细胞增殖。不稳定性斑块中的活化 T 细胞可分泌 IFN-γ，从而抑制斑块中平滑肌细胞的胶原基因表达和胶原合成。IFN-γ还能抑制平滑肌细胞增殖，促进其坏死或凋亡，减少斑块中平滑肌细胞数量，进一步削弱斑块纤维帽的稳定性。此外，IFN-γ通过活化巨噬细胞释放 MMP，降解斑块中的细胞外基质，这是其导致斑块不稳定的另一条途径。

斑块炎症反应导致易损斑块形成的可能机制归纳如下。

（1）炎症导致斑块内巨噬细胞分泌 MMP 增加，可以加速降解纤维帽中的胶原和细胞外基质成分，活化的 T 细胞分泌的 IFN-γ抑制平滑肌细胞表达胶原蛋白基质，使纤维帽变薄，斑块易于破裂。

（2）细胞因子如 IFN-γ、TNF-α、IL-6、IL-8 等可以促进平滑肌细胞凋亡和巨噬细胞的发生，使得脂质核变大、纤维帽变薄，促使斑块向易损方向发展。

（3）各种细胞因子可以促进内皮细胞和巨噬细胞分泌内皮素，导致血管收缩，对斑块造成挤压，促使斑块破裂。斑块中的巨噬细胞还可分泌组织因子，促进血栓形成。

（4）炎症反应中的 CRP 可与脂蛋白结合，激活补体系统，产生大量炎症介质，释放氧自由基，造成血管内膜损伤、血管痉挛及不稳定性斑块脱落。CRP 还可直接影响血管病变进展，如结合并激活补体，诱导一些细胞黏附分子和组织因子的表达，介导内皮巨噬细胞吞噬 LDL，诱导单核细胞到血管壁，增加 MCP-1 的合成；CRP 还促进内皮素和 IL-6 的产生，加速 As 的发生、发展。Arroyo Espliguero R 等研究表明，CRP 水平能独立预测冠状动脉疾病患者未来心血管事件的严重性，并与急性冠脉综合征中冠状动脉复杂病变的数量相关。

第五节　炎症介质与动脉粥样硬化斑块形成

As 过程中炎症的血管反应和白细胞反应都是通过一系列化学因子的作用实现的。参与和介导炎症反应的化学因子称为炎症介质，随着目前研究的进一步深入，研究者发现越来越多的炎症介质参与了 As 的发生与发展。炎症介质是机体免疫细胞和非免疫细胞合成和分泌的能调节细胞多种生理功能及炎症反应的多肽类物质，具有内生性、高效性和多向性的特点。能够产生炎症介质的细胞包括巨噬细胞、中性粒细胞、成纤维细胞、内皮细胞及平滑肌细胞等。炎症介质发挥其生物学效能，除了部分对靶细胞的细胞膜直接发挥作用以外，一般必须和其相应的受体结合，通过受体将其生物学效应信息传递给细胞核，使多种基因表达增强或抑制，最终导致蛋白质合成与细胞相应生物学功能发生变化。

研究表明，多种参与 As 的炎症细胞通过相关的细胞因子、黏附分子等炎症介质相互关联、相互作用，从而构成复杂的调控网络，可以级联放大炎症反应，共同促进 As 的发生和进展。目前在 As 发生、发展和斑块稳定性方面起作用的研究较多的炎症介质主要有 IL-6、IL-8、IFN-γ、TNF-α、黏附分子、MCP-1、NF-κB、CRP 等。

1. IL-6　是一种具有复杂生物学功能的细胞因子。活化的单核/巨噬细胞、血管内皮细胞和成纤维细胞、血管平滑肌细胞等都能在不同条件下产生 IL-6。IL-6 的分泌与 TNF-α、IL-1 和内皮素（ET）直接相关，它们通过释放 NF-κB 来诱导 IL-6 的基因表达。血管粥样硬化早期 ox-LDL 引起血管内皮表达 IL-6 及其他因子，启动血管炎症反应，在 IL-6 等因子作用下，血管内皮细胞表达 VCAM-1、ICAM-1、细胞趋化因子等，促进单核细胞与血管内皮细胞发生黏附，通过损伤的内皮间隙进入血管内膜下转化成泡沫细胞，继而形成脂质堆积，使血管内膜增厚，血管弹性降低发生硬化，最终形成斑块。IL-6 除直接参与血管内皮炎症反应的启动外，还通过影响其他炎症因子的产生来参与血管炎症反应，如可通过肝脏产生 CRP，可直接引起粥样化斑块内单核细胞聚集，并在早期斑块形成过程中起重要作用。Maier 等研究发现，斑块破裂部位 IL-6 水平较高，提示在 As 形成及斑块活动方面起重要作用。斑块内炎症细胞产生大量 IL-6，炎症反应加重，并且通过刺激单核细胞产生致炎细胞因子、基质金属酶导致斑块不稳定。因此，IL-6 在 As 斑块形成及形态变化过程中起重要作用。

目前较多的研究证实，IL-6 为预测急性冠脉综合征的早期基础病变及严重并发症的指标，IL-6 的血清浓度越高，其发生冠状动脉粥样硬化及再发心绞痛的风险越高。IL-6 的浓度不仅可反映病变的严重程度，而且也是其并发症的预测因子。Kanda 等发现，IL-6 水平与粥样斑块的稳定性有关，IL-6 升高的不稳定型心绞痛患者，预示不稳定性斑块的存在。新近研究发现，IL-6 不但与 As 的不稳定性斑块有关，还与急性心肌梗死的病理过程及术后是否发生再狭窄有关。IL-6 的作用除了与炎症反应有关，还可干扰脂质代谢和介导细胞凋亡，直接促进骨髓造血，增加血小板数目和活性，促进凝血，进而促进 As 的发生、发展和易损斑块的形成。

2. IL-8　为趋化因子超家族中的一员，是迄今为止发现的细胞趋化因子中最强的一种，主要来源于单核/巨噬细胞、中性粒细胞和内皮细胞等，其作用主要是通过其趋化作用来调节免疫和炎症反应，机体于炎症部位趋化中性粒细胞并诱导其变形、脱颗粒和溶酶体释放蛋白酶，直接损伤组织细胞，这在炎症的发展与转归中均具有重要的意义。IL-8 对中性粒细胞、淋巴细胞和嗜碱性粒细胞均具有趋化作用，并可显著激活中性粒细胞，与 IL-1、IL-6 及 TNF-α类似，是参与机体炎症反应和一系列病理生理过程的重要介质，且与疾病的活动性有关。As 形成过程中，兔腹主动脉球囊扩张术的研究结果表明，IL-8 水平显著升高，可引起兔腹主动脉管腔狭窄；IL-8 水平与兔腹主动脉内膜中膜厚度及面积、斑块积分等呈正相关；从而说明 IL-8 与 As 的发生存在密切的关系。由此可见，As 的发生、发展与 IL-8 的升高有密切关系。在转基因高胆固醇血症的鼠敲除 IL-8 的受体 CXCR2 后，可以缩小动脉粥样斑块。Romuk 等研究发现，不稳定型心绞痛患者的血 IL-8 水平明显高于稳定型心绞痛患者和对照组，提示 IL-8 在一定程度上反映冠状动脉粥样硬化斑块的稳定性。IL-8 的释放可能是心绞痛患者冠状动脉病变局部炎性激活和凝血反应异常的标志，也是冠状动脉病变不稳定的信号。Koch 等研究显示，IL-8 还可能通过其血管生长因子特性，诱导血管平滑肌细胞增殖、移行来参与 As 的病理过程。IL-8 还可下调 TIMP 的释放，促进斑块内细胞外基质的降解，导致斑块的不稳定。

3. IFN-γ　属Ⅱ型 IFN，可由 B 细胞、NKT 细胞、专职抗原提呈细胞、NK 细胞、$CD8^+$T 细胞和 $CD4^+$ T 细胞 Th1 亚群等产生，由于其抗病毒活性较低，而免疫调节和抗细胞增殖作用较强，所以又称为免疫 IFN。IFN-γ是一种强的巨噬细胞、NK 细胞、血管内皮细胞活化剂，能激活巨噬细胞并促进其活性。IFN-γ通过多方面作用参与 As 的发生发展。

研究发现，IFN-γ能强烈诱导中性粒细胞和外周血单核细胞向内皮细胞的黏附，上调内皮细胞中黏附分子和趋化因子的基因转录，其综合作用是促进内皮炎症反应。Stokes 等研究发现，IFN-γ敲除鼠在高胆固醇血症时白细胞与内皮黏附减少，提示 IFN-γ是内皮细胞重要的活化因子，通过选择性上调炎症因子影响内皮细胞局部炎症反应，影响 As 形成；IFN-γ还可下调内皮细胞纤溶酶原活化抑制剂-1（plasminogen activator inhibitor-1，PAI-1）的表达，协助白细胞的浸润，促进血管炎症反应。IFN-γ可上调细胞表面 MHC Ⅰ，增强细胞毒性 T 细胞对外来肽的识别能力，促进细胞介导免疫反应的发生。IFN-γ刺激后进一步上调细胞表面 MHCⅡ分子表达，增强抗原提呈，促进 As 过程中的炎症反应。IFN-γ可增强 NKT 细胞活性，增强 NKT 细胞识别脂质抗原的能力，促进细胞对修饰脂质的吞噬，通过诱导胆固醇的摄取和降低胆固醇的流出来刺激泡沫细胞的形成，同时直接抑制 LDL 的氧化，均可导致胆固醇平衡失调，加速 As 斑块进展。

IFN-γ可以通过刺激细胞表面的凋亡相关因子（factor associated suicide，Fas）配体诱导平滑肌细胞凋亡，同时刺激组织因子和 CD40 等因子的表达，进一步降低斑块处平滑肌细胞含量。不仅如此，IFN-γ还能降低平滑肌细胞中赖氨酸氧化酶基因表达及蛋白含量，影响其胶原合成，调节斑块的稳定性。Mazzone 等研究发现，急性冠脉综合征患者血浆 IFN-γ相对于稳定型心绞痛和对照组明显升高，并且与肌钙蛋白 T 升高相关，提示 IFN-γ可能与动脉粥样斑块破裂及血栓形成有关。

4. TNF-α　大量研究已经证实，TNF-α在 As 发生、发展过程中起着重要的作用。TNF-α可通过损伤内皮、促进凝血、抑制纤溶、促进单核细胞对内皮细胞的黏附及促进增殖等作用，参与 As 的发生、发展过程。TNF-α主要由活性巨噬细胞产生。除巨噬细胞以外，TNF-α也可来自其他细胞，如淋巴细胞、中性粒细胞、成纤维细胞、内皮细胞和平滑肌细胞等。

大量研究表明，TNF-α可以通过直接损伤、改变细胞酶类代谢、促进内皮细胞有丝分裂、诱导内皮细胞黏附分子的表达、诱导 NF-κB 活化，以及通过诱导内皮细胞凋亡等方式引起内皮细胞损伤，促进 As 的发生、发展。同时，TNF-α能够诱导趋化因子的产生，增加 MCP-1 表达，而 MCP-1 能促使单核细胞转移至内皮下并转变成巨噬细胞，巨噬细胞吞噬脂质形成泡沫细胞进而形成 As。TNF-α能够通过激活多条通路使 ICAM-1、VCAM-1 及 E-选择素的表达上调，而这些细胞黏附分子可以使单核细胞及白细胞贴附于内皮细胞并转移至内皮下组织间隙形成巨噬细胞，进而吞噬脂质诱导 As。

TNF-α能够使平滑肌细胞的内皮脂肪酶（endothelial lipase，EL）表达上调，且呈剂量依赖性，而内皮脂肪酶深度参与脂蛋白尤其是 HDL 的代谢，且能够诱导巨噬细胞摄取脂蛋白并与单核/巨噬细胞黏附，在促进 As 的发生、发展中起重要作用。此外，TNF-α可以显著上调血管平滑肌细胞对 MMP-2 和骨桥蛋白基因的表达，通过细胞外基质和增加细胞黏附蛋白来诱导血管平滑肌细胞从血管中膜向内膜下迁移并增殖。且 TNF-α能够显著提高血管平滑肌细胞的凋亡信号调节激酶 1（apoptosis signal-regulating kinase 1，ASK1）蛋白的表达，影响斑块的血管重构和血管平滑肌细胞增殖。此外，TNF-α还能够与 IL-1β共同作用减少平滑肌细胞增殖并诱导平滑肌细胞早期凋亡的发生，而平滑肌细胞减少也能够导致细胞外基质产量降低，进而导致斑块不稳定。泡沫细胞是出现于 As 斑块的标志性病理细胞，泡沫细胞由血液中的单核细胞和血管中膜平滑肌细胞吸收吞噬 ox-LDL 而形成。TNF-α能够通过下调 ABCA1 的表达量进而使巨噬细胞内的胆固醇含量增加，促进泡沫细胞的形成。泡沫细胞形成后能够继续分泌包括 TNF-α在内的细胞因子，成为 As 形成的早期事件，而泡沫细胞分泌 TNF-α的量也已成为判定 As 发病机制和形成程度的指标之一。TNF-α与其他炎症因子如 MMP-1、IL-6、IL-18 等能够直接增加斑块的不稳定性，甚至诱导 As 斑块发生破裂和出血，导致冠心病等相关疾病的发生。相关研究证明，TNF-α在不稳定性斑块巨噬细胞中的表达量远高于稳定性斑块巨噬细胞的表达量，而在正常冠状动脉中表达量十分少。提示 TNF-α能够促进 As 斑块的形成并诱导斑块不稳定。TNF-α可诱导 MHC 基因表达，使之合成 IL-1，调控 IFN-γ的合成和分泌，加强巨噬细胞吞噬能力，在促进 As 发生的免疫反应中，TNF-α可起到加强作用。

5. 细胞黏附分子　是一类表达于细胞表面，介导细胞与细胞间或细胞与基质间相互接触与结合的糖蛋白。细胞黏附分子通常以配体-受体相对应的形式发挥作用，参与细胞的信号转导与活化、细胞的伸展与移动、细胞的生长与分化、肿瘤转移和移动等许多重要的生理和病理过程。在 As 病变早期，黏附分子主要促使单核细胞向内皮黏附、迁移，在进展期，则促进已迁移入病灶的单核细胞滚动、T 细胞激活，并增加其他炎症细胞间的相互作用，随着病情进一步发展，主要促进单核细胞迁移入内皮下层，转化为巨噬细胞，摄取脂质转化为泡沫细胞，并向淋巴细胞提供抗原，触发局部免疫反应；同时释放多种细胞因子，促进平滑肌细胞表型转化和增殖，形成纤维斑块黏附分子，介导更多的细胞进入斑块，促使斑块发展，并影响其稳定性。

目前发现的与 As 有关的黏附分子主要有三大类，分别是免疫球蛋白超家族、选择素家族和整合素家族。这些家族中主要与 As 发病密切相关的黏附分子有免疫球蛋白超家族的 ICAM-1、VCAM-1 和血小板内皮细胞黏附分子-1（PECAM-1），选择素家族的 P-选择素、E-选择素和 L-选择素，整合素家族的淋巴细胞功能相关抗原-1（LFA-1）和极迟抗原-4（VLA-4）。黏附分子能够介导单核细胞和淋巴细胞与内皮细胞的黏附，并促使它们穿过内皮细胞进入血管壁，造成早期血管内皮细胞的损伤。在内皮损伤或 IL-1、TNF-α和 IFN-γ等炎症因子的刺激下，内皮细胞表达 ICAM-1 和 VCAM-1，黏附分子的高表达部位与 As 的好发部位（如主动脉的分叉处、颈动脉等）的分布基本一致。发生急性心血管不良事件的患者的可溶性细胞间黏附分子-1（soluble intercellular adhesion molecule-1，sICAM-1）和可溶性血管细胞黏附分子-1（sVCAM-1）的水平明显增高。目前研究表明，sVCAM-1 和 sICAM-1 可以反映冠状动脉粥样硬化病变的严重程度，后者升高还与冠状动脉粥样斑块的不稳定状态密切相关。

选择素是介导炎症细胞在内皮表面滚动的重要黏附分子。研究表明，内皮细胞可表达功能性 P-选择素糖蛋白配体-1（PSGL-1），后者可介导单核细胞和血小板牵拉并牢固地黏附于炎性内皮细胞。P-选择素的表达先于炎症细胞的积聚，应用抗 P-选择素抗体可减少单核细胞的附壁滚动，而敲除 P-选择素和 E-选择素的 $apoE^{-/-}$小鼠，其脂纹产生明显减少。另一项研究则表明，可溶性 P-选择素（soluble P-selectin，sP-selectin）水平的增高，不仅可作为一种血管疾病的生物标志物，还可以直接促进 As 及脑血管并发症的发生。

6. MCP-1 属于趋化细胞因子家族（C－C 亚家族）中的β成员，MCP-1 主要由血管内皮细胞、平滑肌细胞、中性粒细胞和单核/巨噬细胞、成纤维细胞、B 细胞表达和分泌，ox-LDL 等可诱导血管内皮细胞、巨噬细胞等表达 MCP-1 增加。MCP-1 作为一种特异性单核细胞趋化因子，一方面可介导单核细胞的趋化，另一方面可使滚动的单核细胞牢固黏附于活化的内皮细胞。MCP-1 通过与单核细胞表面的 CC 型趋化因子受体 2（CC chemokine receptor 2，CCR2）结合，促进单核细胞向受损的内皮细胞趋化、黏附，然后进一步迁入血管内膜下，并活化为巨噬细胞，不断吞噬类脂质，形成泡沫细胞及脂质池，成为 As 的最早病变脂质期。在 MCP-1 或其受体 CCR2 基因缺陷的 As 小鼠模型研究中证实，MCP-1 或 CCR2 表达的缺失，可减少动脉脂质的沉积和单核细胞浸润，从而减轻疾病的严重程度和发病风险。

在诱导 As 炎症反应中，MCP-1 与其受体 CCR2 结合，趋化单核细胞和 T 细胞，诱导单核细胞、内皮细胞表达黏附分子，使各种炎症细胞尤其是单核细胞向病变部位聚集，对炎症因子的刺激做出应答，并产生多种炎症因子（如 TNF-α、IL-1），使内皮从抗凝-抗黏附状态转化为促凝-易黏附状态，进而分泌 MCP-1、M-CSF、IL-8 等，从而形成正反馈使信号放大，促进 As 的进展。Werle 等研究证实 MCP-1 与 CCR2 结合，可以激活丝裂素活化激酶（MAPK）级联反应，继而引起多种转录因子、炎性细胞因子、MMP 等活化，导致斑块不稳定，造成急性心血管事件的发生。这些研究说明，MCP-1 在炎症反应的发生及斑块进展中起着基础性甚至关键性作用。

此外，MCP-1 还可刺激单核/巨噬细胞合成 IL-6 和 MMP，降解粥样硬化斑块的纤维帽从而导致斑块破裂，削弱斑块的稳定性。

局部表达的 MCP-1 除具有趋化活性外，还可以诱导组织因子的表达，而组织因子是外源性凝血途径过程中的起始因子，可促进血栓形成。因此，在 As 发展的多个阶段，如脂纹形成、斑块破裂及血栓形成过程中，MCP-1 均起重要作用。因此，有研究表明，MCP-1 可以作为反映急性冠脉综合征患者炎症细胞活化状态及冠脉斑块易损程度新的可靠的炎症标志物。此外，研究还发现，MCP-1 对急性冠脉综合征的急性及慢性时相均有独立的预后意义，并值得进一步研究评估其作为一种预后标志和潜在治疗靶标的意义。

7. NF-κB 是由 Rel 蛋白家族中的两个成员构成的二聚体复合物。NF-κB 作为一种转录因子，存在于单核细胞、血管内皮和血管平滑肌细胞中，能与靶基因的启动子或增强子部位的κB 位点结合，启动基因的转录。NF-κB 作为信号转导途径中的枢纽，与免疫炎症相关基因如各种细胞因子、趋化因子和黏附分子等转录调控密切相关，而这些因子又对相应细胞的活化、增殖、浸润、趋化和分泌功能起着直接的调控作用。目前已经确认的 NF-κB 靶基因包括促炎症细胞因子如 TNF-α、IL-1 等，细胞黏附分子如 VCAM-1、ICAM-1 等，趋化因子如 MCP-1、IL-8 等，生长因子如 PDGF、M-CSF、GM-CSF 等，以及组织因子、一氧化氮合酶、血管紧张素原等，这些因子对细胞的活化、增殖、浸润、趋化和分泌功能起着直接的调控作用。因此，NF-κB 与 As 的发生、发展存在极为密切的关系。

研究表明，天然 LDL 与轻度氧化修饰的 LDL 能刺激内皮细胞产生一系列依赖 NF-κB 的趋化因子和黏附分子。Dichtl 等实验证实了 ω-6 脂肪酸亚油酸能活化内皮细胞 NF-κB，刺激培养的人血管内皮细胞表达 VCAM-1，并明显增加 TNF-α引起的 IL-6 的表达，导致血管内皮细胞的炎症及损伤。有研究表明，用 TNF-α刺激血管内皮细胞发现 NF-κB、ICAM-1 基因表达同时升高，而内皮细胞凋亡增加，认为 TNF-α致血管内皮细胞 NF-κB 活性增强可能是引起内皮细胞凋亡的机制之一。而血管内皮细胞的激活与功能异常是 As 启动的早期关键步骤。鼠模型实验表明，内皮细胞与活化的血小板可通过 NF-κB 依赖机制诱导 ICAM-1、E-选择素、MCP-1 表达。故 NF-κB 的激活可能是 As 发生与发展的始动机制之一。

研究表明，NF-κB 参与了血管壁 LDL 的修饰到引发炎症，趋化因子的释放，内皮细胞表面黏附分子的表达过程。首先，NF-κB 可以通过调控 5-脂氧化激酶、12-脂氧化激酶、磷酸激酶 2A、COX-2 影响早期 LDL 修饰和炎性脂质介质形成。其次，NF-κB 在炎症应答时调控多种黏附分子 ICAM-l、VCAM-1、P-选择素、E-选择素的表达。再次，MCP-l 是在 As 早期损害发展中导致单核细胞聚积的关键因子，它同样受 NF-κB 调控。

近年研究已证实，病原体及低度修饰的 LDL 可激活 Toll 样受体 4（TLR4）介导的免疫炎症反应，促进动脉壁 TLR4 依赖的炎症进程。TLR 通路活化后启动胞内信号转导，最终激活 NF-κB，诱导单核/巨噬细胞在内膜下聚集；NF-κB 还可通过调控 M-CSF 的生成，促进单核细胞分化为巨噬细胞，加重 As 泡沫细胞的形成，赵国军等发现 NF-κB 可通过上调固醇调节元件结合蛋白（sterol regulatory element-binding protein，SREBP）的内含子型 miR-33，抑制 ABCA1 的表达和胆固醇流出，导致巨噬细胞脂质蓄积，促使泡沫细胞形成并可促进核苷酸结合寡聚化结构域样受体蛋白 1（nucleotide binding oligomerization domain receptor like protein 1，NLRP1）炎性体的表达及 IL-1β的分泌，从而促使 As 斑块形成。

利用兔主动脉球囊损伤模型的研究发现 NF-κB 的激活是动脉平滑肌细胞增生的前提。另有研究发现，在 IL-1β诱导大鼠血管平滑肌细胞增殖过程中存在 NF-κB 细胞外信号调节激酶途径，另有一些研究也表明，IL-10 可通过下调 NF-κB 活性而抑制血管平滑肌细胞的增殖。而在 As 病变中，平滑肌细胞的增生被认为是 As 发生进展的主要因素之一，当 NF-κB 激活后可刺激平滑肌细胞增生并转变为泡沫细胞，从而形成 As 的主要病变。

近年的研究表明，急性冠脉综合征的主要发病机制可能与炎症反应激活所致的冠状动脉粥样硬化斑块破裂及附壁血栓密切相关。Wilson 等发现在 32 例切除的冠状动脉粥样斑块，有 31 例显示 NF-κB 的活性阳性，且不稳定型心绞痛患者 NF-κB 活性明显升高。NF-κB 还可调控 MMP 和半胱氨酸蛋白酶的生成，抑制稳定的纤维帽形成，分解纤维帽中的胶原，使损伤的斑块不稳定。

Ritchie 与 Cominacini 等发现，不稳定型心绞痛患者外周血单核细胞 NF-κB 活化显著高于稳定型心绞痛及健康对照者，提示外周血单核细胞 NF-κB 活化可能与急性冠脉综合征的发生有关，说明 NF-κB 的活化容易导致易损斑块的形成。

8. CRP　是目前研究最多，也是至今与 As 关系最密切的炎症标志物。CRP 是炎症过程中，继发于细胞因子增高而由肝细胞合成的一种急性期反应物和炎症的非特异性标志物。CRP 是 As 疾病重要的独立危险因子和最有力的预测因子之一。CRP 不仅对于筛查冠心病高危人群中未来心血管病的危险性有很好的预测作用，而且对于急性冠脉综合征等心血管事件的患者，CRP 还与其病变严重程度和预后直接相关。近年来随着 CRP 参与 As 的证据不断增加，已证明 CRP 本身在促进 As 发生发展中也起着十分重要的作用。

内皮功能紊乱是 As 早期病理变化，Devaraj 等研究发现，CRP 可促进内皮细胞微粒的释放，引起内皮功能紊乱。CRP 通过表达黏附分子和趋化因子加强白细胞与内皮细胞的反应促进内皮细胞的炎症反应。CRP 可减少内皮型 NO 合成酶（eNOS）的合成，增加 LOX-1 的表达，加强 ox-LDL 对内皮细胞功能的损害及增加血管紧张素Ⅱ（AngⅡ）自身致炎症效应。CRP 可通过促进凋亡损害原始内皮细胞迁移和黏附能力，导致原始内皮细胞功能的紊乱。另外，Grad 等发现，内皮细胞局部产生的 CRP 可通过增加 P-选择素的产生促进血小板黏附导致血栓的进一步形成。CRP 还诱导动脉内皮细胞产生高水平的纤溶酶原抑制剂，引起动脉内膜损伤导致斑块和血栓形成。

近来研究表明，CRP 可通过活化 NF-κB 刺激人动脉内皮细胞及人单核细胞源性巨噬细胞 M-CSF 的表达，进而促进巨噬细胞的增殖。Maingrette 等发现，CRP 可促进巨噬细胞对脂蛋白脂酶的表达，而脂蛋白脂酶是 2 型糖尿病患者中致 As 的关键分子。Meng 等发现，CRP 浓度越高对单核细胞的趋化作用越大，其机制可能与增加单核细胞 CCR 的表达有关。Zhao 等研究发现，CRP 可促使巨噬细胞上调可溶性血凝集素样氧化低密度脂蛋白受体-1（sLOX-1），sLOX-1 在 As 巨噬细胞泡沫化中起着关键性作用。CRP 还能与另一种清道夫受体 SR-A 结合从而介导巨噬细胞的脂质吞噬作用。

CRP 激活的补体是 As 的始动因子之一。CRP 大量产生并活化炎症细胞，经受体活化途径造成血管损伤，引起血管痉挛、脂代谢异常，导致动脉硬化；CRP 与内皮细胞、平滑肌细胞相互作用并与脂蛋白结合，由经典途径激活补体系统而产生终末攻击复合物和终末蛋白 C5b-9，造成了血管内皮受损，从而引发血栓形成或脂质沉积的进一步加重。动脉内膜功能紊乱引发炎症反应使血管通透性增加，大量分泌黏附因子，血管平滑肌细胞增生。动脉内膜功能紊乱还可诱导内皮细胞产生 MCP-1，上调 ICAM-1、VCAM-1 和 E-选择素；介导巨噬细胞吞噬修饰的 LDL，增加单核细胞组织因子的产生。因此认为，一方面，CRP 介导的补体激活在人类早期 As 中具有重要促进作用；另一方面，粒细胞、单核细胞均含有 CRP 受体，大量产生的 CRP，可经其受体活化诸多细胞，通过直接浸润、聚集或间接产生细胞因子等作用，造成血管损伤。CRP 还能介导 CD32 促进天然 LDL 被巨噬细胞摄取，参与巨噬细胞活性氧自由基产生，所以 CRP 能促进 ox-LDL 的产生，从而形成 As。

组织病理学研究发现，在 As 斑块肩部炎症反应最为明显，而此处 CRP 沉积也较多，故 CRP 是粥样病灶易损斑块形成的重要炎性标志物之一。有研究表明，CRP 可增强单核细胞和血管平滑肌细胞组织因子的表达，并能抑制组织因子途径抑制物（TFPI）表达，造成机体凝血纤溶机制失衡，促进动脉血栓形成，增加脑血管缺血事件的危险。临床研究还发现，不稳定型心绞痛患者外周血 CRP 可激活外周血单核细胞的 NF-κB，并通过 NF-κB 调控炎症因子发挥炎症放大作用，参与急性冠脉综合征的发生，这一结果显示 CRP 与易损斑块的形成有密切的联系。目前已有多个冠心病的一级和二级预防研究证实，他汀类抗 As 药物的临床获益程度部分与超敏 C-反应蛋白（hs-CRP）水平的降幅相关。JUPITER 研究表明，早期干预 hs-CRP 为代表的炎症因素可取得一级预防的显著临床效果，并再次验证了 hs-CRP 参与的慢性炎症对动脉粥样硬化性心血管病变的重要意义。

（李　熠）

参考文献

赵国军，2013. NF-κB-SREBPs 途径介导巨噬细胞胆固醇流出和炎症因子的产生. 衡阳：南华大学，1-157.

Da C M P，Garcia Vallejo J J，van T J V，et al，2007. P selectin glycoprotein ligand 1 is expressed on endothelial cells and mediates monocyte adhesion to activated endothelium. Arterioscler Thromb Vasc Biol，27（5）：1023-1029.

Dunmore B J，McCarthy M J，Naylor A R，et al，2007. Carotid plaque instability and ischemic symptoms are linked to immaturity of microvessels within plaques. J Vasc Surg，45（1）：155-159.

Fujita Y，Kakino A，Nishimichi N，et al，2009. Oxidized LDL receptor LOX-1 binds to C-reactive protein and mediates its vascular effects. Clin Chem，55（2）：285-294.

Grad E，Pachino R M，Danenberg H D，2011. Endothelial C-reactive protein increases platelet adhesion under flow conditions. Am J Physiol Heart Circ Physiol，301（3）：H730-736.

Hansson G K，2007. Atherosclerosis-an immune disease-the anitschkov lecture. Atherosclerosis，202（1）：2-10.

Hartford M，Wiklund O，Mattsson Hulten L，et al，2006. CRP，interleukin（IL）-6，secretory phospholipase A_2 group ⅡA，and intercellular adhesion molecule-1 during the early phase of acute coronary syndromes and long-term follow-up. Int J Cardiol，108：55-62.

Kisucka J，Chauhan A K，Zhao B Q，et al，2009. Elevated levels of soluble P selectin in mice alter blood brain barrier function，exacerbate stroke and promote atherosclerosis. Blood，113（23）：6015-6022.

Li J J，2005. Inflammation：an important mechanism for different clinical entities of coronary artery disease.

Chin Med J，118（21）：1817-1826.

Li Y，Schwabe R F，Devries-Seimon T，et al，2005. Free cholesterol-loaded macrophages are an abundant source of tumor necrosis factor-alpha and interleukin-6：model of NF-kappaB-and map kinase-dependent inflammation in advanced atherosclerosis. J Biol Chem，280（23）：21763-21772.

Meng S，Zhang L，Zhao L，et al，2012. Effects of C-reactive protein on CC chemokine receptor 2-mediated chemotaxis of monocytes. DNA Cell Biol，31（1）：30-35.

Minamino T，Komuro I，Kitakaze M，2010. Endoplasmic reticulum stress as a therapeutic target in cardiovascular disease. Circ Res，107（9）：1071-1082.

Motoyama S，Kondo T，Sarai M，et al，2007. Multislice computed tomographic characteristics of coronary lesions in acute coronary syndromes. J Am Coll Cardiol，50（4）：319-326.

Myoishi M，Hao H，Minamino T，et al，2007. Increased endoplasmic reticulum stress in atherosclerotic plaques associated with acute coronary syndrome. Circulation，116（11）：1226-1233.

Narula J，Strauss H W，2007. The popcorn plaques. Nat Med，13（5）：532-534.

Pflederer T，Marwan M，Schepis T，et al. 2010. Characterization of culprit lesions in acute coronary syndromes using coronary dual-source CT angiography. Atherosclerosis，211（2）：437-444.

Sato K，Nuki T，Gomita K，et al，2010. Statins reduce endothelial cell apoptosis via inhibition of TRAIL expression on activated CD4 T cells in acute coronary syndrome. Atherosclerosis，213（1）：33-39.

Seimon T，Tabas I，2009. Mechanisms andconsequences of macrophage apoptosis in atherosclerosis. J Lipid Res，50 Suppl：S382-387.

Spirig R，Tsui J，Shaw S，2012. The emerging role of TLR and innate immunity in cardiovascular disease. Cardiol Res Pract，2012：181394.

Tabas I，Seimon T，Timmins J，et al，2009. Macrophage apoptosis in advanced atherosclerosis. Ann N Y Acad Sci，1173（Suppl1）：E40-E45.

Wang Y S，Li X J，Zhao W O，2012. TREM-1 is a positive regulator of TNF-α and IL-8 production in U937 foam cells. Bosn J Basic Med Sci，12（2）：94-101.

第二十七章　天然抗体与动脉粥样硬化

第一节　概　　述

动脉粥样硬化（As）是一种慢性炎症性疾病，先天性和适应性免疫反应都参与此疾病的进展。先天性免疫（congenital immunity），又称非特异性免疫，是机体在发育过程中形成的，经遗传而获得。它是人类在长期进化过程中逐渐建立起来的一种天然防御功能，其作用并非针对某一种病原体。适应性免疫（adaptive immunity），又称特异性免疫，发生在先天性免疫之后，是淋巴细胞在抗原的刺激下对抗原做出的特异性反应，能够产生免疫记忆效应，在彻底消灭病原体及防止再感染方面起关键作用。参与 As 的适应性免疫反应涉及某些自身免疫特点，故其病情有可能发展成为慢性血管组织损伤。由于长期持久的致病因素损伤，最初参与机体防御反应的先天性免疫系统可能因长期参与而耗损。事实上，最近的证据表明，As 是氧化低密度脂蛋白（ox-LDL）、凋亡细胞和细胞碎片长期滞留积累并导致血管壁损伤而形成的，先天性免疫系统清除机制的缺损可导致 As 病变进一步恶化。

参与先天性免疫的免疫细胞使用的是经自然选择的受体，因为先天性免疫的组成成分本质上在出生时就已经形成，并且经由阳性选择发育成熟，主要作用是针对病原体产生即刻的防御。先天性免疫为宿主提供早期、直接和广泛的防御，直到适应性免疫反应成熟，而适应性免疫提供延迟但特异的反应。几乎无限的特异性受体参与适应性免疫反应，估计为 1018 个 T 细胞受体（TCR）和 1014 个 B 细胞受体（BCR），每个选择性结合以高效的方式使特异的病原体失活。先天性免疫反应的感受器称为“模式识别受体”（pattern recognition receptor，PRR），PRR 被认为总数相当有限（以几百位计），与这些受体结合的多种病原体的保守模式称为“病原体相关的分子模式”（PAMP）。

天然抗体（natural antibody，NAb）是先天性体液免疫系统一大类丰富的成分。NAb 具有显著的保守特性，其中就包含了广泛的自身抗原的特异性。因此，它们被认为是自然选择的产物，在“看家”功能中承担重要的作用。研究发现，NAb 主要以 IgM 亚类为主，可识别多个不同的抗原表位，在维持机体自身正常内环境的稳定、防止自身免疫性疾病发生等方面具有重要的作用。大量研究表明，NAb 可以识别多种与 As 相关的脂类或脂蛋白。最新的证据表明，NAb 的抗原特异性表位非常重要，可能是天然抗体免疫的显性靶点，提示这些抗体在宿主针对氧化应激反应中发挥重要的功能。例如，当细胞凋亡时发生氧化应激。虽然 B 细胞在 As 病变中很少发现，但其主要产物抗体（包括 NAb）经常被发现。现在最近的证据显示 NAb 不仅存在，而且它们积极参与动脉粥样硬化性疾病的进程。NAb 在 As 形成中的作用，已经形成如下共识：天然 IgM 亚类抗体阻止了巨噬细胞摄取 ox-LDL，因此，在体内阻止了泡沫细胞的形成，从而降低 As 斑块的形成。在 As 的进程中，ox-LDL 的抗原决定簇可诱导产生天然自身抗体，由此激活存在 ox-LDL 的高胆固醇血症小鼠的免疫反应，可改善 As。ox-LDL 不仅促炎症和 As，并且在氧化过程中产生的几个新生表位有很高的致免疫能力，并导致产生天然自身 IgM 抗体，抑制 As 进展。NAb 参与 As 不仅有助于了解 As 的发病机制也可以深刻了解其“看家”功能。

第二节 天然抗体的定义和功能

NAbs 通常定义为在正常的个体中没有任何外源性的抗原刺激下产生的抗体。NAb 在抵抗入侵病原体的一线防御中起重要作用。低等脊椎动物中的 NAb 由 IgM 抗体组成，而在更高等的脊椎动物中，NAb 由 IgM 抗体及某些 IgG 和 IgA 亚型组成。根据 B 细胞的发育来源，可将其分为两个亚群，B1 细胞和 B2 细胞。根据能否表达 CD5 分子，B1 细胞又分为 B1-a 细胞（$CD5^{+}$）和 B1-b 细胞（$CD5^{-}$）。NAb 没有明显的免疫暴露，它主要通过一小群长期存活、自我补充的 B1 细胞（一种 B 细胞亚类，其介导的免疫应答特点为不发生体细胞突变，无亲和力成熟，仅产生低亲和力的 IgM 抗体，不产生记忆细胞）产生。事实上，未感染的小鼠 B1 细胞分泌 80%～95%的血清抗体为 IgM。B1 细胞在许多方面区别于常规的 B2 细胞，包括表型和发育的不同，解剖学定位，以及独特的激活作用和信号途径。B1 细胞经典的表型标记之一是 CD5 的表达。可是具有相似特征的 B1-b 细胞群被证实并不表达 CD5，因此单独表达 CD5 去鉴定 B1 细胞是不充分的，一般通过联合典型的表型和解剖学定位指标来鉴定。在腹膜腔内 B1 细胞表达 IgM^{hi}、IgD^{lo}、$Mac\text{-}1^{+}$、$CD23^{-}$和 $CD5^{+}$。B1-a 细胞主要存在于大网膜、腹膜、胸膜腔和肠黏膜固有层，具有自我增殖的能力。极少的 B1-a 细胞从成人骨髓祖细胞发育而来，相反，大量的 B1-b 细胞从骨髓细胞发育而来。

NAb 对（糖）核酸，蛋白质和脂质（磷酸）等保守结构产生应答，而这种结构广泛存在于微生物和自身抗原上。因此，NAb 拥有相当广泛的特异性，常常被描述为“polyreactivity”，但可能只反映了这些结构无所不在。一方面，NAb 在对入侵病原体的第一线防御中起关键作用；另一方面，它们通过清除受损的分子和细胞碎片维持组织内环境稳定。清除凋亡细胞以防止某些自身免疫性疾病产生起非常重要的作用。例如，当注射 LPS 时，sIgM）抗体缺陷的小鼠可能发展成一种自身免疫性疾病。天然 IgM 抗体在预防自身免疫性疾病方面有一定的防护作用。例如，天然抗体结合于损害的膜表位红细胞，经由旁路途径促进 C3b 沉积，有可能帮助清除衰老的红细胞。其他的天然抗体可能结合于凋亡细胞上的溶血磷脂，通过相似的补体依赖机制有效地加以清除。sIgM 敲除小鼠中，幼小和成年小鼠 B1 细胞及边缘带 B 细胞（marginal zone B cell，MZB）大量增加，显示天然 IgM 抗体的生理反馈调节。sIgM 敲除的幼小小鼠中 IgA、IgG3 和 IgG2a 的水平也增加，显示 T 细胞依赖抗原反应受到损伤。这些均表明，至少部分是由天然 IgM 抗体调控自适应 B2 细胞抗体反应。事实上，天然 IgM 抗体增强 B 细胞受体（BCR）信号。因此，当天然的 IgM 缺失或抗体滴度不够时，潜在自体反应的 B 细胞可由于不恰当的 BCR 信号通过凋亡而避免被清除。由于 NAb 可以改变自身结构，也被证明在肿瘤免疫监视，以及在神经退行性疾病如阿尔茨海默病中发挥作用。

第三节　动脉粥样硬化中的 B 细胞和天然抗体

淋巴细胞在调节 As 疾病的进程中发挥重要作用。最有力的证据来自低密度脂蛋白受体（LDLR）、载脂蛋白 E（apoE）基因缺陷小鼠与重组激活基因 1 或 2（recombination activity gene-1 or 2，RAG-1/2）缺陷小鼠的研究。与具有免疫活性的 *LDLR*$^{-/-}$或 *apoE*$^{-/-}$小鼠比较，T 细胞和 B 细胞功能缺失小鼠斑块的形成明显减少。这表明淋巴细胞具有促 As 的功能，但对 As 的进程影响不大，因为这些小鼠仍然会导致 As。有趣的是，当这些小鼠的血浆胆固醇水平过高，Rag 缺陷小鼠与具有免疫活性小鼠相比，它们之间没有差异。因此，淋巴细胞对 As 病变的发展具有重要的调节作用。

大量的对不同类型的 T 细胞的作用研究表明，淋巴细胞参与 As 主要由分泌 IFN-γ的 Th1 细胞介导。以往的众多研究主要是评估特异性识别微生物抗原或潜在自身抗原的抗体在 As 中的潜在功能，但 B 细胞的作用只是最近在 As 的实验模型才得到重视。虽然 B 细胞是位于靠近斑块外膜的淋巴细胞，但与抗体不同，在 As 斑块内它很少被发现。除了中央和其他外周淋巴器官，这些 B 细胞和 T 细胞在 As 形成过程中也可能产生抗体。B 细胞积极参与小鼠 As 的重要实验证据来自 *apoE* 基因缺陷小鼠进行脾切除术后，As 病变的形成急剧增加。输入 As 小鼠的脾 B 细胞，导致 IgM 抗体重新识别 ox-LDL 脂蛋白抗原表位，彻底扭转病变的进展。在另一项研究中，Major 等将 B 细胞缺失小鼠的骨髓输入到致死剂量辐射照射的 *Ldlr*$^{-/-}$小鼠来直接检测 B 细胞缺失造成的影响，在高脂饮食喂养时，这种嵌合体小鼠动脉粥样过程明显加速。这些研究提示 B 细胞通过分泌保护性抗体和（或）介导直接免疫调节功能而具有动脉保护功能。然而，最近研究表明，B 细胞的保护作用同样受到质疑，两项独立开展的研究分别用 CD20 抗体来消除 *apoE* 和 *Ldlr* 基因缺陷小鼠的 B 细胞。这两项研究结果却发现 CD20 抗体治疗后病变形成显著减少。该结果潜在的机制可能是 IL-17（以前显示具有动脉保护功能）增加导致 T 细胞来源的 IFN-γ减少。不过，这不能解释 B 细胞的保护作用和后面两项研究报告之间的明显矛盾。对此矛盾的解释可以在两个主要的 B 细胞亚群即 B1 和 B2 细胞中找到答案。值得注意的是，CD20 抗体治疗的小鼠总 IgG 和特异性识别 ox-LDL 的 IgG 滴度大幅减少，而抗 ox-LDL 的 IgM 的滴度变化不大。与此相一致，腹膜 B1 细胞产生的天然 IgM 抗体减少的幅度少于 B2 细胞，而且在 CD20 治疗过程中腹腔也为 B1 细胞提供保护性内环境。转移实验研究提示，促进动脉粥样效应的是 B2 细胞而不是 B1 细胞。事实上，脾 B2 细胞转移到淋巴细胞（TKO）或 B 细胞缺乏的 *apoE*$^{-/-}$小鼠增加 As 病变，而脾 B1 细胞的转移则没有任何影响。As 病变期间 B2 细胞增加 TNF 的表达，表明其具有促炎作用。因此，现有对 B 细胞作用研究表明 B2 细胞具有促炎作用，而 B1 细胞和天然 IgM 抗体介导动脉保护作用。NAb 主要由脾和肠道固有层生成，而且在腹膜和胸膜腔也有形成。

Lewis 等用 sIgM 缺陷小鼠与 *Ldlr* 基因敲除小鼠测试天然 IgM 的动脉保护作用，并测试其对病变形成的影响。正如前文所述，未受感染的正常小鼠分泌的 IgM 大部分是 NAb。因此，这种模式也提供了了解 NAb 对 As 的影响的方法。给 *Ldlr* 和 sIgM 双敲除小鼠喂低胆固醇的饮食或西方饮食，其主动脉根部和整个主动脉的 As 病变进展大大加快。在 sIgM 缺陷小鼠的病变部位 T 细胞含量无明显差异，但胶原蛋白含量增加，巨噬细胞更少，这与病变的进展加快相一致。有趣的是，尽管血清 IgM 在防止自身免疫中起重要作用，但接受西方饮食的 *Ldlr* 和 *sIgM* 双敲除小鼠抗体滴度只有少量增加，这表明在这种模式下自体免疫的激活很少涉及 As 的进程。此外，病变形成的基本机制似乎也在很大程度上不依赖于经典的补体激活途径，因为补体 C1q 缺失并没有促进病变的形成。

因此，目前的证据表明，天然 IgM 的抗体（主要是由 B1 细胞分泌）具有抗 As 作用，而传统的 B2 细胞可促进病变的形成。然而，这些研究对天然 IgM 抗体在 As 如何发挥作用并没有提供任何提示。这一重要问题的答案可能是 NAb 能够识别在动脉粥样硬化性疾病过程中的相关抗原靶点。NAb 通常不会在 As 斑块内产生，但可以在其斑块内积累。

第四节　抗氧化特异性抗原表位天然抗体

目前在 As 病变部位已发现一些潜在的抗原，包括微生物抗原、热休克蛋白、ox-LDL 脂蛋白颗粒等。抗体对这些与病变形成相关联抗原产生应答所起的作用和心血管疾病的潜在标志物已分别在 As 和流行病学动物模型进行了研究。所有这些作为抗原的脂蛋白已被高度重视，因为它携带多个应急诱导抗原表位，构成先天免疫系统的“危险信号”，并能为免疫系统所识别。

在血管壁 As 形成时，ox-LDL 会引起一系列炎症反应，加速动脉粥样硬化性疾病进展。ox-LDL 的免疫原性导致 LDL 磷脂和其他脂基部分的过氧化。例如，当卵磷脂中易氧化的 SN-2 多不饱和脂肪酸经过氧化，生成高活性分解产物，如丙二醛（MDA），以及许多复杂的凝聚物，如 4-羟基壬烯醛（4-HNE）、“核心醛”、1-棕榈-2-（5-氧戊酰基）-SN-甘油-3 磷酸（POVPC）。这些醛与蛋白质和脂类的氨基形成共价加合物，它们已被证实以半抗原特异性的方式被特异性抗体识别。例如，Cu^{2+}-氧化低密度脂蛋白（Cu ox-LDL）和丙二醛–修饰低密度脂蛋白（MDA-LDL）抗原携带不同氧化特定抗原表位。然而，在 As 的进展中这些免疫反应的确切作用还不清楚。随后的研究表明，携带同源 Cu ox-LDL 或者 MDA-LDL 高胆固醇血症家兔和小鼠免疫活性增高，诱导 IgG 和 IgM 抗体反应，对抗各自的抗原，显著减少病变形成。这些研究表明 ox-LDL-特异性免疫反应也具有动脉保护的能力，这些可能部分由特定的 Abs 介导。

Witztum 研究组发现，识别这些 ox-LDL 特定的 Abs 可能在 As 中发挥作用：因为发现 As 的 *apoE* $^{-/-}$小鼠体内有识别 ox-LDL 抗原表位的高滴度自身抗体，大量杂交瘤细胞产生抗 ox-LDL 的 IgM 抗体来自未免疫的 As *apoE* $^{-/-}$小鼠脾。大部分的克隆定义为 EO，它能与 Cu ox-LDL 或者 MDA-LDL 结合。最初具有代表性的克隆称为 EO6，与 Cu ox-LDL 结合，其特点是能特异地结合氧化修饰型磷酸胆碱（PC），但不与天然的未氧化磷脂结合，因为氧化导致细胞膜变化使磷酸胆碱可被免疫系统识别。因此，EO6 通过氧化磷脂结合 ox-LDL 脂蛋白。重要的是，氧化的卵磷脂也积累在凋亡细胞膜上，从而使 EO6 可以区分凋亡和活细胞。基于 EO6 这种结合特性，人们对其可变区进行遗传分析，结果显示，EO6 的互补决定区（CDR3）的 VH 和 VL 序列是 100%生殖同源性的。众所周知，T15 是磷酸胆碱特异性 NAb，完全由 B1 细胞产生。NAb 宿主防御功能已被广泛研究，因为 PC 存在于目前许多微生物表面，包括革兰氏阳性和阴性细菌、真菌和蠕虫。一个突出的例子是肺炎链球菌菌株，包含细胞壁多糖的主要成分磷酸多糖。现已表明，T15 能保护小鼠免遭肺炎球菌感染。因此，T15/EO6 抗体既可以识别微生物抗原，也能识别应激诱发新的自身抗原，如 ox-LDL。因此，同样的 NAb 能够防止微生物感染，以及介导内稳态“看家”功能，如防止自身抗原的积累。事实上，大多数天然 IgM 抗体拥有微生物和自身抗原的双向反应活性。

如上所述，脂质过氧化过程中产生的各种不同结构，磷酸胆碱的氧化修饰磷脂只是其中一个例子。其他能被 IgM 抗体特异性识别的氧化修饰表位抗原包括存在于无菌小鼠的血清中的 MDA 和 4-HNE 加合物。然而，与胆固醇喂养的 As 易感小鼠相似，当无菌小鼠与肠道细菌共生时，一些（但非全部）IgM 的抗体滴度增加。这进一步支持天然 IgM 抗体对微生物和氧化修饰表位抗原具有相同结构的双反应活性。此外，无菌小鼠的血清分析还提示可能存在特异性识别氧化表位抗原天然 IgM 抗体。事实上，在体外和体内试验一系列方法确定了特异性识别氧化表位抗原天然 IgM 抗体的存在：由于 B1 细胞被认为是天然 IgM 抗体的主要来源，它们从幼小的小鼠中分离，在体外用已知 IgM 的分泌诱导剂刺激，包括 IL-5 和 TLR 激动剂。这些刺激导致 IgM 抗体分泌，包括抗 ox-LDL、抗 4-HNE-LDL 的 IgM 抗体，最突出的是抗 MDA-LDL 抗体。值得注意的是，特异性识别氧化修饰抗原表位的 IgM 的分泌水平比那些抗 B1 细胞抗原α1，3-葡聚糖高许多倍。通过从幼稚供体小鼠 B1 细胞与 *Rag1*$^{-/-}$小鼠重组来对天然 IgM 抗体识别 B1 细胞氧化特异性抗原表位进行分析，结果显示，小鼠体内仅表达天然 IgM 抗体。与正常野生型小鼠相比，这种重组小鼠的天然 IgM 水平几乎等于其体内总血清 IgM 水平，产生识别氧化修饰抗原表位的高滴度 IgM。随后揭示了令人吃惊的结果，超过 30%的所有重组小鼠血浆中的 IgM 抗体是特定的某个或其他氧化抗原表位。测试者当中，MDA 特异性 IgM 抗体是最显著的一个，进一步观察发现，12%重组小鼠脾 IgM 抗体分泌细胞（ISC）是 MDA 特异性 ISC，在幼稚野生型小鼠体内发现大量的 MDA 特异性 ISC。通过对来源于 B1 细胞的重组小鼠脾单克隆 IgM 抗体的可变区（NA-17）分析，也证实了天然 IgM 抗体具有 MDA 特异性。这种单克隆抗体出现了生殖细胞基因 *VH* 的重排，只有一个核苷酸插入到 VL 和 JL 生殖基因片段的剪接位点，确定它为真正的 NAb。现已确定另外的 MDA 特异性 IgM 抗体克隆，具有完整的生殖细胞基因的可变区。此外，Horkko 博士和他的同事分离出了另一种生殖细胞编码的特异性识别 ox-LDL 的天然 IgM 抗体。这种克隆被称为 LRO1，这是从胆固醇喂养 *Ldlr* 敲除小鼠脾脏分离出来的，能够与凋亡细胞结合，但与活细胞不结合，特异性识别氧化修饰型，但不识别天然磷脂。

源于人类婴儿脐带血液内的 IgM 抗体是 NAb 最好的代表。与小鼠天然 IgM 抗体相类似，脐血 IgM 抗体含有特异性识别氧化表位抗原的 IgM 抗体。因此，氧化特定抗原表位是小鼠和人类天然 IgM 抗体的主要靶点。

许多生物过程中涉及氧化应激，许多不同的炎症产生氧化特定抗原表位，也包括凋亡细胞死亡期间。事实上，氧化特定抗原表位可能代表凋亡细胞表面标记。与这一观点相一致，MDA-LDL 抑制近 50%的人 IgM 抗体结合凋亡细胞。因此，氧化特定抗原表位（如 MDA）具有高度保守的结构，使天然 IgM 抗体具有介导“看家”功能。假设 NAb 是通过自然选择具有保守的结构，这就很好理解凋亡细胞具有氧化特定抗原表位。现已证明氧化特定抗原表位可被其他更古老的先天免疫系统分子识别，如巨噬细胞清道夫受体和 CRP。

高脂血症是 As 发病最重要的易感因素，机体内广泛存在的抗脂类抗体提示，天然抗体可能在 As 发病机制中具有重要作用。

第五节　动脉粥样硬化中的 T15/EO6 IgM 抗体

ox-LDL 在 As 的发病机制中起重要作用，而大约 30%NAb 结合氧化特定抗原表位，这揭示了天然 IgM 抗体功能的可能作用。实际上易发生 As 的 *LDL* 敲除小鼠不能分泌 IgM 抗体，As 进程显著加快，提示天然 IgM 抗体的动脉保护作用。虽然没有直接证据表明，但据推测，IgM 的保护作用是通过防止凋亡细胞过度积累，以及中和 ox-LDL 和细胞碎片上的氧化特定抗原表位的促炎症效应。

Shaw 等以 4 个杂交瘤对 ox-LDL 诱导分泌的 IgM 排列 VH/VL 互补决定区进行测序，发现这 4 个 VH 和 VL 基因的 350bp 都显示 100%同源性，此外，与从 B1 细胞克隆的 T15 在遗传上和结构上相同。这种 T15 天然抗体结合于磷酸胆碱，偶联于肺炎球菌细胞壁多糖。T15 是研究最多的抗体，因为它为感染致命性链球菌肺炎的小鼠提供了最佳的保护。体外结合试验证实，标准的 T15 抗体（IgA）特异地结合于 ox-LDL 和 POVPC，而氧化特异性的单克隆抗体（IgM）结合于细胞壁多糖。这些研究证明，ox-LDL 上 ox-PL 的磷酸胆碱和在肺炎球菌磷酸胆碱部分，以及 ox-PL 的磷酸胆碱和许多感染其他病原体的凋亡细胞有相同的抗原表位。这些双重特异性是天然抗体的重要特征。T15 天然抗体通过阻止巨噬细胞对 ox-LDL 的摄取，同时结合普通微生物病原体的磷酸胆碱，提示天然 IgM 抗体可能改善了 As。为了证明这个假设，研究者使用热灭活的包含磷酸胆碱的肺炎球菌（已知特异诱导 T15 天然抗体）免疫使用高胆固醇饮食饲养的 $Ldlr^{-/-}$的小鼠，结果这种肺炎球菌免疫诱导出了高滴度的抗 ox-LDL 的 IgM 亚类（主要是 T15 克隆系）抗体，并且显著减少了在动脉瓣位置 As 斑块。这些小鼠的血浆增强了抑制巨噬细胞对 ox-LDL 摄取的能力；也证明了肺炎球菌肺炎恢复的患者血清含有针对肺炎球菌细胞壁多糖的 IgM 亚类抗体，在相同的血清标本和抗 ox-LDL IgM 亚类抗体水平明显相关。这些提示人类也有和微生物/ox-LDL 交叉反应的磷酸胆碱特异性的 IgM 亚类抗体。临床流行病学研究提示，人类 IgM 亚类抗体与 ox-LDL 防护作用也相关，这些人类抗体的确切特征和细胞起源尚未被定性。

T15/EO6 介导防止 As 存在多种机制。因为凋亡细胞积累及其清除受阻涉及 As 病变的发展，T15/EO6IgM 可能通过促进凋亡细胞的清除抑制 As。事实上，已有报道，$T15^{id+}$IgM 抗体通过 C1q 和甘露糖结合凝集素的机制加速凋亡细胞的清除。此外，已有研究证明，T15/EO6 能够修复 B 细胞缺陷及 sIgM 敲除小鼠补体依赖的凋亡细胞清除。凋亡细胞携带不同氧化特异性结构，包括 MDA，因此，其他结合这些结构的天然 IgM 抗体可能介导类似的保护功能。例如，MDA 特异性天然抗体 NA17 也结合凋亡细胞，并显著提高 $Rag1^{-/-}$小鼠凋亡细胞的清除，而对照组特异性识别 KLH 的 IgM 抗体则没有这种功能。因此，不仅是 T15/EO6，所有的结合氧化特定抗原表位的 NAb 可能都具有这种动脉保护功能。

除了清除凋亡细胞和细胞碎片，T15/EO6 IgM 抗体通过中和氧化磷脂促炎性效应也具有重要的动脉保护功能。例如，携带氧化特定抗原表位的凋亡细胞或疱疹激活内皮细胞产生单核细胞黏附。T15/EO6 IgM 抗体阻止血管内皮细胞的炎症反应，这能推迟体内的病灶形成。T15/EO6 IgM 抗体也能抑制氧化磷脂（如氧化 PAPC 共轭 BSA）刺激巨噬细胞分泌 IL-6，因为它能够阻止巨噬细胞清道夫受体 CD36 和 SR-BⅠ摄取 ox-LDL。重要的是，CD36

已被证明参与巨噬细胞氧化磷脂的促炎症反应,巨噬细胞 CD36 的表达促进小鼠病变形成。因此，T15/EO6 IgM 抗体的另一个重要功能是防止脂质过氧化诱导的炎症反应。通过抑制清道夫受体介导的摄取，T15/EO6 IgM 抗体也显示能够阻止泡沫细胞的形成，这是 As 形成的关键步骤。事实上，肺炎球菌免疫小鼠的血浆显示高 $T15^{id+}$IgM 滴度，阻止体外巨噬细胞对 ox-LDL 的摄取。最后，T15/EO6 IgM 抗体甚至可能具有抗炎的功能，这已不限于直接中和氧化磷脂，最近研究显示，T15/EO6 NAb 可抑制脂多糖和其他 TLR 激动剂刺激巨噬细胞和树突状细胞分泌炎性细胞因子和趋化因子。

因此，通过中和及清除 ox-LDL，以及凋亡细胞表面的氧化磷脂，抗 ox-LDL 天然 IgM T15/EO6 可防止小鼠 As 的形成。其他识别氧化特定抗原表位（如丙二醛）的天然 IgM 抗体很有可能也具有类似的功能。

第六节　天然抗体在动脉粥样硬化中可能的作用机制

天然抗体，如 T15/EO6 具有抗 As 作用。这种作用来自于 T15/EO6 能够识别 ox-PL、ox-LDL 和（或）凋亡细胞的能力，因此干扰了 As 形成的关键阶段。IgM 亚类抗体通过结合出现修饰的 LDL 或凋亡细胞中的 ox-PL，能潜在地中和大部分的促炎症反应效应，防止其通过激活内皮细胞，诱导凝血因子等促进 As。包含 ox-PL 的凋亡细胞有能力激活内皮细胞并黏附单核细胞，这个过程通过 T15/EO6 IgM 被抑制。除此之外，如前文所述，许多体内的试验证明，这些 IgM 亚类抗体通过阻止巨噬细胞对 ox-LDL 的摄取，在体内阻止了泡沫细胞的形成。最终，ox-LDL 的 IgM 循环（血管内）免疫复合物形成，并通过防止 LDL 进入血管壁易损部位而具有保护作用。然而，这类免疫复合物是否能促进 ox-LDL 的清除仍然不清楚，正如 Reardon 等研究显示，在有免疫活性的 $apoE^{-/-}$小鼠和无免疫活性的 $RAG\text{-}2^{-/-}$ $apoE^{-/-}$小鼠之间注入的 ox-LDL，其清除率显示并没有差异。因此，许多 NAb 的防护作用的具体机制仍然有待研究和进一步探讨。

第七节　作为心血管疾病生物标志物的天然抗体

由于天然 IgM 抗体在 As 小鼠模型具有保护作用的强有力证据，以及研究表明氧化特定抗原表位是人类 NAb 的明显靶点，因此，现在越来越多的研究将其作为心血管疾病的可能潜在生物标志物。虽然对患者血清中抗 ox-LDL Ab 简单的检测不能区分适应性和天然抗体之间的差异，但是它们与其他危险因子和心血管疾病的替代指标相关联表明 NAb 在人体的潜在功能。许多流行病学研究已发现，天然抗体滴度与心血管疾病替代指标 ox-LDL 或者心血管临床事件有显著相关性。另一方面，一些研究却未能发现它们之间的任何关联。然而，最近几年，对抗 ox-LDL 抗体 IgM 和 IgG 同型之间潜在差异更详细的研究表明，识别 ox-LDL 抗原表位的血浆 IgM 抗体水平与心血管疾病的标志物呈负相关，而相应的 IgG 抗体却不相关。例如，抗 MDA-LDL 的 IgM 滴度与中年健康人的颈动脉内膜中层厚度成反比。同样，抗 ox-LDL 的 IgM 抗体水平在高风险的冠状动脉狭窄患者体内是很低的。低滴度抗 ox-LDL 的 IgM 抗体与冠心病患者多支血管病变成反比。

与小鼠 T15/EO6 IgM 特异性识别磷酸胆碱相类似，人 IgM 抗体也可能具有相似特性。

肺炎球菌性肺炎患者体内抗 Cu ox-LDL 的 IgM 抗体和含磷酸胆碱荚膜多糖之间有显著相关性，提示人体存在磷酸胆碱特异性的 NAb。事实上，识别磷酸胆碱共轭对 BSA 的 IgM 滴度已在大量选定的患者体内检测到，提示它可分别作为检测缺血性脑卒中和颈动脉粥样硬化独立的危险指标。目前还不断定 IgM 的滴度是否可以作为天然抗体的检测方法。显然，需要开发另外的方法来选择性识别天然 IgM 抗体。

第八节　总结和展望

新发现的很大一部分小鼠和人类天然 IgM 抗体结合氧化特定抗原表位的特性为我们提供了了解以前知之甚少的 NAb “看家”功能的可能性。事实上，氧化特异性结构代表了 NAb 清除凋亡细胞和细胞碎片关键标志物。因为 ox-LDL 和凋亡细胞携带相同的氧化特定抗原表位，它们积聚在 As 病变部位，NAb 重要的“看家”功能与氧化应激增加密切相关。在慢性炎症时，NAb 正常水平可能不足以应对氧化特定结构形成，因此无法有效地防止它们过度积累造成的不良后果。有选择性激活有保护功能的 NAb 可能是防止 As 的一种有效方法。因此，未来的研究应旨在更好地阐明天然抗体的调控机制，特别是那些特异性识别氧化表位抗原抗体。对天然抗体的这些研究将可能会为发现潜在的 As 和其他慢性炎症性疾病新的治疗方法提供新的思路和借鉴。

（曾勇智）

参 考 文 献

Ait-Oufella H，Herbin O，Bouaziz J D，et al，2010. B cell depletion reduces the development of atherosclerosis in mice. J Exp Med，207（8）：1579-1587.

Binder C J，Chang M K，Shaw P X，et al，2002. Innate and acquired immunity in atherogenesis. Nat Med，8（11）：1218-1226.

Binder C J，Hartvigsen K，Chang M K，et al，2004. IL-5 links adaptive and natural immunity specific for epitopes of oxidized LDL and protects from atherosclerosis. J Clin Invest，114（3）：427-437.

Binder C J，Shaw PX，Chang M K，et al，2005. The role of natural antibodies in atherogenesis. J Lipid Res，46（7）：1353-1363.

Chang M K，Binder C J，Miller Y I，et al，2004. Apoptotic cells with oxidation-specific epitopes are immunogenic and proinflammatory. J Exp Med，200（11）：1359-1370.

Chou M Y，Fogelstrand L，Hartvigsen K，et al，2009. Oxidation-specific epitopes are dominant targets of innate natural antibodies in mice and humans. J Clin Invest，119（5）：1335-1349.

Galkina E，Ley K，2009. Immune and inflammatory mechanisms of atherosclerosis（*）. Annu Rev Immunol，27：165-197.

Lewis M J，Malik T H，Ehrenstein M R，et al，2009. Immunoglobulin M is required for protection against atherosclerosis in low-density lipoprotein receptordeficient mice. Circulation，120（5）：417-426.

Major A S，Fazio S，Linton M F，2002. B-lymphocyte deficiency increases atherosclerosis in LDL receptor-null mice. Arterioscler Thromb Vasc Biol，22（11）：1892-1898.

Montecino-Rodriguez E，Dorshkind K，2006. New perspectives in B-1 B cell development and function. Trends Immunol，27（9）：428-433.

Moos M P，John N，Grabner R，et al，2005. The lamina adventitia is the major site of immune cell accumulation in standard chow-fed apolipoprotein E-deficient mice. Arterioscler Thromb Vasc Biol，25（11）：2386-2391.

Notkins A L，2004. Polyreactivity of antibody molecules. Trends Immunol，25（4）：174-179.

Notley C A，Baker N，Ehrenstein M R，2010. Secreted IgM enhances B cell receptor signaling and promotes splenic but impairs peritoneal B cell survival. J Immunol，184（7）：3386-3393.

Sjoberg B G，Su J，Dahlbom I，et al，2009. Low levels of IgM antibodies against phosphorylcholine-A potential risk marker for ischemic stroke in men. Atherosclerosis，203（2）：528-532.

Szabo P，Relkin N，Weksler M E，2008. Natural human antibodies to amyloid beta peptide. Autoimmun Rev，7（6）：415-420.

Tabas I，2010. Macrophage death and defective inflammation resolution in atherosclerosis. Nat Rev Immunol，10（1）：36-46.

Taleb S，Romain M，Ramkhelawon B，et al，2009. Loss of SOCS3 expression in T cells reveals a regulatory role for interleukin-17 in atherosclerosis. J Exp Med，206（10）：2067-2077.

Thorp E，Cui D，Schrijvers D M，et al，2008. Mertk receptor mutation reduces efferocytosis efficiency and promotes apoptotic cell accumulation and plaque necrosis in atherosclerotic lesions of apo$E^{-/-}$mice. Arterioscler Thromb Vasc Biol，28（8）：1421-1428.

Tuominen A，Miller Y I，Horkko S，et al，2006. A natural antibody to oxidized cardiolipin binds to oxidized low-density lipoprotein，apoptotic cells，and atherosclerotic lesions. Arterioscler Thromb Vasc Biol，26（9）：2096-2102.

Weber C，Zernecke A，Libby P，2008. The multifaceted contributions of leukocyte subsets to atherosclerosis：lessons from mouse models. Nat Rev Immuno，1 8（10）：802-815.

第二十八章　高密度脂蛋白的抗炎作用与致炎作用

第一节　高密度脂蛋白的结构、代谢与功能

高密度脂蛋白（HDL）是由载脂蛋白、脂质和多种功能蛋白组成的结构复杂的多功能复合物。正常人血浆中的 HDL 主要通过胆固醇逆向转运（reverse cholesterol transport，RCT）发挥抗动脉粥样硬化（As）作用，除此之外，HDL 还有保护内皮、抗炎、抗氧化、抗血栓和抗凋亡等作用。在全身炎症或代谢性疾病中，HDL 组分被异常修饰，使其成分和功能发生改变，进而转变为功能失调 HDL。功能失调 HDL 不仅失去了抗 As、抗炎、抗氧化等作用，反而具有促炎作用。

一、高密度脂蛋白的结构

HDL 是由肝脏和小肠分泌产生的，主要由磷脂、游离胆固醇、胆固醇酯（CE）和载脂蛋白组成。HDL 结构复杂，含有超过 80 种蛋白质和 200 种脂质成分，以及少量小分子核糖核酸和其他生物活性分子。HDL 有多种亚类，各亚类所含的脂质、载脂蛋白、酶及脂质转运蛋白的数量与功能均不同，因此这些亚类的形状、密度、大小、作用均有不同。

人血浆 HDL 密度为 1.063～1.210g/ml，直径为 7.5～10nm，相对分子质量为（1.5～3.0）$\times10^6$。其结构为球形，有一个疏水中心，外周包绕磷脂（phospholipid，PL）、非酯化胆固醇、载脂蛋白（apo）及有关的血浆因子。HDL 中含有大量 apoA-Ⅰ，还含少量 apoA-Ⅱ、apoA-Ⅳ、apoA-Ⅴ、apoC-Ⅰ，apoC-Ⅱ、apoD、apoE、apoJ、apoL 和 apoM 等多种载脂蛋白。HDL 中还含有结合珠蛋白，α_2-巨球蛋白和卵磷脂-胆固醇酰基转移酶（lecithin-cholesterol acyltransferase，LCAT）。

根据密度大小可将 HDL 分为 HDL_1、HDL_2 和 HDL_3。正常人血浆中的主要成分是 HDL_2 和 HDL_3，HDL_2 为体积较大、密度较小、成熟的 HDL 颗粒；HDL_3 为体积较小、密度较大、未成熟的 HDL 颗粒。根据形状及大小的不同，可将 HDL 分为较小的盘状 pre-β-HDL（由载脂蛋白、磷脂、游离胆固醇组成的脂质单层）和较大的球状α-HDL（含有一个 CE 及 TG 组成的疏水核）两大亚类。pre-β-HDL 包括 pre-β_1-HDL、pre-β_2-HDL 和 pre-β_3-HDL；α-HDL 包括α_1-HDL（HDL_{2a}、HDL_{2b}）、α_2-HDL（HDL_{2a}、HDL_{3a}）、α_3-HDL（HDL_{3b}、HDL_{3c}）和α_4-HDL（HDL_{3c}）。根据载脂蛋白不同，可将 HDL 分为仅含 apoA-Ⅰ的 HDL 及同时含 apoA-Ⅰ和 apoA-Ⅱ的 HDL 两个主要类别。apoA-Ⅰ是 HDL 的主要蛋白质和 SR-BⅠ的配体，可通过增强 ATP 结合盒转运蛋白 A1（ATP-binding cassette transporter A1，ABCA1）和 LCAT 的活性，介导 RCT。HDL_2 较 HDL_3 包含更多的 apoA-Ⅰ，而 HDL_3 包含有更多的 apoA-Ⅱ，且其与 apoL-Ⅰ、apoF、apoA-Ⅳ、apoM、apoJ、apoD、对氧磷酶 1（PON1）、对氧磷酶 3（PON3）和血清淀粉样蛋白 A（serum amyloid A，SAA）等蛋白更为相关。

二、高密度脂蛋白的代谢

新生的 HDL 由 2～3 个 apoA-Ⅰ分子快速排列在磷脂双层的周围，形成盘状结构，这些颗粒被认为是在 RCT 过程中快速接受膜胆固醇的接受体。球形 HDL 体积增大，通过 CE 和少量三酰甘油（TG）聚集形成疏水核心。球形 HDL 是成熟的颗粒，由最初无脂 apoA-Ⅰ或贫脂 pre-β-HDL 在血管内不断重塑产生。新生的 HDL 中的脂质既可在肝脏和小肠内形成，又可从富含 TG 的其他脂蛋白分子［VLDL 和乳糜颗粒（CM）］中分解转移而来。

小而密的 HDL_3 和球形成熟的 HDL_2 在酶的作用下可以相互转换。这些 HDL 代谢相关酶类包括 LCAT、胆固醇酯转移蛋白（cholesterol ester transfer protein，CETP）、磷脂转移蛋白（PLTP）、内皮脂肪酶（EL）和肝酯酶（hepatic lipase，HL）等。新生的 HDL 很不稳定，需要快速获得脂质，最初的酯化发生在肝外组织细胞膜上，由 ABCA1 介导胆固醇流出，ABCA1 在 HDL 的代谢中发挥重要作用。LCAT 介导的胆固醇酯化产生大的球形 HDL_2 颗粒，这种大型颗粒经过融合和由 PLTP 介导的磷脂表面结构的转移，使 HDL 颗粒逐渐增大。相反，CETP 可将 HDL 中 CE 向含 apoB 的其他脂蛋白如极低密度脂蛋白（VLDL）、中间密度脂蛋白（intermedium density lipoprotein，IDL）和低密度脂蛋白（LDL）转移，使 HDL_2 转变为小的 HDL_3。肝脏和产生固醇的器官依据 B 族Ⅰ型清道夫受体（SR-BⅠ）选择性从中摄取 CE 或者通过 EL 和 HL 介导 HDL 中 TG 的水解。CETP 也可以介导 CE 从富含 TG 的其他脂蛋白转移到 HDL_3。HDL_2 也可以被 EL 进一步水解为乏 TG 的 HDL 小颗粒。CETP 和 EL 协同作用促进颗粒的降解，贫脂的 HDL 颗粒或 apoA-Ⅰ在下一次酯化循环中再与 ABCA1 相互作用。HDL_2 脂质可被分解代谢或被其他脂蛋白选择性摄取或转移到 LDL 上，然后再经肝脏受体摄取。

RCT 过程中 HDL 的代谢途径：HDL 作为胆固醇接受体不断移走外周细胞膜内胆固醇，导致细胞内多余胆固醇不断流出，形成新生 HDL。新生 HDL 进一步在 LCAT 作用下，接纳外周细胞中流出的胆固醇生成 CE，使核心 CE 含量逐步增加，颗粒增大，最后生成成熟的 HDL_2。肝脏可通过其表面 SR-BⅠ选择性接受 HDL_2 中的 CE，使 HDL_2 重新变为 HDL_3。肝脏还可通过 SR-BⅠ内吞和降解整个 HDL 颗粒运送胆固醇。肝脏将胆固醇进一步合成胆汁酸直接通过胆汁排出体外。类固醇激素源性组织如肾上腺、睾丸和卵巢也可通过其表面 SR-BⅠ选择性接受 HDL_2 中的 CE 作为合成类固醇激素的原料。成熟的 HDL_2 也可通过 CETP 将 CE 转移到富含 TG 的脂蛋白如 VLDL 和 IDL 上，经 LDLR 进入肝脏进行代谢。CETP 促进脂蛋白核心内疏水脂质（CE 和 TG）在 HDL、LDL、IDL、VLDL、CM 及残粒中重构和平衡。CETP 对 HDL 的作用是耗竭 CE，积累 TG，最后降低 HDL 颗粒的大小。HDL_3 上的 apoA-Ⅰ在肾小管上皮细胞与受体结合后被降解。

三、高密度脂蛋白的功能

（一）高密度脂蛋白的胆固醇逆向转运功能

体内肝外组织缺乏使类固醇激素降解为可排泄的胆酸形式的酶，除提供生理需要外，外周组织中多余的胆固醇均通过 HDL 运回肝脏代谢，这一生理过程称为胆固醇逆向转运

（RCT）。RCT 促进外周组织和细胞内胆固醇的清除，维持细胞内胆固醇的稳定，降低血清胆固醇水平，有利于延缓 As 的发生和发展。

RCT 包括细胞胆固醇的流出、胆固醇的酯化及胆固醇的清除。HDL 颗粒介导胆固醇流出的能力，与它们经由与 ABCA1 和 ABCG1 转运体和（或）SR-BⅠ受体相互作用从外周细胞特别是巨噬细胞和泡沫细胞膜移走胆固醇的能力相关。ABCA1 功能是在 HDL 的生物合成中输出外周细胞内过多的胆固醇和磷脂。

无脂的 apoA-Ⅰ、apoA-Ⅱ、apoE 和其他的载脂蛋白也可诱导快速、非直接的、非 LCAT 途径细胞胆固醇和 PL 流出，结果 HDL 颗粒从血管外间隙中快速获得胆固醇，apoA-Ⅰ在从巨噬细胞到肝脏的胆固醇转运中与人 apoA-Ⅰ在小鼠中过表达与加速 RCT 相一致。apoA-Ⅱ也能作为原始受体接受脂质，从巨噬细胞中移走胆固醇，在 RCT 中扮演核心作用。此途径的关键步骤需 ABCA1 和 SR-BⅠ的参与。巨噬细胞有其他的途径将胆固醇转移到 HDL，ABCG1 和 ABCG8 调节细胞内胆固醇与成熟的 HDL 之间的流动，而并非无脂的 apoA-Ⅰ，ABCG1 可能是巨噬细胞胆固醇流出的另一条途径。

（二）高密度脂蛋白对血管内皮的保护功能

内皮细胞位于血管腔的内表面，是抵抗 As 的一道重要屏障。除对损伤性物质起物理性阻隔作用外，内皮细胞还对血管张力、炎症反应、血栓形成及血管新生等诸多病理生理过程起调控作用。

HDL 通过促进 NOS 催化内皮细胞生成 NO，NO 具有广泛的抗 As 作用。NOS 分为内皮型（eNOS）和诱导型（iNOS）。ox-LDL 中的溶血磷脂酰胆碱（LPC）能模拟很多 ox-LDL 的致 As 作用，包括内皮依赖舒张功能下降。内皮细胞与 ox-LDL 孵育可耗竭细胞膜上凹陷小体——小窝（caveolae），并将 eNOS 从小窝内转移至内膜间隙，使 eNOS 对乙酰胆碱刺激脱敏。HDL 作用则相反，通过给小窝提供胆固醇，使 eNOS 活性恢复，发挥保护内皮功能的生理作用。NO 生物活性下降还与过氧化物阴离子产生有关，其与 NO 相互作用形成含氧硝酸盐，后者扩张血管作用较 NO 弱。

血浆 HDL 与内皮细胞表面的 SR-BⅠ受体结合后，激活 Src 酪氨酸激酶，导致下游的磷脂酰肌醇 3 激酶（PI3K）/蛋白激酶 B（Akt）信号通路活化，最终引起 eNOS-Ser1177 位点的磷酸化，使该酶的活性增强，细胞内 NO 的合成增加。除 SR-BⅠ外，内皮细胞表面的 1-磷酸鞘氨醇（S1P）受体 S1PR 也参与了 HDL 对 eNOS-NO 的调节过程。S1P 通过 G 蛋白β和γ亚基-Src 激酶激活 Rac1，进而活化了 PI3K/Akt/eNOS 信号通路，上调 NO 的水平。

HDL 促进内皮细胞生成前列腺素 I_2（PGI_2）。HDL 含有的磷脂为内皮细胞提供 COX 的主要底物花生四烯酸，诱导内皮细胞表达 PGI_2 合成的关键酶 COX-2，并且与 TNF-α和 IL-1β协同作用，导致 COX-2 大量的表达。此外，HDL 还能够抑制 PGI_2 氧化为 6-keto-$PGF_{1\alpha}$，从而延长 PGI_2 的半衰期。

（三）高密度脂蛋白的抗炎功能

减少炎症因子的分泌是血浆 HDL 介导抗炎作用的重要机制。而 SR-BⅠ及 S1PR 等受体参与了上述过程。近年来的研究发现，体积小且乏脂的 HDL 如新生 HDL、HDL_3 与 apoA-Ⅰ可减少内皮细胞及炎症细胞膜脂筏结构中的胆固醇含量，从而发挥抗炎作用。而 ABCA1、ABCG1 等介导胆固醇外流作用的转运体也与 HDL 的抗炎作用有关。HDL 的部分抗炎作用可能是通过对细胞胆固醇代谢的调控来实现的，即胆固醇逆向转运依赖途径。此外，血浆 HDL 的抗炎作用还与其促进抗炎性物质的生成有关，如乏脂的 apoA-Ⅰ通过 SR-BⅠ激活 PI3K/Akt 信号通路，上调 24-脱氢胆固醇还原酶（DHCR24）及血红素加氧酶-1（HO-1）的表达而发挥抗炎作用。

（四）高密度脂蛋白的抗氧化功能

HDL 能够有效地抑制体内 LDL 的氧化，减少 ox-LDL 的产生，从而抑制 As 的发生。apoA-Ⅰ作为 HDL 的特征性载脂蛋白，由于其结构中的第 112 和第 148 位蛋氨酸残基可将有活性的脂质过氧化物转变成为无活性的脂质氢氧化物，从而有效终止体内脂质过氧化的链式反应，且其在 HDL 中的含量丰富，故被认为是介导 HDL 发挥抗氧化作用的主要成分。而构成 HDL 的其他载脂蛋白，如 apoA-Ⅱ、apoA-Ⅳ、apoA-Ⅴ、apoE、apoJ 及 apoM 等，虽然含量不及 apoA-Ⅰ丰富，但在保护 LDL 免受过氧化物损伤中同样发挥着重要作用，这些载脂蛋白的抗氧化作用机制与 apoA-Ⅰ类似。除载脂蛋白外，HDL 组分中所含有的多种酶类活性物质也具有抗氧化作用。这些物质主要包括 PON1、血小板活化因子-酰基水解酶（platelet activating factor-acetylhydrolase，PAF-AH）、谷胱甘肽过氧化物酶及 LCAT 等，上述酶类物质可通过水解氧化的磷脂而发挥抗氧化作用。

（五）高密度脂蛋白的抗粥样血栓形成功能

HDL 可通过对血小板活性的影响而发挥抗凝作用。HDL 对血小板功能状态的调节既可通过直接作用，也可通过内皮细胞间接发挥作用。间接作用的发挥与 HDL 上调内皮细胞 NO 的合成释放，下调血小板活化因子的表达有关。此外，HDL 还可下调血栓素 A_2，上调前列环素表达。HDL 对血液中的凝血因子也具有调节作用。HDL 可上调内皮细胞血栓调节蛋白（TM）的表达，协同血浆中蛋白 C 和蛋白 S 灭活凝血因子Ⅴa，进而抑制凝血酶的生成及纤维蛋白的形成。此外，HDL 还可通过下调纤溶酶原激活物抑制因子-1（PAI-1），上调组织型纤溶酶原激活物（tPA），调节纤溶系统的功能。

（六）高密度脂蛋白的抗凋亡功能

内皮细胞凋亡对 As 的发生发展也起到非常重要的作用。多种促 As 因素均能促进内皮细胞凋亡，包括 ox-LDL、TNF-α、同型半胱氨酸、血管紧张素Ⅱ等。HDL 能降低细胞内 Ca^{2+}浓度，抑制 ox-LDL 导致的细胞凋亡；抑制 caspase-3 活性，减少 TNF-α诱导的内皮细胞凋亡；诱导 BAD 磷酸化抑制线粒体途径介导的细胞凋亡。SR-BⅠ调节内皮细胞凋亡的作用受到了人们的关注。SR-BⅠ可通过调节 caspase-8 活性来诱导凋亡，SR-BⅠ促凋亡作用能被 HDL 逆转，说明在正常情况下，SR-BⅠ并不导致内皮细胞凋亡，在 HDL 降低时，SR-BⅠ便促进内皮细胞凋亡。

第二节　高密度脂蛋白的抗炎作用

As 是以巨噬细胞和 T 细胞在动脉内膜内聚集和血浆中炎症介质浓度增加为特点的慢性炎症。ox-LDL 等致 As 因素能够引起血管内皮细胞功能障碍及内皮细胞本身损伤，诱导内皮表面表达黏附分子 VCAM-1 和 ICAM-1，诱导单核细胞迁移并黏附于受损血管内皮处，激活单核/巨噬细胞，并通过清道夫受体吞噬大量脂质后成为泡沫细胞，泡沫细胞的形成是 As 发生的标志。HDL 可通过多种机制发挥抗 As 作用。HDL 可以抑制转录因子 NF-κB 的激活，减少 TNF-α和 IL-1β等炎性细胞因子的释放，下调 E-选择素、P-选择素、VCAM-1 和 ICAM-1 等的表达。HDL 还能够抑制 ox-LDL 诱导的巨噬细胞迁徙，抑制作用与 HDL 中 PON1 和 PAF-AH 相关。急性心血管事件的标志物——CRP 能增加单核细胞趋化蛋白 MCP-1 表达，降低 NOS 活性，诱导 VCAM-1、ICAM-1 和选择素表达。HDL 的磷脂结合或中和 CRP 能抑制 CRP 介导的炎症反应。

一、高密度脂蛋白组分及其相关分子的抗炎作用

（一）apoA-Ⅰ

apoA-Ⅰ能将脂质过氧化物从 LDL 上移除。apoA-Ⅰ能移除人动脉内皮细胞上的脂质过氧化物，这些脂质过氧化物与动脉内皮细胞产生促炎症的氧化磷脂密切相关，这些氧化磷脂可以促使动脉内皮细胞产生 MCP-1。HDL 中的对氧磷酶能够破坏脂质过氧化物和氧化磷脂。另外，HDL 所含有的卵磷脂-胆固醇酰基转移酶（LCAT）、血小板活化因子-酰基水解酶（PAF-AH）、载脂蛋白 J 及谷胱甘肽转移酶都与其抗炎特性密切相关。

体外试验中，apoA-Ⅰ能通过 LPS 结合蛋白与细菌 LPS 结合，减少 TLR4 的表达及信号转导，下调 NF-κB 表达，抑制 E-选择素、ICAM-1 的表达及 MPO 的活性，减轻炎症组织的毒性损伤，故 apoA-Ⅰ能抑制血清中 LPS 诱导的炎性细胞因子的产生，降低内毒素血症的病死率。重症监护治疗病房（intensive care unit，ICU）的患者中死亡者比存活者的 HDL-C、LDL-C、apoA-Ⅰ、apoB 都低，尤以 apoA-Ⅰ和 HDL-C 水平降低最为明显，是炎症过程中产生的细胞因子 TNF-α和 IL-6 减少肝细胞载脂蛋白合成与分泌导致血浆 apoA-Ⅰ水平降低，故 apoA-Ⅰ水平可作为 30 天内重症监护室（ICU）患者死亡的预测参数。在细菌感染过程中，apoA-Ⅰ与细菌 LPS 结合而被消耗，同时炎性细胞因子减少 apoA-Ⅰ的产生与分泌，导致血浆 apoA-Ⅰ水平降低，因此及时提高血浆 apoA-Ⅰ水平能抵抗炎症的毒性作用。

（二）B 族Ⅰ型清道夫受体

B 族Ⅰ型清道夫受体（SR-BⅠ）是 HDL 的配体，它不仅介导 RCT，而且在炎症反应中起到“多功能参与者”的作用。SR-BⅠ可以明显降低血浆胆固醇，抑制外周组织脂质异常蓄积，抑制血管炎症，延缓动脉狭窄，降低器官血液供应障碍的发生率。LPS、血清淀粉样蛋白 A（SAA）等致炎因子能调节 SR-BⅠ的表达，影响其功能。SR-BⅠ也能调节 CRP、TNF-α等炎症因子表达，参与 HDL 的抗炎反应过程。因此，SR-BⅠ在 As 性疾病

的炎症反应中起到非常重要的作用。

研究表明，LPS 减少胆固醇的流出率与 SR-BⅠ的表达下调或炎症状态下脂肪细胞膜的通透性改变有关。SR-BⅠ是 LPS 结合蛋白，有研究证实，SR-BⅠ可能通过影响细胞内 LPS 的摄取和清除，在感染性休克中起到重要的作用。在 *SR-BⅠ*基因敲除的巨噬细胞中，LPS 能诱导强烈的炎症反应，而在过度表达 SR-BⅠ的 J774 巨噬细胞中，LPS 诱导的炎症反应减弱，因此 SR-BⅠ在巨噬细胞中具有抗炎作用。有研究显示，SR-BⅠ可以介导 LPS 和细菌的细胞壁——脂磷壁酸（LTA）的黏附和摄取，从而干预炎症反应。

阻断 SR-BⅠ的表达可导致小鼠体内促炎因子的含量明显增加，小鼠对 LPS 和细菌诱导的脓毒血症的敏感性增加，引起强烈的炎症反应，最终导致死亡，其根本原因可能是肾上腺皮质功能不全和肝脏对 LPS 等病原体清除率下降。在敲除 *SR-BⅠ*基因的小鼠盲肠穿刺结扎术引起的败血症早期，炎症因子的产生延迟，而 SR-BⅠ高表达的转基因小鼠更能抵抗败血症死亡，此过程可能与 SR-BⅠ能抑制 TLR4 诱导的 NF-κB 的激活有关，且通过调节巨噬细胞炎症反应和促进 LPS 募集与清除起到保护作用。

（三）apoM

apoM 在人血浆脂蛋白中的分布以 HLD 为主。研究表明，apoM 表达受瘦蛋白（leptin）、血小板活化因子（PAF）、生长因子（GF）、TNF、IL 等多种炎症因子调节，其血浆或组织表达水平在冠心病、糖尿病、肝硬化、乙型肝炎、肝缺血再灌注损伤、脓毒血症、重症下肢缺血等炎症相关疾病中有所改变，提示 apoM 与炎症关系紧密，可能参与各种系统性炎症疾病的发生与发展，apoM 的抗炎作用可能与其基因定位于人 6 号染色体组织相容性复合物Ⅲ区有关。

正常情况下，肝细胞核因子-1α（hepatocyte nuclear factor-1α，HNF-1α）能增加 *apoM* 基因的表达；在细菌感染时，LPS 下调 HNF-1α水平，而炎症转录因子激活蛋白-1（activator protein-1，AP-1）家族成员 c-Jun 和 Jun B 水平增加，通过与 HNF-1α竞争 apoM 相同的调节区，可减少 apoM 的基因转录，降低 apoM 的合成。炎症因子瘦蛋白对 apoM 也存在影响，在瘦蛋白或瘦蛋白受体缺乏的小鼠肝及肾中 apoM 的表达明显降低。在脓毒症及全身炎症反应综合征（systemic inflammatory response syndrome，SIRS）中，血浆 apoM 浓度大幅度降低，脓毒症伴休克中血浆 apoM 浓度最低，且 apoM 减少的程度与病情的严重性相关。apoM 作为 HDL 的一种组分，参加抗炎作用。apoM 可能作为一种新的炎症相关标志物。

（四）1-磷酸鞘氨醇

1-磷酸鞘氨醇（sphingosine-1-phosphate，S1P）是神经酰胺的降解产物之一，是维持内皮细胞功能完整性的一种必不可少的物质，能调节多种细胞功能。在人和鼠的 HDL 颗粒中，S1P 主要通过特异性结合于 apoM 折叠区域的两性口袋处而被运载，分别分离人 $apoM^{+}$HDL 和 $apoM^{-}$HDL，前者含 S1P，而后者不含 S1P。$apoM^{+}$HDL 可诱导 S1P 受体下游信号通路 MAPK 和 Akt 的活化及内皮细胞的迁移，而 $apoM^{-}$HDL 则不具备以上功能。同样分离 *apoM*$^{-/-}$鼠 HDL 和过表达 *apoM* 的转基因鼠 HDL，发现前者含 S1P 而后者不含 S1P。*apoM*$^{-/-}$鼠的肺组织由于缺乏 S1P，其基层内皮细胞的屏障功能相比正常小鼠下降。

研究发现，与野生鼠比较，*apoM*$^{-/-}$鼠和过表达 *apoM* 的转基因鼠 S1P 的血浆水平分别下降 30%和上升 270%。可见 HDL 中 S1P 的含量多少与 apoM 关系紧密。脓毒血症患者血浆 apoM 水平下降会继发 HDL-S1P 的缺乏，致血管完整性破坏、血管渗漏加剧、内皮炎症反应增强，这可能是导致脓毒血症快速恶化的一个重要原因。

（五）apoC-Ⅰ

apoC-Ⅰ激活 LCAT，抑制 CETP，参与 RCT 功能。与其他 apo 结构一样具有高灵活构象，以螺旋-转角-螺旋为基序，N 端为含 7～29 个氨基酸两性螺旋，C 端为 38～52 个氨基酸的两性螺旋，C 端为主要的脂质结合区域，尽管 apoC-Ⅰ分子小，但形成了具有近似 LPS-结合蛋白-杀菌/渗透性增加蛋白（bactericidal/permeability increasing protein，BPI）的回旋结构。

细菌感染时，apoC-Ⅰ的 C 端及 N 端均与 LPS 结合，延长 LPS 在循环血中的定植时间，通过 CD14/TLR4 通路，诱导 TNF-α的产生，提高对 LPS 及革兰氏阴性细菌的生物反应，提高抗菌能力，减少细菌的繁殖，从而保护机体。细菌感染时，apoC-Ⅰ能与 LPS 结合，激活巨噬细胞与 LPS 反应，增加围手术期内毒素血症患者 TNF-α水平，增强机体抵抗感染病原菌能力，降低革兰氏阴性脓毒症的病死率。

（六）apoE

apoE 能作为细菌抗原的分子伴侣，通过与 LDLR 结合运送 LPS 至树突状细胞内，LPS 被内化通过 CD1d 运至细胞表面，激活 NKT 细胞而被处理，激活的 NKT 细胞分泌 Th1 和 Th2 细胞因子，导致固有免疫和适应性免疫同时调节机体免疫功能，抵抗细菌感染。拟态 apoE 也能增强 HDL 转运胆固醇的能力及抑制 LPS 诱导的促炎性细胞因子的表达，抵抗炎症反应。在脓毒血症中，apoE 不仅可通过病原体相关分子模式（PAMP）激活，而且促进机体损伤相关分子模式（DAMP）激活，apoE 通过提高内源性脂质抗原提呈，如 NKT 细胞配体 iGb3，激活 NKT 细胞，诱导组织损伤，增加脓毒症病死率。故细菌感染过程中，apoE 通过激活 NKT 细胞抑制细菌增殖和炎症因子活化，同时也损伤了组织。

二、高密度脂蛋白模拟肽和相关分子在调节炎症反应中的作用

apoA-Ⅰ模拟肽 D-4F 类似于天然 apoA-Ⅰ，能维持 LDL 处理的内皮细胞 NO 和超氧阴离子间的正常平衡，改善高脂饮食的 *Ldlr*$^{-/-}$鼠的血管活性。D-4F 是 D-氨基酸合成的 4F。给高脂饮食的 *Ldlr*$^{-/-}$小鼠和普通饮食的 *apoE*$^{-/-}$小鼠口服 D-4F 后，HDL 所含氢过氧化物迅速减少，由致炎 HDL 转为抗炎 HDL，As 病变面积分别减少 79%和 75%，但血脂没有明显改变。给 *apoE*$^{-/-}$小鼠口服 D-4F 和普伐他汀，血浆 HDL 和 apoA-Ⅰ水平明显提高，对氧磷酶活性提高，病变明显消退，面积仅为对照组的 38%，病变中巨噬细胞聚积率减少了 22%，血浆 HDL 对 ox-LDL 诱导单核细胞趋化活性的抑制作用明显增强。肺泡Ⅱ型细胞被流感病毒 A 感染后，细胞生存率降低，产生大量细胞因子和致炎的氧化磷脂。感染的细胞与 D-4F 孵育后，细胞存活率提高，细胞因子和氧化磷脂的产生均被抑制。L-4F 是 apoA-Ⅰ的另一个模拟肽，其结构是基于 apoA-Ⅰ的螺旋重复域。体外试验，L-4F 呈浓度依赖性抑制 LPS 诱导的单核细胞和内皮细胞黏附，并抑制 LPS 诱导内皮细胞表达 IL-6、IL-8、IFN-γ、

TNF-α、膜辅因子蛋白 1、E-选择素、ICAM-1 和 VCAM-1；L-4F 通过直接结合 LPS，浓度依赖性抑制 LPS 与脂多糖结合蛋白（lipopolysaccharide binding protein，LBP）和内皮细胞表面受体结合。腹腔注射 L-4F 也可明显减少 LPS 感染鼠主动脉 VCAM-1 的表达。

D-(113-122)apoJ 肽是从 apoJ 氨基酸残基 113～122 对应的 D-氨基酸处合成。给 *apoE* $^{-/-}$ 鼠和猴口服 D-(113-122)apoJ 后，4h 内，*apoE* $^{-/-}$ 鼠 HDL 抗炎活性加强，能明显抑制 ox-LDL 诱导的单核细胞的趋化活性，且抑制作用持续到给 D-（113-122）apoJ 后的 48h；连续口服 24 周后，*apoE* $^{-/-}$ 小鼠主动脉病变面积较对照鼠减少 70.2%。D-（113-122）apoJ 可以迅速降低猴 HDL 的氢过氧化物水平，改善 HDL 的抗炎能力。体外试验发现，将 250μg/L 的 D-（113-122）apoJ 加到 *apoE* $^{-/-}$ 鼠和猴血浆中，短时间内明显降低 HDL 的氢过氧化物水平，可增加对氧磷酶活性。口服 D-（113-122）apoJ 能明显改善 *apoE* $^{-/-}$ 鼠和猴 HDL 的抗炎活性，并抑制 *apoE* $^{-/-}$ 鼠 As 病变形成。

HDL 相关的神经鞘氨醇磷酸胆碱（sphingosylphosphorylcholine，SPC）和溶血硫脂（lysosulfatide，LSF）可抑制 TNF-α诱导的内皮细胞表达 E-选择素、ICAM-1 和 VCAM-1。其机制与 G 蛋白偶联 EDG 受体启动信号级联，激活 Akt 信号通路，继而抑制 TNF-α诱导的 NF-κB 核转位有关。当抑制 PI3K-Akt 通路时，SPC 和 LSF 则失去抑制黏附分子表达的效应。

三、高密度脂蛋白的抗炎机制

HDL 能抑制 ox-LDL 诱导的 MCP-1 表达和单核细胞迁移。1-棕榈酰-2-花生四烯酰-*sn*-甘油-3-磷酸胆碱（1-palmitoyl-2-arachidonoyl-*sn*-glycero-3-phosphorylcholine，PAPC）的磷脂氧化修饰产物主要存在于轻度氧化修饰的 LDL 颗粒和慢性炎症位点，如 As 病变和活化的内皮细胞处，能促进单核细胞和内皮细胞相互作用。HDL（100mg/L）预处理能明显抑制氧化型 PAPC 诱导的内皮细胞 MCP-1、IL-8 和 IL-6 mRNA 表达；并抑制单核细胞与内皮细胞的结合，降低单核细胞的趋化活性。HDL 的这一作用与抑制氧化型 PAPC 激活的信号通路相关。研究发现，HDL 完全逆转氧化型 PAPC 所致内皮细胞 eNOS 的 T496 位去磷酸化，使活性氧的产生减少 50%；并抑制 c-Src 激酶和转录激活因子 3（STAT3）的磷酸化，从而阻断氧化型 PAPC 激活的氧化型 PAPC-eNOS-超氧化物-SREBP 和氧化型 PAPC-c-Src 激酶-STAT3 通路，进而抑制细胞因子表达及单核细胞趋化。

体外研究发现，HDL 可以抑制活化内皮细胞表达黏附分子。在 HDL 生理浓度内，无论天然 HDL 还是重组 HDL（apoA-Ⅰ+卵磷脂）预处理细胞后，均能浓度依赖性和时间依赖性地抑制 IL-1 和 TNF-α诱导的人脐静脉内皮细胞 VCAM-1、ICAM-1 和 E-选择素表达，最大效应可持续 16h。

HDL 可能通过多个机制抑制 TNF-α诱导的内皮细胞黏附分子表达。HDL 可通过抑制内皮细胞鞘氨醇激酶活性，阻断鞘氨醇-NF-κB 通路，抑制黏附分子表达。近年来研究发现，HDL 的抑制作用可能与 SR-BⅠ和 1 型 S1P 受体（S1PR1）介导的信号通路有关。HDL 的 apoA-Ⅰ与细胞膜上 SR-BⅠ相互作用，介导 SR-BⅠ-PDZK1-PI3K-Akt-eNOS 通路，诱导 NO 的产生。SR-BⅠ相关蛋白 PDZK1 在此通路激活过程中作为脚手架起重要作用。HDL 的 S1P 组分也与细胞膜上 S1P1 型受体识别，介导 S1PIR-PI3K-Akt-eNOS 通路。HDL 通过这两条通路促进 NO 合成，NO 抑制 NF-κB 活化，继而抑制黏附分子表达。

另有研究表明，HDL 抑制 TNF-α介导的内皮黏附分子表达及与白细胞黏附可能呈内皮脂酶和过氧化酶体增殖物激活受体α（PPARα）依赖性。实验发现，HDL 预处理明显降低 TNF-α诱导的转染内皮脂酶基因内皮细胞 VCAM-1 的表达，而在内皮脂酶抑制剂 tetrahydrolipstatin 存在时，HDL 无抑制作用。同时 HDL 呈浓度依赖性抑制内皮脂酶转染细胞 VCAM-1 启动子活性，最大效应达 63%。HDL 也明显减少白细胞、$PPAR^{+/+}$内皮细胞黏附，但不能抑制 $PPAR^{-/-}$内皮细胞与白细胞的黏附。表明 HDL 抑制 TNF-α介导的内皮黏附分子表达、白细胞内皮细胞黏附呈内皮脂酶和 PPAR 依赖方式。

CRP 参与炎症过程，诱导内皮细胞表达 VCAM-1、ICAM-1 和 E-选择素。HDL 可抑制 CRP 诱导内皮细胞表达黏附分子，但这种抑制作用始终要求 HDL 存在。体内试验也证实了 HDL 对内皮细胞黏附分子表达的调节能力。给颈动脉套环的 $apoE^{-/-}$小鼠注入重组 HDL（apoA-Ⅰ加卵磷脂），1 周内，内皮细胞黏附分子表达及单核细胞浸润减少 40%；3 周后，新生内膜增生程度明显减轻。普通饮食的新西兰兔，颈动脉套环后每日注射重组 HDL，3 天后，重组 HDL 完全抑制血管壁活性氧的释放，抑制多形核白细胞浸润到动脉壁（抑制率为 73%～94%）；明显抑制 VCAM-1、ICAM-1 和 MCP-1 的内皮表达。给猪皮下注射 IL-1，诱导皮下血管大量表达 E-选择素，单独注入重组 HDL 则明显抑制 E-选择素的诱导表达。

对血清 HDL 水平和可溶性黏附分子水平相关关系进行研究发现，HDL 水平低的人群的血浆可溶性 ICAM-1（sICAM-1）、E-选择素水平明显高于 HDL 水平正常或增高的人群，且低 HDL 水平人群，其 HDL 水平与 sICAM-1、E-选择素水平呈负相关，而提高血清 HDL 水平，血 sICAM-1、E-选择素水平明显降低。受内毒素刺激后，低 HDL 水平人群内毒素相关临床症状的发生率和严重性，以及血清 TNF-α、IL-1β、IL-6、IL-8 和 MCP-1 水平均高于正常 HDL 水平人群，表明低 HDL 水平对内毒素的敏感性高，而正常 HDL 水平具有抗内毒素作用。

实验发现，HDL 可通过结合和中和 LPS 而抑制 LPS 的细胞毒作用。静脉注入重构 HDL 后，血浆 HDL 水平提高，HDL 结合 LPS 能力加强，血浆细胞因子水平明显降低，感染鼠内毒素血症相关并发症减少，感染鼠的存活率增加。低剂量 LPS 感染的人注射重构 HDL，明显减少 LPS 介导的 TNF-α、IL-6 和 IL-8 的释放。这主要由于 HDL 一方面下调单核细胞膜 CD14 的表达，另一方面通过竞争 CD14 结合 LBP。HDL 的 apoA-Ⅰ还可置换和清除结合在单核细胞表面受体上的 LPS。HDL 中和 LPS 通过掩盖 LPS 的脂质 A 域，使其不能与 LBP 结合。

四、高密度脂蛋白的抗感染作用

微生物感染时宿主细胞内的 NF-κB 途径将会激活，引起炎症因子的释放，同时影响 ABCA1 的表达，调控脂质代谢，导致血浆 HDL 含量降低。败血病发病期或急性感染期，HDL 含量快速减少，以及 HDL 的成分也发生改变，HDL 构象与成分改变将会进一步导致败血症和内毒素血症的临床症状。HDL 与 HDL 相关蛋白 apoA-Ⅰ能够结合并中和细菌的 LPS 和脂磷壁酸（LTA），抑制炎症反应的发生，降低细菌感染对机体造成的损伤。HDL-apoL1 载脂蛋白复合体能够引起寄生虫裂解死亡。对于病毒性感染，SR-BⅠ有助于病毒侵染宿主细胞，而 HDL 可抑制 HCV 与 SR-BⅠ间的相互作用。

（一）HDL 与细菌感染

HDL 与 HDL 相关载脂蛋白能够抑制细菌在血液中的繁殖，结合并中和细菌或细菌来源的化学物质，阻止免疫细胞的激活，抑制炎症反应，从而降低细菌感染对机体产生的损伤与危害。细菌感染时，LPS 介导的促炎因子引起脂肪酸合成增多及游离脂肪酸增多，导致胰岛素耐受、血糖升高和全身炎症反应。败血症是由致病细菌进入血液循环导致的全身性感染。临床检测表明，败血症患者血浆 HDL 水平比正常人低。因此，血浆 HDL 水平可能是败血症的预警指标。

HDL 的水平与败血症的严重程度及全身炎症反应呈负相关。临床研究表明，重症败血症患者体内 HDL 含量及其活性较低。败血症发病初期，血清淀粉样蛋白 A（SAA）是 HDL 的主要蛋白（约占总蛋白的 45%），HDL 的功能降低或丧失；败血症康复期，apoA-Ⅰ逐渐代替 SAA，HDL 功能恢复。apoA-Ⅰ结构具有高度灵活的构象，在与 LPS 的相互作用中发挥重要作用。HDL 主要成分 apoA-Ⅰ能通过 LBP 识别 LPS/LTA，apoA-Ⅰ的 C 端结合并中和 LPS/LTA，减少 TLR4 的表达与信号转导，下调 NF-κB 途径，抑制炎症因子生成，减轻炎症反应造成的毒性损伤，降低败血症的死亡率。HDL 也能够影响树突状细胞和巨噬细胞的抗原提呈作用。巨噬细胞和树突状细胞表面存在激活适应性免疫系统的共刺激分子与脂筏。HDL 尤其是 apoA-Ⅰ能够与 ABCA1 和 ABCG1 相互作用，改变巨噬细胞和树突状细胞脂筏中的胆固醇含量，影响抗原提呈，抑制炎症反应。

LPS/LTA 侵染的巨噬细胞中，HDL 能够直接抑制 IFN-γ的基因表达，从而抑制巨噬细胞的激活，降低细菌引起的炎症反应。HDL 能够促进巨噬细胞的转录激活因子 3（ATF3）表达。ATF3 是调控 TLR2 表达的一种转录调节物，能抑制机体发生炎症反应。细菌感染期间，HDL 抑制 TLR 介导的炎症反应，阻止过度的免疫反应对机体造成的损伤。

细菌感染早期，HDL 中 apoA-Ⅰ被 SAA 代替，抑制 apoA-Ⅰ通过 LBP 与 LPS/LTA 结合，减弱细菌侵染的宿主细胞的持续性炎症反应，防止败血症恶化。重组 HDL（reconstituted HDL，rHDL）除了能够抑制 LBP 的活性外，还能抑制 LPS 受体 CD14 的表达，阻止 LPS/LTA 或 LBP 复合物与免疫细胞结合，更有效地抑制炎症反应。临床研究表明，静脉注射 rHDL 能够中和血液中的 LPS/LTA，抑制白细胞活性，减少炎症因子产生，减轻炎症反应，减轻内毒素血症的临床症状。因此，rHDL 可能是抑制细菌感染，治疗败血症的新方法。

（二）高密度脂蛋白与寄生虫感染

HDL 能够影响寄生虫感染，主要表现为 HDL 的 apoL1 抑制布氏锥虫（*Trypanosoma brucei*）、利什曼虫（*Leishmania*）等寄生虫侵染宿主细胞。apoL1 具有抵御寄生虫感染的功能，apoL1 与珠蛋白相关蛋白共同组成锥虫溶解因子-1（trypanosome lytic factor-1，TLF-1）。TLF-1 能够提高灵长类抵御寄生虫感染的能力，裂解非洲布氏锥虫。apoL1 与珠蛋白相关蛋白的复合物也能裂解并且杀死布氏锥虫。珠蛋白相关蛋白与血红蛋白结合，促进溶锥虫复合体与锥虫表面的血红蛋白–珠蛋白结合蛋白受体结合，使血浆中的 apoL1 进入锥虫，锥虫溶酶体内 apoL1 在酸性环境中发生构象改变，激活其 N 端的阴离子通道，促进大量的水进入锥虫细胞，导致锥虫发生溶胀作用从而裂解死亡，从而减轻部分寄生虫感染对机体造成的损伤。

（三）高密度脂蛋白与分枝杆菌感染

分枝杆菌感染后，免疫系统清除大部分分枝杆菌，但部分分枝杆菌能够潜伏在巨噬细胞内，躲避机体的免疫防御。麻风杆菌是分枝杆菌的典型代表。麻风杆菌是麻风病的病原体，寄生在巨噬细胞中并依靠巨噬细胞的代谢而存活。临床研究表明，麻风病患者会积累脂肪酸和磷脂形成麻风节。麻风杆菌感染的巨噬细胞在病灶处会积累 1-棕榈酰-2-油酰-*sn*-甘油-磷酸胆碱等氧化性磷脂。分枝杆菌感染的宿主细胞内，氧化性磷脂能够抑制先天性免疫应答。正常的 HDL 能解除氧化性磷脂对免疫系统的抑制作用，增强免疫防御功能，但是从麻风病患者体内提取的 HDL 无此功能或作用不明显。这是因为正常的 HDL 能够清除氧化性磷脂，恢复免疫细胞对分枝杆菌的免疫清除作用，但是从麻风病患者身上提取的 HDL 内蛋白质和脂质的成分与含量发生改变，丧失脂质转运的能力，不能清除病灶处的氧化性磷脂。因此，外源性地增加血浆中的 HDL 有可能抑制或治疗麻风杆菌引起的细菌感染，并且分枝杆菌宿主的脂质代谢与先天免疫间的联系也为微生物感染与代谢类疾病的发病机制研究提供了新思路。

（四）高密度脂蛋白与病毒感染

1. HDL 与 HIV 感染　人类免疫缺陷病毒（HIV）感染与脂质代谢异常有密切联系。apoA-Ⅰ模拟肽能够抑制免疫细胞裂解，降低 HIV 对细胞的杀伤力或抑制 HIV-1 感染 T 细胞的能力。许多研究表明，病毒感染能改变 HDL 的蛋白质成分和含量，降低抗炎、抗氧化的成分，促进 HDL 向促炎方向转变。HIV-1 感染能减少 HDL 水平，以及抑制 HDL 抗炎、抗氧化的能力。HIV 感染可以降低 RCT 的能力，使胞内胆固醇转运到 apoB-100，增加 VLDL、LDL 水平，减少 HDL 的生成。

临床调查表明，获得性免疫缺陷综合征（AIDS）患者心血管疾病及并发症高于正常人。传统的治疗 HIV 感染方法容易产生血脂异常，引起 TG 与 LDL-C 水平升高，导致高三酰甘油血症。高效抗反转录病毒疗法（highly active antiretroviral therapy，HAART）是治疗 AIDS 的一种新方法，能更有效地降低 HIV 的致死率。HAART 的起始反应阶段，根据炎症反应发生的速率能够预测 HDL 及 apoA-Ⅰ的变化情况，根据 HDL 及 apoA-Ⅰ的水平判定抗反转录病毒疗法的治疗进程，以及机体免疫防御的强弱。与传统的疗法相比，HAART 能够明显改善 HDL 和 apoA-Ⅰ水平。奈韦拉平（nevirapine，NVP）等非核苷类反转录酶抑制剂（non-nucleoside reverse transcriptase inhibitor，NNRTI）能够促进 HDL 及 apoA-Ⅰ的生成。而另外一种 NNRTI——依法韦仑（efavirenz）能够增强 HDL 颗粒的抗氧化能力，即增加 PON1 的活性。

2. HDL 与 HCV 感染　丙型肝炎病毒（hepatitis C virus，HCV）感染是引起肝硬化及肝癌的重要原因之一。病毒入侵需要经过起始、传播和持续感染等过程，这些环节都是预防病毒感染的靶点。HCV 结合并侵染肝细胞是一个复杂的过程，需要多种物质参与，包括病毒的包膜糖蛋白 E1、E2，高度硫酸化的硫酸乙酰肝素、CD81、LDLR、闭合蛋白及受体酪氨酸激酶等多种细胞因子或蛋白参与。

SR-BⅠ通过类似于摄取胆固醇的方式影响 HCV 感染肝细胞。直接与 SR-BⅠ结合的 E2、apoB 等病毒相关蛋白都能够促进 HCV 感染肝细胞。然而，SR-BⅠ生理配体 apoA-Ⅰ也影响

HCV 侵染肝细胞，说明存在一个脂蛋白（主要是 HDL）、SR-BⅠ及 HCV 糖蛋白包膜组成的复合体调控 HCV 侵染细胞。SR-BⅠ小分子抑制剂研究表明，SR-BⅠ能够介导 HDL 进入肝细胞，以及增强 HCV 侵染肝细胞的能力。人源 SR-BⅠ单克隆抗体抑制 SR-BⅠ与 HDL 的结合，干扰胆固醇的流入，抵抗 HCV（HCVcc）侵袭肝细胞。

SR-BⅠ介导 HCV 侵染肝细胞分为结合阶段与结合后阶段两个过程。SR-BⅠ在 HCV 侵染的过程中主要受结合后调节。SR-BⅠ与 HCV 的相互作用发生在结合后阶段，CD81 与封闭蛋白-1（claudin-1）参与该过程，说明 HCV 入侵细胞受共体复合物调节。同时，SR-BⅠ的适配子 PDZK 促进 HCV 侵染细胞。SR-BⅠ抗体与 SR-BⅠ特异性 siRNA 不受 HDL 的影响，能够有效地抑制 HCV 侵染肝细胞。使用不影响 SR-BⅠ结合能力的却抑制 SR-BⅠ脂质转运活性的抑制剂是阻止 HCV 感染肝细胞最有效的方法之一。单克隆抗体能够有效地阻止 HCV。SR-BⅠ抑制剂 ITX5601 是临床中抑制 HCV 侵染的药物之一。

（五）穿透蛋白在高密度脂蛋白抗感染中的作用

穿透蛋白是一类可溶性、多功能的模式识别受体，其 C 端有五聚蛋白结构域，能够与其他蛋白质的 N 端结合发挥免疫功能。免疫反应中，正五聚蛋白 3（PTX3）受 HDL 调控，HDL 能够通过激活 PI3K/Akt 途径而促进 PTX3 的表达。apoA-Ⅰ过表达的转基因小鼠中，PTX3 的 mNA 及蛋白质水平显著上升，注射 rHDL 的 C57BL/6 小鼠血浆中 PTX3 水平明显升高，证明 HDL 可以上调 PTX3 的表达。PTX3 调节经典的补体途径，识别微生物表面高度保守的病原体相关分子模式（PAMP），激活免疫应答，清除入侵的细菌、真菌、病毒等微生物。因此，HDL 能够通过上调 PTX3 的表达，激活免疫应答反应，抑制微生物感染。

第三节　高密度脂蛋白的免疫调节作用

炎症和免疫反应在 As 各个阶段起重要作用，固有免疫和获得性免疫与 As 的发生、发展紧密相关。在 As 斑块处可发现大量的免疫细胞，如巨噬细胞、T 细胞和树突状细胞，以及几种免疫相关的抗原，如 ox-LDL、热休克蛋白和肺炎衣原体（*chlamydia pneumonia*）。人血浆 HDL 的 48 个蛋白中，有 23 个与免疫炎症有关，22 个与脂质转运和脂蛋白代谢相关，表明 HDL 具有潜在的影响免疫和炎症反应的功能。种种迹象表明，HDL 对免疫反应的影响可能在 As 病变形成及发生、发展过程中起重要作用。

一、高密度脂蛋白调节动脉粥样硬化免疫功能

HDL-C 与冠心病风险呈显著的负相关。除 As 外，系统性红斑狼疮、强直性脊柱炎和风湿性关节炎等自身免疫性疾病患者 HDL-C、apoA-Ⅰ水平均降低，提示 HDL 与免疫反应之间存在潜在的联系。

伴有免疫缺陷的 *apoE* $^{-/-}$小鼠与免疫能力正常的 *apoE* $^{-/-}$小鼠相比较，As 斑块明显减少，而将免疫正常的 *apoE* $^{-/-}$小鼠 $CD4^+$ T 细胞转移给免疫缺陷小鼠后，缺陷小鼠 As 发生率显著增加，且几乎与免疫能力正常的 *apoE*$^{-/-}$小鼠相当。可见，免疫反应在 As 病变形成及发生、发展过程中起重要作用。

用高脂饮食喂养 *Ldlr*$^{-/-}$加 *apoA*$^{-/-}$联合缺失鼠后，可观察到小鼠出现明显的自身免疫反

应特征，如增大的富含 T 细胞的淋巴结、T 细胞活化及增殖增强、血浆中自身抗体增多，As 加剧；而用 apoA-Ⅰ治疗后，自身免疫反应明显减轻，As 亦相应减轻。

T 细胞参与 As 病变的起始阶段，首先 T 细胞识别 As 病变部位的抗原，激活体内免疫系统，并释放细胞因子，促进体内炎性过程发展，即激活体内固有免疫应答。固有免疫效应细胞最重要的是巨噬细胞和内皮细胞，而固有免疫效应分子主要是细胞因子。$CD3^+$细胞和 $CD4^+$细胞是参与 As 病变形成的主要 T 细胞，它们可以识别巨噬细胞、树突状细胞提呈的特异性抗原，进而激活体内细胞免疫应答。除此之外。T 细胞活化需要巨噬细胞、树突状细胞等提呈特异性抗原，同时这些细胞的表面刺激分子与 T 细胞结合，即提供活化的第二信号。

HDL 通过抑制单核细胞趋化蛋白、细胞黏附分子的表达及抑制单核细胞迁移等过程参与 As 的免疫反应，HDL 也可抑制巨噬细胞、吞噬细胞的活化。动物实验表明，单核细胞趋化蛋白缺乏的大鼠 As 病变可减轻，充分表明单核细胞趋化因子是细胞重要的趋化物。HDL 有着与 ox-LDL 相反的功能，HDL 能抑制 ox-LDL 诱导单核细胞趋化蛋白形成，同时抑制单核细胞的迁移。有学者指出，HDL 通过抑制氧化型磷脂氧化产物激活的信号转导通路，来进一步抑制单核细胞与内皮细胞结合，降低单核细胞趋化活性。另有学者发现，HDL 可以完全逆转氧化型磷脂氧化产物所致内皮细胞去磷酸化过程，使体内活性氧减少，进而抑制细胞因子表达和单核细胞趋化。HDL 可以抑制活化的内皮细胞表达细胞黏附分子，HDL 通过多种机制抑制 TNF 的促内皮细胞表达黏附分子过程。HDL 抑制细胞黏附分子表达的可能原因是 HDL 抑制内皮细胞鞘氨醇激酶的活性，阻断鞘氨醇/核因子通路。

血浆中 CRP 水平是冠心病的预测因子，CRP 可以诱导内皮细胞表达细胞黏附分子，而 HDL 能够抑制 CRP 的功能。动物实验证实，将 HDL 注入经过 LPS 处理的小鼠体内，1 周后细胞黏附分子表达降低，单核细胞浸润转移减少，3 周后内膜增生程度明显降低。有学者研究血清 HDL 与黏附分子关系发现，血清 HDL 水平与血液中选择素水平呈负相关，即高水平的 HDL 者血中选择素水平低于低 HDL 者。研究发现，低 HDL 水平者对内毒素敏感，HDL 水平正常者有抗内毒素的作用，HDL 有减轻 LPS 的细胞毒性作用。正常水平的 HDL 能够明显抑制 LPS 诱导的内皮细胞黏附，此过程依赖于 HDL 对 LPS 的抗细胞毒性作用。LPS 是固有免疫细胞清道夫受体的配基，由脂质介导其致炎作用和细胞毒性作用，LPS 从细胞膜释放进入循环中，并在循环中相互作用。LPS 内毒素复合体可以介导 LPS 与单核细胞、中性粒细胞 CD14、可溶性 CD14 的结合。两种 CD14 是 LPS 的主要受体，能够刺激体内分泌大量的细胞因子，参与体内的固有免疫。

当 T 细胞识别 As 病变中的抗原时，获得性免疫激活。这一过程触发 IFN-γ、IL-2 和 TNF-α等细胞因子释放、巨噬细胞活化和炎症发展。T 细胞参与 As 病变的形成始于起始阶段。与单核细胞一样，T 细胞在选择素、VCAM-1、ICAM-1 和 MCP-1 的作用下进入病变区域内。在人晚期斑块中，T 细胞大约占总细胞数的 20%。它们常聚集在斑块破裂部位，诱导致死性血栓形成。As 病变中多数 T 细胞带有 CD3、CD4 标志和 T 细胞抗原受体（$TCR\alpha\beta^+$）。这些细胞识别由巨噬细胞或树突状细胞加工提呈的蛋白抗原而活化。活化 T 细胞占人晚期斑块中 $CD3^+$T 细胞的 2/3、占 *apoE*$^{-/-}$鼠 As 病变中 T 细胞的 90%以上。但天然 T 细胞的活化除需要识别由巨噬细胞等抗原提呈细胞摄取、加工和提呈过来的抗原外，还需要抗原提呈细胞表面共刺激分子与 T 细胞上相应受体结合提供活化的第二信号，较重要的是 T 细胞表面的 CD28 分子与抗原提呈细胞表面 B7-1（CD80）和 B7-2（CD86）的结合。

二、高密度脂蛋白调节免疫机制

（一）高密度脂蛋白调节固有免疫机制

固有免疫又称非特异性免疫，是个体在长期进化中形成的、与生俱来的抵抗病原体侵袭、清除体内抗原性异物的防御能力。与获得性免疫不同的是，它不针对特定抗原，对一切异物（包括抗原性和非抗原性）均发挥免疫作用，是机体抵御病原体感染的第一道防线。As 发生早期固有免疫已被启动，常表现为固有免疫系统对动脉内膜下积累修饰的脂蛋白和一些微生物产物（如 LPS）产生免疫应答。HDL 参与固有免疫的主要机制是它能结合 LPS 及其他细菌产物并中和其毒性，从而抑制 As 中的炎症反应，减少 As 的发生。

给 HDL-C 水平明显升高的转基因小鼠注射 LPS 后，与 HDL-C 水平降低鼠相比较，其 HDL 结合 LPS 能力增强，血浆细胞因子 TNF-α明显降低，感染鼠的存活率得到改善。给予被低剂量 LPS 感染的人注射重组 HDL，明显减少 LPS 介导的 TNF-α、IL-6 和 IL-8 的释放。用一些氨基酸替换 apoA-Ⅰ中特定半胱氨酸残基，发现在 N 端重复序列（半胱氨酸 52），尤其是下一个区域（半胱氨酸 74）的替换加强了 HDL 中和 LPS 的作用，且这种替换并不影响 HDL 的结构及其 RCT 功能。

HDL 还可能通过调节补体（如 C3、C4A/C4B、C9）系统的活化参与固有免疫。HDL 亦可通过介导长正五聚蛋白 3（the long pentraxin 3，PTX3）的表达调节固有免疫。PTX3 作为固有免疫局部激活的早期标志物，调节补体经典途径的激活可使巨噬细胞和树突状细胞更容易识别病原体。大量研究均支持 PTX3 具有心血管保护作用，其缺乏可导致血管炎症和 As 的发生。HDL 在体内外均可通过激活 PI3K/Akt 诱导 PTX3 的表达。溶血鞘脂是 HDL 的组成成分，它通过与相应受体结合激活磷脂酰肌醇-3-激酶/蛋白激酶 B 通路，从而介导 PTX3 的表达。尽管如此，亦有该类研究未能得到相似结果。因此，对于 HDL 通过调节补体系统及介质 PTX3 表达参与固有免疫反应的机制仍有待进一步深入研究和明确。

（二）高密度脂蛋白调节获得性免疫机制

1. 高密度脂蛋白抑制抗原提呈和淋巴细胞的增殖 获得性免疫反应取决于在相应抗原刺激下特异性淋巴细胞的激活和扩增。在高 TC 饮食喂养的 *Abca1*$^{-/-}$小鼠，其 HDL-C 水平降低，并发现大量淋巴细胞，推测 HDL 可能具有抑制免疫反应的作用。此外，apoA-Ⅰ可通过调节细胞内胆固醇稳态途径调节免疫细胞功能，从而抑制 T 细胞及其他淋巴细胞的激活和增殖。研究发现，HDL 和 apoA-Ⅰ可抑制巨噬细胞的抗原提呈功能和 T 细胞分泌 IL-2，延缓 As 的发展，具体机制与其促进 RCT 使脂筏崩解有关。

2. HDL 重建动脉粥样硬化过程中树突状细胞的迁移过程 As 的主要特征为巨噬细胞和 T 细胞聚集于动脉内膜，血浆某些炎性介质水平明显提高。血液中的单核细胞从血流进入组织时部分分化为树突状细胞。正常情况下，这些单核细胞源性的树突状细胞从传入淋巴结向区域淋巴结迁移，同时将 As 损伤处的死亡细胞清除，进而终止受损处的炎症反应，减轻 As。然而，这种迁移过程在 As 处受到了损害，其原因可能与一些促进 As 的因素有关，如血小板活化因子可阻止单核细胞分化为迁移性树突状细胞，使它们滞留在内膜下。研究发现，apoA-Ⅰ和 HDL 可作为树突状细胞分化和成熟的一种潜在抑制剂，且可改变 As 过程中树突状细胞的迁移过程。PAF 或 ox-LDL 介导产生的抑制性信号使树突状细胞迁移受阻，阻碍了 As 斑块处单核细胞源性树突状细胞通过正常迁移路径清除死亡细胞的作用，因而加剧了 As 的发生、发展。而 HDL 或 HDL 相关的 PAF-AH 可使血小板活化因子或 ox-LDL 失活，从而重建树突状细胞的迁移过程，减轻 As。动物实验表明，通过过表达人 apoA-Ⅰ或基因治疗的方法促进 PAF-AH 表达后，小鼠 As 斑块消退或较治疗前稳定。

三、高密度脂蛋白调节免疫的关键结构——脂筏

（一）胆固醇在脂筏形成过程中起至关重要的作用

脂筏是质膜上富含胆固醇和鞘磷脂的微结构域，大小约 70nm，具有低流动性，能侧向漂移，可参与信号转导和物质转运等生理功能。脂筏的功能主要取决于组成它的脂质结构，脂质在脂筏中呈现有序液相状态（介于无序液体与有序液晶之间）。胆固醇在脂筏形成过程中起至关重要的作用，任何耗尽脂筏中胆固醇的方法均可导致有序液相微区的崩解。耗尽胆固醇使脂筏崩解后，免疫调节细胞的信号通路下调，抗原提呈受到抑制，提示脂筏可能具有促进免疫系统激活的作用。脂筏在调节免疫细胞信号通路，尤其是 T 细胞受体中所起作用的机制与脂筏具有将特定蛋白浓集在血浆细胞膜脂微区的功能有关。

（二）脂筏介导固有免疫

病原体介导的炎症反应是固有免疫的关键步骤。在 LPS 介导的炎症反应中，LPS 与循环中 LBP 结合形成 LBP-LPS 复合物后，再与单核细胞和中性粒细胞膜 CD14 或可溶性 CD14 结合。经 TLR/髓样分化因子 88 依赖的信号途径激活 NF-κB 和促分裂原活化蛋白激酶通路，刺激大量炎症因子表达。富含非酯化胆固醇（unesterified cholesterol，UC）的脂筏对于质膜及细胞因子的分泌位点有着重要影响。脂筏是聚集和激活 TLR/髓样分化因子 88 信号通路的平台，脂筏的这种功能对于 LPS 介导的炎性产物的产生是不可或缺的。研究发现，ABCA1 缺失的巨噬细胞膜中聚集有大量 UC，脂筏形成增多，细胞表面 TLR 浓度增加，以及 LPS 介导的炎症反应增强。而将 ABCG1 缺失的骨髓移植到 $Ldlr^{-/-}$ 小鼠后，As 损伤处血管外膜和坏死核心区域炎症反应加剧。这些发现均提示脂筏在固有免疫中扮演了极为重要的角色。

（三）脂筏介导获得性免疫

在获得性免疫反应中，巨噬细胞摄取抗原，将其降解成各种肽段后，与抗原提呈细胞表面 MHCⅡ类分子结合，形成 MHC-抗原肽复合物，随之激活 T 细胞。抗原提呈细胞、表面 MHCⅡ类分子足够的浓度是 MHC 限制性激活 T 细胞的一个决定性因素。然而，典型的免疫反应中，单一特异性 MHC-抗原肽复合物的量都不足以用来激活 T 细胞。而脂筏可有效地将 MHC-抗原肽复合物聚集在抗原提呈细胞表面，并能降低 T 细胞活化所需的抗原浓度，从而促进获得性免疫反应的发生。通过促进 UC 流出、崩解脂筏后，MHCⅡ类分

子调控的低剂量抗原的提呈功能受到抑制，这已经在各种抗原提呈细胞如树突状细胞、B细胞和单核细胞得到证实。

（四）崩解脂筏抑制免疫反应减轻动脉粥样硬化

HDL 可通过介导脂筏区胆固醇流出促使脂筏崩解。在包含有脂筏微区的巨单室脂质体发现，增加有 HDL 的巨单室脂质体，其脂筏微区变小或消失，且脂筏崩解的速率与 HDL 浓度直接相关，这可能与胆固醇从脂质体流入 HDL 有关。另有研究结果表明，apoA-Ⅰ能够抑制 *Ldlr*$^{-/-}$、*apoA-Ⅰ*$^{-/-}$小鼠外周淋巴结中 T 细胞的活化和扩增，使 As 减轻。HDL 和 apoA-Ⅰ还可通过 ABCA1 和 ABCG1 介导促胆固醇流出，使脂筏崩解后，可减少人的单核细胞炎症反应。

第四节　炎症对高密度脂蛋白结构和功能的影响

HDL 作为一种具有抗 As、抗炎、抗氧化和抗凋亡等作用的多功能蛋白，在人体中发挥十分重要的保护作用；同时，HDL-C 的量也是预测心血管疾病发生发展的重要指标。但是 HDL 并不能始终保持其正常功能，氧化应激、炎症、高糖等状态均有可能损伤 HDL 的功能使其成为功能失调 HDL。功能失调 HDL 在成分和功能上均发生了改变，成分上 apoA-Ⅰ、PON、PAF-AH 等减少，SAA、TG、氧化脂质等增加；功能上失去了抗 As、抗炎、抗氧化等作用，并具有促炎作用。

一、炎症时高密度脂蛋白从抗炎到致炎的转变

急性期反应时，HDL 中急性反应蛋白如血清淀粉样蛋白 A（SAA）和铜蓝蛋白含量升高，而 HDL 中参与抗 As 作用的主要成分的 apoA-Ⅰ含量却下降，RCT 和抗氧化作用降低。SAA 能促进 ABCA1 介导的胆固醇外流，而且能直接作为胆固醇外流受体促进胆固醇的获取。分泌性磷脂酶 A_2（$sPLA_2$）是另一个重要的急性期反应期蛋白，能与 CETP 相互作用增加炎症部位乏脂 apoA-Ⅰ和 SAA 胆固醇受体。另外，急性阶段 HDL 均能够抑制 LPS 诱导的内皮细胞炎症反应且抑制作用强于正常 HDL。

在炎症的慢性阶段，由于 apoA-Ⅰ的分解和血浆 HDL 的氧化修饰，HDL 抗 As 功能减弱。氧化修饰对慢性炎症过程中 HDL 的功能改变起到非常重要的作用。冠心病患者 apoA-Ⅰ的氧化修饰明显增加，体外试验证实，氧化的 apoA-Ⅰ的 RCT 作用明显降低，且与其氧化程度成反比。另外，冠心病患者 HDL 的脂质过氧化物明显升高，而脂质过氧化物是诱导单核细胞趋化所必需的，说明冠心病患者 HDL 也具有促炎作用，很可能参与了 As 过程。

HDL 致炎可能与其在急性期反应和慢性炎症（如 As）时发生化学或物理改变而重塑有关。研究表明，炎症时 HDL 组成成分改变，SAA 和血浆酮蓝蛋白增多，apoA-Ⅰ、apoA-Ⅱ、PON1、PAF-AH 和 LCAT 减少，CE 减少，TG 增多；HDL_2-apoE 减少，HDL_3-apoE 增多。

SAA 蓄积于 HDL，不仅使 HDL 被快速清除出循环，而且置换 apoA-Ⅰ、PON1、PAF-AH、LCAT，使 HDL 失去原有的抗 As 功能。随着 HDL-SAA 的积累增多，HDL 抑制 ox-LDL 诱导单核细胞迁移的能力降低。血浆铜蓝蛋白由于含铜，为氧化反应传递金属离子，因此

增强急性期 HDL 氧化修饰 LDL。富含铜蓝蛋白的 HDL 体外不能抑制动脉壁细胞诱导的 LDL 氧化。

机体炎症时，HDL 相关酶 PON1、PAF-AH 和 LCAT 被 SAA 与血浆铜蓝蛋白取代，活性下降。有研究报道，As 易感小鼠 LCAT 和 PON1 等活性的改变与体内氧化脂质水平相关。为冠心病患者、As 小鼠应用他汀类药物和 apoA-Ⅰ或 apoJ 模拟肽后能恢复 HDL 的抗炎作用。在没有全身性炎症时，HDL 有一整套抗氧化酶及完整酶活性，能维持它的抗炎状态。当发生全身性炎症时，这些氧化酶失活，使 HDL 蓄积过多氧化脂质和氧化蛋白，转变成为致炎物质。

HDL 颗粒重塑可能是机体对感染的一种保守、非特异性固有免疫反应的保护机制。这些固有免疫反应包括 HDL-C 水平降低、HDL-TG 增高、HDL 载脂蛋白成分改变等，而所有这些改变削弱 HDL 的促胆固醇流出、抗氧化、抗炎能力，甚或使胆固醇从肝流向免疫/炎症细胞，尤其是巨噬细胞。这些改变短期内可能有利于抗急性炎症或抗损伤，但长期持续作用则可能不利于机体。

二、炎症时高密度脂蛋白组分、代谢与功能的变化

（一）炎症时高密度脂蛋白相关组分的变化

1. apoA-Ⅰ的改变　apoA-Ⅰ可被多种因素修饰，包括氧化修饰、糖基化修饰、氯化修饰和硝基化修饰等。apoA-Ⅰ异常修饰后其结构发生改变，不能与 ABCA1 结合，导致巨噬细胞胆固醇流出受阻；而且氧化修饰的 apoA-Ⅰ也失去激活 LCAT 的能力，LCAT 是 HDL 将游离胆固醇转变为 CE 的关键酶，apoA-Ⅰ氧化后导致胆固醇不能转移至 HDL，最终导致 RCT 受阻。

研究显示，髓过氧化物酶（MPO）与 apoA-Ⅰ异常修饰密切相关。MPO 主要通过对 apoA-Ⅰ上蛋氨酸的氧化，以及 192 位酪氨酸残基的氯化作用来对其产生损伤，使其介导的通过 ABCA1 的胆固醇流出减弱且无法激活 LCAT，从而损伤 HDL 的抗 As 能力。有研究表明，冠状动脉疾病患者 apoA-Ⅰ上 148 位氧化修饰蛋氨酸残基和 192 位氯化修饰酪氨酸残基的水平均高于正常人，且胆固醇流出低于正常人。

在自身免疫性疾病中，如果存在抗 apoA-Ⅰ的抗体也会使其损伤，导致 HDL 的 RCT 功能减弱；在炎症反应中，TNF-α也会使血浆中 apoA-Ⅰ的水平降低。

2. SAA 的增加　SAA 家族由 SAA1、SAA2、SAA3 及 SAA4　4 个家族成员组成。其中 SAA1 是 SAA 家族中表达范围最广、最具活性的亚型，通常情况下 SAA 泛指 SAA1。SAA 主要由肝细胞合成并分泌，而其他组织细胞同样具有局部分泌 SAA 的功能，如 As 斑块内 SAA 可由巨噬细胞合成分泌。正常状态下 SAA 表达水平较低，但在急性反应期，炎性细胞因子如 TNF-α、IL-6 等可刺激血清 SAA 在短时间内升高达 1000 倍，HDL 中的 SAA 也明显增加。急性反应期 HDL 内 SAA 的蓄积，不仅会置换出 HDL 内的 apoA-Ⅰ、PON1、PAF-AH 和 LCAT，使 HDL 失去抗 As 功能，还会使 HDL 被快速清除出循环。另外，HDL 抑制 ox-LDL 诱导单核细胞迁移的能力随着 SAA 蓄积量的增多而降低。

3. HDL 相关脂酶的减少　HDL 相关脂酶主要包括 PON 和 PAF-AH 等。PON 是一种具有抗氧化作用的 HDL 相关脂酶，包括 PONl、PON2、PON3 三种亚型。PON1 为对氧磷

酶基因家族成员之一，是血液循环中一种与 HDL 紧密结合的钙依赖性脂酶。PON1 大部分与 HDL 结合，需要 HDL 运载，同时 PON1 的完全活化也需要 HDL 的参与。PON1 可作用于不同底物，分解过氧化氢、氧化磷脂、溶血磷脂酰胆碱、氧化游离脂肪酸、PAF 和同型半胱氨酸硫代内酯等。同时，PON1 通过其 N 端的强疏水性与 apoA-Ⅰ紧密结合并固定在 HDL 脂质中形成疏水构象，PON1 能够有效抵抗 HDL 的氧化修饰，可使巨噬细胞胆固醇外流作用显著增强。若 PON1 酶活性降低，可导致 ox-LDL 水平增加，HDL 被氧化修饰，诱发血管内皮失功能，减少 NO 释放。研究证实，*PON1* 基因敲除小鼠体内 ox-LDL 升高，血管壁 As 敏感性增高；而 PON-1 高表达的转基因小鼠 HDL 抗氧化能力增强，动脉壁炎症状态明显改善及斑块形成减少。PAF-AH 是一种不依赖钙离子存在的磷脂酶，与 PAF 特异性结合使之发生乙酰化反应后失去活性，从而起到抗炎、抗 As 等作用。在功能失调 HDL 中，PON1 与 PAF-AH 均减少，因此其抗氧化、抗炎、抗 As 作用减弱甚至消失。

4. HDL 内脂质的改变 功能失调 HDL 含有更多的 TG 和氧化脂质。TG 的增加使 HDL 的稳定性降低，并且加速 apoA-Ⅰ的分解；脂质的氧化及堆积使 apoA-Ⅰ发生改变，并降低其激活 PON1 或者 LCAT 的能力。有研究显示，HDL 的脂质成分比 LDL 中的脂质成分更容易被氧化。HDL 中 PAF-AH 水平明显低于 LDL，且在功能失调 HDL 中 PAF-AH 的含量进一步减少。因 PAF-AH 具有抗炎、抗 As、抗氧化等作用，所以 PAF-AH 含量减少可导致 HDL 中氧化脂质的不断堆积。

与 HDL 密切结合的 S1P 的改变也会影响 HDL 功能。S1P 是一种脂质信号分子，可以通过 S1P 受体途径发挥对心血管系统的调节作用。正常人 HDL 结合 S1P 的浓度比冠状动脉疾病患者的高 4～5 倍；另外，HDL 结合 S1P 的浓度与冠状动脉疾病患者心绞痛的症状成反比。研究显示，HDL 结合 S1P 含量的减少将会削弱 HDL 促进内皮产生 NO 的功能和损伤其抑制内皮凋亡的功能。在冠状动脉疾病患者血管内皮细胞中，HDL 结合 S1P 的减少与 S1P 介导的 ERK1/2 和 Akt 信号通路的激活缺陷，以及 eNOS 在 Ser1177 的磷酸化有关。S1P 通过与 S1P3 受体结合的途径来抑制 MCP-1 的表达，从而抑制单核细胞迁移。并且 S1P 可以通过抑制内皮细胞黏附分子的表达，来减弱炎症细胞与内皮的黏附。

（二）炎症时高密度脂蛋白代谢的变化

在高三酰甘油血症、高胆固醇血症、混合型血脂紊乱及感染和炎症情况下，HDL 的代谢发生变化。高三酰甘油血症时，由于 CETP 的作用，HDL-C 水平下降而 HDL-TG 水平增加。低 HDL-C 血脂紊乱与高三酰甘油血症有关，与升高的心血管风险有关。在高三酰甘油血症中，导致 HDL-C 水平降低和 HDL 颗粒异常的机制：①从富含 TG 的 HDL 颗粒水解产生的小 HDL 颗粒，在循环中被更快速地清除；②在循环中，由于与 apoA-Ⅰ松散地结合，富含 TG 的 HDL 从本质上更不稳定；③富含 TG 的 HDL 经 apoA-Ⅰ途径，脂质从 HDL 流出，脂质分解降低 HDL 颗粒数量；④无功能或功能低下的 LPL，通过富含 TG 脂蛋白表面转移和重组磷脂能力下降而降低 HDL 水平，引起血浆新生 HDL 生成下降。所以，CE/TG 比值成为决定 HDL 颗粒稳定性和血浆存留时间的关键因素。CE/TG 比值下降的 HDL 比正常 HDL 颗粒欠稳定。循环中，血浆 HDL-C 水平下降和 TG 水平升高是急性期反应典型的表现。人类流感急性期可引起 HDL-C 水平下降。HDL 的代谢主要依靠 CETP 的作用。在 2 型糖尿病和代谢综合征中，升高的 CETP 活性导致 CE 从 HDL 向富含 TG 的脂蛋白转移，或双向的 TG 转移，产生富含 TG 的 HDL 和 HDL-C 水平的下降。相反，CETP 缺陷降低 HDL 与富含 TG 脂蛋白之间 TG 和 CE 的交换，由于 CE 在 HDL 内滞留，导致 HDL-C 水平的升高。增加 CETP 能力被认为与人类促 As 发生有关，相反，降低 CETP 的活性，与更高的 HDL-C 水平和心血管低风险有关。另外，在炎症条件下，LCAT 的活性下降。

核心 CE 耗尽而富含 TG 是 HDL 脂质成分不正常的最主要特征。HDL 高 TG 状态常伴随 LPL、EL 活性和（或）LCAT 的活性下降，所有这些代谢紊乱在急性炎症或应激期均可见到。富含 TG 的 HDL 水平升高，是由于 CETP 介导的 TG 从 VLDL 向 HDL 转移增多导致的。急性心肌梗死患者 HDL_3 富含 TG，而 PL 耗竭。HDL 在其他血脂紊乱中也表现为成分不正常。在家族性高胆固醇血症中，TG 水平升高，TG/CE 比值升高。富含 TG 的 HDL 与加速 CE 从 HDL 向富含 TG 的脂蛋白转移有关，同时与不正常的 VLDL 相关。最后，HDL 脂质在体内伴随着生物活性物质生成而被氧化。例如，HDL 被超氧化物自由基次氯酸阴离子氧化产生 HDL 相关缩醛，抑制内皮 NO 生成。

（三）炎症时高密度脂蛋白功能的变化

1. HDL 介导的胆固醇流出能力降低 HDL 介导胆固醇流出能力在炎症中被损害。炎症时 HDL 上 apoA-Ⅰ被 SAA 替代后，明显损害了胆固醇流出能力。当 HDL 上 SAA 量占 HDL 总蛋白 86%以上时，导致 HDL 结合到巨噬细胞的能力增加，巨噬细胞胆固醇流出能力下降和选择性摄取的能力加强。SAA 选择性损害 HDL_3 介导的胆固醇流出。SAA 增加 HDL 与巨噬细胞亲和力和被巨噬细胞选择性摄取的能力，但是降低 HDL 与肝细胞的亲和力和被肝细胞摄取 CE 的能力。炎症中，HDL 中 SAA 与巨噬细胞结合位点数量增加，而与肝细胞的结合位点减少，另外巨噬细胞 ABCA1 表达下降。在炎症中，HDL 中另一成分 PL 下降也影响胆固醇流出。apoA-Ⅰ通过 MPO 体外氧化导致 ABCA1 依赖的巨噬细胞中的胆固醇流出能力被抑制。

2. HDL 抗氧化能力的变化 近来的证据显示在致 As 血脂紊乱情况下，HDL 的抗氧化能力下降。在代谢综合征和控制好的 2 型糖尿病患者中，HDL_3 抵制 ox-LDL 诱导的抗氧化能力受损。在控制不好的 2 型糖尿病患者中，显示 HDL_3 保护 THP-1 巨噬细胞免受 ox-LDL 氧化的能力下降。在代谢综合征和 2 型糖尿病患者中，HDL_3 抗氧化能力的损害与高三酰甘油血症伴随高胰岛素血症和胰岛素抵抗密切相关。在低 HDL-C 血脂紊乱、正常 TG 低 HDL-C 表型代谢综合征和 2 型糖尿病患者中，HDL 抗氧化能力下降与其酶活性下降和 HDL 生化特性的改变有关。所以，HDL 的固有特性由 HDL_3 抗氧化作用决定。富含 TG 的 HDL 颗粒和抗氧化能力的损害是由于 HDL 核心 CE 被 TG 替代，改变了核心的成分导致。然而，在球状 rHDL 中用 TG 替代 CE 后，apoA-Ⅰ构成的 rHDL 稳定性下降。在经历慢性炎症之后，用急性期蛋白 SAA 替代小而密的 HDL 上的 apoA-Ⅰ，是 HDL 另一种抗氧化损伤的机制。在 TG 代替 CE 的情况下，作为氧化磷脂接受体，SAA 替代 apoA-Ⅰ后能引起 HDL 活性缺陷。酶活性的变化也参与 HDL_3 抗氧化缺陷。PAF-AH 和 PON1 活性在所有 2 型糖尿病患者的 HDL 中较正常血脂对照组明显下降，提示这些酶在 HDL 抗氧化功能上存在缺陷。

3. HDL 抗炎活性的变化 在正常情况下，拥有抗氧化活性的 HDL 颗粒，在 LDL 氧化过程中能防止未激活的促炎物质氧化 PL，发挥抗炎作用。在 As 进展情况下，HDL 潜在的抗炎活性变得无效，甚至在体外转向促炎作用。与 HDL 的功能相反，促炎而且无功能的 HDL 不能够保护 LDL 在动脉壁免遭氧化，以及防止 ox-LDL 诱导的单核细胞的移行。促炎 HDL 在 $apoE^{-/-}$小鼠中被发现。另外，过表达 apoA-Ⅱ的转基因鼠拥有促炎的 HDL，在普通饮食喂养下发展为 As。在冠心病患者中，正常或 HDL-C 水平升高的 HDL 均具有促炎作用。HDL 抗炎活性在代谢综合征伴有呼吸睡眠暂停综合征患者中减低。促炎 HDL 的形成可能与各种相关酶（如 PON1、PAF-AH 和 LCAT）活性下降有关。在炎症和急性期反应过程中，HDL 成分的所有变化均导致抗炎和抗氧化能力的减退（包括 CE、apoA-Ⅰ、PON1 和 LCAT 的耗竭及 TG、SAA 的增加）。这种先天性抗炎反应下降可能包括不正常的 HDL-C 水平、增加的 HDL-TG 含量和变更 HDL 载脂蛋白成分，所有这些均损害胆固醇流出及 HDL 的抗炎症和抗氧化能力。

三、炎症对高密度脂蛋白“质”的影响

HDL 的“质”（HDL quality）是指构成血浆 HDL 的特异性组分。其水平及活性的改变将导致 HDL 心血管保护功能减弱甚至丧失。机体的炎症状态可引起血浆 HDL“质”和“量”的异常。类风湿关节炎（RA）是一类以关节病变为主的慢性炎症性疾病。与健康对照组相比，除血浆 HDL-C 水平降低外，RA 患者血浆 HDL 的组成也存在明显的差异。而当患者接受了 TNF 阻断剂等新型抗炎药物治疗后，体内的炎症状态和血脂情况趋向正常化。由此可见，体内炎症反应的程度与 HDL 的组分相关。RA 患者血浆 HDL“质”的改变可能是患者易发生心血管疾病的原因之一。患者体内 LCAT、CETP 等脂蛋白代谢酶水平及活性的变化可能是引起 HDL“质”变的原因之一。研究表明，内毒素血症患者血浆分泌型磷脂酶 A_2-Ⅱ（$sPLA_2$-Ⅱ）的活性增强，而 LCAT 与 CETP 的活性抑制，可引起患者血浆 preβ-HDL 的减少，同时中等大小的 HDL 颗粒减少，从而导致 SR-BⅠ介导的 RCT 功能受抑制。此外，炎症时患者体内多种急性时相反应蛋白的合成分泌增加，循环中高水平的急性时相反应蛋白可以与 HDL 中固有蛋白成分交换，掺入 HDL 颗粒中，从而引起其功能的异常。多项研究证实，与健康对照者相比，慢性肾脏病（chronic kidney disease，CKD）患者血浆 HDL 中 SP-BSAA、SAA、白蛋白、PLA_2 及 apoC-Ⅱ，apoC-Ⅲ，CETP，TG 及溶血磷脂含量增加，而 apoA-Ⅰ、PON1、转铁蛋白及磷脂等的含量降低。功能学分析结果显示，这些差异蛋白涉及脂质代谢、急性炎症反应、补体激活及脂质氧化调节等多种功能，提示在炎症性疾病状态下，血浆 HDL 的上述功能可能存在障碍。CKD 患者血浆 HDL 抗炎能力减弱，与其组分中 SAA 的富集有关。而 HDL 相关蛋白 PON1 的含量下降则影响了 HDL 的抗氧化能力。然而，受到急性期反应打击后的患者血浆中 SAA 的水平显著增加，$sPLA_2$-ⅡA 的活性增加，而 CETP 的水平与活性降低，但这些变化并没有影响 ABCA1 和 ABCG1 介导的 RCT 能力。说明由机体炎症反应引起的 HDL 功能的变化与其相应的组分变化有关，也体现了组分与功能之间的特异性与异质性。此外，炎症反应时体内的氧化应激水平升高可导致载脂蛋白发生异常的氧化修饰，也将影响 HDL 功能的正常发挥。慢性炎症性疾病时，炎症损伤局部高表达的 MPO 可以促进脂质过氧化及蛋白的异常修饰，而氧化 apoA-Ⅰ的心血管保护作用丧失。

除影响血浆 HDL 的水平及组成外，某些炎症因子还可以直接调节血浆 HDL 功能。研究发现，IL-10 可以上调巨噬细胞表面的 ABCA1 和 ABCG1，从而有效促进 HDL 介导的

RCT 过程。肝脏 X 受体（LXR）是配体激活的转录因子，发挥调控脂质代谢与炎症的作用。正常情况下，LXR 激动剂可以诱导巨噬细胞 CETP 的表达和活化。然而，这种作用在炎症时则会丧失。感染性疾病可以直接影响 PON1、PAF-AH 的活性。

四、炎症对高密度脂蛋白“量”的影响

HDL 的“量”（HDL quantity）是指血浆 HDL-C 的水平，即每分升血浆中所含有的全部α-HDL 颗粒中的胆固醇含量。多项观察性研究证实，急慢性感染与炎症性疾病患者血浆 HDL 的水平降低。且低血浆 HDL-C 水平与升高的血浆炎性生物标志物水平相关。炎症性疾病患者血浆 HDL-C 水平的上述变化可能与炎症时体内胆固醇的代谢异常有关。与健康对照者相比，RA 患者血浆 HDL-C、LDL-C、TC、apoA-Ⅰ水平及 HDL 颗粒数量均显著降低，而 CE 的代谢率显著升高，但 CE 转移蛋白水平、CE 的生成速率、HDL 组分相关的 apoA-Ⅰ代谢率及 LDL 组分相关的 apoB 代谢率均无显著差异。这提示，CE 代谢水平的增高可能是炎症引起上述血脂差异的原因。CETP、PLTP 及 LCAT 是体内调控 HDL-C 代谢的蛋白，血浆 HDL-C 水平的高低与这些蛋白水平与活性的变化有关。有研究报道，在已接受透析治疗的CKD患者，血浆HDL-C及apoA-Ⅰ水平均显著降低，同时伴有较低的LCAT水平，但 PLTP 和 CETP 的水平无变化。而在败血症患者中，血浆 hs-CRP 水平与循环中 LCAT 及 CETP 的活性呈负相关，而与 PLTP 活性呈正相关。另外，炎症还可通过上调 EL 的活性减少新生 HDL 的形成，CKD 患者血浆 EL 的活性增加，HDL-C 水平下降，可能与上述机制有关。因此，炎症时血浆 HDL-C 水平的降低是体内胆固醇代谢酶类综合变化的结果。

（彭小珊　廖雪娇　秦雅婧　郑　治　易光辉）

参考文献

陈国良，2010. 早发冠心病患者高密度脂蛋白（HDL）蛋白质组学研究. 中国协和医科大学博士研究生学位论文：68-80.

郭琪，邹国英，2013. 高密度脂蛋白抗感染的研究进展. 中南大学学报（医学版），38（9）：951-958.

贾连群，傅明德，2005. 高密度脂蛋白抗脂多糖毒性作用. 国外医学. 临床生物化学与检验学分册，26（1）：40-42.

渠航，于杨，秦树存，等，2017. 异常修饰后高密度脂蛋白组分的改变对其功能的影响. 生理学报：1-21.

孙海阁，刘挺榕，罗甜甜，等，2014. 高密度脂蛋白心血管保护作用新进展：功能及机制. 解放军医学杂志，39（11）：908-911.

王玲，胡敏，2013. 载脂蛋白 M 与炎症相关疾病. 临床检验杂志，31（5）：341-343.

王云龙，卢恕来，曾武威，等，2007. 高密度脂蛋白抗炎症到促炎症的转变. 中国动脉硬化杂志，15（3）：239，240.

赵真旺，唐朝克，2016. 高密度脂蛋白对部分微生物感染影响的研究新进展. 生理科学进展，47（6）：425-429.

朱明燕，曾高峰，莫中成，2014. SR-B1 在抑制炎症反应中的作用. 中南医学科学杂志，42（1）：81-85.

Argraves K M, Gazzolo P J, Groh E M, et al, 2008. High density lipoprotein-associated sphingosine 1-phosphate promotes endothelial barrier function. J Biol Chem，283（36）：25074-25081.

Connelly M A，Shalaurova I，Otvos J D，2016. High-density lipoprotein and inflammation in cardiovascular disease. Transl Res，173：7-18.

Devarajan A，Shih D，Reddy S T，2014. Inflammation，infection，cancer and all that…the role of paraoxonases. Adv Exp Med Biol，824：33-41.

Hu J，Xi D，Zhao J，et al，2016. High-density lipoprotein and inflammation and its significance to atherosclerosis. Am J Med Sci，352（4）：408-415.

Huang Y，Di Donato J A，Levison B S，et al，2014. An abundant dysfunctional apolipoprotein A1 in human atheroma. Nat Med，20（2）：193-203.

Kontush A，Chapman M J，2012. High-Density Lipoproteins：Structure，Metabolism，Function，and Therapeutics. New York：John Wiley & Sons，Inc：226-236.

Ormseth M J，Stein C M，2016. High-density lipoprotein function in rheumatoid arthritis. Curr Opin Lipidol，27（1）：67-75.

Rosenson R S，Brewer H B Jr，Ansell B J，et al，2016. Dysfunctional HDL and atherosclerotic cardiovascular disease. Nat Rev Cardiol，13（1）：48-60.

Rothblat G H，Reilly M P，2009. Inflammation impairs reverse cholesterol transport in vivo. Circulation，119（8）：1135-1145.

Shao B，Tang C，Sinha A，et al，2014. Humans with atherosclerosis have impaired ABCA1 cholesterol efflux and enhanced high-density lipoprotein oxidation by myeloperoxidase. Circ Res，114（11）：1733-1742.

White C R，Garber D W，Anantharamaiah G M，2014. Anti-inflammatory and cholesterol-reducing properties of apolipoprotein mimetics：a review. J Lipid Res，55（10）：2007-2021.

第二十九章　胰岛素抵抗与动脉粥样硬化

第一节　概　　述

心血管疾病（cardiovascular disease，CVD）常与代谢性疾病有关，是糖尿病患者早期死亡的主要原因之一。有 65%的糖尿病患者死于心血管疾病。Framingham 心脏研究报道，糖尿病是心血管疾病及充血性心力衰竭的诱因。高血糖、氧化应激、炎症和肥胖等关联着心血管疾病。然而，没有一个因素能够完全概括心血管疾病的基本病理生理学。在积极地常规治疗糖尿病后，心血管疾病的发病风险可降低约 42%。但是，仅凭高效地管理糖尿病，并不能完全阻止这些患者中心血管疾病的发生。胰岛素抵抗（insulin resistance，IR）表现为胰岛素促进骨骼肌和脂肪组织中的葡萄糖摄取能力的下降，是 2 型糖尿病发生的重要病因。为了抑制肝脏葡萄糖的输出，可能会出现异常的血浆葡萄糖水平。胰岛素作为促动脉粥样硬化（As）的分子，其在内皮细胞胰岛素信号通路的意义被低估。此外，胰岛素抵抗综合征的复杂性，即由外周胰岛素依赖型组织导致的糖尿病微血管和大血管并发症而出现全身性胰岛素抵抗，还不太清楚。

第二节　糖尿病中心血管疾病的病理生理学

持续性高血糖导致了 1 型和 2 型糖尿病中微血管和大血管并发症。微血管并发症包括糖尿病肾病、神经病变和视网膜病变，大血管并发症包括冠状动脉疾病、外周动脉疾病和脑卒中。糖尿病诱发心血管疾病的主要病因包括以下内容。

一、氧化应激、炎症反应和内皮功能障碍

持续性高血糖导致线粒体的活性氧增加，是糖尿病并发症包括心血管疾病氧化应激发生的主要原因。血管内皮功能障碍是炎症活动的决定因素，并认为是早期心血管疾病的标志物。这一炎症反应是由先天性免疫产生的，包括细胞因子和趋化因子的释放增加，白细胞边缘化和超氧化物的释放增强。内皮细胞信号转导和氧化还原调节激活的转录因子，以及 2 型糖尿病中的内皮功能障碍，已被证明确有发生。研究证明，由于高血糖诱导的表观遗传学改变产生过量的活性氧产物，如赖氨酸的单甲基化从 3 号组蛋白增加了 NF-κB p65 的表达。这些表观遗传反应可被作为糖尿病、慢性炎症反应和心血管疾病之间的关联。

内皮功能障碍被关注，是因为它是糖尿病血管疾病发病机制中的一个潜在原因。在生理条件下，内皮来源的舒张和收缩因子保持平衡，但这种微妙的平衡在糖尿病和 As 中被改变，从而导致了血管和终末器官损伤的进一步发展。内皮细胞在调节血管张力和结构中起重要作用。一个健康的血管内皮细胞抑制血小板和白细胞在血管表面的黏附，保持致纤

溶作用和血栓前活动的平衡。高血糖是糖尿病内皮功能障碍发生发展的主要因素。胰岛素抵抗已经被认为是增加心血管疾病，如糖尿病、肥胖、高血压、代谢综合征和心力衰竭风险和死亡率的因素。

在 As 过程中，内皮功能障碍是一个关键因素，它优先在动脉中创建了一个脆弱的环境。在 2 型糖尿病中，内皮功能障碍及炎症细胞浸润进一步加重。通常在 2 型糖尿病患者中发现血小板功能和凝血功能异常。在 2 型糖尿病中，血管病变的过程是言过其实的，与炎症和斑块内出血的增加有关。在 2 型糖尿病患者中，斑块中巨噬细胞浸润和促凝因子中的增加是上调的。这些斑块有组成、凝固的差异，血小板功能和炎症可能有助于早期发现 2 型糖尿病患者的动脉粥样硬化。

多种相互关联的机制可导致胰岛素抵抗中的内皮功能障碍。众所周知，一氧化氮合酶渗入细胞质膜微囊，它是在血管内皮细胞和血管平滑肌细胞中富含胆固醇而内陷的表现，降低了对血管紧张素Ⅱ的缩血管反应，以及在动物中内皮血管和构成一氧化氮合酶活性。附加的 ox-LDL 破坏了培养的内皮细胞细胞质膜微囊的复杂性，被认为与降低一氧化氮合酶活性和内皮功能障碍有关。HDL-C 可以防止 ox-LDL 介导的细胞质膜微囊中胆固醇的降低，防止一氧化氮合酶移动到细胞质膜微囊，阻止乙酰胆碱反应的下降。这些影响的发生是因为 HDL-C 所致的细胞质膜微囊到细胞质膜微囊的复杂性。这些细胞事件与 LDL-C 和 ox-LDL-C 的致 As 作用及 HDL-C 的保护作用是一致的。高血压和其他 As 的危险因素的产生与增加的血管紧张素Ⅱ生成和活性有关。由于血管紧张素Ⅱ和胰岛素激活是一个共同的信号转导通路，增加对血管紧张素Ⅱ的敏感性可能出现高胰岛素血症、胰岛素抵抗状态。此外，血管紧张素Ⅱ刺激 ICAM-1 和单核细胞趋化蛋白-1 通过丝裂原激活在血管内皮细胞和血管平滑肌细胞中的蛋白激酶通路。

二、血脂异常、肥胖与高血压

心血管疾病的风险在于血脂异常，致 As 的脂质组分包括增加的 VLDL、Ta 和 LDL，降低的 HDL。研究显示，糖尿病高脂血症或高糖血症加速 As，同时肥胖和糖尿病的出现也极大地增加了心血管疾病的发病率和死亡率。在肥胖人群中可以观察到，内脏脂肪沉积导致炎症，在糖尿病的并发症发生中起着重要的作用。高血压和肥胖之间的关系也被认为是导致心血管疾病的发病率和死亡率更高的因素。据报道，10%～30%的 1 型糖尿病和 60%的 2 型糖尿病患者有高血压与心血管疾病的高风险。

三、低血糖症

胰岛素和降血糖药物控制血糖负荷，可能导致糖尿病患者发生频繁低血糖相关的心血管疾病的死亡率升高。低血糖可引起心脏中不寻常的电活动，因此被认为加剧了猝死。由于 CRP、IL-6、VEGF 导致低血糖情况下的炎症发生，增加了血小板和中性粒细胞的激活作用。

四、自主神经病变

心脏自主神经病变（cardiac autonomic neuropathy，CAN）是 1 型和 2 型糖尿病的常见并发症之一。据报道，它的发生率约为 20%，随着年龄的增长，以及糖尿病罹患时间增加，每年发生率增加 2%。EURODIAB 研究报道，血糖控制不佳是心脏自主神经病变非常重要的危险因素，是 1 型糖尿病心血管疾病发病率和死亡率的预测因子。

第三节 胰岛素抵抗的分子机制

胰岛素在外周系统糖类和脂质代谢中起着核心作用，在心脏和大脑中也有其他功能。肥胖是系统性紊乱如高血糖、高胰岛素血症、高脂血症等的主要因素，这些状况导致胰岛素作用的下降或失效，从而引起全身胰岛素抵抗状态。

肌肉、脂肪和肝脏是最受影响的器官，由于超负荷的脂质积累，导致了外周胰岛素抵抗。游离脂肪酸（free fatty acid，FFA）循环和储存到骨骼肌的肌细胞，以及肌内脂肪堆积的现象，通过下调总胰岛素受体的表达和数量，进一步加重了胰岛素抵抗状态。

过多的脂质激活脂肪组织巨噬细胞 Toll 样受体（TLR）分泌 TNF-α，并通过激活多种 PKC 蛋白和下调胰岛素受体酪氨酸磷酸化来激活 NF-κB 介导的细胞毒性。这会损害胰岛素信号转导，促进胰岛素抵抗。不同亚型的 PKC 蛋白激活，同时激活的丝氨酸/苏氨酸激酶中 Ser307 的 IRS-1 磷酸化，阻碍 IRS-1、PI3K 的关联，最终导致 IRS-1 和 IRS-2 蛋白降解。这些事件的发生，抑制胰岛素信号转导及葡萄糖转运蛋白 4（GLUT4）转位与胰岛素刺激的葡萄糖摄取。SREBP-1c 的刺激也降低了胰岛素抵抗状态 IRS-2 的水平。在信号通路下游的 PI3K p110/p85 亚基抑制酶的二聚化，从而降低其活性。细胞因子信号转导抑制因子（SOCS）等蛋白质是由炎性细胞因子诱导形成的，与胰岛素受体结合后阻断其信号。胰岛素抵抗也可以由于酶的活性和数量的增加抵抗胰岛素功能，包括磷酸酪氨酸磷酸酶类，例如，蛋白酪氨酸磷酸酶 1b（PTP1b）及同源性磷酸酶-张力蛋白（PTEN）和含 SH2 肌醇 50 磷酸酶（SHIP）的 PIP 磷酸酶类。

所有这些事件导致胰岛素刺激糖原合成和葡萄糖吸收减少，引起磷酸烯醇式丙酮酸羧化酶和糖异生限速酶的激活。增加的肝葡萄糖的产物，不仅引起了肝胰岛素抵抗，而且也包括全部胰岛素抵抗。

第四节 糖尿病患者的氧化应激机制与胰岛素抵抗

葡萄糖毒性，这一糖尿病的标志促进活性氧的产生，导致氧化应激。高血糖可以诱导氧化应激涉及几种机制。这些机制包括多元醇通路的激活，葡萄糖自氧化，形成晚期糖基化终末产物（AGE），增加游离脂肪酸、瘦蛋白水平及增加线粒体 ROS 的产生。

一、多元醇通路的活化与晚期糖基化终末产物的形成

在高血糖病中，高达 35%的葡萄糖由多元醇通路代谢。NADPH 是生产还原型谷胱甘肽的必需材料，它被羟醛还原酶（消耗途径的第一种酶）消耗，从而加重氧化应激。第二种酶是山梨醇脱氢酶，可将山梨醇转化成果糖，产生 NADH。NAD（P）H 氧化酶可以使 NADH 产生更多超氧阴离子。

酮醛、蛋白质活性羰基的糖是葡萄糖氧化和晚期糖化终产物的一类。它们不仅产生 H_2O_2，也是其他高活性的氧化剂诱导糖尿病氧化应激的一个重要来源。据报道，乙二醛和

树胶醛醣这一主要二羰基中间体，是导致糖尿病和衰老中蛋白褐变的主要原因。氧化应激反应随着年龄和糖尿病严重性的增加而加重，刺激了 Maillard 反应，即在这些二羰基中间体高度非酶蛋白的氨基酸结构产生的活性氧可促进糖基化产物氧化产生晚期糖化终产物，晚期糖化终产物的前体可以进一步结合内皮细胞和巨噬细胞的表面晚期糖化终产物受体，产生受体介导的氧自由基产物，并使其功能失调。

二、高血糖中游离脂肪酸和瘦蛋白介导的氧化应激反应

糖尿病可使患者体内自由的或非酯化脂肪酸（non-esterified fatty acid，NEFA）的水平升高。当多余的血游离脂肪酸进入柠檬酸循环和形成乙酰辅酶 A 从而生成过量的 NADH 时，线粒体超氧化物产量就会增加。这也提高了体内脂质过氧化的标志——异前列腺素的含量。瘦蛋白是一种脂肪细胞分泌激素，作用于中枢神经系统，以减少食物的摄入量。当与内皮细胞、血管平滑肌细胞、单核细胞、巨噬细胞孵育时它也增加了活性氧的水平。2 型糖尿病患者血浆中瘦蛋白水平增加，可能与心血管疾病发病有关。

三、高血糖、高脂血症和氧化应激导致胰岛素抵抗的机制

葡萄糖毒性和高胰岛素血症引起的胰岛素抵抗是 IRS-1 和 IRS-2 产生的高丝氨酸/苏氨酸磷酸化损害了胰岛素受体胞质区的相互作用，消除了正常的胰岛素信号传播。正常情况下，这是消除胰岛素作用的一个重要的制衡机制。然而，在糖尿病的情况下，IRS 的高丝氨酸蛋白磷酸化可能导致胰岛素慢性细胞脱敏。

据报道，在氧化应激条件下，胰岛素刺激的丝氨酸 PKB 磷酸化和 GLUT4 从内部池转位到质膜显著减少。L6 肌管和 3T3-L1 脂肪细胞长期氧化应激介导 GLUT1 转录激活和非胰岛素依赖的葡萄糖摄取。这导致在各种类型的细胞包括心肌细胞中，基础葡萄糖摄取和代谢增加引起线粒体活性氧的产生增多。人们已知心肌细胞表达 GLUT4 和 GLUT1 葡萄糖转运蛋白。C/EBP 的结合力，如 CCAAT 增强子结合蛋白结合到 *GLUT4* 基因的启动子受氧化应激的影响。C/EBP 功能的这种改变在氧化应激下细胞中 GLUT4 的表达下调中起重要作用。

糖尿病病理生理不仅是胰岛素-葡萄糖轴，脂肪紊乱也是 2 型糖尿病的主要原因。中枢性肥胖是由腹部脂肪细胞的 TG 超载引起的。皮下脂肪有很高的基底脂肪分解率。增大的内脏脂肪细胞释放游离脂肪酸，后者主要负责异位脂肪沉积。这将通过干扰胰岛素分泌和胰岛素信号导致异位 TG 堆积在肌肉、肝脏、心脏、胰腺 B 细胞。

高胰岛素血症增强肝 VLDL 的合成从而导致血浆 TG 和 LDL-C 水平升高。胰岛素对外周组织中脂蛋白脂酶的抵抗作用，有助于 TG 和 LDL-C 水平的进一步升高。尽管增加 HDL-C 的合成，胰岛素还是降低了 HDL-C 的水平。这种血浆 HDL-C 的降低是由 apoA-Ⅰ/HDL-C 的降解率超过其合成增加所致。这进一步支持了以下观点：脂肪酸代谢失调导致的胰岛素抵抗综合征与心血管疾病发病风险的病理生理学相关。

四、线粒体应激与胰岛素抵抗

高血糖状态下，线粒体电子传递的质子电化学梯度导致超氧阴离子产物增加。在培养的细胞中，随着 PKCS 和 NF-κB 的激活被完全抑制，也会限制线粒体过氧化物的形成。在

正常情况下，亚铁血红素氧化酶（HO）-1 低表达，在某些氧化剂如亚铁血红素和过氧化氢及 TNF-α的刺激下可上调表达。但是，在高血糖糖尿病大鼠中，超氧阴离子产物的增加对其活性有抑制作用。因此，抑制 HO-1 这一抗氧化防御机制，可增强氧化应激，并促使糖尿病患者线粒体的氧化应激。

第五节　胰岛素抵抗与心血管疾病的关系

已证实高胰岛素血症是冠心病的一个预测因子。一些研究也发现了颈动脉壁 As 病变、心绞痛与胰岛素水平/抵抗之间的相关性。

胰岛素抵抗导致高胰岛素血症可引起高血压。激活的交感神经系统、肾钠潴留、跨膜转运的改变、促进血管平滑肌细胞的生长和血管的高反应性是胰岛素抵抗状态下发生高血压的部分机制。据观察，高血压患者的空腹和餐后胰岛素水平比正常受试者更高。此外，这类胰岛素与高血压患者之间的关系主要见于未发生继发性高血压的一级高血压患者。因此，胰岛素抵抗和高胰岛素血症不是由高血压导致的。反之，遗传因素可能导致这些疾病。激活的交感神经系统、肾钠潴留、跨膜转运的改变、促进血管平滑肌细胞的生长和血管的高反应性是胰岛素抵抗状态下发生高血压的部分机制。

微量白蛋白尿是伴有（或不伴有）糖尿病的心血管疾病患者的一种重要危险因素。一些研究报道，2 型糖尿病患者体内微量白蛋白尿的发展可导致收缩压升高。因此，了解胰岛素抵抗患者可能发生的风险变得极为重要，因为他们的收缩压更容易升高。不管是消瘦还是肥胖的高血压患者的胰岛素抵抗都增强了盐敏感性。

肥胖可导致糖耐量异常、高胰岛素血症、2 型糖尿病、血脂异常和高血压。所有这些因素在胰岛素抵抗的病理生理过程中起着重要作用。脂肪新陈代谢的改变可导致肥胖和胰岛素抵抗相关的并发症，如 As、高血压和心血管疾病。因此，胰岛素抵抗不仅是一个因胰岛素引起的葡萄糖吸收缺乏的问题，还是一个多方面的综合征，显著增加了心血管疾病的风险。胰岛素抵抗和相关的血脂异常、高血压、高凝状态和 As 之间的联系是纷繁复杂的。在魁北克的一项研究中，对 2000 名中年男性进行了 5 年的监测，研究显示，内脏脂肪较外周脂肪更耐受胰岛素代谢的影响、对脂解激素类更敏感、更容易出现心血管疾病。内脏的肥胖与高水平的纤溶酶原激活物抑制剂-1（PAI-1）呈正相关。它与组织型纤溶酶原激活物复合，并消除其纤溶活性。因此，心血管疾病可以通过比较低水平的纤溶酶原激活剂和 PAI-1 进行预测。如果 2 型糖尿病患者被观察到有较高水平的 PAI-1，则提示高胰岛素血症本身对产生 PAI-1 而言是一种有效的刺激。

如上所述，高血压和胰岛素抵抗患者更容易发生纤溶系统的紊乱。凝血抑制剂如内源性抗凝因子（即因子 C、S 和抗血栓Ⅲ）的不足，与胰岛素水平相关。另外，高纤维蛋白原血症是纤维蛋白原水平增高引起的心血管疾病的独立危险因素，这已在胰岛素抵抗状态中被观察到。

一氧化氮合酶抑制剂的处理破坏了外周血管对胰岛素产生的扩张效应，表明一氧化氮介导了胰岛素的血管舒张反应。这种反应在胰岛素抵抗/肥胖个体中丢失，提示胰岛素可诱导血管产生一氧化氮产物。此外，在胰岛素抵抗的肥胖患者中观察到胰岛素介导的葡萄糖摄取减少和胰岛素刺激的血液流动降低。在更多特异性的血管研究中，发现胰岛素抵抗的肥胖患者体内，胰岛素降低主动脉波反射的能力被严重削弱。此外，这一缺陷也是胰岛素作用受损的后果。

第六节 肥胖、胰岛素抵抗和心血管疾病的炎症反应

高胰岛素血症、高血压、高脂血症中发生的胰岛素抵抗，导致了2型糖尿病，这既增加了动脉粥样硬化性心血管病的发生风险，也对肥胖的发生产生不利影响。除了成人，肥胖儿童也被认为到达胰岛素抵抗、高血压和血脂异常的报警边缘。由脂肪组织释放的各种生物活性化合物引起的胰岛素抵抗、血脂、凝血、纤溶、炎症，可导致内皮功能障碍和As。

脂肪组织是由不同的细胞组成的，如脂肪干细胞、脂肪细胞、内皮细胞和免疫细胞（M1、M2型巨噬细胞）。M1型参与炎症过程，M2型与组织重塑有关。在多余的脂肪组织扩张和缺氧的条件下，激发炎症反应，分泌各种促炎细胞因子。白细胞经过炎性浸润分化成M1型巨噬细胞，可清除含有大的脂质脂肪细胞从而形成泡沫样细胞。神经免疫导向的神经生长因子-1的表达在肥胖的人类和小鼠的脂肪组织中比较高。神经生长因子-1主要通过Unc5b受体介导巨噬细胞进入脂肪组织，并导致肥胖者胰岛素抵抗增加。

巨噬细胞浸润脂肪组织导致组织扩张，引起低度慢性炎症。巨噬细胞的表型转换受到固有免疫和适应性免疫的细胞控制，从而进一步导致炎症。随着皮下脂肪组织的增加，脂肪沉积在内脏中释放更多的促炎细胞因子。向心性肥胖患病人数的增加与心血管风险因素，如胰岛素抵抗、高脂血症、增加的游离脂肪酸进入心肌细胞有关。胰岛素抵抗和低度炎症是肥胖和心血管疾病之间的共同病理途径。非酯化脂肪酸产生游离脂毒性，会损害内皮依赖性血管舒张的功能，增加氧化应激并具有心脏毒性作用。多种烟酰胺腺嘌呤二核苷酸磷酸氧化酶（NADPH oxidase，NOX）存在于负责生成脂肪组织中活性氧的巨噬细胞中，促进心血管疾病的发生。β_3肾上腺素能受体表达水平增加，使内脏脂肪组织对儿茶酚胺引起的脂肪分解更加敏感。过量的游离脂肪酸进入肌细胞阻碍底物转换的氧化能力，导致游离脂肪酸沉积，并因此产生脂毒性。活性氧和神经酰胺的产物增多损害胰岛素信号，进一步引起心功能不全，降低肌质网中Ca^{2+}的储存，并导致线粒体功能紊乱。由于游离脂肪酸沉积，心脏更需要它作为能量供应。心肌的胰岛素抵抗阻碍了胰岛素信号蛋白的转换。游离脂肪酸通过TLR4和肝脏分泌的胎球蛋白-A（fetuin-A，Fet-A）诱导炎症发生。

瘦蛋白与心血管功能及其重塑性之间有很强的联系。高瘦蛋白血症，中心瘦蛋白抵抗和瘦蛋白缺乏都与瘦蛋白信号感受器和收缩功能受损有关。在心肌细胞中，瘦蛋白调控途径的改变与这些肥胖细胞的病理有关。由于JAK/STAT、MAPK、一氧化氮和β肾上腺素能途径的改变，导致负性肌力和增生性反应的发生。

第七节 胰岛素抵抗和心血管疾病中脂肪巨噬细胞、内皮细胞的相互作用

脂肪组织包含两类巨噬细胞，其中M1型巨噬细胞主要位于脂肪细胞，分泌TNF-α和IL-6促进炎症。巨噬细胞和脂肪细胞都能够积累脂类和分泌细胞因子。脂肪细胞过度生长，

通过肥胖导致更多的游离脂肪酸释放，结合 TLR-4 激活 NF-κB，导致 TLR-α的增加。反过来，巨噬细胞产生的 TNF-α激活脂肪细胞，会进一步诱导脂肪分解，提高各种基因的表达，如 ICAM-1、IL-6、MCP-1。游离脂肪酸和 TNF-α反过来也可激活丝氨酸苏氨酸，并促进胰岛素抵抗。

心血管疾病开始的一个关键步骤是减少一氧化氮的生物利用度。一氧化氮的生物利用度依赖于一氧化氮合酶的产物和活性氧的灭活之间的平衡。在内皮细胞中，胰岛素的功能与一氧化氮合酶有关。因此，肥胖和脂肪细胞炎症会导致一氧化氮合成减少，从而引起糖尿病和全身性胰岛素抵抗。在此过程中，内皮细胞是重要的靶标。纤溶酶原激活物抑制因子-1（PAI-1）是早期心血管疾病的风险标志，升高的 PAI-1 和胰岛素抵抗之间的联系已被广泛地研究。在内皮细胞 PAI-1 中有一个公认的 VLDL 反应元件的基因，VLDL（糖尿病期间增加的）可增加 PAI-1 合成和分泌。脂肪巨噬细胞引起的炎症可引发全身性胰岛素抵抗。高胰岛素血症和胰岛素抵抗持续影响了内皮细胞的正常功能，增加心血管疾病的风险。

第八节　心脏胰岛素抵抗过程中的信号转导交互作用

截至目前，讨论了一个强有力的案例，胰岛素抵抗与心血管疾病，包括冠状动脉疾病、高血压、心力衰竭、脑卒中的血管内皮细胞功能障碍之间的关联。胰岛素进一步多方面地调节心血管代谢和功能，如在葡萄糖和长链脂肪酸（long-chain fatty acid，LCFA）的代谢、蛋白质翻译和血管张力中，它都起着关键的作用。由于心脏是一个消耗能量的器官，它需要不断供应原料和氧气，以维持其细胞内 ATP 的水平。同样，心脏也从线粒体中获得能量，并且 ATP 对不间断的心肌收缩/舒张周期而言是必不可少的。在生理条件下，心脏从不同底物线粒体的氧化中产生 ATP，LCFA 占 60%～70%，葡萄糖占 20%，乳酸占 10%。在如饥饿或慢性心力衰竭的病理条件下，酮体成为一个主要的底物，当葡萄糖和胰岛素浓度升高时，葡萄糖便成为心脏青睐的氧化底物。

胰岛素信号是一个复杂的级联效应，如效应信号蛋白 IRS-（1/2）/PI3K/Akt 有多种的下游底物，从而激活胰岛素，体现出胰岛素不同的生物学作用。

一、葡萄糖的吸收

胰岛素通过激活心脏中的 6-磷酸果糖-2-激酶（6-phosphofructo-2-kinase，PFK-2）异构体，协助葡萄糖在心肌细胞中的利用。同时，长链脂肪酸在心肌细胞中的摄取，是通过 PI3K 的活化和 LCFA 转运体 FAT/CD36 转运至质膜而刺激胰岛素实现的。

二、蛋白质的翻译

胰岛素能调节心肌细胞中蛋白质的合成，通过调节 PKB/Akt/TSC2/mTOR 信号通路及其下游靶基因 *4E-BP1*，*p70s6K/S6* 和 *eEF2K/eEF2*。除此之外，胰岛素通过抑制 GSK-3 激活 elf2b 来刺激蛋白质合成的起始。GSK-3 通过核转录因子激活的 T 细胞（nucler factor of activated T cell，NFAT）磷酸化和失活，参与心肌肥大的负调节。

三、血管

胰岛素功能作为一个重要的血管扩张剂，通过 PI3K/PKB/Akt 通路来激活一氧化氮合酶，刺激增加血管内皮中有效的血管扩张剂一氧化氮的产量。PI3K 增加一氧化氮合酶和离子泵基因，以及葡萄糖转运蛋白的运输和转运，葡萄糖转运蛋白介导一氧化氮的增加和 Na^+泵、K^+通道、Ca^{2+}肌丝的敏感性。这些效应减弱胰岛素抵抗状态，诱导了心血管疾病的发生发展。血管紧张素Ⅱ是肾素-血管紧张素系统的一个组成部分，通过刺激血管紧张素Ⅱ1 型受体激活 JNK 和 MAP 激酶通路，从而导致了 IRS-1 型和 IRS-2 型蛋白的丝氨酸磷酸化增加，最终抑制 PI3K 信号通路，进而造成有害的影响。

第九节　胰岛素抵抗中线粒体的生物合成是心血管疾病的次要原因

心肌需要维持一个高能量状态来保持心脏的活力，并且这种能量是由线粒体提供的。有胰岛素抵抗的心脏线粒体含量降低了 30%。高脂肪的饮食倾向于促进线粒体的增加来氧化脂肪，这伴随着组织特异性胰岛素抵抗的发展。因此，高脂饮食诱导游离脂肪酸的增加，可与线粒体生物合成相关。受损的线粒体氧化磷酸化（oxidative phosphorylation，OXPHO）和线粒体生物合成导致胰岛素代谢信号抑制。这一机制是由线粒体功能障碍直接参与的，胰岛素抵抗信号通过控制 PGC-1α、核呼吸因子 1（nuclear respiratory factor 1，NRF1）和 *Nrf2* 基因发生损害，从而调节线粒体 ATP 的产生。据称，PGC1α的转录激活作用促进线粒体增殖及其心肌线粒体生物合成所需要相关的标志物生成。对于特异性缺失 NRF1 和 ERRα的心脏的研究表明，PGC1α激活雌激素相关的核受体α和γ（ERRα和 ERRγ）诱导基因参与糖和脂肪酸的吸收。这导致了 ATP 运输的上调，后者通过 NRF1/2 介导刺激线粒体转录因子 A（TFAM A）和 *OXPHOS* 基因来促进。因此，有足够的证据支持，在心血管疾病中线粒体的生物合成与胰岛素抵抗有关。

第十节　胰岛素抵抗和心血管疾病的相关性及潜在的治疗方法

脂肪酸代谢产物的积累，由于线粒体功能障碍，二酰甘油和长链脂肪酸辅酶 A 通过非典型 PKC 激活，导致胰岛素抵抗。线粒体功能及胰岛素敏感性可通过增加 UCP2/3 的表达或通过抗氧化剂减少活性氧的产物来提高。葡萄糖/脂肪酸代谢的调节可成为建立新的平衡状态的方法，有助于利用葡萄糖的摄取和氧化来对抗长链脂肪酸氧化。也可以通过使用噻唑烷二酮类药物和胰岛素增敏剂——二甲双胍来调节胰岛素信号，可减少活性氧的产生，增加 PGC-1α的表达，并刺激 AMPK，通过减少氧化应激和刺激线粒体的生物合成，从而改善线粒体的功能。AMPK 能够通过激活磷酸化和失活的 AS160，增强 PKB/Akt 过度激活并减少心肌细胞中 IRS-1 的丝氨酸磷酸化（胰岛素和 AMPK 信号通路之间的汇合点）直接刺激葡萄糖的摄取。在缺血条件下，激活 AMPK 可减少由 PKB/Akt 介导的 p70S6K 活化和 eEF2 磷酸化，进而促进心肌细胞的蛋白质合成。在心血管系统，一个激酶磷酸果糖激酶 2（PFK2）的死亡减少了糖酵解的流动，诱导心肌肥厚和纤维化，降低心肌细胞的功能，从而解释 PFK2 在心脏功能调节中的重要性。

正常情况下，胰岛素刺激血管内皮细胞产生一氧化氮，导致血管扩张，增加血流量，增强骨骼肌中葡萄糖的利用。在胰岛素抵抗状态下，高胰岛素血症影响 MAPK 依赖途径，导致血管内皮分泌收缩血管的内皮素-1（ET-1）。在胰岛素抵抗状态下，血管收缩和舒张作用间平衡的破坏，是胰岛素抵抗的血管病理生理学和内皮功能障碍的重要因素。药理阻断 ET-1 受体（ET-A 受体亚型）可改善心血管疾病中的血管内皮功能。动脉内维生素 C 可改善 2 型糖尿病合并心血管疾病中内皮依赖性血管舒张的功能。脂连蛋白利用类似于胰岛素的 PI3K 依赖的信号机制直接刺激血管内皮一氧化氮的产生，从而对抗 As 和改善血管内皮功能。心脏代谢综合征合并胰岛素抵抗的发展与组织肾素-血管紧张素系统的活性增加有关。

血管紧张素Ⅱ通过其 1 型受体及 NADPH 氧化酶刺激活性氧的产生，增加 ICAM-1 的表达，并增加内皮细胞 ET-1 的释放。例如，血管紧张素转换酶抑制剂（ACEI）可降低循环中血管紧张素Ⅱ水平，与血管紧张素受体阻滞剂（ARB）的作用类似，最终起到降低血压的作用，改善血管内皮的功能，并减少炎症循环标志物，增强胰岛素刺激的葡萄糖吸收。ACEI（雷米普利）和 ARB（氯沙坦）支持内皮功能障碍和胰岛素之间的相互作用。一种抗氧化剂——超氧阴离子清除剂，能够改善心脏和血管功能障碍，降低血管紧张素Ⅱ诱导的胰岛素抵抗。贝特类是 PPAR-α配体的合成物，可提升循环脂蛋白谱，从而改善血管内皮功能，减少血管炎症，并通过提升脂连蛋白水平来降低心血管事件的发生。

胰岛素抵抗和心血管疾病复杂的相互作用已被广泛研究，阐明了潜在的疾病机制。胰岛素抵抗的主要原因是高血糖、氧化应激和血脂异常，这些是心血管疾病的危险因素。这些受阻的胰岛素信号通路抑制了胰岛素刺激的葡萄糖摄取、内皮功能、血管扩张和血流，从而危害心肌细胞功能，导致心肌肥厚、纤维化和硬化。在疾病中，抗氧化剂、抗炎，胰岛素增敏剂也提高各类分子的活性，如一氧化氮、PI3K、Akt 和 GLUT4 受体。然而，药物调节 2 型糖尿病和高脂血症的副作用与心血管疾病相关的并发症，表明了胰岛素抵抗、2 型糖尿病和心血管疾病在分子水平之间的潜在的二重性联系。因此，心血管疾病的治疗策略将取决于个人的代谢状态。鉴于全球心血管疾病流行的严重后果，了解胰岛素抵抗和心血管疾病的发展及并发症的相互联系，应在未来优化研究。

（何平平　邹洁琼）

参考文献

Bertrand L，Horman S，Beauloye C，et al，2008. Insulin signalling in the heart. Cardiovasc Res，79(2)：238-248.

Bore'n J，Taskinen MR，Olofsson S O，et al，2013. Ectopic lipid storage and insulin resistance：a harmful relationship. J Intern Med，274（1）：25-40.

De Marchi E，Faldassari B，Bononi A，et al，2013. Oxidative stress in cardiovascular diseases and obesity：role of p66Shc and protein kinase C. Oxid Med Cell Longev，2013：564961.

DeFronzo RA，Tripathy D，2009. Skeletal muscle insulin resistance is the primary defect in type 2 diabetes. Diabetes Care，32（suppl 2）：S157-S163.

Dong F，Li Q，Sreejayan N，et al，2007. Metallothionein prevents high-fat diet-induced cardiac contractile dysfunction role of peroxisome proliferator-activated receptor c coactivator 1a and mitochondrial biogenesis. Diabetes，56（9）：2201-2212.

Fowler MJ，2008. Microvascular and macrovascular complications of diabetes. Clin Diabetes，26（2）：77-82.

Garcia-Roves P，Huss JM，Han DH，et al，2007. Raising plasma fatty acid concentration induces increased biogenesis of mitochondria in skeletal muscle. Proc Natl Acad Sci，104（25）：10709-10713.

Goto A，Arah OA，Goto M，et al，2013. Severe hypoglycaemia and cardiovascular disease：systematic review and meta-analysis with bias analysis. BMJ，347：F4533.

Gyurko R，Siqueira CC，Caldon N，et al，2006. Chronic hyperglycemia predisposes to exaggerated inflammatory response and leukocyte dysfunction in Akita mice. J Immunol，177（10）：7250-7256.

Kim JA，Wei Y，Sowers JR，et al，2008. Role of mitochondrial dysfunction in insulin resistance. Circ Res，102（4）：401-414.

Kim YJ，Park T，2008. Genes are differentially expressed in the epididymal fat of rats rendered obese by a high-fat diet. Nutr Res，28（6）：414-422.

Lumeng CN，Bodzin JL，Saltiel AR，et al，2007. Obesity induces a phenotypic switch in adipose tissue macrophage polarization. J Clin Investig，117（1）：175.

Mehta PK，Griendling KK，2007. Angiotensin Ⅱ cell signaling：physiological and pathological effects in the cardiovascular system. Am J Physiol Cell Physiol，292（1）：C82-C97.

Proud C，2007. Signalling to translation：how signal transduction pathways control the protein synthetic machinery. Biochem J，403：217-234.

Ramkhelawon B，Hennessy E J，Ménager M，et al，2014. Netrin-1 promotes adipose tissue macrophage retention and insulin resistance in obesity. Nat Med，20（4）：377-384.

Ritz P，Berrut G，2005. Mitochondrial function，energy expenditure，aging and insulin resistance. Diabetes Metab，31：5S67-5S73.

Sell H，Habich C，Eckel J，et al，2012. Adaptive immunity in obesity and insulin resistance. Nat Rev Endocrinol，8（12）：709-716.

Spallone V，Ziegler D，Freeman R，et al，2011. Cardiovascular autonomic neuropathy in diabetes：clinical impact，assessment，diagnosis，and management. Diabetes Metab Res Rev，27（7）：639-653.

Turer AT，Hill JA，Elmquist JK，et al，2012. Adipose tissue biology and cardiomyopathy translational implications. Circ Res，111（12）：1565-1577.

Yang R，Barouch LA，2007. Leptin signaling and obesity cardiovascular consequences. Circ Res，101（6）：545-559.

第三十章　宿主模式识别受体与动脉粥样硬化

第一节　概　　述

代谢和免疫是功能依赖且又紧密联系的两大系统。两者的相互作用推动了代谢免疫性疾病（如 As）的发生发展。固有免疫系统中的模式识别受体（PRR）是一类可感受微生物危险信号、启动宿主免疫应答的受体分子。它们不仅可通过病原体相关分子模式（PAMP）识别微生物特异性分子如 LPS 和细菌或病毒核酸，还可通过损伤相关分子模式（DAMP）感受内源性代谢压力信号分子如胆固醇和尿酸等。PRR 根据功能可分为信号型和内吞型两类。信号类 PRR 包括膜结合 Toll 样受体（TLR）、胞质 Nod 样受体［Nod（nucleotide-binding oligomerization domain）-like receptor，NLR］、胞质 RIG-I 样受体［RIG-I（retinoic acid inducible gene I）-like receptor，RLR］、胞质 AIM2 样受体（AIM2-like receptor，ALR）和胞质 OAS 样受体（OAS-like receptor，OLR）。这类受体与配体结合后启动细胞内的信号转导。相比之下，内吞型受体如清道夫受体则主要参与细胞吞噬活动。C 型凝集素受体（C-type lectin-like receptor，CLR）则兼具内吞和传递信号两种功能，其配体决定了受体发挥的具体功能。此外，还有分泌型 PRR，如甘露聚糖结合凝集素（mannose-binding lectin，MBL），通常具有调理素和补体活化剂的功能。

As 是血管应答内皮损伤和血脂异常的一种慢性炎症。病理研究发现，人的 As 斑块不仅积聚了大量的胆固醇等代谢物质，还含有病原微生物，如肺炎衣原体、EB 病毒等。它们在血管内可激活 PRR 调控 As 的发展。本章节将重点总结 TLR、NLR、清道夫受体和 MBL 的功能及其影响 As 发展的作用机制。

第二节　Toll 样受体与动脉粥样硬化

TLR 是一群参与固有免疫与炎症应答的进化保守蛋白。它们识别的配体很广泛。从亲水性的核酸到疏水性的脂质，从小分子到大分子化合物，都可通过 PAMP 和 DAMP 结合 TLR，激活特异性胞内信号级联启动宿主的防御反应。

一、TLR 的分类、配基及信号通路

TLR 属于 I 型跨膜糖蛋白受体。胞外有 1 个马靴样的结构区，含 20～27 个亮氨酸，负责识别配体。此结构域的糖基化对配体识别十分重要。胞质内的 Toll/白细胞介素 1 受体（Toll/IL-1 receptor，TIR）结构域可激活下游信号通路。实际上，TLR 与 IL-1 受体（IL-1R）启动相似的信号通路。到目前为止，已发现了 10 种人 TLR 和 13 种小鼠 TLR。根据细胞的分布定位，可将其分为细胞膜 TLR（TLR1、TLR2、TLR4、TLR5、TLR6 和 TLR10）

和胞质 TLR（TLR3、TLR7、TLR8 和 TLR9）。胞质 TLR 主要存在于内体、溶酶体和内质网上。根据结构和序列分析，它们还可分为单结构域 TLR（TLR3、TLR5、TLR7、TLR8 和 TLR9）和三结构域 TLR（TLR1、TLR2、TLR4、TLR6 和 TLR10）。单结构域 TLR 识别亲水性核酸等配体，三结构域 TLR 可与含脂分子如 LPS 和脂蛋白结合。TLR 识别配基具有特异性。TLR2 对革兰氏阳性菌中的脂磷壁酸（LTA）和肽聚糖（PGN）敏感。LPS 激活 TLR4，此过程需要 TLR4 共受体髓样分化因子 2（myeloid differentiation 2，MD2）的存在。至今尚未发现 TLR10 的配体。细菌鞭毛蛋白活化 TLR5。TLR3/7/8 结合病毒的单链/双链 RNA（single/double-stranded RNA，ss/dsRNA），TLR9 能感受到细菌和病毒来源的非甲基化 CpG（胞嘧啶-磷酸-鸟嘌呤）寡 DNA。感受核酸的 TLR 在活化前需从内质网运输至内/溶酶体上，这种细胞内定位的改变有助于减少其对自身核酸的免疫应答。

配体结合启动 TLR 的同源与异源二聚化，再通过 TIR 相互作用招募信号分子激活信号通路。三酰化脂肽结合 TLR1/2，二酰化脂肽则结合 TLR2/6。TLR11/12 二聚体可识别弓形虫的肌动蛋白结合蛋白——前纤维蛋白（profilin）。TLR10 与 TLR2 结合可抑制 TLR2 功能。与配体激活二聚体形成不同，内体上 TLR7 和 TLR9 在合成后即形成稳固的二聚体。TLR7/9 的二聚化不足以活化它们，因为两分子胞质区的 TIR 相距太远无法相互作用。结合含 CpG 的 DNA 后，TLR9 的构型改变可缩短两者 TIR 间的距离。TLR 二聚体还可通过 TIR 与衔接蛋白相互作用。这些衔接蛋白包括 MyD88（髓系分化初级反应基因 88）、MAL（MyD88 衔接样蛋白）、TRIF（诱导 IFN-β的含 TIR 衔接蛋白）和 TRAM（TRIF 相关衔接蛋白）等。TLR 结合衔接蛋白组装成的信号蛋白复合体 My DD 小体（Myddosome）和 TRIFF 小体（Triffosme）分别活化 MyD88 依赖性的 MAPK（丝裂原活化蛋白激酶）/NF-κB（活化 B 细胞核因子κ轻链增强子）和 TRIF 介导的 IRF（干扰素调节因子）。除了 TLR3，所有的 TLR 都可招募 MyD88。MyD88 的 N 端含有一个死亡结构域（DD），与含 DD 的丝氨酸/苏氨酸激酶 IRAK（IL-1R 相关激酶）相互作用启动 TLR 信号通路。IRAK 活化可快速招募 E3 泛素连接酶和 TNF 受体相关因子（TRAF）-6，随后活化 NF-κB。此外，TRAF6 还可活化 IRF5，而 MyD88 还可通过活化 IRF7 刺激浆细胞样树突状细胞（pDC）表达 I 型 IFN。MAL 是 TLR1、TLR2、TLR4 和 TLR6 与 MyD88 间的衔接蛋白。MAL 可提高 TLR2 对配体的敏感度。MAL 在 TLR7 和 TLR9 活化中的作用也与识别配体的敏感度有关。TLR3 和 TLR4 可与 TRIF 结合激活下游通路。TRAM 参与 TLR4 介导的 TRIF 通路活化。TLR4 由细胞膜转运至内体是 TRAM/TRIF 通路活化的前提条件。TLR4 内化入胞的同时，TRAM 也转移至内体。抑制 TLR4 的入胞降低了 IRF-3 介导的 IFN-β表达，但不影响 NF-κB的活化。TLR4 内化入胞依赖于 LPS 共受体分化抗原簇（cluster of differentiation，CD）-14 的表达。此外，TLR 还参与启动和活化炎症小体，激活 caspase-1 促进细胞因子 IL-1β和 IL-18 的成熟。这些炎症小体是由另一类 Nod 样受体（见第三节）组成的。TLR 与 NLR 间的相互作用将在后面章节详细讨论。

二、组织细胞特异性 TLR 的功能

TLR 广泛地表达各类免疫细胞（树突状细胞、巨噬细胞、嗜碱性粒细胞、单核细胞和淋巴细胞）、成纤维细胞、上皮细胞、内皮细胞和神经元细胞。每类细胞都有一套自身的 TLR。活化 TLR2 促进中性粒细胞释放明胶酶颗粒，TLR4 则调节髓过氧化物酶阳性颗粒

的生成而促进氧化应激。中性粒细胞释放的过氧化物酶阴性颗粒（包括明胶酶颗粒）可促进细胞蛋白内容物的释放，并启动炎性应答，而阳性颗粒则参与消化细胞内吞的物质。因此，多种 TLR 的协调活化有助于中性粒细胞清除感染。淋巴细胞上 TLR 的功能也很复杂。活化 TLR1/2 和 TLR7/8 可刺激人记忆 $CD4^+$ T 细胞增殖并释放细胞因子。热休克蛋白 60（HSP60）活化 TLR2 可抑制 T 细胞的趋化反应，而 HSP60 调控 B 细胞功能则主要由 TLR4 介导。TLR4 还能增强调节性 T 细胞（Treg）的功能，但 TLR6 则抑制 Treg 的免疫调节功能。

不同组织细胞上 TLR 的功能也不同。与野生型小鼠相比，*TLR2*$^{-/-}$和 *TLR9*$^{-/-}$小鼠更易发生感染性肺损伤，但它们对酒精性肝损伤并不敏感。TLR2 缺陷促进非酒精性脂肪肝的形成和缺血再灌注损伤的加重，而 TLR4 缺失则能抑制这些病理过程。内皮细胞上 TLR4 的活化可致细胞凋亡，但心肌细胞 TLR4 具有抗凋亡作用。因此，细胞特异性识别 PAMP/DAMP 调控着组织 TLR 的效应。

三、TLR 调控动脉粥样硬化发展的机制

心血管疾病是一种机制复杂的多基因疾病。人 As 斑块内大量 NF-κB的入核提示病灶内 TLR 的活化。临床研究已发现 TLR 的单核苷酸多态性（SNP）与心血管疾病间的相关性。在俄罗斯人群中，TLR1 的 rs5743551 多态性降低了冠心病的发病风险，Arg80Thr 反而增加了发病的风险。血管再狭窄是冠心病复发的主要原因之一。再狭窄患者中 TLR2 Arg753Gln 的比例明显增多。系统性红斑狼疮患者中，TLR2 rs893629 是动脉血栓高发的危险因素。TLR4 的 SNP 产生了 174 种变异蛋白。Asp299Gly 和 Thr399Ile 可抑制颈动脉粥样斑块的生成。Asp299Gly 更降低了急性冠脉事件的发生风险，但其与冠脉狭窄和动脉血栓的发生间并无明显的相关性。TLR5 多态性与心血管疾病间的关系尚未见任何报道。Pro249Ser 减少了 TLR6 活化产生的 IL-6，并显著地降低了 As 的易感性。与细胞膜 TLR 相比，胞质 TLR7～9 的多态性研究较少。已报道的少数研究也未能发现 TLR8 和 TLR9 与心血管疾病发病间的关系。

动物研究发现，TLR 下游衔接蛋白 MyD88 的缺失可抑制 *apoE*$^{-/-}$小鼠体内 As 的发展，显示了 TLR 活化在 As 发展中的重要性。利用特异性的配体和基因敲除小鼠，科学家们进一步明确了不同 TLR 在 As 中的具体作用。阳离子脂六肽类似物 Pam3CSK4 激活 TLR2 可加速 *Ldlr*$^{-/-}$ 小鼠主动脉弓底病灶的增大。LPS 激活 TLR4 也能促进家兔新生内膜的增生。而拮抗 TLR4 则降低血脂并抑制血管炎症和病灶的发展。敲除 TLR2 和 TLR4 都显著地抑制小鼠体内 As 的发展，表明它们具有促 As 的作用。尽管 TLR1 和 TLR6 可与 TLR2 形成功能二聚体，但是敲除 TLR6 或者 TLR1 并不影响病灶的大小。这说明 TLR1 和 TLR6 都不具有独立调控 As 的作用。胞质 TLR3、TLR7 和 TLR9 具有抗 As 作用。敲除 TLR3、TLR7 和 TLR9 都促进动脉粥样斑块的增大。双链 RNA 的类似物聚肌胞（poly I∶C）激活 TLR3 可保护血管内膜。TLR 对 As 的影响主要取决于其对炎细胞和血管细胞功能的调节。

血液中的血小板表达 TLR2 和 TLR4，但是激活 TLR2 和 TLR4 并不影响血小板的活化与聚集。相比，激活各类白细胞上的 TLR2 和 TLR4 则可增加促炎细胞因子（如 IL-1 和 IL-18）的释放并刺激 As 的发展，而 TLR7 和 TLR9 介导 I 型 IFN 的表达则抑制 As 的发展。虽然 TLR4 和 TLR6 可与 ox-LDL 结合，但 TLR 信号通路主要是通过抑制胆固醇转运子 ABCA1（三磷酸腺苷结合盒转运体 A1）和 ABCG1（三磷酸腺苷结合盒转运体 G1）介导的胆固醇

流出来促进泡沫细胞生成。然而，在无菌高脂血症条件下，活化外周血细胞上 TLR 对 As 发展的影响却并没有预期的那么大。骨髓移植实验发现，敲除骨髓细胞上的 TLR2 和 TLR4 并不影响斑块的形成与发展。TLR2 或者 MyD88 在骨髓源性细胞上的缺失甚至促进病灶在 *Ldlr*$^{-/-}$/*TLR2*$^{-/-}$小鼠体内的发展，这可能是因为非骨髓细胞上 TLR2 的表达参与调控了骨髓间充质干细胞（mesenchymal stem cell，MSC）的免疫调节功能。骨髓细胞缺失 TLR3 或者其衔接蛋白（TRAM 或者 TRIF）可抑制 As 斑块的增大，这与血管 TLR3 的抗 As 作用相反。这些结果也再次表明：不同组织细胞上相同的 TLR 可能作用效应并不同。值得注意的是，外源性刺激剂可通过骨髓源性 TLR 调控 As 的发展。Pam3CSK4 作用于骨髓源性细胞上的 TLR2 刺激斑块的增大。饱和脂肪酸通过 TLR4 促进巨噬细胞迁移浸润入动脉。骨髓源性细胞上表达的 TLR9 则介导了 HMGB1 促发的血管内膜增生。

病灶中的血管细胞主要是内皮细胞和血管平滑肌细胞。不同血管的内皮拥有不同的 TLR 表达谱。TLR1、TLR3、TLR5、TLR6 和 TLR8 选择性地表达在动脉的不同区域。大血管都表达 TLR2 和 TLR4，但不一定表达 TLR7 和 TLR9。在病灶血管的内皮上，TLR2 和 TLR4 的表达显著增加。内皮细胞上 TLR2 的表达受血液流动方式调节。湍流相对于层流更易增加内皮细胞上 TLR2 的表达。与此一致，*Ldlr*$^{-/-}$小鼠体内 TLR2 选择性地表达于血液发生湍流改变的内膜区。高血脂也能诱导内皮表达 TLR2。内皮 TLR2 和 TLR4 的活化可致内皮功能紊乱。慢性肾病患者体内修饰的高密度脂蛋白（mHDL）可激活血管内皮细胞上的 TLR2，从而减少一氧化氮（NO）的合成并增加血管炎症。饱和脂肪酸也可激活内皮细胞上的 TLR2 诱导炎性应答。LPS 激活内皮细胞上的 TLR4 能快速诱导内皮功能障碍，而 *TLR4*$^{-/-}$小鼠对肥胖诱导的内皮功能障碍则不敏感。

由于血管平滑肌细胞不是炎细胞，其在 As 中的作用长期被低估。最近的研究发现血管平滑肌细胞是粥样斑块中最主要的细胞。血管平滑肌细胞从中膜层迁移至病灶，一方面，在摄取脂质后发生炎性转化促进斑块的增大，而另一方面，它们在内膜下增殖并合成胶原，影响纤维帽的厚度及斑块的稳定性。血管平滑肌细胞主要表达 TLR2、TLR3 和 TLR4，不表达 TLR7 和 TLR8。在冠脉 As 病灶内的平滑肌细胞上，TLR4 的表达增多。激活 TLR4 可促进血管平滑肌细胞增殖和胶原的合成。TLR2 的活化不仅能刺激血管平滑肌细胞增殖，还可通过增加 MMP-2 的释放促进血管平滑肌细胞的迁移。与上述结果一致，血管平滑肌细胞过表达 TLR2 和 TLR4 都可促进 As 的发展。TLR3 对血管平滑肌细胞功能的影响尚无任何报道，但 TLR3 活化应该能抑制血管平滑肌细胞的增殖和迁移，因为 TLR3 缺失可减缓血管损伤的进展。

第三节　Nod 样受体与动脉粥样硬化

NLR 是胞质 PRR。它们大都拥有三个保守的结构域：①N 端半胱天冬酶招募结构域（caspase recruitment domain，CARD）或者 PYD 结构域（pyrin domain，PYD）；②中心核苷酸结合寡聚化结构域（central nucleotide-binding oligomerization domain，NACHT）；③C 端亮氨酸富集重复区（leucine-rich repeat，LRR）。其中 N 端的 CARD 和 PYD 是蛋白质相互作用的位点，C 端 LRR 则主要在配体识别和自身调节中发挥作用。位于中间的 NACHT 具有三磷酸酶活性，与 ATP 和 GTP 有较强的亲和力。三磷酸酶活性在 NLR 的寡聚中发挥着重要作用。

NLR 根据保守 N 端结构域可分为 NLRA［A：酸性反式激活区（acidic transactivation domain，ATD）］、NLRB［B：杆状病毒抑制重复区（baculovirus inhibitory repeat-like，BIR）］、NLRC（C：CARD）、NLRX（X：X 区）和 NLRP（P：PYD）。NLR 还可根据系统进化谱系分为 NOD、NLRP 和 IL-1β转化酶蛋白酶活化因子（IL-1β-converting enzyme protease-activating factor，IPAF）三大类。NLR 的活化参与了炎症小体的形成、信号通路的传导、转录活化和自噬等细胞活动。

一、NOD 亚家族蛋白

NOD 亚家族是胞内细菌的感受器，包括 NLRC1（NOD1）、NLRC2（NOD2）、NLRC3、NLRC5、NLRA（CIITA）和 NLRX1。

（一）NOD1/2

NOD1 和 NOD2 的表达分布并不相同：NOD1 在几乎所有细胞上都有表达，而 NOD2 只表达在免疫细胞上。它们都可识别细菌的胞壁成分 PGN。内消旋-二氨基庚二酸（γ-D-glutamyl-meso-diaminopimelic acid，meso-DAP）和胞壁酰二肽（muramyl dipeptide，MDP）可分别激活 NOD1 和 NOD2。利用 NOD 可识别的配体，科学家们深入研究了 NOD1/2 信号通路。与配体结合后，NOD1/2 会发生构型改变并通过 NACHT 进行自身寡聚化。然后，它们通过 CARD 结合丝氨酸苏氨酸激酶受体相互作用蛋白 2（receptor-interacting protein 2，RIP2）。RIP2 在 E3 泛素连接酶细胞凋亡抑制因子 1（cIAP1）和 cIAP2 的作用下发生多聚泛素化。这种通过 63 位赖氨酸连接形成的多聚泛素化不仅不引起 RIP2 的降解，还可通过多聚泛素化区与 TGF-β活化激酶 1（TAK1）及其结合蛋白（TAK1-binding protein，TAB）1～3 结合。TAK1/TAB 复合物进一步加强 RIP2 与 NF-κB抑制子 IKK-γ间的相互作用，从而促进了 NF-κB抑制子 IKK-α的降解，最终 NF-κB入核启动炎性细胞因子的转录。除了 NF-κB通路，NOD1/NOD2 还可通过结合 RIP2 及 TAK1 激活 MAPK 诱导炎症细胞因子的分泌。最新的研究还发现，内质网应激活化 NF-κB通路也依赖于 NOD1/2。

除了激活上述 NF-κB和 MAPK 信号通路释放炎性细胞因子，NOD1 和 NOD2 还可通过诱导自噬小体的形成来清除细菌。NOD1 和 NOD2 在自噬中的作用与活化 NF-κB通路无关。尽管缺失 RIP2 或者 IKK-γ抑制细菌感染的胚胎成纤维细胞释放炎症因子，但它们对细胞自噬清除细菌的能力并无影响。NOD1/2 招募自噬蛋白（autophagy-related protein，ATG）16L1 至细菌入侵的细胞膜，后者将细菌包裹成自噬小体。NOD2 的移码突变抑制 ATG16L1 的质膜转运，从而降低了其自噬清除能力。

NOD1/2 的活化可影响小鼠体内 As 的发展。FK565 激活 NOD1 可加速 *apoE*$^{-/-}$小鼠体内 As 的发展，而骨髓移植实验结果显示非骨髓细胞介导了 NOD1 的促 As 发展作用。最新的研究还发现，高胰岛素血症可激活 NOD1 和 NFAT 通路，刺激人冠状动脉血管平滑肌细胞发生增生性表型转变。因此，NOD1 活化对血管平滑肌细胞的调节可能是其促 As 发展的主要机制。相比，NOD2 表达在人颈动脉粥样斑块内的巨噬细胞和内皮细胞都上。MDP 活化 NOD2 不仅增大 *Ldlr*$^{-/-}$小鼠体内病灶，且病灶内含有更大的脂质坏死核。NOD2 活化可通过增加胆固醇摄入与抑制流出来提高巨噬细胞的泡沫化水平。MDP 还能活化颈动脉粥样斑块内 p38MAPK 和 NF-κB通路，生成大量炎性细胞因子 IL-1β和 TNF-α。

（二）NLRC3

NLRC3 是最近才发现的 NLR 家族的新成员。虽然将其归为 NLRC 家族，但是它并不含有 CARD 结构。因此，它也就无法通过 CARD 与 RIP2 结合。NLRC3 高表达于淋巴祖细胞来源的细胞群体，尤其是 $CD4^{+}$T 细胞、$CD8^{+}$T 细胞和 NK 细胞。运用抗 CD3/CD28 的抗体或者佛波酯（phorbol 12-myristate 13-acetate，PMA）/离子霉素（ionomycin）刺激 T 细胞受体，可降低胞内 NLRC3 mRNA 的表达。在 Jurket T 淋巴瘤细胞中过表达 NLRC3 可抑制 NF- κB的活化及 T 细胞生长因子 IL-2 的表达。这些结果提示 NLRC3 可能是 T 细胞功能的负性调节子。NLRC3 还具有抑制巨噬细胞活化的功能。巨噬细胞上 NLRC3 的缺失，可通过增强 NF- κB的活化来增加炎性细胞因子的释放。缺失 NLRC3 导致的过度炎性应答使小鼠更易发生内毒素休克而无法存活。现推测，NLRC3 抑制巨噬细胞活化的机制可能是抑制 TRAF6 的泛素多聚化来减少 NF- κB的活化。

此外，NLRC3 还是病毒 DNA 感受器——干扰素基因刺激因子（stimulator of interferon genes，STING）的抑制子。病毒感染或者细菌入胞后，STING 的激活能诱导 I 型 IFN 的释放。NLRC3 缺陷可增强巨噬细胞内 STING 的应答。免疫共沉淀实验显示，NLRC3 可干扰 STING 与 TBK1（TRAF 家族相关 NF- κB活化子结合激酶 1）的相互作用，最终抑制了 STING 运输至细胞核周边感受 DNA 的刺激。*NLRC3*$^{-/-}$小鼠感染 1 型单纯疱疹病毒（HSV-1）后，外周血中的 I 型 IFN 等促炎细胞因子的水平显著高于野生型小鼠。增强的免疫应答显著地抑制了体内的病毒负载并保护了该小鼠免于感染性死亡。

（三）NLRC5 和 NLRA

虽然 NLRC5 和 NLRA 都属于 PRR，但是到目前为止，这两个分子可识别的 DAMP 和 PAMP 尚未见任何报道。它们主要的功能是入核后转录调控主要组织相容性抗原（MHC）Ⅰ和Ⅱ的表达。因此，调节入核的核定位信号结构域、结合三磷酸核苷的 P 环区及水解三磷酸核苷的结构域对它们的功能都十分重要。这些结构区的突变可导致胞内 MHC 分子表达的降低甚至缺失。

NLRC5 高表达在 $CD4^{+}$/$CD8^{+}$ T 细胞、$CD19^{+}$ B 细胞、NK 和 NKT 细胞上。它存在于细胞质和细胞核内，其出入细胞核分别依赖于输入蛋白 importin-α和输出蛋白 exportin-1。细胞质中 NLRC5 可通过泛素化调节 IKK-NF- κB信号通路。细胞核内 NLRC5 是 MHC Ⅰ的反式激活子，并能诱导 MHC Ⅰ相关辅助基因［如抗原处理相关转运体蛋白 1（transporter associated with antigen processing1，TAP1）］的表达。细胞因子 IFN-γ可通过 NLRC5 促进转录增强复合物［包括调节因子 X（regulatory factor X，RFX）、环磷腺苷效应元件结合蛋白（cAMP response element-binding protein，CREB）1、活化转录因子 1（activating transcription factor，ATF1）和核因子 Y（nuclear factor Y，NFY）］在启动子区的组装从而上调 MHC Ⅰ的基因表达。这一作用还受到染色质重构酶如组氨酸乙酰转移酶（histidine acetyltransferase，HAT）的表观遗传调控。NLRC5 的缺失降低了小鼠淋巴组织和非淋巴组织上 MHC Ⅰ的表达，且这一作用无法被 IFN-γ纠正。这些结果说明 NLRC5 对 MHCI 的组成性和诱导性表达都十分重要。最新的研究还发现，NLRC5 有利于 T 细胞逃脱 NK 细胞的清除。这可能也是 *NLRC5*$^{-/-}$小鼠体内各类白细胞减少的原因。

MHCⅡ的表达主要受 NLRA 调控。NLRA 主要表达于骨髓来源的细胞。该基因的突变导致少淋巴细胞综合征。这些患者体内所有组织细胞都不表达 MHCⅡ。功能性 NLRA 的表达可纠正该群患者 MHCⅡ的表达缺陷。*Nlra*$^{-/-}$小鼠的类似表型改变进一步验证了该分子对 MHCⅡ表达的重要性。NLRA 分子的 N 端含有 CARD，其中 N 端的 ATD 和脯氨酸/丝氨酸/苏氨酸富集区对MHCⅡ的表达至关重要。尽管缺少可与DNA结合的结构域，NLRA 的 C 端 LRR 可与转录因子如 RFX 组成增强子复合物提高 MHCⅡ及其相关辅助蛋白的转录表达。值得注意的是，各组织细胞调控 NLRA 表达的启动子不同，启动子Ⅰ主要控制树突状细胞中 MHCⅡ的组成型表达。B 细胞和活化的淋巴细胞内的表达则主要依赖于启动子Ⅲ。在 IFN-γ诱导 MHCⅡ表达时，启动子Ⅳ介导了 NLRA 的转录活化。

（四）NLRX1

NLRX1 是靶向线粒体的 NLR。蛋白定位研究发现它位于线粒体内膜和细胞基质中。但是，该分子在细胞质与线粒体之间是否存在穿梭机制尚不清楚。NLRX1 结构中含有 CARD 相关的 X 结构域。NLRX1 的 LRR 区可识别 ss/dsRNA。LRR 第 699 位 Arg 是 NLRX1 与 RNA 结合的关键位点。

NLRX1 调控 NF- κB信号通路的活化及 IFN-β的生成。NLRX1 的缺失增强了小鼠对 LPS 和肺炎病毒的应答，显著升高肺部 IL-6 和 IFN-β的水平。NLRX1 通过与 TRAF6 相互作用影响巨噬细胞对 LPS 的应答。泛素化 NLRX1 与 TRAF6 解离后，通过与 IKK 复合物相互作用抑制 NF- κB的活化。在抗病毒应答中，NLRX1 则通过与线粒体抗病毒信号蛋白（mitochondrial antiviral signaling protein，MAVS）相互作用来干扰 NF- κB和 IRF3 的活化。

NLRX1 还可增强细胞自噬和活性氧生成。自噬的增强主要是通过线粒体 Tu 翻译延长因子（elongation factor Tu，mitochondrial，TUFM）作用于自噬蛋白 ATG12-ATG5 和 ATG16L1。需要注意的是，ATG12-ATG5 能直接与 MAVS 相互作用抑制Ⅰ型 IFN 的表达。活性氧释放增加是 NLRX1 与线粒体内膜上呼吸链复合物Ⅲ相互作用的结果。活性氧可诱导内质网应激等细胞固有的凋亡信号。但是，Divangahi 研究组发现，NLRX1 可抑制病毒感染后巨噬细胞线粒体依赖性的细胞凋亡，这是否与线粒体自噬增多有关还需验证。有趣的是，NLRX1 可根据凋亡信号的来源调控肿瘤细胞的凋亡应答。它抑制外源性信号诱导的凋亡，却增加肿瘤细胞对内源性凋亡信号的敏感性。

二、NLRP、IPAF 与炎症小体

NLRP（NLRP1-14）和 IPAF（NLRC4 和 NLRB1）两大亚家族的成员有多种功能，如调控 NF-κB信号通路（NLRP2、NLRP4 和 NLRP12）、自噬（NLRP4）、凋亡（NLRB1）和生殖与发育（NLRP5、NLRP7 和 NLRP14）等。参与炎症小体的形成是这两大家族被关注的最主要功能。炎症小体是机体细胞启动炎症应答的复合物，它们主要是 caspase-1 的活化平台，活化的 caspase-1 诱导细胞因子 IL-1β和 IL-18 的成熟。炎症小体的活化还可诱导细胞焦亡（pyroptosis）——一种炎细胞的程序性死亡。细胞焦亡依赖于 caspase-1 的活化，它通过促进病理性离子的流出和炎性介质的释放来恶化局部炎症。NLRP1 是最早发现的炎症小体，而研究最多最深入的炎症小体是 NLRP3。不同 NLR 组成不同的炎症小体，

它们的表达分布、分子结构及活化配体等都不相同。

（一）NLRP1 炎症小体

NLRP1 的表达具有种属特异性。人 NLRP1 只有一个基因，含有一个 PYD 和一个 CARD。与人不同，小鼠 NLRP1 是由三个同源基因（*NLRP1a*、*NLRP1b* 和 *NLRP1c*）组成的基因簇。三者都含有 CARD 却无 PYD。NLRP1 可识别两种自然配体：MDP 和炭疽芽孢杆菌致死毒素（lethal toxin，LT）。其配体的识别也具有种属特异性。MDP 只能激活人 NLRP1，对小鼠 NLRP1 无作用。与 MDP 结合后的构型改变增强了 NLRP1 与 ATP 的结合。NLRP1 利用 ATP 水解释放的能量进行自身寡聚化，为 caspase-1 的活化提供平台。炭疽毒素 LT 只能激活特定品系小鼠（Balb/c 和 129S1）的 NLRP1b。NLRP1b 识别炭疽毒素并不是通过 LRR 直接结合，而是依赖于 LT 蛋白水解酶的水解作用激活自身。值得注意的是，NLRP1 活化 caspase-1 并不需要衔接蛋白 ACS（含 CARD 的凋亡相关斑点样蛋白）。

（二）NLRP3 炎症小体

NLRP3 炎症小体是由 NLRP3、衔接蛋白 ASC（含有 CARD 的凋亡相关斑点样蛋白）和 caspase-1 通过 PYD 和 CARD 相互作用聚集形成的一个环样结构复合物。NLRP3 在髓样细胞上的表达水平很低，但 NF- κB的活化可诱导其表达。因此，该炎症小体的活化需要两个信号。第一个启动信号活化 NF- κB诱导表达 NLRP3 和细胞因子前体；第二信号包括 PAMP（细菌、病毒、真菌和原生病源毒素）和 DAMP（ATP、尿酸和胆固醇晶体及β淀粉样纤维）。值得注意的是，NLRP3 并不能一一识别上述所有 PAMP 和 DAMP，现在认为所有的信号应该都是通过特定的分子事件来特异性地激活该炎症小体。

目前已提出三种关于 NLRP3 活化的模型：离子流入模型、活性氧模型和溶酶体破裂模型。多种 NLRP3 活化剂可改变胞内阳离子（K^+、Ca^{2+}和 H^+）水平。基于此现象，有人提出了离子流模型。但是离子内流并不仅仅活化 NLRP3 炎症小体，还可活化 NLRP1b 和 NLRC4 炎症小体。因此，离子内流可能并不是特异性的分子事件。最可能的是，它仅仅调节了 caspase-1 活化的阈值。有趣的是，最近还发现 NLRP3 的活化需要 K^+的外流。第二个活性氧模型中的活性氧可由 NLRP3 活化剂刺激 NADPH（还原型烟酰胺腺嘌呤二核苷酸磷酸）氧化酶产生。但是，无论是小鼠还是人的细胞中敲除 NADPH 氧化酶都不影响 NLRP3 的活化。NLRP3 的活化可被活性氧清除剂抑制。因为活性氧可激活 NF- κB，活性氧清除剂的抑制作用很可能是抑制 NF- κB的间接效应。值得注意的是，最近研究的确发现 NLRP3 可与一个活性氧感受分子-硫氧还原蛋白复合物结合来应答氧化应激。因此，活性氧有可能通过特定的通路激活 NLRP3。而另一种可能是，活性氧氧化线粒体 DNA 生成 oxDNA（氧化 DNA），导致线粒体功能紊乱。释放入胞质中的线粒体 oxDNA 可直接结合 NLRP3 并活化它。有趣的是，线粒体来源的心磷脂也可直接结合并活化 NLRP3。最后一个模型认为溶酶体吞噬晶体或大颗粒分子后发生破裂是导致 NLRP3 炎症小体活化的重要原因。溶酶体组织蛋白酶 cathepsin B 的抑制剂可减少 NLRP3 的活化。但是 cathepsin B 缺失小鼠的炎症小体应答并没有发生障碍。因此，目前对于 NLRP3 活化的机制尚不清楚。除了直接活化的经典途径，caspase-11 活化炎症小体的非经典途径也能活化 NLRP3。caspase-11 启动的细胞焦亡可能是激活 NLRP3 的信号。

（三）NLRP6 和 NLRP12 炎症小体

NLRP6 高表达于肠上皮细胞和杯状细胞，对肠道稳态十分重要。NLRP6 与 ACS 共表达可激活 caspase-1。这提示它可形成炎症小体。肠上皮缺失 NLRP6 可改变肠道菌群并降低血清中 IL-18 的水平。在杯状细胞上，NLRP6 的缺陷导致细胞自噬障碍和黏液分泌减少，但此作用与 IL-18 无关。此外，研究还发现，NLRP6 具有抑制 NF-κB和 MAPK 的功能。缺失 NLRP6 导致小鼠在感染细菌后出现过度的炎性应答。

与 NLRP6 类似，NLRP12 在维持肠道稳态中也十分重要。它主要是通过抑制 NF-κB 和 MAPK 的信号通路活化来发挥保护作用。共表达 NLRP12 和 ASC 也能活化 caspase-1，增加 IL-1β的释放。NLRP12 炎症小体刺激 IL-1β和 IL-18 的释放对细菌感染有抑制作用。

（四）NLRC4 炎症小体

NLRC4 可感受细菌的鞭毛蛋白或细菌Ⅲ型分泌系统（type Ⅲ secretion system，T3SS）的结构成分。这些细菌成分可与 NLRB1 结合，且通过 NLRB1 与 NLRC4 相互作用促进炎症小体的组装和活化。NLRC4 的活化需要自身磷酸化后发生构型改变，这对炎症小体的组装也十分重要。

三、NLR 调控动脉粥样硬化的发展

尽管 NLR 基因突变与自身免疫和炎性综合征存在紧密的相关性，目前人群研究仅发现 NLRP3 与心血管疾病有关联。NLRP3、ASC、caspase-1 及细胞因子 IL-1β和 IL-18 在人病变冠状动脉和颈动脉中的表达水平都显著高于正常对照血管。全基因组关联研究（genome-wide association study，GWAS）发现 NLRP3 与心血管疾病的标志物纤维蛋白原的基因多样性一致。临床研究还发现，接受心脏装置置入的患者皮下脂肪组织中 NLRP3 的表达水平与冠状动脉粥样硬化的严重程度成正比。而急性冠脉综合征患者外周血中 NLRP3 的表达水平也与其临床表现和病变严重程度呈正相关。更重要的是，NLRP3 的表达水平还可预测 180 天内临床心血管事件的发生。

动物研究发现，IL-1β和 IL-18 的敲除都可抑制 As 的发展。缺失内源性 IL-1R 的拮抗分子（IL-1 receptor antagonist，IL-1Ra）可导致病灶增大。最近已开展了运用人 IL-1β的抗体（canakinumab）干预冠心病发生的 CANTOS 临床试验，其结果令人期待。然而，多种炎症小体都可促进 IL-1β的生成。利用骨髓移植模型，NLRP3 炎症小体在 As 发展中的作用得以明确。NLRP3 或者 ACS 在骨髓细胞上的缺失可抑制 As 发展。血管细胞 NLRP3 的活化还可诱导内皮细胞功能障碍和血管平滑肌细胞的炎性转变，这些都可能刺激 As 病灶的增大及破裂。与此一致，体内沉默血管细胞上 NLRP3 的表达可显著地减少 As 斑块的形成。然而，令人惊讶的是，全身敲除 NLRP3 并未显著地改变 *apoE*$^{-/-}$小鼠体内病灶的大小及组分。这一结果是否是因为体内出现了其他炎症小体的代偿尚不清楚。值得注意的是，最新发现来源于植物的亮绿蒿成分 arglabin 是 NLRP3 的抑制剂，该化合物在体外可有效抑制小鼠腹腔巨噬细胞内胆固醇晶体诱导的 NLRP3 活化和 IL-1β的释放。尽管其抑制机制尚不清楚，但笔者推测可能是通过上调细胞自噬来促进 NLRP3 和 IL-1β的降解。但更重要的是，它确实可以降低高脂喂养 *apoE*$^{-/-}$小鼠的血脂水平，并抑制 As 的发展。此外，NLRP3

还可通过调节胰岛素耐受、肥胖、糖尿病、肝病及肾病等间接地影响 As 的发展。

第四节 清道夫受体与动脉粥样硬化

在 20 世纪 70 年代，Brown 和 Goldstein 发现了巨噬细胞上可识别并内吞 ox-LDL 的清道夫受体。它们是一群结构和功能多样的膜表面受体。目前已知的清道夫受体包括 10 个亚家族 A～J。除了 C 亚家族（仅限于昆虫细胞）外，哺乳动物细胞上表达的清道夫受体都拥有各自家族特征性的结构。虽然 A、B、D、E、F 和 G 家族成员都可识别并结合 ox-LDL，但 75%～90%的 ox-LDL 摄取是由 SR-A1 和 CD36 介导的，其他受体无法代偿。除了识别清除配体，清道夫受体还具有调节脂质代谢、细胞凋亡、炎性反应及血管再生等多种功能。这些功能构成了其影响 As 发展的重要机制。本节中我们将重点介绍 SR-A1、SR-BⅠ、CD36 和凝集素样氧化型低密度脂蛋白受体-1（LOX-1）的功能及其在 As 中的作用。

一、SR-A1

SR-A1 是最早发现的清道夫受体，又称 SCARA1、CD204 和巨噬细胞清道夫受体 1。它可识别很多大分子，包括磷脂、ox-LDL、乙酰化 LDL（acetylated LDL，ac-LDL）、糖化白蛋白、β–淀粉样蛋白、HSP、LPS、多聚 RNA。SR-A1 主要表达于单核/巨噬细胞、树突状细胞和肥大细胞。血管内皮细胞和血管平滑肌细胞在 ox-LDL 刺激下也可表达 SR-A1。PMA 和 M-CSF 上调 SR-A1 的表达，而 TNF-α、IFN-γ和 TGF-β1 则抑制细胞表达 SR-A1。蛋白激酶 C（PKC）δ信号通路参与了 SR-A1 的上调表达。胞质蛋白胡克同源蛋白 3（protein Hook homolog 3，HK3）与 SR-A1 胞质区结合后能促进 SR-A1 的降解。

SR-A1 是一种Ⅱ型膜结合糖蛋白，以同源三聚体形式存在。人 SR-A1 由 451 个氨基酸组成，共有 6 个结构功能域（N 端胞质区、跨膜区、α螺旋线圈区、类胶原重复区和 C 端半胱氨酸富集区）。*SR-A1* 基因定位于人第 8 号染色体上，存在 3 种剪切形式（SR-A1、SR-A1.1 和 SR-A1.2）。SR-A1.1 的 C 端半胱氨酸富集区比 SR-A1 短。SR-A1.2 比 SR-A1.1 更短，其 C 端仅含有 4 个半胱氨酸残基。高度保守的 C 端半胱氨酸富集区在 SR-A1 的胞内运输中起着关键作用，这致使 SR-A1.2 仅存在于内质网上。在这 6 个功能域中，类胶原结构区中的赖氨酸残基簇对识别和结合配体尤为重要。灵活性极佳的α螺旋线圈区参与细胞的黏附功能。N 端胞质区对 SR-A1 的内吞、胞内循环和膜向运输都十分重要。缺失 N 端胞质区可降低其在膜表面的表达并减少受体内吞入胞，该区位于第 120 与 143 位或第 143 与 184 位天冬酰胺的突变都影响 SR-A1 的内吞。缺失该胞质区中近膜端的 6 个氨基酸并不影响其内吞，但显著地降低其膜表面的表达，并影响 SR-A1 介导的细胞伸展及黏附功能。而 SR-A1 的 N 端糖基化则主要调节其胞内运输。

（一）巨噬细胞 SR-A1 的清除途径及其效应

SR-A1 通过两种内吞途径调控巨噬细胞清除靶分子。SR-A1 摄取化学修饰的 LDL（mLDL）促进细胞泡沫化主要依赖于细胞膜表面的网格蛋白（clathrin）。*SR-A1*$^{-/-}$巨噬细胞摄取 ac-LDL 和 ox-LDL 的能力下降了 70%。SR-A1 识别吞噬病原体和凋亡细胞则主要由细胞膜脂筏（lipid raft，LR）区内的小窝介导，此途径的激活与细胞凋亡和细胞因子合成增多有关。除了识别的靶分子不同，这两个内吞途径激活的胞内信号通路也不同。前者激活 ERK，而后者则活化 p38 激酶和 JNK 通路。有趣的是，SR-A1 介导泡沫细胞生成中需要信号分子 JNK2 的活化。SR-A1 与配体结合后还可激活 PKC、MAPK 和 NF-κB通路。脂膜酸（lipoteichoic acid，LTA）和 poly I：C 结合 SR-A1 激活巨噬细胞内 MAPK 和 MEK-ERK 通路增加 TNF-α的分泌。褐藻多糖硫酸酯（fucoidan）通过 SR-A1 活化 p38 MAPK、JNK 和 NF- κB通路增加 IL-1 和 NO 的合成。研究还发现，某些蛋白分子可通过与 SR-A1 的相互作用来调节其功能。内质网上的伴侣分子葡萄糖调节蛋白 GRP78 可作用于 SR-A1 的胞质区抑制其介导的脂质摄取。LR 区的主穹隆蛋白（major vault protein，MVP）与 SR-A1 结合促进巨噬细胞合成细胞因子及发生凋亡。

（二）SR-A1 调节动脉粥样硬化的作用机制

早在 1997 年，基因敲除小鼠就被用于研究 SR-A1 在 As 中的作用。SR-A1 致使巨噬细胞清除 ox-LDL 的能力降低了 50%。尽管血浆胆固醇水平更高，*SR-A1*$^{-/-}$/*apoE*$^{-/-}$小鼠体内形成的 As 斑块仍显著少于 *apoE*$^{-/-}$小鼠。*SR-A1*$^{-/-}$/*Ldlr*$^{-/-}$小鼠也显示了类似的表型与结果。而且 *Ldlr*$^{-/-}$小鼠骨髓细胞上过表达牛的 SR-A1 可促进 As 的发展。这些研究奠定了 SR-A1 介导巨噬细胞摄取脂质并促进 As 发展的理论。然而，相矛盾的发现也不断地涌现。在 apoE3leiden 转基因鼠模型中，敲除 SR-A1 反而促进了 As 的发展。骨髓细胞上过表达人的 SR-A1 并未改变 *apoE*$^{-/-}$或者 *Ldlr*$^{-/-}$小鼠体内 As 斑块的大小。有人觉得可能是小鼠的背景影响了上述结果。为了排除这一影响，Freeman 研究团队将 *SR-A1*$^{-/-}$/*apoE*$^{-/-}$小鼠与 C57BL/6 小鼠回交 7 次，结果仍未发现 SR-A1 的促 As 作用。而且，雌性 *SR-A1*$^{-/-}$/*apoE*$^{-/-}$小鼠体内 As 病灶还显著多于对照小鼠。这些结果使人们更加无法确定 SR-A1 在 As 中的作用。虽然 SR-A1 在体内对病灶泡沫细胞的作用极其有限，但是 SR-A1 缺陷却可抑制病灶中的炎症、巨噬细胞凋亡及坏死核生成，从而增加斑块的稳定性。更有趣的是，SR-A1 介导的巨噬细胞增殖可能是动脉粥样斑块中巨噬细胞沉积的主要原因。因此，SR-A1 促 As 作用可能主要促进了巨噬细胞的增殖与凋亡，以及炎症因子的释放。

此外，科学家们一直都在尝试以 SR-A1 为靶点来治疗和预防 As。硫酸葡聚糖（SR-A1 的配基）可显著减少高脂血症 Watanabe 兔体内 As 斑块的生成。尽管小分子拮抗剂不影响 SR-A1 与 mLDL 的结合和降解，它们却能抑制 SR-A1 介导的 mLDL 内吞。增加体内可溶性 SR-A1 的表达和分泌可减少 mLDL 的胞内沉积及泡沫细胞和 As 斑块的生成。我国陈琪教授课题组设计的肽 H11 可特异性地结合 SR-A1 的胞质区，从而抑制其表达及其介导的内吞。荷兰 Biessen 教授课题组也制备了可与 SR-A1 结合并内吞入胞的肽 PP1。该肽可在 As 斑块中集聚。结合超顺磁性氧化铁超微颗粒的 PP1 可用于原位检测炎性 As 斑块。因此，SR-A1 的结合肽不仅可定位病灶内的 SR-A1，还可用于调节其功能。

二、SR-BI

SR-BⅠ是 B 家族Ⅰ型清道夫受体。将 SR-BⅠ归为清道夫受体是因为它能与 mLDL 和马来酸化白蛋白结合。与 SR-A1 不同，SR-BⅠ无法识别并结合多聚阴离子，如岩藻多糖。除了 mLDL，SR-BⅠ还可与带负电荷的磷脂、晚期糖基化终末产物（AGE）、凋亡细胞及天然脂蛋白结合。更重要的是，它是首个被发现能与 HDL 结合，并从 HDL 中选择性获取胆固醇酯（CE）的受体。

SR-B Ⅰ拥有一个高度糖基化的骨架，肽链的两端穿过细胞膜形成两个跨膜区和两个短小的胞质区，而其余部分在胞外形成一个环，用于识别配基分子。它表达于多种组织和细胞，包括脑、肾、肠、心、胎盘、巨噬细胞、内皮细胞和血小板。SR-B Ⅰ在肝脏及甾醇合成组织如肾上腺、睾丸和卵巢中表达水平最高。激素诱导的细胞特异性表达与 SR-B Ⅰ启动子区和内含子区的甲基化有关。多种转录因子包括固醇调节元件结合蛋白（SREBP）、类固醇生成因子-1（steroidogenic factor-1，SF-1）、肝受体同源物-1（liver receptor homolog-1，LRH-1）、特异蛋白-1（specificity protein-1，SP-1）、过氧化物酶体增生物激活受体α（PPARα）和法尼醇 X 受体（farnesoid X receptor，FXR）都可调控 SR-B Ⅰ的表达。其蛋白的稳定性则受信号分子 Ras/MAPK 调控。有趣的是，在肝脏及甾醇合成组织中，SR-B Ⅰ的表达调控不同。过度表达 SREBP1a 可减少肝内 SR-B Ⅰ的转录，却会增加卵巢中的表达。PPAR-α激动剂贝特类药物也可抑制 SR-B Ⅰ在肝脏中的表达，但对卵巢 SR-B Ⅰ的表达无影响。值得注意的是，SR-B Ⅰ在不同组织中的转录后调节也是不同的。在肝脏和肠上皮细胞上，SR-B Ⅰ的表达需要含 PDZ 功能区的衔接蛋白 PDZK1。*Pdzk1*$^{-/-}$小鼠肝脏和小肠上 SR-B Ⅰ的表达分别减少了 95%和 50%。高脂饮食下调 SR-B Ⅰ在肝脏和肠上的表达也与 PDZK1 表达水平的降低有关。但是，在 *Pdzk1*$^{-/-}$小鼠的巨噬细胞和肾上腺上 SR-B Ⅰ的表达并未减少。此外，PDZK1 相关小蛋白（small PDZK1-associated protein，SPAP）能减少肝脏 SR-B Ⅰ的表达，但对腹腔巨噬细胞和肾上腺无此作用。所以，SR-B Ⅰ的表达调控具有组织细胞特异性。

（一）SR-B Ⅰ调控脂蛋白代谢

以基因工程小鼠为基础的研究首先揭示了 SR-B Ⅰ在 HDL 代谢中的作用。过表达 SR-B Ⅰ可增加肝脏选择性地从 HDL 中摄取 CE，显著地降低血浆中 HDL-C 水平。相反，沉默或者敲除 SR-B Ⅰ导致肝脏摄取 HDL-CE 障碍，血清中 HDL-C 水平增高且 HDL 颗粒变大。最早的人群研究发现，*SR-B Ⅰ*基因编码和启动子区中的突变与血浆中 HDL-C 水平的升高间存在着显著的相关性。随后 GWAS 研究也发现了与血清中高 HDL-C 水平相关的 SR-B Ⅰ SNPs。直到 2011 年，荷兰的 Kuivenhoven 教授研究组才证实人体内 SR-B Ⅰ是控制 HDL-C 水平的关键调节子。他们发现了一个含有 SR-B Ⅰ突变的杂合子家族。SR-B Ⅰ突变点位于胞外区的第 297 位氨基酸（P297S）。此家族成员血中的 HDL-C 增高了 37%。而更重要的是，表达这种突变 SR-B Ⅰ的肝细胞摄取 HDL-CE 的能力显著降低。这些结果证明患者血中增高的 HDL-C 水平源于肝脏 SR-B Ⅰ的突变。最近 Rader 教授课题组检测了 328 位高 HDL-C 血症患者的基因，通过测序发现了另一个 SR-B Ⅰ的功能突变（P376L）。此突变影响了 SR-B Ⅰ的翻译后修饰并阻断了 HDL-CE 的选择性摄取。

通过比较 *SR-B Ⅰ*$^{-/-}$与野生型小鼠肝脏摄取 HDL-CE 和 HDL 的差异，SR-B Ⅰ被证实是体内唯一一个能够选择性摄取 HDL-CE 的分子。此选择性摄取需要 SR-B Ⅰ的细胞外区和 HDL 上 apoA-Ⅰ的适当构型。研究发现，位于 415 位的色氨酸对 SR-B Ⅰ转运胆固醇的功能至关重要。选择性摄取 HDL-CE 的过程可能包括两步：第一步是 HDL 与 SR-B Ⅰ的胞外区结合，第二步是 CE 的内吞。第二步中不伴有 HDL 的内吞和降解。值得注意的是，这两步是相互独立的。HDL 与 SR-B Ⅰ高亲和力的结合并不能保证高效地摄取 CE。有趣的是，含 SR-B Ⅰ的脂质体也能与脂蛋白结合并选择性摄取 CE。最新研究还发现了 SR-B Ⅰ功能的调节分子前胶原 C 内肽酶增强蛋白 2（PCPE2）。该分子的缺失不影响 SR-BⅠ的表达，但是能显著降低细胞对 HDL-CE 的选择性摄取。此外，一些研究还暗示逆向胞饮（retro endocytosis）可能参与了 SR-BⅠ介导的 HDL-CE 摄取。在该过程中 HDL 颗粒通过 SR-BⅠ被整个吞入细胞，不含或含少量 CE 的 HDL 随后被吐出细胞。送入细胞内的 CE 则进入一个非溶酶体的代谢活性膜池内被中性胆固醇酯酶降解。

除了 HDL 代谢，SR-BⅠ还参与肝脏代谢含 apoB 的 VLDL 和 LDL。Tietge 教授研究组发现肝脏 SR-BⅠ的表达水平与 VLDL 的生成相关，这一作用主要与 SR-BⅠ改变肝内胆固醇的含量和微粒体三酰甘油转运蛋白（microsomal triglyceride transfer protein，MTTP）的活力有关。大量体内研究也证实，SR-BⅠ可与含 apoB 的脂蛋白结合并促进脂蛋白中 CE 的摄取。体内沉默或敲除小鼠 SR-BⅠ的表达提高了血中 VLDL-C 和 LDL-C 的水平；而过表达 SR-BⅠ的小鼠体内相应胆固醇的水平则显著降低。其次，SR-BⅠ还参与 CM 的代谢。*SR-B Ⅰ*$^{-/-}$小鼠餐后血浆中 TG 的水平显著增高。缺失 SR-BⅠ的肝细胞与 CM 的结合也减少。值得注意的是，肠道内餐后微胶粒可诱导 SR-BⅠ在肠上皮细胞的顶端刷状缘处聚集并向脂筏区移动。更重要的是，抑制或者敲除 SR-BⅠ可抑制 apoB 从顶端移动至分泌区。而肠上皮过表达 SR-BⅠ能加速脂质的吸收。此外，不少研究也提示 SR-BⅠ可能参与了人体内 VLDL、LDL 和 CM 的代谢。

（二）SR-BⅠ调控巨噬细胞胆固醇稳态

脂蛋白摄取增多合并胆固醇外流障碍可导致胞内胆固醇的沉积，从而促进巨噬细胞的泡沫化。运用原位杂交技术，美国的 Tall 教授研究组在 *apoE*$^{-/-}$小鼠增厚的内膜中发现了 SR-BⅠ的 mRNA 表达，此结果首次提示 SR-BⅠ可能在泡沫细胞的形成中发挥作用。然而有关 SR-BⅠ调控细胞胆固醇稳态的研究一直进展缓慢，主要的原因包括：①SR-BⅠ的表达水平在体外培养的骨髓源巨噬细胞上非常低；腹腔巨噬细胞上 SR-BⅠ的表达在贴壁培养后也显著降低。②SR-BⅠ的功能复杂：它不仅参与胆固醇的流出，还介导 CE 的摄入。巨噬细胞上 SR-BⅠ不仅可选择性地摄取 HDL-CE，还可结合并内吞多种天然和修饰的脂蛋白。敲除 SR-BⅠ抑制了巨噬细胞摄取β-VLDL（As 模型小鼠体内的脂蛋白）。此外，内体/溶酶体上的 SR-BⅠ还参与胆固醇的胞内运输。SR-BⅠ的缺失可使肝细胞内胆固醇积聚于溶酶体。

大量的实验已明确 SR-BⅠ在细胞胆固醇外流中发挥着重要作用。巨噬细胞过表达 SR-BⅠ可增加 HDL 介导的胆固醇外流，且外流量与 SR-BⅠ的表达水平成正比。SR-BⅠ促进了自由胆固醇（FC）在细胞膜和成熟 HDL 间的双向流动，而 FC 的最终流向取决于其浓度梯度。利用体内装载胆固醇的腹腔巨噬细胞，笔者发现，SR-BⅠ的缺失可抑制 20%的胆固醇流出。目前，SR-BⅠ介导的胆固醇流出机制尚不清楚。有学者认为，SR-BⅠ可能拉近了 HDL 与细胞膜间的距离从而加速了两者间 FC 的水相扩散。需要注意的是，SR-BⅠ可促进 FC 富集于细胞膜的特定区域，该区域的 FC 只能流向成熟的 HDL。而 SR-BⅠ的突变则减少了细胞膜上可流出 FC 的数量。此外，有研究还暗示逆向胞饮参与了 SR-BⅠ介导的胆固醇流出，但与溶酶体转出胆固醇的过程无关。

从泡沫细胞中流出的 FC 仅占外周所有组织胆固醇流出量的极小部分。因此，以质量为基础的检测方法无法用于追踪巨噬细胞中流出的 FC。为此，Rader 教授实验组建立了一种可监测体内巨噬细胞胆固醇逆向转运的方法。他们运用 ac-LDL 将 ^{3}H 标记的胆固醇负载入巨噬细胞，然后将这些标记的巨噬细胞注射入小鼠腹腔，并于不同时间点检测血浆、肝脏和粪便中 ^{3}H 的量。运用此法，研究发现了大量参与巨噬细胞胆固醇逆向转运的关键分子。而更重要的是，胆固醇逆向转运水平比 HDL-C 更能预测 As 的发展。遗憾的是，笔者研究组并没能发现巨噬细胞上 SR-BⅠ的缺失对巨噬细胞胆固醇逆向转运的影响。但是，由于巨噬细胞体外培养装载脂质的时间超过了 24h，而这一步骤极大地抑制了 SR-BⅠ的表达。因此，SR-BⅠ参与巨噬细胞胆固醇逆向转运的可能性尚无法完全排除。笔者所在课题组运用骨髓移植动物模型对 SR-BⅠ在巨噬细胞泡沫化中的作用开展了一系列的研究。在植入 SR-BⅠ$^{-/-}$骨髓后，*Ldlr*$^{-/-}$小鼠腹腔中泡沫化巨噬细胞的数量明显减少。这可能是 SR-BⅠ介导脂蛋白摄取减少所致。但也不能排除其他胆固醇流出途径的代偿作用。值得注意的是，SR-BⅠ基因敲除急剧地增加了 *Abca1*$^{-/-}$巨噬细胞的泡沫化。这一高达 24 倍的增加也证明 SR-BⅠ的确具有促进胆固醇流出的功能，而且它与 ABCA1 间存在协同作用。SR-BⅠ与 ABCA1 协同转运胆固醇的作用可能与接受胆固醇的颗粒受体有关。ABCA1 介导的胆固醇流出至贫脂/乏脂 apoA-Ⅰ，此过程生成成熟的 HDL。后者可进一步刺激 SR-BⅠ介导的胆固醇外流。总之，所有这些研究结果都证实了 SR-BⅠ双向转运胆固醇影响着巨噬细胞的胆固醇稳态。

（三）SR-BⅠ调控动脉粥样硬化的作用机制

SR-BⅠ的抗 As 作用最早也是利用基因工程小鼠发现并确立的。尽管在野生型或者 *Ldlr*$^{-/-}$小鼠上敲除 SR-BⅠ升高了外周血中 HDL-C 的水平，这些敲除小鼠体内的 As 斑块却显著增大。*apoE*$^{-/-}$小鼠体内 SR-BⅠ的缺失可诱发阻塞性冠状动脉粥样硬化及心肌梗死。在人群研究中，SR-BⅠ P376L 突变不仅增高患者的 HDL-C，还增加了冠心病发生的风险。这也是首次在人体内明确了 SR-BⅠ的抗 As 发展的作用。

科学家运用组织特异性敲除小鼠明确了不同细胞上 SR-BⅠ对 As 的特异作用。SR-BⅠ在肝细胞上的特异性缺失导致外周血中 HDL 颗粒的异常增大和 HDL-C 水平的显著增高。*SR-B Ⅰ*$^{-/-}$小鼠体内增高的氧化应激水平也暗示了这些 HDL 功能的失常。过表达胆固醇酯转移蛋白（CETP）或者敲除 ABCA1 降低 *SR-B Ⅰ*$^{-/-}$小鼠体内 HDL-C 抑制了 As 斑块的增大，表明功能异常的 HDL 也能促进 As 的发展。利用腺病毒在肝脏中过表达 SR-BⅠ可显著抑制 As 的发展。肝脏 SR-BⅠ抗 As 的主要作用机制可能是促进了 HDL 介导的胆固醇逆向转运（RCT）。而 SR-BⅠ调节 VLDL 和 CM 代谢对 As 的影响也不能忽视。

肝外组织中 SR-BⅠ的抗动脉硬化作用体现在肝细胞特异性缺失 SR-BⅠ小鼠体内形成的 As 较全身敲除小鼠有所减少。利用骨髓移植动物模型研究发现，巨噬细胞上 SR-BⅠ具有双向调节 As 发展的作用。在早期脂纹样斑块中，SR-BⅠ促进巨噬细胞摄取脂质，因此具有促 As 作用。而随着斑块的增大和成分的复杂化，巨噬细胞上 SR-BⅠ则抑制斑块的增大。这一特殊的双向调节作用与 SR-BⅠ的多功能性和配体的多样性有关。骨髓细胞上 SR-BⅠ的表达还能抑制 *apoE*$^{-/-}$/*SR-B Ⅰ*$^{-/-}$小鼠体内冠状动脉粥样硬化的增大及心肌梗死的发生。值得关注的是，骨髓造血干细胞（HSPC）上也表达 SR-BⅠ。抑制 HSPC 的增殖也可能是骨髓源性 SR-BⅠ抗 As 的作用机制之一。

除了巨噬细胞泡沫化，巨噬细胞的凋亡及胞葬也影响着 As 斑块内的炎症和坏死情况。

SR-BⅠ与凋亡细胞上磷脂酰丝氨酸（PS）的结合可刺激 Src/PI3K/Rac1（原癌基因酪氨酸蛋白激酶/磷酸肌醇 3 激酶/ Ras 相关的 C3 肉毒素底物 1）通路启动胞葬。骨髓 SR-BⅠ的缺失抑制了巨噬细胞的胞葬，导致 *apoE*$^{-/-}$和 *Ldlr*$^{-/-}$小鼠病灶内细胞死亡及炎症因子释放的异常增多。SR-BⅠ还可直接调节巨噬细胞的炎性应答。SR-BⅠ的缺失能活化 JNK 和 P38MAPK 信号通路增强巨噬细胞对 LPS 的应答。过表达 SR-BⅠ则减弱巨噬细胞对 LPS 的反应性。这可能与 SR-BⅠ抑制 NF-κB的活化有关。体内研究进一步验证了巨噬细胞 SR-BⅠ的抗炎作用。骨髓缺失 SR-BⅠ增强 LPS 诱导的细胞因子反应。相反，重组了野生型骨髓的 *SR-B Ⅰ*$^{-/-}$小鼠在注射 LPS 后，体内炎性反应明显减弱。尽管改变细胞膜上 FC 和 LR 的含量可影响巨噬细胞的炎性应答，但 SR-BⅠ的抗炎作用与之无关。考虑到巨噬细胞炎性反应是 As 中的关键特征，因此，巨噬细胞 SR-BⅠ的抗 As 作用可能是其抗炎作用的结果。

SR-BⅠ不仅表达在肝细胞和巨噬细胞上，最近研究还发现它高表达于人树突状细胞。作为最专业的抗原提呈细胞，树突状细胞也存在于人的 As 斑块中。它们可通过提呈抗原（如 ox-LDL）调节性 T 细胞的活化来促进斑块的发展。有趣的是，树突状细胞在小鼠体内的扩增可减少 As 斑块的形成，而清除树突状细胞则促进斑块的增大。树突状细胞抗 As 的作用可能与其调节脂质代谢降低血脂有关。更重要的是，负载 ox-LDL 的成熟树突状细胞疫苗可抑制 As 的发展。树突状细胞上 SR-BⅠ是否参与了此疫苗的抗 As 作用值得关注。

SR-BⅠ还可与 HDL（包括 HDL_3和 ox-HDL）结合抑制血小板的活化与聚集。血小板特异性 SR-BⅠ敲除小鼠在高胆固醇血症时更易生成血栓，这说明血小板上 SR-BⅠ可直接影响血小板的活性导致血栓生成。*SR-B Ⅰ*$^{-/-}$小鼠体内血小板的数量显著少于对照小鼠。这并不是源于血小板 SR-BⅠ的缺失，而是体内异常增高 HDL-C 的结果。*SR-B Ⅰ*$^{-/-}$小鼠也较野生型小鼠更易生成血栓。*SR-B Ⅰ*$^{-/-}$小鼠体内的血小板处于一种活化状态，其与纤维蛋白原的黏附力增强。这些处于活化状态下的血小板对二磷酸腺苷（ADP）和血栓素的应答减弱。相应地，从 *SR-B Ⅰ*$^{-/-}$小鼠体内分离出的血小板在体外的聚集能力也显著降低。这些变化都主要是血小板上应答受体的不稳定表达所致。有趣的是，*SR-B Ⅰ*在冠心病患者血小板上的表达明显减少，且其表达水平与血小板的胆固醇含量及其聚集能力呈负相关。SR-BⅠ P279S 携带者血小板的反应性也异常，表现在富含 FC 和黏附力增强，但体外聚集能力显著降低。

肾上腺分泌的糖皮质激素具有抗炎作用。在 *Ldlr*$^{-/-}$小鼠体内，肾上腺来源的皮质激素对早期 As 的发展有抑制作用。SR-BⅠ介导选择性摄取 HDL-CEs 对肾上腺合成皮质激素十分重要。*SR-B Ⅰ*$^{-/-}$小鼠肾上腺细胞中的胆固醇含量较野生型小鼠明显减少。长时间禁食或注射 LPS 后，*SR-B Ⅰ*$^{-/-}$小鼠体内糖皮质激素水平只有野生型小鼠的 50%。更重要的是，人体内 SR-BⅠ功能障碍也导致了糖皮质激素的分泌不足。P279S 携带者的促肾上腺皮质激素（ACTH）水平正常，但肾上腺对 ACTH 的应答减弱，表现为尿中甾醇的清除率显著降低。

SR-BⅠ还表达于血管内皮细胞。大量研究发现，内皮细胞上 SR-BⅠ的表达对 HDL 的抗 As 作用十分重要。一方面，内皮细胞上的 SR-BⅠ参与了 HDL 的跨内皮细胞转运，以此帮助 HDL 进入病灶。更重要的是，在 HDL 的跨内皮细胞转运中，HDL 颗粒会变小而蛋白成分保持不变，这极大地提升了 HDL 促胆固醇外流的能力。另一方面，SR-BⅠ还具有保护血管内皮的作用。SR-BⅠ与 HDL 结合可激活内皮一氧化氮合酶（eNOS）抑制内皮功能障碍。辛伐他汀上调内皮细胞上 SR-BⅠ的表达，有助于增强 HDL 诱导的 eNOS 活化，从而抑制炎症因子诱导的内皮功能失调。此外，内皮祖细胞（EPC）上 SR-BⅠ还参与了 ApoA-Ⅰ诱导的内皮再生，从而帮助修复受损内皮。有趣的是，LDL 也是通过 SR-BⅠ进行跨内皮细胞转运。此过程促进了脂质的内膜下沉积。SR-BⅠ缺失的小鼠主动脉在灌流 LDL 后，内皮下沉积的脂质明显减少。所以，内皮细胞上 SR-BⅠ也具有双向调节 As 的功能。令人惊讶的是，内皮过表达 SR-BⅠ可改变血脂并抑制 As 发展。在喂食高脂饲料后，内皮过表达 SR-BⅠ小鼠的外周血 TC 水平明显降低而 HDL-C 显著增高。这一血脂的健康转变可能是 As 病灶形成减少的主要机制，但内皮细胞上 SR-BⅠ调节血脂的机制还有待进一步研究。

三、CD36

CD36 属于清道夫 B 亚家族，是一种分子质量为 88kDa 的跨膜糖蛋白。它表达于单核/巨噬细胞、血小板、微血管内皮细胞、肾脏上皮细胞、心肌细胞和脂肪细胞等多种细胞。CD36 的转录表达主要受核受体调节。这些核受体包括孕烷 X 受体（PXR）、PPAR 和肝 X 受体（LXR）。生长因子、细胞因子、脂质等都可通过活化上述核受体来调节 CD36 的表达。

CD36 蛋白仅含一个细胞外结构域。胞外区的糖基化对 CD36 的膜向转运至关重要。CD36 可识别许多体内的物质，如长链脂肪酸（FA）、氧化磷脂（ox-PL）、ox-LDL、纤维状 Aβ淀粉样肽、血小板反应蛋白-1（TSP-1）等。作为 FA 的转位酶，CD36 介导的长链 FA 入胞在心肌的能量供应和脂肪细胞的脂质储存中都发挥着重要作用。与 SR-A1（识别氧化的载脂蛋白）不同，CD36 识别 ox-LDL 的氧化脂质部分。此外，CD36 还可与疟原虫感染的红细胞、金黄色葡萄球菌和结核分枝杆菌的细胞壁成分、细胞源微球和凋亡细胞结合。配体不同，与 CD36 结合的位点也不同。CD36 结合 ox-PL 和 ox-LDL 的位点分别是 157～171 和 155～183。氧化脂质的识别及应答是 CD36 调控 As 的重要机制。CD36 对巨噬细胞、内皮细胞和血小板功能的调节共同影响着斑块的形成与发展。

（一）CD36 调控巨噬细胞的泡沫化、迁移和炎性应答

CD36 摄取 ox-LDL 促进巨噬细胞泡沫化的过程是一个不断增强的正反馈。ox-LDL 通过 CD36 被巨噬细胞内吞后可激活 PPAR-γ上调 CD36 的表达，以此增强“吃了我”的信号，从而进一步加强 ox-LDL 的摄取。与此同时，活化的巨噬细胞还释放包括 MPO 在内的多种氧化物质，以增加胞外 ox-LDL 的生成。在 ox-LDL 的摄取中，CD36 介导的信号转导发挥着重要作用。首先，CD36 与整合素β1/2、跨膜蛋白 CD9 及 CD81 组成膜受体复合物。该复合物将 CD36 与表达免疫受体酪氨酸活化基序（ITAM）的衔接蛋白免疫球蛋白 FcER1G（免疫球蛋白 E Fc 片段高亲和力受体）耦合，并通过与 Src 和脾酪氨酸激酶（Syk）相互作用促进 CD36 内吞 ox-LDL。其次，ox-LDL 与巨噬细胞上 CD36 结合诱导 Src 家族非受体络氨酸激酶 Lyn 的磷酸化并激活 JNK1/2。JNK 抑制剂减少巨噬细胞内吞 ox-LDL，说明 JNK 活化参与了 ox-LDL 的摄取。值得注意的是，含动脉粥样斑块的血管内 JNK 的活化显著增高。CD36 还介导了 p38 MAPK 和 ERK1/2 的活化，这两条通路的激活也参与了 ox-LDL

介导的巨噬细胞泡沫化。

As 斑块中巨噬细胞迁移能力的减弱也是斑块不断增大的原因之一。无论是体内还是体外实验都发现 ox-LDL 能抑制野生型巨噬细胞的迁移，而对 *CD36*$^{-/-}$巨噬细胞毫无作用。ox-LDL 与 CD36 结合激活黏附斑激酶（FAK）并持续失活含 Src 同源区 2 的磷酸酪氨酸磷酸酶（Src homology 2-containing phosphotyrosine phosphatase，SHP-2），从而增加细胞的快速伸展和肌动蛋白多聚化。NADPH 氧化酶介导的 ROS 生成是 SHP-2 持续失活的主要机制。抗氧化剂或 NADPH 氧化酶抑制剂都能阻断 CD36 介导的信号通路，并在 ox-LDL 存在的条件下恢复巨噬细胞的迁移能力。此外，ox-LDL 还可诱导前端片状伪足回缩抑制细胞极化从而限制巨噬细胞的运动，这主要是 CD36 激活鸟嘌呤核苷酸交换因子（GEF）Vav/小 G 蛋白 Rac 并失活非肌细胞肌球蛋白Ⅱ（non-muscle myosin Ⅱ，NM Ⅱ）的结果。有趣的是，Vav 是许多信号通路分子[如磷脂酶 C（PLC）和发动蛋白（dynamin）]的支架蛋白。Vav/dynamin 参与内吞囊泡的裂变。抑制 dynamin 可抑制细胞摄取 ox-LDL。

CD36 和 ox-LDL 的相互作用还能刺激巨噬细胞释放炎症因子。巨噬细胞的炎性应答不仅需要细胞膜 LR 区 CD36 与血小板活化因子受体（PAFR）的相互作用，还与 NF-κB 的活化有关。巨噬细胞上 CD36 的缺失显著地抑制了 NF-κB的活化和 IL-1β和 TNF-α的表达。最新研究还发现，在 As 病灶中，CD36 在与 ox-LDL 结合后，可传递两个信号来促进胞内 NLRP3 炎性小体的组装。第一个“启动”信号通过促进 TLR4/6 二聚体识别 ox-LDL 来上调 IL-1 和 NLRP3 的表达。第二个“活化”NLPR3 炎症小体的信号为 ox-LDL 内吞后胆固醇晶体的形成。与此理论一致的是，CD36 缺失减少了 *apoE*$^{-/-}$小鼠 As 斑块中的胆固醇晶体沉积并降低了外周血中 IL-1β的水平。

（二）CD36 调控内皮功能失调及斑块内血管生成

内皮细胞的功能障碍表现在合成 NO 能力的降低。内皮细胞 eNOS 与小窝蛋白(caveolin)共定位于 caveolae。caveolae 是细胞膜上的脂质区，胆固醇的含量控制着 caveolin 的形态和膜定位。值得注意的是，CD36 也存在于 caveolae。ox-LDL 与内皮细胞 CD36 结合后降低了 caveolae 中胆固醇的含量，导致 eNOS 和 caveolin 转移至细胞内。因此，ox-LDL 与 CD36 的相互作用抑制了乙酰胆碱（ACh）诱导的 eNOS 活化。ox-LDL 还可通过活化 CD36 依赖性的小 G 蛋白 RhoA（Ras 同源基因家族成员 A）诱导内皮硬化。而 ox-LDL 内主要的氧化胆固醇 7-KC 也能激活 RhoA。此外，ox-LDL 还可通过 CD36 来刺激血管新生。因此，ox-LDL/CD36 诱导的内皮硬化和血管新生同时发生并共同刺激斑块的快速增大。

（三）CD36 调控血小板活化

高脂饲料喂养 *apoE*$^{-/-}$小鼠可加速损伤血管处血栓的形成。这可能是高血脂活化血小板的结果。ox-LDL 与 CD36 结合能活化 JNK 和 Vav，上调血小板表面的选择素 CD62P 和活化型整合素$\alpha_{IIb}\beta_3$的表达。*CD36*$^{-/-}$小鼠的血栓形成速度较野生型小鼠慢。ox-LDL 刺激血小板释放微球也具有促发凝血和放大氧化应激的功能。内皮源性微球上 ox-PL 与血小板上 CD36 结合促进了体内三氯化铁诱导的血栓生成。ox-PL 与 CD36 的相互作用还激活了血小板内 Syk 和 PLCγ2 信号通路。此外，在糖尿病患者体内增多的 AGE 也可通过 CD36 活化血小板，加速血栓生成。

血小板介导的炎性反应也参与斑块的形成与增大。首先，内吞 ox-LDL 的血小板具有活化血管内皮、抑制内皮再生的功能。其次，ox-LDL 可促进血小板与单核细胞的黏附，血小板的黏附可增强单核/巨噬细胞通过 CD36 摄取 ox-LDL 的能力。此外，ox-LDL 与血小板结合后还可刺激血小板释放趋化因子，加速单核细胞的跨血管迁移浸润。

（四）CD36 调控动脉粥样硬化的作用

骨髓移植实验发现骨髓来源的免疫细胞和血小板上 CD36 的缺失具有抑制 As 发展的作用。但是，运用 *CD36/apoE* 双基因敲除小鼠，不同研究组却发现了不同的结果。Silverstein 和 Febbraio 课题组发现高脂饲料喂养的双基因敲除小鼠在主动脉底和主动脉弓处形成的病灶都大大减少。这与 *CD36* $^{-/-}$巨噬细胞摄取 ox-LDL 减少一致。但是，Freeman 课题组却发现 CD36 确实促进了病灶的增大。需要注意的是，病灶的增大与血脂的显著增高有关。而 CD36 调节血脂的作用机制尚不清楚。人群中也存在基因突变引发的 CD36 缺陷。不同人种，突变的方式不同。CD36 的缺陷分为 I 和 II 型两种。 I 型缺陷发生在包括单核/巨噬细胞及血小板在内的多种细胞上。II 型缺陷仅限于血小板。尽管 II 型 CD36 缺陷患者的血小板功能正常，但心肌病、高血脂和胰岛素耐受在这群患者中的发病率更高。 I 型 CD36 缺失人群中患心血管病的死亡率更是健康人群的 3 倍。CD36 还存在多达 1372 种 SNP，其中 rs5956、rs3173798、rs3211892 及 rs1761667 与冠心病的发病间存在相关性。此外，临床研究还发现血清中可溶性 CD36（sCD36）与各组织细胞 CD36 的表达水平一致。目前，sCD36 的序列结构、释放机制及其潜在的功能都尚不清楚。但是，下面的一些发现提示外周血中 sCD36 的水平能反映体内 As 的发展：①肥胖人群外周血中 sCD36 的水平是健康瘦人的 5 倍。②非糖尿病患者中，sCD36 的水平是 As、胰岛素耐受和脂肪肝的标志。③慢性肾衰竭患者体内 sCD36 水平更是与心血管疾病的致死率呈正相关。④临床治疗冠心病的他汀类药物可降低血清中 sCD36 的水平。

四、LOX-1

LOX-1 是一种凝集素样 ox-LDL 的受体。作为一种 II 型跨膜糖蛋白，它的结构包含 N 端胞质区、单跨膜区、颈区和 C 端的凝集素样胞外区。在细胞膜上，由 3 个 LOX-1 的同源二聚体组成的 6 聚体才能与 ox-LDL 结合。除了 ox-LDL，LOX-1 还可结合 mHDL、CRP、凋亡细胞、活化的血小板和白细胞等。大量的证据显示，LOX-1 在 As 发展中发挥着重要作用：①升高的 ox-LDL、血管紧张素 II、内皮素-1、ROS 及炎性细胞因子都可上调 LOX-1 的表达；②人的 As 斑块中 LOX-1 的表达增多；③人群研究发现，血液中能与 LOX-1 结合的 apoB 水平可预示心血管病的发生；④高脂饲料喂养可诱导家兔血管内皮细胞上 LOX-1 的表达；⑤过表达 LOX-1 可促进 *apoE* $^{-/-}$小鼠体内 As 的发展；⑥*LOX-1* 基因敲除抑制 *Ldlr* $^{-/-}$小鼠体内高脂血症诱发的 As。虽然 LOX-1 最早发现于内皮细胞，但它表达于多种细胞，如单核/巨噬细胞、血小板、成纤维细胞、神经元、心肌细胞及平滑肌细胞等。LOX-1 介导血细胞及血管细胞功能的改变调控着 As 的发展。

（一）LOX-1 调控内皮细胞功能紊乱

内皮细胞 LOX-1 被认为是 As 发生发展的重要调节子。利用细胞特异性过表达小鼠，内皮细胞 LOX-1 的促 As 发展作用得以明确。尽管 LOX-1 也参与了 ox-LDL 介导的血管新生，但是，目前普遍认为，ox-LDL 与 LOX-1 结合引发的内皮细胞活化与功能紊乱才是内皮 LOX-1 促 As 发展的主要机制。

LOX-1 的活化与过表达可引发血管内皮依赖性的舒张功能障碍。抗体阻断和基因敲除 LOX-1 帮助内皮耐受高脂血症诱导的舒张功能障碍。内皮介导的血管舒张主要依赖于 NO。LOX-1 与 ox-LDL 结合后可通过 G 蛋白 RhoA 和 ROCK（Rho 相关含卷曲螺旋的蛋白激酶）活化精氨酸酶Ⅱ，精氨酸酶Ⅱ可与 eNOS 竞争底物 L-精氨酸，从而减少 NO 的生成。冠心病患者的 HDL 和慢性肾病患者的氨甲酰化 LDL（carbamylated LDL，cLDL）能结合 LOX-1 并激活 PKCβ2/Akt（蛋白激酶 B）磷酸化 eNOS 上第 1177 位丝氨酸，从而减弱 eNOS 的酶活性。其次，NO 可被 ROS 氧化失活。ox-LDL 和 cLDL 结合 LOX-1 都可活化 NADPH 氧化酶及增加 eNOS 二聚体解离，从而促进 ROS 的大量生成。活化血小板与内皮细胞上 LOX-1 结合也可刺激 ROS 的产生。因此，抑制 eNOS 和增加 ROS 生成是 LOX-1 诱导内皮细胞功能紊乱的主要机制。

白细胞与内皮细胞的黏附介导着炎细胞的跨内皮迁移。LOX-1 本身就是一个黏附分子，因为人的外周血细胞可黏附于重组 LOX-1 包被的表面。ox-LDL 与 LOX-1 的结合可激活 NF-κB上调炎细胞因子的表达。炎细胞因子进一步刺激内皮细胞表达黏附分子，从而增加白细胞与内皮细胞间的黏附。沉默或抗体封闭人脐静脉内皮细胞（HUVEC）上的 LOX-1 都可抑制 ox-LDL 诱导的单核细胞与内皮黏附。$apoE^{-/-}$小鼠的内皮细胞上过表达 LOX-1 可显著地增强血管内皮对高血脂的应答，表现为黏附分子表达的异常增加。NF-κB活性受细胞氧化还原状态调控，ROS 可通过 MAPK 活化 NF-κB，因此，ROS/NF-κB是 LOX-1 介导炎性反应的关键通路。

LOX-1 还介导了 ox-LDL 诱导的内皮细胞凋亡。沉默 LOX-1 可阻断 ox-LDL 的促凋亡作用。ox-LDL 结合 LOX-1 可下调抗凋亡蛋白 cIAP1 和 Bcl-2（B 细胞淋巴瘤 2），激活线粒体细胞色素 c（cytochrome c，cyt c）和 Smac（第二线粒体源半胱天冬酶活化子）及 caspase 9/3 的凋亡通路。电负性 LDL 的 L5 部分也可通过 LOX-1 诱发内皮细胞凋亡，除了 Bcl-2，L5 还可抑制抗凋亡蛋白 Bcl-xL（B 细胞淋巴瘤 xL）的表达，并上调促凋亡蛋白 Bax（Bcl-2 相关 X 蛋白）和 Bad（Bcl-2 相关死亡启动子）及 TNF-α的表达。内皮细胞的衰老是内皮功能紊乱的一种突出表现。衰老的内皮细胞更易发生凋亡。HUVEC 细胞随着传代次数的增加，应答 TNF-α发生凋亡的水平也显著增加。ox-LDL 可通过 LOX-1 诱导 EPC 的衰老。有趣的是，LOX-1 在衰老细胞中表达水平降低。LOX-1 介导的内皮细胞的衰老与凋亡可能都与 ROS 的产生有关。低剂量的 ROS 可诱导细胞衰老，而高剂量 ROS 则促进细胞凋亡。

（二）LOX-1 调控脂质沉积和泡沫细胞生成

As 的发病机制存在 “血管损伤应答”和“血脂沉积应答”两种假说。LOX-1 激活的内皮功能紊乱属于血管损伤，而 LOX-1 介导的泡沫细胞生成又参与了血脂沉积。最近还发现高血压可诱导 LOX-1 的表达，增加血管壁通透性，从而促进内皮下的脂质沉积。抗体封闭 LOX-1 和抗氧化剂维生素 E 都可抑制脂质的皮下沉积。泡沫细胞的来源包括外周血中的单核细胞和血管中膜层的血管平滑肌细胞。受损内皮介导单核细胞迁移浸润入内皮下，沉积脂质引发内皮损伤及血管平滑肌细胞的增殖和迁移。因此，这两大假说显然并不相互矛盾。

单核细胞在分化为巨噬细胞后才表达 LOX-1。未活化的巨噬细胞并不通过 LOX-1 摄取 ox-LDL。但是，溶血磷脂酰胆碱、棕榈酸、高血糖和 ox-LDL 可刺激巨噬细胞上调表达 LOX-1，从而促进 ox-LDL 的摄取。炎性细胞因子也可显著地升高 LOX-1 的表达，促进病灶中巨噬细胞摄取 ox-LDL 并发生泡沫化。

过去的研究普遍认为巨噬细胞是泡沫细胞的主要来源，大大低估了血管平滑肌细胞对泡沫细胞及 As 斑块的贡献。这主要是由于血管平滑肌细胞需要发生表型转变才能提高自身的增殖和迁移能力。血管平滑肌细胞在发生表型转变时其标志分子α-肌动蛋白的表达降低。更重要的是，进入病灶的血管平滑肌细胞在吞噬脂质后还表达巨噬细胞的标志蛋白 CD68 等。因此，利用传统的免疫组织化学检测很难辨别泡沫细胞的来源。最近，遗传谱系追踪研究发现，人和小鼠 As 斑块中大部分的泡沫细胞都来源于血管平滑肌细胞。LOX-1 在球囊扩张术后人增厚的冠脉内膜平滑肌细胞中的表达显著增加。运用抗体阻断 LOX-1 可抑制球囊损伤引发的大鼠血管内膜中血管平滑肌细胞的增多。在人再狭窄血管病灶中，LOX-1 与细胞增殖标志蛋白 PCNA（增殖细胞核抗原）共定位于血管平滑肌细胞。与这些发现一致，体外活化 LOX-1 可激活 NF-κB和 JNK 促进血管平滑肌细胞的生长与增殖。相反，沉默 LOX-1 则抑制低浓度 ox-LDL 介导的血管平滑肌细胞增殖。更重要的是，敲除 *LOX-1* 基因可抑制 *apoE* $^{-/-}$小鼠体内血管平滑肌细胞的增殖与迁移。由于 ox-LDL 可刺激血管平滑肌细胞上调 LOX-1 的表达，LOX-1 介导的脂质摄取可能也参与了病灶中血管平滑肌细胞的泡沫化。

（三）LOX-1 调控斑块的破裂及血栓生成

临床急性冠脉综合征包括不稳定型心绞痛（UA）和心肌梗死（AMI）。不稳定性斑块的破裂及血栓生成是急性冠脉综合征发生的主要病因。LOX-1 高表达于富含脂核且纤维帽极薄的不稳定性斑块。斑块中纤维帽的成分为平滑肌细胞和其分泌的胶原，平滑肌细胞凋亡及 MMPs 表达/活性的增强都影响着斑块的稳定性。高浓度 ox-LDL 诱导血管平滑肌细胞凋亡，抗体阻断 LOX-1 可抑制此作用。LOX-1 活化产生的大量 ROS 也可导致血管平滑肌细胞凋亡。在人 As 斑块的易损肩区，LOX-1 与促凋亡蛋白 Bax 共表达于纤维帽内的血管平滑肌细胞。纤维帽上血管平滑肌细胞凋亡可刺激炎细胞浸润导致 MMP 表达与活性的增高。ox-LDL 结合 LOX-1 可活化 NF-κB增加 HUVEC 细胞上 MMP-9 的表达，而抗体阻断 LOX-1 则可抑制此过程。在 *Ldlr* $^{-/-}$小鼠病灶发展中，MMP-2 和 MMP-9 的表达水平是增高的，而 *LOX-1* 基因敲除能抑制它们的升高。这些发现都证实 LOX-1 参与了不稳定性斑块的破裂。

LOX-1 以活化依赖性的方式表达于人血小板表面，UA 患者的斑块内血栓也表达 LOX-1。这些都提示 LOX-1 可能参与了斑块破裂后的血栓生成。与此推论一致，抗体阻断 LOX-1 不仅可抑制 ox-LDL 介导的血小板活化，还能失活 PKC 抑制 ADP 诱导的血小板聚集。值得注意的是，他汀类药物可降低血小板上 LOX-1 的表达。

（四）LOX-1 与冠心病

与许多含单跨膜区的膜受体一样，LOX-1 可被酶切断后脱落入外周血中变为可溶性

LOX-1（sLOX-1）。LOX-1 的酶切发生在胞外茎区。sLOX-1 是个含 187 个氨基酸的多肽。外周血中 sLOX-1 的浓度可反映血管壁上 LOX-1 的表达水平。在斑块增大与破裂的过程中，炎性细胞因子和氧化应激等都可升高外周血中 sLOX-1 的水平。因此，sLOX-1 有望成为反映体内 As 病灶发展的生物标志物。临床研究发现，sLOX-1 与冠心病的严重程度间存在相关性：①急性冠脉综合征患者外周血中 sLOX-1 的水平较稳定型心绞痛（SA）患者和无明显冠脉狭窄的患者高；②急性冠脉综合征患者如出现心电图出现 ST 段抬高或者出现斑块破裂，血中的 sLOX-1 水平也更高；③与拥有 1～2 根病变冠脉的患者相比，拥有 3 根以上病变冠脉的患者血清中 sLOX-1 的水平更高。此外，外周血中 sLOX-1 的水平还与冠脉病变的位置有关。左前降支的近端和中段有病变的患者比远端病变患者的 sLOX-1 水平高。解剖位置的差异对血液中 sLOX-1 水平的影响也与冠心病的严重程度有关，因为，冠状动脉近端处的病灶更不稳定易破裂成为血栓病灶。

在急性冠脉综合征患者的外周血中，sLOX-1 升高要早于肌钙蛋白 T（troponin T，TnT）（反映心肌缺血性损伤和坏死）。因此，sLOX-1 还被认为是早期诊断急性冠脉综合征的生物标志物。而且，与其他循环标志物如 TnT、心肌型肌酸激酶（CK-MB）、肌红蛋白和心型脂肪酸结合蛋白（heart-fatty acid binding protein，hFABP）相比，sLOX-1 在诊断早期心肌梗死中显示了更好的敏感性且升高的更持久。此外，研究还发现 sLOX-1 的血清水平具有预后价值。急性期高 sLOX-1 的急性冠脉综合征患者更易出现 PCI（经皮冠脉介入术）治疗后的复发和死亡。SA 患者在接受 PCI 治疗时血清中 sLOX-1 的水平与治疗后并发症的发生间也存在相关性。

基于 LOX-1 在 As 中的作用，人们希望通过寻找调节 LOX-1 功能的药物来治疗冠心病。目前，已发现一些天然抗氧化剂、他汀类、抗高血压药、非甾体抗炎药和降糖药都可调控 LOX-1 的功能。天然抗氧化剂如姜黄素、盐酸小檗碱和白藜芦醇可通过抑制 LDL 的氧化和 NF-κB的活化来降低 LOX-1 的表达。他汀类药物可抑制细胞合成胆固醇，细胞膜上富含胆固醇的脂筏含量降低是此类药物抑制 LOX-1 活性的主要机制。降压药钙离子通道阻滞剂也可抑制 LOX-1 从而减少 ox-LDL 诱导的内皮细胞和血管平滑肌细胞的凋亡。血管紧张素Ⅱ受体拮抗药奥美沙坦能抑制 ox-LDL 诱导的 LOX-1 上调表达。非甾体抗炎药中只有阿司匹林能通过干扰 p38 的活化抑制 ox-LDL 介导的 LOX-1 表达。现在广泛应用的三类降糖药（黄酰脲类、双胍类和 PPAR-γ激动剂）也都具有调控 LOX-1 活性的作用，它们主要是通过抑制 NF- κB来下调 LOX-1 的表达。但是由于脂肪细胞上 *LOX-1* 是 PPAR-γ的靶基因，PPAR-γ激动剂可增加脂肪细胞上 LOX-1 的表达。

第五节　甘露聚糖结合凝集素与动脉粥样硬化

MBL 是一种分泌型 CLR，属于胶原凝集素家族。它主要由肝细胞合成分泌。骨髓、小肠和睾丸等组织也能检测到 MBL 的 mRNA。大多数哺乳动物（不包括人和黑猩猩）都能合成两种 MBL：MBL-A 和 MBL-C。人 MBL 类似 MBL-C。人 MBL 是含有 2～6 个亚单位的花束状寡聚体。每个亚单位由 3 个相同的多肽链组成。与其他家族成员相似，它也拥有 4 个特征性结构。①短小的 N 端半胱氨酸富集区：亚单位通过半胱氨酸间的二硫键相互结合；②糖基化的胶原样区域：该结构域与 MSAP（MBL 相关丝氨酸蛋白酶）相互作用激活补体；③一个α螺旋颈部区域：该区域可稳定亚单位中的 3 条多肽链；④C 端的碳水化合物识别区（CRD）：用于识别配体。因为与 D-甘露糖、*N*-乙酰葡糖胺和 L-岩藻糖有很高的亲和力，MBL 可特异性地识别多种多糖和糖复合物，如细菌的 LPS、荚膜多糖和真菌甘露聚糖等。此外，它还能与一些磷脂、奈瑟菌的外膜蛋白和凋亡细胞的 DNA 结合。

MBL 的表达调控类似于急性相蛋白（acute-phase protein，APP）。在感染时，其血清浓度显著升高。分泌的 MBL 可被血清中的金属蛋白酶水解，因此其在体内的半衰期很短。*MBL* 的基因突变可导致补体活化障碍及调理素活性减弱，这是一种最常见的免疫缺陷。MBL 是胶原凝集素家族中唯一能够通过凝集素通路活化补体的成员。结合配体的 MBL 在与 MASP 相互作用中激活 MASP，活化的 MASP 分解 C4 和 C2 启动补体级联反应。MASP 的底物还包括凝血系统中的纤维蛋白原、因子ⅩⅢ、凝血酶激活的纤溶抑制物（thrombin activatable fibrinolysis inhibitor，TAFI）等。因此，MBL 也可调节凝血系统的功能。MBL 或 MASP 缺失可导致小鼠止血时间延长。此外，MBL-MASP 还可水解高分子量激肽原释放缓激肽，参与调节炎症和血压等活动。

动物研究发现早期 As 病灶中存在 *MBL* 基因的表达。但是 MBL 的表达随着病灶的增大却不断减少。骨髓来源巨噬细胞上 MBL 的缺失可促进 $Ldlr^{-/-}$小鼠体内 As 的发展。全身缺失 MBL 则抑制巨噬细胞清除凋亡细胞。这些结果都提示 MBL 具有抑制 As 发展的作用。与此一致，挪威人群研究发现 2 种 MBL 的功能性缺陷，这些缺陷令患者发生心肌梗死的风险加倍。高血脂是 As 发展的独立危险因素。MBL 缺陷患者餐后血脂明显高于正常对照，这有可能促进冠脉内 As 斑块的增大从而加速冠心病的发生。但是，HUNT2 研究中 MBL 缺陷导致冠心病发病风险增加的机制却与高血脂无关。目前，MBL 抗 As 的机制尚不清楚，可能与清除凋亡细胞和病原微生物（如肺炎衣原体等）有关。此外，荷兰马斯特里赫特开展的 CODAM 研究也发现，患者外周血中 MBL 的水平越高，颈动脉内病灶就越少。荷兰 Poppelaars 等还发现血液透析患者体内的 MBL 水平越低，发生心血管事件的风险就越高。这些结果进一步确立了 MBL 的抗 As 作用。需要注意的是，风湿性关节炎患者体内异常增高的 MBL 反而增加了心肌梗死的发生风险。

第六节　模式识别受体间的交流与互动

机体在应答 PAMP 或者 DAMP 时，可同时激活多种信号通路。研究已发现无菌 As 斑块中 PRR 间的相互作用。TLR4 和 CD36 都可识别 ox-LDL，ox-LDL 结合 CD36 可促进 TLR4/6 二聚体的形成，并启动病灶细胞中 NLRP3 应答胆固醇晶体，从而促进 As 的发展。而细菌转位至 As 斑块中则可通过 PPR 间的相互作用增加血管炎症。PRR 间不仅存在交互激活，也存在交互抑制。PRR 间相互作用的重要分子基础包括：①不同 PRR 可识别相同配体；②激活不同 PRR 可作用于相同的信号分子；③激活不同 PRR 可作用于同一效应靶点。

机体通过不同 PRR 识别定位不同的同一 PAMP 或者 DAMP。TLR3 和 RIG-1 分别识别细胞外和胞质中的 dsRNA。而且两个受体活化后都可激活转录活化子 IRF3，诱导产生 IFN-β。相同配体也可刺激完全独立的两条 PRR 信号通路。例如，细菌鞭毛蛋白可同时被 TLR5 和 NLRC4 识别。TLR5 识别细胞外的鞭毛蛋白通过 MyD88 活化 NF-κB；而 NLRC4

识别胞质中的鞭毛蛋白通过形成炎症小体活化 caspase-1，促进细胞因子 IL-1β和 IL-18 的成熟。不同 PRR 活化通过不同通路作用于同一靶点则可产生协同、叠加或代偿效应。PRR 激活的下游通路实际不多，仅有 MAPK/p38/JNK、TAK1/NF-κB、IRF3 和 IRF7。通过作用于相同的信号分子，机体可实现对应答的精细调节。交互激活可实现高性价比的信号放大，而交互抑制则可抑制非特异性的异常反应。PRR 间主要是通过转录共活化和调节翻译后修饰发生相互作用。

PRR 间的交互活化分为依赖性和非依赖性两种。依赖性意味着一条通路的激活需要另一条通路的活化。最典型的依赖性交互激活的例子是炎症小体活化。炎症小体活化需要两个信号。以 NLRP3 炎症小体为例，第一信号活化 NF-κB诱导表达炎症小体的组分包括 NLRP3 和 IL-1β前体。第二信号则刺激炎症小体组装和 caspase-1 活化。因此，可激活 NF- κB 的 TLR 等 PRR 都可促进炎症小体组分的转录，从而激活 NLRP3。另一个例子为 NAIP 与 NLRC4 间的相互作用。NAIP 在识别胞质中的配体后可与 NLRC4 形成炎症小体复合物。NAIP-NLRC4 炎症小体也是唯一需要两种 NLR 组成的炎症小体。研究还发现，NLRC4 与 NLRP3，以及 NLRP3 与 AIM2 间也存在交互激活。非依赖性的交互激活是指两条独立的通路中的一条可增强另一通路。此类相互作用是 PRR 间主要的交互激活方式，通过转录共活化实现。多种 TLR 配体可通过各自的信号通路协同地增强仅 1%的可活化基因。而这一作用可能是通过 IFN 反馈环放大 TLR3/4 及 TLR7/8 的应答效应实现的。TLRs 与其他 PRR 间也存在非依赖性的交互激活，如 TLR7/9 和 AIM2。

早期体外研究已发现 TLR 间存在交互抑制。TLR2 的激活可以阻断 TLR3 和 TLR4 诱导的 IL-12 生成，因为 TLR2 的活化促进了细胞分泌 IL-10。TLR2 还可阻断 JNK 和 NF- κB 信号通路，诱导细胞部分耐受 TLR4 的应答。NLRs 与 TLR 间也存在交互抑制。NLRC3 可通过改变信号衔接蛋白 TRAF6 泛素化状态来减弱 TLR 介导的 NF- κB活化。NLRC3 缺失增强了小鼠应答 LPS 时血清中的 IL-6 和 TNF 的水平，从而促进内毒素休克的发生。NLRP6 缺失增强了髓样细胞应答 TLR2 和 TLR4 配体（Pam3CSK4 和 LPS）时 NF- κB和 MAPK 信号通路的活化。TLR 诱导 NF- κB活化还可被 NLRX1 抑制。此外，NLRX1 对 RIG-Ⅰ介导Ⅰ型 IFN 的生成也具有负向调节能力。NLRX1 的缺失可增强小鼠的抗病毒能力。

从目前已知的多种 PRR 间的相互作用可发现：①目前开展的研究多从体外观察免疫细胞内 PRR 间的交流与互动，这些交流是否存在于体内，尤其是 As 斑块内还需要验证。②PRR 间的交流方式具有细胞特异性。例如，TLR2 与 TLR4 在内皮细胞和巨噬细胞内的互动方式完全相反。③非免疫组织细胞内 PRR 的交流，以及 PRR 在免疫细胞与组织细胞间交流中的作用都还是谜，期待这些方面工作的开展能为心血管疾病的治疗提供全新的思路。

（赵　颖）

参 考 文 献

Ben J，Zhu X，Zhang H，et al，2015. Class Al scavenger receptors in cardiovascular diseases.Br J Pharmacol，172（23）：5523-5530.

Bennett MR，Sinha S，Owens GK，2016. Vascular smooth muscle cells in atherosclerosis. Cire Ress，118（4）：

692-702.

Chen Z，Martin M，Li Z，et al，2014. Endothelial dysfunction：the role of sterol regulatory element-binding protein-induced NOD-like receptor family pyrin domain-containing protein 3 inflammasome in atherosclerosis. Curr Opin Lipidol，25（5）：339-349.

De Nardo D，2015. Toll-like receptors：Activation，signalling and transcriptional modulation. Cytokine，74（2）：181-9.

De Zoete MR，Palm NW，Zhu S，et al，2014. Inflammasomes. Cold Spring Harb Perspect Biol，6（12）：a016287.

Downs I，Vijayan S，Sidiq T，et al，2016. CITA/NLRC5：A critical transcriptional regulator of MHC class Ⅰ gene expression. Biofactors，42（4）：349-357.

Keestra-Gounder AM，Byndloss MX，Seyffert N，et al，2016. NoD1 and NoD2 signalling links ER stress with inflammation. Nature，532（7599）：394-397.

Loppnow H，Werdan K，Buerke M，2008. Vascular cells contribute to atherosclerosis by cytokine-and innate-immunity-related inflammatory mechanisms. Innate Immun，14（2）：63-87.

Pagowska-Klimek I，Cedzyński M，2014. Mannan-binding lectin in cardiovascular diserase. Biomed Res Int，2014：616817.

Park YM，2014. CD36，a scavenger receptor implicated in atherosclerosis. Exp Mol Med，46：e99.

Sawamura T，Kakino A，Fujita Y，2012. LOX-1： a multiligand receptor at the crossroads of response to danger signals. Curr Opin Lipidol，23（5）：439-445.

Schneider M，Zimmermann AG，Roberts RA，et al，2012. The innate immune sensor NLRC3 attenuates Toll-like receptor signaling via modification of the signaling adaptor TRAF6 and transciption factor NF-κB. Nat Immunol，13（9）：823-831.

Sharma S，Garg I，Ashraf MZ，2016. TLR signalling and association of TLR polymorphism with cardiovascular diseases. Vascul Pharmacol，87：30-37.

Shiny A，Regin B，Mohan V et al，2016. Coordinated augmentation of NFAT and NOD signaling mediates proliferative VSMC phenotype switch under hyperinsulinemia. Atherosclerosis，246：257-266.

Thaiss CA，Levy M，Itav S，et al，2016. Integration of innate immune signaling. Trends Immunol，37（2）：84-101.

Wang Y，Song E，Bai B，et al，2016. Toll-like receptors mediating vascular malfunction：Lessons from receptor subtypes. Pharmacol Ther，158：91-100

Zani IA，Stephen SL，Mughal NA，et al，2015. Scavenger receptor structure and function in health and disease. Cells，4（2）：178-201.

Zanoni P，Khetarpal SA，Larach DB，et al，2016. Pare variant in scavenger receptor BI raises HDL cholesterol and increases risk of coronary heart disease. Science，351（6278）：1166-1171.

Zhao Y，Hoekstra M，Korporaal SJA，et al，2016. HDL receptor scavenger receptor BI：multipurpose player in cholesterol and steroid metabolism in mice and man. Mtherosclerosis：risks，mechanisms，and therapise. Hoboken：Hong Wang and Cam Patterson，A John Wiley & Sons，INc. 313-328.

Zhao Y，Van Berkel TJ，Van Eck M，2010. Relative roles of various efflux pathways in net cholesterol efflux from macrophage foam cells in atherosclerotic lesions. Curr Opin Lipidol，21（5）：441-453.

第三十一章　肝 X 受体与动脉粥样硬化

动脉粥样硬化性心血管疾病已经成为危害人类身心健康的重大疾病之一。动脉粥样硬化（As）的发病机制极其复杂，脂质代谢异常和血管壁的慢性炎症反应是其最重要的两大病理生理特征。肝 X 受体（LXR）是胆固醇敏感的细胞核受体，它不仅是脂质代谢及胆固醇逆向转运的关键性调控子；在炎症和免疫调节中也有着十分重要的作用。LXR 一旦被其配体激活，可通过诱导或抑制一系列基因参与胆固醇的吸收、转运、流出及代谢过程，从而调控机体脂质代谢。近年来越来越多的学者认为，As 是一种以慢性炎症反应为特征的病理过程。已有研究表明，LXR 可能通过调节细胞免疫和抑制炎症反应来发挥抗 As 作用。

第一节　肝 X 受体的生物学特性

一、LXR 分子结构、表达分布及作用机制

肝 X 受体（LXR）属于核受体家族成员，人源性的 LXR 最早是由 Willy 于 1995 年从肝 cDNA 文库克隆获得，因在肝脏表达丰富而命名。曾因当时其天然配体未知而称为孤儿受体。LXR 包括 LXRα和 LXRβ两种亚型，两者在 DNA 结合区和配体结合区大约有 80% 的氨基酸序列同源性。LXRα定位于 11 号染色体的短臂（11p11.2），而 LXRβ则定位于 19 号染色体的长臂（19q13.3）。LXR 具有典型的核受体结构，即 N 端配体非依赖的转录激活域（transcriptional activation domain，AFD）、DNA 结合域（DNA bound domain，DBD）、铰链区（hinge region）、配体结合域（ligand bound domain，LBD）和 C 端配体依赖的转录激活域。DNA 结合结构域包含了一个高度保守的锌指结构，使受体与特异 DNA 结构结合，启动靶基因的转录，从而发挥基因调控作用。

LXRα和 LXRβ在体内的分布具有组织差异性。LXRα主要分布于肝脏，在脂肪组织、肾、脾、小肠和巨噬细胞也有高表达；而 LXRβ在身体各组织中几乎均有表达。

LXR 是配体依赖的转录因子，两者均与视黄醇类 X 受体（retinoid X receptor，RXR）结合形成异二聚体后发挥功能。LXR 和 RXR 的配体都可以激活该异二聚体。LXR/RXR 异二聚体结合到 LXR 反应元件（LXR response element，LXRE）上，LXRE 是一个核心序列为 AGGTCA 的正向重复序列，被 4 个核苷酸分隔。LXR/RXR 异二聚体结合在同源性 LXRE 上，和辅阻遏因子如 SMRT（silencing mediator of retinoic-acid and thyroid-hormone receptor）或 N-coR（nuclear receptor co-repressor）形成复合物。在无配体的情况下，这些辅阻遏因子与 LXR/RXR 异二聚体结合形成复合物，使 LXR 靶基因的转录活性受到抑制。结合了配体的 LXR 构象发生变化，使得辅阻遏复合物与辅激活因子之间发生交换，目的基因的转录被激活。近年来的研究证实，LXR 在脂代谢和免疫/炎症应答中起着重要的调

节作用。

二、LXR 的配体

LXR 的配体按其来源可分为内源性配体和人工合成的配体。其内源性配体主要是氧化胆固醇，包括 22（*R*）-羟基胆固醇，24（*S*）羟基胆固醇，24（*S*）、25-环氧胆固醇等，这些配体是 LXRα和 LXRβ的激动剂。24（*S*）、25-环氧胆固醇在肝脏中高表达；而在巨噬细胞中，27-羟基胆固醇含量丰富。目前人工合成的外源性配体主要有 TO901317 和 GW3965，这些配体能同时激活 LXRα和 LXRβ。近年来，Mitro 等的研究发现，葡萄糖可以结合至 LXR 并激活其转录活性，即 D-葡萄糖和 D-6 磷酸葡萄糖是 LXRα和 LXRβ的直接激动剂。葡萄糖作为 LXR 的直接激动剂，这在其他的核受体中均未见到。D-葡萄糖和 D-6 磷酸葡萄糖对 LXRβ的作用要强于 LXRα。

体内也存在 LXR 的内源性抑制剂。研究表明，胆固醇合成的中间代谢产物、焦磷酸牛龙牛儿基牛龙牛儿酯（geranylgeranyl pyrophosphate，ggPP）等通过干扰 LXR 与辅激活物的相互作用，以抑制相关基因的转录。不饱和脂肪酸与 LXR 激动剂竞争性结合至 LXR，从而阻止 LXR/RXR 结合到 LXRE 上。此外，正常人血浆中的氧化胆固醇-3 硫酸盐类也是 LXR 天然的抑制剂。

第二节　肝 X 受体与脂质代谢

LXR 与其配体结合后，与视黄醇类受体形成异二聚体，作用于与胆固醇代谢相关的靶基因反应元件，发挥其生物活性。这些基因包括三磷酸腺苷结合盒（ABC）转运蛋白 A1/G1/G5/G8、apoE/CⅠ/CⅡ/CⅣ、脂蛋白脂酶（LPL）、磷脂转移蛋白（PLTP）及其胆固醇酯转运蛋白（CETP）等。LXR 通过调控上述基因的转录活性参与胆固醇吸收、转运、外流和分泌等生物学过程，主要包括以下几个方面：①胆固醇逆向转运（RCT）刺激胆固醇从细胞内移除，转运至肝脏，合成胆汁酸排泄；②抑制小肠内胆固醇的吸收；③抑制细胞合成和摄取胆固醇。

一、LXR 在胆固醇代谢中的作用

LXR 可调节一系列参与胆固醇吸收、转运、外流和分泌的基因表达。LXR 被其激动剂激活后通过下列途径调节胆固醇代谢，以维持机体胆固醇含量的相对稳定：①调节 RCT，促进胆固醇从细胞内流出并转运至肝脏，合成胆汁酸排泄；②抑制小肠内胆固醇的吸收；③抑制细胞合成和摄取胆固醇。

（一）促进胆固醇的逆向转运

RCT 是影响 As 发生发展的核心因素，主要包括外周组织胆固醇流出、肝脏中进行胆固醇酯化及转化为胆汁酸由肠道排出这 3 个生物学过程。LXR 可调节多种靶基因，在 RCT 的每一个步骤中都发挥重要作用。LXR 可能通过下列机制调控胆固醇的逆向转运：①动员胆固醇从细胞内向胞质膜转移；②增加胆固醇外流至细胞外受体的效率；③调控参与胆固醇外流和 HDL 重塑的脂蛋白及脂质调节酶类的表达。

在 RCT 过程中，巨噬细胞胆固醇流出是第一步，在巨噬细胞中，ATP 结合盒转运子 A1（ABCA1）和 ATP 结合盒转运子 G1（ABCG1）及 B 族Ⅰ型清道夫受体（SR-BⅠ）作为最重要的 3 个转运体。这些转运体可促使细胞内 CE 水解为游离胆固醇，由细胞内转运至细胞膜，与贫脂的 apoA-Ⅰ（即新生的 HDL），或与成熟的 HDL 结合后通过 HDL 受体（即 SR-BⅠ）被肝摄取。细胞内胆固醇含量升高导致氧化甾醇生成增加，氧化甾醇激活 LXR 后调控这些转运子的表达以促进胆固醇的流出，这一反馈机制是维持细胞内胆固醇量的相对稳定的重要因素。LXR 激动剂通过上调 ABCA1、ABCG1、SR-BⅠ的表达，促使巨噬细胞胆固醇流出来阻止泡沫细胞的形成。Nai 等通过体内同位素氚标记的巨噬细胞胆固醇示踪，证实 LXR 激动剂可促进巨噬细胞源性的 RCT。研究表明，中药复方血脉宁颗粒抗 As 的作用机制可能是通过上调高脂血症模型家兔血清中 ABCA1 与 HDL 水平，促进 RCT。

LXR 调控胆固醇酯转运蛋白（CETP）和磷脂转移蛋白（PLTP）两种脂蛋白重塑蛋白的表达。在 RCT 过程中，CETP 促进 CE 和 TG 在 HDL 和含有 apoB 的脂蛋白颗粒中的转移。CETP 在 As 中形成的作用及其机制目前尚未阐明，有研究表明 CETP 可升高血浆 LDL-C 浓度，而抑制 CETP 则增高 HDL-C 浓度，这提示 CETP 除了影响 HDL 代谢外，还可调节 LDL 代谢。PLTP 催化磷脂从 VLDL 和乳糜颗粒残体转运至 HDL 或 apoA-Ⅰ，天然和合成的 LXR 激动剂均可上调人类和小鼠的 PLTP 表达。

LXR 还参与调节细胞内胆固醇的分布。在 RCT 之前，首先细胞内胆固醇需从内涵体小室转运至细胞质膜。这个过程由 C 型尼曼-皮克蛋白 1（Niemann-Pick C1，NPC1）和 C 型尼曼-皮克蛋白 2（NPC2）两种载体调节。而 LXR 激动剂可诱导上述两种蛋白表达，促进胆固醇由内涵体小室向细胞质膜的重新分布，这一过程有利于胆固醇外流至细胞外受体。Rigamonti 等研究表明，以小片段 RNA 干扰分子沉默 NPC1 和 NPC2 的 mRNA 表达，可显著抑制由 LXR 激动剂诱导的 ABCA1 依赖性胆固醇流出。

此外，低密度脂蛋白受体降解蛋白（inducible degrader of the low density lipoprotein receptor，IDOL）是一种可调控 E3 泛素化连接酶，激活 LXR，可上调 IDOL 的生成，从而限制由 LDLR 通路进行的外源性胆固醇摄取。该过程独立于固醇调节元件结合蛋白（sterol regulatory element binding protein，SREBP）途径。IDOL 翻译后修饰 LDLR，导致其降解，然后抑制 LDL-C 的结合和吸收。LXR-IDOL 通路为固醇调节元件结合蛋白 2（SREBP2）通路提供了一个补充部分，它增加了在低胆固醇条件下 LDLR 的转录，增强了 LDL-C 的吸收。有趣的是，LXR-IDOL 途径似乎在许多不同的细胞类型都有所表达，包括巨噬细胞、肝实质细胞、成纤维细胞。类似的效果可以在体内研究中观察到，GW3965 处理与 IDOL 在多种组织中表达的上调有关，这些组织包括巨噬细胞、脾、肝。体外研究表明，IDOL 和 LDLR 的基因共转染与增强 LDLR 通过溶酶体途径降解有关。腺病毒转染 IDOL 的野生型小鼠可以导致血浆 LDL 胆固醇水平升高，该小鼠 As 病变性质与 $Ldlr^{-/-}$模型小鼠相似。

近来的研究表明，IDOL 还可靶向 LDLR 家族成员密切相关的 2 型受体、VLDLR 和 apoER2，通过类似于 LDLR 的方式来降解这些受体，有趣的是，果蝇的 IDOL 同源体 DNR-1 也能降低人类 LDLR，说明 IDOL 是一种调节脂质代谢进化上的保守机制。但还有许多问题有待进一步阐明，如该途径能否通过 SREBP 途径补偿，IDOL 与 LDLR 是如何相互作用的。由于 LDL 输送血浆中约 70%的胆固醇，而 LDL-C 水平升高与冠心病患病率的增加相关，IDOL 这个调节 LDL-C 代谢的新途径的发现可能为动脉粥样硬化性疾病防治药物的开发提供新靶点。

（二）调控肝脏内胆固醇代谢为胆汁酸

肝脏内胆固醇合成胆汁酸的第一个限速酶是胆固醇 7α-羟化酶（cholesterol 7α-hydroxylase，CYP7A1）。在大鼠和小鼠的 CYP7A1 启动子区均有 LXRE，天然和人工合成的 LXR 激动剂可上调该基因的表达。研究发现，*LXRα*敲除小鼠在给予高胆固醇喂养后，肝脏中胆固醇的积聚明显增加，CYP7A1 的表达并不增加，胆固醇合成胆汁酸及从粪便中排泄也未增加。与啮齿类不同的是，人类的 *CYP7A1* 基因并不含有 LXRE，其转录不受 LXR 激动剂的上调。研究表明，表达人类 CYP7A1 的小鼠，给予高胆固醇喂养后 CYP7A1 的表达并不增加，很容易发展成高胆固醇血症。黄连作为一种降脂中药，可能通过促进 LXRα mRNA 的表达，增强 *CYP7A1* 基因与蛋白表达水平，促进胆固醇外排。

LXR 通过对脂肪酸合成的调节，间接调控胆固醇的酯化和储存，在高胆固醇条件下，上调 SREBP-1c 的表达。SREBP-1c 蛋白水平增加，可以激活多种脂肪酸合成酶的转录，使油酸的生成增加，增多的不饱和脂肪酸与过多的胆固醇酯化，可促进胆固醇的存储。SREBP-2 不仅加速生成 LDLR，还可上调羟甲基戊二酰辅酶 A 还原酶（HMG-CoA）的表达。LXR 可抑制 SREBP-2 的表达。他汀类药物为 HMG-CoA 的抑制剂，一些他汀类药物可通过上调 LXR 的表达来促进 RCT。

有研究表明，以 LXR 激动剂分别处理野生型与 $Lxr^{-/-}$小鼠，与 $Lxr^{-/-}$组相比较，野生型小鼠组中产生严重高三酰甘油血症及肝脏脂肪变性。其机制可能与 LXRα在活化肝脂肪生成中发挥重要作用有关。LXRα通过结合于 SREBP 启动子，活化固醇调控元件结合蛋白-1c（*SREBP-1c*）基因。LXRα 同样直接活化基因编码的碳水化合物应答元件结合蛋白（ChREBP），这是肝脏中脂肪合成的主要转录激活子。因此，LXR 通过上调 SREBP-1c 和 ChREBP 蛋白的表达，直接激活肝脏脂质合成，以及 TG 分泌的基因，从而导致肝脏的脂质蓄积。

（三）LXR 调控小肠胆固醇代谢

饮食中的胆固醇主要在小肠内吸收。ATP 结合盒转运体 G5（ABCG5）和 ATP 结合盒转运体 G8（ABCG8）以二聚体的形式位于肝细胞和小肠上皮细胞的顶端膜，其功能是将胆固醇泵入胆汁中，以及介导饮食胆固醇从肠道的吸收和运输。Back 等首次发现了 *ABCG5/8* 基因中存在 LXR 反应原件，LXR 被激活后，可与 ABCG5/8 结合，从而启动下游基因转录。已有研究表明，LXR 激动剂以受体依赖的方式上调小鼠体内 ABCG5 和 ABCG8 的表达，使分泌的胆汁和粪便排泄物中胆固醇的含量增加，而小肠内胆固醇吸收减少。

NPC1L1（Niemann-Pick C1-like1）位于小肠黏膜上皮细胞的刷状缘，是小肠内饮食胆固醇吸收的转运体，在小肠内饮食胆固醇吸收过程中起重要作用，然而这一过程可以被小肠细胞表达的 ABCG5/8 逆转。Duval 等研究证实，LXR 激动剂 T0901317 和 GW3965 都能降低小鼠小肠上皮细胞和体外培养的人类小肠上皮细胞表面的 NPC1L1 表达，从而抑制小肠内胆固醇的吸收。

（四）LXR 调节胆固醇的合成

LXR 在调节胆固醇的生物合成中所起的作用极其复杂。有研究表明，LXRα缺乏小鼠肝脏中 SREBP-2 高度表达，而 SREBP-2 的靶基因是参与胆固醇合成的酶，如 HMG-CoA 还原酶和合成酶等的基因。LXRβ缺乏小鼠体内胆固醇合成酶的含量也轻度增加，这些研究资料均提示，LXR 可抑制胆固醇的生物合成。然而，另有研究发现，LXR 激动剂促进的胆固醇流出可代偿性地增加巨噬细胞中胆固醇合成，同时，LXR 的天然配体——氧化甾醇可通过抑制 SREBP-2 降解这种 LXR 非依赖性的方式影响胆固醇的合成。因此，LXR 通过调节胆固醇合成在维持体内胆固醇含量稳态中的作用有待进一步阐明。近来的研究表明，LXRα可通过直接沉默两种胆固醇合成相关酶类：羊毛甾醇 14-α-去甲基化酶（lanosterol 14-α-demethylase，CYP51A1）和鲨烯合成酶（squalene synthase）的表达来抑制胆固醇的生物合成。

胆固醇的生物合成和降解的主要器官是肝脏，而肝脏通过 LDLR 摄取 LDL 中的胆固醇。细胞内的胆固醇积聚通过负反馈机制调节胆固醇的合成和 LDLR 的转录，其作用机制是抑制 SREBP 家族转录。新近的研究表明，LXRα以 SREBP 非依赖的方式上调细胞 LDLR 的表达。这些研究结果提示，LXRα在胆固醇的生物合成中可能也起关键作用。

二、LXR 和其他脂质代谢

（一）调节脂肪酸的合成

LXR 激动剂能显著促进肝脏内脂肪酸的合成，导致肝脂肪变性和血浆 TG 水平升高。LXR 这一效应至少部分是通过上调 SREBP-1c 的表达来实现的，SREBP-1c 可结合多种编码脂肪酸合成酶的基因启动子区的甾醇反应元件（sterol response element，SRE），并可增加其转录活性。此外，LXR 还可通过与脂酰辅酶 A 羧化酶（acetyl CoA carboxylase，ACC）、脂肪酸合酶（fatty acid synthase，FAS）、十八酰辅酶 A 去饱和酶-1（stearoyl-CoA desaturase-1，SCD-1）等脂肪酸合成酶调节区的 LXRE 结合而直接调节它们的表达。Cha 等的研究结果表明，LXR 可直接调节碳水化合物反应元件结合蛋白（carbohydrate-responsive element-binding protein，ChREBP）的表达，而 ChREBP 是葡萄糖敏感的转录因子，能促进肝脏中糖类转化为脂质。

（二）载脂蛋白

apoE 是第一个被发现的受 LXR 调控的基因，具有组织特异性。体内和体外试验都证实，LXR 激动剂可诱导巨噬细胞和脂肪组织中 apoE 的合成。apoE 是选择性的细胞外胆固醇受体，参与 LXR 介导的胆固醇流出，它在肝脏中的表达不受 LXR 的调控。LXR 激动剂还可调控 apoC-Ⅰ、C-Ⅱ、C-Ⅳ等其他载脂蛋白的表达。*apoA-Ⅳ* 基因中含有 LXRE，因而其表达也受到 LXR 的调控。apoA-Ⅳ具有抗氧化的活性，可促进细胞内胆固醇流出。在转基因小鼠模型中，apoA-Ⅳ的过表达抑制 As 的发生与发展。人类血浆 apoA-Ⅳ浓度与 As 病变程度呈负相关。但 LXR 激动剂只刺激肝脏中而不是小肠内 apoA-Ⅳ的表达。

（三）脂蛋白脂酶

脂蛋白脂酶（LPL）是脂肪细胞、心肌细胞、骨骼肌细胞、乳腺细胞及巨噬细胞等实质细胞合成和分泌的一种糖蛋白，分子量为60kDa，含3%～8%糖类。LPL在进化过程中具有高度保守性，活性LPL以同源二聚体形式存在。LPL对TG有高亲和力，主要水解富含TG的脂蛋白，如VLDL和乳糜颗粒。小鼠和人类的*LPL*基因中均含有LXRE，但它只是LXRα而不是LXRβ的靶基因。LXR主要对肝脏巨噬细胞中的LPL的表达起调控作用，而对脂肪组织中的LPL却无效应。LXR对apoE和LPL调控的组织特异性：一方面与LXR各亚型在组织的分布不同有关；另一方面存在选择性LXR调节子（selective LXR modulator，SLXRM），不同的细胞内辅激活物和辅阻抑物浓度的差异可决定LXR反应的细胞特异性。研究表明，辅因子受体相互作用蛋白140（RIP140）在肝脏中既可是辅激活物，也可是辅阻抑物，其功能取决于LXR靶基因的类型。此外，LPL还参与VLDL和HDL之间的载脂蛋白和磷脂的转换，apoC-Ⅱ为LPL必备的辅因子，其中的C端第61～79位氨基酸具有激活LPL的作用。

第三节 肝X受体与免疫应答

As易感动物模型及临床流行病学调查资料都显示，细菌和病毒感染也是动脉粥样硬化性心血管病的重要危险因素。其中的分子机制涉及胆固醇代谢和天然免疫，但具体机制仍不清楚，有待进一步阐明。有研究揭示了不同的致病微生物感染可能促进泡沫细胞形成及加速As病理进程的共同机制，即干扰LXR依赖性的胆固醇代谢。微生物的天然免疫系统通过所谓的模式识别受体识别病原体相关模式分子，Toll样受体（TLR）家族是至关重要的模式识别受体。研究表明，巨噬细胞感染细菌或病毒后，TLR3和TLR4激活后可显著抑制ABCA1、ABCG1、apoE及其他LXR靶基因的表达，启动免疫/炎症应答，促进As的发生与发展。与LXR依赖性的基因表达作用一样，TLR3和TLR4的激活可抑制巨噬细胞胆固醇的流出。TLR3/4依赖性的LXR抑制可通过转录因子IRF3的激活而产生，然而这种因子阻断LXR的作用机制还有待进一步阐明。LXR与TLR的相互作用可能是微生物感染干扰胆固醇代谢并促进动脉粥样硬化性心血管疾病发生、发展的重要机制之一。此外，这些研究强调LXR在炎症和代谢信号整合中的作用。体内研究证实，LXR激动剂能有效地减轻某些疾病的炎症，包括接触性皮炎和As模型。

LXR参与机体对细菌感染易感性的调节。一些病原微生物可通过诱导巨噬细胞的凋亡来逃避免疫系统的监视。LXR通过抑制细菌诱导的巨噬细胞凋亡来调控机体对病原微生物的易感性。研究发现，缺乏LXR的小鼠容易感染单核细胞增多性李斯特细菌。该表型的小鼠是通过把$Lxr\alpha\beta^{-/-}$小鼠骨髓移植到野生型小鼠中而获得的，这提示巨噬细胞的功能改变是$Lxr\alpha\beta^{-/-}$小鼠细菌易感性增加的主要原因。LXR敲除小鼠的巨噬细胞对病原体感染所致的凋亡敏感性增加，其部分原因为失去了LXR对凋亡抑制因子6（apoptosis inhibitor 6，Api6）的调控。Valledor等研究也证实，天然的或合成的配体激活LXR/RXR异二聚体除了能抑制凋亡刺激所诱导的巨噬细胞凋亡，还可减轻炭疽杆菌和鼠伤寒沙门杆菌的感染。LXR的上述效应主要是诱导葡萄球菌蛋白A（staphylococcal protein A，Spa）基因和其他的抗凋亡基因表达，以及抑制一系列促凋亡的基因表达。*Spa* 是第一个被报道的受 LXRα 亚型调节的基因。病原微生物感染过程中 LXR mRNA 表达被诱导可能是通过核苷酸结合寡聚化结构域 2（NOD2）依赖的途径，NOD2 位于胞质，参与对细胞内细菌成分的识别并诱导炎症反应。这说明，LXRα在先天性免疫中具有独特的作用。

金黄色葡萄球菌等细菌感染能诱导 *Spa* 表达，巨噬细胞脂质负荷也是诱导 *Spa* 表达的重要因素。研究表明，与野生型小鼠相比较，ox-LDL 诱导的 $Spa^{-/-}$小鼠巨噬细胞凋亡率显著增加；As 斑块内坏死巨噬细胞的数量也明显增多。与 $Spa^{-/-}Ldlr^{-/-}$小鼠相比较，$Spa^{+/+}Ldlr^{-/-}$小鼠早期 As 病变显著减轻。通过研究巨噬细胞和其他免疫细胞的 LXR 的功能，揭示了之前未被认识的免疫和代谢之间的联系。

LXR 除了在天然免疫细胞中有重要的作用外，LXR 与固醇代谢和获得性免疫应答也密切相关。获得性免疫的一个重要的特征是抗原刺激后抗原特异性的淋巴细胞出现快速而广泛的增殖。Bensinge 等发现，细胞内固醇可动态地调节淋巴细胞的激活，这可能与 SREBP 和 LXR 介导的转录反应相关。在纯化的原代淋巴细胞培养实验中可以观察到，生理或药物性配体激活 LXRβ可抑制 T 细胞和 B 细胞的增殖能力。相反，遗传性缺陷 LXRβ可以恢复 LXR 激动剂对细胞增殖的抑制作用。LXR 调节细胞增殖的能力有助于体内淋巴细胞稳态和抗原激发的免疫应答。LXR 对细胞增殖的作用不是由于炎症信号途径的转录抑制而产生的，可能与 ABCG1 介导的细胞内胆固醇代谢的调控相关。

第四节　肝 X 受体与炎症反应

炎症贯穿于 As 发生发展的各个阶段。LXR 可以通过影响相关炎症细胞的生物学性质及抑制炎性介质的基因表达，来阻止 As 病变的形成。LXR 的抗炎作用是 Joseph 等首先发现的，他们的研究表明，激活 LXR 可抑制大肠杆菌或 LPS 诱导的 IL-6、诱导型一氧化氮合酶（iNOS）、环氧化酶-2（COX-2）等促炎因子的表达，这提示 LXR 的强大的抗炎作用可能是其抗 As 的重要机制。根据 As 病理形成过程，所涉及的炎症细胞主要包括血管内皮细胞（VEC）、单核/巨噬细胞、T 细胞及平滑肌细胞（SMC）等，LXR 对前三者的作用较明显。

一、LXR 与巨噬细胞炎症信号

巨噬细胞参与炎症信号途径的激活和炎症因子的释放。As 病变局部的微环境有利于炎症信号途径的激活，促进炎症的发展。众多的研究表明，动脉壁过度或持续的炎症反应是心血管疾病的危险因素，并可促进 As 的发生与发展。在 As 的病理发展进程中，循环中的单核细胞在黏附分子和趋化因子的介导下，黏附于内皮细胞，并迁移入内皮下，形成泡沫细胞。其中，巨噬细胞发挥了重要作用。在生长和损伤修复期间，巨噬细胞参与组织重构，其分泌的细胞因子和蛋白酶将平滑肌细胞和成纤维细胞聚集，以利于细胞外基质的重构。巨噬细胞分泌对 As 有显著影响的主要细胞因子有 IL-1β、TNF-α、IL-10、IL-11、IL-12、TGF-β等。主要的生长因子有血小板源性生长因子和 M-CSF 等。巨噬细胞还可以产生基质金属蛋白酶（MMP），其对 As 的发展有重要影响。此外，单核/巨噬细胞可能通过释放裂解酶降解纤维帽的胶原结构，进而使得促进血栓形成的脂质核暴露出来，引发不良重大心脑血管事件。在As泡沫细胞形成中，细胞内的脂质蓄积和炎症之间有交叉作用。一些促炎因子是LXR的目的基因，同时一些炎症因子也可作用于LXR途径中的信号分子，影响细胞的脂质流出。

LXR除了能促进胆固醇逆向转运过程中的一些基因表达外，还可以抑制细菌、LPS、TNF-α或者IL-β诱导的炎症因子的生成与释放，如iNOS、COX-2和MMP-9等。LXR的激动剂能显著抑制野生型小鼠、$Lxr\alpha^{-/-}$和$Lxr\beta^{-/-}$小鼠体内巨噬细胞上述炎症基因的表达，但在$Lxr\alpha^{-/-}Lxr\beta^{-/-}$小鼠中却没有这种作用，提示LXR亚型存在抗炎活性。此外，组织因子和骨桥蛋白也是炎症因子，并可促进As的发生，在巨噬细胞中它们均易被LXR的激动剂抑制。

体内研究发现，注射LPS激发炎症反应或者小鼠敲除*Lxrα/β*基因后，均可以促进全身性的炎症反应，并增加肝脏iNOS、TNF-α和IL-β的表达。合成LXR的激动剂也可显著改善接触性皮炎模型的炎症状况。此外，LXR激动剂还可抑制LPS诱导小鼠肺和肾组织因子的表达。在两种慢性As小鼠模型，即$apoE^{-/-}$和$Ldlr^{-/-}$小鼠，LXR配体明显抑制血管MMP-9和组织因子的表达，且显著上调ABCA1的表达。研究发现，炎症因子影响LXR的表达，如TNF-α和IL-β可降低肝癌细胞Hep3B LXRa的表达。TNF-α和IL-β刺激小鼠后，肝细胞LXR mRNA的表达水平降低，LXR调控的SRBEP-c表达减少，这可以部分地解释肝脏在急性炎症阶段脂质代谢的改变。

然而，目前对LXR抑制炎症基因表达的潜在机制尚不清楚，LXR抑制基因近端启动子的反应元件也没有确定，可能与转录辅激活物的竞争有关，其中包括对NF-κB途径的抑制。LXR对这条途径的调控并非通过抑制NF-κB在核内的转录、结合DNA或者NF-κB抑制剂IκB的降解来实现，LXR介导的NF-κB转录水平的抑制可能发生在核内。研究表明，PPARγ的蛋白质修饰过程可能是PPARγ在转录水平上抑制iNOS启动子的可能机制之一。PPARγ的蛋白质修饰可以阻止LPS依赖性的辅阻碍物和辅激活物的交换，促使iNOS的启动子处于抑制状态，但这是否是LXR和其他核受体的抗炎作用机制有待进一步研究证实。此外，参与代谢和炎症调控是许多不同核受体信号途径的共同特征，LXR、PPARγ和糖皮质激素受体都可抑制刺激物诱导的炎症因子基因的表达。这提示采用2种或2种以上的核受体为靶点能有效治疗炎症相关性疾病，相关研究的开展也有助于揭示炎症基因调节的复杂性和核受体在免疫系统中的独特功能。

二、LXR与血管内皮细胞

高脂血症、高血压、氧自由基、细菌及病毒等都会引起血管内皮细胞损伤，引起多种细胞因子的释放，如细胞间黏附分子-1（ICAM-1）、血管细胞黏附分子-1（VCAM-1）、E-选择素、P-选择素，IL中的IL-1与IL-2等，促使血液中的单核细胞黏附于血管内皮细胞，随后迁移至内皮细胞下并分化为巨噬细胞。而LXR激动剂可显著减少上述细胞因子的表达。研究表明，LXRα和LXRβ及其靶基因*ABCA1*、*LPL*、*apoE*等的表达，在剪切力较大的主动脉弓处的水平显著高于低流速的胸主动脉处。血管壁的牵张力及血液流速造成的高剪切力是导致内皮细胞损伤的潜在因素。这提示LXR在高流速区域的高表达可能与内皮损伤后其应激性反应增加有关。

血管内皮细胞在As的发生和发展中起至关重要的作用。内皮细胞是代谢极其旺盛的细胞，它能够通过调节细胞表面受体的表达和释放可溶性物质应对其微环境的改变，进而影响内皮下层细胞的结构与功能。相比巨噬细胞等其他类型的细胞，LXR 途径对内皮细胞影响的研究相对较少，但它们可能与 LXR 激动剂介导的抗 As 作用密切相关。研究表明，内皮细胞表达 LXRβ，合成 LXR 激动剂能抑制炎症因子的生成，以及单核细胞与血管内皮细胞的黏附。此外，LXR 激动剂还能上调内皮细胞 ABCA1 的表达。而 ox-LDL 则显著抑制内皮细胞 ABCA1 的表达及内源性 LXR 配体 27-羟基胆甾醇的产生。LXR 及它们的靶基因在主动脉都有表达，但其表达具有组织差异性。研究发现，在 As 好发部位主动脉弓的血流湍流区域，LXR 的表达水平比胸主动脉层流区高 5 倍。体外研究也证实，LXRα、LXRβ 及其靶基因、ABCA1，脂蛋白脂肪酶和 apoE 的表达在高流速区域显著高于低流速区域。上述资料表明，在正常胸主动脉弓的血液高流速区，LXR 的表达增加，具有抗 As 作用。有趣的是，另有研究发现层流剪切力也可显著上调 LXR 的另一靶基因硬脂酰基–辅酶 A 脱氢酶 1，以及饱和脂肪酸转化为单不饱和脂肪酸的限速酶的表达。游离脂肪酸的蓄积与内皮功能障碍显著相关，它通过脂毒性、诱导细胞凋亡和炎症反应等机制损害内皮细胞的功能。在人主动脉内皮细胞，T0901317 可以增加硬脂酰基辅酶 A 脱氢酶-1 的表达，减少棕榈酸诱导的脂毒性、细胞凋亡和抑制 IL-6 和 IL-8 等炎症因子的表达。

三、LXR 与血管内皮细胞

血管平滑肌细胞在调节血管的收缩与舒张功能中发挥了重要的作用。在动脉粥样硬化性血管疾病的情况中，平滑肌细胞的迁移与斑块的稳定性、斑块纤维帽的形成及其破裂有关。在人冠状动脉平滑肌细胞 LXRβ与 LXRα的表达水平较低。研究表明，LXR 调节血管平滑肌细胞增殖、收缩、凋亡和钙化。Blaschke 等的研究表明 LXR 配体 T1317 能抑制血管平滑肌增殖，并且这种药物可以防止球囊损伤后新生内膜形成。血管紧张素Ⅱ能促进细胞增殖、血管收缩、纤维化、炎症，以及活性氧和晚期糖基化终末产物的形成。血管紧张素Ⅱ受体拮抗剂通过抑制血管平滑肌增殖与炎症反应等机制减轻 As 病变。T0901317 和 22（*R*）-羟基都能抑制血管紧张素Ⅱ型受体 mRNA 和蛋白的表达。此外，在 SD 大鼠中，在影响心率的前提下，GW3965 可显著减弱血管紧张素Ⅱ诱导的血压升高。25-羟基胆甾醇可增加主动脉血管平滑肌 LIM1 蛋白的表达，该蛋白与α平滑肌肌动蛋白和细胞周期调节因子 P27Kip1 的增加有关，这提示 25-羟基胆甾醇能促进血管平滑肌细胞的分化。总之，LXR 内源性配体和合成性配体都已被证明影响血管钙化，然而这将促进斑块稳定还是促使斑块破裂有待进一步阐明。

LXR 可以通过干扰 TLR 信号途径来介导其抗炎作用。体外研究发现，T0901317 和 GW3965 显著抑制 LPS 诱导的人脐静脉血管内皮细胞的 ICAM-1 和 VCAM-1 的表达。体内研究也观察到类似的实验结果，apoE*Leiden 小鼠经 LXR 激动剂干预后，其主动脉血管壁的细胞间 ICAM-1，以及血管壁 E-选择素和 CD44 的表达减少。

四、LXR 与其他免疫细胞

As 斑块中的 T 细胞大部分为辅助性 T 细胞（Th），Th1 可分泌 IFN-γ、TNF-α及 TNF-β；Th2 细胞可分泌 TNF-α、IL-4、IL-5 及 IL-10。LXR 对炎症信号的抑制作用不仅仅表现在体外培养的巨噬细胞，人类 $CD4^+$淋巴细胞也表达 LXRα和 LXRβ，其 LXR 的激活可以减少 Th1 细胞因子的表达，继而影响机体的炎症反应。T0901317 能显著诱导内皮细胞 ABCG1 mRNA 的表达，并能部分逆转 TNF-α引起的 NO 降低及细胞内的氧化应激，抑制 LPS 诱导的 TNF-α、IL-6 和 IL-1β释放。

Geyeregger 等研究表明，LXR 可以调节树突状细胞的成熟及功能，因而他们认为，LXR 可能是调节免疫/炎症应答的一个新靶点。Xu 等的研究发现，LXR 激动剂可抑制 Th17 细胞产生的 IL-21 和 IL-22 的表达，从而调节免疫应答，以阻止实验性自身免疫性脑脊髓炎的发生。Smoak 等发现，LXR 的激活可以抑制中性粒细胞的运动能力而影响肺部炎症应答。此外，LXR 磷酸化的水平可影响 CC 趋化因子配体 24（CC chemokine ligand，CCL24）的表达。CCL24 又称为嗜酸性粒细胞活化趋化因子 2，属于促炎症细胞向炎症部位聚集的趋化因子家族。CCL24 可结合趋化因子受体 3，而趋化因子受体 3 可表达在嗜酸性粒细胞、Th2 淋巴细胞，嗜碱性粒细胞和肥大细胞表面，且在 As 斑块部位也有表达。因而，LXR 可通过调节 CCL24 的表达控制这些细胞的炎症反应。由此可见，LXR 对多种细胞的炎症反应具有抑制作用。

第五节　肝 X 受体及其激动剂与动脉粥样硬化

LXR 维持机体内胆固醇水平的相对稳定；巨噬细胞 LXR 可抑制炎症因子和趋化因子的表达，减轻血管壁的炎症反应，进而实现其抗 As 作用。研究发现，*Ldlr* 缺乏的小鼠过表达 LXRα可通过上调靶基因的表达增加胆固醇外流，减少 As 斑块面积，而血浆脂质及脂蛋白无明显变化。LXR 的激动剂 T0901317 能显著抑制单核细胞黏附于血管内皮细胞，抑制 NF-κB活性继而减少黏附分子的表达，从多个方面抑制 As 病变。新合成的 LXR 激动剂 *N*，*N*-二甲基-3β-羟基-胆汁丙酰胺（DMHCA）可延缓 *apoE*$^{-/-}$小鼠 As 病变的形成，并未导致肝脂肪变性和高三酰甘油血症。

多种 As 模型都已经证实，LXR 激动剂能显著抑制 As 病变的发生与发展。研究显示，合成的激动剂 GW3965 可抑制 *apoE*$^{-/-}$小鼠和 *Ldlr*$^{-/-}$小鼠 As 病变的发展。随后用多种 LXR 激动剂和传统鼠模型也证实了上述发现，这些传统 As 小鼠模型包括 apoE*3 Leiden 等小鼠。重要的是，LXR 激动剂的抗 As 作用对实验动物没有性别特异性，因为在雄性和雌性小鼠中都可以观察到其显著的抗 As 作用。降低血浆中 TC 和（或）LDL-C 有利于降低动脉粥样硬化性心血管疾病的危险度。令人鼓舞的是，LXR 的激动剂 DMHCA 及 WAY-252623 等在没有影响 SREBP1c 和肝脏脂肪合成的情况下显著抑制小鼠 As 的病变。这提示，LXR 激动剂的 As 作用可能与全身脂质代谢无关，而是通过对血管壁的直接作用（如抑制单核细胞黏附等机制），这已被前述的研究结果证实。

大量的研究表明，LXR 激动剂抑制 As 病理进程与改善斑块微环境的作用密切相关，这些调节作用包括减少斑块部位炎症因子、E-选择素、ICAM-1 与 IL 细胞因子的表达，以及增加纤维帽的厚度。有趣的是，Levin 等的研究发现，尽管 T0901317 导致血浆 TG 的水平升高，但其能显著抑制 As 病变形成，甚至促进已经形成的 As 斑块消退。LXR 激动剂 T0901317 的抗 As 作用被 Dai 的研究结果证实，Dai 等发现 T0901317 显著增加主动脉、肝脏和小肠中的 C 型尼曼-皮克蛋白 1 mRNA 和蛋白的表达。随后，Verschuren 等研究也证实，除了在 As 病变中起保护作用外，T0901317 还能显著促进 As 斑块的消退。上述资料表明，LXR 激动剂不但能够抑制促进 As 病变的信号途径，而且还能调节斑块自身微环境以促使已经形成的 As 斑块消退。

基因敲除小鼠进一步证实，LXR 的抗 As 作用。研究显示，野生型小鼠 *Lxrα*或 *Lxrβ* 基因缺失后，以普通饲料连续喂养 18 个月并未观察到显著的 As 表型。然而，*Lxrα*或 *Lxrβ* 两种基因同时缺失的小鼠，其血浆中的三酰甘油高密度脂蛋白胆固醇显著降低、LDL 颗粒的胆固醇含量明显增加；并且这些双基因敲除小鼠主动脉的内皮下的脂质蓄积和泡沫细胞形成显著增加。这表明即使在没有促 As 传统危险因素（如高胆固醇饮食）作用下，*Lxrα* 或 *Lxrβ*两种基因亚型的缺失都会促进 As 的发生、发展。

Bradley 等研究了在高胆固醇血症下不同 LXR 亚型对 As 病变的影响。他们的研究表明，*Lxrα*基因缺失的 $apoE^{-/-}$小鼠的外周组织中有大量的胆固醇蓄积，且其主动脉树和主动脉根部的 As 病变面积都显著增加，这提示在高胆固醇血症状况下，LXRβ不足以补偿 LXRα缺失所致的效应。然而，$Lxr^{+/+}apoE^{-/-}$小鼠以 GW3965 激活 LXRβ后，该 As 模型小鼠血管壁的胆固醇蓄积和 As 病变显著减轻，而血浆 TG 水平并未增加。此外，研究发现，LXRα的缺失与主动脉 As 病变的增加及血浆 TC 和 TG 降低相关；而 LXRβ缺失对 As 病变和血浆 TG 的影响甚小。LXRα和 LXRβ小鼠分别以 LXR 激动剂 T0901317 干预后，LXRβ小鼠 TG 水平增加而 LXRα小鼠不增加，但两组血浆总胆固醇无明显差异。LXR 激动剂 T0901317 处理的 $Lxr\alpha^{-/-}$和 $Lxr\beta^{-/-}$小鼠的主动脉根部 As 病变显著减轻。然而，与 Bradley 的研究不一致的是，他们在 $Lxr\alpha^{-/-}Ldlr^{-/-}$小鼠中并未观察到 T0901317 能显著抑制主动脉树的 As 病变。有趣的是，与 $Lxr\beta^{-/-}$小鼠来源的巨噬细胞相比，$Lxr\alpha^{-/-}$小鼠分离的巨噬细胞用 T0901317 处理可以降低 ABCA1 和 ABCG1 mRNA 表达的上调。这些研究结果表明，LXRα在高胆固醇血症的情形下对机体胆固醇稳态的维持起着至关重要的作用。

第六节 展 望

As 的发病机制涉及诸多的病理生理环节，LXR 信号系统只是其中的一个重要环节。LXR 参与调节机体脂质代谢，降低炎症反应，有望作为治疗动脉粥样硬化性心血管疾病的药物靶点。然而目前常用的 LXR 合成激动剂，多会引起脂肪在肝的堆积和血浆中 TG 水平升高。目前研究认为，这些副作用的出现主要与 LXRα的激活有关，选择性的 LXRβ激活可限制这一效应。新一代激动剂的研究旨在能够特异性激活某种 LXR 亚型或具有组织特异性。鉴于炎症在 As 病理过程中的作用日益突出，而 LXR 通过抑制炎症反应发挥抗 As 的作用机制尚未被完全阐明，今后将会继续对其进行更深入的研究，以期为有效治疗多种心血管疾病提供理论基础。因此，进一步探明 LXR 调控的物种差异性，深入研究其亚型选择性或组织特异性的激动剂将在治疗 As 炎症性疾病等方面有着广阔的临床应用前景。

（顾洪丰 李 娜）

参考文献

陈四国，莫中成，唐朝克，2009. 肝 X 受体与炎症性疾病. 生命的化学，29（5）：640-644.

李涛，向蕾，涂剑，2014. 肝 X 受体——胆固醇逆转运与炎症的共同平台. 中国动脉硬化杂志，22（4）：417-420.

刘晓强，汪芳，2016. 肝 X 受体——肥胖与心血管疾病的共同基因通路. 中国分子心脏病学杂志，1：1621-1624.

钱宗杰，李全忠，2013. 肝 X 受体信号途径在动脉粥样硬化发病机制中的研究进展. 医学综述，19（8）：1355-1358.

魏静，陈景，瑞苗琳，等，2015. 肝 X 受体抗动脉粥样硬化作用机制研究进展. 中国临床药理学杂志，31（10）：893-896.

张静波，赵磊，岳亮，等，2016. 肝 X 受体：代谢疾病药物研发的新方向. 中华临床医师杂志，10（12）：1780-1783.

Bischoff E D，Daige C L，Petrowski M，et al，2010. Non-redundant roles for LXRalpha and LXRbeta in atherosclerosis susceptibility in low density lipoprotein receptor knockout mice. J Lipid Res，51（5）：900-906.

Bradley MN，Hong C，Chen M，et al，2007. Ligand activation of LXR beta reverses atherosclerosis and cellular cholesterol overload in mice lacking LXR alpha and apoE. J Clin Invest，117（8）：2337-2346.

Calkin A C，Tontonoz P，2010. Liver X receptor signaling pathways and atherosclerosis. Arterioscler Thromb Vasc Biol，30（8）：1513-1518.

Chen J，Zhao L，Sun D，et al，2012. Liver X receptor activation attenuates plaque formation and improves vasomotor function of the aortic artery in atherosclerotic $ApoE^{-/-}$mice. Inflamm Res，61（12）：1299-13307.

Dai X Y，Ou X，Hao X R，et al，2008. The effect of T0901317 on ATP-binding cassette transporter A1 and Niemann-Pick type C1 in $apoE^{-/-}$mice. J Cardiovasc Pharmacol，51（5）：467-475.

Gui Y，Yao S，Yan H，et al，2016. A novel small molecule liver X receptor transcriptional regulator，nagilactone B，suppresses atherosclerosis in apoE-deficient mice. Cardiovasc Res，112（1）：502-514.

Kappus M S，Murphy A J，Abramowicz S，et al，2014. Activation of liver X receptor decreases atherosclerosis in $Ldlr^{-/-}$mice in the absence of ATP-binding cassette transporters A1 and G1 in myeloid cells. Arterioscler Thromb Vasc Biol，34（2）：279-284.

Kratzer A，Buchebner M，Pfeifer T，et al，2009. Synthetic LXR agonist attenuates plaque formation in $apoE^{-/-}$mice without inducing liver steatosis and hypertriglyceridemia. J Lipid Res，50（2）：312-326.

Lu Y，Jia Y P，2016. Quercetin upregulates ABCA1 expression through liver X receptor alpha signaling pathway in THP-1 macrophages. Eur Rev Med Pharmacol Sci，20（18）：3945-3952.

Parikh M，Patel K，Soni S，et al，2014. Liver X receptor：a cardinal target for atherosclerosis and beyond. J Atheroscler Thromb，21（6）：519-531.

Peng D，Hiipakka R A，Xie J T，et al，2010. Differential effects of activation of liver X receptor on plasma lipid homeostasis in wild-type and lipoprotein clearance-deficient mice. Atherosclerosis，208（1）：126-133.

Quinet E M，Basso M D，Halpern A R，et al，2009. LXR ligand lowers LDL cholesterol in primates，is lipid neutral in hamster，and reduces atherosclerosis in mouse. J Lipid Res，50（12）：2358-2370.

Scott J，2007. The liver X receptor and atherosclerosis. N Engl J Med，357（21）：2195-2207.

Zhang X Q，Even-Or O，Xu X，et al，2015. Nanoparticles containing a liver X receptor agonist inhibit inflammation and atherosclerosis. Adv Healthc Mater，4（2）：228-236.

第三十二章 miRNA与动脉粥样硬化

第一节 概 述

微小 RNA（miRNA）是一类大小为 21～25 个核苷酸（nucleotide，nt）的小 RNA 分子，一般来源于染色体的非编码区域，由大约 70nt 大小的可形成发夹结构的前体加工而来，其功能是在转录后水平上对基因表达产生抑制作用。到目前为止，在动植物及病毒中已经发现有 2 万多个 miRNA 分子。大多数 miRNA 以单拷贝、多拷贝或基因簇的形式存在于基因组中。据推测，miRNA 调节着人类 1/3 的基因。最近研究表明，大约 70%的哺乳动物 miRNA 位于转录单元区（transcription unit，TU），且其中大部分位于内含子区。一些内含子 miRNA 的位置在不同的物种中是高度保守的，不仅在基因位置上保守，序列上也呈现出高度的同源性。随着分子生物学技术的发展，阐明 miRNA 在 As 中的调控作用逐渐成为新的研究领域。已有初步的研究证明，许多 miRNA 参与调节血管细胞的分化、收缩、迁移、增殖和衰老，以及脂质代谢和炎症反应，从而影响人类和动物血管疾病的发生发展。

第二节 miRNA 的发现

1993 年，Lee 等在秀丽隐杆线虫中利用定位克隆法克隆了第一个能阶段性调控胚胎后期发育的基因 *lin-4*，该基因不编码蛋白质，但编码长度约 22nt 的 miRNA。lin-4 的发现及其翻译抑制作用提示，在生长发育过程中存在着一种新的基因调节机制。lin-4 是 lin-14 和 lin-28 的负性调节因子，能显著抑制其在生物生长发育过程中的重要作用。2000 年，Reinhart 等又在线虫中找到了第二个调控时序性发育的基因 *let-7*，其转录产物也被加工成大小为 21 个 nt，也是一种负性调节因子。至此，人们逐渐认识到 miRNA 是一类进化保守，在生物进化和疾病发展过程中通过抑制靶基因的表达产生基因沉默效应，从而起重要调控作用的分子。此后，人们逐渐在人类、果蝇、小鼠等多种生物中开展了 miRNA 的研究，结果发现数以万计的 miRNA。

第三节 miRNA 的生物合成过程

研究发现，动物细胞内的 miRNA 都是一组非编码蛋白质的短序列 RNA，具有较高的保守性。miRNA 是由 RNA 聚合酶Ⅱ在基因组的不同区域转录形成较长的 pri-miRNA，通常有几百至上千个核苷酸，含有帽子和 polyA 尾巴结构，其二级结构呈特殊的发夹形茎环，然后加工而成。经过核酸内切酶Ⅲ-Drosha 及其辅助因子 DGCR8 的识别作用，pri-miRNA 去除帽子和尾巴结构，形成了 60～75nt 的 miRNA 前体（pre-miRNA）。pre-miRNA 的

5′端带有磷酸基团，3′端有 2nt 的突出。pre-miRNA 被核内转运蛋白 exportin-5 转运出细胞核进入细胞质。核酸内切酶III-Dicer 和 TRBP［Tar（HIV-1）RNA binding protein］复合物对 pre-miRNA 进行切割，形成短小的 miRNA 双链体，然后双链体降解成为单链的成熟 miRNA，成熟的 miRNA 通过与一种类似 RISC（RNA-induced silencing complex）的核糖核蛋白结合形成 miRNP，识别靶基因从而发挥生物学功能。

第四节 miRNA 的作用机制

绝大多数 miRNA 来源于基因组中的非编码序列。迄今为止，人们在果蝇、线虫、小鼠等多种生物中发现大量 miRNA 分子。miRNA 在哺乳动物中普遍的作用方式是通过与靶 mRNA 的 3′端非翻译区的不完全配对结合，阻断该基因的翻译过程，从而调节基因表达。线虫中最早发现的 lin-4 和 let-7 被认为以不完全互补配对的方式结合到靶 mRNA 的 3′端非翻译区，阻碍转录后的翻译过程而抑制蛋白质的合成。而在植物中 miRNA 的核苷酸序列与靶 mRNA 上结合位点的序列完全或几乎完全互补，在 mRNA 的编码区或开放阅读框中与靶位点几乎完全配对结合，这些 miRNA 的结合往往会引起靶 mRNA 的降解。除了以上两种研究较为清楚的机制之外，还发现 miRNA 能加速 mRNA 脱腺苷酸化，促进 mRNA 脱去聚腺苷酸尾巴，造成靶 mRNA 降解，抑制靶基因表达。mRNA 的表达水平和线粒体的形态和功能也有一定的联系，它可以通过调节 mRNA 转录后生成蛋白质的作用调节线粒体相关基因表达而影响线粒体的形态与功能，以此影响细胞中的能量生成、氧化还原、信号转导活动，进一步影响细胞凋亡、增殖、分化等功能。

第五节 miRNA 的特征与功能

一、miRNA 的特征

miRNA 的明显特征：①广泛存在于真核生物中，是一组不编码蛋白质的短序列 RNA，其本身不具有开放阅读框架及蛋白质编码基因的特点，而是由不同于 mRNA 的独立转录单位表达的；②通常的长度为 21～25nt，但在 3′端可以有 1～2 个碱基的长度变化；③成熟的 miRNA 由 Dicer 酶从折叠的发夹状转录前体的一条臂上切割得来；④miRNA 定位于能潜在编码其前体发夹结构的蛋白质非编码区域；⑤成熟 miRNA 的序列和预测的发夹结构在不同物种间具有高度的进化保守性，在线虫中发现的 miRNA 85%都可以在 *C.briggsae* 基因组中找到同源序列，同样，拟南芥中也有与水稻 miRNA 完全相同的序列，在拟南芥、水稻和烟草中也发现 miR-171 相似序列；⑥表达具有严格的时空性和组织特异性，实验证明，*miR-3*～*miR-7* 基因只在果蝇早期胚胎形成时表达，而 miR-1、miR-8 和 miR-12 的含量在果蝇幼虫阶段急剧上升并在成虫期维持在较高水平，与此同时，miR-9 和 miR-11 的含量却急剧减少。在组织培养的 S2 细胞（Schneider-2 细胞）可发现 miR-12 等，却无法找到 miR-3～miR-6。以上特征都暗示着 miRNA 可能参与复杂的基因表达调控，并决定发育和行为等的变化。

二、miRNA 的生物学功能

在生物的整个发育过程中，miRNA 具有调节细胞早期发育，参与细胞分化和组织发育，调控基因表达等生物学功能，但主要的作用是调控基因表达。

（一）miRNA 调节细胞的早期发育

Tang 等通过实时定量 PCR 方法比较鼠未成熟卵细胞、成熟卵细胞、合子 miRNA 表达谱，结果显示，未成熟卵细胞在逐渐发育成熟过程中 miRNA 的表达呈现动态变化；但检测可见成熟卵细胞与合子的 miRNA 表达谱基本一致，并随着合子发育由单细胞分裂增殖形成二细胞胚时，miRNA 不断被降解，导致其总量下降达 60%；在二细胞发育到四细胞期时，miRNA 的表达又开始上调，其中 miR-290 簇上调达 15 倍。比较正常小鼠与 Dicer 突变体鼠的成熟卵细胞基因表达谱可见，大部分母源性的基因表达受胞内 miRNA 分子的直接或间接调控，这表明母源性的 miRNA 分子对小鼠早期的胚胎发育是必需的。

（二）miRNA 参与细胞分化和组织发育

Tay 等的研究结果发现，小鼠胚胎干细胞在视黄酸诱导下第 4 天高表达 miR-134，在 N2B27 诱导下第 2 天高表达 miR-134。单独上调 miR-134 的表达，可以促进小鼠胚胎干细胞向外胚层分化，且这一作用可被 miR-134 的抑制剂阻断。在肌肉发育方面，Clop 等证实，Texel 绵羊中的 *GDF8* 基因的 3′非翻译区的一个点突变产生了可以在骨骼肌内高度表达的两个 miRNA，即 miR-1 和 miR-206，从而引起 miRNA 介导的 myostatin 浓度在转录后降低而造成肌肉肥大；Chen 等证实，miR-1 通过作用于 HDAC4 而促进成肌细胞分化为成熟的肌细胞，抑制细胞扩增，miR-133 则通过抑制血清反应因子而促进成肌细胞扩增，抑制其分化。

（三）miRNA 参与调节基因的表达

在各类小分子 RNA 中，miRNA 具有最广泛的基因调节功能。在培养的人 293T 细胞实验中发现 miRNA 和 siRNA 可能通过相似的机制抑制 mRNA 的表达。人内源性的 miR-21 通过与靶位完全互补诱导 mRNA 剪切，这种特性一度被认为是 siRNA 的特性之一。相反，将合成的 siRNA 通过与靶位点错配可以下调 mRNA 的表达，由此说明 miRNA 和 siRNA 可利用相似的机制来抑制 mRNA 的表达，而最终选择哪种机制也许在很大程度上取决于其与靶 mRNA 的互补程度。

（四）miRNA 与肿瘤

miRNA 不仅在肿瘤诊断和治疗中发挥作用，并且在某些情况下还能指导预后。Chan 等用实时定量 PCR 对胃癌组织与正常组织 miR-21 的表达水平进行检测，发现 92%的胃癌标本中有 miR-21 高表达，但 miR-21 高表达与不良预后不相关，因此认为 miR-21 的表达程度可作为胃癌的诊断标志物，但不能反映肿瘤复发及预后情况。Bloomston 等将胰腺癌组织与癌旁正常组织及慢性胰腺炎组织对比发现，miR-196a-2 与胰腺癌组织的不良预后相关。

（五）miRNA 调控干细胞的自我更新

自我更新是干细胞的一个重要特征，从这个层面来说，干细胞和肿瘤细胞一样可以持续分裂。因此，如何调节恰当的细胞分裂，使其不会因为太少而导致组织发生缺陷，又不至于过分增殖恶化为肿瘤，是干细胞生物学研究的一个具有挑战性的问题。在多能胚胎干细胞中，有特殊 miRNA 的簇集表达，这些 miRNA 明显区别于分化之后的胚胎和成体，暗示这些 miRNA 对于干细胞的自我更新具有一定作用。有研究者通过使用果蝇胚胎作为模型系统，证明了 miR-1 有助于早期胚胎阶段的心脏祖细胞（即干细胞）形成，保护末期胚胎阶段中的心脏前体，调节心肌细胞的分化。这提示 miRNA 可调控干细胞的自我更新。

第六节　miRNA 靶基因预测的方法

尽管数百种 miRNA 在最近几年被发现，但只有非常少量的 miRNA 被确定其作用，许多其他 miRNA 基因的作用仍未被充分阐明。因此发现 miRNA 的作用靶点成为了解其在不同生理过程中作用的关键点。

研究 miRNA 靶基因的传统方法主要有正向遗传学分析法、反向遗传学分析法、基因克隆等，应用这些方法可对基因进行定位。目前，还可以用计算机预测和生物学鉴定法，该方法的依据有 miRNA 二级发夹结构的基本特性、miRNA 序列和结构的保守性、发夹结构的动力学稳定性和序列结构的相似性。利用计算机对各类生物基因组序列进行搜索，预测潜在的 miRNA，然后运用 RT-PCR 或 Northern blot 试验验证鉴定。MiRscan 是由 Lim 等依据与已知 miRNA 相似性开发、设计的软件，通过该软件分别在线虫和人类中预测了 35 个和 107 个新的 miRNA。microTar 是 Thadani 等开发的 miRNA 靶基因预测软件，该软件同样根据 miRNA 和靶基因的互补性，以及 miRNA 靶基因二聚体热力学稳定性设计算法设计，和以往此类软件不同的是，microTar 首先计算 mRNA 分子内部自由能，然后计算 miRNA 和靶基因二聚体自由能。例如，miRNA 和靶基因二聚体自由能小于 mRNA 分子内部自由能，且符合 miRNA 种子序列和靶基因互补，由此可预测 miRNA 靶基因。microTar 同样也不要求靶基因跨物种保守。除此之外，根据 miRNA-靶基因复合体热力学稳定性这一特性建立的预测法有 DIANA microTar、PicTar、RNAHybrid 等。

第七节　miRNA 与动脉粥样硬化的关系

动脉粥样硬化（As）是一种由血管内皮细胞、血脂、血管平滑肌细胞、单核/巨噬细胞等多种因素相互作用所致的慢性炎症性疾病。典型 As 的进程可分为 4 个阶段。①启动：内皮激活和炎症；②发生：内膜下脂质沉积、泡沫细胞形成；③进展：平滑肌细胞增殖和迁移、斑块内坏死中心增大、血管新生等；④终点：不稳定性斑块破裂引发急性冠状动脉事件。上述病理过程主要涉及血管内皮细胞、平滑肌细胞和单核/巨噬细胞的功能改变，以及体内血脂代谢改变，miRNA 在这些致 As 过程中发挥着调控作用。

一、miRNA 参与调控动脉粥样硬化发病的细胞生物学变化

血管内皮细胞、血管平滑肌细胞、单核/巨噬细胞、血小板是 As 发生的细胞生物学基础。内皮损伤、单核细胞黏附并侵入内皮下间隙，摄取脂质并转化为巨噬细胞；同时，内皮细胞脱落也引起血小板黏附。血小板、巨噬细胞及内皮细胞均可分泌细胞因子，刺激血管平滑肌细胞增生，进而形成斑块。多种 miRNA 在上述细胞中均有特异性表达。

（一）miRNA 与血管内皮细胞

血管内皮细胞绝大多数衬覆于血管内膜表面，极少部分存在于循环血液中，其总数约为 1.2×10^{18}，总面积约为 $400m^2$，是血管壁与血液之间的分界细胞，是形成心血管封闭管道系统的形态基础。血管内皮细胞除作为血液与组织之间的天然屏障外，更重要的是为血液顺畅流动提供光滑的表面，维持血管的完整性，对血管起重要保护作用。在 As 早期，血管内皮细胞损伤和功能障碍可增加内皮层的通透性及细胞因子、黏附分子的表达，引发炎症反应，从而促进动脉粥样斑块的形成，是 As 的关键始动因素。因此，保护内皮细胞完整性在抗 As 中至关重要。miRNA 作为一种小分子调节物质，特异性表达于血管内皮细胞。它能够通过特异性结合于靶 mRNA 3′非翻译区阻止靶 mRNA 的翻译过程或降解靶 mRNA，参与血管内皮细胞形态结构与功能的维持及调节，在血管病理生理过程中发挥重要的调控功能。

目前研究发现：多种 miRNA 参与炎症反应，而减缓炎症反应可有效预防 As 的发生与发展。Harris 等研究发现，miR-126 在心血管系统中特异性表达，参与血管内皮细胞炎症性损伤及修复过程。miR-126 表达水平下调能够促进 TNF-α诱导的 VCAM-1 表达上调，并促进单核细胞向血管壁黏附；然而，miR-126 前体过度表达能够降低 VCAM-1 表达。因此，miR-126 具有重要的基因表达调控功能，通过调节 VCAM-1 的表达干预单核细胞向血管壁黏附，从而阻止 As 炎症反应的发生与发展。哺乳动物的 miR-10 进化高度保守，由 miR-10a 和 miR-10b 组成，编码定位于 *HOX* 基因簇。在可疑 As 区域，miR-10a 的表达水平明显降低。生物信息学分析表明，人 NF-κB 抑制蛋白（IκB）/NF-κB 介导的炎症反应作为重要的生物学过程可发生在敲除 miR-10a 的细胞中。敲除 miR-10a 可增强 IκB/NF-κB 的活性，从而促进多种炎症因子的表达，如 IL-6、IL-8、VCAM-1、E-选择素、单核细胞趋化蛋白-1（MCP-1）等，这表明 miR-10a 可使多种炎症因子的表达明显减少，减轻血管炎症反应，抑制 As 的发生与发展。Zhu 等研究发现，miR-155 和 miR-221/222 通过抑制内皮细胞中的转录因子 ETS-1（v-ets erythroblastosis virus E26 oncogene homolog-1）的表达，从而下调血管紧张素Ⅱ诱导的黏附分子的表达。miR-155 还可靶向调节内皮细胞中 NF-κB p65 的表达，进而抑制 VCAM-1、ICAM-1 等炎症因子的表达。上述研究均表明，miR-155 在内皮细胞中具有抗炎作用。miR-125a 和 miR-125b-5p 在内皮细胞中高度表达并能通过抑制由 ox-LDL 诱导的内皮素-1 的表达而发挥抗炎作用。此外，参与内皮细胞炎症反应的 miRNA 还有 miR-21、miR-31、miR-146、miR-152、miR-195 等。

miR-126 除了调节 VCAM-1 的表达从而发挥抗炎作用外，还可影响内皮细胞增殖和迁移能力，调控血管内皮细胞的修复。Wang 等报道，敲除小鼠体内 miR-126 可延迟小鼠血管芽生，致血管完整性破坏、广泛性出血甚至胚胎死亡。这是由于 miR-126 通过直接抑制

出芽相关蛋白 1（MAPK 信号通路的负性调控分子）的表达，增强血管内皮生长因子和成纤维细胞生长因子的促血管形成作用。进一步的研究证实，miR-126 通过抑制磷脂酰肌醇 3 激酶调节亚基 2/p58-β（phosphatidylinositol 3-regulatory subunit 2/p58-β，PI3KR2/p58-β），激活 PI3K、PI3KR2-VEGF 通路负性调节因子修饰新生相关蛋白，从而促进血管新生。Fasanaro 等研究发现，在组织缺氧条件下，人脐静脉内皮细胞（HUVEC）中的 miR-210 表达明显上调，靶点作用于缺氧诱导转录因子（hypoxia inducible transcription factor，HIF）和酪氨酸激酶配体 Ephrin-A3，增强血管内皮细胞在 VEGF 诱导下的迁移和毛细血管网形成。miR-424 转染血管内皮细胞能使 HIF-1α和 HIF-2α表达上调，从而增加内皮细胞增殖及迁移能力。Poliseno 等研究证实，在 HUVEC 中，miR-221/miR-222 通过靶点作用于干细胞因子受体 c-kit 的 3′非翻译区来抑制内皮细胞增殖、迁移及毛细血管状结构形成。在高糖环境下，HUVEC 可诱导 miR-221/miR-222 表达，下调 c-kit 的表达，削弱血管内皮细胞的迁移功能；通过反义 miR-221 核酸链抑制 miR-221 后，c-kit 的表达上调，可抵消高糖对血管内皮细胞的功能抑制，这一发现揭示 miR-221/c-kit 途径在糖尿病相关血管功能障碍中发挥着重要作用。miR-221/miR-222 还可通过间接抑制内皮型一氧化氮合酶的合成途径抑制血管新生。此外，冠心病患者外周血内皮祖细胞中 miR-221/miR-222 的表达水平较非冠心病组明显上调，并且其表达水平与内皮祖细胞数量呈负相关，提示 miR-221/miR-222 在冠心病患者中抑制血管新生。多项研究也证实，冠心病患者内皮祖细胞中 miR-126、miR-130a、miR-221、miR-222 和 miR-92a 的表达与非冠心病患者的表达有显著差异，并且发现促进血管新生的 miR-126、miR-130a、miR-92a 较抑制血管新生的 miR-221、miR-222 在控制内皮祖细胞分化上占据更主要的地位。

血管内皮细胞衰老是内皮功能损伤的主要原因，而内皮结构及功能损伤可加速内皮细胞衰老，两者相互作用、相互影响，均可加速 As 的发生发展。Weber 等发现 miR-21 通过增加一氧化氮含量来减少内皮细胞凋亡，当内皮细胞暴露于单向剪切力时，其表达量骤增，影响新生血管内膜形成。而 miR-217 和 miR-34a 在衰老的内皮细胞中表达量增加，并通过作用于靶基因沉默信息调节因子（silent information regulator 1，SIRT1）加速内皮细胞衰老。此外，miR-let-7c 可通过抑制靶基因 *Bcl-xL* 的表达，参与内皮细胞凋亡活动从而加速 As 进程。

（二）miRNA 与单核/巨噬细胞

单核细胞分化和炎症反应在 As 进展中扮演着重要角色。Fontana 等研究发现，miR-17-5p-20a-106a 可抑制急性髓细胞白血病-1（acute myeloid leukemia-1，AML-1）蛋白的表达，从而下调 M-CSF 及其受体的表达，抑制单核细胞分化。相反，miR-424 通过 NFⅠ-A（nuclear factor Ⅰ-A）来促进单核细胞分化。miR-424、miR-155、miR-222、miR-503 通过细胞周期阻滞和细胞凋亡参与单核细胞的分化。

巨噬细胞是机体内具有吞噬功能的免疫细胞，无论在固有免疫还是适应性免疫中都发挥重要作用。巨噬细胞具有很强的可塑性和功能异质性，即为满足机体的不同需求，在不同刺激因素的作用下，巨噬细胞可转化成具有不同功能表型的巨噬细胞，这个过程称为极化。根据巨噬细胞表面标志物的表达、细胞因子和趋化因子的分泌及转录因子的不同，将巨噬细胞分为两种极化类型，经典活化巨噬细胞（M1 型巨噬细胞）和替代活化巨噬细胞

（M2 型巨噬细胞）。极化过程是可逆的，如果微环境发生改变，其表型也随之改变。Graff 等在人巨噬细胞中发现 8 个 miRNA 在 M1 型巨噬细胞和 M2 型巨噬细胞中表达存在明显差异：miR-155、miR-125a-3p、miR-132、miR-27a、miR-193b、miR-29b、miR-222、miR-26a-2。在人单核细胞系中分别过表达 miR-29b 和 miR-125a-5p，发现这两个 miRNA 靶向抑制肿瘤坏死因子-α-诱导蛋白 3（TNF-α-induced protein 3，TNFAIP3）。TNFAIP3 是 NF-κB 信号通路的抑制剂，miR-29b 和 miR-125a-5p 抑制 TNFAIP3 表达使 M1 型巨噬细胞的标志物表达升高。这些研究证明，miRNA 能够改变巨噬细胞极化通路相关蛋白的表达水平，参与调控巨噬细胞极化，从而调节机体内炎症反应，影响 As 的发生发展过程。

已有研究发现，miR-155 靶向抑制 IL-13 受体α1（IL-13 receptor α1，IL-13Rα1）和转化生长因子-β（TGF-β）信号通路中 Smad2 的表达，它们是 M2 型巨噬细胞极化通路的相关因子。IFN-γ或 TLR 受体激动剂促进 M1 型巨噬细胞极化时，miR-155 表达明显升高。巨噬细胞的极化是可逆过程，有研究者用 IL-4 诱导 M1 型巨噬细胞向 M2 型巨噬细胞极化后发现 miR-155 的表达量也随之减少；而直接沉默 M1 型巨噬细胞中 miR-155 的表达也使 M1 型巨噬细胞向 M2 型巨噬细胞极化。这说明 miR-155 的表达水平是影响巨噬细胞表型的重要因素。Arranz 等在小鼠实验中发现，Akt 可改变巨噬细胞极化表型：Akt2 促进 M1 型巨噬细胞极化和炎症反应；Akt1 促进 M2 型巨噬细胞极化，使机体对炎症反应更加耐受。这种效应是因为沉默 Akt2 后 miR-155 的表达被抑制，从而促进 miR-155 靶基因 *C/EBPβ* 的表达和 M2 型巨噬细胞极化。另一项研究显示，Akt1 通过抑制 miR-155 表达，抑制 miR-155 靶基因细胞因子信号抑制物 1（suppressor of cytokine signaling 1，SOCS1）表达，促进 M2 型巨噬细胞极化。Moore 等证实，miR-155 能够抑制 TLR 信号通路上的 MyD88 蛋白，促进 M1 型巨噬细胞极化，抑制 M2 型巨噬细胞极化。上述研究证明，miR-155 可靶向多个基因抑制巨噬细胞向 M2 型巨噬细胞极化，促进 M1 型巨噬细胞极化。Banerjee 等证实，let-7c 可以调控巨噬细胞极化：在巨噬细胞内 let-7c 过表达后向 M1 型巨噬细胞极化，抑制 let-7c 表达后向 M2 型巨噬细胞极化；且在 M1 型巨噬细胞和 M2 型巨噬细胞的动态转变中 let-7c 表达随之变化。进一步检测 let-7c 过表达后 M1 型巨噬细胞极化通路转录因子 NF-κB 和 M2 型巨噬细胞极化通路 STAT6 的表达情况，发现 let-7c 发挥调控作用并非通过上述因子，而是通过靶向抑制 C/EBPδ 的表达。但 C/EBPδ 与 M2 极化的关系尚未明确。肿瘤相关巨噬细胞是浸润在肿瘤周围的巨噬细胞，表现出 M2 型巨噬细胞的表型，能够促进肿瘤的生长和侵袭转移。Yang 等将小鼠的巨噬细胞与乳腺癌细胞共培养，结果发现肿瘤相关巨噬细胞中 miR-19a-3p 表达明显下降。Fox 相关抗原 1（fox-related antigen 1，Fra-1）基因是一种原癌基因，也是诱导 M2 型巨噬细胞极化的重要因子，miR-19a-3p 正是通过靶向抑制 *Fra-1* 并抑制其下游基因血管内皮生长因子、STAT3、磷酸化 STAT3，进而抑制 M2 型巨噬细胞极化。

miR-9、miR-21、miR-147、miR-146a 都是抗炎 miRNA，通过抑制巨噬细胞中 TLR/NF-κB 通路抑制炎症反应。Boldin 等在鼠急性肺损伤模型中发现，若过表达 miR-146a 可改善急性肺损伤时出现的炎症反应，同时也能够抑制由 LPS 引起的诱导型一氧化氮合酶（iNOS）升高，并促进 M2 型巨噬细胞极化，而抑制其表达则会使 iNOS 表达量恢复。Banerjee 等报道，let-7c 调控巨噬细胞极化后，用同样的方法对 miR-125a-5p 进行研究，发现 miR-125a-5p 的作用与 let-7c 相反，通过靶向抑制 Kruppel 样因子 13（KLF13）抑制 M1 型巨噬细胞极化，促进M2型巨噬细胞极化。KLF13能抑制炎症反应，与T细胞的活化有关，从而参与As的发生发展。Zhuang等发现，LPS可诱导巨噬细胞中miR-223表达，而IL-4抑制其表达，并且miR-223可以在体内促进小鼠巨噬细胞的炎症因子IL-1β、IL-6、TNF-α表达。同时发现，miR-223通过靶向抑制*PKNOX1*（PBX/knotted 1 homeobox 1）的表达促进M1型巨噬细胞极化。已有研究表明，沉默*PKNOX1*可抑制IL-1β的表达，但具体机制尚未明确。Ponomarev等的研究显示，过表达miR-124可靶向抑制C/EBPα及其下游PU.1，抑制M1型巨噬细胞标志物CD86和MHC Ⅱ的表达，上调M2型巨噬细胞标志物CD206的表达。若抑制巨噬细胞中miR-124表达，M2型巨噬细胞标志物表达减少且M1型巨噬细胞标志物表达升高。这表明miR-124具有抑制M1型巨噬细胞而促进M2型巨噬细胞的功能。

（三）miRNA与血管平滑肌细胞

As形成早期主要涉及内皮细胞功能变化和白细胞积聚，后期斑块进展为复杂病变，也涉及平滑肌细胞。研究表明，动脉粥样斑块中的血管平滑肌细胞至少有两种表型，即合成型和收缩型。在生理情况下平滑肌细胞表型为收缩型，而在一定的病理因素刺激下，平滑肌细胞由收缩型转化为合成型。血管中膜的部分平滑肌细胞向内膜迁移，吞噬脂质转化为泡沫细胞。内膜中的平滑肌细胞分裂并分泌细胞外基质，促进细胞外基质在进展期动脉粥样斑块处积聚。miRNA是血管平滑肌细胞分化的分子开关，通过影响转录因子和细胞骨架相关蛋白的表达来调节平滑肌细胞表型转化。

在大鼠颈动脉球囊损伤模型中发现miR-21、miR-221和miR-222在受损血管的平滑肌细胞中表达上调。miR-221/222分别使其靶基因*p27*（*KIP1*）和*p57*（*KIP2*）表达下调，进而加速平滑肌细胞增殖，并抑制收缩基因表达。体内敲除miR-221/222后，平滑肌细胞增殖受到抑制，进一步证实了miR-221/222的促血管平滑肌细胞增殖作用。miR-21通过抑制其潜在靶点PTEN（phosphatase and tensin homology）的表达，激活PTEN下游磷脂酰肌醇三羟基激酶/蛋白激酶B信号通路，介导损伤血管平滑肌细胞增殖和内膜增生。Sun等研究发现，miR-146a通过直接作用于转录因子KLF4在血管平滑肌细胞增殖及血管新生内膜增生中发挥重要作用。miR-146a和KLF4构成一个负反馈环路，KLF4在转录水平上抑制miR-146a，而miR-146a通过作用于KLF4的3′非翻译区来抑制KLF4的表达。此外，通过基因分析发现，KLF4与KLF5作为一对正负调节因子，可竞争性结合于miR-146a启动子区，共同调控miR-146a的转录。由此表明，KLF4、KLF5和miR-146a共同参与调控血管平滑肌细胞的增殖。Wu等应用体外细胞培养的方法发现，miR-130a可抑制生长终止特异性同源盒基因（growth arrest-specific homeobox，GAX）的mRNA和相关蛋白表达，表明miR-130a对血管平滑肌细胞增殖和血管重塑的促进效应由GAX参与介导。

某些miRNA可抑制血管平滑肌细胞增殖。miR-143/145在正常血管壁中高度表达而在病变动脉组织中表达下调。Cheng等通过体外细胞培养和大鼠颈动脉球囊损伤的研究表明，miR-145的前体可上调平滑肌肌动蛋白、钙调蛋白及平滑肌主要组织相容性复合物等血管平滑肌细胞分化标志物基因的表达。靶基因*KLF5*及下游信号分子实现miR-145介导的血管平滑肌细胞表型调节，过表达miR-145可抑制KLF5的表达，进而抑制大鼠颈动脉球囊损伤的内膜新生。此外，miR-143高表达也可显著上调血管平滑肌细胞分化型标志基因的表达，抑制miR-143则其表达下调。miR-143也可作用于转录因子Elk-1（Ets-like transcription factor-1），进而调控血管平滑肌细胞的增殖和分化。过表达 miR-26a 可促进血管平滑肌细胞分化，加速其凋亡，从而抑制其增殖和迁移。Torella 等研究发现，miR-133 无论在体外还是体内血管平滑肌细胞中均高度表达，是血管平滑肌细胞表型转化的一个重要调节因子，能够有效地抑制平滑肌细胞表型转换。miR-133 表达受细胞外信号调节激酶 1/2 活性调节，与血管平滑肌细胞生长呈负相关。

（四）miRNA 与血小板

血小板黏附、活化和聚集也是 As 发病机制中的重要环节。血小板是哺乳动物血液中的有形成分之一，是由骨髓巨核细胞经过一系列的增殖、分化和成熟过程而最终从细胞质中裂解脱落下来的有生物活性的细胞。尽管血小板无核，且缺乏基因组 DNA，但是血小板却能够合成很多蛋白质。既往研究表明，血小板中含有丰富的内质网和核糖体，15%～32%的蛋白质编码基因都以 mRNA 的形式存在于血小板中。作为 mRNA 的调节剂，血小板 miRNA 参与了血小板多种生理、病理活动的调控。血小板内存在 pre-miRNA、Dicer 酶、TRBP2 蛋白和 AGO2 蛋白等成分，它们可以将 pre-miRNA 直接加工合成一部分成熟的 miRNA，另外一部分血小板 miRNA 直接来源于巨核细胞上成熟的 miRNA。生物信息学研究发现，每个 miRNA 平均可以识别 300 多种 mRNA。

miRNA 可参与调控巨核细胞生成和分化，从而影响血小板的生成。有 228 种人类 miRNA 在 $CD34^+$造血干细胞上表达，在人慢性髓系白血病 K562 细胞中过表达 miR-155，能够阻滞巨核细胞的分化，从而减少血小板的数量。在造血干细胞向巨核细胞系分化的过程中，miR-150 表达增加，而在向红系分化过程中未出现此现象；上调 miR-150 的表达能够促使脐带造血干细胞向巨核细胞系分化，促进血小板产生。此外，在 K562 细胞中过表达的 miR-34a 可以抑制造血干细胞增殖，促进造血干细胞分化为巨核细胞，从而增加血小板的数量。

As 斑块破裂最常见的合并症是心绞痛和冠心病。有研究报道，一些患者发生斑块破裂之后会在血管中形成血小板血栓，阻塞冠状动脉从而形成急性心肌梗死，而部分患者在发生斑块破裂后则不会出现血小板血栓。这种血小板的个体间差异很有可能是导致缺血性血管疾病危险程度和临床结果差异的重要原因。Nagalla 等根据肾上腺素诱导的血小板反应性进行分组，共筛选出 74 种 miRNA 在高、低反应性血小板间的表达具有差异性，并选取了其中 3 种 miRNA 与其相应的靶基因（miR-200b 和 *PRKAR2B*；miR-495 和 *KLHL5*、miR-107 和 *CLOCK*）相结合，发现这 3 种 miRNA 均可调节相关蛋白的表达，从而影响血小板的活性。Osman 等通过对比 281 种 miRNA 在血小板静息和激活状态下的表达，发现了 6 种 miRNA（miR-15a、miR-339-3p、miR-365、miR-495、miR-98、miR-361-3p）差异性表达，这些研究均表明，部分 miRNA 能够反映血小板激活或静息的状态，有望成为反映血小板功能状态的潜在标志物。

血小板内 miR-223 含量的降低主要通过 NF-κB 信号通路来促进血小板增殖和活化，加速血小板血栓的形成，导致了心血管疾病的发生。miR-200b 通过抑制 *PRKAR2B* 基因的表达，从而阻断环磷酸腺苷依赖的蛋白激酶 A（cAMP-PKA）信号通路，导致血小板黏附聚集，形成血小板血栓。

（五）miRNA 与中性粒细胞

中性粒细胞在人体的炎症反应中参与对病原菌的防御，是外周血中数量最多的一类白细胞，占白细胞总数的 60%～70%。中性粒细胞可能通过表达细胞黏附分子、产生 NO 等物质损伤心脏微血管，促使粥样斑块发展、增加其不稳定性，从而参与冠心病的发生、发展过程。中性粒细胞在血液循环中仅停留 6～8h，穿过血管内皮细胞后在组织中存活 24～48h。正常生理状态下中性粒细胞在血液循环和组织中的半衰期都很短，在血液循环中可激发自发性凋亡基因。中性粒细胞的自发性凋亡受到多种信号途径的控制，miRNA 就是其中较为经典的一种。miRNA 调控中性粒细胞的凋亡与机体的炎症反应有密切联系，具体如下：miRNA-199a 通过抑制细胞的增殖而促进凋亡，miRNA-432 的表达差异与细胞的增殖分化有关，同时也参与细胞生长的调控，这表明 miRNA-199a 和 miRNA-432 可能与中性粒细胞的凋亡有密切联系。基因芯片分析表明，MCL1 的 3′非翻译区含有和 miRNA-4539 完全互补的序列，在中性粒细胞的凋亡进程中，miRNA-4539 可通过降低体内 MCL1 的含量加速中性粒细胞的凋亡进程，但是上述涉及的信号转导途径和调控相关基因仍需更深层次的研究。

二、miRNA 对脂质的调节作用

与 As 发生密切相关的血浆脂质成分主要有 LDL、脂蛋白 a 和 HDL。其中 LDL 是最早确定的独立危险因素，大量证据表明血浆 LDL 水平升高与 As 发生之间存在因果关系。HDL 具有防止动脉内膜脂质堆积，抑制 As 病变形成的作用。miRNA 通过调控与脂质合成、运输和氧化有关基因的表达来调节脂代谢，使体内血脂维持稳态。miRNA 的异常表达将会破坏血脂稳态，导致相关疾病的发生。

（一）miR-33 与脂质代谢

miR-33 包括 miR-33a 和 miR-33b 两个亚基，位于固醇调节元件结合蛋白（SREBP）内含子区域，属于内含子 miRNA。miR-33a 定位于 *SREBP-2* 基因的 16 号内含子区域，其宿主基因调控细胞内胆固醇的合成和摄取，是维持胆固醇动态平衡的关键因子。miR-33b 定位于 *SREBP-1c* 的 17 号内含子区域，其宿主基因可选择性调控脂肪酸和三酰甘油合成。有研究发现，miR-33a 与靶基因 *SREBP-2* 共同转录，并且能负性调节三磷酸腺苷结合盒转运体 A1（ABCA1）的表达和胆固醇水平。通过 siRNA 干扰技术沉默 miR-33 表达后，ABCAl 的 mRNA 及蛋白质表达水平和 HDL 水平明显升高，并且细胞内胆固醇的流出也增加，而在巨噬细胞中过度表达 miR-33 则会出现相反的结果。这提示，miR-33 可通过作用于靶基因 *ABCA1* 来影响细胞内胆固醇流出，从而调节血浆胆固醇和 HDL 水平。因此，miR-33a 在胆固醇稳态、脂肪酸氧化等脂质代谢过程中可能发挥着重要作用。

ABCA1 是近几年来发现的 ATP 结合盒转运蛋白之一，参与细胞内脂质转运，具有调节细胞内胆固醇向胞外 apoA-Ⅰ转移形成 HDL 的重要作用，此过程也被称为胆固醇逆向转运（RCT）。多项研究证实，miR-33 可通过调控 ABCA1 表达调节 RCT。miR-33a 和 ABCA1 3′非翻译区有三个高度保守的结合位点，若这些结合位点发生突变，ABCA1 的表达水平会升高，伴随细胞内胆固醇流出增加，这提示 miR-33a 可能抑制靶基因 *ABCA1* 的表达。用反义寡核苷酸干扰细胞 miR-33a，发现 ABCA1 的表达增加，并伴随着 apoA-Ⅰ介导的胆固醇流出增加，这表明在生理水平，miR-33a 也能抑制其靶基因 *ABCA1* 的表达，从而影响胆固醇的转运。

研究发现，除了 ABCA1，还有两个 miR-33a 的靶基因也参与细胞胆固醇代谢：三磷酸腺苷结合盒转运体 G1（ABCG1）和 C 型尼曼-皮克蛋白 1（NPC1）。ABCG1 能动员细胞内游离胆固醇流出并形成 HDL，其主要促进胆固醇从细胞内流出至 HDL-2、HDL-3、成熟 HDL 及其他载脂蛋白。研究发现，在小鼠巨噬细胞和肝细胞中，miR-33a 能够负性调节 ABCG1 的表达，从而使 HDL 介导的胆固醇流出减少。这些结果均提示 ABCG1 与 ABCA1 在介导胆固醇流出和 HDL 生成过程中有相似的作用。ABCA1 和 ABCG1 在 RCT 途径中具有重要的功能：在肝脏中，ABCA1 介导 apoA-Ⅰ的初始脂化，形成新生 HDL 颗粒。在周围组织中，尤其是在 As 斑块中的巨噬细胞中，ABCA1 介导细胞内胆固醇流出到 HDL，而 ABCG1 可进一步脂化 HDL。多项研究证明，拮抗内源性 miR-33a 表达可使肝细胞中 ABCA1 蛋白表达水平升高，并且增加 HDL 的合成。在正常和高脂膳食的小鼠动物模型中，即使 miR-33 表达水平极低，其仍然可上调 HDL 水平。有研究发现，用合成抑制剂使 miR-33a 低表达，同样发现动物肝脏中 ABCA1 表达增加，HDL 水平上调约 25%，同时他们还发现 *miR-33a*$^{-/-}$小鼠中存在大量的 HDL。而沉默 *miR-33a* 基因也观察到类似的结果，HDL 颗粒的增加可能是 HDL 胆固醇从肝外组织逆向运输的结果。上述研究提示，miR-33a 的靶基因 *ABCA1* 和 *ABCG1* 不仅在肝脏发挥作用，在其他组织细胞中也可能发挥着重要作用。

NPC1 是溶酶体（lysosome，LSS）中一个含有固醇感受区域的跨膜糖蛋白，将胆固醇从溶酶体转运到细胞膜或内质网。在 SREBP 信号通路中经胆固醇酰基转移酶（ACAT）酯化，把 LDL-C 转运到内质网，从而调节胆固醇合成。NPC1 还可将胆固醇转运至线粒体，通过刺激固醇 27-羟化酶（sterol 27-hydroxylase，CYP27）表达，并产生 LXR 天然配体 27-羟基胆甾醇，进而促进胆固醇流出。当细胞内的胆固醇低于基线水平时，miR-33a 抑制 NPC1 表达，一方面促使内质网内固醇转运减少，并释放 SREBP-2 促进内源性胆固醇合成和胞外摄取，另一方面抑制 LXR 天然配体 27-羟基胆甾醇，减少胆固醇流出，维持细胞内胆固醇的动态平衡。

miR-33 不但能调控胆固醇代谢和 HDL 水平，还可以通过三种宿主基因介导脂肪酸β-氧化过程，从而调节脂肪酸和磷脂的合成。这三种宿主基因分别是肉毒碱棕榈酰转移酶 1A（carnitine palmitoyltransferase 1A，CPT1A）、肉碱 *O*-辛基转移酶（carnitine *O*-octanoyltransferase，CROT）和羟烷基辅酶 A 脱氢酶 B（hydroxyacyl-coenzyme A dehydrogenase/3-ketoacyl-coenzyme A thiolase/enoyl-coenzyme A hydratase β-subunit，HADHB）。miR-33 与 *CPT1A*、*CROT* 和 *HADHB* 的 3′非翻译区的结合位点在生物界中是高度保守的。这些基因在脂肪酸β-氧化中都发挥重要作用。研究发现，过表达 miR-33a 可引起 CPT1A 和 HADHB 表达水平降低，并可使线粒体中脂肪酸β-氧化活性降低 20%，脂肪酸分解代谢减少可导致细胞内游离脂肪酸和 TG 水平显著增加，而且 miR-33a 可以靶向沉默脂肪酸β-氧化途径中的相关基因，从而调节脂肪酸β-氧化。

（二）其他 miRNA 与脂质代谢

除了 miR-33，还有许多 miRNA 能够调节胆固醇合成、脂肪酸合成与氧化等脂质代谢过程，包括 miR-122、miR-370、miR-125a-5p、miR-143 等。

miR-122 是最早确定的，在肝脏中含量丰富的 miRNA，占总 miRNA 表达的 70%。有研究发现，高脂饮食的小鼠模型血浆胆固醇水平降低 35%，同时还伴随着 LDL、HDL 的降低。静脉或皮下注射 miR-122 反义单核苷酸处理的小鼠，3 周后血浆胆固醇水平降低 26%～28%，同时在肝细胞中，胆固醇代谢相关基因羟甲基戊二酸单酰 CoA 还原酶、脂肪酸合成及氧化的相关基因表达水平下降。这些结果提示，沉默 miR-122 可降低高脂血症小鼠血浆胆固醇和 TG 水平，并且抑制肝脏的脂肪变性，这为治疗高脂血症和脂肪肝提出了新的治疗方向。

研究发现，在 As 小鼠肝脏中，miR-370 和 miR-122 表达水平明显升高，同时伴随着甘油酰基转移酶、脂肪酸合成酶（fatty acid synthase，FAS）、乙酰 CoA 羧化酶 1（acetyl CoA carboxylase 1，ACC1）的表达升高和肉毒碱棕榈酰转移酶 1（carnitine palmitoyl transferase 1，CPT1）的表达降低。体外细胞实验发现，miR-370 可通过上调 miR-122，一方面增加甘油酰基转移酶、SREBP 表达水平，从而升高 FAS 和 ACC1 表达水平；另一方面降低 CPT1 表达水平，抑制脂肪酸氧化，最终调控肝脏的脂质代谢。

研究发现，miR-125a-5p 可通过调控与脂质转运相关的多种蛋白，减少巨噬细胞摄取 ox-LDL。一方面，抑制 miR-125a-5p 可增强与脂质代谢和膜转运密切相关的氧化固醇相关蛋白的表达，从而调控脂质代谢和转运；另一方面，抑制 miR-125a-5p 可以增加清道夫受体中的 CD68、LOX-1 的表达，从而清除脂质。

研究发现，miR-143 也可能与脂质代谢及脂肪细胞分化相关，沉默 miR-143 的表达可抑制脂肪细胞分化，减少 TG 聚集，同时脂肪酸结合蛋白的表达也降低。另一方面，miR-143 可能通过调控靶基因 *ERK5* 表达，调节脂肪细胞的分化。通过转染 miR-143 反义单核苷酸抑制脂肪细胞 miR-143 的表达，胞内 TG 聚集减少，脂肪细胞分化标志物水平降低达 40% 以上，最终抑制脂肪细胞分化。

三、miRNA 与易损动脉粥样斑块

不稳定性斑块破裂与斑块中大量的炎症细胞和由薄纤维帽覆盖的巨大坏死中心密切相关。越来越多的证据表明，miRNA 在动脉粥样斑块破裂中发挥着重要作用，miRNA 影响着粥样斑块形成的每一个过程。

（一）miRNA 与薄纤维帽形成

胶原蛋白主要由血管平滑肌细胞产生，其合成与分解之间的平衡关系决定着纤维帽的厚度。如前所述，在 As 进程中，miRNA 可调控血管平滑肌细胞的表型变化，从而间接影响胶原蛋白的合成和纤维化。miR-145 除了可以调控血管平滑肌细胞分化外，过表达 miR-145 还可增强Ⅰ型和Ⅲ型胶原蛋白的合成，增加斑块中胶原含量和纤维帽面积，从而使粥样斑块处于稳定状态。因此，miR-143/145 在粥样斑块起始阶段可降低血管平滑肌细胞增殖能力，而在晚期斑块中能稳定纤维帽。过表达 miR-21 可抑制由活性氧诱导的血管平滑肌细胞凋亡，然而 miR-126 却能促进血管平滑肌细胞增殖，增加胶原含量，从而稳定斑块。有研究表明，miR-29 通过作用于 IFN-γ转录子直接抑制 IFN-γ的表达，同时伴随前胶原蛋白的表达降低。在粥样斑块中，胶原蛋白主要由 MMP 降解。巨噬细胞可产生大量

MMP，包括 MMP-1/2/3/8/9/13/14；其中，MMP-9 在不稳定性斑块中表达量最高，其降解胶原蛋白的作用由 miR-133a 调控，然而 miR-21 通过抑制回复引导半胱氨酸丰富蛋白 Kazal 基元（reversion inducing cysteine rich protein with Kazal motif，RECK）从而上调 MMP-9 的表达量。此外，沉默 miR-24 可增强 MMP-14 的蛋白酶活性，增加巨噬细胞在斑块中浸润，降低胶原含量，最终促进粥样斑块发生发展及形成易损斑块。因此，通过直接作用于血管平滑肌细胞源性 miRNA 来抑制胶原降解及纤维帽变薄有望成为稳定粥样斑块的新疗法。

（二）miRNA 与坏死中心

泡沫细胞死亡可引起内皮下细胞碎片、脂蛋白和胆固醇结晶积聚，从而形成细胞含量低且富含脂质的区域，称为坏死中心。在晚期粥样斑块中，胞葬作用可引起凋亡细胞积聚并使坏死中心扩展。miR-155 通过作用于其靶基因 *BCL6*（B-cell lymphoma 6）从而抑制胞葬作用，因此沉默 miR-155 可延迟坏死中心形成和减少凋亡细胞碎片沉积，有利于抑制 As 发生发展。与此相反，巨噬细胞 miR-21 水平升高可促进胞葬作用并抑制固有免疫反应。此外，在发生胞葬作用进程中 ABCA1 和 ABCG1 可保留巨噬细胞活性，这提示参与调控这些转运蛋白的巨噬细胞 miRNA 可能会影响胞葬作用和晚期斑块形成。有研究发现，沉默 miR-223 可激活 NLRP3 炎症小体（NLR family pyrin domain containing 3），诱导 IL-1β 和其他炎症因子释放，进一步促进 As 斑块的不稳定性。

四、其他 miRNA 靶向的动脉粥样硬化危险因素

在 As 发生发展中，miRNA 除了能调控脂质代谢和炎症反应外，也参与调节与 As 发展有关的其他危险因素。越来越多的资料显示，miRNA 可调控胰岛 B 细胞凋亡、增殖、分化和胰岛素分泌作用，从而影响胰岛 B 细胞功能。此外 miRNA 通过靶向作用于胰岛素受体及其相关底物，最终导致机体发生胰岛素抵抗。这提示 miRNA 在糖尿病发病机制中发挥着重要作用，若体内 miRNA 表达异常可引起糖代谢障碍。有研究发现，体内 Dicer 酶缺失或敲除 miR-143/145 可导致机体发生低血压反应，这说明 miRNA 很可能是机体血压的重要调节因子。总而言之，miRNA 可通过调控多种与 As 有关的疾病和危险因素，从而在 As 发生发展中发挥着重要作用。

第八节　miRNA 作为诊断的生物标志物

以 miRNA 为基础的治疗方法，在化学组成、特异性和安全性上均优于单克隆抗体等生物制剂。围绕 miRNA 开展的治疗策略主要有两种：过表达 miRNA（miRNA 类似物）和抑制 miRNA（miRNA 拮抗剂）。已有许多实验结果表明，通过调节 miRNA 的水平，可以有效干预心血管系统疾病进展，如通过对 miR-145、miR-21、miR-33、miR-126 等的调节，可以有效抑制 As 的发展。然而上述研究还处于实验阶段，且大多数实验以鼠类为研究对象，目前心血管领域鲜见进入临床试验阶段的 miRNA 靶标。但一项通过拮抗 miR-122 治疗丙型肝炎病毒感染的研究已经进入Ⅱ期临床试验，为 miRNA 将来用于疾病的治疗带来无限希望。

（胡炎伟）

参 考 文 献

刘倩，边云飞，肖传实，2015. microRNA 对 ABCA1 调控的研究进展. 中国动脉硬化杂志，23（1）：105-108.

龙万平，何延政，2012. miRNA 在动脉粥样硬化病变中作用研究进展. 泸州医学院学报，35（3）：340-342.

袁琳，韩光亮，2016. MiR-155 在动脉粥样硬化发生发展中的作用研究进展. 新乡医学院学报，33（10）：930-933.

郑加贺，郭启勇，2016. microRNAs 调控血管平滑肌细胞增殖和迁移的研究进展. 生物医学工程与临床，20（1）：108-111.

朱建兵，张俊峰，2012. MicroRNAs 对血管新生作用的研究进展. 上海交通大学学报（医学版），32（11）：1517-1520.

Banerjee S，Xie N，Cui H，et al，2013. MicroRNA let-7c regulates macrophage polarization. Journal of Immunology，190（12）：6542-6549.

Esau C，Davis S，Murray S F，et al，2006. miR-122 regulation of lipid metabolism revealed by in vivo antisense targeting. Cell Metabolism，3（2）：87-98.

Esau C，Kang X，Peralta E，et al，2004. MicroRNA-143 regulates adipocyte differentiation. Journal of Biological Chemistry，279（50）：52361-52365.

Hao X R，Cao D L，Hu Y W，et al，2009. IFN-gamma down-regulates ABCA1 expression by inhibiting LXRalpha in a JAK/STAT signaling pathway-dependent manner. Atherosclerosis，203（2）：417-428.

Hu X M，Yan X H，Hu Y W，et al，2015. MicroRNA-548p suppresses hepatitis B virus X protein associated hepatocellular carcinoma by downregulating oncoprotein HBXIP. Hepatology Research，46（8）：804.

Hu Y W，Wang Q，Ma X，et al，2010. TGF-beta1 up-regulates expression of ABCA1，ABCG1 and SR-BI through liver X receptor alpha signaling pathway in THP-1 macrophage-derived foam cells. J Atheroscler Thromb，17（5）：493-502.

Hu Y W，Yang J Y，Ma X，et al，2014. A lincRNA-DYNLRB2-2/GPR119/GLP-1R/ABCA1-dependent signal transduction pathway is essential for the regulation of cholesterol homeostasis. J Lipid Res，55（4）：681-697.

Hu Y W，Zhao J Y，Li S F，et al，2015. RP5-833A20. 1/miR-382-5p/NFIA-dependent signal transduction pathway contributes to the regulation of cholesterol homeostasis and inflammatory reaction. Arteriosclerosis Thrombosis & Vascular Biology，35（1）：87.

Iliopoulos D，Drosatos K，Hiyama Y，et al，2010. MicroRNA-370 controls the expression of microRNA-122 and Cpt1alpha and affects lipid metabolism. Journal of Lipid Research，51（6）：1513-1523.

Louafi F，Martinez-Nunez R T，Sanchez-Elsner T，2010. MicroRNA-155 targets SMAD2 and modulates the response of macrophages to transforming growth factor-{beta}. Journal of Biological Chemistry，285（285）：41328-41336.

Martinez-Nunez R T，Louafi F，Sanchez-Elsner T，2011. The interleukin 13（IL-13）pathway in human macrophages is modulated by microRNA-155 via direct targeting of interleukin 13 receptor alpha1（IL13R alpha1）. Journal of Biological Chemistry，286（3）：1786-1794.

Rayner KJ，Suárez Y，Dávalos A，et al，2010. MiR-33 contributes to the regulation of cholesterol homeostasis. Science，328（5985）：1570-1573.

Sha Y H，Hu Y W，Gao J J，et al，2015. Lipoxin A4 promotes ABCA1 expression and cholesterol efflux through the LXRα signaling pathway in THP-1 macrophage-derived foam cells. International Journal of Clinical & Experimental Pathology，8（6）：6708.

Xu H，Hu Y W，Zhao J Y，et al，2015. MicroRNA-195-5p acts as an anti-oncogene by targeting PHF19 in hepatocellular carcinoma. Oncology Reports，34（1）：175-182.

Yang J Y，Hu Y W，Zhang P，et al，2012. Progress of niemann-pick type C1 Like 1 on cholesterol metabolism. Acta Physiologica Sinica，64（6）：721-728.

第三十三章　自噬与动脉粥样硬化

第一节　概　　述

细胞为了维持自稳态，在不断合成新蛋白质的同时，还需降解细胞内异常蛋白质或者老化的细胞器。真核细胞内至少存在两种降解方式：一种是泛素-蛋白酶体系统，另一种则是自噬（autophagy）。自噬是一种进化保守的溶酶体依赖性分解代谢途径，是细胞基于本身代谢和细胞器更新需要，在自噬相关基因（autophagy-associated gene，ATG）的调控下利用溶酶体降解细胞内生物大分子及受损细胞器的过程。生理条件下，细胞通过自噬作用将胞质中的大分子物质（如蛋白质、RNA、糖原等）和衰老、破损的细胞器在单位膜包裹的囊泡中大量降解，实现再循环，以维持细胞自身的稳定。因此，基础水平的自噬是细胞维持自稳态的重要机制之一。在某些病理条件下，如营养匮乏、缺氧、氧化应激、内质网应激、有害物质刺激等，自噬可被异常激活，参与多种疾病的发生发展。动脉粥样硬化（As）是以脂质蓄积和炎症细胞浸润为特征的慢性炎症性疾病。研究显示，As 斑块中相关细胞（血管平滑肌细胞、巨噬细胞、内皮细胞）呈现自噬样特性，提示自噬与 As 密切相关。因此，深入研究 As 发生发展中自噬的作用及调控机制有望为相关疾病的防治提供新的思路。

第二节　自噬的特点及调控机制

自噬始于双层膜结构的吞噬泡形成。吞噬泡包裹细胞内待降解的蛋白聚集体、脂滴、细胞器等，逐步成熟形成自噬体，之后与溶酶体融合形成自噬溶酶体。自噬体外膜与溶酶体膜融合后，溶酶体水解酶可降解自噬体内容物，生成可被细胞循环利用的代谢产物。自噬溶酶体是一种自体吞噬泡，作用底物为细胞内蜕变、破损的细胞器；它们由单层膜包裹，内部常含有尚未分解的内质网、线粒体、高尔基复合体或脂类、糖原等。这种自噬溶酶体广泛存在于正常的细胞内，发挥“清道夫”作用，在消化、分解、自然更替一些细胞内结构上发挥重要作用。

早在 1962 年，Ashford 和 Porten 在电子显微镜下首次观察到人的肝细胞中存在自噬现象。随着分子生物学技术的发展，人们逐渐对自噬的形态特点及分子调控机制有了深入的了解。大致来说，自噬可分为 4 个阶段：①分隔膜形成。细胞接受自噬诱导信号后，在被降解物的周围形成有双层膜的杯状分隔膜，电镜下可观察到不断扩张、呈扁平双层膜的碗状结构，称为自噬前体（phagophore），是判断自噬发生的金标准之一。②自噬体形成。随着分隔膜逐渐延伸，待降解的胞质成分完全被包绕隔离形成自噬体。自噬体形成也是自噬发生的金标准，电镜下可见双层膜中含线粒体、内质网碎片等细胞质成分。③自噬体运输、融合。自噬体形成后，通过细胞骨架微管网络系统将其运输到溶酶体附近，与溶酶体融合形成自噬溶酶体。④自噬体的降解。自噬体融合后最终被溶酶体中的水解酶降解，降解产物在细胞内再循环利用。

根据物质转运到溶酶体内的途径不同，自噬分为大自噬（macroautophagy）、小自噬（microautophagy）与分子伴侣介导的自噬（chaperone-mediated autophagy，CMA）。大自噬由内质网来源的膜包绕待降解物形成自噬体，然后与溶酶体融合并降解其内容物；小自噬指溶酶体的膜直接变形，包裹待降解物后将其在溶酶体内降解；CMA 则是指胞质内蛋白结合到分子伴侣后被转运到溶酶体中降解的过程。在此过程中，首先需要胞质中的分子伴侣如热休克蛋白 70（HSP70）等识别靶蛋白的特定肽序列，然后分子伴侣-靶蛋白复合物被溶酶体膜上的受体识别并与之结合，最终转运到溶酶体内降解。由于 CMA 的底物是可溶性蛋白质分子，所以在清除蛋白质时具有一定选择性，而大自噬与小自噬则无明显的选择性。

在自噬发生过程中，有多种 ATG 编码的特殊蛋白参与了吞噬泡的延伸、成熟及自噬体与溶酶体的融合，包括 Beclin 1、ATG5-ATG12 复合物及微管相关蛋白轻链 3（light chain 3，LC3）Ⅱ-磷脂酰乙醇胺（PE）复合物等。Beclin 1、ATG5 分别参与自噬起始和膜性结构延伸。自噬体形成时，胞质型 LC3 会水解形成 LC3-Ⅰ，而 LC3-Ⅰ进一步与 PE 结合转变为膜型 LC3-Ⅱ，因此，LC3-Ⅱ/LC3-Ⅰ比值的大小常用于评价自噬水平的高低。

Beclin 1 是哺乳动物中酵母 *ATG6/Vps30* 基因产物的同源物，在自噬发生过程中起正向调控作用，是调控自噬的一个关键因子。此外，Beclin 1 还可调节细胞自噬与凋亡之间的平衡。当凋亡刺激持续存在时，Beclin 1 可被 caspase-3、caspase-8 等裂解，失去自噬诱导能力，细胞出现凋亡；而“饥饿”状态下，Beclin 1 可阻止凋亡蛋白 Bid 等激活而抑制凋亡，维持细胞活力。

研究发现，哺乳动物西罗莫司靶蛋白（mTOR）通路与磷酸酰肌醇-3-激酶（PI3K）通路参与了自噬的上游调控。mTOR 是一个非典型的丝氨酸/苏氨酸激酶，最早在酵母中发现，随后在其他物种（包括原生动物、光合生物、后生动物、哺乳动物等）中也找到，并证实它参与生长、代谢和衰老调控等生物学过程。mTOR 能与其他蛋白结合形成两种结构和功能都不同的复合体：mTOR 复合物 1（mTORC1）和 mTOR 复合物 2（mTORC2）。mTORC1 的核心组分包括 mTOR、Raptor 和 mLST8；其他一些调控因子如 PRAS40、Deptor、小 G 蛋白 Rheb、Rag 等也可直接与 mTORC1 结合调控其活性。mTORC2 核心组分则由 mTOR、Rictor、mSIN1、mLST8 和 PRR5 构成，而 Deptor 也可与 mTORC2 结合调控其活性。通常情况下，mTORC 对西罗莫司（雷帕霉素）敏感，参与调控蛋白质和核糖体的生物合成、营养物质的吸收和细胞自噬等过程。当营养充足时，mTORC1 活化丝氨酸/苏氨酸激酶 ATG1（酵母中为 ATG1，其哺乳动物同源蛋白为 ULK1）抑制自噬；当“饥饿”或有 mTOR 抑制剂（如西罗莫司）存在时，mTORC1 不能激活，ATG1 形成 ATG-1 蛋白激酶自噬调控复合物，诱导自噬发生。mTORC 对西罗莫司不敏感，在肌动蛋白细胞骨架排列、细胞存活、脂质合成等方面发挥调控作用。2010 年，*Nature* 杂志首次报道自噬对 mTOR 亦具有负反馈调节作用，而自噬与 mTOR 之间的这种负反馈调控作用是促进细胞存活的重要机制。

调控 mTOR 活化的上游机制较为复杂。PI3K/Akt、ERK 和 AMPK 等通路都参与了对 mTOR 信号的调控。异二聚体结节硬化症蛋白 TSC1-TSC2 可作为“转接枢纽”将接收到的上游信号传递给 mTORC1。PI3K/Akt 通路和 ERK 通路可通过抑制 TSC1-TSC2 异二聚体形成，降低 mTORC1 活性而传递生长因子信号；缺氧诱导因子-1（HIF-1）和 DNA 损伤反应调节因子 1（REDD1）通过 TSC1-TSC2/mTORC1 传递缺氧信号，而 AMPK 则可通过此通路传递能量信号。在营养特别是氨基酸充足的条件下，Rag GTP 酶是激活 mTORC1 所必需的；氨基酸可增加哺乳动物细胞内钙离子浓度，通过Ⅲ型 PI3K/Vps34 激活 mTORC1。Ⅲ型 PI3K 可促进前自噬体结构分隔膜的形成，并与 Beclin 1 结合形成 ATG1 蛋白激酶自噬调控复合物，募集自噬相关蛋白，从而促进自噬。PI3K 途径亦可介导 mTORC2 信号通路活化，使之与核糖体结合发挥生物学效应。有趣的是，研究发现“饥饿”可激活 AMPK，进一步磷酸化 mTOR 诱导自噬；但在 PI3K/Akt 通路中，磷酸化的 mTOR 却抑制自噬，其原因可能与 Akt 和 AMPK 磷酸化 mTOR 的位点不同，从而导致 mTOR 功能不同有关（图 33-1）。

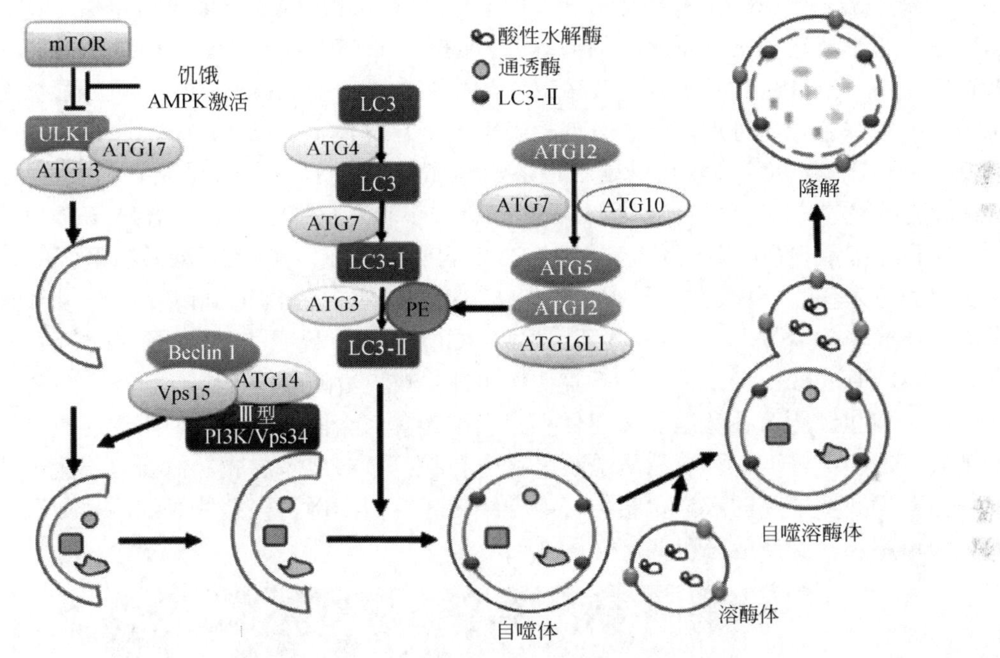

图 33-1　自噬的分子调控机制

［引自：Shoji-Kawata S，Sumpter R，Leveno M，et al，2013. Identification of a candidate therapeutic autophagy-inducing peptide. Nature，494（7436）：201-206.］

生理条件下细胞自噬活性较低，但在各种理化因素如射线照射、机械损伤和药物作用下，自噬溶酶体大量增加，可对细胞发挥一定程度的保护作用。研究发现，除了 mTOR 抑制剂西罗莫司外，内质网应激模拟物、Ⅰ型 PI3K 抑制剂等皆可诱导自噬，而Ⅲ型 PI3K 抑制剂、质子泵抑制剂等则可以抑制自噬。因此，在自噬的研究过程中，常采用西罗莫司等作为工具药观察自噬的病理生理学意义。

第三节　自噬的研究方法

正常情况下细胞内自噬活性较低，因此在自噬的研究过程中，通常会应用一些工具药改变自噬水平。目前较为常用的自噬诱导剂包括内质网应激模拟剂（bredeldin A、毒胡萝卜素、衣霉素等）、肌醇单磷酸酶（IMPase）抑制剂氯化锂、模拟“饥饿”的 Earle 平衡盐溶液、Ⅰ型 PI3K 信号通路抑制剂 *N*-乙酰-D-鞘氨醇、mTOR 抑制剂西罗莫司、IP3R 阻滞剂 *x*estospongin B/C 等；而自噬抑制剂包括Ⅲ型 PI3K/hVps34 抑制剂 3-甲基腺嘌呤（3-methyladenine，3-MA）、质子泵抑制剂 bafilomycin A1 及羟氯喹等。此外，也可以通过一些遗传学技术在自噬相关基因的表达水平进行干预。

在自噬检测方面，可利用 Western blot 检测 LC3-Ⅱ/LC3-Ⅰ比值的变化来评价自噬形成。因为自噬形成时，胞质型 LC3 会降解一小段多肽形成 LC3-Ⅰ，LC3-Ⅰ与 PE 结合转变为（自噬体）膜型（即 LC3-Ⅱ），所以，LC3-Ⅱ/LC3-Ⅰ比值的大小可估计自噬水平的高低。除此之外，还可以在荧光显微镜下利用融合蛋白来示踪自噬形成，包括 GFP-LC3 单荧光自噬指示体系、mRFP-GFP-LC3 双荧光自噬指示体系等。GFP-LC3 单荧光自噬指示体系是利用 LC3 在自噬形成过程中发生聚集的原理开发的。无自噬存在时，GFP-LC3 融合蛋白弥散分布在胞质中；当自噬被激活后，GFP-LC3 融合蛋白转位至自噬体膜，在荧光显微镜下形成多个明亮的绿色荧光斑点，一个斑点相当于一个自噬体，可以通过计数来评价自噬活性的高低。由于绿色斑点增多也可能是自噬溶酶体降解途径受阻所致，通常还需要应用 Western blot 检测游离的 GFP、分子伴侣蛋白 p62 来进一步验证自噬活性是否增强。mRFP-GFP-LC3 双荧光自噬指示体系可用于标记、追踪 LC3 与自噬流的变化。GFP 是酸敏感型蛋白，而 mRFP 是稳定的荧光基团，不受外界干扰。自噬体与溶酶体融合后形成自噬溶酶体，由于溶酶体内呈酸性环境，pH 下降可使 GFP 猝灭。因此，GFP 越少，说明从自噬体到自噬溶酶体形成过程越顺畅，通过 GFP 与 mRFP 的亮点比例可评价自噬流的顺畅与否。

由于自噬经历了吞噬泡—自噬体—自噬溶酶体三个阶段，也可利用透射电镜进行形态学观察。透射电镜下，吞噬泡呈现新月状或杯状，双层或多层膜，似要包绕胞质成分；自噬体为双层或多层膜的液泡状结构，内含线粒体、内质网、核糖体等细胞器成分；自噬溶酶体为单层膜，胞质成分已降解（图 33-2）。

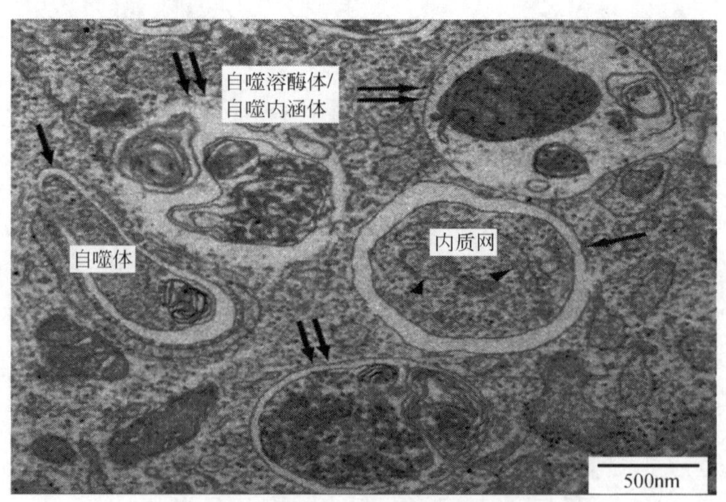

图 33-2 透射电镜下观察自噬的形态

→自噬体，⇉自噬溶酶体/自噬内涵体，➤内质网碎片

［引自：Mizushima N，Yoshimori T，Levine B，2010. Methods in mammalian autophagy research. Cell，140（3）：313-326.］

第四节　自噬在动脉粥样硬化中的作用

在动脉粥样硬化（As）发生发展的过程中，巨噬细胞、T 细胞等介导的慢性炎症反应是重要的危险因素，同时伴随血管内皮功能紊乱及平滑肌细胞增殖与迁移异常。在 As 发展过程中，巨噬细胞、内皮细胞及血管平滑肌细胞都存在不同程度的自噬，其机制可能与氧化应激、内质网应激及炎症因子等有关。

一、巨噬细胞自噬与动脉粥样硬化

脂质分子、脂蛋白在血管内膜下的积聚是 As 的主要原因。As 斑块进展的原因多样，主要包括：①胆固醇流出减少，泡沫细胞形成增加，其参与了斑块形成及破裂等过程；②炎症反应激活，促 As 因子 IL-1β、TNF-α等生成增多；③细胞器损伤或毒性蛋白累积使巨噬细胞凋亡增加，吞噬功能下降。研究表明，巨噬细胞在胆固醇转运、炎症反应及细胞毒性物质清除方面发挥着重要作用。

根据其表型和分泌的细胞因子不同，可将巨噬细胞分为两种极化类型，即经典活化的 M1 型和选择性活化的 M2 型。M1 型巨噬细胞通过分泌炎症因子和趋化因子发挥促炎作用，M2 型巨噬细胞则可分泌 IL-10、转化生长因子等产生抗炎作用，促进创伤修复和纤维变性。在早期 As 斑块内，浸润细胞以 M2 型巨噬细胞为主，具有良好的胞葬作用。胞葬作用是指吞噬细胞将程序性死亡的细胞安全清除的过程，从而避免死亡细胞内容物释放到周围组织引起炎症和损害，以维持斑块的稳定性。在进展期斑块中，M1 型巨噬细胞逐渐占据主导，活性氧增多引起内质网应激，巨噬细胞凋亡增多，坏死核心形成；M1 型巨噬细胞还可分泌 MMP 降解胶原纤维，使斑块纤维帽变薄，斑块易损系数增加，加快 As 进程。

巨噬细胞内 ox-LDL 累积会引起氧化应激和内质网应激，继而激活巨噬细胞自噬，从而使自噬作为一种应激保护机制在促 As 的风险因子作用下触发。研究显示，巨噬细胞自噬具有抗 As 作用。巨噬细胞中 *ATG5* 敲除后，细胞凋亡和氧化应激水平明显增加；这些自噬缺陷的凋亡细胞不能被吞噬细胞识别并清除，可促进斑块破裂。脂质代谢的过程中，巨噬细胞通过自噬促进胆固醇流出。除此之外，自噬能够促进促炎型的 M1 型巨噬细胞向抑炎型的 M2 型巨噬细胞转化，促进炎症反应转归。此外，巨噬细胞自噬能够促进聚集蛋白质及损伤细胞器的降解，降低细胞内毒性效应。

蛋白质在细胞内大量异常积聚可对细胞产生毒性效应；临床上多种疾病如帕金森病、亨廷顿病、阿尔茨海默病等发病都与蛋白质异常积聚有关。细胞通过蛋白酶体和自噬溶酶体途径降解蛋白质，两者均由泛素化信号识别蛋白介导。泛素样结合蛋白 P62/SQSTM1（SQSTM1）可以结合泛素化的蛋白质，与 LC3 相互作用后将泛素化蛋白转运至自噬溶酶体，同时自身也被降解。在进展期斑块内，巨噬细胞分子伴侣蛋白 P62 水平显著提高，自噬功能受损。巨噬细胞自噬抑制后，As 斑块内损伤蛋白不能被及时清除，从而激活炎症及凋亡信号。另外，线粒体自噬缺陷导致细胞内活性氧簇（ROS）显著增加，活性氧是激活炎症体的潜在因子，损伤线粒体破裂后引起细胞色素 C 释放，导致细胞凋亡。上述研究提示，在 As 发生过程中，巨噬细胞自噬可以通过清除毒性蛋白、降解脂质、抑制炎症信号激活等机制发挥保护作用。

巨噬细胞的自噬反应可随 As 的进展而逐渐减弱。在 As 晚期，巨噬细胞自噬功能受损，其机制可能是长期脂质毒性作用下，溶酶体膜的流动性发生改变，自噬体与溶酶体融合障碍，氧化修饰的脂质不能被水解，导致胆固醇结晶在细胞内不断蓄积，从而进一步破坏溶酶体膜的稳定性。当巨噬细胞内自噬出现异常时，斑块内炎症小体活化，胞质中活性氧和细胞色素 c 不断积累，细胞中有害物质无法有效清除，溶酶体膜被破坏，使水解酶从溶酶体中释放并最终引起细胞死亡，继而加剧斑块中的炎症反应并促进坏死核心扩大。

（一）巨噬细胞脂自噬与胆固醇流出

巨噬细胞通过清道夫受体吞噬脂质转变为泡沫细胞，而脂滴是 TG 及 CE 在泡沫细胞中主要的储存形式。研究发现，脂质超负荷的巨噬细胞易形成坏死核心导致斑块破裂，是 As 相关疾病致死致残的主要病因。脂自噬最早在动物肝脏中发现，是细胞通过自噬途径降解脂滴促进脂质代谢的过程。脂滴累积可伴随自噬标志物水平升高，脂滴被双层膜结构的自噬体包裹后与溶酶体融合，TG 及 CE 在溶酶体中被酸性脂肪酶水解为游离胆固醇。另外，持续的脂质沉积会使巨噬细胞自噬功能受损，形成胆固醇结晶。胆固醇结晶近年来被视为损伤相关分子模式（DAMP），可促进炎症因子 IL-1β等分泌。当营养缺乏时，脂自噬可以促进肝细胞内 TG 水解。在肝细胞自噬受损的小鼠模型中，细胞内 TG 累积增多，脂肪肝程度加重；有趣的是，在 *ATG5* 敲除或溶酶体酸性脂酶抑制剂处理的巨噬细胞中，可以观察到胆固醇逆向转运（RCT）明显受到抑制，被修饰的脂质蓄积增多，易导致 As 病情恶化。胆固醇逆向转运是胆固醇从周围组织转运到肝脏进行再循环或以胆酸形式排出体外的过程，是机体清除多余胆固醇的重要生理途径。ATP 结合盒转运体 1（ABCA1）作为细胞膜上一种重要的胆固醇流出调节蛋白，可将游离胆固醇转运到细胞外与 apoA-Ⅰ结合形成 HDL，然后转运至肝脏代谢形成胆汁酸排出，促进胆固醇逆向转运。研究发现，巨噬细胞诱导的自噬可以一种 ABCA1 依赖方式促进泡沫细胞内胆固醇外流，而阻断巨噬细胞自噬从而促进斑块内脂质的累积。例如，巨噬细胞中脂质负荷可以通过 27-羟基胆固醇激活肝 X 受体（LXR）转录因子，上调 ABCA1 表达水平，提高胆固醇逆向转运效率；当巨噬细胞自噬被抑制时，这种促进作用被抑制。由此推测巨噬细胞脂自噬首先通过溶酶体机制降解脂滴，产生的游离胆固醇则可与 ABCA1 结合转运至外周 HDL，减轻脂质沉积，从而减慢 As 进程；当自噬不足时，游离胆固醇减少，胆固醇逆向转运减少，可加速 As 进程。由此推测，诱导巨噬细胞自噬，促进细胞内胆固醇流出可能是一种降低斑块不稳定性，抑制斑块破裂的有效手段。

（二）巨噬细胞自噬与炎症反应

As 是一种慢性炎症性疾病。自噬可调节巨噬细胞极化，促进促炎型 M1 型巨噬细胞向抑炎型 M2 型巨噬细胞转化。在易损斑块内，M1 型巨噬细胞内 NF-κB 激活，炎症因子 IL-1β、IL-6 等分泌增加，继而诱导氧化应激及内质网应激，促进细胞凋亡。在稳定性斑块内，M2 型巨噬细胞占多数，能有效吞噬细胞碎片及凋亡小体，减轻周围炎症反应。自噬通过分子伴侣蛋白 P62 识别泛素化的 NF-κB 并转运至溶酶体进行降解，调节 M1 型巨噬细胞向 M2 型巨噬细胞转化。巨噬细胞自噬抑制后，M2 型巨噬细胞可分泌与 M1 型巨噬细胞类似的细胞因子，提示巨噬细胞自噬可能通过促进巨噬细胞转化发挥稳定易损斑块的作用。Toll

样受体（TLR）是参与非特异性免疫（天然免疫）的一类重要蛋白质分子，也是连接非特异性免疫和特异性免疫的桥梁，在识别病原微生物、激活免疫反应中发挥重要作用。研究发现，TLR 家族中多个成员包括 TLR7、TLR9 等参与了 As 的发生发展，其机制涉及对自噬的调控。临床研究发现，在人 As 斑块中，TLR1、TLR2、TLR4、TLR7 的 mRNA 表达水平明显升高，并且在 As 斑块的中期、晚期亦可见 TLR7 蛋白表达水平显著上调。一些参与 As 进展的内源性损伤因子如 ox-LDL 等，可作为 TLR 的内源性配体，通过髓样分化因子（MyD88）依赖和非依赖识别途径参与 As 的进展。MyD88 是 TLR 信号通路中的一个关键接头分子，可通过级联反应依次激活 IL-1 受体相关激酶（IRAK）、肿瘤坏死因子受体相关因子 6（TRAF6），随后形成 IRAK/TRAF6 复合物与β-转化生长因子激酶 1（TAK1）发生相互作用，最终激活 NF-κB 和 MAPK 信号通路，调控炎性细胞因子 TNF-α、MCP-1、IL-6、IL-12 等释放。研究发现，TLR2 与 TLR4 表达于平滑肌细胞、巨噬细胞、内皮细胞、树突状细胞等细胞表面，TLR4 通过调节辅助性 T 细胞（Th1）分泌细胞因子，以及调节血浆胆固醇水平促进小鼠 As 的发展。TLR7、TLR8 和 TLR9 共同组成了 TLR9 亚家族。TLR9 作为细胞内的一种重要模式识别受体，在树突状细胞、B 细胞、NK 细胞、巨噬细胞等免疫细胞中皆有表达。TLR7 能够识别 As 斑块中经修饰的脂质，招募白细胞，增加细胞因子和 MMP 产生，促进泡沫细胞形成和斑块不稳定。虽然 TLR 家族成员诱导的炎症级联反应促进了 As 的发生发展，但是在 $apoE^{-/-}$小鼠中，TLR9 却发挥抗 As 作用；同样，TLR3 和 TLR7 也具有体外促炎、体内抗 As 的作用，其机制尚未充分阐明。

近年来研究发现，TLR 对自噬亦具有调节作用，可通过 MyD88 和（或）IFN-β TIR 结构域衔接蛋白（TRIF）两条不同的信号途径来激活自噬。TLR3 依赖于 TRIF 信号通路，TLR4 可以通过 MyD88 或 TRIF 途径进行信号转导，然而 TLR7 与 TLR9 只能通过 MyD88 途径进行信号转导。研究发现，TLR7 配体（ssRNA、R-837 等）可通过 MyD88 依赖途径诱导巨噬细胞自噬，是清除内部病原体的一种自我保护机制；其中 ATG5 和 Beclin 是 TLR7 诱导巨噬细胞自噬形成必需的信号分子，TLR7 通过加强 MyD88 与 Beclin 之间的联系，减少 Beclin 与 Bcl-2 的互动，最终诱导巨噬细胞自噬。基于自噬具有潜在的抗 As 作用，如果能以药物减轻 TLR 诱导的炎症反应，选择性诱导斑块内巨噬细胞自噬，可能有助于稳定 As 斑块。

二、内皮细胞自噬与动脉粥样硬化

血管内皮细胞除了构成血液与组织之间的机械屏障外，也参与了多种生理功能稳态的维持，包括代谢、免疫、炎症，以及血压调节、凝血与抗凝平衡等。内皮细胞功能紊乱是诱发 As 等心血管疾病的重要因素。一些 As 的风险因子，如氧化应激、脂质毒性等均可影响血管内皮细胞功能，其机制亦涉及自噬。

自噬可影响血管炎症、钙化、新生等过程。在牛主动脉内皮细胞过表达 *ATG5* 可促进活性氧生成与 Akt 磷酸化，血管发生增强；自噬被抑制后，ROS 的产生与 Akt 磷酸化均显著减少，伴随血管发生减少，提示自噬促血管发生机制可能与激活 ROS 有关。有趣的是，ROS 也可通过多个途径调节血管内皮细胞的自噬水平：①ROS 促进 ATG4 对 ATG8 的 C 端剪接，被剪接后的 ATG8 与磷脂酰乙醇胺结合，然后结合到自噬体膜，参与自噬体的装配，促进自噬体的成熟；②ROS 可降低 ATG4 水平，使 LC3-Ⅰ向 LC3-Ⅱ转变，促进自噬；

③ROS 能抑制磷酸脂酶与张力蛋白同源物（phosphatase and tensin homologue，PTEN）的表达，抑制 PI3K-PKB/Akt 信号通路的活化，促进结节性硬化复合体 TSC1/2 形成，从而抑制 mTOR 通路中 Ras 蛋白脑组织同源类似物（Rheb）活化，诱导自噬；④ROS 通过影响钙离子通道 IP_3R，增加细胞内钙离子的水平，进而影响自噬。自噬被适度诱导后，有助于增加内皮细胞在氧化应激状态下的生存能力。

ox-LDL 通过促进脂质蓄积、诱导炎症反应等多种途径加速 As 的发生发展，是致 As 的独立危险因素。近年来发现，ox-LDL 能够诱导血管内皮细胞自噬。在内皮细胞中，ox-LDL 能诱导自噬体和自噬溶酶体形成，给予自噬抑制剂 3-MA 可阻断 ox-LDL 诱导的自噬，自噬诱导剂西罗莫司则可以促进 ox-LDL 诱导的自噬。进一步研究表明，ox-LDL 定位于 LC3-Ⅱ和溶酶体酸性酯酶 2α（lamp2α）阳性区域，能够上调 lamp2α表达；而 lamp2α上调则可被 LOX-1 单克隆抗体、维生素 C/维生素 E 逆转，提示 LOX-1 介导的 ox-LDL 的摄取与自噬溶酶体的形成密切相关。然而，ox-LDL 在诱导自噬的同时，还可浓度依赖性地诱导血管内皮细胞凋亡，并且当自噬诱导作用被抑制后，血管内皮细胞凋亡显著增加。ox-LDL 诱导凋亡的机制可能与上调胞质内钙离子浓度、诱导内质网应激、活化 c-Jun 氨基末端激酶（JNK）和 C/EBP 同源蛋白（CHOP）有关。内皮细胞凋亡不利于维持斑块的稳定，容易引起斑块的破裂，促进血栓形成。研究发现，在血管平滑肌细胞，ox-LDL 对自噬/凋亡的影响可能与浓度有关，低浓度 ox-LDL 可同时上调自噬性基因 *Beclin1*、*LC3-Ⅱ/LC3-Ⅰ*、*ATG5* 和凋亡标志基因 *caspase-3*、*Bax*、*Bcl-2*、*Bcl-xL* 表达，但是高浓度 ox-LDL 虽然也可促进凋亡，但却降低自噬水平。

游离脂肪酸（FFA）中的软脂酸（PA）也能通过 Ca^{2+}依赖途径同时诱导血管内皮细胞自噬与凋亡。胞质内高浓度的 Ca^{2+}能激活多种自噬诱导蛋白［如钙调蛋白（CaM）］，从而激活 CaM 依赖性蛋白激酶激酶β（CaMKKβ），随后通过单磷酸腺苷活化蛋白激酶 AMPK 途径抑制 mTOR 的活性；CaM 也可以激活死亡相关蛋白激酶 DAPK，导致自噬因子 Beclin 1 磷酸化而引起自噬。但由于 Ca^{2+}又可作为凋亡诱导信号，在凋亡占优势的情况下，可能会掩盖适度自噬对血管内皮细胞的保护作用。

三、血管平滑肌细胞自噬与动脉粥样硬化

As 发展过程中，平滑肌细胞增殖和迁移是关键环节之一。研究发现，As 斑块纤维帽中存在具有典型自噬特性的平滑肌细胞，其形成机制可能与胆固醇大量积聚有关。过量的胆固醇可显著升高 LC3-Ⅱ蛋白水平，而经典的自噬抑制剂 3-MA 则可明显抑制胆固醇负荷诱导的自噬发生。研究表明，血管平滑肌细胞自噬主要受 p38 丝裂原活化蛋白激酶（p38MAPK）与 Akt 这两条不同的信号通路调控。然而由于下游信号分子不同，这两条通路对自噬的影响十分复杂。例如，p38 可通过抑制 ATG5 磷酸化进而抑制自噬体的形成，但 p38MAPK 又可经糖原合成酶激酶 3β（GSK3β）和 70kDa 核糖体蛋白 S6 激酶（P70S6K）途径调节自噬，引起 GSK3β磷酸化及 GSK3β（Thr389）脱磷酸化，随后诱导 LC3-Ⅱ产生；此外，p38MAPK 还可抑制 mATG9 和 p38IP（mATG9 的 C 端）的相互作用进而调节自噬的发生。一方面，Akt 可通过磷酸化 TSC2 抑制 Rheb，引起 Rheb-GTP 水平的升高而激活 mTOR，抑制自噬；另一方面，Akt 可调节自噬因子 Becline 1 磷酸化，进而诱导自噬的发生；晚期糖基化终末产物（AGE）亦通过 Akt 通路促进血管平滑肌细胞自噬。

四、自噬在动脉粥样硬化发生发展中的两面性

因自噬在维持细胞物质合成、降解细胞内有害物质与受损细胞器等过程中发挥重要作用，大部分学者认同适度的自噬具有抗 As 作用。通过自噬降解细胞内受损的结构，其能够适应氧化应激、炎症、缺氧等环境，防止细胞发生凋亡和坏死。研究发现，自噬可以抑制动脉粥样斑块进展，敲除自噬相关基因 *ATG5* 后，斑块中的炎症因子明显增加。mTOR 抑制剂西罗莫司或 PKB 抑制剂曲西立滨干预能通过 PI3K/Akt/mTOR 信号通路诱导巨噬细胞自噬性死亡，明显降低炎症反应，继而稳定易损斑块。同样，适度诱导单核细胞自噬能降低斑块的易损性，起到稳定斑块作用。在 ox-LDL 受体基因敲除小鼠，沉默自噬相关基因 *ATG5* 可导致动脉粥样斑块中巨噬细胞的自噬能力降低、凋亡增加，使其无法正常清除坏死细胞，加重斑块内组织坏死，促进急性冠脉综合征的发生。尽管总体而言自噬是一种非选择性的过程，但在一些特殊情况下，也可优先降解某些物质。能够优先降解脂质的自噬称为脂噬，指细胞内的脂质通过自噬体转运至溶酶体的过程，是自噬的一种特殊类型，能促进胆固醇流出，有助于抑制 As 发生中脂质异常沉积。

适度自噬除了有助于维持巨噬细胞正常的清除能力外，对于血管内皮细胞及平滑肌细胞亦具有一定的保护作用。当血管内皮细胞暴露于 ROS、ox-LDL 等致 As 危险因素时，激活自噬有助于抑制血管内皮细胞凋亡，减轻危险因素对血管内皮的损害，这可能是血管内皮对损伤因子的一种适应性保护机制；同样，适度自噬可以抑制平滑肌细胞增殖，延缓 As 病变的进展。

与适度自噬不同，自噬异常激活会因为自噬体与溶酶体结合受限，MMP 分泌增加，细胞外基质大量降解等原因引起血管平滑肌细胞、内皮细胞死亡，继而导致胶原纤维合成减少及斑块纤维帽变薄，血栓形成增加。此外，自噬引发的细胞死亡能促进炎症因子（TNF-α、IL-6、IL-1β）等大量释放，进一步加重炎症损伤，这些都不利于斑块的稳定，容易引发急性冠脉综合征等急性临床事件。

五、自噬在动脉粥样硬化防治中的意义

大量研究证实，选择性诱导巨噬细胞自噬，减少粥样斑块中巨噬细胞浸润，有助于维持粥样斑块的稳定。早期斑块中，促 As 因子能有效诱导巨噬细胞发生基础水平的自噬，增强巨噬细胞胞葬作用及抗炎修复能力，从而延缓早期斑块增大和坏死核心形成。As 进展后期，巨噬细胞自噬水平不足，促炎作用占主导，同时 MMP 分泌增多，斑块面积及坏死核心均显著扩大。因此，精确调控巨噬细胞自噬水平有望成为治疗 As 的靶点之一。

目前初步发现了一些药物能够通过影响自噬延缓 As 的进展。在 As 初期，利用 mTOR 拮抗剂或 TLR7 配体药物能提高巨噬细胞的自噬反应，减少斑块中巨噬细胞的数量，保护细胞免受炎症因子的损伤，促进斑块稳定，减缓 As 进程，有望成为新的治疗 As 药物：西罗莫司及其衍生物依维莫司是经典 mTOR 抑制剂，可通过改善斑块中巨噬细胞功能，显著减小斑块面积。在 As 新西兰白兔的动脉内放置涂有 mTOR 抑制剂依维莫司涂层支架后，血管壁内的巨噬细胞被选择性清除，而对平滑肌细胞自噬和凋亡没有影响，提示依维莫司能选择性诱导巨噬细胞自噬，有助于维持斑块纤维帽稳定；在小鼠 As 模型中，mTOR 抑制剂能降低主动脉弓处胆固醇水平，延缓 As 进展。然而，由于西罗莫司、依维莫司等易

引起高血糖、高血脂，在治疗过程中往往需要与他汀类降脂药或二甲双胍等降糖药联用。另外，广谱 PI3K 抑制剂（3-MA 等）已被广泛用于自噬研究，但迄今为止还未发现针对 PI3K 的特异性自噬抑制剂。由于抑制 ATG4 活性可阻碍自噬产生，目前已开发出 ATG4 的特异性底物，因此设计 ATG4 特异性抑制剂有望成为一种抑制自噬的新方法。尽管 TLR7 配体咪喹莫特等也可诱导巨噬细胞自噬，但当 NF-κB 信号异常激活，炎症介质 VCAM-1、MCP-1、IL-6 等大量释放后，反可加重斑块不稳定性。基于 Beclin 1 复合体形成是诱导自噬的起始环节，研究者将 Beclin 1 与 TAT 蛋白转导肽（人类免疫缺陷病毒 1 型编码的多肽）结合，制造出一种多肽类的自噬诱导剂 Tat-Beclin 1，可渗透进细胞，发挥清除异常蛋白、杀灭微生物作用。因此，利用生物工程技术研发自噬诱导剂可能也是未来相关领域药物开发的一种新方向。

研究表明，一些中药的有效成分，如姜黄素、白藜芦醇等，可通过诱导细胞发生适度自噬而发挥治疗作用：白藜芦醇预处理人脐静脉内皮细胞，可以通过 cAMP-PRKA-AMPK-SIRT1 信号通路激活细胞自噬，减轻由 TNF-α引发的内皮炎症；氧化应激状态下，姜黄素能使胞质中肿瘤抑制因子 FOXO1 活化，与 ATG7 结合激发细胞自噬，从而发挥血管内皮细胞保护作用；RNA 干扰 FOXO1 表达后，自噬过程受抑制，姜黄素保护作用亦显著降低。

由于适度自噬与过度自噬在 As 发病过程中的作用迥然不同，未来应该重点研发能靶向且精准调控巨噬细胞自噬的药物，为 As 的防治提供新的思路。

（杨芝春　彭　军）

参考文献

曹贝贝，范亮亮，项荣，2013. 动脉粥样硬化中自噬与凋亡在内质网的交叉对话. 生物物理学报，29（12）：911-918.

郭凤霞，危当恒，2013. 自噬与动脉粥样硬化. 生命的化学，33（4）：461-465.

于红红，吴玛莉，冷冷，等，2014. 自噬与动脉粥样硬化的关系及中药的干预作用. 中国动脉硬化杂志，22（7）：736-740.

张伟，陈文利，周全，等，2016. TOLL 样受体 9 在动脉粥样硬化中的作用研究进展. 激光生物学报，25（4）：295-301.

Chang C P，Su Y C，Lee P H，et al，2013. Targeting NF-κB by autophagy to polarize hepatoma-associated macrophage differentiation. Autophagy，9（4）：619-621.

Chen P，Cescon M，Bonaldo P，2014. Autophagy-mediated regulation of macrophages and its applications for cancer. Autophagy，10（2）：192-200.

Ding Z，Wang X，Khaidakov M，et al，2012. Degradation of heparan sulfate proteoglycans enhances oxidized-LDL-mediated autophagy and apoptosis in human endothelial cells. Biochem Biophys Res Commun，426：106-111.

Du J，Teng R J，Guan T，et al，2012. Role of autophagy in angiogenesis in aortic endothelial cells. Am J Physiol Cell Physiol，302（2）：C383-391.

Duewell P，Kono H，Rayner K J，et al，2010. NLRP3 inflammasomes are required for atherogenesis and activated by cholesterol crystals. Nature，464（7293）：1357-1361.

Fu S，Zhao H，Shi J，et al，2008. Peripheral arterial occlusive disease：global gene expression analyses suggest a major role for immuneand inflammatory responses. BMC Genomics，9：369.

Kaminskyy V O，Zhivotovsky B，2014. Free radicals in cross talk between autophagy and apoptosis. Antioxid Redox Signal，21（1）：86-102.

Koga H，KauShik S，Cuervo A M，2010. Altered lipid content inhibits autophagic vesicular fusion. Faseb J，24（8）：3052-3065.

Lee J，Giordano S，Zhang J，2012. Autophagy，mitochondria and oxidative stress：cross-talk and redox signalling. Biochem J，441：523-540.

Liu X，Tang Y，Cui Y，et al，2016. Autophagy is associated with cell fate in the process of macrophage-derived foam cells formation and progress. J Biomed Sci，23（1）：57.

Martinet W，De Loof H，De Meyer G R，2014. mTOR inhibition：a promising strategy for stabilization of atherosclerotic plaques. Atherosclerosis，233（2）：601-607.

Martinet W，De Meyer I，Verheye S，et al，2013. Drug-induced macrophage autophagy in atherosclerosis：for better or worse?. Basic Res Cardiol，108（1）：321.

Ouimet M，Franklin V，Mak E，et al，2011. Autophagy regulates cholesterol efflux from macrophage foam cells via lysosomal acid lipase. Cell Metab，13（6）：655-667.

Shoji-Kawata S，Sumpter R，Leveno M，2013. Identification of a candidate therapeutic autophagy-inducing peptide. Nature，494（7436）：201-206.

Yan Y，Finkel T，2016. Autophagy as a regulator of cardiovascular redox homeostasis. Free Radic Biol Med，5849（16）：31091-31097.

Zhang Y L，Cao Y J，Zhang X，et al，2010. The autophagy-lysosome pathway：a novel mechanism involved in the processing of oxidized LDL in human vascular endothelial cells. Biochem Biophys Res Commun，394（2）：377-382.

第三十四章　自身免疫与动脉粥样硬化

第一节　概　　述

动脉粥样硬化（As）是一种常见的心脑血管病变，主要累及全身的大动脉及中动脉，表现为血管壁内脂质沉积，泡沫细胞增生，依次形成脂纹、脂斑，纤维斑块及粥样斑块，As 晚期可造成动脉管腔狭窄，随着病程的进展斑块破裂出血，继发血栓形成，导致心肌梗死、缺血性脑卒中的发生。As 开始于动脉壁的损伤，随后的慢性炎症反应促进其进展，炎症反应是 As 发生、发展的重要因素。淋巴细胞、单核/巨噬细胞、树突状细胞及各种炎症因子均参与这个过程。单核/巨噬细胞及树突状细胞聚集、黏附、沉积到血管内皮下，吞噬氧化低密度脂蛋白（ox-LDL）成为泡沫细胞，产生并释放包括肿瘤坏死因子（TNF）、白细胞介素（IL）、干扰素（IFN）等在内的炎症因子，以维持血管壁局部慢性炎症反应。血管壁内包括 ox-LDL 在内的特殊抗原可激活 T 细胞，从而显著增强局部的炎症反应，激活的 B1 细胞可通过释放保护性抗体以清除有害分子，发挥抗 As 作用，而 B2 细胞则通过激活促炎症 T 细胞发挥促 As 的作用。

第二节　自身免疫性疾病致动脉粥样硬化机制

自身免疫性疾病是以 T、B 细胞异常活化及自身抗体产生为主要特征，导致机体免疫紊乱从而导致多器官功能受损的疾病，最常见的自身免疫性疾病为类风湿关节炎（rheumatoid arthritis，RA）和系统性红斑狼疮（systemic lupus erythematosus，SLE）。自身免疫性疾病患者心血管疾病的发生率和死亡率明显高于正常人群，且主要以 As 为主。大多数患者在病程早期无临床症状，但冠状动脉常发生明显病变且危及生命，是 RA 和 SLE 患者的主要死亡原因之一。

一、天然免疫与动脉粥样硬化

在 As 发生和发展中，天然免疫（包括吞噬性粒细胞、补体、炎症因子），尤其是单核–吞噬细胞系统发挥了重要作用。单核/巨噬细胞分泌的大量细胞因子参与了 As 发生的各个阶段，其中 CD36、清道夫受体 A（SR-A）等可介导巨噬细胞吞噬脂质，变成泡沫细胞；巨噬细胞集落刺激因子（M-CSF）能促进 Toll 样受体（TLR）的表达，诱发炎症反应；TNF-α 等能促进单核细胞的聚集及斑块的发展；基质金属蛋白酶（MMP）-1 与组织蛋白酶 S 等能促进斑块破裂。此外，树突状细胞能分泌 IFN-α促进血管平滑肌细胞的增殖，进而增加内膜斑块面积。肥大细胞能分泌 IFN-γ影响 MMP 和组织蛋白酶活性，促进斑块破裂；分泌类胰蛋白酶消化 LDL 中的载脂蛋白（apoB），促进巨噬细胞和平滑肌细胞摄取 LDL，转变成泡沫细胞，消化 apoE、降解高密度脂蛋白（HDL），抑制细胞内胆固醇的流出，从而加速泡沫细胞形成。中性粒细胞分泌的髓过氧化物酶能促进内皮细胞凋亡，加快泡沫细胞形成。

二、获得性免疫与动脉粥样硬化

T 细胞，主要是 Th1 亚型，在 As 中大量存在，并在斑块形成过程中起重要作用。近年来 $CD4^+T$ 细胞在该疾病中的作用受到了广泛的关注。$CD4^+T$ 细胞分为多种亚群，主要包括 Th1、Th2 和调节性 T 细胞（Treg），以及近年来发现的 Th17 细胞。

最近的研究显示，$CD4^+CD28^-T$ 细胞参与斑块不稳定和急性冠状动脉事件的发生。与稳定型心绞痛相比，急性冠脉综合征患者外周血 $CD4^+CD28^-T$ 细胞亚群明显增加。激活的免疫细胞、变薄的纤维帽、胶原基质的溶解及平滑肌细胞的凋亡均与 As 斑块不稳定性有关。研究发现 $CD4^+CD28^-T$ 细胞，仅存在于不稳定性斑块，提示 $CD4^+CD28^-T$ 细胞与斑块破裂有直接的关系。目前有关 $CD4^+CD28^-T$ 细胞聚集于不稳定性斑块处的确切机制尚不明确，但动脉粥样斑块中的大部分 T 细胞包括 $CD4^+CD28^-T$ 细胞分泌 IFN-γ，促进巨噬细胞分化为泡沫细胞及其他抗原提呈细胞，激活的巨噬细胞释放 MMP 及其他酶，可引起斑块破裂，同时由 $CD4^+CD28^-T$ 细胞分泌的 IFN-γ能增加平滑肌细胞表达 MHCⅡ类分子，增强 As 的炎症反应过程。除此之外，IFN-γ能明显抑制成纤维细胞分泌胶原并抑制平滑肌细胞增生，而且 $CD4^+CD28^-T$ 细胞具有直接溶解胶原纤维帽的作用而导致斑块破裂。这些因素相互作用可导致斑块不稳定性增加，斑块易破裂。

Th17 细胞是以分泌 IL-17A 为主要特征的 $CD4^+T$ 细胞群体，$CD4^+$初始 T 细胞受抗原刺激后，在转录因子 RORγt 和 RORα的调控下，IL-6 和 TGF-β联合作用即可促使初始 T 细胞分化成为 Th17 细胞。影响 As 斑块形成的许多重要因子均可以调节 Th17 细胞的分化。例如，一氧化氮可以导致转录因子 ROR-γt 酪氨酸残基的氮化，从而抑制 ROR-γt 和 IL-17 产生，而氯化钠可以促进致病性 Th17 分化。虽然 Th17/IL-17 已证实在 As 斑块的进展中起着关键作用，但其在 As 相关疾病中的作用尚不十分清楚，相关研究结果也存在明显的不一致。有研究表明，IL-17 能对多种 As 相关细胞，如单核/巨噬细胞、血管内皮细胞、平滑肌细胞等产生影响，进而促进 As 的发生。但 Vietinghoffs 等的研究表明，IL-17 可以促进 $CD11b^+CD11c^+$巨噬细胞在 As 斑块局部的聚集。Erbel 等报道 IL-17 可以促进巨噬细胞释放细胞因子 TNF-α、IL-1β、IL-6，以及血管细胞间黏附分子-1（VCAM-1）、细胞间黏附分子-1（ICAM-1）、MCP-1、CCL5 等，从而加剧血管局部的炎症反应、促进斑块形成。对于内皮细胞，有研究报道，IL-17 可以活化血管内皮细胞，甚至导致其凋亡，引起 As 斑块生成。对于血管平滑肌细胞，有研究者发现，IL-17 可以促进血管平滑肌细胞分泌趋化因子，募集炎症细胞至病损局部。除此之外，IL-17 还能够导致血管平滑肌细胞发生凋亡，降低斑块稳定性。但是也有人提出与上述研究不同的观点，有报道显示 IL-17 可以抑制平滑肌细胞分泌 VCAM-1，从而减少炎症细胞在血管壁的黏附，减少 As 斑块的发生。Gistera 等提出，IL-17 可以促进血管平滑肌细胞合成胶原纤维，有利于斑块稳定。Taleb 等研究发现，小鼠 *SOCS-3* 基因缺失可以导致 IL-17A 水平的升高，进而诱导产生抗炎的巨噬细胞表型，起到缓解血管炎症和降低 As 病损发生的作用。

外周血 T 细胞亚群广泛参与了冠状动脉粥样硬化的发生发展，其水平与冠状动脉粥样硬化严重程度密切相关，其检测有助于临床判断病情及预后。

第三节 类风湿关节炎与动脉粥样硬化

一、概述

类风湿关节炎（RA）是一种慢性自身免疫系统疾病，主要损害人体外周小关节滑膜组织，自身免疫系统缺陷的人群患冠心病的概率远高于正常人群。临床主要症状表现为小关节肿胀疼痛，继而软骨破坏，关节间隙变窄，晚期因严重骨质破坏、吸收导致关节僵直、畸形、功能障碍。RA 是一种慢性自身免疫系统疾病，可反复发作，随着病情的进展及病程的延长可并发冠状动脉炎、慢性心内膜炎、心瓣膜纤维化、类风湿心包炎、类风湿肉芽肿心肌炎等心血管疾病。

二、类风湿关节炎致动脉粥样硬化形成的相关机制

1. 代谢综合征 RA 患者心血管疾病发病率显著高于一般人群，其中大部分心血管疾病均源于 As。研究发现，大约 50%的 RA 患者 As 的形成不能单独被传统心血管致病因素（如高血压、高血脂、糖尿病、肥胖等）解释。由于 RA 是一种自身免疫性疾病，能够引起机体系统性免疫、代谢紊乱，因此这些均是引起 RA 患者心血管疾病危险性增加的因素。

代谢综合征主要包括腹型肥胖、糖代谢异常、胰岛素抵抗、血脂异常、血压增高等。Elkan 等对 RA 患者进行研究后发现，其中 89%的男性 RA 患者和 57%的女性 RA 患者均有向心性肥胖，且血清中 TC、LDL-C 及 ox-LDL 水平均较对照组明显升高，并与心血管疾病明显相关。研究还发现，31%的早期患者和 42%的晚期患者均存在不同程度的代谢综合征。胰岛素抵抗是代谢综合征的发病基础。患 RA 的代谢综合征者均存在胰岛素抵抗，并与亚临床 As 存在明显相关性。RA 患者胰岛素抵抗均高于对照组，胰岛素抵抗指数与年龄、TG 和胆固醇浓度相关，并在活动性 RA 背景下，显著促进 As 形成。研究表明，胰岛素抵抗与炎性介质，如 TNF-α、IL-6、红细胞沉降率、CRP 具有明显相关性。一项临床研究中发现，高 CRP 水平者较低水平者胰岛素抵抗明显增强，表明 RA 炎症水平是影响胰岛素敏感性的重要因素之一。

2. 免疫紊乱 在造成关节和滑膜损伤的同时，免疫紊乱也是 RA 患者心血管损伤的重要原因。类风湿因子是 IgG 变性刺激机体产生的自身抗体，是诊断 RA 的重要指标之一，主要存在于 RA 患者的血清和关节液中，分为 IgA、IgD、IgE、IgM、IgG 等分型。研究发现，类风湿因子可通过直接对内皮细胞产生毒性作用，导致内皮功能发生紊乱而发挥作用，是缺血性心脏病的独立高危因素，经超声检测评价发现，颈动脉内膜厚的患者，其亚临床 As 形成速度明显加快。

β_2糖蛋白 I 抗原免疫产生 T 细胞可加速 As 形成，表明β_2糖蛋白 I 抗原是 As 新的靶点。随着高滴度抗β_2糖蛋白 I 抗体出现，大量含有 $CD4^+$T 细胞的 As 斑块形成。研究发现，与一般人群相比，RA 患者含有 IgG、IgM、IgA 型抗β_2糖蛋白 I 抗体，这些患者颈动脉内-中膜厚度及斑块形成水平较对照组显著增加。抗心磷脂抗体是一组异质性抗体，包括 IgA、IgG、IgM 型，研究发现，RA 患者 IgG 型抗心磷脂抗体升高，在接受 TNF-α抑制剂治疗的 RA 患者中，28%的患者血清中出现 IgG 型抗心磷脂抗体。抗心磷脂抗体阳性患者颈动脉

内膜厚度明显增加，进一步研究发现，抗心磷脂抗体可通过激活单核细胞、内皮细胞及血小板，加剧血管炎症反应。一项对RA妇女患者的队列研究也表明，抗心磷脂抗体阳性患者血清中半胱氨酸水平明显高于无此抗体者，表明抗心磷脂抗体可能通过其他代谢因素促进As形成。

3. 炎症 目前，多数学者认为RA能够引起包括斑块炎症反应、血栓形成、降低斑块稳定性等在内的多种促As形成的过程发生。RA患者心血管并发症增加的病理机制涉及多方面且复杂，与炎症、免疫反应、基因多态性、药物及传统的心血管危险因素相关，其中炎症反应起着最核心的作用。RA的基础病理改变是滑膜炎，滑膜局部释放多种炎症因子，进入循环系统可引发全身包括动脉壁的慢性炎症。RHO等研究发现，RA患者血浆中的TNF-α、IL-6水平与冠状动脉钙化有关。TNF-α和IL-6主要作为促炎因子，激活巨噬细胞、T细胞，上调清道夫受体，促进粥样斑块形成。此外，抗环瓜氨酸肽抗体（anti-cyclic citrullinated peptide，anti-CCP）也可能与血管内皮损伤及心血管疾病发生有关。多种炎症因子及自身抗体的产生、释放及其对动脉壁的长期损伤作用，可致As。靶向TNF-α及IL-6的治疗已被广泛证明能够改善RA患者的预后。Barnabe等回顾分析了相关研究，发现抗TNF-α治疗可以减少心血管事件、心肌梗死，并降低脑血管意外风险。

研究发现，RA患者动脉僵硬度较对照组显著增加，与疾病持续时间、CRP、IL-6水平相关。另有研究表明，RA患者大小动脉弹性均减退，减退程度与VCAM-1、CRP等炎症标志物水平呈负相关。炎症促使动脉弹性减弱，从而增加RA患者的心血管事件的发生概率。此外，RA患者内皮祖细胞（ECP）数量减少，单用TNF-α拮抗剂可提升RA患者内皮祖细胞数量及功能。RA患者抗氧化能力下降，血同型半胱氨酸水平显著升高，可能是加速As进程的重要因素。

第四节 系统性红斑狼疮与动脉粥样硬化

一、概述

系统性红斑狼疮（SLE）是一种累及多脏器和多系统的慢性自身免疫性疾病，临床症状变化多样，可累及浆膜、肾、关节、中枢神经系统及皮肤等。系统性红斑狼疮好发于育龄期女性，多见于15～45岁年龄段，起病较隐匿。由于患者体内存在多种自身抗体，不仅影响细胞与体液免疫，亦影响补体系统，而免疫复合物形成所致的一系列病理生理变化是其重要的发病机制。中国SLE患病率高于西方国家，且具有一定的遗传倾向。本病通过治疗可控制病情，但不易彻底治愈，患者病情呈缓解与发作反复交替。虽然医疗水平的发展已使SLE患者短期预后显著改善，但随着生存期的延长，动脉受累导致重要脏器损害对患者生存质量及远期预后的影响并不乐观；近年来研究证明，SLE患者的心血管疾病发生率及死亡率均高于普通人群。

SLE病因尚不清楚，与体内激素水平变化、感染、环境与遗传因素及药物等有关。IFN为SLE发病过程中重要的细胞因子，研究发现，IFN亦使心血管疾病风险增高。Ⅰ型IFN参与血栓形成与扩大、血管内皮损伤等过程，损害了血管的自身修复能力；IFN-α还能够激活特异的树突状细胞、斑块中浸润的巨噬细胞和T细胞，加强局部炎症反应，促进As

斑块形成。SLE 患者体内自身抗体抗磷脂抗体（antiphospholipid，aPL）与血栓形成亦密切相关，但是 aPL 与 As 的关系仍有待进一步阐明。抗 SLE 治疗可以为预防心血管疾病带来获益：应用免疫抑制剂可以减缓 As 进程；环磷酰胺及霉酚酸酯均被发现具有抗 As 作用。糖皮质激素在 SLE 的治疗中也是一种常用药物，但其对心血管的影响存在争议。一方面，激素对炎症反应的抑制作用可能带来心血管益处；另一方面，它对血压、血糖、血脂代谢的负面影响却可能抵消其获益，甚至加速 As 进程。靶向 IFN 及 B 细胞的生物制剂也有可能带来心血管获益，但尚需临床研究证实。

二、系统性红斑狼疮并发动脉粥样硬化

SLE 患者心血管疾病的发生率是健康人群的 5～6 倍，35～44 岁 SLE 女性患者患心肌梗死的风险是对照组的 50 倍以上。冠状动脉斑块常累及 SLE 患者，有研究指出，超过一半的患者有非钙化性斑块。研究发现，女性 SLE 患者颈动脉斑块发生率明显高于同年龄段的健康女性；尸检结果显示，50%以上的 SLE 患者存在中到重度 As。SLE 患者并发 As 的发生率以每年 10%的速度递增，可能与长期免疫失调相关。研究发现，35 岁以下的 SLE 患者颈动脉粥样硬化斑块发生率为 21%，随着年龄的增长，斑块发生率逐年上升，65 岁以上的患者发生率达 100%。在一项使用颈动脉超声的研究中发现，37.1%的 SLE 患者患有颈动脉粥样硬化，而正常对照组仅为 15.2%。SLE 早期可出现动脉血管功能异常。冠状动脉微血管血流储备能力受损常见，微血管损伤及功能障碍是 SLE 心血管病变的一部分，且常在冠状动脉造影正常的患者中存在。

SLE 患者死亡率呈双峰分布，早期死亡原因多为狼疮活动及感染，晚期主要死亡原因则为 As 相关心血管疾病。研究显示，35～44 岁年龄组女性 SLE 患者心肌梗死的罹患率较同年龄对照组上升 50 倍，而 SLE 也会增加女性亚临床 As 的发生率。在 SLE 中，尽管传统危险因素（高血压、高胆固醇血症、糖尿病、高龄、绝经等）对于 As 风险增加有一定影响，但它们并不能充分解释心血管疾病发生率增高的原因。对加拿大人群的研究显示，在控制了传统危险因素之后，SLE 发生心肌梗死的相对风险为 10.1%，脑卒中为 7.9%。

在 SLE 中，炎症反应和免疫机制已成为 As 发病的重要因素。多年以来一直认为 As 的发生只是脂质在血管壁的累积；如今，人们逐渐意识到炎症反应不仅促进 As 发生发展，还在心肌斑块急性破裂中发挥重要作用。各种炎症细胞/炎症因子相互作用，促进内皮损坏、斑块形成及血管平滑肌肥大。

三、系统性红斑狼疮致动脉粥样硬化的相关机制

1. 内分泌代谢功能紊乱　研究发现，SLE 患者有不同程度代谢指标异常，其中血 TG 较正常组明显增高，HDL-C、apoA-Ⅰ则明显降低。血脂代谢异常可使具有免疫原性的 ox-LDL 明显增加，导致机体免疫反应增强。而且，SLE 患者需长期服用糖皮质激素、免疫抑制剂等药物治疗，而持续应用激素则是发生心血管事件的高危因素，糖皮质激素的剂量增加与体重增加、胆固醇水平升高密切相关。由于胆固醇为糖皮质激素的前体，SLE 患者应用大剂量糖皮质激素治疗可使胆固醇转化减少，故血中胆固醇浓度相应增加；同时应用糖皮质激素可增加胰岛素抵抗，而胰岛素抵抗则是 As 发生的风险因素。

2. 炎症反应　SLE 患者常存在慢性炎症反应，其 CRP 水平常显著高于正常人群，CRP

增高亦是 SLE 患者心血管事件的独立危险因素。此外，TGF-β1 具有潜在的免疫抑制作用，可抑制内皮细胞和平滑肌细胞增殖。研究发现，SLE 患者 TGF-β1 活性下降，亦与淋巴细胞凋亡增加、LDL 及 HDL-C 浓度升高、颈动脉内膜厚度增加和病程等相关。

已有研究发现，45%的女性 SLE 患者 HDL 功能异常；有 As 病史的 SLE 患者中，均检出前炎性 HDL，同时 ox-LDL 的水平也明显升高。促炎性 HDL 不仅无法防止 LDL 氧化，而且还可以引起氧化水平增高，提示 HDL 在 As 的致病机制中可能扮演重要角色。

3. 同型半胱氨酸（Hcy）　Hcy 是半胱氨酸和蛋氨酸代谢过程中的重要中间产物，是 As 重要的独立危险因子。研究表明，SLE 患者血清 Hcy 明显增高，并可通过自身氧化产生一系列活性氧中间产物，抑制 NO 合成并促进其降解，引起血管内皮功能不全。此外，Hcy 还可引起 DNA 损伤并导致细胞凋亡，凋亡小体膜破裂，释放凋亡 DNA 片段，刺激机体产生更多的自身抗体，形成恶性循环，加重血管内皮损害。胆红素是一种较强的抗氧化剂，能够保护脂质和脂蛋白，并抑制脂蛋白氧化修饰，从而保护血管壁，缓解 As 进展。研究发现，SLE 患者活动期血清胆红素水平明显降低，低胆红素血症使体内脂蛋白处于过氧化状态，导致病理性自由基堆积，刺激动脉壁结缔组织增生形成粥样斑块。

4. 肾脏损害及肾性高血压　50%～70%的 SLE 患者合并肾脏损害，出现肾性高血压，从而导致高血压性 As。肾功能损害导致尿素氮、肌酐、尿酸等增高，其中肌酐增高被认为是动脉内膜增厚的危险因素；高尿酸可促进脂质过氧化、LDL-C 的氧化、血小板聚集，且易在血液中析出微结晶，直接损伤血管内膜，最终导致 As。

5. 血管内皮细胞修复功能下降　血管内皮通过细胞更替来维持其完整性，新生内皮细胞主要来源于内皮祖细胞。在高危人群中，内皮祖细胞数量减少可导致心血管疾病危险性升高。研究表明，SLE 患者各阶段（静止期、临床缓解期和活动期）内皮祖细胞数量长期处于低水平状态，从而引起内皮修复功能下降，促进 SLE 患者 As 的发生。

6. 自身免疫反应　SLE 患者血中存在多种针对自身抗原的致敏淋巴细胞和自身抗体，如抗核抗体、抗双链 DNAC（ds-DNA）抗体、抗血管平滑肌细胞抗体、淋巴细胞与血小板抗体、抗热休克蛋白 60 抗体等，均可与内皮细胞结合诱导其凋亡。此外，SLE 患者血清中不同大小及成分的循环免疫复合物（circulating immune complex，CIC）可与血管内皮细胞表面受体结合，引起细胞因子等表达增加；沉积于血管和组织的 CIC 可诱导补体激活，产生各种蛋白水解片段，从而出现血管内皮损伤，促进 As 的发生。

第五节　小　　结

免疫反应在 As 发生发展中的作用越来越受到重视，免疫细胞及其分泌的细胞因子在 As 发生发展中发挥关键作用。研究自身免疫性疾病中的炎症免疫因素在动脉粥样硬化性心血管疾病中的作用，可进一步丰富 As 的发病机制研究，为预防自身免疫性疾病及预防、干预和治疗 As 提供新方向。

（冯聚玲　尹　凯）

参 考 文 献

Albert C M，Cook N R，Gaziano J M，et al，2008. Effect of folic acid and B vitamins on risk of cardiovascular events and total mortality among w om en at high risk for cardiovascular disease：A rand omized trial. JAM A，299（17）：2027-2036.

Bouchti I E，Sordet C，Kuntz J L，et al，2008. Severe atherosclerosis in rheumatoid arthritis and hyperhomocysteinemia：is there a link. Joint Bone Spine，75（4）：499-501.

Kiani A N，Vogel-Claussen J，Magder L S，et al，2010. Noncalcified coronary plaque in systemic lupus erythematosus. J Rheumatol，37（3）：579-584.

Listing J，Strangfeld A，Kekow J，et al，2008. Does tum or necrosis factor alph an inhibition prom ote or prevent heart failure in patients with rheumatoid arthritis. Arthritis Rheum，58（3）：667-677.

Pahor A，Hojs R，Holc I，et al，2006. Antiphospholipid antibodies as a possible risk factor for atherosclerosis in patients with rheumatoid arthritis. Immunobiology，211（9）：689-694.

RhoY H，Chung C P，Solus J F，et al，2010. Adipocytokines，insulin resistance，and coronary atherosclerosis in rheumatoid arthritis. Arthritis Rheum，62（5）：1259-1264.

Smith D D，Tan X，Raveendran V，et al，2012. Mast cell deficiency attenuates progression of atherosclerosis and hepatic steatosis in apolipoprotein E-null mice. Ajp Heart &Circulatory Physiology，302（12）：2612-2621.

Taleb S，Tedgui A，Mallat Z，2015. IL-17 and Th17 cells in atherosclerosis：Subtle and contextual roles. Arterioscler Thromb Vasc Biol，35（2）：258-264.

White W B，West C R，Borer J S，et al，2007. Risk of cardiovascular events in patients receiving celecoxib：a meta-analysis of randomized clinical trials. Am J C ardio，99（1）：91-98.

第三十五章　获得性免疫与动脉粥样硬化

第一节　概　　述

随着对动脉粥样硬化（As）研究的深入，越来越多的证据显示 As 具有慢性炎症的特性，炎症及免疫反应在 As 斑块形成、斑块的不稳定性及斑块破裂中均起着重要的作用。炎症参与的免疫调节包括先天免疫和获得性免疫。先天免疫反应由一系列可溶性因子包括补体蛋白及几种细胞效应组成。先天免疫细胞包括中性粒细胞、肥大细胞、单核/巨噬细胞、树突状细胞、自然杀伤（NK）细胞、先天性淋巴样细胞（innate lymphoid cell，ILC）和 B1 细胞。先天免疫反应是机体固有的，并且依赖于一系列受体，包括 Toll 样受体（TLR）家族、NOD 样受体、RIG-1 样受体、C 型凝集素受体和清道夫受体，识别相关模式分子或损伤相关模式分子。相比之下，获得性免疫具有抗原特异性，并且依赖于大量的 T 细胞（$CD4^+$和 $CD8^+$）和 B 细胞。自然杀伤 T 细胞（NKT）细胞和γδT 细胞是细胞毒性 T 细胞，其在先天和获得性免疫的交叉处起作用，并且可以识别脂质和其他分子抗原。

在 As 进展的各个时期的斑块处均发现有淋巴细胞浸润，淋巴细胞和巨噬细胞是重要的免疫细胞，均参与了获得性免疫应答。而巨噬细胞是参与 As 斑块形成的主要细胞之一，树突状细胞作为专业抗原提呈细胞连接先天和获得性免疫应答，进而影响 As 的进展。T 细胞、B 细胞的减少可延缓斑块的发展，而从 As 斑块中提取 $CD4^+$T 细胞植入 As 受损斑块中可以加速斑块形成。相对于稳定型心绞痛，急性冠脉综合征患者体内有更多激活的 T 细胞，不稳定性斑块中有更多的寡克隆 T 细胞，这提示获得性免疫可能参与了斑块由稳定性向不稳定性的转变。泡沫细胞大多来源于巨噬细胞，但早期 As 病变中也存在 T 细胞，T 细胞和 B 细胞是 As 和斑块稳定性中关键的调节细胞。近年来研究证实 B2 细胞、$CD4^+$T 细胞、$CD8^+$T 细胞、调节性 T 细胞（Treg）、γδT 细胞和 NKT 细胞等均参与了 As 的发生、发展。

在高血脂条件下，沉积于血管内膜的 LDL 会被体内具有氧化作用的酶氧化，形成 ox-LDL。ox-LDL 可以激活血管内皮细胞，启动转录调节，促进黏附分子表达。血液中的单核细胞和 T 细胞会通过黏附分子与血管内皮细胞黏附，然后进入血管内皮下组织。同时，血管内皮细胞和血管平滑肌细胞还会产生 M-CSF，使进入血管内膜的单核细胞转化为巨噬细胞。由单核细胞转化而来的巨噬细胞具有清道夫受体（SR），包括 CD36、CD68、CXCL16、SR-A 和 SR-B；作为内源性抗原，ox-LDL 会通过这些受体被巨噬细胞内吞，在溶酶体内进行降解。当吞噬了过多 ox-LDL 后，巨噬细胞就会变成泡沫细胞。随着泡沫细胞的增多，逐渐形成脂纹；然而，脂纹的出现并不意味着病变的加重，因为这样的病变在年轻人群中也存在，有时候还会逆转消失。吞噬了 ox-LDL 的巨噬细胞通过 MHCⅡ的抗原提呈作用，使得进入内膜的 T 细胞活化。活化的 T 细胞会分泌 IFN-γ和 TNF 等。IFN-γ会进一步激活巨噬细胞，产生促炎性细胞因子，抑制内皮细胞和平滑肌细胞的增殖，减少胶原的合成。TNF 会促进内皮细胞产生活性氧和蛋白酶，降解斑块的胶原，使得纤维帽变薄，增加斑块不稳定性。

第二节　B 细胞与动脉粥样硬化

As 是一种由脂质代谢异常引起的慢性炎症性疾病。炎症及免疫反应在 As 斑块形成、斑块不稳定性及最终破裂中均起着至关重要的作用。近年来大量的研究表明，体液免疫在 As 发生发展中具有重要作用，B 细胞在 As 中的作用也得到了充分的肯定。体液免疫是通过 B 细胞产生抗体来达到保护作用的特异性免疫机制，尤如获得性免疫系统中的一只“橄榄球队”，B 细胞来源于骨髓，是获得性免疫系统中最重要的一个成员。粥样斑块中 B 细胞数量很少，但在 As 血管外膜聚集了大量排列有序的 B 细胞，形成局部的三级淋巴组织，通过分泌抗体、细胞因子和抗原提呈等方式调节炎症反应，影响粥样斑块的进展。

一、B 细胞的分类

根据表面标志物，B 细胞可主要分为 B1、B2 和边缘区 B 细胞（MZB）三个亚群。B1 细胞又可分为 B1a（$Mac1^{+}CD5^{+}$）、B1b（$Mac1^{+}CD5^{-}$）和 B1c（$Mac1^{-}CD5^{+}$）细胞，B1a 和 B1b 细胞由 B1c 细胞分化而来，B1a 细胞可进一步分化为先天反应活化（innate response activator，IRA）B 细胞。

二、具有促粥样硬化效应的 B 细胞亚群（B2 细胞、IRA B 细胞）

Caligiuri 等的研究结果显示，B 细胞具有抗 As 效应，但随后 Kyaw 等分别给予 As 小鼠模型抗 CD20 抗体，以去除小鼠的 B 细胞，发现小鼠的 As 斑块面积明显减少，提示 B 细胞具有促 As 效应。由于抗 CD20 抗体主要去除 B2 细胞而保留了大部分 B1a 细胞，有研究者推测 B 细胞促 As 效应主要由 B2 细胞引起。Kyaw 等随后将 B2 细胞移植到淋巴细胞缺陷的 $Rag2^{-/-}apoE^{-/-}$小鼠中，小鼠的 As 斑块面积增加了 72%。通过敲除 B 细胞活化因子受体（B-cell-activating factor receptor，BAFFR）和使用抗 BAFFR 抗体选择性去除 $apoE^{-/-}$小鼠的 B2 细胞，小鼠 As 斑块面积明显减少。

B2 细胞是否通过分泌 IgG 抗体来影响 As 过程尚不明确。在动物和人类的 As 病变区域都可发现抗 ox-LDL-IgG 抗体。研究表明，患者血清中 ox-LDL-IgG 抗体滴度与心血管疾病的发生率呈正相关。然而向 $apoE^{-/-}$小鼠注射重组抗 MDA-LDL-IgG（醛基修饰的 ox-LDL）抗体，可抑制 As 斑块的形成。

IgG 通过 Fc 段与特定免疫细胞的 Fcγ受体（FcγR）结合，从而起到免疫调控作用，其中 FcγRⅠ、FcγRⅡA 和 FcγR Ⅲ属于激活性受体，而 FcγRⅡB 则属于抑制性受体，缺乏 Fcγ链的 $apoE^{-/-}$小鼠不表达激活性 FcγR，其 As 斑块面积、As 区域的 T 细胞和巨噬细胞的数量明显减少。CD16 敲除的 $Ldlr^{-/-}$小鼠不表达 FcγR Ⅲ，其 As 斑块面积也明显减少；而敲除 FcγRⅡB 的 $apoE^{-/-}$小鼠 As 面积增加。这些研究提示不同类型的 FcγR 能够对 As 产生不同影响，尚需明确 FcγR 效应是否由 IgG 介导。B2 细胞分泌的 IgE 抗体被认为具有促 As 效应。研究发现，心肌梗死和不稳定型心绞痛患者血清 IgE 水平明显升高。关于 IgE 在

As 中的作用机制的研究主要来自于对其 Fcγ受体（FcγR）的研究。Wang 等发现 FcγRⅠα 敲除的 *apoE*$^{-/-}$小鼠主动脉粥样硬化面积和斑块内巨噬细胞、T 细胞、凋亡细胞残骸、促炎因子 IL-6 等成分明显下降；体外试验也显示，IgE 可通过结合 FcγRⅠ和 TLR4 使巨噬细胞、平滑肌细胞和血管内皮细胞分泌细胞因子、趋化因子和蛋白酶等物质，并可通过增强 Na^+-H^+交换，降低细胞外 pH 而诱导细胞凋亡。IgE 与肥大细胞的 FcγRⅠ结合时可使其脱颗粒，释放大量促炎因子，如 IL-6 和 IFN-γ，促进巨噬细胞摄取 ox-LDL。去除肥大细胞的 *apoE*$^{-/-}$小鼠的 As 斑块面积明显减少。Kyaw 等发现，去除 B2 细胞的 *apoE*$^{-/-}$小鼠 As 斑块区域的 T 细胞数量明显减少，提示 B2 细胞的促 As 作用与 T 细胞的激活也有关系。

IRA B 细胞是近期发现的一种 B 细胞亚群，表面标志物为 $B220^+MHCⅡ^+CD19^+IgM^+$，能够大量分泌 GM-CSF。IRA B 细胞缺陷的 *Ldlr*$^{-/-}$小鼠主动脉粥样硬化斑块面积明显减少，斑块内产生 IFN-γ的 $CD4^+$T 细胞和抗 ox-LDL-IgG2c 抗体也随之减少。在 As 发病过程中，IRA B 细胞在二级淋巴器官内由 B1a 细胞分化而来，可分泌 GM-CSF 促进树突状细胞增殖，而树突状细胞可作为抗原提呈细胞激活 Th1 细胞。在动物试验中，GM-CSF 敲除的 *Ldlr*$^{-/-}$*Csf2*$^{-/-}$小鼠斑块面积相对减少。而向 As 小鼠体内注射 GM-CSF，斑块面积会扩大，同时刺激血管外膜增生。因此，IRA B 细胞通过分泌 GM-CSF 在固有免疫和获得性免疫之间起到桥梁作用，发挥促 As 作用。

三、具有抗粥样硬化效应的 B 细胞亚群 B1 细胞

B1 细胞尤其是 B1a 细胞通过分泌天然 IgM 抗体实现抗 As 作用。Kyaw 等向脾切除的 *apoE*$^{-/-}$小鼠体内移植少量 B1a 细胞（30 000 个细胞/只），其 As 面积显著减少，血清抗 ox-LDL-IgM 抗体和斑块内 IgM 沉积随之增加；但从分泌型 IgM（secreted IgM，sIgM）敲除小鼠中分离的 Bla 细胞，却无上述抗 As 效应。在 B 细胞和 T 细胞缺陷的 *apoE*$^{-/-}$小鼠中证明了 Blb 细胞也存在类似效应。关于 IgM 的保护作用，Lewis 等发现，sIgM *Ldlr*$^{-/-}$小鼠在正常饮食或高脂饮食条件下产生 As 斑块，斑块内凋亡细胞的数量也明显增多。

在正常机体中，B1 细胞无需抗原刺激可分泌天然 IgM 抗体，以协助清除微生物和死亡细胞残骸。在 As 时，天然 IgM 抗体可特异性识别氧化特异性抗原表位（oxidation specific epitope，OSE）。ox-LDL、斑块内凋亡和坏死细胞中均含有大量氧化特异性抗原表位（如磷脂酰胆碱）。氧化特异性抗原表位可刺激 B1 细胞的 TLR4，经趋化因子受体（CXCR）5-趋化因子配体（CXCL）13 途径和 1-磷酸鞘氨醇（SIP）及其受体途径，使 Bla 细胞由胸腔和腹腔等部位转移到 As 血管外膜，分泌天然 IgM 抗体。其中，T15/E06 是研究较多的一种 IgM 抗体。E06 是由研究人员从 *apoE*$^{-/-}$小鼠中克隆出的可与小鼠 ox-LDL 结合的 IgM 抗体，通过分析其轻链/重链的氨基酸序列发现，E06 与之前发现的小鼠抗肺炎链球菌天然 IgM 抗体-T15 有 100%同源性。给 *apoE*$^{-/-}$小鼠注射 T15/E06 抗体，可使小鼠 As 斑块面积减少。T15/E06 可特异性识别 ox-LDL 上的磷脂酰胆碱，与其结合后，巨噬细胞的 CD36 和 SR-BⅠ受体将无法识别 ox-LDL，从而阻止了泡沫细胞的形成。T15/E06 还可识别凋亡细胞表面的磷脂酰胆碱，通过补体 C1q 依赖的巨噬细胞胞吞作用清除斑块内细胞残骸，避免局部炎症的持续。此外，T15/E06 与氧化特异性抗原表位的结合能有效阻断氧化特异性抗原表位对某些炎症细胞的刺激，减少促炎因子分泌。Bla 细胞还能分泌免疫调节因子 IL-10，抑制巨噬细胞分泌促炎因子及其抗原提呈功能。但研究发现，IL-10 对 *Ldlr*$^{-/-}$小鼠

的 As 没有显著影响。

不同的 B 细胞亚群通过分泌不同类型的抗体及细胞因子，在 As 发病过程中发挥着不同作用。在 SLE 和 RA 等自身免疫性疾病患者中运用的 B 细胞去除疗法，对研究 B 细胞的抗 As 治疗策略有借鉴意义。随着基础和临床研究的深入，B 细胞有望成为 As 的治疗靶点。

四、体液免疫中免疫球蛋白超家族与动脉粥样硬化

（一）IgM 与 As

IgM 型抗体是获得性免疫系统中最早形成的抗体类型，分为天然型 IgM 和诱导型 IgM 抗体。天然型 IgM 由 B1 细胞产生，是非 T 细胞依赖型抗体，也是机体预防病毒或细菌感染的“第一抗体”，兼具调节免疫细胞、清除凋亡细胞与自体抗原的功能。诱导型 IgM 抗体由 B2 细胞产生，是 T 细胞依赖型抗体。临床研究发现，人体血浆中特异性氧化抗原表型的 IgM 抗体水平与心血管疾病风险呈负相关。例如，抗氧化胆碱磷酸的 IgM 抗体与脑卒中及心源性猝死的发生呈负相关。而抗 ox-LDL 的 IgM 抗体则与心血管疾病的发生呈负相关。用热灭活的肺炎链球菌提取物免疫 *Ldlr* 缺陷小鼠可以减缓其 As 病变的进展，并且诱导 T15-IgM 抗体产生。该抗体结构上与抗 ox-LDL-IgM 抗体相近，因而能够抑制巨噬细胞对 ox-LDL 的摄取，减少泡沫细胞的产生。此外，Lewis 等将 IgM 抗体缺失小鼠与 *Ldlr* 缺陷小鼠进行杂交，发现杂交小鼠即使在低胆固醇饮食的情况下其主动脉根部 As 斑块面积也明显大于对照组。后续研究发现，过继转移脾源性 B1 细胞可以上调 $apoE^{-/-}$小鼠体内 IgM 抗体的表达水平，减小 $apoE^{-/-}$小鼠主动脉根部斑块面积。这些研究结果提示，IgM 抗体能够抑制泡沫细胞的形成，在 As 病变进展中具有重要的调节作用，只是 IgM 抗体调控 As 的具体机制还有待深入研究。

（二）IgG 与 As

IgG 抗体是体内寿命最长的抗体类型，包括许多不同的亚型，如 IgG1、IgG2、IgG3 和 IgG4，这些亚型因可结晶片段区的轻微差别而具有不同功能。目前，IgG 抗体在 As 中的作用存在一些争议。用热休克蛋白（HSP）65 免疫 *Ldlr* 缺陷小鼠可诱导产生抗 HSP65-IgG 抗体。另外，Jing 等发现，在 *Ldlr* 缺陷小鼠饮食中添加乳酸链球菌后，可促进小鼠产生抗 HSP65-IgG 抗体，加速小鼠主动脉处的脂纹的形成。研究者认为，抗 HSP65-IgG 抗体的促 As 作用可能与其损伤表达 HSP60 抗原的内皮细胞有关。后续研究发现，即使将重组的抗 MDA-LDL-IgG 人源性抗体的抗原结合片段过继转移给 $apoE^{-/-}$小鼠或 *Ldlr* 缺陷小鼠，也能得到类似的结果。Schiopu 等研究发现，尽管抗 MDA-LDL-IgG1 人源性抗体在小鼠体内会抑制 As 病变进展，但在体外培养的小鼠中巨噬细胞对 ox-LDL 摄取增加，促进泡沫细胞的产生，说明 LDL-IgG 抗体的抗 As 作用并非源于对巨噬细胞的调节。目前，IgG 抗体在体内、体外作用不一致的机制尚不清楚，有待进一步的研究。

（三）IgE 与 As

IgE 抗体是 B 细胞发生类型转换时产生的抗体类型，已证实其在过敏和哮喘发病机

制中的重要性，可是 IgE 抗体在 As 中的作用鲜有报道。流行病学研究显示，血脂异常的男性外周血中高 IgE 水平是心肌梗死和心源性猝死的预测因素。Wang 等研究证实，合并冠心病的患者较非冠心病的患者外周血表现出较高的 IgE 水平，且血浆中 IgE 水平与心血管事件的风险呈正相关。IgE 的可结晶片段受体Ⅰ（FceRⅠ）是 IgE 抗体主要结合的高亲和力受体，而 IgE 结合蛋白即半乳糖结合蛋白 3（galectin-3）能够交联 IgE 抗体与 FceRⅠ。

Wang 等在 *apoE*$^{-/-}$小鼠中的研究发现，FceRⅠ的表达缺陷可以降低巨噬细胞与凋亡细胞的数量，减缓 As 病变的进展。进一步研究发现，在与 IgE 抗体结合的过程中，巨噬细胞上的 FceRⅠ可与 TLR4 协同作用，影响免疫细胞激活、炎症因子分泌及细胞凋亡。近年的研究表明，IgE 抗体可能通过调节肥大细胞的功能继而发挥促 As 的作用。后续实验将肥大细胞与巨噬细胞共培养，证实 IgE 诱导的肥大细胞脱颗粒可以增加巨噬细胞对 ox-LDL 的摄取，促进泡沫细胞的产生。此外，As 斑块处 galectin-3 蛋白表达增加，而将外源性抗 galectin-3 抗体移植到 *apoE*$^{-/-}$小鼠后，可以明显减缓 As 病变进展。这些结果提示，IgE 抗体是 As 病变进展的重要致病因素之一。

（四）IgA 与 As

IgA 抗体是人体中最丰富的抗体类型，广泛分布于黏膜组织和体循环中。黏膜 IgA 抗体的主要功能是担当“第一道防线”阻止入侵者吸附到位于黏膜表面的细胞上，并将这些“不速之客”赶出体外。

人类体循环中的 IgA 抗体有两种类型，即 IgA1 和 IgA2，均以单体形式存在于体循环。目前有关 IgA 抗体在心血管疾病中为数不多的一些研究提示，IgA 抗体具有促 As 效应。日本公共卫生中心的一项研究显示，衣原体肺炎感染后，血浆中高 IgA 水平的患者容易并发晚期血管病变及心肌梗死。近年来，肠道微生物对心血管疾病影响的相关研究进一步提示，IgA 抗体可能通过调控肠道微生物继而影响 As 的发生和发展。

五、补体系统对 As 的影响

补体系统是一种多功能的系统，大约由 20 种不同蛋白质组成，这些蛋白质通过共同作用消灭“入侵者”并把信号传递给参与进攻的其他免疫系统成员。此外，补体蛋白片段如补体 3a 和补体 5a 还能充当化学趋化剂，吸引并激活巨噬细胞和中性粒细胞，调节局部炎症反应。近年来，越来越多的研究表明，补体系统在 As 发生发展中可能扮演着更为重要的角色。研究发现，补体 3 表达缺失以后，与对照组相比，*Ldlr* 缺陷小鼠主动脉根部的 As 斑块内的巨噬细胞数量及脂质沉积量明显增加，胶原纤维的表达及平滑肌细胞的数量明显减少，表明主动脉根部 As 斑块的不稳定性增加。随后 Persson 等的体外试验证实，补体 3b 及其降解产物可以促进巨噬细胞对凋亡细胞的摄取，抑制 As 病变进展。与补体 3 类似，补体 1q 在 As 进展中同样具有保护作用，如在补体 1q 表达缺失的 *Ldlr* 缺陷小鼠中发现，其 As 斑块面积显著大于对照组。另外，临床研究表明，补体 5a 的水平与心血管疾病的发生呈正相关。近年来的基础实验证实，移植 CD88，即人工合成的补体 5a 受体的抑制剂，可以减小 *apoE*$^{-/-}$小鼠主动脉根部 As 斑块面积。

第三节　T 细胞与动脉粥样硬化

T 细胞在 As 的获得性免疫中发挥重要作用，第一个证据是人类 MHC Ⅱ，即 HLA-DR 在人 As 斑块中广泛表达，以及人和小鼠 As 斑块中存在大量 $CD3^{+}$T 细胞。

As 动物模型的建立，尤其是 *apoE*$^{-/-}$或 *Ldlr*$^{-/-}$小鼠模型为获得性免疫在 As 中发生作用提供了更直接的证据。*apoE*$^{-/-}$或 *Ldlr*$^{-/-}$小鼠与免疫缺陷的小鼠杂交后，要么缺乏 V（D）J 重组活化蛋白 1（*Rag1*$^{-/-}$）或 2（*Rag2*$^{-/-}$），要么表现出重症联合免疫缺陷（SCID 鼠）。有研究发现，高脂饮食的正常免疫和免疫缺陷的小鼠间 As 情况无明显差异。因此，这些缺乏 T 细胞和固有 B 细胞的免疫缺陷小鼠不能完全证明特异的 T 细胞和 B 细胞亚群能导致或者抗 As。

有关 T 细胞特异性的实验表明，将 $CD4^{+}$T 细胞转移入重症联合免疫缺陷的 *apoE*$^{-/-}$小鼠中可完全逆转 T/B 细胞缺陷所致的抗 As 作用。然而据报道，在 CD4 缺陷的 *apoE*$^{-/-}$小鼠中，$CD4^{+}$T 细胞的作用恰好相反。与 *apoE*$^{-/-}$小鼠相比，雌性 *CD4*$^{-/-}$*apoE*$^{-/-}$小鼠胸降主动脉处的 As 病变明显较大，而在主动脉根部则无明显区别。有趣的是，同样应用 *CD4/apoE* 基因双敲除小鼠的研究中，主动脉窦处的 As 减少，但并未提及 $CD4^{+}$T 细胞缺乏对 As 的影响。而天然抗 ox-LDL-IgM 抗体则具有抗 As 作用。

MHC 分子特异性识别抗原肽触发 T 细胞受体（TCR）信号通路，T 细胞上的共刺激分子受体和共抑制分子受体则调控 T 细胞功能并决定 T 细胞的命运。这些共信号分子是免疫球蛋白超家族的成员，有 B7（CD80/86）、CD28、细胞程序性死亡 1 和细胞毒性 T 淋巴细胞抗原 4（CTLA4），以及包括 CD40、CD27、OX40 和 CD137 的 TNF 受体超家族。这些实验研究为 T 细胞在 As 中的作用提供了进一步的证据。例如，在 *Ldlr*$^{-/-}$或 *apoE*$^{-/-}$小鼠中，给予抗 OX40L 抗体可阻断 OX40-OX40L 的相互作用，从而减少 As 发生。阻断 T 细胞活化，同时 B1 细胞活性增强且具有抗 As 功能的抗 ox-LDL 天然 IgM 抗体增多。同样的情况也发生在 CD74 缺陷的 *Ldlr*$^{-/-}$小鼠中。CD74 是一种膜蛋白，其不仅通过与 MHCⅡ类分子作用调节抗原提呈和 T 细胞活化，还可作为巨噬细胞游走抑制因子的细胞表面受体。几种共信号分子的表达不仅限于获得性免疫细胞，广泛性基因敲除模型会同时影响先天免疫和血管细胞活化。例如，CD40 广泛表达于造血细胞，包括内皮细胞、成纤维上皮细胞、上皮细胞及血小板，CD137 表达于内皮细胞和平滑肌细胞。

As 中 T 细胞反应的特异性是一个复杂问题。可能是 As 斑块中普遍存在的炎症反应促进了异质多克隆 T 细胞的募集。然而，对 *apoE*$^{-/-}$小鼠中的 T 细胞分析发现，在 T 细胞上存在高度限制的 TCRαβ组分，这个组分指向一个特异性抗原驱动过程，而 TCRβ缺陷已被证明能够抑制 *apoE*$^{-/-}$小鼠 As 的发生发展。从人的 As 斑块中分离和克隆的 T 细胞以一种 MHCⅡ型（HLA-DR）-限制的方式对 ox-LDL 作出应答，使 ox-LDL 成为 As 中的主要候选抗原。将对 ox-LDL 敏感的 T 细胞转移入重症联合免疫缺陷的 *apoE*$^{-/-}$小鼠中，可以促进 As 的发展。从人类早期（髂动脉）或晚期（颈动脉）As 病变中分离出的 T 细胞也可对热休克蛋白 60（HSP60）作出应答并识别 HSP60 衍生肽类。然而，当效应 T 细胞识别的不是专一针对 As 的抗原时，这种 T 细胞的转入也可能是致 As 的，如将来自易感系统性红斑狼疮小鼠的 $CD4^{+}$T 细胞移植到 *Ldlr*$^{-/-}$小鼠中可以增加其 As 的危险性。系统性红斑狼疮的自身抗原通常是核抗原，从而支持核来源的自身抗原在As及系统性红斑狼疮中的潜在作用。同时，患有自身免疫性疾病（如类风湿关节炎、系统性红斑狼疮或银屑病）的患者，其患心血管疾病的风险增加。这种共患病的情况不能归纳在传统的心血管疾病危险因素中，从而进一步支持As与这些自身免疫性疾病有相似的发病机制，其中包括适应性免疫系统失调。

总之，获得性免疫激活并参与了As过程，但人们往往会忽视某些要点。T细胞、B细胞和树突状细胞数目的调节对脂细胞代谢有复杂的影响，而这可能会直接影响As。$Rag2^{-/-}/apoE^{-/-}$小鼠血浆TC水平明显低于免疫力正常的小鼠。同样，缺乏T细胞的$CD74^{-/-}/Ldlr^{-/-}$小鼠的LDL-C水平也略低于正常小鼠。因此，T细胞缺乏或免疫细胞失活所具有的部分抗As作用是由胆固醇水平的降低引起的。免疫缺陷小鼠的脂蛋白和血脂水平的改变可能是这些小鼠炎症的减轻，以及影响脂蛋白新陈代谢相关促炎因子数目的改变引起的。同样，在动物模型中发现，获得性免疫的作用具有部位特异性和时间依赖性，这在人类身上也成立。免疫缺陷小鼠头臂动脉处As病变与免疫正常的$apoE^{-/-}$小鼠相比无明显差异，而其主动脉窦处的病变却较后者小。此外，T细胞在小鼠晚期病变进展中起的作用似乎较小：给予正常饮食的$apoE^{-/-}$免疫缺陷小鼠主动脉窦处As病变减轻，而给予高脂饮食的小鼠则没有这种改变。同时，Rag1缺陷的$Ldlr^{-/-}$小鼠病变早期（8周）病灶较小，而病变晚期病灶大小则没有任何差别。虽然了解As斑块的生长是了解疾病发病机制的关键，但弄清影响斑块稳定性的因素和破裂的原因对临床来说更为紧要。来自人As实验的证据表明，不稳定性斑块与其内浸润的T细胞有着重要的联系。

一、T细胞亚群

初期T细胞的TCR与抗原提呈细胞表面的抗原-MHC复合物结合，随后根据信号和细胞因子的特定微环境分化为多种效应细胞和调节细胞。这些细胞功能各异，在细胞因子的产生中发挥着特异性作用。

细胞介导的免疫过程在As发生、发展和转归的过程中发挥着重要作用。T细胞可分为$CD4^+$T细胞和$CD8^+$T细胞两大亚群，初始的$CD8^+$T细胞活化后可分泌大量IL、TNF-α、TNF-β等炎症因子，进而激活巨噬细胞系统，直接或者间接参与As发展。初始的$CD4^+$T细胞可分化为Th1、Th2和Th17辅助性T细胞及调节性T细胞（Treg），晚期的As斑块中存在大量的Th1细胞，分泌IFN-γ、IL-2、TNF-β、TNF-α等与细胞免疫有关的细胞因子。Th2细胞主要分泌IL-4、IL-5、IL-10、IL-13等与体液免疫相关的细胞因子。研究表明，Th1、Th17细胞有促进As发展的作用：而Th2细胞在As中存在诸多争议。近年来新发现的Th9、Th22的作用及机制尚处在初级探索阶段。

As是动脉壁对各种炎性损伤的炎症-增殖反应，炎症在As的发生、发展过程中发挥了重要作用。固有和获得性免疫炎症机制参与了As的发展过程。辅助性T细胞（Th细胞）和细胞毒性T细胞在胸腺中发育。Th细胞产生CD4分子，细胞毒性T细胞产生CD8分子。树突状细胞、巨噬细胞、B细胞等为抗原提呈细胞，可吞噬、处理抗原后经MHCⅡ分子提呈给自然T细胞。自然T细胞识别MHC分子提呈的抗原后激活。初始活化发生在次级淋巴器官，如周围淋巴结，在那里树突状细胞摄取抗原并提呈给T细胞，然后T细胞离开并迁移到非淋巴组织被提呈同样抗原的抗原提呈细胞二次活化，T细胞被激活后能分泌多种调节免疫应答的细胞因子，如巨噬细胞分泌的细胞因子，并且能调控其他细胞。T细胞的活化，尤其是 Th 细胞的活化会导致细胞因子的产生和释放，这些细胞因子能进一步刺激 Th 细胞进行自身增殖，进而分化为效应细胞，并在细胞免疫和体液免疫中发挥作用。在人体和动物模型的 As 斑块中，大多数 T 细胞是 $CD4^{+}T$ 细胞，其中主要是 Th 细胞。Th 细胞根据其分泌的细胞因子及其在免疫应答中的作用不同，可以进一步分为 Th1、Th2 和 Th17 亚群。Th1 细胞分泌 IFN-γ、IL-2、TNF-α等；Th2 细胞分泌 IL-4、IL-5、IL-10、IL-13；Treg 细胞分泌 IL-10、IL-35、TGF-β等。IFN-γ和 IL-2 是两种重要的前炎性细胞因子，可以进一步促进 Th1 细胞、巨噬细胞、NK 细胞等效应细胞的活化，上调 ICAM、VCAM 等的表达，进一步加剧斑块的不稳定性。相反，IL-10 是一种重要的抗炎细胞因子，IL-4 和 IL-10 都可以抑制 Th 细胞向 Th1 亚群分化，避免 Th1 细胞的过度激活。正常情况下，Th1/Th2 细胞存在网络调节，细胞功能趋于动态平衡。Th1/Th2 细胞功能失衡会导致自身免疫性疾病的发生，如 Th1 细胞功能亢进可促进 1 型糖尿病的发展。树突状细胞有潜在的免疫调节作用，表现在将抗原处理并提呈给其他免疫细胞（主要是 T 细胞）的功能上。树突状细胞的前身（血单核细胞）经过迁移、吞噬，在 GM-CSF、IL-4 的活化作用下形成树突状细胞。不同的树突状细胞亚群在调节 Th1/Th2 平衡中起不同作用。前身为树突状细胞 1 的 1 型树突状细胞（树突状细胞 1）是一种髓样树突状细胞 1，可刺激 Th1 的产生，表达 CD154，介导细胞免疫。前身为树突状细胞 2 的淋巴样 2 型树突状细胞（树突状细胞 2）刺激 Th2 的产生，促进 B 细胞产生抗体。一般认为，在 As 中，Th1 细胞对斑块炎症的维持和不稳定性有重要作用，并可促进早期斑块的形成。Th2 起保护作用，但近年来也有研究称，Th2 细胞可能是一种危险因素，提示 Th1 和 Th2 介导的免疫反应在 As 发展的不同阶段可能起着不同的作用，它们介导的免疫反应的消长控制着疾病的发生和发展。Th17 是一个较 Th1/Th2 而言比较新的 $CD4^{+}T$ 细胞亚型，可表达 IL-17 和 TNF-α等促炎因子。

二、Th1 细胞

T 细胞通过类似于单核细胞的机制进入血管壁。在血管壁内，T 细胞在抗原刺激下活化，产生炎性细胞因子，进一步增强炎症反应，加重 As 的进展。血管壁存在不同的 T 细胞亚群，其影响 As 的方式各异，既参与 As 早期斑块的形成，又促进 As 的进展。长期以来，根据相互排斥的分化程序，自然 $CD4^{+}T$ 细胞倾向于 Th1 或 Th2 极化。在 As 斑块内大部分 T 细胞是 Th1 细胞。Th1 转化主要由 IFN-γ和 IL-12 触发。终末分化的 Th1 细胞的特征在于转录因子 T-box、转录因子-21（也称为 T-bet）的表达和 IFN-γ的分泌。T-bet 可诱导 IFN-γ和 IL-12 高亲和力受体表达，下调 IL-4 和 IL-5 的表达。Th1 细胞一般参与细胞内病原体的免疫，但也涉及几个自身免疫性和炎症性疾病，包括 As。

Th1 是人的 As 斑块中最丰富的 T 细胞亚型。在 As 中 Th1 表现出激活的迹象：它们分泌细胞因子，如 IFN-γ、TNF-α和 IL-2，并且可以在原位增殖。由 Th1 细胞产生的标志性细胞因子 IFN-γ可以通过不同方式发挥促 As 作用。作为 Th1 细胞主要效应性细胞因子的 IFN-γ存在于 As 病变处，IFN-γ缺乏时，由于其介导了巨噬细胞活化而使 As 小鼠的病变形成减少。IFN-γ可活化巨噬细胞、树突状细胞和血管内皮细胞，从而改善抗原提呈效率，分泌黏附分子和趋化因子，促进 T 细胞、单核细胞进入 As 斑块内，进一步促进 Th1 极化，使斑块增大；促进巨噬细胞吞噬脂质而形成泡沫细胞；抑制血管平滑肌细胞浸润、增殖及胶原合成，增加 MMP 产生，引起 As 斑块的不稳定性和破裂。TNF-α通过 NF-κB 刺激炎症细胞因子分泌。在 IFN-γ或其受体遗传缺陷的 *apoE*$^{-/-}$小鼠中通过增加胶原含量可减少病变形成和增强斑块稳定性，而外源给予 IFN-γ则可加速 As 发展。有趣的是，IFN-γ缺陷小鼠的保护作用似乎仅限于雄性小鼠。IFN-γ促炎作用主要是介导转录因子 STAT1 激活。将 STAT1 缺陷的 *apoE*$^{-/-}$小鼠骨髓移植到 *apoE*$^{-/-}$小鼠所形成的嵌合小鼠，结果显示 As 病变减轻，与上面结论一致。这些研究已证明 As 是 Th1 驱动的炎症性疾病。然而，尽管 IFN-γ表达限于小鼠中的淋巴细胞，但其不仅由 Th1 细胞产生，而且还由作为先天免疫应答的一部分 NKT 和 NK 细胞产生。已显示 NKT 细胞是促 As 的。NK 细胞的作用仍然存在争议。

由树突状细胞产生的 IL-12 对于 Th1 分化和 T-bet 的诱导是必不可少的。外源给予 IL-12 能增加主动脉中的 IFN-γ水平并加速 As。而缺乏 IL-12 的 *apoE*$^{-/-}$小鼠中，As 早期斑块面积明显减少，但在更晚期的病变中不明显，这与在免疫缺陷小鼠中观察到的结果大相径庭。然而，因为这些小鼠缺乏 IL12p40，其共同亚基有 IL-12 和 IL-23，所以不能排除 IL-23 的作用。

IL-12、IL-18 也促进 Th1 细胞 T-bet 的表达及后续发展。为了阐明 IL-18 的功能，大量研究者编码了一种可溶性质粒，其能与 *apoE*$^{-/-}$小鼠体内的 IL-18 蛋白结合，从而减弱 IL-18 的生物学功能，结果发现小鼠 As 及细胞损害程度减轻而胶原蛋白含量增加。随后，实验者们使用 *IL-18*$^{-/-}$/*apoE*$^{-/-}$小鼠模型证明 IL-18 功能的缺失可使动脉斑块面积减少约 35%。使用 Th1 细胞转录因子 T-bet 的小鼠也可使动脉斑块面积减少约 30%。

Th1/Th2 转换已被广泛用于确定 Th1 的致 As 效应和 Th2 的抗 As 作用。实际上，T-bet 缺陷的 *Ldlr*$^{-/-}$小鼠可导致 T 细胞向 Th2 转化，减轻病变发展。

综上所述，Th1 型免疫相关 IFN-γ、IL-12、IL-18 因子可激发强烈的炎症反应来促进 As 的发生发展。

三、Th2 细胞

Th2 细胞可拮抗 Th1 细胞分化，具有抗 As 的特性。

Th2 细胞在 As 中的作用仍然存在诸多争议。Th2 细胞可分泌 IL-4、IL-5、IL-33 及少量 IL-10。虽然 Th2 细胞产生的 IL-4 可抑制 IFN-γ的产生，并竞争性地抑制 $CD4^{+}$T 细胞向 Th1 分化从而起到抗 As 的作用，然而有动物实验表明，IL-4 可上调 VCAM-1、MMP-1、MCP-1 等，这些因子和蛋白都已被证实具有促 As 作用。Davenport 等报告高脂饮食 30 周后，*IL-4*$^{-/-}$/*apoE*$^{-/-}$小鼠主动脉根部斑块面积较 *apoE*$^{-/-}$小鼠减少了 27%，45 周后，主动脉升部斑块面积进一步减少 58%～64%。这提示，IL-4 具有促 As 作用。

Binder 等将 IL-5 缺失的骨髓细胞植入 *Ldlr*$^{-/-}$小鼠体内，发现小鼠 As 程度加剧，其机制可能是由于 IL-5 功能缺失，细胞对 ox-LDL 的耐受力降低，促使巨噬细胞大量吞噬 ox-LDL 形成泡沫细胞，从而加快 As 进程。有学者报告腹腔注射 IL-33 的 *apoE*$^{-/-}$小鼠 As 斑块面积较腹腔注射无菌磷酸盐缓冲液的 *apoE*$^{-/-}$小鼠显著减少，同时斑块的稳定性明显增加、巨噬细胞的浸润及 IFN-γ的含量降低。这表明，Th2 细胞产生的细胞因子 IL-5、IL-33 具有抗 As 作用。因此，Th2 型免疫反应在 As 进程中的总体作用仍待研究。

四、Th17 细胞

Th17 细胞的发现源于对实验性自身免疫性脑脊髓炎及胶原蛋白诱导性关节炎的研究。

Th17 由 $CD4^+$T 细胞分化而来，是新近发现的一类不同于 Th1、Th2 的细胞亚群，主要分泌 IL-17（或称 IL-17A），亦可分泌 IL-17F、IL-21、IL-22。维甲酸相关孤核受体γt（RORγt）是 Th17 特异性的转录因子，调控 Th17 分化的细胞因子及其他分子均是通过诱导 RORγt 表达而发挥作用的。以往研究认为，IL-23 是诱导 Th17 分化的主要细胞因子。后续研究发现，激活 RORγt 可上调 IL-23 受体表达，说明 IL-23 可作用于已分化的 Th17 细胞。转化生长因子-β（TGF-β）与 IL-6 是 Th17 分化必需的细胞因子，两者缺一不可。共刺激信号活化条件下，两者协同作用使信号转导与转录激活因子 3（STAT3）磷酸化，上调 RORγt 表达，诱导 Th17 分化。活化 RORγt 可刺激 IL-21 分泌及上调 IL-23 受体表达。IL-23 可维持 Th17 亚群稳定，而 IL-21 则可通过自分泌和旁分泌促进 Th17 分化。另外，最新研究发现，血小板可通过释放多种趋化因子及细胞间相互接触而调控 Th17 分化。IFN-γ和 IL-4 均可抑制 Th17 分化而拮抗 IL-17 的分泌。细胞因子信号蛋白抑制因子 3（SOCS3）是 STAT3 磷酸化的重要抑制因子，因而也能够抑制 Th17 分化。

Th17 细胞作为 $CD4^+$T 细胞亚群的一种，通过促进表皮细胞、内皮细胞和成纤维细胞分泌促炎因子和趋化因子，在感染、肿瘤、自身免疫性疾病等多种疾病的病理生理过程中起重要作用。IL-17 作为 Th17 细胞分泌的主要促炎因子，通过诱导炎症介质、趋化因子等导致组织器官的炎性损伤。IL-17 可以不同程度地激活靶细胞上的 NF-κB、细胞外信号调节激酶 1/2、CCAAT 增强子结合蛋白β和 CCAAT 增强子结合蛋白 δ 信号通路，进而激活 TNF、IL-1β、IFN-γ和粒细胞集落刺激因子诱导的炎症反应。在 IL-17 的刺激下，人成纤维细胞表达 ICAM-1，促进 T 细胞增殖；内皮细胞、上皮细胞及成纤维细胞等释放 IL-6、IL-8、MCP-1 和 MMP-1 等细胞因子，介导炎症反应。不稳定型心绞痛患者血清中 IL-17A 及 Th17 相关细胞因子 IL-6、IL-23 的含量均增高。分别从 As 病变人群和正常人群冠状动脉中分离出 T 细胞并进行体外培养，结果发现 As 病变人群的冠状动脉 T 细胞分泌出更多的 IL-17A 和 IFN-γ，且两者之间存在协同作用，可共同促进 As 的发生和发展。

有研究表明，*apoE*$^{-/-}$小鼠注射兔抗鼠 IL-17 抗体，普通饮食 12 周后，As 斑块面积减少了 50%，同时胶原蛋白的含量增加，细胞损伤减轻。有学者将含有 IL-17 受体 A（IL-17RA）融合蛋白的腺病毒转染 *apoE*$^{-/-}$小鼠可阻断 IL-17A 功能，经过 15 周的高脂饮食后，小鼠 As 斑块减少了 54%，说明 IL-17A 具有促进 As 的作用。分别给予 *IL-17A*$^{-/-}$/*apoE*$^{-/-}$小鼠和 *IL-17RA*$^{-/-}$/*apoE*$^{-/-}$小鼠高脂饮食 15 周后，两组的 As 斑块面积分别减少 35%和 25%。细胞因子信号转导抑制因子 3（SOCS3）可通过抑制 IL-17 下游信号通路信号转导与转录激活因子 3 的磷酸化负向调节 IL-17A 的表达。Taleb 等报道 *Socs3*$^{-/-}$/*Ldlr*$^{-/-}$组小鼠 As 斑块面积比 *SOCS3*$^{+/+}$/*Ldlr*$^{-/-}$组小鼠增加了 50%，这表明抑制 SOCS3 的表达可诱导 IL-17A 的量增加，促进 As 的进展。

IL-17 可增加从 *apoE*$^{-/-}$小鼠中分离的单核细胞的黏附性，而在敲除 IL-17A 受体后，同样条件下分离出的单核细胞的黏附性却没有改变，提示 IL-17 能使单核细胞的黏附性提高。这些研究说明，IL-17A 具有明显促进 As 的作用。临床研究发现人颈动脉 As 斑块中可以检测到 *IL-17A*、*IL-17E* 及 *IL-17F* 基因的表达。同时定量 RT-PCR 和免疫组化方法证实颈动脉 As 斑块中的 IL-17 及其调节因子 IL-21、IL-23 与斑块的易损性有关。

Treg 细胞是 $CD4^+$T 细胞的重要亚群，对于限制慢性炎症、防止自身免疫性疾病发生、保持自身抗原耐受，以及调节淋巴细胞增殖的稳态平衡都非常重要，是负向调控免疫应答的最重要效应细胞。作为一类有调节功能的细胞亚群，主要通过细胞间接触或抑制性细胞因子作用于抗原提呈细胞或者效应 T 细胞而发挥免疫耐受的作用。Th17 细胞与 Treg 细胞有着密切的联系，在分化发育和功能的发挥上均表现出相互抑制。随着对这两类细胞关系的深入研究，Th17/Treg 比值的平衡对维持正常免疫应答及防止自身免疫具有重要意义。研究显示，Th17/Treg 比值的失衡可能促进小鼠 As 的发生发展，目前两者之间的关系已成为免疫学的研究热点。

五、Th9 细胞和 Th22 细胞

Th9 细胞和 Th22 细胞是近年来新发现的 $CD4^+$细胞亚群，它们在 As 及其他多种免疫炎症性疾病中发挥的作用尚处于初级研究阶段。多项研究表明，二者既有促炎症作用，也有抗炎症作用，其具体效应因组织特异性或所处炎症因子环境的差异而截然不同。

Th9 细胞功能主要由 IL-9 实现。Gregersen 等报道颈部 As 患者外周血中的 IL-9 含量明显高于正常人。此外 ST 段抬高型心肌梗死患者血清中 IL-9 含量显著升高，持续至梗死后 1 周开始下降；不稳定型心绞痛患者 T 细胞中的 IL-9 mRNA 含量明显高于稳定型心绞痛患者及正常人。另有研究报道心肌梗死和不稳定型心绞痛患者 IL-9 含量明显高于稳定型心绞痛患者及正常对照组。同对照组小鼠相比，重组小鼠 IL-9 蛋白干预组 As 斑块面积明显增加，而 IL-9 抗体处理组小鼠 As 斑块面积则明显减少。以上研究表明 Th9/IL-9 可能具有致 As 的作用。

Th22 细胞的生物学效应主要由 IL-22 实现。免疫学分析表明，IL-22 存在于 As 患者斑块中，且有症状患者斑块中 IL-22 含量比无症状患者高出 7.5 倍。Lin 等报告心肌梗死、不稳定型心绞痛患者外周血中 Th22 细胞、IL-22 因子含量明显高于稳定型心绞痛患者和正常对照组；心肌梗死、不稳定型心绞痛患者外周血中 Th22 细胞数量明显高于稳定型心绞痛患者和正常对照组。孙懿等报告冠状动脉狭窄病变早期患者的 IL-22 表达水平显著高于无冠状动脉病变和严重冠状动脉病变人群，因此，IL-22 可能在冠状动脉早期病变患者中发挥重要作用。但 Th22/IL-22 在 As 病变中发挥的具体作用尚需动物实验及更大量的临床试验来证实。

六、调节性 T 细胞

$CD4^+$T 细胞通常分为辅助性 T 细胞（Th）和调节性 T 细胞（Treg），Th 细胞通过激活其他免疫细胞来抵抗病原体及肿瘤对机体的损伤，即参与机体的获得性免疫，Treg 细胞被定义为抑制 Th 细胞潜在的有害活性和功能的 $CD4^+$T 细胞，即一组具有免疫抑制功能的 T 细胞亚群，可抑制多种免疫炎症疾病的发展，在免疫耐受的维持中起重要作用。

大多数自然生成的 Treg 细胞是胸腺的 $CD4^+$细胞，Treg 细胞是一类负向调节免疫反应的细胞，可通过分泌细胞因子 IL-10 和 TGF-β来负向调节炎性免疫因子的表达，具有预防 As 的作用。FoxP3 的表达对于 Treg 细胞生成及功能有很重要的作用，但是，FoxP3 维持 Treg 细胞功能的具体分子机制尚不清楚。Treg 细胞在胸腺的发育也需要 TCR 与表达主要组织相容性复合物的胸腺间质细胞，以及抗原提呈细胞 CD80/CD86 与 CD28 结合介导的协同刺激信号的相互作用。实际上，树突状细胞或抗原提呈细胞的特异性亚群可能对确定 Treg 细胞亚群的生成起关键作用。

目前已经证实，与 As 相关的 Treg 细胞亚型有 $CD4^+CD25^+$Treg 细胞、$CD4^+LAP^+$Treg 细胞等。而 $CD4^+CD25^+$Treg 细胞是调节性 T 细胞家族中最主要的一个亚群。

（一）$CD4^+CD25^+$Treg 细胞

天然 $CD4^+CD25^+$Treg 细胞来源于胸腺中的幼稚 T 细胞，未成熟的 T 细胞在胸腺内完成分化后进入外周，某些自身或外来抗原，以及肿瘤或 MHC 与 TCR 结合，协同 CD28 及其他一些细胞因子，激活转录因子 FoxP3，使 $CD4^+$T 细胞向 $CD4^+CD25^+$Treg 细胞分化。$CD4^+CD25^+$Treg 细胞表面高表达 CD25 分子和细胞毒性 T 细胞相关性抗原-4（CTLA-4）、CD28 分子等，其占正常人外周血 $CD4^+$T 细胞的 5%～10%，具有免疫负调节作用，在维持自身免疫耐受中有不可替代的作用，此外 $CD4^+CD25^+$Treg 细胞还具有维持机体内环境稳定、抑制机体对同种异体移植物的排斥反应、影响其他 T 细胞的功能等作用。

$CD4^+CD25^+$Treg 细胞具有免疫无能性和免疫抑制性两大功能。$CD4^+CD25^-$Treg 细胞对高浓度的 IL-2 的单独刺激，固相包被或可溶性抗 CD3 单抗，以及抗 CD3 单抗、抗 CD28 单抗的联合作用均可出现增殖，而 $CD4^+CD25^+$Treg 细胞对刺激表现为无应答状态，也不分泌 IL-2，在经 T 细胞受体介导信号刺激并有高浓度外源性 IL-2 存在的情况下，$CD4^+CD25^+$Treg 细胞可活化并增殖，但其增殖程度较 $CD4^+CD25^-$Treg 细胞弱得多。$CD4^+CD25^-$Treg 细胞的免疫抑制性表现在经 T 细胞受体介导的信号刺激活化后能够抑制 $CD4^+$和 $CD8^+$T 细胞的活化和增殖。目前已经发现 $CD4^+CD25^+$Treg 细胞在维持免疫负调节时有多种细胞因子参与，如 TGF-β、IL-2、IL-10 等，当 $CD4^+CD25^+$Treg 细胞功能受到过度抑制时，可使免疫反应过强，造成组织过度损伤，而当其功能过度增强时，则会使免疫反应过度抑制，而且 Treg 细胞激活后其效应作用是非特异性的，它对靶细胞的抑制作用不需要组织相容性。

在小鼠 As 模型中证实，天然 $CD4^+CD25^+$Treg 细胞可以显著抑制 As 斑块的形成及斑块内的炎症反应，上调 $CD4^+CD25^+FoxP3^+$Treg 细胞可以抵消 LDL 对巨噬细胞的活化作用。通过冠状动脉内旋切术对稳定型心绞痛、不稳定型心绞痛和心肌梗死患者的冠状动脉斑块进行免疫学检查，发现斑块的不稳定性与 $CD25^+$T 细胞的比值相关。同时随机、双盲实验发现，稳定型心绞痛患者较健康者外周血中 $CD4^+CD25^+$Treg 细胞水平显著升高，从而推测慢性心绞痛患者仍有免疫系统的持续激活。

$CD4^+CD25^+$Treg 细胞对于冠状动脉粥样硬化的发生、发展及预后的保护作用，即其对病变部位的免疫抑制是由多种机制实现的，目前研究认为其作用机制包括以下几个方面：

（1）$CD4^+CD25^+$Treg 细胞通过多种细胞因子参与免疫调节，其中较为重要的为 TGF-β、IL-10 等，而 IL-10 是多潜能细胞因子，可对巨噬细胞、树突状细胞和 Th1 细胞等发挥免疫抑制作用，抑制前炎性细胞因子和趋化因子的产生，增加其自然拮抗剂的产生，抑制 MHC Ⅱ类分子和协同刺激分子的表达，进而影响 As 的发生、发展。

（2）$CD4^+CD25^+$Treg 细胞通过与效应 T 细胞的直接接触发挥抑制作用，它们的接触导致 $CD4^+$效应 T 细胞表面的 CD80、CD86 与 $CD4^+CD25^+$Treg 细胞上的细胞毒性 T 细胞相关抗原-4 结合，引起细胞内信号转导途径的活化，改变效应 T 细胞的功能状态，也可能通过膜型 TGF-β发挥作用。使用 CD25 特异性抗体处理 *apoE*$^{-/-}$小鼠及 *apoE*$^{-/-}$/Cd4-dnTGF-βR Ⅱ小鼠，发现调节性 T 细胞的抗 As 作用需要有 TGF-β信号的参与。

（3）$CD4^+CD25^+$Treg 细胞可以通过调节抗原提呈细胞（树突状细胞 DC）的成熟、改变其功能而使抗原提呈细胞无法活化效应 T 细胞。单核细胞、髓样树突状细胞很有可能是导致 As 斑块不稳定的关键免疫细胞；髓样树突状细胞在急性心肌梗死患者中处于功能增强的状态。有研究显示急性冠脉综合征患者外周血 $CD4^+CD25^+$Treg 细胞的减少可能与此时树突状细胞的高度成熟有关。

（4）$CD4^+CD25^+$Treg 细胞可以通过颗粒酶途径和穿孔素途径直接杀伤效应 T 细胞而发挥作用。$CD4^+CD25^+$Treg 细胞可以在 CD3、CD46 抗体的协同作用下表达颗粒酶 A，杀伤活化的 $CD4^+$T 细胞和 $CD8^+$T 细胞。$CD4^+CD25^+$Treg 细胞究竟通过哪种或者哪几种途径参与冠心病的发生、发展及转归，目前还在进一步研究中。

关于 $CD4^+CD25^+$Treg 细胞与急性冠脉综合征的关系，临床上也有研究。对稳定型心绞痛、不稳定型心绞痛和急性心肌梗死患者的冠状动脉斑块的免疫学检查发现，随着斑块不稳定性的增加，$CD4^+CD25^+$Treg 细胞占 T 细胞的比例逐渐增加。程翔等研究了 13 例不稳定型心绞痛和 8 例稳定型心绞痛患者，发现不稳定型心绞痛患者外周血 $CD4^+CD25^+$Treg 细胞占 $CD4^+$T 细胞的比例减少。采用流式细胞术检测 15 例急性心肌梗死、20 例不稳定型心绞痛、11 例稳定型心绞痛患者和 16 例健康体检者（对照组）的外周血 $CD4^+CD25^+$Treg 细胞，结果急性冠脉综合征患者 $CD4^+CD25^+$Treg 细胞占 $CD4^+$T 细胞的比例较稳定型心绞痛患者和对照组显著减少，表明急性冠脉综合征患者外周血具有免疫负调节作用的 $CD4^+CD25^+$Treg 细胞水平减低，可能促进 As 的进展。推测其原因可能是急性冠脉综合征患者细胞免疫激活，外周血 $CD4^+CD25^+$Treg 细胞比例减少，打破自身免疫平衡，从而对病理性 $CD4^+$辅助性 T 细胞和 $CD8^+$杀伤性 T 细胞激活的抑制作用减弱，Th1/Th2 淋巴细胞比例失衡，最终使 As 斑块的不稳定性增加。$CD4^+CD25^+$Treg 细胞水平可以作为衡量冠状动脉斑块不稳定性的指标之一。

（二）$CD4^+LAP^+$Treg 细胞

$CD4^+LAP^+$Treg 细胞为一种新的 Treg 亚群，这种 Treg 细胞亚群可以抑制自身免疫性疾病的发生。研究表明，给予抗 CD3 抗体可以减少 As 的形成，其机制为激活 $CD4^+LAP^+$Treg 细胞分泌 TGF-β，并依赖 TGF-β介导的免疫抑制。Nakamura 等于 2001 年首先提出鼠的 $CD4^+$T 细胞表达 TGF-β前体，某些 Treg 细胞亚群在其细胞表面表达隐匿性相关肽（LAP）。Gandhi 等证实某种特定的 T 细胞亚群表达一种膜联结构蛋白 TGF-β/LAP 复合体，在人外周血中也有调节功能。也有研究表明，不成熟树突状细胞在其表面也表达 LAP，并依赖 TGF-β抑制效应 T 细胞的激活。Th 细胞和 Treg 细胞均可分泌隐匿性 TGF-β，但在 TCR 的刺激下，只有 Treg 细胞能最终捕获隐匿性 TGF-β，并将其表达在 Treg 细胞表面。

$CD4^+LAP^+$Treg 可产生和分泌 TGF-β。其先在细胞内合成 TGF-β前体，并经过同源二聚化等加工处理，TGF-β前体被弗林蛋白酶等前蛋白转化酶分裂成两部分，一部分为成熟 TGF-β，包含有 C 端的同源二聚体；另一部分为 LAP，包含有 N 端，这两部分以非共价键连接在一起，组成一个隐匿性 TGF-β复合体，并释放至胞外，经 TGF-β激活物（TGF-β activator，TA）作用解离 LAP 而成为具有活性的 TGF-β，这个过程涉及 TGF-β多个步骤的激活。大量证据表明，隐匿性 TGF-β是通过一组富含亮氨酸重复序列的分子 GARP/LRRC32 来固定于细胞膜表面，而 GARP 蛋白仅限于在激活的 Treg 中表达，目前已证实为隐匿性

TGF-β的特异性受体。$CD4^+LAP^+$Treg 表面高度表达 TGF-βⅡ受体、CD69 和 CTLA-4。

$CD4^+LAP^+$Treg 细胞诱导的免疫调节可能发挥抗 As 的作用。通过口服的方式给予抗 CD3 抗体可诱导 $CD4^+LAP^+$Treg 细胞的生成并到达肠系膜淋巴结和脾等其他淋巴组织器官，同时灭活病理性 T 细胞和巨噬细胞，减少斑块面积，降低促炎因子（如 IFN-γ和 IL-6）、黏附分子（如 ICAM-1 和 VCAM-1）及巨噬细胞表面标记蛋白 CD68 的表达。CD3 抗体的抗 As 作用至少有部分是通过 TGF-β进行调节的。但目前仍需提供更多的直接证据来证明 $CD4^+LAP^+$Treg 细胞的数量及功能与 As 的关联。

$CD4^+LAP^+$Treg 细胞是近年发现的不同于传统意义的 Treg 细胞亚群，其在抗炎抗自身免疫方面已经得到肯定，但对其抗 As 的作用研究仍处在初始阶段，目前主要在动物实验阶段，对于利用这些靶点研制的药物，其针对性、专一性、临床疗效和副作用，以及不同内环境调节通路的差异等需要进一步探讨。随着对 $CD4^+LAP^+$Treg 细胞研究的不断深入，可能为 As 的预防和治疗提供新的靶点。今后应该更多关注 Treg 细胞不同亚型在 As 病变中的作用及具体分子机制的研究。

上述结果提示，不同 T 细胞亚群之间的相互作用和不平衡参与 As 的发生发展。Th1 细胞和 Th2 细胞之间保持平衡，如果 Th1 细胞功能占优势，就可促进 As 发展；而 Th2 细胞和 Treg 细胞功能占优势则有抗炎、抗 As 作用。$CD4^+$T 细胞和 $CD8^+$T 细胞均存在于小鼠 As 斑块内，$CD8^+$T 细胞也存在于人 As 斑块中。虽然 $CD8^+$T 细胞在早期 As 斑块内较少，但 $CD8^+$T 细胞是 As 进展期的主要 T 细胞。用 CD137 激动剂刺激 $CD8^+$T 细胞可促进斑块进展。但也有人认为 Th2 细胞、Th17 细胞在 As 发生中的作用仍然不明确。

第四节　单核细胞与动脉粥样硬化

目前人类外周血单核细胞按照其表达的白细胞分化抗原大致分为两类，一类是 $CD14^+CD16^-$细胞，另一类是 $CD14^+CD16^+$细胞。其中 $CD14^+CD16^-$细胞占 80%～90%，高表达趋化因子受体 CCR2，低表达 CX_3CR1，在 LPS 刺激下，可以产生 IL-10。$CD14^+CD16^+$细胞占 10%～20%，高表达 CX_3CR1，低表达 CCR2，在 LPS 刺激下，可以产生 TNF-α，具有致炎作用。显然，由于分泌的细胞因子不同，不同类型的单核细胞对免疫反应和炎症过程有着不同的作用。

在 As 的形成过程中，单核细胞起着重要的作用，它可以被趋化至血管内膜下，转化为巨噬细胞，吞噬氧化的脂质，启动 As。随着人们对单核细胞分型研究的深入，不同类型的单核细胞对 As 的影响，以及在心肌梗死过程中的作用也成为备受关注的话题。Rothe 等的研究表明，$CD14^+CD16^+$细胞的数目与高脂血症患者血浆中的 HDL 浓度成反比，而与具有致 As 作用的脂质的浓度成正比。这似乎说明了在高血脂状态下，患者血中的具有致炎作用的 $CD14^+CD16^+$细胞与血脂异常相关。Schlitt 等发现冠心病患者中 $CD14^+CD16^+$细胞的比例要比正常对照组高。经过回归分析发现，$CD14^+CD16^+$细胞数目与 As 及 TNF-α有关。$CD14^+CD16^+$细胞数目增高的人群，患冠心病的风险是普通人群的 5 倍。在小鼠中，单核细胞根据 Ly-6C、Gr1 的表达不同，分为 Ly-6C^+Gr1^+型和 Ly6C^-Gr1^-型，Ly-6C^+Gr1^+型高表达 CCR2，低表达 CX_3CR1，分泌 TNF-α和 IL-11，被称为“炎性单核细胞”，而 Ly-6C^-Gr1^-效应则相反；因此，这两型细胞分别对应于人类的 $CD14^+CD16^-$和 $CD14^+CD16^+$

单核细胞。

Swirski 等的研究表明，高脂饮食喂养的小鼠，Ly-6C$^+$Gr1$^+$的单核细胞数目会增加，而且会黏附在激活的血管内皮细胞上，出现在进展期的 As 斑块中。在巨噬细胞集落刺激因子（M-CSF）的作用下，Ly-6C$^+$Gr1$^+$细胞会转化为巨噬细胞，吞噬脂质，最后形成泡沫细胞。他们的研究提示，Ly-6C$^+$Gr1$^+$细胞在 As 中起关键作用，并且在应用他汀类药物治疗之后，As 斑块减少的同时，也伴有 Ly-6C$^+$Gr1$^+$细胞的减少。Ly-6C$^-$Gr1$^-$细胞在 As 斑块中出现较少，而且致炎作用也较弱，比较容易形成肉芽组织。研究还发现，Ly-6C$^-$Gr1$^-$细胞可能对血管系统和组织有监视作用，在 As 斑块形成中可控制其他类型单核细胞的进入。

此外，关于不同单核细胞亚型对心肌梗死后心肌修复作用的影响，基于小鼠的研究模型，目前的观点认为，心肌梗死的修复过程可以分为两期，第 I 期以 Ly-6C$^+$Gr1$^+$细胞为主，其可以分泌炎性细胞因子，通过蛋白酶解和吞噬作用消化坏死组织；第 II 期以 Ly-6C$^-$Gr1$^-$细胞为主，该细胞高表达血管内皮生长因子，促进成纤维细胞的聚集、胶原的沉积和血管的生成。Panizzi 等发现，在心肌梗死后第 II 期修复过程中，如果 Ly-6C$^+$Gr1$^+$细胞数量增高，占据主导作用，那么左心室重构就会受损，心脏射血分数就会减低。而在人类的研究中，却得出了相反的结论。Tsujioka 等对 36 例初发急性心肌梗死的患者应用磁共振显像观察心肌的修复情况，发现血液循环中 CD14$^+$CD16$^-$细胞的水平，而非致炎作用较强的 CD14$^+$CD16$^+$细胞的水平，与梗死以后的心肌修复呈负相关。

关于单核细胞不同类型在 As 中的作用还有待进一步研究明确，仍有很多问题有待回答。例如，不同类型的单核细胞在 As 斑块的不同部位分布是否不同，在 As 发病的不同阶段是否也有不同的分布?每一型的具体作用是什么?我们是否能够通过阻止某一型细胞的功能来达到减轻 As 斑块的目的?基于小鼠的研究是否可以直接应用于人类也是一个未知数。因此，新研究和新技术的出现，将会促使我们重新认识单核细胞类型，从而更好地防治动脉粥样硬化性疾病。

第五节　巨噬细胞与动脉粥样硬化

As 斑块的主要特征包括动脉壁脂质沉积和免疫细胞浸润，而巨噬细胞是首先侵入 As 损伤部位的炎症细胞，并且最终形成 As 斑块的主要成分。有关巨噬细胞在 As 发生、发展各阶段的作用一直是学者们关注的焦点。近年来，大多数学者认为，As 的发生是一个复杂的慢性炎症反应过程，As 发生早期主要为 LDL、胆固醇等聚集在血管内膜，激活内皮表达白细胞黏附分子和趋化因子，促进单核细胞和 T 细胞募集，在 M-CSF 及其他分化因子的驱使下，单核细胞分化成巨噬细胞，巨噬细胞吞噬脂质形成泡沫细胞，逐渐发展为斑块。

一、巨噬细胞在 As 中的作用

在 As 发病初期，最显著的变化是血液循环中的单核细胞侵入动脉内膜和内膜下层。针对小鼠的研究提示，根据淋巴细胞抗原 6c（Ly6c）的表达量不同，单核细胞可分为两种不同亚型，Ly6c 是主要表达于造血细胞的糖蛋白，是一种受 IFN-γ调节的单核/巨噬细胞分化抗原。这两种单核细胞亚型一种高表达 Ly6c，另一种低表达 Ly6c。高表达 Ly6c 的单核细胞分化为 1 型巨噬细胞（M1），是典型途径活化的巨噬细胞，起到蛋白水解作用和细菌清除作用。低表达 Ly6c 的单核细胞分化为 2 型巨噬细胞（M2），为替代途径活化的巨噬细胞，主要参与损伤修复和组织重建。这两种不同亚型的巨噬细胞分泌不同的细胞因子。M1 型巨噬细胞具有分泌大量促炎性细胞因子的功能。M2 型巨噬细胞分泌包括 IL-10 和 TGF-β在内的具有炎症抑制功能的细胞因子，提示替代激活型巨噬细胞能够削弱 M1 型巨噬细胞极化所带来的高炎性反应状态。与小鼠情况类似，人血中也存在不同亚型的单核/巨噬细胞，但又不完全相同。人血中 $CD14^{+}CD16^{-}CCR2^{+}$亚群与小鼠中 Ly6c 高表达细胞相近，健康个体血液中 85%～95%是这一类型的巨噬细胞；而另一类相当于小鼠血中 Ly6c 低表达细胞 $CD14^{low}CD16^{+}CX_3CR1^{+}$水平相对较低。在人 As 斑块组织中也存在 M1 和 M2 两种表型的巨噬细胞，主要是在细胞胞吞和泡沫细胞形成过程中发挥作用。胞吞的作用是在死亡细胞的膜系统破裂并将其内容物释放到周围组织之前将其安全移除，这样可以保护周围组织免受凋亡细胞内部有毒的酶、氧化物等细胞内容物的损害。胞吞作用会触发细胞内下游的信号转导通路，产生抗炎、抗蛋白酶和促进生长等效果。而胞吞作用机制的受损则会带来疾病和组织受损等问题。能够进行胞吞的细胞包括专职的巨噬细胞和树突状细胞，还包括上皮细胞、成纤维细胞等其他种类的细胞，它们会对凋亡细胞进行识别并执行胞吞作用。

最近研究的热点集中在巨噬细胞在 As 斑块的异质性上，特别是 M1 型和 M2 型的比例变化。巨噬细胞增殖、凋亡、自噬、极化与 As 的发生有着密切联系，在 As 病变部位同时存在 M1 型和 M2 型巨噬细胞，不稳定性斑块组织主要以 M1 型巨噬细胞为主，而稳定性斑块组织中 M2 型巨噬细胞比例增加，M1 型与 M2 型巨噬细胞在增殖和凋亡、自噬和极化中处于动态平衡。一般认为内皮细胞、平滑肌细胞、巨噬细胞等大量细胞凋亡是造成 As 斑块不稳定的重要因素，而 Zorc 等研究发现巨噬细胞较多的部位的细胞凋亡较其他部位尤为明显，认为巨噬细胞凋亡在 As 的不稳定性中发挥主要作用，斑块的“肩部”最容易发生破裂，且纤维帽薄，含有大量激活的巨噬细胞，并存在凋亡残体，凋亡细胞和凋亡残体对巨噬细胞具有强烈的化学趋化活性，而巨噬细胞本身也遭受细胞凋亡释放的细胞因子的影响而发生凋亡，认为早期的细胞凋亡可抑制 As 病变进展，但晚期细胞凋亡则可导致斑块受损，发生炎症反应及血栓形成。自噬是细胞利用溶酶体降解自身受损的细胞器和大分子物质的过程，是一种不同于凋亡的程序性死亡方式，是真核细胞特有的生命方式，对维持细胞结构、代谢和功能的平衡发挥重要作用。ox-LDL、内质网应激、炎症、缺氧等与 As 发生相关的因素均可促进斑块内巨噬细胞发生自噬，目前认为，基础性或适度的自噬是 As 斑块内细胞对抗氧化应激、炎症的重要保护方式，是 As 斑块稳定性的一个重要决定因素；在进展期 As 斑块中，巨噬细胞的自噬不足或过度会引发细胞坏死或自噬性死亡，从而激发斑块内炎症因子的表达。选择性抑制 PI3K/Akt/mTOR 和 p38/MAPK 信号通路能诱导巨噬细胞自噬，可以减少斑块巨噬细胞的浸润，巨噬细胞 IL-10 水平显著降低、IFN-γ分泌增加，炎症反应受到抑制进而稳定 As 易损斑块。对于自噬细胞的极化，在 As 斑块病变部位同时存在着经典激活的 M1 型巨噬细胞和替代性激活的 M2 型巨噬细胞。M1 型巨噬细胞由 $Ly6C^{high}$ 单核细胞分化而来：在 IFN-γ存在的条件下被 LPS 激活，导致 IL-2、IL-23、IL-6、IL-1 和 TNF-α的表达量升高。相反，活化 M2 型巨噬细胞由 $Ly6C^{low}$ 单核细胞分化而来，在 IL-4、IL-13、IL-1 或维生素 D_3 存在的条件下，M2 型巨噬细胞受到活化并释放大量的 IL-10、清道夫受体、甘露糖受体和精氨酸酶，可起保护作用。尽管在免疫应答过程中，二者均出现在斑块损伤部位，但作用却完全不同，M1 型巨噬细胞具有分泌大量促炎因子的功能，主要诱导 Th1 型免疫应答，发挥抗肿瘤、抗感染的作用；而 M2 型巨噬细胞具有吞噬功能，主要分泌抑制炎症的细胞因子，诱导 Th2 型免疫应答，具有帮助组织修复的作用。但二者在特定条件下可以相互转化，这说明巨噬细胞对不同的微环境信号刺激具有多样反应性和可塑性。

二、巨噬细胞相关因子

在巨噬细胞分泌的细胞因子中，TNF-α被认为是促炎性细胞因子产生的主要调节因子。巨噬细胞通过 TLR 介导产生 TNF-α，并且通过 TNF 受体与 TNF-α相互作用。IL-1 刺激白细胞黏附到内皮细胞引发巨噬细胞迁移，最终导致 As 炎症进程减慢。IL-12 是主要由斑块巨噬细胞产生的一个关键的 Th1 型细胞因子，能够刺激 NK 细胞和 T 细胞的增殖分化。有研究表明，IL-18 通过增加 IFN-γ的表达，促进 As 的发展。冠心病患者血清中高浓度的 IL-18 可能引起心血管死亡。针对小鼠的研究证实，IL-10 在 As 早期阶段具有保护作用，并且 IL-10 可促进进展期斑块的稳定性。但是 IL-10 并不是心血管疾病的预后标志物。引入 TGF-β封闭抗体阻断会加速 As，同时使斑块胶原水平显著下降。巨噬细胞极化是在不同因素的诱导下，M1 型巨噬细胞和 M2 型巨噬细胞相互转化的过程。已有学者研究表明，体外利用 IFN-γ 和 IL-4 可诱导小鼠腹腔巨噬细胞 M1 或 M2 表型选择性重排，适当的巨噬细胞程序重排因子可使巨噬细胞目的性地重组为 M1 或 M2 表型。IFN-γ通过 IFNR 激活巨噬细胞 STAT1 通路，促进 IL-2、NOS2、MHC Ⅱ 表达，是 M1 型巨噬细胞极化的必要条件，而 M2 型巨噬细胞极化则是由磷酸化的 STAT6 介导，磷酸化的 STAT6 进入细胞核后，诱导 M2 型巨噬细胞相关基因表达，促进巨噬细胞向 M2 型极化。也有学者认为，NF-κB 和 STAT6 信号通路在巨噬细胞极化过程中发挥重要作用，认为 NF-κB 和 STAT6 分别是调控 M1 型及 M2 型巨噬细胞活化信号通路的关键蛋白。

第六节 树突状细胞与动脉粥样硬化

树突状细胞是目前已知的功能最强大的专职抗原提呈细胞，也是目前发现的唯一能激活初始型 T 细胞的抗原提呈细胞，通过第二信号或共刺激信号促进 T 细胞增殖并使其发挥效应细胞作用，是机体免疫反应的始动者，在免疫反应中起重要作用。近年来炎症和免疫反应在 As 发生及斑块稳定性中的作用日益受到重视。研究发现，树突状细胞也存在于动脉壁中，并且 $CD11c^{+}$树突状细胞数量在 As 斑块中明显增加，尤其在炎症浸润区域与 T 淋巴细胞聚集在一起。多种公认的致 As 的危险因素都可促使树突状细胞免疫功能成熟，提示树突状细胞在 As 的发生发展中可能起重要作用。

树突状细胞作为人体内功能最强大的抗原提呈细胞，激活 T 细胞的能力是巨噬细胞或 B 细胞等抗原提呈细胞的数百至数千倍，在获得性免疫应答中发挥关键作用，同时也是连接固有免疫应答和获得性免疫应答的桥梁。树突状细胞的分化可分为 3 个阶段：前体细胞、不成熟树突状细胞和成熟树突状细胞。成熟树突状细胞的表面黏附因子（CD11a、CD50、CD54 和 CD58）、共刺激分子（CD40、CD80、CD86 和 CD83）和抗原提呈分子（MHC Ⅰ、MHC Ⅱ 和 CD1）的表达较不成熟树突状细胞明显增高，因此具有较强的抗原提呈和激发 T

细胞免疫应答的能力；而抗原特异性 T 细胞的活化依赖于 T 细胞受体（TCR）与抗原提呈细胞表面 MHC 分子提呈的抗原之间的相互作用。树突状细胞通过提呈抗原活化 T 细胞，致大量炎性细胞因子释放，触发和加重动脉壁持续性免疫损伤。正常动脉管壁中可发现少量树突状细胞存在，其在易形成 As 的组织中具有较高表达数量，如主动脉弓弯曲和分叉处。在 As 损伤中，树突状细胞大量聚集并诱导为成熟的树突状细胞，与初始 As 损伤相比，As 进展期斑块组织约有 70%的树突状细胞呈现出成熟表型，$CD83^+$和 $DC\text{-}LAMP^+$激发机体免疫应答并维持斑块组织的持续炎症状态。As 中 $CD11c^+DC$ 的数量在内膜和外膜中均明显增加，易损斑块肩部尤为显著，提示树突状细胞在 As 病理进展中发挥关键作用。树突状细胞主要通过巨噬细胞活化和 Th1 免疫应答促进早期 As 进展及炎症反应。进展期 As 斑块中树突状细胞的聚集加剧了斑块的不稳定性和内皮损伤程度。人体研究亦显示，具有急性缺血症状的冠心病患者斑块组织中树突状细胞显著增加，但患者血液中树突状细胞或树突状细胞前体细胞数量明显下降，这也许可解释斑块组织中树突状细胞的聚集。在不稳定型心绞痛患者 As 斑块组织中以成熟树突状细胞为主，并观察到树突状细胞和 T 细胞聚集成簇，提示树突状细胞在斑块局部或可激发 T 细胞免疫应答，促进炎症因子分泌。

第七节　自然杀伤 T 细胞与动脉粥样硬化

自然杀伤 T 细胞（NKT cell）是一种有 NK 细胞和 T 细胞两方面性质的 T 细胞亚群。恒定 NKT 细胞（invariant NKT 细胞或Ⅰ型 NKT 细胞，以下简称为 NKT 细胞）是研究最多和最深入的细胞类型。NKT 细胞是自身反应性细胞，它在机体免疫中具有双向调节作用：既能增强免疫反应又能抑制免疫反应。由于这种特性，目前关于 NKT 细胞与疾病的研究主要集中在肿瘤、移植耐受、自身免疫缺陷和感染等多种与免疫系统密切相关的疾病，As 就是热点之一。目前在国外，NKT 细胞在 As 发病机制中的研究正日益受到关注。

一、NKT 细胞的激活、分泌

NKT 细胞均有严格的 TCR 表达，如小鼠 Vα14Jα18/Vβ8、人α24Jα18/Vβ11。由于这些 TCR 特异性识别糖脂类抗原，NKT 细胞只能识别由抗原提呈细胞表面 CD1d 分子提呈的糖脂类抗原，而不能像 T 细胞一样识别由 MHCⅠ、MHCⅡ类分子递呈的抗原肽。当 NKT 细胞被这类抗原激活后，大量表达多种细胞因子，包括 IFN-γ、IL-15、IL-18 和 TNF-α 等促炎因子，以及 IL-4、IL-10 和 IL-13 等抗炎因子，并能通过 CD40-CD40L 途径促进树突状细胞分泌 IL-12，进而在机体免疫调节机制中发挥重要作用。

两种不同的炎症因子对 As 有不同的影响。IFN-γ、IL-12、IL-18 和 TNF-α等 Th1 型因子，能促进斑块的形成。IL-12 是最关键的 Th1 型细胞因子，主要由多种免疫细胞、成熟的树突状细胞分泌。3 月龄 $apoE^{-/-}$小鼠连续 30 日，每日注射 IL-12，导致血液中抗 ox-LDL 抗体水平增加，并且与 PBS 对照组小鼠相比，As 斑块增大 1 倍，这些数据表明，IL-12 在调节 $apoE^{-/-}$小鼠早期 As 过程的免疫反应中发挥积极作用。IFN-γ的注射也能加速 As 的发生发展，在 IFN-γ缺陷型的 $apoE^{-/-}$小鼠中，As 发病减少，最近发现，通过转入突变的 IFN-γ 受体基因来抑制 IFN-γ的功能途径能够减少斑块的形成和促进斑块稳定性，表明 IFN-γ也调节 As 的发展。与 IL-12 和 IFN-γ类似，TNF-α缺陷型 *apoE*$^{-/-}$小鼠在喂养高脂食物后斑块较少，表明 TNF-α具有促 As 作用。此外，CD40 与其配体（CD40L）的结合激活了 As 主要细胞的炎症活性。通过 CD40L 抗体治疗，*apoE*$^{-/-}$小鼠的 As 状况可得到改善，可见抑制 CD40 信号通路减缓了高胆固醇小鼠 As 斑块的发生。

Th2 型细胞因子中的 IL-4、IL-5、IL-10 能够降低促炎因子的表达。通过全身或者局部注射腺病毒介导的 IL-10 基因能够抑制 *Ldlr*$^{-/-}$小鼠发生 As，提醒我们该类因子能够降低发生 As 的风险。激活的 TH3 细胞产生 TGF-β，TGF-β能促进胶原合成和抑制炎症发生，对斑块的稳定性有着极其重要的作用。有研究表明，无论是注射 IL-4 还是 IL-4 缺陷型小鼠高脂饮食 4 周后，斑块的大小与对照组相比并无明显变化。但 Davenport 等发现，在高脂饮食 30 周后，IL-4 缺陷型小鼠斑块降低了 27%，且在 45 周时，主动脉弓状病变也有所改善。

二、NKT 细胞对 As 的影响

脂质积累是 As 的重要标志，而 NKT 细胞能被糖脂类抗原激活，这就引发了人们的推测：NKT 细胞是否在 As 中存在并发挥作用。研究发现，NKT 细胞在人类颈动脉斑块，以及在人体 As 腹主动脉瘤组织中均存在。作为免疫细胞的一种，NKT 细胞对 As 的作用同样也有两种截然相反的报道。

（一）NKT 细胞促进 As

起初，作为一种能够降低炎症反应的免疫细胞，人们推测 NKT 细胞能够抑制 As。但 2004 年，几个不同的小组采用缺少 NKT 细胞的 CD1d 缺陷型（*CD1d*$^{-/-}$）小鼠，对 NKT 细胞是否影响 As 进行了研究。经过高脂喂养，*CD1d*$^{-/-}$C57BL/6 小鼠与野生型 C57BL/6 小鼠相比，As 程度明显减轻。其他两个小组进一步采用 *CD1d*$^{-/-}$*apoE*$^{-/-}$小鼠进行研究，也得到了类似的结果。

目前已知的 NKT 细胞专一配体很少，从海生海绵（agelas mauritiana）中分离出的一种鞘糖脂α-galactosylceramide（α-GalCer）能特异性地激活 NKT 细胞。由α-GalCer 激活的 NKT 细胞在自身免疫性疾病，如 1 型糖尿病中能抑制炎症，控制病情发展。但在 As 中，它却是通过激活 NKT 细胞表达大量的 INF-γ和 IL-4 来加速疾病发展的。进一步研究发现，在第 4 周 *CD1d*$^{-/-}$*Ldlr*$^{-/-}$小鼠斑块仅是 *CD1d*$^{+/+}$*Ldlr*$^{-/-}$小鼠的 53%，而在第 8 周和第 12 周二者斑块大小没有显著区别，表明 NKT 细胞促进早期 As 的发展，但是这种影响是短暂的，且它们并不能改变成熟斑块中炎症因子的表达状况。Rogers 进一步发现，在 *CD1d*$^{-/-}$*Ldlr*$^{-/-}$小鼠中通过敲除 *Jα18* 基因，降低 NKT 细胞的活性，能够减少斑块的大小，并且经实时定量 RT-PCR 发现 *Jα18*$^{-/-}$小鼠斑块中的促 As 因子 IFN-γ也显著变少。此外，分别过继转移 2 种主要的 NKT 细胞亚型——$CD4^+$和 $CD4^-CD8^-$(DN)NKT 细胞到 *apoE*$^{-/-}$小鼠中，发现 $CD4^+$NKT 细胞使斑块大小增加了 2.5 倍，而 DNNKT 细胞没有此类影响，说明 $CD4^+$NKT 细胞能通过抑制其细胞表面的 Ly49 受体表达和促进α-GalCer 刺激其分泌更多的 IL-2、INF-γ、TNF-α等促 As 因子促进 As 发生发展。这些研究结果表明，NKT 细胞的激活能够促进 As 进程。

（二）NKT 细胞抗 As

尽管已经有许多关于 NKT 细胞促进 As 的报道，但最新的研究仍表明，在 As 进程中，NKT 细胞不仅起到促进作用，在一定条件下，它也可以发挥抗 As 的作用。与促 As 不同的是，Van Puijvelde 等选择已经被诱发 As 的 *Ldlr*$^{-/-}$小鼠，每周给予 2 次每次 2μg 剂量的α-GalCer，与对照组相比，*Ldlr*$^{-/-}$小鼠斑块明显减少，而 *apoE*$^{-/-}$小鼠没有变化。体外试验发现脾细胞经过 100ng/ml 的α-GalCer 诱导后，*Ldlr*$^{-/-}$小鼠组脾细胞增殖速率是未经诱导的脾细胞的 15～22 倍，而 *apoE*$^{-/-}$小鼠组在该浓度下没有检测到明显的增殖效果；与 *apoE*$^{-/-}$小鼠相比，*Ldlr*$^{-/-}$小鼠的脾细胞中受α-GalCer 刺激产生的 IL-10 也明显增加。Van Puijvelde 猜测，在 *Ldlr*$^{-/-}$小鼠中α-GalCer“扣动”使 NKT 细胞向 Th2 型细胞转化的“扳机”从而改善病情。这些结果表明，在已经发生 As 的情况下，被激活的 NKT 细胞反而能够减缓病情的发展进程。

由于 NKT 细胞能够快速、大量地分泌多种促炎因子和抗炎因子，所以近年来对 NKT 细胞在炎性和自身免疫性疾病方面的研究受到广泛关注。As 作为一种受免疫系统调节的慢性炎症疾病，NKT 细胞对该病的影响也受到了很多关注。

目前，人们对于 NKT 与 As 的研究有相当多的报道，但其具体作用机制，如斑块中 NKT 细胞的来源、来源不同的 NKT 细胞功能差异、NKT 细胞的天然配体、NKT 细胞在机体内是如何被激活的、NKT 细胞激活后对 NK 细胞、T 细胞分化及免疫应答调节的具体方式等还不清楚。如果能够解决这些问题，人们对 NKT 细胞在 As 中的功能将会有新的认识。

第八节　细胞因子与动脉粥样硬化

免疫细胞及血管细胞可以产生很多细胞因子，如淋巴细胞、巨噬细胞产生的 IL 类细胞因子，Th1 细胞产生 IFN-γ、IL-2、TNF-α，Th2 细胞产生 IL-4、IL-5、IL-10、IL-13，Treg 细胞产生 IL-10、TGF-β、IL-35，Th17 细胞产生 IL-17A、IL-17F、IL-21、IL-22、IL-26 等，它们均参与了 As 的免疫调节过程。

一、γ干扰素

IFN-γ主要由 Th1 细胞和巨噬细胞、平滑肌细胞分泌。巨噬细胞和树突状细胞分泌的细胞因子如 IL-12 和 IL-18 可以诱导产生。IFN-γ反过来激活巨噬细胞产生致炎细胞因子、氧化自由基和 MMP。IFN-γ可以直接或间接抑制 Th2 细胞增殖。研究认为，IFN-γ在 As 及其并发症中有重要作用。血管平滑肌细胞增殖是 As 的标志之一，而 IFN-γ在平滑肌细胞增殖的调节中起重要作用。IFN-γ可以增加 VCAM-1 在内皮的表达，以及 MHCⅡ在巨噬细胞和平滑肌细胞的表达。IFN-γ还与胆固醇代谢和泡沫细胞的形成关系密切。IFN-γ可通过抑制 LPL 的合成或抑制巨噬细胞中的脂蛋白酶，从而影响脂质在 As 斑块的聚集。胆固醇 27-羟基酶可加速胆固醇从血管壁的清除从而对抗 As，而 IFN-γ可以下调胆固醇 27-羟化酶。INF-γ通过上调 CXCL16/SR-PSOX 可进一步促进泡沫细胞形成。CXCL16 是 CXC 家族的趋化因子，与 SR-PSOX 一起进一步促进了泡沫细胞形成。CXCL16 是 CXC 家族的趋化因子，与 SR-PSOX 有相同的序列，在 As 斑块中介导凋亡及磷脂酰丝氨酸涂层颗粒和 ox-LDL

的摄取。IFN-γ和 As 的直接关系表现在 *apoE*$^{-/-}$小鼠模型中，给予小鼠 IFN-γ后加速了疾病的进程。IFN-γ通过影响细胞外基质的合成可增加斑块的不稳定性。另外，它对表达于平滑肌细胞上的组织蛋白 S、丝氨酸蛋白酶有潜在的调节作用。组织蛋白 S 在 As 的细胞外基质降解中起作用。IFN-γ对诱导型的 Ca^{2+}/钙调蛋白非依赖性 NOS（iNOS）的诱导作用也表明它能引起内皮功能障碍。斑块的不稳定性与巨噬细胞凋亡有关，而 IFN-γ可以诱导 THP1 巨噬细胞凋亡。

二、促炎因子型 IL——诱导 As 形成

（一）IL-1

IL-1 是一种多效性潜在促炎因子，有两种亚型：IL-1α和 IL-1β。IL-1 产生于巨噬细胞、内皮细胞和血管平滑肌细胞，且每种细胞均受 IL-1 促炎特性影响。Yehuda 等研究 *apoE*$^{-/-}$小鼠组织中的血管细胞或从骨髓迁移的细胞中的 IL-1α或 IL-1β是否促进 As 的形成，此研究首次指出，在 *apoE*$^{-/-}$小鼠中，起源于骨髓细胞而非血管细胞的 IL-1α通过增加巨噬细胞中的炎性细胞因子加速了 As 形成。

IL-1α是一种与 As 形成有关的强促炎因子。Alain 等设想是否可使用疫苗诱导出 IL-1α的中和抗体以达到干预 As 小鼠疾病模型的作用。他们用化学方法共轭得到的一种来源于噬菌体 Qβ的类病毒微粒（IL-1α-CQβ）疫苗来免疫 *apoE*$^{-/-}$小鼠，同时给予高脂饮食，此时在主动脉降支和主动脉根部交叉处检测到 As 斑块。在应用抗 IL-1α疫苗后，斑块在主动脉降支减少了 50%、在主动脉根部减少了 37%，主动脉巨噬细胞浸润度降低了 22%。总之，对 IL-1α进行主动靶向免疫，既减少了斑块的炎症反应又减缓了斑块的进展，提高了 *apoE*$^{-/-}$小鼠的抗病能力，此方法应用于抗 As 是一种很有潜力的治疗选择。

综合近年来关于 IL-1β与 As 的众多研究，发现 IL-1β会导致小鼠 As 的形成。Adam 等研究表明，IL-1 是全身系统感染介导的脑血管炎症的关键驱动者，且干预 IL-1β能有效治疗 As、痴呆或脑卒中。促炎因子 IL-1 介导的 As 与小鼠严重脑血管感染有关，实验用 *apoE*$^{-/-}$小鼠与 IL-1 受体缺陷（*IL-1R*$^{-/-}$）小鼠杂交后，喂食培根或高脂饮食，使小鼠大脑中神经胶质活化且白细胞重新募集后产生脑血管炎症模型。经 IL-1β干预后，由于系统中 IL-1 的中和作用和抗 IL-1β抗体逆转了 As 斑块的形成（减少了 34%），且降低了外周器官中炎性细胞因子的表达水平。

（二）IL-6

IL-6 作为一种重要的促炎因子，在人 As 斑块中大量表达，是 As 发生发展的独立危险因素。有研究证实，IL-6 直接参与 As 的发生。IL-6 可促进血管内皮细胞表达 ICAM-1 和 VCAM-1，并促进内皮细胞分泌趋化因子如 MCP-1，进而趋化 IL-6 本身。此外，Treg 细胞具有抗 As 的作用，而 IL-6 可以通过 Trans 信号通路抑制 Treg 细胞的抗 As 作用，促进 As 的发生发展。有实验证实，对野生型小鼠和 *apoE*$^{-/-}$小鼠给予高脂饮食的同时给予 IL-6 处理，*apoE*$^{-/-}$小鼠体内 IL-6 水平升高，As 更严重；通过基因修饰使 *apoE*$^{-/-}$小鼠不能经由 IL-6 诱发肝脏急性时相反应（APR）则能够抑制 As，所以 IL-6 在心血管系统中的作用亦颇受争议。

（三）IL-17

IL-17 作为 Th17 细胞分泌的主要促炎因子，可通过诱导炎症介质、趋化因子等导致组织器官的炎性损伤。在 IL-17 的刺激下，人成纤维细胞表达 ICAM-1，促进 T 细胞增殖；内皮细胞、上皮细胞及成纤维细胞等释放 IL-6、IL-8、MCP-1 和 MMP-1 等细胞因子，介导炎症反应。IL-17 还可通过上调趋化因子如趋化因子配体 1（CXCL1）、CXCL5、CXCL6、CXCL8 的表达，促进血管内皮细胞的移行。IL-17 作为一种促炎因子在 As 中的作用尚不完全明确，大多数研究认为，IL-17 可发挥促 As 作用。在分离的人颈动脉粥样硬化斑块中可检测到 IL-17A、IL-17E 及 IL-17F 基因的表达，在复合斑块中还可检测到 IL-17A/IL-17F^{+}中性粒细胞，但未观察到 IL-17A/IL-17F^{+}T（Th17）细胞的存在，进一步的研究利用定量 RT-PCR 和免疫组化方法证实颈动脉粥样硬化斑块中存在 IL-17 及其调节因子 IL-21、IL-23，且 IL-17 与斑块的易损性有关这一观点在一系列临床患者血浆 IL-17 水平变化的研究中存在较大争议，一些学者研究发现 As 及急性冠脉综合征患者血浆中 IL-17 水平较正常对照组明显升高，而 Eid 等虽然在 As 患者血浆中可以检测到 IL-17，但水平并未升高，笔者的临床研究结果显示仅在少数急性冠脉综合征患者血浆中检测到 IL-17 的存在。

目前 *apoE*$^{-/-}$小鼠是最常用的 As 动物模型，研究发现 *apoE*$^{-/-}$小鼠 As 斑块的血管壁中 IL-17 的表达增高，给予 IL-17 单抗治疗后可以显著抑制 As 斑块的形成。Smith 等利用 *apoE*$^{-/-}$小鼠研究发现，阻断 IL-17A 后可以减少主动脉中的巨噬细胞及趋化因子 CXCL1 的表达，明显减少斑块负荷；体外分离主动脉培养给予 IL-17 后可以使主动脉趋化因子 CXCL1 表达增加，单核细胞黏附能力增加。*apoE*$^{-/-}$小鼠给予 IL-17A 单抗后，可以显著减少 As 斑块损伤、管腔狭窄及细胞浸润，内皮细胞和免疫细胞表面活化分子表达下调，IL-6、TNF-α、趋化因子 CCL5 等细胞因子分泌减少。体外试验表明，IL-17A 可以活化巨噬细胞、树突状细胞、血管平滑肌细胞等致 As 细胞。将 *IL-17R*$^{-/-}$小鼠的骨髓移植到 *Ldlr*$^{-/-}$小鼠，给予高脂饮食后可以减小 As 斑块的体积，进一步提示 IL-17/IL-17R 可能参与了 As 的发病过程。*IL-17A*$^{-/-}$小鼠给予高脂饮食后主动脉窦斑块及主动脉损伤减小，巨噬细胞聚集大量减少，体外试验证实 IL-17A 可以活化血管内皮细胞，血管内皮细胞分泌细胞因子可以使泡沫细胞形成增多。虽然有关 IL-17 与 As 关系的研究较多，但 IL-17 在 As 中的具体作用机制尚不十分明确，体外培养细胞研究发现，IL-17A 可以通过 NAD（P）H 氧化酶产生活性氧从而引起血管平滑肌细胞炎症反应。Patel 等通过实验发现，IL-17 还可以通过细胞外调节蛋白激酶（ERK）依赖的 NF-κB 和 CCAAT-增强子结合蛋白β（C/EBP β）活化来刺激冠状动脉平滑肌细胞合成分泌 CRP，从而促进 As 的形成。

三、抗炎因子型 IL——阻碍 As 形成

（一）IL-4

IL-4 主要由 Th2 细胞、肥大细胞等分泌，可影响 Th1 和 Th2 的分化，启动 IgE 的合成和过敏反应，还能抑制 Th1 反应，减少巨噬细胞活化、IFN-γ的产生，以及内皮细胞前凝血素的表达。IL-4 还可以上调与 ox-LDL 结合的清道夫受体表达，抑制一氧化氮合酶和环氧合酶的产生，促进脂氧合酶的产生，通过刺激 MCP-1 的表达来募集单核细胞，通过增

加内皮细胞 VCAM-1 的表达来影响细胞黏附。Piers Davenport 等将 *apoE*$^{-/-}$小鼠与细胞因子缺陷小鼠进行杂交得到 *apoE*$^{-/-}$/*IL-4*$^{-/-}$小鼠。在 30 周时与 *apoE*$^{-/-}$小鼠相比，*apoE*$^{-/-}$/*IL-4*$^{-/-}$小鼠病变面积减少了 27%。而在 45 周时两组之间主动脉根部的病变没有明显差别，但是 *apoE*$^{-/-}$/*IL-4*$^{-/-}$在主动脉弓处的病变较 *apoE*$^{-/-}$小鼠下降了 58%，这表明 IL-4 在 *apoE*$^{-/-}$小鼠动脉硬化进展的不同时期、不同血管部位有重要作用。

（二）IL-10

IL-10 主要由巨噬细胞、树突状细胞和 T 细胞产生，多项研究证实，它具有抗 As 作用。IL-10 能减少斑块面积，并能使斑块趋于稳定。IL-10 抑制 As 作用时最初的解释为它是由 Th2 细胞产生的，这是 Th2 细胞的一种保护作用反应。现在发现 IL-10 不仅仅是一种 Th2 细胞因子，很多细胞可以分泌 IL-10。IL-10 通过削弱 $CD4^+$T 细胞和抗原提呈细胞的活性发挥免疫抑制作用。另外，它还可以抑制巨噬细胞、Th1 和 Th2 细胞分泌细胞因子。过表达的 IL-10 可以减少 IFN-γ的产生，同时可以抑制某些 MMP 的表达，刺激 TIMP 在巨噬细胞的表达。IL-10 还抑制细胞凋亡，促进斑块的稳定。IL-10 与 TGF-β的表达都可以诱导调节性 T 细胞分化。因此，过表达的 IL-10 可能导致 Tr1 亚群增加。调节性 T 细胞可能通过抑制病变处的炎症来减缓 As 病变。另外，IL-10 可以增加 TGF-β的产生，进一步抑制 T 细胞和抗原提呈细胞的活性，使斑块稳定。IL-10 可以增加 TGF-βRⅡ表达，IL-10 缺失可能导致 TGF-βRⅡ表达不足，并减低 TGF-βRⅡ的敏感性。IL-10 还能降低内皮细胞黏附因子的表达从而影响白细胞迁移。

（三）IL-13

As 损伤的特点是 ox-LDL 聚集和巨噬细胞、T 细胞浸润血管壁，在进展的损伤微环境中表达的细胞因子有助于斑块形成。Cardilo Reis 等研究发现，IL-13 与 IFN-γ相比，提高了 ox-LDL 的清除率，最重要的是缺乏 IL-13 可加速 *Ldlr*$^{-/-}$型小鼠 As 发生，而不影响血浆胆固醇水平。因此，伴随诱导或者激活巨噬细胞而产生的 IL-13，可抑制 As 形成。此研究还证明，IL-13 可通过增加损伤斑块中胶原蛋白的浓度、减少 VCAM-1 依赖的单核细胞募集，致使斑块中巨噬细胞的浓度减少，所以 IL-13 有利于 As 斑块的稳定。

四、TGF-β

内皮细胞、平滑肌细胞、巨噬细胞、血小板和调节性 T 细胞等多种细胞可以产生 TGF-β。TGF-β有多种功能，它可以调节平滑肌细胞增殖、胶原合成、内皮增殖及巨噬细胞活性等。循环中的白细胞募集到病变处并形成泡沫样细胞，以及获得性免疫应答的启动似乎都可被 TGF-β所阻断。通过注射抗 TGF-β抗体或重组的可溶性 TGF-γⅡ受体，可抑制很多细胞的 TGF-β活性，但是当应用抗 TGF-β抗体时，心脏和血管出现明显的炎症改变。而注射重组可溶性 TGF-βⅡ型受体并未改变 As 斑块大小。为了检测特异性 T 细胞选择性的 TGF-β信号在 As 中的作用，有学者培养了 T 细胞特异性的启动子作用下显性负向表达 TGF-βⅡ型受体的转基因小鼠，Anna-Karin 等用 *apoE*$^{-/-}$小鼠与该转基因小鼠进行杂交，在 T 细胞 TGF-β信号中断的 *apoE*$^{-/-}$小鼠中，主动脉病变面积增加了 6 倍，而主动脉的 IFN-γ mRNA 较年龄相匹配的同胞 *apoE*$^{-/-}$小鼠增加了 125 倍。对面积相匹配的病变，T 细胞特异性的

TGF-β信号中断小鼠表现出 T 细胞增殖、巨噬细胞活化、胶原减少，这些结果表明 T 细胞中 TGF-β信号的中断促进了 As，TGF-β可以通过减低 T 细胞活性来抑制 As。

五、肿瘤坏死因子家族

Th1 细胞、巨噬细胞和其他多种细胞都产生 TNF-α。Th1 通过巨噬细胞活化后产生 TNF-α是间接的，被 T 细胞活化后产生 TNF-α是直接的。TNF-α是致炎因子并可启动多种自身免疫性疾病。另外，TNF-α可以阻断脂蛋白酶而导致高三酰甘油血症，并减少脂肪酸的氧化，促进氧自由基的产生，而在复合基因敲除的动物模型中，TNF-α功能的缺失使 As 病变减轻。TNF-α分子样超家族和 TNF 受体包括多种成员，如 CD40/CD40L 和 ox40/ox40L，另一个家族成员 LIGHT（lymphotoxin-like inducible protein that competes with glycoprotein D for binding herpesvirus entry mediator on T cell），由活化的 T 细胞、巨噬细胞和树突状细胞产生。与 CD40L 相似，血小板也可以表达 LIGHT，诱导内皮细胞的活化。LIGHT 受体——TNFRSF14 在 As 斑块中有表达，它可能启动金属蛋白酶的分泌和组织因子、清道夫受体及 TNF-α的表达。不稳定型心绞痛患者循环血中的可溶性 LIGHT 蛋白水平升高。另一个 TNF 超家族成员——TRAIL（TNF-related apoptosis-inducing ligand）在斑块 T 细胞中也有表达，并在外周血中检测到其可溶形式。表达 TRAIL 的 T 细胞可以诱导病变斑块处血管平滑肌细胞的凋亡。

第九节　待定抗原与动脉粥样硬化

免疫显性的 T 细胞表位是引起获得性免疫反应的最合适的 MHC 分子多肽。As 的 T 细胞表位还不明确。有许多待选的抗原，由于脂质过氧化作用等蛋白修饰使这个问题更加复杂。在 As 斑块检测到衣原体、单纯疱疹病毒、巨细胞病毒。有心血管疾病的患者肺炎衣原体、幽门螺杆菌、巨细胞病毒的抗体滴度较高，提示获得性免疫参与其中。脂蛋白的磷脂和胆固醇酯的不饱和脂肪酸的过氧化导致活化醛的产生，它们与 apoB 的赖氨酸和组氨酸残基或其他蛋白质结合产生致免疫的新抗原表位。目前研究最多的是 ox-LDL 及热休克蛋白 60。

一、氧化型低密度脂蛋白与动脉粥样硬化

在诸多因素中，血清 LDL 水平升高是唯一不需要其他危险因素协同而足以诱发 As 发生、发展的危险因素。LDL 在体内被氧化修饰为 ox-LDL 后引发的一系列复杂的病理生理过程在 As 的发生、发展中起重要作用。

在体内 LDL 浓度升高、内皮损伤等情况下，LDL 渗透进入动脉内皮下，由于血管内皮细胞微滤孔的过滤作用，使得大量内源性天然抗氧化物被阻挡，LDL 就不再受血浆或细胞间液中抗氧化物质的保护，此时如果存在吸烟、药物、高血压、糖尿病等诱发因素，诱导内皮细胞、平滑肌细胞、单核细胞产生大量氧自由基，最终导致 LDL 在内皮下发生氧化修饰。

1. 诱导血管内皮细胞损伤　血管内皮细胞覆盖在血管腔内表面，对于维持血管结构和功能的完整性具有重要的作用，另外还参与调节凝血、炎症过程中白细胞的黏附、血管的

紧张性等。ox-LDL 可引起血管内皮细胞功能障碍和内皮细胞损伤，而这一功能是启动 As 发生的重要环节，近年来细胞凋亡检测手段的日益完善已经明确 ox-LDL 诱导内皮细胞凋亡是 As 发生的始动环节。

2. 诱导单核细胞与内皮细胞的黏附并向内皮下的趋化 单核细胞与动脉内皮黏附的增多是 As 的早期特征之一。ox-LDL 可以通过刺激诸多介导单核细胞向内皮细胞黏附的细胞因子的表达，如 ICAM-1、VCAM-1、P-选择素、E-选择素等，使单核细胞、中性粒细胞、淋巴细胞与内皮的黏附数量增多。ox-LDL 可以刺激 MCP-1 的表达，而 MCP-1 是单核细胞向内皮下趋化穿越的最重要的转运蛋白。ox-LDL 还能促使内皮细胞和血小板产生一种相对分子质量为 140×10^3 的颗粒膜蛋白，这种颗粒膜蛋白能在细胞激活的基础上快速翻译到细胞膜上，结合中性粒细胞和单核细胞。

3. 参与泡沫细胞的形成 ox-LDL 由于表面抗原决定簇的改变，可以被巨噬细胞及血管平滑肌细胞表面的清道夫受体 A1 识别结合，这种结合速度快、数量大，同时又不受细胞内胆固醇浓度的负反馈调节限制，而且 ox-LDL 能抵抗溶酶体酶和组织蛋白酶对它的降解，造成细胞内脂质大量聚集而转变为泡沫细胞。巨噬细胞吞噬 ox-LDL 后，由于 ox-LDL 的细胞毒作用，可刺激巨噬细胞分泌产生一种特定的 M-CSF。M-CSF 负责介导巨噬细胞的激活、分泌、增殖、聚集、退化，并进一步转变为泡沫细胞，同时 M-CSF 还能诱导巨噬细胞表面清道夫受体的表达，使 ox-LDL 摄取增多。ox-LDL 还可通过刺激 MCP-1 表达引起巨噬细胞及血管平滑肌细胞表达清道夫受体 A，也可使巨噬细胞 CD36 表达上调，增加对 ox-LDL 的摄取，进一步为泡沫细胞的形成提供条件。ox-LDL 还可以作为一种抗原刺激机体产生抗体后与之结合形成循环免疫复合物，促进巨噬细胞通过清道夫受体、Fc 受体及非特异性吞噬等多种途径摄取 ox-LDL，从而促进巨噬细胞向泡沫细胞的转变。ox-LDL 还可抑制血管平滑肌细胞 caveolin-1 表达，导致细胞胆固醇代谢障碍，从而在诱导平滑肌源性泡沫细胞形成方面发挥作用。ox-LDL 可诱导平滑肌细胞从血管中膜移行入内膜，并通过诱导巨噬细胞、血管内皮细胞及血小板产生血小板源性生长因子和碱性成纤维细胞生长因子，促进平滑肌增生，且碱性成纤维细胞生长因子可诱导血管平滑肌细胞表面清道夫受体表达，促进血管平滑肌细胞内吞 ox-LDL，从而形成平滑肌源性泡沫细胞。

4. 影响斑块稳定性 As 发展的后期，不稳定性斑块破裂可引发血栓形成，导致急性临床事件的发生。斑块内蛋白酶活性升高，细胞凋亡数量在决定斑块不稳定性中发挥了重要的作用。在正常的动脉组织内几乎检测不到蛋白水解酶活性，但在 As 斑块特别是在不稳定性斑块内，MMP 等蛋白水解酶的活性显著升高，导致纤维帽的细胞外基质降解，强度减小，这被认为是斑块纤维帽变薄易破裂的主要原因。ox-LDL 在体外可以诱导人冠状动脉平滑肌细胞表达 MMP-1 和 MMP-2。ox-LDL 还可以在诱导内皮细胞表达 MMP-1 的同时抑制 TIMP-1 的表达，从而引起细胞基质的降解，在影响斑块稳定性方面发挥作用。

二、热休克蛋白与动脉粥样硬化

热休克蛋白（HSP）是生物受到环境中物理、化学、生物、精神等应激原刺激时合成的一类高度保守的蛋白质，普遍存在于原核和真核生物中。HSP 基因的转录受热休克转录因子（heat shock transcription factor，HSF）的调控。正常时 HSP 与 HSF 相结合，高热、氧自由基、缺氧、感染、炎症等应激原使蛋白质损伤，暴露出与 HSP 结合的部位，HSP 与受损蛋白质结合，释放出 HSF，游离的 HSF 形成三聚体与热休克基因上游的热休克元件（HSE）结合，启动 HSP 的转录合成进而发挥生物活性。HSP 根据分子大小和生理功能两种分类方法分类。不同 HSP 对 As 影响的作用不同，有些 HSP 可通过诱导自身免疫，有些可以发挥分子伴侣作用，保护细胞免受氧化应激的损坏，也可以维持细胞骨架结构，调节平滑肌细胞的迁移、增殖、凋亡，从而在不同环节影响 As。

人体正常状态 HSP 含量占细胞内总蛋白的 5%～10%，机体针对自身 HSP 发生自身免疫反应，是 As 发展的重要病理过程之一。首先，正常情况下人 HSP60 存在于细胞内，细胞坏死后被释放到细胞外为免疫系统提供“危险信号”，相应细胞成为适应性抗 HSP60 免疫的靶点。HSP60、HSP70、HSP110 都可以加重 As。其次，HSP 高度保守，真核生物和原核生物间 HSP60 的 DNA 和蛋白质的同源性超过 50%。微生物 HSP 的 B 细胞和 T 细胞表位与自身 HSP 可发生交叉反应，微生物 HSP 通过分子拟态（molecular mimicry）强烈激发宿主获得性免疫导致组织损伤。获得性免疫，即 T 细胞和 B 细胞对抗原的特异识别而活化、增殖、分化，形成效应细胞，通过其分泌的细胞因子或抗体表现出一定的生物学效应的过程，分为细胞免疫和体液免疫。肺炎衣原体是最有潜能的内皮细胞应激原。内源性（人）的 HSP60 和外源性（衣原体）的 cHSP60 都存在于 As 斑块中，cHSP60 可能会刺激内皮细胞、平滑肌细胞和巨噬细胞等引发固有免疫和炎症反应。暴露于应激原时，趋化因子可以使内源性 HSP60 的表达显著增加，这些自身 HSP 可吸引由外源性 HSP 诱导的 T 细胞和抗体，诱发持续性炎症。同时，炎症可加工 HSP 抗原，从而更有效地暴露特定抗原表位或新抗原决定簇，包括之前隐藏的抗原表位，引发固有免疫，固有免疫可以增强或决定获得性免疫应答的类型。

HSP60 是一类高度保守的分子伴侣，如大肠杆菌的 HSP60 和人的 HSP60 高度同源，有大于 50%的氨基酸序列是一致的。在生理条件下，它们保护细胞免受不同刺激的损害。HSP60 是这个家族的成员之一，高表达于内皮细胞。尽管一般认为 HSP60 是细胞内的，但是在多种刺激如热休克、细胞因子刺激时细胞表面可以高表达 HSP60。有学者转移 HSP60 反应 T 细胞到 *Ldlr* 缺陷小鼠可以诱导明显的 As 形成。另外，在小鼠通过黏膜给予 HSP60 诱导免疫耐受可以减轻 As。Georgios Foteinos 等用亲和色谱法从冠心病患者的外周血中分离出抗 HSP60 的自身抗体注入 *apoE* 缺陷小鼠的尾静脉。注射后 8 周主动脉的 As 病变明显加重。给予 *apoE* 缺陷小鼠识别 HSP60 的第 288～366 位氨基酸序列鼠特异性的单克隆抗体（Ⅱ-13），能有效诱导 As 病变。Ⅱ-13 注射后白细胞增加，巨噬细胞和平滑肌细胞在病变处聚集，紧接着导致内皮损伤。有趣的是，用来自抗体的 F（ab_2）片段预处理可阻断由Ⅱ-13 诱导的 As。识别 HSP60 的第 288～366 位氨基酸序列鼠特异性的单克隆抗体通过表达于动脉内皮细胞的 HSP60 的自身免疫反应的机制诱导 As 的发生，这种作用能被抗体的 F（ab_2）片段所阻断。而 Knoflach 评定了老年人群（50～69 岁）和年轻人群（17～18 岁）血样本中 T 细胞在体外对不同 HSP60 和结核菌素的反应与动脉内膜厚度的潜在关系。结果发现 T 细胞对 HSP60 的反应在年轻人中与动脉内膜厚度相关，而老年人群中没有这种关系，提示对 HSP60 的特异性细胞免疫在 As 的早期起作用。

将 As 小鼠体内的 HSP60 反应性 $CD4^+$T 细胞转移至 LDLR 缺陷的受体小鼠体内，受体小鼠患 As。Th1CD4$^+$T 细胞主要分泌 IFN-γ、IL-2、TNF-α和 TNF-β等与细胞免疫功能相关的细胞因子，有致 As 作用；Th2CD4$^+$T 细胞分泌 IL-4、IL-5、IL-10、IL-13 等与体液免疫有关的细胞因子，主要发挥抗 As 作用。早期阶段存在自身反应性 HSP60 特异性 Th1CD4$^+$T 细胞，可识别 HSP60 和 ox-LDL，促进巨噬细胞的活化、分化和内膜的增厚。在自身免疫反应中，Th1 细胞向 Th2 细胞的转变可产生抗 As 的作用。微生物感染人体后释放的 HSP60 可以诱导产生抗微生物 HSP60 抗体，该抗体可识别人 HSP60 表位。将 As 小鼠体内的抗 HSP60 抗体血清转移至 LDL 受体缺陷的受体小鼠体内，抗 HSP60 抗体可以作为应激原，诱导受体小鼠激活 T 细胞，产生 As。

另外，在抗肺炎衣原体血清学阳性的患者斑块中检测到肺炎衣原体的 DNA 及肺炎衣原体特异性的 T 细胞克隆。这些 CD4$^+$T 细胞的特异组分包括肺炎衣原体 60kDa HSP、10kDa HSP、外膜蛋白 2 及基本成分尚不明确的肺炎衣原体的 Ags。来源于斑块肺炎衣原体 DNA 阴性及抗肺炎衣原体血清学阴性患者的 T 细胞克隆不到肺炎衣原体的 Ags。Benagiano 等发现 As 斑块内包含有体内活化的识别人 60kDa HSP 的 CD4$^+$T 细胞。在外周血中没有检测到这些体内活化的 60kDa HSP 特异性 T 细胞。对肺炎衣原体的血清学检查和 DNA 的 PCR 检测均为阳性的患者，斑块来源的特异性针对人 60kDa HSP 的 T 细胞也识别肺炎衣原体 60kDa HSP，但在两项检测均为阴性的患者中，斑块来源的特异性针对人 HSP60 的 T 细胞不识别肺炎衣原体 HSP60。这种斑块来源的 60kDa HSP 特异性 T 细胞的特征是识别自身及与自身抗原交叉反应的抗原表位。大多数斑块来源的 T 细胞表现为 Th1 功能，包括细胞毒性和辅助单核细胞组织因子的产生。这一现象可能的机制是动脉内皮细胞经历了典型的 As 危险因素和 Th1 细胞因子刺激后，表达自身 60kDa HSP，被抗原提呈细胞和内皮细胞提呈，成为自身反应性特异性针对人 HSP60 表位的 T 细胞的靶点。T 细胞介导的细胞毒性作用和凋亡作用使表达自身 HSP60 的内皮细胞死亡，从而促进内皮损伤与 Th1 细胞介导的自身免疫的恶性循环。

血管平滑肌细胞的迁移、增殖对 As 斑块的发生发展有重要影响。HSP 诱导免疫应答可刺激平滑肌细胞的迁移和增生，*apoE*$^{-/-}$小鼠口服牙龈卟啉单胞菌可上调 TLR-2 和 TLR-4。HSP60 通过 TLR-2 和 TLR-4 引起血管平滑肌细胞增殖，细胞外 HSP70 通过作用于 TLR-4 使 ERK 和 JNK 等 MAPK 增多，激活活化蛋白-1（AP-1），促进血管平滑肌细胞表达 TGF-β1，增强细胞外基质蛋白的合成，尤其是纤维连接蛋白和 I 型胶原蛋白。抗 TGF-β1 阻断型抗体可以阻断 HSP70 依赖性 TGF-β1 上调，抑制纤维粘连蛋白的增加。正常动脉不表达 HSP47，但 As 损伤处 HSP47 表达增加，所有表达 I 型胶原的细胞也表达 HSP47。HSP47 随应激出现上调的特性表明 HSP47 可能与斑块的稳定性有关。

HSP 对 As 的发展也有抑制作用。热休克蛋白作为分子伴侣可保护血管壁的稳态，在 As 形成和斑块进展中都可以检测到 HSP70，起抗氧化应激的保护作用。HSP70 通过抗炎、抗血栓等降低应激反应。内皮和平滑肌细胞在 ox-LDL 刺激时都会诱导 HSP70 表达，表明 HSP70 有抗 ox-LDL 毒性的细胞防御作用。HSP27 是雌激素受体（ER）-β相关蛋白，ER-β表达于许多动脉的内皮细胞和血管平滑肌细胞，是重度 As 的生物学标志。雌激素可保护受损的内皮细胞，降低动物模型的 ox-LDL，选择性兴奋在体 ER-β可以模拟 HSP27 的抗 As 作用。雌激素或者胆固醇水平升高时，HSP27 被释放到细胞外，调节靶细胞（平滑肌细胞或单核/巨噬细胞）的基因转录过程，调节清道夫受体 A 的表达，抑制乙酰化低密度脂蛋白（ac-LDL）的摄取，抑制 ac-LDL 诱导的促炎因子 IL-1β的释放，降低胆固醇的富集和泡沫细胞的形成。

三、肺炎衣原体与动脉粥样硬化

大量研究表明，肺炎衣原体感染血管壁可导致 As 发生。给非高脂饮食家兔接种肺炎衣原体，可诱导大动脉粥样硬化的形成，表现出动脉内膜增厚、大动脉炎等。同样，使高脂饮食家兔感染肺炎衣原体，可加速 As 的形成，而具有抗肺炎衣原体作用的阿奇霉素可减轻 As 病变的程度。在人 As 病灶处已发现肺炎衣原体的存在。实验证明，肺炎衣原体可在血管内皮细胞及巨噬细胞内生长繁殖，释放内毒素、HSP 等引起炎症反应。血管内皮细胞感染肺炎衣原体后可表达黏附分子、细胞因子和趋化因子，参与局部炎症反应。肺炎衣原体在血管内皮细胞内繁殖的同时，可损伤血管内皮细胞，增加血管内膜通透性，有利于血液中的脂质渗入血管内膜下。巨噬细胞感染肺炎衣原体后，IFN、TNF 和 IL 等表达增多。肺炎衣原体感染血管内皮细胞和 T 细胞，可刺激细胞释放 IFN-γ，诱导单核细胞转变为巨噬细胞，从而吞噬脂质，促进泡沫细胞形成。肺炎衣原体也可刺激血管内皮细胞分泌内皮细胞源性生长因子（EDGF）、NO 及花生四烯酸代谢产物，参与血管壁的炎症反应。此外，肺炎衣原体及其释放的 HSP 可促进 LDL 氧化为 ox-LDL，启动 As 的发生发展。

四、幽门螺杆菌与动脉粥样硬化

1994 年 MEN-DALL 首次报道幽门螺杆菌（*Helicobacter pylori*）感染与 As 形成有关。研究证明，幽门螺杆菌可黏附于血管内皮细胞，刺激炎性细胞因子分泌。幽门螺杆菌诱导产生的细胞毒素相关性抗原 A（CagA）抗体与血管内皮细胞的抗原发生免疫反应，刺激血管内皮细胞和血管平滑肌细胞增殖，激活炎症细胞。幽门螺杆菌感染也可诱导 HSP 抗体产生，启动免疫反应；升高体内 CRP 诱导血管炎症反应。幽门螺杆菌感染巨噬细胞后，促进细胞聚集，刺激细胞黏附分子和 IL 表达。幽门螺杆菌也可促进血小板聚集，活化血小板。人血清幽门螺杆菌抗体阳性者，血中 TG、TC、LDL 增高，ox-LDL 产生增加。幽门螺杆菌也可诱导高同型半胱氨酸血症而参与 As 的形成和发展。

五、病毒与动脉粥样硬化

目前报道与 As 形成相关的病毒主要有疱疹病毒（herpes virus）、EB 病毒（EBV）和人类免疫缺陷病毒（human immunodeficiency virus，HIV）。自 20 世纪 70 年代 Hajjar 等用鸟类淋巴瘤病病毒在鸡体内诱生出 As 以来，国外许多学者相继提出，除鸟类淋巴瘤病病毒外，疱疹病毒科的其他病毒，特别是人巨细胞病毒（human cytomegalovirus，HCMV）感染是诱发 As 的重要因素，并可能在 As 血栓形成中起作用。人群流行病学调查和实验研究显示，疱疹病毒的人群感染率高，血清抗体水平和血管壁 As 组织学检查结果有相关性。疱疹病毒可感染血管内皮细胞、血管平滑肌细胞而引起炎症反应，在 As 病灶处也发现有疱疹病毒感染的存在。大量证据支持 HCMV 的感染与 As 的形成有关，这些证据包括：①HCMV 的人群感染率高，这与 As 的发生率相一致；②HCMV 抗体增高者，颈动脉内中膜厚度增加；③HCMV 感染血管内皮细胞后，机体产生相应抗体，抗原抗体结合激活补体系统，从而导致血管内皮细胞损伤，刺激炎性细胞因子释放；④HCMV 促进血管内皮细胞凋亡，增强血管内皮细胞的促凝活性而促进局部血栓形成；⑤HCMV 感染血管平滑肌细胞，通过免疫反应可损伤细胞，诱导血小板源性生长因子表达，继而刺激血管平滑肌细胞迁移和增殖；⑥HCMV 刺激血管平滑肌细胞合成、释放 MMP-2，促进血管平滑肌细胞转变为泡沫细胞；⑦HCMV 可刺激血管细胞产生 ROS，激活 NF-κB，促进炎性细胞因子产生；⑧HCMV 感染巨噬细胞，刺激清道夫受体表达，促进 ox-LDL 摄取；⑨HCMV 感染后血中 TG、胆固醇升高，参与 As 的形成。

EBV 感染不大可能启动 As 斑块的形成。然而，目前的研究表明，EBV 和其他的普通微生物可能在斑块炎症反应的维持和加剧中起作用。Boer 等对 19 例症状明显的患者颈总动脉斑块来源的 T 细胞进行培养。来自同样患者的 B 细胞以 EBV 转变成类淋巴母细胞系（B-LCL）用作抗原提呈细胞。自体 B-LCL 存在时，用混合的 ^{3}H-胸腺嘧啶对 T 细胞增殖进行分析。用 PCR 分析 EBV。结果显示，在获得的 19 例细胞培养中，有 11 例对 EBV 产生应答。PCR 分析显示，EBV-DNA 出现在 15 例（79%）组织样本中。所有包含对 EBV 反应的 T 细胞样本也含有 EBV。EBV 特异性的 T 细胞分泌粒酶，显示有潜在的细胞毒功能。表明对抗 EBV 的 T 细胞应答促成斑块炎症是急性临床症状的开端。在该项研究中，EBV 特异性的 T 细胞的同时出现表明，EBV 可能是 As 斑块炎症刺激因素。

HIV 研究表明，HIV 阳性患者较阴性人群 As 发病率高，HIV 感染可诱导免疫反应和炎症反应，参与 As 的形成。

（邓文艺　王宇菲　屈顺林）

参 考 文 献

任燕，舒小明，刘芃，等，2016. 体液免疫对动脉粥样硬化调节作用的进展. 中华老年心脑血管病杂志，2016，18（1）：91-93.

阎雨，方莲花，杜冠华，等，2014. 巨噬细胞在动脉 As 中的研究进展. 中国药学杂志，49（1）：7-10.

Ait-Oufella H，Sage A P，Mallat Z，et al，2014. Adaptive（Tand B Cells）immunity and controlby dendritic cells in atherosclerosis. Circ Res，114：1640-1660.

Brochériou I，Maouche S，Durand H，et al，2011. Antagonistic regulation of macrophage phenotype by M-CSF and GM-CSF：implication in atheroseclerosis. Atherosclerosis，2011，214：316-324.

Cochain C，Zernecke A，2015. Macrophages and immune cells in atherosclerosis：recent advances and novel concepts. Basic Res Cardiol，110：34.

Dietel B，Cicha I，Voskens C J，et al，2013. Decreased numbers of regulatory T cells are associated with human atherosclerotic lesion vulnerability and inversely correlate with infiltrated mature dendritic cells. Atherosclerosis，230：92-99.

Fernández-Velasco M，González-Ramos S，Boscá L，2014. Involvement of monocytes/macro-phages as key factors in the development and progression of cardiovascular diseases. Biochem，458：187-193.

Gotsman I，Sharpe A H，Lichtman A H，2008. T-cell costimulation and coinhibition in atherosclerosis. Circ Res，103：1220-1231.

Herbin O，Ait-Oufella H，Yu W，et al，2012. Regulatory T-cell responseto apolipoprotein B100-derived peptides reduces the development and progression of atherosclerosis in mice. Arterioscler Thromb Vasc Biol，32：605-612.

Hilgendorf I，Theur I，Gerhardt L M，et al，2014. Innate response activator B cells aggravate atherosclerosis by stimulating T helper-1 adaptive immunity. Cirulation，129：1677-1687.

Ketelhuth D F，Hansson G K. 2016. Adaptive response of T and B cells in atherosclerosis. Circ Res，118：668-678.

Klingenberg R，Ketelhuth D F，Strodthoff D，et al，2012. Subcutaneous immunization with heat shock protein-65 reduces atherosclerosis in *apoE*$^{-/-}$ mice. Immunobiology，217：540-547.

Lin Y Z，Wu B W，Lu Z D，et al，2013. Circulating Th22 and Th9 levels in patients with acute coronary syndrome. Mediators Inflamm，2013：635-672.

Rogers L，Burchat S，Gage J，et al，2008. Defciency of invariant V alpha 14 natural killer T cells decreases atherosclerosis in LDL receptor null mice. Cardiovasc Res，78：167-174.

Subramanian M，Tabas I，2014. Dendritic cells in atherosclerosis. Semin Immunopathol，36：93-102.

Tedgui A，Ait-Oufella H，2013. Innate lymphoid cells：new players in atherosclerosis? Arterioscler Thromb Vasc Biol，33：2697-2698.

Whitman S C，Ravisankar P，Daugherty A，2002. Interleukin-18 enhances atherosclerosis in apolipoprotein E$^{-/-}$ mice through release of interferon gamma. Circ Res，90：E34-E38.

Witztum J L，Lichtman A H，2014. The influence of innate and adaptive immune responses on atherosclerosis. Annu Rev Pathol，9：73-102.

Yilmaz A，Weber J，Cicha I，et al，2006. Decrease in circulating myeloid denritic cell precursors in coronary artery disease. Am Coll Cardiol，48：70-80.

Zhou X，Robertson A K，Rudling M，et al，2005. Lesion development and response to immunization reveal a complex role for CD4 in atherosclerosis. Circ Res，96：427-434.

第三十六章　B族Ⅰ型清道夫受体与动脉粥样硬化

第一节　概　　述

B族Ⅰ型清道夫受体（SR-BⅠ）是第一个被明确定义为细胞膜上高密度脂蛋白（HDL）受体的糖蛋白分子，属于CD36超家族的成员。SR-BⅠ由509个氨基酸组成，由于胞外部分存在多个糖基化位点，其表观分子量为82～83kDa。哺乳动物中*SR-BⅠ*基因表达具有一定的组织特异性，高表达于肝脏、肾上腺和性腺等类固醇激素合成的组织器官中，也广泛分布于其他组织或细胞，如肺、脑、肠，以及血小板、血管内皮细胞、巨噬细胞和树突状细胞等免疫细胞。

SR-BⅠ的特定跨膜结构有利于发挥其重要功能：通过高亲和力结合HDL而选择性介导细胞摄取HDL-C，故肝脏SR-BⅠ在胆固醇逆向转运（RCT）中发挥关键作用，肝脏SR-BⅠ介导HDL参与的RCT过程被认为是HDL抗动脉粥样硬化（As）的主要机制；同时，SR-BⅠ还调节血管壁细胞胆固醇平衡、介导HDL起始的信号转导和发挥抗炎活性，从而涉及多种细胞生理作用及As相关的病理过程。最近研究报道，人类存在多种*SR-BⅠ*基因多态性/变异，与循环中HDL代谢异常及As相关的重大心脑血管疾病的发生密切相关，因此深入解析SR-BⅠ的结构、功能及调节机制，将为阐明HDL代谢特征和As的防治研究提供新的思路。

第二节　SR-BⅠ的结构与分布

人类*SR-BⅠ*基因定位于第12号染色体上（细胞遗传定位12q24.31），基因全长75kb，含有13个外显子及12个内含子。细胞膜上SR-BⅠ/CLA-Ⅰ（人类同源物）呈马蹄形跨膜结构，含有2个胞质域（在N端和C端分别含10个和40个氨基酸残基）、2个跨膜域和1个胞外域。SR-BⅠ是B类清道夫受体家族的一员，分子结构与CD36家族、溶酶体膜蛋白Ⅱ（lysosomal integral membrane proteinⅡ，LIMPⅡ）和SR-BⅡ（一种SR-BⅠ C端胞质区异构体）有高度同源性。这些蛋白质结构中都含有N端和C端胞质域、2个跨膜域，以及富含5～6个半胱氨酸残基的较大的细胞外域和多个N-连接糖基化位点。SR-BⅠ是一种高度N-连接糖基化修饰的膜蛋白，已证实小鼠的SR-BⅠ胞外端有11个位点被糖基化，其中Asn-108和Asn-173位点是SR-BⅠ正确表达和功能体现所必需的。也有研究报道，SR-BⅠ的C端胞质域尾部可被脂酰化修饰。

SR-BⅠ蛋白C端胞质域尾部的4个氨基酸残基（EAKL）可与1个70kDa、多亚基的适配蛋白PDZK1相互作用，此作用方式对于SR-BⅠ在肝细胞膜上的稳定性和内皮细胞中SR-BⅠ依赖的信号途径有重要意义。

与其体现的选择性摄取胆固醇的功能有关，SR-BⅠ被证实在肝脏、肾上腺和性腺等组织中高表达。肝脏是 SR-BⅠ表达丰度最高的一个器官，Fluiter 等发现，SR-BⅠ主要表达在 90%以上的肝实质细胞（肝细胞），在库普弗细胞也有一定的表达，但肝细胞 SR-BⅠ的表达量是库普弗细胞的 2 倍，另有报道，在小鼠肝微管区域也发现 SR-BⅠ。SR-BⅠ也高表达于胎儿和成人肾上腺、肾上腺皮质肿瘤细胞、肾上腺皮质球状带细胞和肾上腺癌细胞。在性腺组织，如卵巢的类固醇激素合成细胞（包括黄体卵巢颗粒细胞、黄体细胞、卵泡膜细胞等），以及胎盘滋养层细胞、滋养层样绒毛膜癌细胞株中均可检测到高表达的 SR-BⅠ。SR-BⅠ在 R2C 雄性大鼠的睾丸 Leydig 肿瘤细胞中表现异常高水平；在非类固醇生成的睾丸支持细胞中也有表达。合成神经甾体的脑星形胶质细胞和小胶质细胞也表达 SR-BⅠ。同时也有报道，SR-BⅠ可在其他非类固醇生成细胞中有不同水平的表达，包括脂肪细胞、巨噬细胞、内皮细胞、平滑肌细胞、肠细胞、视网膜细胞、皮肤角质细胞。

SR-BⅠ的大小和结构特点在低等脊椎动物和昆虫之间差别很大。在许多非哺乳动物（如龟、金鱼、鲨鱼、鸡、青蛙等）的肝脏中也可检测到，说明 SR-BⅠ出现在脊椎动物演化历史早期。乌龟中 SR-BⅠ的表达在龟卵的发育过程中上调，与发展各阶段胆固醇外流高峰相对应。在无脊椎动物中 SR-BⅠ/CD36 家族的多个同源物已被证实：秀丽隐杆线虫有 6 类 CD36 蛋白；家蚕中有 13 个 *SR-BⅠ*同源基因；果蝇的 14 个基因表达模式在幼虫发育的 3 个阶段中均早于或同步于昆虫蜕皮激素的高峰期。通过系统进化树对比分析不同物种的各种 *SR-BⅠ/CD36* 基因同源物的结构特征，显示从果蝇到人类，*SR-BⅠ*的同源基因均以聚集成簇的方式存在，具有跨物种保守特征。

第三节　SR-BⅠ的功能

直到 20 世纪 90 年代中期，体内外试验显示：SR-BⅠ能够高亲和性地结合 HDL 而选择性介导胆固醇摄取；主要在肝脏和类固醇合成组织细胞中高表达；肝脏高表达 SR-BⅠ可显著降低血浆 HDL-C 水平，因而被 Monty Krieger 研究组最早定义为 HDL 受体。1997 年 Krieger 实验室首先成功建立了 *SR-BⅠ*基因敲除（*SR-BⅠ*$^{-/-}$）小鼠模型，并进一步明确了小鼠体内 *SR-BⅠ*基因缺陷会对血脂水平尤其是 HDL 产生显著影响。与野生型小鼠比较，*SR-BⅠ*杂合子与纯合子突变体小鼠的血浆 apoA-Ⅰ含量不变，但血浆中出现了含 apoA-Ⅰ的大颗粒 HDL，血浆胆固醇含量分别增加了大约 31%和 125%。而肾上腺胆固醇含量分别下降了 42%和 72%，这一现象说明，突变体小鼠的胆固醇分布异常源于肝脏及肾上腺等组织选择性摄取血浆 HDL-C 能力的降低，因此，小鼠的 *SR-BⅠ*编码基因在调节血浆 HDL-C 代谢，以及在肾上腺胆固醇积聚过程中发挥着重要作用。

通过小鼠表型特征研究发现，*SR-BⅠ*$^{-/-}$小鼠表现异常高 HDL-C 水平和 As 易感性、贫血、网状细胞增多症、血小板减少症、脾大、雌性不孕等，同时大量的体外试验也使人们对 *SR-BⅠ*基因功能的认识逐步深入。越来越多的证据表明，其是一分布广泛、拥有多种配体的多功能糖蛋白，作为 HDL 的生理性受体，不仅在 HDL-C 和类固醇代谢中具有明确作用，而且对机体的生殖、发育、细胞稳态、免疫系统、炎症状态也有重要影响，在不同细胞膜表面 SR-BⅠ可涉及不同组织细胞的生物学功能。

一、肝实质细胞 SR-BⅠ

肝脏 SR-BⅠ对小鼠 HDL 代谢及其在 RCT 中的重要调控作用已被公认。研究发现，血浆中 HDL-C 经 RCT 进入肝脏被清除主要是由肝细胞 SR-BⅠ直接介导，SR-BⅠ通过与 HDL 中 apoA-Ⅰ的特定结构域和构象作用形成脂蛋白/受体复合物，是肝细胞上选择性介导 HDL 胆固醇酯（HDL-CE）摄取的关键受体，尽管尚未完全确定肝细胞中是否存在其他 HDL-CE 摄取途径，但至少在小鼠体内其被认为是唯一的 HDL 受体分子。研究显示，与野生型小鼠比较，*SR-B Ⅰ*$^{-/-}$小鼠的肝实质细胞和库普弗细胞在 HDL-CE 摄取量上分别降低了 87%和 52%，而且摄取过程是选择性的而非整个 HDL 颗粒的内化，因此，*SR-B Ⅰ*$^{-/-}$小鼠血浆中 HDL-C 被肝选择摄取的途径受阻，继而胆固醇从胆汁分泌的外排量也减少，导致血 HDL-C 浓度升高，而且突出表现为游离胆固醇（FC）升高更明显（较对照的野生型小鼠的 FC 高 2～3 倍），这可能归因于卵磷脂胆固醇酰基转移酶（LCAT）活性的降低。血浆中 LCAT 具有催化 FC 酯化成 CE 的功能，从而促进 HDL 的成熟。*SR-B Ⅰ*$^{-/-}$小鼠体内 LCAT 水平上调，但其酶活性却明显受抑，原因与血浆 HDL-C 堆积形成荷脂的、未成熟的、载脂蛋白成分变化的大颗粒 HDL 有关。因此，*SR-B Ⅰ*$^{-/-}$小鼠表现为典型的血浆异常高 HDL-C 水平，并且其中 FC/CE 的比值增高。此外，启动子突变造成 *SR-B Ⅰ*$^{-/-}$小鼠表现为 HDL-CE 选择性摄取减低和较高的血浆 HDL-C 水平；通过腺病毒介导或者转基因方式使小鼠肝脏高表达 SR-BⅠ，则会增加肝脏选择性摄取 HDL-C，促进 RCT 介导的血浆胆固醇清除过程，显著降低血浆 HDL-C 水平，这些在体研究均证实，肝细胞 SR-BⅠ选择性摄取 HDL-C 在 RCT 中的重要地位。

其次，有实验发现，肝细胞 SR-BⅠ也能结合并摄取天然的含 apoB 的脂蛋白，如乳糜微粒、VLDL，*SR-B Ⅰ*$^{-/-}$小鼠显示血浆非 HDL 的胆固醇水平显著增高，而肝脏特异性高表达 SR-BⅠ的转基因鼠则表现出 LDL 和 VLDL 胆固醇水平的降低；肝 SR-BⅠ也影响餐后 TG 水平，腺病毒介导肝脏高表达 SR-BⅠ可降低 TG 水平，这很可能与改变乳糜微粒代谢动力学有关。同时体外试验发现，SR-BⅠ缺失的肝实质细胞并未改变对 ox-LDL 的摄取量，说明肝细胞 SR-BⅠ在从血循环摄取胆固醇入肝脏的过程中，可能是一多功能生理受体。

二、肾上腺细胞 SR-BⅠ

早期研究发现，实际上 SR-BⅠ在肾上腺表达量最高，而且是在肾上腺皮质细胞膜上，主要定位在富含胆固醇和小凹蛋白-1（caveolin-1）的区域。肾上腺皮质细胞 SR-BⅠ介导选择性摄取 HDL-CE，是为了有效保证胆固醇衍生合成糖皮质激素的原料充足，因此，*SR-B Ⅰ*$^{-/-}$小鼠的肾上腺摄取 HDL-CE 的能力是降低的，显示肾上腺糖皮质激素的合成功能不足，而由于受脑垂体来源的促肾上腺皮质激素（ACTH）的长期过度刺激，肾上腺表现为细胞增殖、重量增加，故基础条件下，*SR-B Ⅰ*$^{-/-}$小鼠血浆糖皮质激素水平（即皮质酮）可保持在正常范围内，但在各种应激触发肾上腺皮质轴活化时却无法有效提高血浆皮质酮水平，如 *SR-B Ⅰ*$^{-/-}$小鼠在禁食时血浆皮质酮水平低于野生型小鼠约 50%，易出现低血糖和脂肪利用率降低；在 LPS 刺激下血浆皮质酮水平无法应对性增加，抑炎作用受损，而更易引发巨噬细胞和其他免疫细胞的炎症因子——TNF-α和 IL-6 的增加，严重时会导致小鼠死亡率增高。同时体内外试验也证实，肾上腺皮质细胞 SR-BⅠ的表达受

ACTH 的严密控制。这些结果均说明，小鼠的肾上腺皮质细胞膜上功能性 SR-BⅠ是必需的。

三、巨噬细胞 SR-BⅠ

SR-BⅠ也可表达于 As 斑块或培养的单核/巨噬细胞，其在巨噬细胞胆固醇双向转运中可扮演双重角色。最初报道，培养的巨噬细胞中 SR-BⅠ可介导多种天然或修饰脂蛋白的摄取，如含 apoB 的脂蛋白（a）、VLDL、LDL，以及乙酰化 LDL 或 ox-LDL，导致荷脂的巨噬细胞形成，类似于 As 斑块中泡沫细胞，因此在巨噬细胞中发挥清道夫受体作用；其次，SR-BⅠ与 HDL 相互作用又能介导胞内胆固醇外流到 HDL 颗粒，说明巨噬细胞 SR-BⅠ介导独特的细胞内胆固醇外流，有可能在血管壁局部胆固醇平衡中起重要作用。有实验证明，从 *SR-B Ⅰ*$^{-/-}$小鼠取出荷载非酯化胆固醇的腹腔巨噬细胞，在体外可观察到其比野生型巨噬细胞胆固醇外流能力降低了 20%。而由 ac-LDL 荷脂的巨噬细胞并不能通过 SR-BⅠ介导胆固醇外流，实际上还会减少巨噬细胞胆固醇经 ABCA1 途径外流，这有可能是由于通过 SR-BⅠ会再摄取 ABCA1 介导流出的胆固醇，至少说明 SR-BⅠ和 ABCA1 在介导巨噬细胞和 HDL 之间胆固醇流动的过程中可能具有截然不同的作用。

Adorni 等评估巨噬细胞 SR-BⅠ、ABCA1、ABCG1 三种受体在介导胆固醇外流的作用时，发现荷脂/非荷脂细胞的 SR-BⅠ对胆固醇外流影响不大（仅占 9%），巨噬细胞 SR-BⅠ的抗 As 作用可能不依赖其介导的胆固醇外流。最近 Ji 等的研究揭示，骨髓来源的巨噬细胞分化过程中脂质转运相关受体（SR-BⅠ、CD36、ABCA1、ABCG1）各有其表达规律，SR-BⅠ在细胞分化早期 3～5 天出现短暂性表达高峰（此时 ABCA1 和 ABCG1 表达水平相对较低），此时细胞内胆固醇的含量未改变，说明非荷脂细胞中 SR-BⅠ发挥促胆固醇双向流动作用的重要性，并且胆固醇通过 SR-BⅠ外流的对象是较大的 HDL 而非小 HDL_3 颗粒；而荷脂后细胞 SR-BⅠ的表达是降低的，胆固醇外流主要通过上调 ABCA1 和 ABCG1 表达。

巨噬细胞表达 SR-BⅠ还显著影响细胞的炎症表型。最近报道，HDL 的抗炎作用依赖于单核/巨噬细胞 SR-BⅠ的表达，敲除 SR-BⅠ或者抑制 SR-BⅠ配体结合可降低 HDL 的抗炎作用；此外，抑制 SR-BⅠ功能或表达可增强糖化 HDL 诱导的 TNF-α产生，这均说明巨噬细胞 SR-BⅠ在 HDL 介导炎症反应中起着重要作用。

有研究发现，As 斑块中的巨噬细胞表达 SR-BⅠ在斑块发生发展过程中表现为致 As 和抗 As 的双重性。Van Eck 等报道，骨髓来源的巨噬细胞表达 SR-BⅠ可抑制 LDL 受体基因敲除（*Ldlr*$^{-/-}$）小鼠 As 进展后期的斑块病变程度，而对早期脂纹的形成则有促进作用，尽管其影响机制尚需进一步研究，但其中的原因有可能是细胞炎症因子减少。

四、血小板

1984 年 Curtiss 等报道血小板能够快速、可饱和性并可逆地以活化方式高亲和力结合 HDL，其后多项研究一直在寻找血小板上与 HDL 结合的可能位点。直至 2003 年 Imachi 等证实，血小板表面也存在 SR-BⅠ，这才揭示 SR-BⅠ可能也是血小板上功能性 HDL 结合受体。Valiyaveettil 等通过体外试验证实，天然 HDL 及氧化的 HDL（ox-HDL）均可通过 SR-BⅠ依赖的方式结合血小板，抑制 SR-BⅠ结合可完全阻断 ox-HDL 诱发的血小板聚集，且天然 HDL 可降低 ox-HDL 与血小板的结合，这说明 HDL 与 SR-BⅠ的直接相互作用是正常血小板功能体现的必要条件。同时，*SR-B Ⅰ*$^{-/-}$小鼠模型出现血小板减少症和血栓形成的敏感性增加，也说明 SR-BⅠ在调节血小板数目和功能中的特殊作用。不过有实验表明，*SR-BⅠ*$^{-/-}$小鼠血小板计数明显降低并不主要归因于 *SR-BⅠ*基因变化，而可能是由于异常 HDL 中的高水平非酯化胆固醇流入血小板内，引发血小板异常活化而被清除增强所致，同时血小板前体的脾巨核细胞数目代偿性增加也支持此解释。此外，血小板 SR-BⅠ缺失导致血小板异常活化而对血栓形成高敏感性，也与高 FC/CE 比值有关。

五、内皮细胞及内皮祖细胞

SR-BⅠ在内皮细胞表达，定位于质膜上富含胆固醇和鞘磷脂的脂筏结构的细胞小窝内。在培养的细胞和小鼠在体实验中已证实，SR-BⅠ介导 HDL 激活内皮细胞的一氧化氮合酶（eNOS），继而释放 NO 发挥抗 As 效应；此外，Pan 等报道糖尿病患者血中失功能 HDL 降低了人脐静脉内皮细胞的增殖、迁移和对细胞外基质的黏附能力，原因与 SR-BⅠ的下调有关，说明 SR-BⅠ在 HDL 诱导的内皮细胞迁移和内皮修复中发挥重要作用；最近 Vaisman 等在内皮和肝条件性表达 SR-BⅠ的转基因小鼠模型中证实，内皮细胞高表达 SR-BⅠ可致改善血管壁跨内皮细胞的胆固醇流动，降低 As 斑块的发展。

除了在完全分化的内皮细胞起作用外，SR-BⅠ还能够调节内皮祖细胞（EPC）的行为。SR-BⅠ可以促进 HDL 通过 ERK 激酶信号和 NO 刺激 EPC 从骨髓中释放及迁移，因此，内皮细胞和 EPC 中的 SR-BⅠ有保护心血管系统的功能。

六、淋巴细胞

近年研究报道，淋巴细胞表达 SR-BⅠ，对淋巴细胞的内稳态和自身免疫也有一定的影响。*SR-BⅠ*$^{-/-}$小鼠表现为淋巴细胞内稳态失衡，如脾大，脾脏 T、B 细胞失衡性增殖；淋巴细胞处于高度活化状态，造成细胞因子 IFN-γ和 IL-4 不平衡；*SR-BⅠ*$^{-/-}$小鼠中 HDL 表现出较弱的抑制淋巴细胞增殖的能力。因此 SR-BⅠ通过调节淋巴细胞增殖、淋巴细胞和巨噬细胞产生细胞因子，以及 HDL 功能来调节淋巴细胞的稳态。SR-BⅠ的缺失将导致淋巴细胞稳态失调和自身免疫紊乱。

此外，SR-BⅠ是在研究中国仓鼠卵巢细胞新的清道夫受体活性时发现的，现证实，在大鼠卵巢、黄体和睾丸间质细胞，SR-BⅠ优先定位于微绒毛结构区域形成微绒毛通道，通道中存在 HDL 颗粒；SR-BⅠ可通过改变 FC 流动性影响细胞质膜特性，促进特异性脂筏的形成，进而影响微绒毛通道的形成，故性腺组织细胞中 SR-BⅠ与选择性转运 HDL-CE 的过程密切相关，为细胞供给外源性胆固醇以储存或用于新激素合成，因此 SR-BⅠ影响生殖能力并不意外。*SR-BⅠ*$^{-/-}$小鼠雌性而非雄性表现为不孕，显示卵母细胞发育和存活的异常；人类受试者中不育妇女的雌二醇基线和峰值水平较低与颗粒细胞中 SR-BⅠ表达水平较低有关，同时卵母细胞数量也较少。其次，*SR-BⅠ*基因还可影响胚胎的发育，在小鼠模型中可观察到 SR-BⅠ突变/缺失影响新出生小鼠性别，使子代小鼠的性别向雌性偏移。

Song 等在仓鼠卵巢细胞的研究中发现，SR-BⅠ不影响 ABCA1 介导的胆固醇外流，但 SR-BⅠ可以通过增加 CE 选择性摄取来阻抑 ABCG1 介导的胆固醇向 HDL_3 的转运。

小肠上皮细胞也发现 SR-BⅠ的表达，但其摄取胆固醇而影响脂代谢的作用相对于肝脏 SR-BⅠ显得微不足道。

第四节 SR-BⅠ的作用机制

SR-BⅠ作为首个得到证实的HDL受体，在介导细胞选择性摄取血浆HDL-CE过程中具有独特的功能，从而在HDL代谢、体内TC平衡、炎症、免疫系统中发挥重要作用，但目前为止，其具体作用机制尚不清楚。研究表明，在肝脏、肾上腺及性腺等组织细胞中SR-BⅠ介导 HDL-CE 的选择性摄取只是单纯地介导脂质内流，并不通过内吞和溶酶体降解的方式摄取HDL的蛋白组分。然而，在特定的代谢压力如高糖刺激下，细胞SR-BⅠ受体可通过内吞的方式摄入整个HDL颗粒。

早期研究发现，SR-BⅠ可结合多种配体，包括修饰（乙酰化或氧化）的脂蛋白、烷基化牛血清白蛋白、晚期糖基化终产物修饰蛋白、氧化磷脂及凋亡细胞，以及天然脂蛋白如HDL、LDL、VLDL。近期大多数研究都集中于SR-BⅠ作为HDL受体的活性。相比密度高的HDL、少脂的pre-β-HDL或无脂的apoA-Ⅰ，密度低、富含HDL-CE的球形α-HDL颗粒与SR-BⅠ结合更紧密；实验发现，重组盘状apoA-Ⅰ或apoA-Ⅰ片段及模拟肽与SR-BⅠ极高亲和力的结合有赖于其两性螺旋结构，因此，SR-BⅠ有结合各种脂蛋白的能力，但HDL上apoA-Ⅰ的构象决定了HDL与SR-BⅠ高亲和力的相互作用，其次，HDL颗粒中apoA-Ⅰ和apoA-Ⅱ的相对含量也影响它们与SR-BⅠ的相互作用。

SR-BⅠ介导 HDL-CE 的选择性摄取可分为两个独立的阶段：富含脂质的脂蛋白颗粒结合于 SR-BⅠ胞外结构域；脂质被选择性转运到细胞质膜。研究发现，高亲和力荷脂脂蛋白与SR-BⅠ的结合是脂质转运的重要环节，而SR-BⅠ介导摄取脂质的效率则主要依赖于SR-BⅠ胞外结构域。SR-BⅠ与运载CE的载脂蛋白之间的蛋白-蛋白相互作用，是促进SR-BⅠ-脂蛋白复合体形成的主要原因，能与 SR-BⅠ结合的富含 CE 的供体如 HDL、apoA-Ⅰ/磷脂混合物及无脂apoA-Ⅰ均含有一个特征结构：A类两性螺旋结构。此外，SR-BⅠ自身或与其他膜表面蛋白形成多聚复合物有利于脂质转运，SR-BⅠ胞外结构域对有效转运脂质必不可少。多项研究也观察到，SR-BⅠ能诱导细胞表面形成特定的微绒毛通道，可促进脂质选择性转运至胞内。

细胞膜上SR-BⅠ蛋白存在的单体、二聚体或更多的聚合体状态，以及SR-BⅠ所依赖结构域的变化，均在 SR-BⅠ发挥作用时扮演重要角色。利用二硫苏糖醇（DTT）可证实SR-BⅠ中二硫键的存在，其可诱导SR-BⅠ的聚合及HDL-CE的选择性摄取；介导SR-BⅠ胞外段聚合物形成的二硫键至少部分需要6个保守Cys残基（C251、C280、C321、C323、C334、C384）的参与。

近期研究显示，SR-BⅠ可与其他蛋白质相互作用进而影响SR-BⅠ介导HDL-CE转入细胞。在肝细胞中，一种含4个PDZ结构域的可溶性蛋白质——PDZK1（也称为NHERF3），能够结合SR-BⅠ的胞质C端EAKL序列（小鼠），对SR-BⅠ表达的转录后调控、稳定性、定位和功能具有重要作用。在*Pdzk1*基因敲除（*Pdzk1*$^{-/-}$）小鼠，肝细胞SR-BⅠ表达几乎完全受抑制（约95%），血浆胆固醇水平增加约1.8倍，类似于*SR-BⅠ*$^{-/-}$小鼠的血浆胆固醇水平；在肝脏特殊高表达的一种小PDZK1-相关蛋白（SPAP）可下调PDZK1水平，也会造成SR-BⅠ表达下降；在细胞中PDZK1与SR-BⅠ共转染表达不仅影响SR-BⅠ的稳定性，也影响由SR-BⅠ摄取的HDL-CE向胞内FC转换的效率，而C端突变的SR-BⅠ则不能结合 PDZK1，防止肝细胞表面该受体的表达。

第五节　SR-B Ⅰ的调节

编码 SR-B Ⅰ的基因在肝脏和类固醇合成组织中高水平表达，在基础条件下，肝实质细胞 SR-B Ⅰ表达可受膳食、激素、代谢和药物的调节。在人肝细胞系 HepG2 细胞和小鼠肝脏中均发现 SR-B Ⅰ的表达可受α-生育酚浓度和食物维生素 E 供应的负反馈调节。在仓鼠实验中，食物中给予多不饱和脂肪酸可刺激肝 SR-B Ⅰ表达和 HDL-CE 摄取，而饮食中肉豆蔻酸（又称十四烷酸，一种饱和脂肪酸）可降低肝脏 SR-B Ⅰ表达而增加血浆 HDL 水平。而高胆固醇血症的糖尿病模型小鼠的肝 SR-B Ⅰ蛋白水平增加则与降低的血浆 HDL-C 有关。胰岛素治疗糖尿病仓鼠时，与注射生理盐水的对照组比较，可显示低水平的 SR-B Ⅰ。另也有报道，给予小鼠、大鼠高胆固醇膳食喂养后可降低肝 SR-B Ⅰ蛋白表达，而在仓鼠的研究中未发现肝 SR-B Ⅰ水平受膳食胆固醇变化的调节。在合成类固醇激素的肾上腺和卵巢组织中，SR-B Ⅰ被证明受 ACTH 影响；尽管 *SR-B Ⅰ*基因转录受糖皮质激素反馈抑制的机制尚不十分清楚，糖皮质激素地塞米松却可抑制下丘脑-垂体轴，通过减少 ACTH 分泌而使 SR-B Ⅰ水平下降。此外，血浆中某些细胞膜受体的配体，如胰岛素样生长因子、葡萄糖、瘦蛋白及维生素 A 可通过激活细胞内第二信使信号分子调节 *SR-B Ⅰ*基因的 mRNA 水平。

近年的一系列研究揭示，在人类 *SR-B Ⅰ*基因启动子区域已鉴定出可被多种转录因子结合的反应元件，一些核受体以不同机制调控 SR-B Ⅰ的基因表达。

Lopez 等发现，类固醇生成因子-1（SF-1）能调节人类和大鼠 SR-B Ⅰ的启动子，其作为类固醇生成激素效应分子，产生 cAMP 依赖的 SR-B Ⅰ基因表达调节作用；肝受体同源物-1（liver receptor homolog-1，LRH-1）可与 SF-1 一起结合于人 *SR-B Ⅰ*启动子的近端反应元件并激活 *SR-B Ⅰ*启动子。LRH-1 杂合子（$LRH\text{-}1^{+/-}$）小鼠的肝脏 SR-B Ⅰ mRNA 水平降低表明 LRH-1 正性调节 *SR-B Ⅰ*基因的表达；而肝细胞 LRH-1 高表达可诱导 *SR-B Ⅰ*基因表达的机制可能与 *SR-B Ⅰ*启动子上组蛋白 H3 乙酰化相关。

过氧化物酶体增殖物激活受体（PPAR）是经配体激活与类视黄醇 X 受体（RXR）形成二聚体以调节基因表达的转录因子，PPARα及 PPARγ被发现均能特定结合人源和鼠源 *SR-B Ⅰ*启动子的远端 PPAR 反应元件。PPARα主要在肝脏和骨骼肌高表达，其配体主要包括脂肪酸、白三烯 B_4 及贝特类药物。贝特类药物可激活 PPARα，抑制人类/小鼠肝 SR-B Ⅰ蛋白表达，从而降低 SR-B Ⅰ介导的 HDL-C 摄取，此可解释药物治疗时血浆 HDL 颗粒增大的现象；在给药小鼠中通过 SR-B Ⅰ转基因使肝 SR-B Ⅰ表达水平正常化，则消除了药物所致的大颗粒 HDL；在 *PPARα*基因缺失（$PPAR\alpha^{-/-}$）小鼠中并没有观察到贝特类药物影响肝 SR-B Ⅰ的表达调控。PPARγ广泛分布于脂肪组织，前列腺素、脂肪酸、噻唑烷二酮（thiazolidinedione，TZD）和格列酮类是其主要配体。TZD 可通过激活 PPARγ抑制 SR-B Ⅰ表达，也是其提高血浆 HDL-C 水平的原因。肝细胞核因子-4α（hepatocyte nuclear factor-4α，HNF-4α），也被报道是通过 PPARγ介导的 *SR-B Ⅰ*基因转录的，在成年小鼠，肝脏 *HNF-4a* 基因条件性失活与肝脏 SR-B Ⅰ mRNA 水平显著增高有关。

肝 X 受体（LXR）也参与肝脏 *SR-B Ⅰ*基因表达调控。LXR 主要有两种异构体 LXRα

和 LXRβ。LXRα高表达于肝脏组织，主要参与多种与 HDL 代谢相关的基因的表达调控，LXRβ广泛存在于各组织器官，表达量相对低。利用氧化甾醇激活 LXRα及 LXRβ可诱导小鼠和人细胞系 *SR-B Ⅰ*基因表达。

喂食小鼠 0.4%胆酸，一种法尼醇 X 受体（FXR）激活剂，可显著增加肝 SR-BⅠmRNA 和蛋白水平。*FXR* 基因敲除（$FXR^{-/-}$）小鼠中肝脏 SR-BⅠ mRNA 水平下降，且给予胆酸并不上调 SR-BⅠ表达水平，这些研究均表明胆汁酸通过 FXR 正向调节 SR-BⅠ的基因表达。但另一项研究报道，给予胆汁酸可降低 *SR-B Ⅰ*基因启动子活性而抑制小鼠肝脏 *SR-B Ⅰ*基因表达。最近 Chao 等发现，给予小鼠 FXR 天然配体能增加肝脏 SR-BⅠ的表达；并采用 FXR 配体处理人肝癌 HepG2 细胞，发现 SR-BⅠ的表达上调是通过 FXR 结合一种新的 FXR 反应元件，即在 *SR-B Ⅰ*启动子−703/−684 位置的正向重复序列。另一近期研究也表明，利用激动剂特异性激活 FXR 可通过调节肝脏调节因子 p-JNK 和 HNF-4a 来上调 *SR-B Ⅰ*基因表达。这些看似矛盾的研究结果可能是由于不同条件下胆酸激活 FXR 的同时，也激活其他代谢途径从而影响了 *SR-B Ⅰ*基因表达。

有研究显示，一种锌指转录因子——Kruppel 样因子 4（KLF4）能结合 *SR-B Ⅰ*启动子−342/−329bp 的元件，并上调 HDL 处理的外周血单核细胞和 THP-1 源巨噬细胞中 SR-BⅠ的表达。

研究表明，肝细胞中雌激素可与特异的雌激素受体（estrogen receptor，ER）α和β结合后入核，结合 *SR-B Ⅰ*启动子上雌激素反应元件（estrogen response element，ERE）调节 *SR-B Ⅰ*基因的转录活性；内皮细胞中，17β-雌二醇也可增加人 *SR-B Ⅰ*基因的启动子活性和 mRNA 水平，这种上调机制是蛋白激酶 C（PKC）依赖性的。

细胞内胆固醇水平可通过固醇调节元件结合蛋白-1a（SREBP-1a）结合大鼠 *SR-B Ⅰ*基因启动子上两个固醇反应元件（sterol-responsive element，SRE）来调节 *SR-B Ⅰ*基因转录。已证明，转录因子 Sp1 和 Sp3 结合启动子近端的 GC 盒，在 *SR-B Ⅰ*启动子的基础活性及 SREBP-1a 介导的转录激活中发挥重要作用；转录因子 YY1 直接结合于 *SR-B Ⅰ*启动子上的两个位点，通过干扰 SREBP-1a 与启动子结合而下调 *SR-B Ⅰ*转录活性。

一种外源性核受体——孕烷 X 受体（PXR）可调节 *SR-B Ⅰ*基因表达。PXR 主要在肝脏和肠中高表达。体外研究中，利福平、石胆酸等可激活 PXR 而抑制肝细胞 *SR-B Ⅰ*基因表达；体内研究表明，PXR 激动剂可增加血浆 HDL 水平，这与 PXR 激动剂可降低肝脏 *SR-B Ⅰ*基因表达有关。尽管 PXR 可调节肝脏 *SR-B Ⅰ*基因表达，但在 *SR-B Ⅰ*基因启动子区域尚未发现可结合 PXR 的序列。

最近研究发现，微小 RNA（microRNA/miRNA）涉及 SR-BⅠ表达的转录后/翻译后的调节。有报道发现，miRNA-125a 和 miRNA-455 可结合 SR-BⅠmRNA 3′ UTR 的特定位点，负调控 SR-BⅠ的表达。两种 miRNA 已在肾上腺、卵巢粒层细胞和睾丸 Leydig 间质细胞中检测到，它们的表达受到促激素或第二信使 cAMP 的下调，研究结果表明，在这些类固醇合成细胞中两种 miRNA 均可抑制 SR-BⅠ介导的 HDL-C 摄取及类固醇激素合成的功能。此外，最近 Wang 等提供证据，人类 SR-BⅠ的 3′ UTR 含 miRNA-185、miRNA-96 和 miRNA-223 的结合位点，这三种 miRNA 可抑制 HepG2 细胞的 SR-BⅠ蛋白表达。

肝细胞膜上 SR-BⅠ的稳定性对其功能的发挥非常重要，并受转录后翻译的调节，SR-BⅠ的稳定性主要是由其适配蛋白 PDZK1 控制，动物实验也证实，PDZK1 同源物能作为 SR-BⅠ功能性表达的生理性翻译/翻译后调节物。有研究报道，不同细胞可通过蛋白酶体或内质网结构降解 SR-BⅠ以调节其稳定性，激活磷脂酰肌醇 3 激酶（PI3K）/Akt 信号途径，可通过调节 SR-BⅠ亚细胞定位以翻译后修饰的方式促进肝细胞表面 SR-BⅠ的表达和功能。

第六节　SR-BⅠ的基因突变与单核苷酸多态性

SR-BⅠ介导选择性 HDL-CE 转运的重要功能已在小鼠模型中明确，人类 SR-BⅠ也在高胆固醇分解代谢的组织中表达，但人类的血脂谱与小鼠不同，人的血浆胆固醇主要分布在含有 apoB 的脂蛋白（VLDL 和 LDL）中，且小鼠缺乏胆固醇酯转移蛋白（CETP），其在人体内介导 CE 从 HDL 转移至 VLDL 和 LDL，再进入肝内，因此，人们曾认为人类 SR-BⅠ缺陷的后果不太严重。但最近几年，不断出现人群中 SR-BⅠ新的突变体与 HDL 代谢、功能改变及心血管疾病等的相关性报道，引起大家对 SR-BⅠ在人类生理功能中重要性的关注。

人群研究中最早确定的、与脂质代谢相关的 *SR-BⅠ*基因（*SCARB1*）遗传变异或多态性是外显子 1 的 rs4238001 单核苷酸多态性（SNP），其对应在氨基酸编码中的第 2 位突变（G2S）。除了东亚人群外，几乎所有人群中均发现存在 G2S 变异，其与代谢综合征患者的低 HDL-C 相关；2009 年，West 等报道，在高α脂蛋白血症患者群体中证实，SR-BⅠ蛋白水平与 HDL-C 水平、HDL 颗粒大小呈明显负相关，而与细胞 CE 摄取呈显著正相关，明确了高α脂蛋白血症患者体内 *SR-BⅠ*rs4238001 和 rs2278986 两个 SNP 是低 SR-BⅠ蛋白水平的独立预测因子。Constantineaua 等通过细胞转染实验发现，人群中常出现的第 8 外显子 rs5888 同义变异（C>T，无氨基酸改变）可改变 SR-BⅠ的 RNA 二级结构，使巨噬细胞中 SR-BⅠ蛋白翻译明显降低，并改变细胞 CE 摄取量，因此 rs5888 同义变异与 SR-BI 蛋白表达和功能密切相关。

然而，关于人类 *SR-BⅠ*基因突变或多态性对冠心病等心血管疾病的影响尚待研究。有研究发现，*SR-BⅠ*基因 rs838880 的 SNP 与 HDL-C 水平相关，但与冠状动脉粥样硬化性心脏病（CAD）无显著相关性；而基因外显子 8 和（或）内含子 5 中的多态性与多种人群中的 CAD 相关；外显子 1 的 rs4238001 SNP 则与颈内动脉内膜厚度相关；最近，多种族队列研究发现 *SR-BⅠ*基因（*SCARB1*）的 rs10846744 变异与不同种族群体的颈总动脉内膜增厚显著相关，尤其在妇女中有强关联关系；还有报道，rs10846744 与突发心肌梗死和心血管疾病事件有联系。

2011 年，Vergeer 等首先报道，在极高 HDL-C 水平的患者中发现了一个功能性 *SCARB1* 突变的家系，患者存在错义核苷酸突变（c.889C→T）导致 SR-BⅠ第 297 位氨基酸点突变（P297S）。携带者 HDL-C 水平比非携带者高 32%，HDL 颗粒变大，而未见 TG、LDL-C 和 VLDL-C 的显著差异；且体外试验显示，患者的 HDL 不能介导巨噬细胞胆固醇流出，表达 P297S-SR-BⅠ的肝细胞丧失选择性摄取 HDL-CE 的能力。尽管颈总动脉内膜无典型增厚，但 P297S 携带者 SR-BⅠ功能降低可体现在类固醇激素生成减少和异常血小板功能上。其次，Brunham 等也发现在丝氨酸 112（核苷酸 C588T）或苏氨酸 175（核苷酸 A776T）产生 S112F 或 T175A 错义突变，杂合子携带者的 HDL-C 水平增加了 37%，而 LDL-C 水平不受影响。同样，S112F-和 T175A-突变的 *SR-BⅠ*与 HDL 结合和介导胆固醇转运的功能也受损。现认为，上述新发现的、升高 HDL-C 水平的 3 个 *SCARB1* 基因突变发生在人类进化保守的氨基酸残基，它们都位于介导 HDL-CE 选择性摄取 SR-BⅠ的重要胞外结构域。

2015 年 Niemsiri 等调研了非洲黑色人种 HDL-C 水平极高的人群，发现 *SCARB1* 基因 rs11057851 的 SNP 与 HDL-C 水平显著相关，也证实 *SCARB1* 基因多态性与脂质代谢密切相关。

2016 年 *Science* 报道了 HDL-C 异常高的人群中 *SCARB1* 基因存在一种无功能变异，即 SR-BⅠ编码基因的第 376 位亮氨酸替代了脯氨酸（P376L）。P376L 纯合子携带者 HDL-C 水平明显升高，同时其冠心病风险增高。在转染细胞和小鼠模型中证实，P376L 变异减弱了 *SCARB1* 翻译后的加工修饰并丧失对 HDL-C 的选择性摄取功能。

此外，人群研究也证实 *SCARB1* 变异与女性不育相关。在一项女性体外受精试验中发现，rs4238001 SNP（G2S 突变）与卵泡孕酮水平下降和胎儿生存能力显著降低有关；rs10846744 SNP 也显示与胎儿生存能力较低有关。

第七节　SR-BⅠ与动脉粥样硬化

SR-BⅠ是一种多功能的生理性 HDL 受体，其可介导肝脏选择性摄取 HDL-C 而在 RCT 途径中扮演重要角色，因而与机体内胆固醇代谢平衡及 HDL 抗 As 作用密切相关。SR-BⅠ在 As 中的重要性已从一系列 *SR-BⅠ*基因修饰小鼠的相关研究中获得了有力证据：大多数小鼠研究包括 *SR-BⅠ*基因缺失、肝特异性或腺病毒介导的 SR-BⅠ高表达，以及骨髓移植实验，都明确显示 SR-BⅠ参与了以 RCT 为主的 HDL-C 代谢及 HDL 抗 As 功能。

SR-BⅠ$^{-/-}$小鼠表现为 RCT 受阻所致的血浆 HDL-C 水平升高、HDL 颗粒增大即失功能性 HDL 的积累、血浆和组织高 FC、胆道胆固醇外排减低等病理特征，增加了小鼠对 As 的敏感性；在与 As 易发的小鼠种系杂交后可大大加剧 As 的发生，如 *SR-BⅠ*和 *LDL* 受体双基因敲除小鼠在高脂饮食诱发下的 As 模型，普通饮食条件下 *apoE* 和 *SR-BⅠ*双基因敲除（*apoE*$^{-/-}$*SR-BⅠ*$^{-/-}$）小鼠，其早期就表现为复杂的阻塞性冠状动脉疾病、心肌梗死、心力衰竭及早发型死亡，可作为早发性 As、严重冠心病的机制研究和药物治疗的良好模型，而并未在 *apoE*$^{-/-}$*SR-BⅠ*$^{+/-}$小鼠或 *SR-BⅠ*敲减（*SR-BⅠatt/apoE*$^{-/-}$）小鼠中观察到这些严重的心脏病理表型；如肝脏高表达 *SR-BⅠ*或转基因小鼠增加 RCT 途径，引起血浆 HDL-C 水平下降，胆道胆固醇排出增加，显著减轻 As 的严重程度；骨髓移植实验也证实骨髓源性巨噬细胞 SR-BⅠ的表达也能发挥部分抗 As 的作用；可见肝脏或不同组织细胞 SR-BⅠ的表达丰度及功能与 As 的严重程度之间有复杂关联。

目前各方面的研究提示，SR-BⅠ可能是通过以下一种或多种机制防御 As：①SR-BⅠ是肝脏选择性摄取血中 HDL-C 并促使其从胆汁分泌到体外的“主开关”，因此可促进整体 RCT 以维系胆固醇代谢平衡，是有效抑制 As 的主要途径，此外，SR-BⅠ可降低血浆中致 As 脂蛋白（乳糜微粒、VLDL 和 LDL）的积累，也是有益的抗 As 调脂作用。②异常 HDL 为特征的血脂紊乱可导致机体高炎症状态是 As 易感的关键诱因之一。最近证据已显示，HDL 的抗炎作用依赖于细胞 SR-BⅠ的表达，SR-BⅠ不仅通过其脂质转运活性间接调节炎症，也可直接作为细胞炎症信号受体介导相关效应，如 SR-BⅠ结合并内化 TLR4 配体 LPS，通过抑制 TLR4 介导的 NF-κB 活化、降低促炎性细胞因子分泌而直接发挥抗炎活性；SR-BⅠ也下调 TLR9 介导的炎症反应；此外，LPS 诱导 *SR-B Ⅰ*$^{-/-}$小鼠表现出内毒素血症、炎症加重，也与应激下该小鼠产生抗炎的糖皮质激素不足有关；但不同条件下发现，血清淀粉样蛋白 A（SAA）作为一种 HDL 相关的急性期炎性蛋白，无论是游离或结合 HDL 的形式均与 SR-BⅠ具有高亲和力，当结合到单核细胞 SR-BⅠ时，可诱导产生趋化因子，而 SR-BⅠ拮抗剂模拟肽和特异性抗体可下调 SAA 介导的炎症效应。③SR-BⅠ可直接影响与 As 相关的多种血管壁细胞的功能和状态（图 36-1）；SR-BⅠ在 As 斑块的巨噬细胞、泡沫细胞中表达，可能影响细胞和 HDL 之间的胆固醇流动，并调控巨噬细胞的炎症反应；内皮细胞膜上 SR-BⅠ可介导 HDL-依赖的 eNOS 激活，而涉及 NO 介导的血管保护，通过 PI3K/Akt 途径抑制细胞黏附分子 VCAM-1 等表达，并在 HDL 诱导的内皮细胞迁移和修复中发挥作用；SR-BⅠ也能促进内皮祖细胞（EPC）的释放和迁移；淋巴细胞 SR-BⅠ可通过调节淋巴细胞增殖、调节淋巴细胞和巨噬细胞产生细胞因子 IFN-γ和 IL-4，以及 HDL 的功能来调节淋巴细胞的稳态；血小板上 SR-BⅠ与 HDL 的直接相互作用是维系正常血小板功能的必要条件，否则将造成血小板异常活化、血栓形成高敏性。④*SR-B Ⅰ*$^{-/-}$小鼠体内组织α-生育酚分布异常，SR-BⅠ可能有助于α-生育酚介导的抗 As 作用。⑤SR-BⅠ可能通过控制红细胞成熟和预防贫血而影响动脉氧供应。*SR-B Ⅰ*$^{-/-}$小鼠的典型表型有贫血和循环红细胞中包含物的存在（包含物具有吞噬溶酶体的特点），其在高脂条件下可加剧网状细胞增多症（100%）。

综上所述，大量的动物实验和目前临床基因多态性研究表明，进一步明确人体 SR-BⅠ表达和功能活性的调节机制，将为 HDL 代谢的调控、As 所致心血管疾病的防治提供新途径。

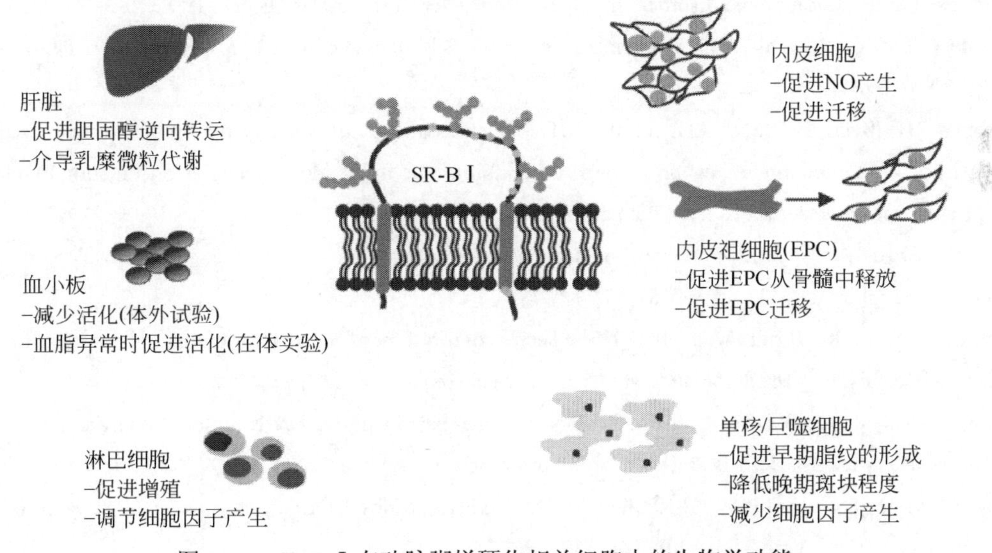

图 36-1　SR-BⅠ在动脉粥样硬化相关细胞中的生物学功能

（喻　红　周　瑞　张　梦）

参 考 文 献

Al-Jarallah A，Trigatti B，2010. A role for the scavenger receptor，class B type Ⅰ in high density lipoprotein dependent activation of cellular signaling pathways. Biochim Biophys Acta，1801：1239-1249.

Brodde M F，Korporaal S J，Herminghaus G，et al，2011. Native high-density lipoproteins inhibit platelet activation via scavenger receptor BⅠ：role of negatively charged phospholipids. Atherosclerosis，215：374-382.

Campbell K，A，Lipinski M，J，Doran A C，et al，2012. Lymphocytes and the adventitial immune response in atherosclerosis. Circ Res，110：889-900.

Chadwick A C，Sahoo D，2013. Functional genomics of the human high-density lipoprotein receptor scavenger receptor BⅠ：an old dog with new tricks. Curr Opin Endocrinol Diabetes Obes，20（2）：124-131.

Constantineau J，Greason E，West M，et al，2010. A synonymous variant in scavenger receptor，class B，type Ⅰ gene is associated with lower SR-BⅠ protein expression and function. Atherosclerosis，210（1）：177-182.

Feng H，Guo L，Wang D，et al，2011. Deficiency of scavenger receptor BⅠ leads to impaired lymphocyte homeostasis and autoimmune disorders in mice. Arterioscler Thromb Vasc Biol，31：2543-2551.

Goodarzynejad H，Boroumand M，Behmanesh M，et al，2016. The rs5888 single nucleotide polymorphism in scavenger receptor class B type 1（SCARB1）gene and the risk of premature coronary artery disease：a case-control study. Lipids Health Dis，15：7.

Hildebrand R B，Lammers B，Meurs I，et al，2010. Restoration of high-density lipoprotein levels by cholesteryl ester transfer protein expression in scavenger receptor class B type Ⅰ（SR-BⅠ）knockout mice does not normalize pathologies associated with SR-BⅠ deficiency. Arterioscler Thromb Vasc Biol，30：1439-1445.

Hong F，Ling G，Dan W，et al，2011. Deficiency of scavenger receptor BⅠ leads to impaired lymphocyte homeostasis and autoimmune disorders in mice. Arterioscler Thromb Vasc Biol，31（11）：2543-2551.

Ji A，Meyer J M，Cai L，et al，2011. Scavenger receptor SR-BⅠ in macrophage lipid metabolism. Atherosclerosis，217（1）：106-112.

Korporaal SJ，Meurs I，Hauer AD，et al，2011. Deletion of the high-density lipoprotein receptor scavenger receptor BⅠ in mice modulates thrombosis susceptibility and indirectly affects platelet function by elevation of plasma free cholesterol. Arterioscler Thromb Vasc Biol，31：34-42.

Mineo C，Shaul P W，2012. Functions of scavenger receptor class B，type Ⅰ in atherosclerosis. Current Opinion in Lipidology，23（5）：487-493.

Niemsiri V，Wang X，Pirim D，et al，2015. Genetic contribution of SCARB1 variants to lipid traits in African Blacks：a candidate gene association study. BMC Med Genet，16（1）：106.

Pei Y，Chen X，Aboutouk D，et al，2013. SR-BⅠ in bone marrow derived cells protects mice from diet induced coronary artery atherosclerosis and myocardial infarction. PLoS One，8（8）：e72492.

Saddar S，Mineo C，Shaul PW，2010. Signaling by the high-affinity HDL receptor scavenger receptor B type Ⅰ. Arterioscler Thromb Vasc Biol，30：144-150.

Santander N G，Contrerasduarte S，Auad M F，et al，2013. Developmental abnormalities in mouse embryos lacking the HDL receptor SRBⅠ. Human Mol Genet，22（6）：1086-1096.

Shen W J，Hu J，Hu Z，et al，2014. Scavenger receptor class B type Ⅰ（SR-BⅠ）：a versatile receptor with multiple functions and actions. Metabolism，63（7）：875-886.

Vaisman B L，Vishnyakova T G，Freeman L A，et al，2015. Endothelial expression of scavenger receptor class B，type Ⅰ protects against development of atherosclerosis in mice. Biomed Res Int，2015：607120.

Vergeer M，Korporaal S J，Franssen R，et al，2011. Genetic variant of the scavenger receptor BⅠ in humans. N Engl J Med，364：136-145.

Yang X P，Amar M J，Vaisman B，et al，2013. Scavenger receptor-BⅠ is a receptor for lipoprotein（a）. J Lipid Res，54（9）：2450-2457.

Zanoni P，Khetarpal S A，Larach D B，et al，2016. Rare variant in scavenger receptor BⅠ raises HDL cholesterol and increases risk of coronary heart disease. Science，351（6278）：1166-1171.

Zheng Z，Ai J，Li X A，2014. Scavenger receptor class B type Ⅰ and immune dysfunctions. Curr Opin Endocrinol Diabetes Obes，21（2）：121-128.

第三十七章　炎症小体与动脉粥样硬化

第一节　概　　述

炎症小体（inflammasome）是免疫细胞内由多种蛋白质组成的复合体，为组成固有免疫系统的重要部分。炎症小体的激活需要其通过模式识别受体（PRR）识别危险相关分子模式（DAMP）或病原体相关分子模式（PAMP）。炎症小体激活后可导致半胱氨酸天冬氨酸特异性蛋白酶前体-1（pro-cysteinyl aspartate specific proteinase-1，pro-caspase-1）和半胱氨酸天冬氨酸特异性蛋白酶前体-11（pro-cysteinyl aspartate specific proteinase-11，pro-caspase-11）迅速转变为具有活性的 caspase-1 和 caspase-11，最终导致炎性细胞因子 IL-1β和 IL-18 的成熟与释放；同时，激活的 caspase-1 还可以引发细胞焦亡。目前已发现的炎症小体主要有 4 种，即 NLRP1、NLRP3、NLRC4 和 AIM2 炎症小体。炎症小体一般由识别炎症的受体——NOD 样受体（NLR）或 HIN200 家族蛋白、接头蛋白凋亡相关微粒蛋白（apoptosis-associated speck-like protein containing CARD，ASC）、效应蛋白 caspase 蛋白酶三部分组成，识别炎症的受体是炎症小体的关键和核心。

在机体感染微生物的情况下，炎症小体的防御功能是有益的，它对组成的蛋白质进行磷酸化修饰之后，使其聚集、活化，从而发挥抗感染的作用。但是，炎症小体异常活化会导致多种自发性炎症及自身免疫性疾病的发生。大量研究表明，动脉粥样硬化（As）与炎症小体之间关系密切，炎症小体可能是预防和治疗 As 的潜在靶点。

第二节　炎症小体的分类与结构

一、NLR 炎症小体

NLR 家族是在天然免疫中识别细胞内细菌等病原体感染的一类模式识别受体。目前，发现 NLR 家族在人类中有 23 种，小鼠中有 34 种，其中人 NLR 家族又可分为 3 个亚家族：NLRP/NALP 家族，主要是 NLRP1-14；NOD 家族，主要是 NOD1-5、CⅡTA 等；IPAF 家族，主要是 NAIP 和 NLRC4/IPAF。多数 NLR 家族由 3 个结构域组成且具有明显的结构特征；这 3 个结构域分别为位于 C 端的亮氨酸重复序列（leucine-rich repeat，LRR），其主要功能是负责介导自身调控及探测和识别配体；核酸结合结构域（nucleotide-binding domain，NBD，也称为 NOD 或 NACHT）位于 NLR 分子中间，含有结合寡聚化和核苷酸的位点；氨基末端为 PYD 结构域（pyrin domain，PYD）或 caspase 募集活化结构域（caspase-activating and recruitment domain，CARD），二者可结合下游接头蛋白分子和效应蛋白，进而启动下游信号转导。

目前关于 NLR 的生物学功能尚未完全阐明。某些 NLR 家族成员能直接或者通过接头蛋白 ASC（ASC 也具有 PYD 和 CARD）募集 pro-caspase-1（pro-caspase-1 具有 CARD），进而形成蛋白复合体，也就是炎症小体。NLR 炎症小体是目前研究最多的，其主要包括 NLRP1、NLRP3、NLRC4。

NLRP1 是第一个被明确的炎症小体，也是第一个报道可以激活 caspase-1 的炎症小体，由 NLRP1、pro-caspase-1、pro-caspase-5、接头蛋白 ASC 和 CARDINAL 组成。小鼠含有三种 NLRP1 基因，分别为 *NLRP1a*、*NLRP1b*、*NLRP1c* 基因，而人体中 NLRP1 基因只有一种。*NLRP1b* 在小鼠中是高度多态性的。NLRP1 除了在免疫细胞中高度表达，还在很多其他细胞中高度表达，包括各种胃、肠及肺部的上皮细胞。小鼠 NLRP1a 缺少位于 N 端的 PYD 结构域，NLRP1b 缺少 NBD 和 PYD 两个结构域，NLRP1c 则缺少 LRR 和 NBD 两个结构域，然而，人 NLRP1 蛋白具有 CARD 和 PYD 两个结构域，用于传递信号。ASC 蛋白虽然能够促进 NLRP1 介导的 caspase-1 活化，但是其并不是炎症小体 NLRP1、NLRP1b 活化的必要组成部分。

目前研究最多的炎症小体是 NLRP3 炎症小体，主要由三部分组成，包括 pro-caspase-1、ASC 和 NLRP3。NLRP3 主要在髓系细胞中表达，也在一些特殊的非免疫细胞中表达。当 NLRP3 受到 SGT1 和 HSP90 调控时，其自身处于抑制状态而不能被激活。当 NLRP3 C 端 LRR 区域与其配体结合后，NBD 自身就会发生寡聚化，ASC 分子被 NLRP3 的 PYD 结构域招募引起 caspase-1 激活；pro-IL-1β则会被活化的 caspase-1 切割成具有活性的 IL-1β。NLRP3 不能直接募集 pro-caspase-1，因为其自身缺少 CARD 结构域，所以必须要通过 PYD 结构域先与 ASC 结合后才能募集。

NLRC4 炎症小体又称作 IPAF 或 NOD27 炎症小体，主要由 NLRC4、ASC、pro-caspase-1 和 NAIP5 组成。NLRC4 蛋白包含 C 端的 LRR 结构域、中间的 NBD 结构域和 N 端的 CARD 结构域，其主要在造血组织和细胞中表达。NLRC4 可以通过 CARD 结构域直接募集 pro-caspase-1。有研究表明，当缺失 ASC 时，caspase-1 的激活及 IL-1β的分泌均出现减少，但 NLRC4 炎症小体是否必须接头蛋白 ASC 来完成组装及活化至今尚有不同意见。

二、AIM2 炎症小体

AIM2 作为第一个被鉴定的非 NLR 家族蛋白，属于 HIN200 家族蛋白成员之一。AIM2 可与 ASC、caspase-1 组成 AIM2 炎症小体，AIM2 与 ASC 通过 PYD-PYD 间的相互作用结合，两者结合后募集 pro-caspase-1，促进 caspase-1 的激活，进而导致 IL-1β、IL-18 的分泌增加。AIM2 具有 HIN200 及 PYD 两个特征性结构域。其中 HIN200 结构域被证实能够直接与其配体结合。AIM2 可与病毒、细菌和宿主的双链 DNA 发生反应，从而使 caspase-1 活化，引起 IL-1β释放。

三、其他炎症小体

除了研究较多的 NLRP1、NLRP3、NLRC4、AIM2 炎症小体之外，还有一些其他的炎症小体也可以促进 caspase-1 激活，如 NLRP2、NLRP6、NLRP12 炎症小体，但关于这些炎症小体的研究相对较少。有研究表明，ATP 可激活 NLRP2，使其组装成炎症小体；NLRP6 可以调控肠道微生物的平衡；*NLRP12*$^{-/-}$小鼠对鼠疫杆菌比较敏感。

第三节 炎症小体激活

一、NLRP3 炎症小体的激活

NLRP3 炎症小体在静息细胞中表达水平较低，需要两条信号通路同时激活才能发挥生物学效应。第一信号通路（priming signal）通过应激分子与位于细胞膜上的 Toll 样受体（TLR）结合，激活 NF-κB 通路从而在转录水平促进细胞中 NLRP3 和 pro-IL-1β的表达；第二信号通路（triggering signal）通过识别 DAMP 或 PAMP 以诱导 NLRP3 与 ASC 和 pro-caspase-1 组装成具有活性的 NLRP3 炎症小体，其激活的 caspase-1 除了可以促进 IL-1β、IL-18 的分泌外，还可以诱导细胞焦亡。

目前研究认为激活 NLRP3 炎症小体的分子机制主要包括以下 3 种：

1. 活性氧（ROS）的产生 ROS 是激活 NLRP3 炎症小体的一个关键信号，尤其是线粒体 ROS，但是 ROS 导致其激活的具体机制尚不完全清楚；ROS 同时还可以引起内质网应激，从而导致硫氧还原相关蛋白活化，使 NLRP3 炎症小体进一步激活。

2. K^+外流 使细胞内低钾可激活 NLRP3 炎症小体。胞外的 ATP 与细胞膜表面的三磷酸腺苷-配体门控离子通道 P2X7 受体结合激活开放钾离子通道，促进 K^+外流，造成缝隙连接半通道泛连接蛋白-1（pannexin-1，Panx-1）在细胞膜上积聚，使细胞膜上形成小孔，导致微生物分子得以进入细胞质，被 NLRP3 识别，进而引起炎症小体激活。

3. 溶酶体膜破坏 尿酸结晶、胆固醇结晶等应激代谢产物，淀粉酶β肽、透明质酸等细胞损伤所释放的产物，以及硅、石棉等外环境中的理化应激分子，可以内吞的形式进入细胞内，使溶酶体膜通透性增加、溶酶体裂解，从而导致组织蛋白酶 B 释放至胞质，激活 NLRP3 炎症小体。

以上激活炎症小体的机制并不是单独发挥作用，而是通过相互作用或者存在共同通路共同促进 NLRP3 炎症小体的激活。

二、NLRC4 炎症小体的激活

与 NLRP1b 相似，NLRC4 含有一个 CARD 结构域，可直接与 pro-caspase-1 相互作用形成 NLRC4 炎症小体，使其活化为 caspase-1。ASC 能增强 NLRC4 炎症小体的活性，因为其对于 NLRC4 诱导的 caspase-1 自加工过程和 IL-1β及 IL-18 的成熟分泌是非常重要的。

在抵御外界细菌感染的过程中，NLRC4 炎症小体可发挥重要作用。当嗜肺性军团菌、鼠沙门杆菌、志贺菌、绿脓杆菌等细菌感染机体时，NLRC4 炎症小体在巨噬细胞中的组装对 caspase-1 的激活发挥着关键性的作用。研究表明，鞭毛蛋白的存在是细菌激活炎症小体的关键部分。细菌具有分子针状结构的三型分泌系统（T3SS）或四型分泌系统（T4SS），通过这些分泌系统可以将鞭毛蛋白注入宿主细胞的胞质中，进而激活 NLRC4 炎症小体。活化 NLRC4 炎症小体的过程中，NLRC4 蛋白需和 NLR 家族成员 NAIP 相互协调才能感受不同的细菌鞭毛蛋白。嗜肺性军团菌激活 NLRC4 炎症小体时，其鞭毛蛋白的 C 端区域需被 NAIP5 感受；而沙门杆菌激活 NLRC4 炎症小体时不依赖于 NAIP5。

NLR 亚家族的 NAIP 也参与激活 NLRC4。NAIP 蛋白在 N 端有 BIR 基序，大多数 NLR

则有 CARD 或者 PYD 基序。小鼠 NAIP 位点是高度多态性的，C57 BL/6J 小鼠表达 4 种 NAIP 蛋白。NAIP1 识别三型分泌系统顶部的针状蛋白分子，NAIP2 识别三型分泌系统的基座组成蛋白分子，NAIP5 和 NAIP6 识别鞭毛蛋白。人类仅仅表达一个 NAIP 同源物，它识别三型分泌系统的针状蛋白分子。一旦 NAIP 蛋白结合到其配体上，它们将结合 NLRC4 激活 caspase-1。NLRC4 转录后修饰也能促进炎症小体的激活。当注射伤寒沙门杆菌后，NLRC4 的 Ser533 能被磷酸化后激活炎症小体，这个磷酸化位点是进化保守的，因为将缺失的 CARD 和一个内部肽的小鼠突变体 NLRC4 在昆虫细胞表达后，Ser533 也会磷酸化。进一步研究 NAIP 识别细菌组分和 NLRC4 磷酸化的关系，可能会使人们更深刻地理解 NLRC4 炎症小体的激活机制。

三、AIM2 炎症小体的激活

AIM2 能够募集 ASC 的 PYD 结构域组装成炎症小体来激活 caspase-1。研究报道，AIM2 通过与细胞溶质中的双链 DNA 识别反应，激发 AIM2 炎症小体的活化组装；IFN-α/β通过使细胞中 AIM2 的表达上调，也可激活 AIM2 炎症小体；鸟苷酸结合蛋白家族成员中的 GBP2、GBP5 在土拉弗朗西斯菌感染机体时可以诱导细菌溶解，从而激活 AIM2 炎症小体。与 NLRP3 和 NLRC4 相似，在李斯特单细胞增生菌感染中，AIM2 也激活了 caspase-1。AIM2 可识别病毒 DNA 形成炎症小体，同样进入细胞内的 DNA 质粒也可以激活 AIM2。

值得注意的是，在巨噬细胞中，AIM2 炎症小体激活与“星形结构”（speck）形成相关。星形结构也出现在 NLRP1b、NLRC4、NLRP3 炎症小体的形成过程中。星形结构的形成是由于 ASC 的 PYD 结构域多聚成星状，分枝状纤维则作为激活 caspase-1 的平台。AIM2 和 NLRP3 与 ASC 通过 PYD 结构域聚集，而 NLRP1b 和 NLRC4 则通过 CARD 聚集形成星形结构体。然而，星形结构的形成对于炎症小体的活性并不是必需的。当伤寒沙门菌感染后，在没有 ASC 的情况下 caspase-1 也能被激活，从而诱导细胞焦亡。

第四节 炎症小体的负性调控

机体正常生理状态下存在各种炎症小体的负性调控机制，以维持免疫反应平衡，避免因炎症小体过度活化导致促炎因子的大量释放而引起的慢性炎症及自身免疫性疾病的发生。因此，了解炎症小体负性调控机制将为炎症小体相关炎症性疾病的治疗提供策略。

一、IKKα激酶与炎症小体负性调控

IKKα 一直都被视为促炎因子，因为其可通过活化多种信号导致 NF-κB 介导的炎性细胞因子表达。最近已有研究表明，在静息巨噬细胞中，基础的 IKKα 激酶激活能阻止自发性炎症小体的激活。Martin 等报道 IKKα 与 ASC 结合并使其残基 S293 磷酸化，从而将 ASC 限制于核内。一旦巨噬细胞被刺激后，IKKα 介导的 IKKα/ASC 复合体则移位至核周，在该部位 IKKα 使 ASC 处于无活性状态，直到细胞接收到第二信号，磷酸酶 PP2A 及可能的其他磷酸酶，在 IKKα 的负性影响下释放 ASC，从而使炎症小体激活。已有报道显示 IKKα 可通过这种机制负向调控 NLRP3、NLRC4 和 AIM2 炎症小体，即 IKKα 激酶活性受损的小鼠发展成炎症性疾病，增强了其对 LPS 诱导休克的易感性，甚至是癌症。

二、干扰素与炎症小体负性调控

干扰素（IFN）是机体早期感染产生的一种重要细胞因子，对炎症小体的表达与活化起着一定的负性调控作用。有报道指出，Ⅰ型 IFN 如 IFN-β，一方面可使转录因子 STAT1 第 701 位氨基酸上的酪氨酸发生磷酸化，从而抑制 NLRP3 和 NLRP1b 炎症小体的激活，使 IL-1β的产生减少；同时，还可通过增加 IL-10 的分泌而促进 STAT3 的转录，从而使 pro-IL-1β的产生受到抑制。值得注意的是，有研究表明，AIM2 炎症小体在被土拉弗朗西斯菌活化的过程中，当细胞 IRF3 或Ⅰ型 IFN 受体缺失，细菌对 AIM2 炎症小体的激活将会明显减弱，这提示Ⅰ型 IFN 对某些炎症小体的激活可能存在促进作用。Ⅱ型 IFN 如 IFN-γ，对 IL-1β的抑制作用具有细胞、种属特异性和一过性等特点，并且受诸多条件的限制。小鼠巨噬细胞和树突状细胞用 IFN-γ预处理后，LPS 刺激细胞释放 IL-1β的能力将会减弱。研究认为，IFN-γ对 IL-1β mRNA 的抑制作用是通过抑制 NF-κB 与 IL-1β启动子结合而在转录水平上实现的。此外，IFN-γ还能特异性地抑制 NLRP3 炎症小体的激活，减少 IL-1β的释放，这种特异性的抑制具有 NO 依赖性。

三、自噬与炎症小体负性调控

自噬是细胞的一个重要机制，它是通过溶酶体降解自身受损的蛋白质或细胞器，并将其分解的产物循环再利用的过程。在免疫反应过程中，自噬与促炎性细胞因子分泌、抗原提呈、细胞死亡等关系密切。从自噬相关基因 *Atg-16* 缺失的巨噬细胞中获得的数据表明，自噬可通过调控 IL-1β和 IL-18 的产生来负性调节炎症反应。当缺失 *Atg-16* 基因时，细胞对炎症小体的活化信号刺激更加敏感，使 caspase-1 活化增强，促进 IL-1β和 IL-18 分泌。Harris 等报道，刺激 Toll 样受体会导致 pro-IL-1β产生，pro-IL-1β被螯合在自噬体中，一旦自噬诱导出现，pro-IL-1β就会被降解。Harris 等也证实了自噬可通过抑制 ROS 引起的 NLRP3 炎症小体活化来减少 IL-1β和 IL-18 的产生。

第五节　炎症小体在动脉粥样硬化中的作用

一、动脉粥样硬化发生过程中炎症小体的激活

人们认识到 As 不仅仅是简单的机械性阻塞，还包括胆固醇被动累积，其中固有免疫和获得性免疫都发挥重要作用。最近研究也发现 As 与炎症小体之间密切相关。全基因组关联研究发现，NLRP3 基因位点与血浆中 As 危险标志物——C 反应蛋白（CRP）的水平相关。在大多数免疫细胞，尤其是巨噬细胞中都有 NLR 的表达。研究显示，炎症小体相关分子不能在心血管组织中持续性表达，As 的一些致病因子对心血管组织功能性炎症小体的激活有重要作用。

胆固醇晶体被认为是 As 斑块中一个重要的炎症小体激活物。单核细胞或者巨噬细胞能够通过 CD36 摄取 ox-LDL 后转化为胆固醇晶体，在斑块形成的早期阶段，就可检测到胆固醇结晶的形成，如 $apoE^{-/-}$小鼠高脂饮食 2 周后可以形成胆固醇结晶。对小鼠 As 模型给予胆固醇结晶刺激，发现 NLRP3 炎症小体能被激活，并促使 IL-1β大量分泌，从而加剧

As 形成。体外培养巨噬细胞发现，胆固醇结晶导致的 IL-1β释放增多依赖于 NLRP3 炎症小体的活化。目前认为胆固醇晶体激活炎症小体的机制与其破坏溶酶体膜的稳定性，使溶酶体蛋白酶组织蛋白酶 B 渗漏增加相关；也有研究认为核转录因子 NF-E2 相关因子 2 的激活也可能是其作用机制之一。

游离脂肪酸的刺激能激活 As 中的炎症小体。棕榈酸（plamitate，PA）是血浆中含量最高的饱和脂肪酸之一。研究发现，在 LPS 预处理的巨噬细胞上予以 PA 刺激，可激活 NLRP3 炎症小体，加剧 LPS 诱导的 pro-IL-1β和 pro-IL-18 转录，使 IL-1β和 IL-18 分泌增加，且呈浓度依赖性；而给予 caspase 抑制剂处理则可有效抑制 PA 引起的 IL-1β的分泌增加。此外，用 PA 刺激 *NLRP3*、*ASC*、*caspase-1* 三基因敲除小鼠来源的巨噬细胞，并未发现 IL-1β和 IL-18 的大量产生。研究还发现，PA 与 LPS 共同作用能降低 AMPK 活性，进而引起细胞自噬障碍，使细胞内 ROS 水平增加，从而激活 NLRP3 炎症小体，而加入 AMPK 激动剂可以抑制 PA 与 LPS 共同作用下引起的 NLRP3 炎症小体激活，减少 IL-1β分泌，这表明 AMPK 在 PA 与 LPS 激活炎症小体的过程中扮演了重要角色。

As 的危险因素如高血压、高血糖、高尿酸血症、肥胖症和外周感染等也先后被证实可调控炎症小体的激活。

高血压是 As 公认的危险因素之一。研究结果表明，高血压引起的血流剪切力的改变，能够使血管内皮细胞中的 NLRP3 炎症小体被激活，引起炎症因子的大量分泌，加剧血管内皮的损害。研究还发现，低剪切力能够通过激活固醇调节元件结合蛋白 2（SREBP2），从而引起 NLRP3 炎症小体活化，促进 IL-1β的释放，导致血管内皮炎症反应。有观点认为，血流动力学改变导致 As 斑块形成与其促进 NLRP3 炎症小体活化有关。

高血糖可促进胰岛素抵抗相关分子 TXNIP 表达上调，TXNIP 一方面可促进 NLRP3 炎症小体的激活，另一方面还可促进尿酸盐（monosodium urate，MSU）晶体依赖的炎症小体激活。在肥胖或脂肪组织发生炎症反应时，神经酰胺水平持续增加，神经酰胺能够通过作用于脂肪组织中的巨噬细胞，使 NLRP3 炎症小体激活，并使 IL-1β的分泌增加。

高尿酸血症一般在 As 斑块形成之前出现，并且已有报道指出它可以作为心血管疾病病死率的独立危险因素之一。尿酸不断积累形成 MSU 晶体，MSU 结晶在血管炎症反应及促进 As 病变中起着重要作用。研究发现，MSU 结晶与 TLR 识别后，可激活 TLR/MyD88 信号通路，从而引起巨噬细胞中 NLRP3 炎症小体活化，并产生大量 IL-1β。骨髓来源的巨噬细胞 MyD88 敲除后，再用 MSU 刺激，细胞炎症因子如 IL-1β的分泌并未增多。目前认为 MSU 诱导 NLRP3 炎症小体活化的机制可能与其能够增加巨噬细胞内 ROS、促使细胞内 K^+的外流及破坏溶酶体结构，以及促使促炎蛋白酶释放进入胞质有关。MSU 结晶加剧了 As 的病变及血管的炎症反应。此外，研究报道磷酸钙结晶也能激活巨噬细胞中的 NLRP3 炎症小体从而使 caspase-1 活化，促使细胞 IL-1β大量释放，促进 As 发生发展，其活化 NLRP3 炎症小体的机制可能与溶酶体-组织蛋白酶 B 途径有关。

某些与 As 发生密切相关的外周感染也能激活炎症小体。许多研究证实牙周炎是 As 的危险因素之一。研究发现，引起牙周炎的主要口腔细菌——牙龈卟啉单胞菌可通过下调人单核巨噬细胞 ASC 的表达调控 NLRP3 炎症小体复合物的形成。研究已证实，人 As 斑块中存在肺炎衣原体，肺炎衣原体感染可促进 As 病变发展。令人感兴趣的是，研究表明，肺炎衣原体感染能够激活机体髓系细胞中 NLRP3 炎症小体，这一结果可能为肺炎衣原体感染和 As 病变之间的联系提供一个连接点。

许多内源性代谢应激因素与 As 发生发展相关，这些因素也可激活炎症小体。研究发现，在人主动脉粥样硬化病变部位发现β-淀粉样蛋白，而β-淀粉样蛋白可通过破坏溶酶体来活化 NLRP3 炎症小体。然而，As 病变中β-淀粉样蛋白的沉积和炎症小体激活的关系仍需进一步研究。在 As 发生发展中，泡沫细胞中蓄积的过量胆固醇能引起内质网应激，从而影响未折叠或错误折叠蛋白质的积累，使炎症小体激活，促进炎症损伤反应。血清淀粉样蛋白 A（SAA）是炎症反应中的一种急性时相反应蛋白，在血浆中持续的高水平会增加心血管疾病患病风险。SAA 在人和小鼠的 As 斑块中均表达。研究发现，SAA 可以与巨噬细胞表面 TLR2 和 TLR4 结合，激活下游信号通路，使细胞 pro-IL-1β的表达上调，从而激活 NLRP3 炎症小体，促进大量 IL-1β生成。SAA 对 NLRP3 mRNA 的表达水平也具有上调作用，在巨噬细胞中沉默 ASC 或 NLRP3 表达能显著抑制 SAA 诱导的 IL-1β产生。此外，由于血中 SAA 浓度过高，会使细胞内形成淀粉样蛋白损伤溶酶体结构。有研究报道，SAA 可通过溶酶体-组织蛋白酶 B 途径诱导巨噬细胞炎症小体活化，加剧细胞炎症反应，参与 As 发生发展。

此外，某些炎症小体如 NLRP3 炎症小体的激活需要启动第一信号通路。第一信号通路的启动阶段主要依赖于 TLR 信号，而 TLR 在 As 中具有重要作用。TLR2 和 TLR4 缺失可以减少小鼠 As 病变面积。在巨噬细胞、内皮细胞和平滑肌细胞中，脂质均可与 TLR1、TLR2、TLR4 或 TLR6 结合。已有研究表明，ox-LDL 可通过 TLR4/TLR6 异二聚体引起炎症，从而使成熟的 IL-1β分泌增加。ox-LDL 不仅通过 TLR4 诱导 pro-IL-1β表达，并且还能通过溶酶体损伤诱导 caspase-1 激活。参与 As 发生发展的其他内源性配体如 HMGB1、热休克蛋白（HSP）和 MSU 也可以激活 TLR2 或 TLR4 途径。这些结果提示在 As 发展过程中，激活 TLR 信号的内源性配体也可导致炎症小体的激活。

二、炎症小体的激活可促进动脉粥样硬化进展

IL-1β和 IL-18 的成熟依赖于炎症小体的激活，而 IL-1β和 IL-18 已被认为是 As 形成的主要参与者。在 *apoE*$^{-/-}$小鼠中，*IL-1β*基因敲除可使 As 病变面积减少 30%。此外，过表达 IL-1ra（天然存在的 IL-1 受体拮抗剂能阻断 IL-1α 和 IL-1β）的 *apoE*$^{-/-}$小鼠能够减少 As 的形成，*apoE*$^{-/-}$*IL-1ra*$^{-/-}$小鼠则表现出严重的主动脉炎症。在人 As 斑块中 IL-18 呈高表达，尤其是在斑块的巨噬细胞中。血浆 IL-18 的水平可以作为冠心病发展及其结果的预测指标，有研究报道，循环血液中 IL-18 的浓度与 As 斑块的不稳定性呈正相关。为 *apoE*$^{-/-}$小鼠外源性注射 IL-18 发现，小鼠 As 病变面积增加 2 倍。而向 *apoE*$^{-/-}$小鼠转染 IL-18 结合蛋白（一种内源性 IL-18 抑制剂）能明显抑制 As 形成。

Pro-caspase-1 是炎症小体的重要组成部分。As 斑块中活化的 caspase-1 是炎症小体激活的标志。血浆 caspase-1 还可作为冠心病患者心血管死亡的预测指标之一。*apoE*$^{-/-}$小鼠敲除 caspase-1 后，其 As 病变面积、血浆 IL-1β水平及病变相关的 IFN-γ 水平均显著降低。

随着近年对炎症小体结构和功能的认识，许多研究人员都在寻找炎症小体参与 As 的直接证据，但是出现了不同的结果。将 *Ldlr*$^{-/-}$小鼠骨髓细胞 *NLRP3*、*ASC* 或 *IL-1α/β*分别敲除，高脂饮食喂养复制 As 模型，结果发现此类小鼠 As 病变形成明显被抑制。然而，在高脂饮食喂养的 *apoE*$^{-/-}$*Nlrp3*$^{-/-}$、*apoE*$^{-/-}$*Asc*$^{-/-}$或 *apoE*$^{-/-}$*caspase-1*$^{-/-}$的小鼠 As 模型中，主

动脉的病变面积、斑块中巨噬细胞浸润情况及斑块的稳定性并不存在明显差异。对于这种结果的差异可能存在的解释有如下几种：①炎症小体在 As 中的作用可能根据病变发展的阶段而变化。高脂饮食喂养的 $apoE^{-/-}$ 小鼠模型的 As 病变比 $Ldlr^{-/-}$ 小鼠更严重、所处阶段更晚，提示炎症小体发挥作用的阶段可能主要在 As 的早期。②两种小鼠模型存在不同，$Ldlr^{-/-}$ 小鼠中进行的是骨髓细胞 *NLRP3*、*ASC* 或 *IL-1α/β* 的特异性敲除，$apoE^{-/-}$ 小鼠进行的是 NLRP3 炎症小体组分的全身性敲除，这种全身性敲除在理论上可出现机体的补偿机制。③*apoE* 基因缺失本身能通过炎症小体激活以外的途径诱导炎症反应，从而使炎症小体的致炎作用可能被掩盖。

研究证实，NLRP3 炎症小体的激活在 As 发生发展的多个环节发挥作用。血管内皮细胞损伤是 As 发生的初始环节，该细胞中 NLRP3 炎症小体可以被异常剪切力通过 SREBP2 途径来激活。活化的 NLRP3 炎症小体将导致 IL-1β、IL-18 大量释放，进而使血管内皮细胞血管细胞黏附分子（VCAM）-1、细胞间黏附分子（ICAM）-1、单核细胞趋化蛋白-1（MCP-1）及 E-选择素等分泌增多，从而促进单核细胞迁移，与血管内皮细胞黏附增多，参与 As 发生。NLRP3 炎症小体活化后还可损伤血管内皮的屏障功能及渗透性。在高脂饮食的小鼠模型中研究发现，脂肪细胞因子内脂素可使血管壁内皮细胞中 NLRP3 激活，促进高迁移率族蛋白 B1（HMGB1）以自分泌和旁分泌的方式释放到胞外，使内皮间连接蛋白、闭合蛋白、VE-钙黏着蛋白表达下调，从而使血管内皮的屏障功能及渗透性异常。在高胆固醇血症诱导的小鼠 As 模型中研究发现，主动脉内膜中胆固醇晶体可使内皮 NLRP3 活化、HMGB1 表达上调，并使胞内超氧化物水平增高而 NO 合酶降低，导致血管内皮舒张功能障碍，而将 *NLRP3* 敲除后，小鼠的内皮血管舒张功能有明显改善。此外，在巨噬细胞摄取脂质转变成泡沫细胞的过程中，NLRP3 炎症小体也扮演了重要角色。巨噬细胞在 ATP 的作用下，可使 NLRP3 炎症小体在胞内组装并激活，导致巨噬细胞迁移能力增强及溶酶体内脂质蓄积增加，而将巨噬细胞 *ASC* 基因敲除后，细胞迁移能力减弱，胞内脂质沉积减少，这表明 ATP 促进巨噬细胞 NLRP3 的激活可能需要 ASC 的存在。ox-LDL 可使巨噬细胞 ROS 产生增多，激活 NLRP3-caspase-1 途径，使 IL-1β分泌增加，进而加速泡沫细胞形成。研究报道，血管平滑肌细胞中 NLRP3 炎症小体在炎症刺激条件下也可被激活，使 MMP 及 IL-1β释放增加，减少粥样斑块稳定性。

第六节　以炎症小体为靶点防治动脉粥样硬化性相关疾病

炎症小体的激活及后续生物学作用，不仅可以加重 As 病变，也是粥样斑块不稳定、破裂和心血管事件发生的重要原因。因此，抑制炎症小体的生成，阻断其作用的恶性循环，是防治动脉粥样硬化性相关疾病的有效靶点。

炎症小体的上游途径如 NF-κB/pro-IL1β和 pro-IL18，炎症小体触发受体 P2X7r，炎症小体复合成分 NLRP、ASC、caspase-1，以及炎症小体细胞内激活剂 ROS 或其下游细胞因子，如成熟的 IL-1β和 IL-18 等都有可能作为 As 相关疾病的防治靶点。

炎症小体组分的靶向抗体或抑制剂在心血管相关疾病动物模型上已被证明是有效的。在小鼠脑卒中模型中，给予中和 NLRP1 抗体治疗后，尽管小鼠脑梗死面积在治疗与未治疗组无显著性差异，但在小鼠脑卒中治疗组中，其 IL-1β水平降低。目前已有化学合成的炎症小体抑制剂（如 Bay 11-7082 抑制 NLRP3 的 ATP 酶活性）出现，但尚未在心血管疾病患者中进行试验。P2X7r 抑制剂（如阿斯利康，AZD9056）正在人类类风湿关节炎中进行试验。靶向炎症小体细胞内激活剂 ROS 的治疗策略也处于实验阶段。日本学者发现一种自由基清除剂 Edaravone 似乎能够改善缺血性脑卒中的临床结局。

caspase-1 抑制剂已经在许多疾病动物模型中开展了实验，尤其在脑卒中动物模型中取得较好的效果。研究发现一种选择性的非肽 caspase-1 抑制剂 VRT-018858 可以减轻短暂性脑缺血诱导的大鼠脑损伤。另一种 caspase-1 抑制剂 Ac-YVAD.CMK 也被发现可以缩小大鼠脑梗死面积，以及脑中 IL-1β和 IL-18 的合成。但是，目前有关 caspase-1 抑制剂在心血管疾病临床治疗中应用的实验尚未见报道。

调控 IL-1 途径是目前被广泛研究的炎症小体靶向策略。不同 IL-1 抑制剂正在多种人类疾病中进行实验。阿那白滞素（Anakinra，kineret，Amgen，USA）是一种重组的非糖基化人 IL-1ra，它可通过竞争性结合 IL-1 Ⅰ型受体，阻断 IL-1（包括 IL-1α 和 IL-1β）的生物学活性。MRC-ILAHEART 研究以 186 例非 ST 段抬高型心肌梗死患者为研究对象，治疗组给予 100mg/d 的阿那白滞素连续 14 天皮下注射，对照组给予安慰剂，分别在注射药物后第 7、14、30 天（即停止注射阿那白滞素）检测超敏 C 反应蛋白（hs-CRP）和 IL-6 因子的表达水平。结果发现，在第 7 天及第 14 天时 hs-CRP 及 IL-6 均有下降，而第 30 天开始，治疗组的 hs-CRP 却有上升。继续随访 1 年后统计再次心肌梗死、心因性死亡等心血管事件的发生率，治疗组与对照组相比有所升高，这一研究表明 IL-1ra 能够减少短期内冠心病患者的炎症因子的表达水平，但是其治疗作用的持续性及安全性仍需进一步研究。

针对人抗 IL-1β单克隆抗体 gevokizumab（XOMA 052，XOMA，USA）和 canakinumab（ILaris，Novatis，Switzerland）也已经开始了一些临床试验。在 556 例糖尿病及冠心病高风险人群中给予 canakinumab 或安慰剂治疗 4 个月，结果发现 canakinumab 治疗组患者血液中 IL-6、hs-CRP 等水平明显降低，并且 As 发展得到延缓。在另一项仍在继续的 CANTOS 研究中，17 200 例心肌梗死后的稳定期冠心病患者分为 4 组，每 3 个月分别皮下注射 canakinumab 50mg、100mg、300mg 及安慰剂，随访 4 年，观察心源性死亡、心肌梗死、脑卒中等心血管事件的发生率，其结果值得期待。

近年研究提出，miRNA 是心血管炎症调节反应的一个中心环节。它们不仅可以调节炎症小体相关基因的转录和表达，亦可以调节各种细胞因子和炎症分子的生成和作用，从而在 As、心肌梗死、糖尿病、代谢综合征等心血管疾病的发生发展过程中起重要作用，因此，应用 miRNA 等分子干预遏制炎症小体的生成和作用亦值得期待。有研究发现，miRNA-223 是 NLRP3 炎症小体的一个负调控因子，miRNA-223 缺失的小鼠 NLRP3 炎症小体过度活化，并出现中性粒细胞增多症、内毒素过激反应及自发性肺炎等表现。值得注意的是，miRNA-223 表达具有细胞特异性，在单核细胞、巨噬细胞、树突状细胞和粒细胞等髓系细胞中 miRNA-223 表达丰度较高。因此，以 miRNA-223 为靶点设计的抗 NLRP3 炎症小体活性药物将具有一定的细胞靶向性，这是一种值得期待的治疗策略。

自 2002 年 Jure Tschop 等发现炎症小体至今只有 10 多年历史，有许多问题还需要我们进一步研究和探索。炎症小体在心血管疾病发病和防治中的作用才刚刚揭开序幕，它的类型、组成、合成、检测、激活、代谢、作用、调节、机制、转化、药物开发和临床意义等都亟待进一步挖掘和利用。

（李桃花 唐志晗）

参考文献

卞芳，金肆，2016. NLRP3 炎症小体在动脉粥样硬化相关细胞中作用的研究进展. 中国药理学通报，32(2)：163-169.

陈海燕，谭春燕，胡厚祥，2015. NLRP3 炎症小体与动脉粥样硬化的研究进展. 国际心血管病杂志，42(5)：329-334.

甘祥海，吕湛，2015. NLRP3 炎症小体在动脉粥样硬化发生发展中的作用. 临床与病理杂志，35（3)：462-468.

黄巧玲，覃聪，黄广群，2017. NLRP3 炎症小体及其下游炎症因子在动脉粥样硬化炎症反应中的作用. 海南医学，1：86-88.

贾乙，周丽，李晓辉，2014. Nod 样受体蛋白 3 炎症小体与动脉粥样硬化关系的研究现状与进展. 中国动脉粥样硬化杂志，22（1)：79-84.

李炜，赵连友，槐勇，等，2012. 拉西立平对高血压大鼠血管平滑肌细胞 CRT 和 caspase-12 表达变化的影响. 中国循证心血管医学杂志，4（3)：250-253.

罗彩云，丁家望，郑霞霞，等，2016. NLRP3 炎症小体、胆固醇结晶与动脉粥样硬化关系的研究进展. 海南医学，27（11)：1837-1840.

马全鑫，杨钦钦，陆晔枫，等，2015. NLRP3 炎症小体在早期动脉粥样硬化 ZDF 大鼠中的表达及阿托伐他汀的干预. 中国比较医学杂志，2：1-6，79.

毛敏，杨勇，曾宪涛，等，2012. 牙周病与冠心病发病相关性：一项基于 37 个病例-对照研究的 Meta 分析. 中国循证心血管医学杂志，4（5)：403-407.

彭旷，2014. P2X7R 在动脉粥样硬化中对 NLRP3 炎症小体的调节作用. 大连：大连医科大学.

谭红梅，2015. 同型半胱氨酸激活 NLRP3 炎症小体促进动脉粥样硬化的作用研究. 中国病理生理杂志，10：1813，1814.

王莉莉，2013. NLRP3 炎症小体及其下游炎症因子在动脉粥样硬化炎症反应中的作用. 大连医科大学.

于馨，张彩，2014. 炎症小体通路的负调控. 生物化学与生物物理进展，41（1)：87-95.

张跃辉，贺福初，田春艳，等，2015. 炎症小体的研究进展概述. 生命的化学，35（5)：622-626.

赵迪，王泽穆，王连生，2014. 炎症小体在动脉粥样硬化发生发展中的研究进展. 现代生物医学进展，5983-5985.

朱锐，吴校林，刘文卫，2016. NLRP3 炎症小体与 TLR3 和 PKR 的关系及在动脉粥样硬化中的研究进展. 医学综述，22（4)：685-687.

庄一波，2014. 线粒体-NLRP3 炎症小体对话在蛋白尿诱导肾小管上皮细胞损伤中的作用. 南京：南京医科大学.

Abderrazak A，Couchie D，Mahmood DF，et al，2015. Anti-inflammatory and antiatherogenic effects of the NLRP3 inflammasome inhibitor arglabin in ApoE. Ki mice fed a high-fat diet. Circulation，131：1061-1070.

Alfaidi M，Wilson H，Daihneault M，et al，2015. Neutrophil elastase promotes interleukin-1βsecretion from human coronary endothelium. J Biol Chem，290（40）：24067-24078.

Baroja-Mazo A，Martin-Sanchez F，Gomez A I，et al，2014. The NLRP3 inflammasome is released as a particulate danger signal that amplifes the inflammatory response. Nat Immunol，15：738-748.

Chen KW，Gross CJ，Sotomayor FV，et al，2014. The neutrophil NLRC4 inflammasome selectively promotes IL-1β maturation without pyroptosis during acute *Salmonella* challenge. Cell Rep，8：570-582.

Cocco M，Miglio G，Giorgis M，et al，2016. Design，synthesis，and evaluation of acrylamide derivatives as direct NLRP3 inflammasome inhibitors. Chem Med Chem，11（16）：1790-1803.

Ding Z，Liu S，Wang X，et al，2014. LOX-1，mtDNA damage，and NLRP3 inflammasome activation in macrophages; implications in atherogenesis. Cardiovasc Res，103（4）：619-628.

Ding Z，Liu S，Wang X，et al，2014. LOX-1-dependent mitochondrial DNA damage and NLRP3 activation during systemic inflammation in mice. Biochem Biophys Res Commun，451（4）：637-643.

Eigenbrod T，Bode K A，Dalpke A H，2013. Early inhibition of IL-1βexpression by IFN-βis mediated by impaired binding of NF-κB tothe IL-1β promoter but is independent of nitric oxide. J Immunol，190（12）：6533-6541.

Estruch M，Rajamaki K，Sanchez Quesada JL，et al，2015. Electronegative LDL induces priming and inflammasome activation leading to IL-1βrelease in human monocytes and macrophages. Biochim Biophys Acta，1851（11）：1442-1449.

Fang R，Hara H，Sakai S，et al，2014. Type Ⅰ interferon signaling regulates activation of the absent in melanoma 2 inflammasome during *Streptococcus pneumoniae* infection. Infect Immun，82：2310-2317.

Fowler BJ，Gelfand BD，Kim Y，et al，2014. Nucleoside reverse transcriptase inhibitors possess intrinsic anti-inflammatory activity. Science，346：1000-1003.

Guo H，Callaway JB，Ting JP，2015. Inflammasomes：mechanism of action role disease and therapeutics. Nat Med，21（7）：677-687.

Inoue M，Shinohara M L，2013. The role of interferon-beta in the treatment of multiple sclerosis and experimental autoimmune encephalomyelitis - in the perspective of inflammasomes. Immunology，139（1）：11-18.

Janoudi A，Shamoun FE，Kalavakunta JK，et al，2016. Cholesterol crystal induced arterial inflammation and destabilization of atherosclerotic plaque. Eur Heart J，37（25）：1959-1967.

Mao K，Chen S，Chen M，et al，2013. Nitric oxide suppresses NLRP3 inflammasome activation and protects against LPS-induced septic shock. Cell Research，23（2）：201-212.

Meunier E，Wallet P，Dreier RF，et al，2015. Guanylate-binding proteins promote activation of the AIM2 inflammasome during infection with *Francisella novicida*. Nat Immunol，16：476-484.

Nakahira K，Haspel J A，Rathinam V A，et al，2013. Microtubule driven spatial arrangement of mitochondria promotes activation of the NLRP3 inflammasome. Nat Immunol，14：454-460.

Oury C，2014. CD36：linking lipids to the NLRP3 inflammasome，atherogenesis and atherothrombosis. Cell Mol Immunol，11（1）：8-10.

Perez-Lopez A，Rosales-Reyes R，Alpuche-Aranda C M，et al，2013. Salmonella downregulates Nod-like receptor family CARD domain containing protein 4 expression to promote its survival in B cells by preventing inflammasome activation and cell death. J Immunol，190（3）：1201-1209.

Sheedy FJ，Grebe A，Rayner KJ，et al，2013. CD36 coordinates NLRP3 inflammasome activation by facilitating intracellular nucleation of soluble ligands into particulate ligands in sterile inflammation. Nat Immunol，14：812-820.

Wang X，Jiang W，Yan Y，et al，2014. RNA viruses promote activation of the NLRP3 inflammasome through a RIP1-RIP3-DRP1 signaling pathway. Nat Immunol，15：1126-1133.

Xu H，Yang J，Gao W，et al，2014. Innate immune sensing of bacterial modifcations of Rho GTPases by the Pyrin inflammasome. Nature，513：237-241.

Yan Y，Jiang W，Liu L，et al，2015. Dopamine controls systemic inflammation through inhibition of NLRP3 inflammasome. Cell，160：62-73.

YangJ，ZhaoY，ShiJ，et al，2013. Human NAIP and mouse NAIP1 recognize bacterial type Ⅲ secretion needle protein for inflammasome activation. Proc Natl Acad Sci USA，110（35）：14408-14413.

Youm YH，Nguyen KY，Grant RW，et al，2015. The ketone metaboliteβ-hydroxybutyrate blocks NLRP3 inflammasome-mediated inflammatory disease. Nat Med，21（3）：263-269.

第三十八章　动脉粥样硬化的抗炎治疗

第一节　概　　述

动脉粥样硬化（As）是一类能导致动脉斑块形成及管腔进行性狭窄的复杂炎性病变，炎症反应参与了从As斑块形成到破裂的整个过程。在As早期，伴随血管内皮细胞的损伤和功能障碍、低密度脂蛋白（LDL）在血管壁的沉积及氧化修饰，内皮细胞开始选择性表达白细胞黏附分子，如细胞间黏附分子（ICAM）-1或血管细胞黏附分子（VCAM）-1，促使循环中单核细胞的黏附，并在趋化因子作用下迁入血管壁内转变为巨噬细胞，吞噬氧化低密度脂蛋白（ox-LDL）形成泡沫细胞，进而形成脂纹。在病变的进展期，巨噬细胞通过多种细胞因子的释放启动炎症反应，如白介素-1（IL-1）和肿瘤坏死因子（TNF）促进白细胞黏附、单核细胞趋化蛋白-1（MCP-1）使白细胞进入斑块、T细胞与巨噬细胞相互作用激活细胞免疫、通过信号转导通路产生干扰素（INF）等炎症介质进一步加重损伤，而基质金属蛋白酶（MMP）等结缔组织酶通过分解胶原纤维使纤维帽的脆性增加，最终冠状动脉斑块表面纤维帽破裂，粥样物质逸入血流，导致血栓形成及主要不良心血管事件（MACE）的发生。因此，事实上在As形成的早、中、晚期都有炎症反应，炎症因子和相关炎症细胞参与其中，这提示我们，除了传统降脂治疗外，As治疗还存在其他抗炎治疗思路。

第二节　传统抗动脉粥样硬化药物

一、他汀类

目前临床上用于控制As的主要降脂类药物——他汀，是3-羟基-β-甲戊二酸单酰辅酶A（HMG-CoA）还原酶抑制剂，他汀类药物能够有效降低血液中的低密度脂蛋白胆固醇（LDL-C）、极低密度脂蛋白胆固醇（VLDL-C）水平，减少脂质堆积，延缓、阻碍甚至逆转动脉粥样斑块形成，但在大量临床试验中发现，他汀类药物对冠心病患者的益处并不只是降低血脂。其中，Ridker等在AFCAPS/TexCAPS的回顾性研究中，通过对6605例既往无心血管疾病的患者给予他汀类药物一级预防治疗后观察发现，LDL-C<150mg/dl且超敏C反应蛋白（hs-CRP）<2mg/L组内的患者无明显临床获益，而LDL-C<150mg/dl且hs-CRP>2mg/L组内的患者的心血管事件发生率有所下降，提示他汀类药物存在独立于降低LDL-C水平之外的抗炎效应。此外，一项针对4162例患者强化他汀治疗的PROVE IT-TIMI 22研究发现，普伐他汀组（剂量40mg/d，LDL-C目标水平为100mg/dl）和阿托伐他汀组（剂量80mg/d，LDL-C目标水平为70mg/dl）人群除了随访过程中达到各自的降脂目标外，与普伐他汀组相比，阿托伐他汀组在高密度脂蛋白胆固醇（HDL-C）、CRP 水平及 2 年后主要终点结局上都有统计学上的获益。重要的是研究发现，在他汀治疗 30 天后随访患者就出现临床获益，再次证实了对急性冠脉综合征患者及早开始他汀治疗的重要性。但这项研究结果局限于二级预防，无法进一步说明患者 LDL-C 达标后 CRP 水平的下降是否能额外降低主要不良心血管事件的风险。

而 JUPITER 试验验证了这个猜想，在这项随机、双盲、安慰剂对照、多中心研究中，17 802 例 hs-CRP>2mg/L（均值 4.2mg/L）、LDL-C<130mg/dl（均值 108mg/dl）且既往无心血管疾病的患者被随机分配接受 20mg/d 瑞舒伐他汀和安慰剂治疗，观察的主要终点包括急性心肌梗死、脑卒中、不稳定型心绞痛的住院治疗、血运重建和心源性死亡事件。结果 12 个月随访时，瑞舒伐他汀组 LDL-C 中位数水平为 55mg/dl，hs-CRP 中位数水平为 2.2mg/L，较安慰剂组 LDL-C 水平下降了 50%，hs-CRP 水平下降了 37%（P 均<0.001）。该研究在平均随访 1.9 年后因为两组主要终点事件的巨大差异提前结束了（安慰剂组有新发心血管疾病患者 251 例，而瑞舒伐他汀组有 142 例，P=0.013）。主要终点事件发生率分别为 1.36%和 0.77%（P<0.001）。

他汀独立于降脂之外的抗炎作用被认为涉及 As 各个阶段的细胞反应，在小鼠实验中也观察到他汀能够减少内皮细胞产生 VCAM-1、ICAM-1，以及巨噬细胞分泌 MMP、抑制 INF-γ的产生和 T 细胞的活化，从而减轻炎症反应和降低斑块破裂风险。

二、阿司匹林和水杨酸类

阿司匹林是水杨酸乙酰化后的产物，小剂量的阿司匹林通过与环氧化酶（COX）-1 氨基酸序列第 530 位丝氨酸共价结合抑制其活性，干扰血栓素 A_2（TXA_2）和前列环素（PGI_2）的产生而发挥抗血小板作用。而 1997 年一项针对医师健康研究的炎症分析指出，对随机分配接受阿司匹林和安慰剂治疗的两组健康人群，阿司匹林组较安慰剂组患心血管疾病风险的下降程度与入选人群 CRP 基线水平相关，CRP 基线水平越高，阿司匹林组的获益越显著，这项研究也首次揭示了阿司匹林这个应用长久的老药在抗栓之外的抗炎效应，并为心血管疾病的预防开启了崭新的抗炎之路。随着近年来对阿司匹林抗炎效应的了解，阿司匹林在临床上得到越来越多的应用。2016 年美国预防服务工作组（USPSTF）指出，对年龄为 50～69 岁同时具备心血管疾病高危因素的人群而言，服用阿司匹林能够降低心血管事件（包括非致命性心肌梗死和脑卒中）的风险，其获益与年龄及心血管疾病高危因素有关；但对于 50 岁以下及 69 岁以上的患者，还没有充分的研究证实阿司匹林能够带来心血管事件方面的获益。尽管服用阿司匹林存在消化道出血和出血性脑卒中的副作用，但 USPSTF 指出，50～69 岁的存在心血管疾病危险因素的人群服用阿司匹林一级预防仅存在小至中度的出血风险。因此在临床上最重要的是，把握阿司匹林在心血管疾病预防与出血风险之间的平衡。

相对于阿司匹林，未乙酰化的水杨酸因不具备对 COX 的抑制作用，临床上更多应用于关节疼痛的治疗。尽管水杨酸能否降低心血管事件风险目前尚不明确，但 TINSAL-T2D 的 1 期和 2 期临床试验证实了水杨酸能够安全降低糖尿病患者的糖化血红蛋白和 CRP 水平，甚至通过降低血液循环中白细胞、中性粒细胞和淋巴细胞数目发挥系统性抗炎作用。因此水杨酸类仍然是未来抗 As 临床试验值得期待的候选药物之一。

三、普罗布考及其衍生物

普罗布考（probucol）是合成的亲脂性抗氧化剂，能够通过阻断氧自由基对脂蛋白的氧化修饰抑制 ox-LDL 的生成，并具有降低 LDL-C、抗氧化、抗炎等作用，可抑制 As 病变过程及冠状动脉血运重建后再狭窄的发生。但在临床应用中观察到，普罗布考在降低 LDL-C 水平的同时部分患者也出现了 HDL-C 的下降及 Q-T 间期延长等不良反应，导致其应用受限。而近期 Dussault 等学者通过对普罗布考的衍生物——艾赛布考（elsibucol）在细胞和动物水平的研究发现，艾赛布考除了降低血清胆固醇水平外，还具有多方面的血管保护作用，包括减轻血管损伤后新生内膜的增生和局部氧化应激及炎症反应，同时研究中观察到这种抗炎作用并不延缓损伤血管的愈合情况。尽管目前尚未证实这种获益是否独立于其降脂作用，研究中观察到，艾赛布考能抑制局部巨噬细胞聚集和 VCAM-1 的表达，认为这与减轻局部氧化应激水平和炎症反应程度相关。这也与既往艾赛布考能抑制人肺动脉内皮细胞 VCAM-1、E-选择素和 MCP-1 表达的研究相一致。艾赛布考在抑制炎症、减轻氧化应激和保护血管内皮方面的作用，使它可能成为抑制 As 病变治疗研究的一个重要组成部分。

第三节　老药新用途（其他抗炎药在抗动脉粥样硬化中的应用）

一、甲氨蝶呤

甲氨蝶呤（methotrexate，MTX）能够通过抑制二氢叶酸还原酶的活性而阻断核苷酸的合成，因此在传统的用药中大剂量的甲氨蝶呤常被用于化学治疗，而小剂量的甲氨蝶呤常被用于系统性炎性疾病的抗炎治疗，如胶原血管疾病。其中涉及的炎症通路，尤其是类风湿关节炎（RA）基本与 As 过程相似。甲氨蝶呤的应用能够减轻 IL-1 引起的细胞反应，同时促进 IL-10 等抗炎因子的表达。另外，甲氨蝶呤可通过刺激腺苷的释放而阻断局部炎症部位白细胞增殖和促炎因子的分泌，甚至在炎症细胞的凋亡中也发挥作用。

Reiss 等学者在体外试验研究中发现甲氨蝶呤能够预防 INF-γ诱导巨噬细胞向泡沫细胞的转变过程，并且上调胆固醇逆转运过程中（ABC）A1 和α-羟化酶等的表达。而应用甲氨蝶呤处理后，腺苷释放增多，能通过减少泡沫细胞的形成及 VCAM-1 的分泌而减轻炎症反应过程。Bulgarelli 等学者在动物实验中观察发现，与对照组相比，高脂饮食家兔静脉给予甲氨蝶呤处理后能减轻新发动脉粥样斑块的形成，并减轻内膜的增厚程度及巨噬细胞在内膜下的迁移聚集。另一项针对 As 家兔模型的研究表明，应用甲氨蝶呤的纳米乳剂能够减轻 As 局部损伤面积及内膜巨噬细胞的渗透，但也部分上调了促炎因子的基因表达。而在猪的冠状动脉模型中观察发现，与裸支架相比，甲氨蝶呤涂层支架的应用也能减轻其内膜增厚程度及局部炎症反应水平。另一项针对心肌梗死家犬模型的研究也发现，静脉应用甲氨蝶呤及其新型衍生物 MX-68，能够通过腺苷依赖性的机制缩小心肌梗死面积。这些研究证实甲氨蝶呤能降低 As 中炎症因子水平并减轻局部炎症，为甲氨蝶呤在心血管领域的应用提供依据。

在临床应用方面，有研究表明，对类风湿关节炎患者早期应用甲氨蝶呤联合泼尼松治疗可以提升 HDL-C 水平并降低 As 的炎性标志物水平。在一项针对类风湿关节炎患者的病例对照研究中指出，与羟化氯喹、柳氮磺胺吡啶相比，应用甲氨蝶呤能够独立降低冠心病的发病风险，甚至能够通过减少心源性死亡人数而降低整体全因死亡水平。近期的一项 Meta 分析及对病例对照和队列研究的系统回顾指出，较其他改善病程的抗风湿药，低剂量的甲氨蝶呤能够使类风湿关节炎患者冠心病发生率至少下降 20%。目前尚无非类风湿关节炎患者应用甲氨蝶呤治疗对其心血管疾病预后研究的报道。CIRT（the cardiovascular inflammation reduction trial）是一项正在进行的针对 7000 例既往有心肌梗死、糖尿病和代谢综合征患者的随机对照研究，每周对于治疗组一次皮下注射甲氨蝶呤，观察的主要终点事件包括非致命性心肌梗死、非致命性脑卒中及心源性死亡等，这项研究结果将告诉我们冠心病或有冠心病高危因素的患者是否及如何应用甲氨蝶呤治疗，并且其临床治疗效果如何等。

二、秋水仙碱

秋水仙碱（colchicine）是从水仙中提取的一种生物碱，既往在临床上主要用于急性痛风发作的治疗。近来有研究发现，秋水仙碱能够通过抑制血管内皮细胞表面蛋白合成、细胞因子产生和单核细胞迁移等方式减轻 As 病变过程中的相关炎症反应。细胞实验结果表明，秋水仙碱能够下调内皮细胞产生的 E-选择素及 T 细胞合成的 IL-2。Bauriede 等的研究指出，秋水仙碱还能够减轻人冠状动脉和外周血管 As 区域平滑肌细胞的炎症反应和迁移活动；另外在 As 动物模型中也发现秋水仙碱能降低主动脉斑块破裂的风险。

临床研究发现，秋水仙碱能够降低家族性地中海热（familial mediterranean fever，FMF）患者发生缺血性心肌病的风险。Sari 等发现，与健康对照组相比，接受秋水仙碱治疗的家族性地中海热患者颈动脉内膜增生程度无明显进展，提示秋水仙碱的抗炎效应能够减缓 As 进展。Imazio 等的研究还指出，秋水仙碱能够降低心包炎的再发风险并减少心包切开术后综合征的发生。

Ibanez 等学者的研究表明，秋水仙碱能够显著降低稳定型冠心病和急性冠脉综合征患者的 hs-CRP 水平。最近一项针对 532 例稳定型冠心病患者的前瞻性随机多中心临床试验——LoDoCo 研究，经过 3 年的随访发现，每天接受 0.5g 秋水仙碱治疗的患者发生主要不良心血管事件（包括急性冠脉综合征、院外心搏骤停和非心源性脑卒中）的风险下降 67%（$P<0.001$）。这些结果提示，秋水仙碱可能会是抗 As 的重要靶点，但还需要更多的研究证实。

第四节 炎症细胞相关的抗动脉粥样硬化治疗

一、T 淋巴细胞

As 是一个复杂的免疫反应过程，在 As 的早期，大量 T 细胞和巨噬细胞聚集在 As 斑块的周边区、纤维帽和中心区。随着 As 的发展，从脂质核到纤维帽的表层，T 细胞逐渐增多。总的来说，T 细胞中的 Th1 细胞能够产生 IFN-γ、TNF-α、TNF-β等细胞因子，促进局部炎症反应，加速 As 的进程。而 Th2 细胞虽有报道能够分泌 IL-5，刺激 B 细胞中天然抗体的合成，通过与 ox-LDL 中的磷脂表位结合，从而阻止巨噬细胞中由清道夫受体介导的 ox-LDL 的吞噬，但其对 As 的影响仍未完全阐明，有待进一步研究。调节性 T 细胞（Treg）能够抑制树突状细胞（DC）、Th1 和 Th17 等细胞的免疫反应。在减少 Th1 活化的同时尚可直接通过产生转化生长因子-β（TGF-β）、IL-10 等细胞因子延缓 As 的进程。通过降低机体对抗原的反应性、减少或抑制 T 细胞活化、诱导活化细胞的凋亡及减少 T 细胞在血管内皮的黏附，均能够阻碍 As 的进程。

（一）口服免疫耐受

口服免疫耐受是指机体口服某种蛋白质抗原后，诱导机体对该抗原产生特异性的免疫无应答或低反应状态，但对其他抗原仍能保持正常的免疫应答能力。口服免疫耐受在 As 的应用中备受关注的是载脂蛋白 B（apoB）和热休克蛋白 60（HSP60）。Mundkur 等通过分别喂养小鼠 apoB 661～680 肽链片段、HSP60 153～163 肽链片段，与联合 apoB、HSP60 喂养组及空白对照组进行对照，10 周后分别检测各组小鼠脾脏内 Treg 淋巴细胞所占比例与血管内壁斑块覆盖率。结果表明无论单独口服 apoB、HSP60 或联合口服，均能够增加小鼠脾脏 Treg 细胞的数量（$P<0.05$）；同时血管内壁斑块覆盖率较空白对照组明显下降（$P<0.05$），而联合口服组较单独口服组上述指标的改善更明显（$P<0.05$）。

（二）免疫抑制剂

免疫抑制剂在各类自身免疫性疾病及器官移植抗排斥的治疗中广泛应用，前面已提及 As 是一个免疫反应过程，因此，在 As 的治疗中免疫抑制剂也逐渐被考虑在内。吗替麦考酚酯（MMF，又名霉酚酸酯）是其中一个代表，它是一种真菌性抗生素霉酚酸（mycophenolic acid，MPA）的 2-乙基酯类衍生物。作为前体药物，MMF 经口服后在体内迅速水解为活性代谢产物 MPA。MPA 能选择性、非竞争性、可逆性地抑制嘌呤核苷酸合成途径的关键限速酶——次黄嘌呤核苷酸脱氢酶，使鸟嘌呤核苷酸的合成减少，因而能选择性抑制 T 细胞、B 细胞的增殖和功能。在动物实验中，Romero 等利用 MMF 治疗的胆固醇喂养小鼠与未经治疗的胆固醇喂养小鼠进行对照，结果显示 MMF 治疗组小鼠主动脉中巨噬细胞数量、$CD18^+$T 细胞数量及内/中膜比值均较空白对照组明显下降（$P<0.01$）；显示 MMF 治疗组小鼠胸主动脉及腹主动脉中动脉斑块覆盖率、胆固醇含量均较空白对照组明显降低（$P<0.01$）。由此说明霉酚酸酯可改善高胆固醇饮食导致的 As，而这种作用与减少血管病变部位 T 细胞、巨噬细胞的增殖及浸润，从而减少泡沫细胞产生、抑制平滑肌细胞的增殖及迁移相关。为了验证 MMF 在 As 患者中的作用，有研究在行颈动脉内膜切除手术前将 20 例症状性颈动脉狭窄患者随机分配到 MMF 治疗组与安慰剂治疗组中，分别维持至少 2 周的治疗时间，观察到 MMF 治疗组活化 T 细胞的占比明显低于安慰剂组（MMF 治疗组为 19.7%，安慰剂组为 28.1%；$P<0.05$）；而 Treg 细胞的占比明显高于安慰剂组（MMF 治疗组为 3.8%，安慰剂组为 1.8%；$P=0.05$）。同时，通过基因芯片分析发现，MMF 治疗组中相关促炎基因表达下调，表明 MMF 治疗能够下调促炎 T 细胞、上调 Treg 细胞，以及减少促炎基因的表达而发挥抗 As 的作用。

（三）诱导凋亡

鉴于活化的 T 细胞在 As 发生发展过程中的促进作用，诱导其凋亡对抗 As 的治疗有重要意义，近年来有关姜黄素的研究备受关注。姜黄素是从姜科、天南星科中的一些植物的根茎中提取的一种二酮类化合物。早期研究发现姜黄素能够通过降脂、抗炎、抗氧化作用延缓 As 的发展。最新研究表明，除了上述机制外，姜黄素还能通过裂解真核细胞内质网膜上的Ⅱ型跨膜蛋白 p50ATF6α、增加 $CD4^{+}T$ 细胞内内质网应激相关因子，如转录因子 XBP-1、C/EBP 同源蛋白（CHOP）的表达，引发过量的内质网应激反应，诱导活化的 T 细胞凋亡，从而缓解 As。

姜黄素对于 As 的治疗作用的研究甚多。Hasan 等学者将高脂喂养小鼠随机分成低剂量（500mg/kg，98%纯度）、中等剂量（1000mg/kg，98%纯度）及高剂量（1500mg/kg，98%纯度）三个姜黄素治疗组，与高脂喂养的空白对照组进行对照，16 周后检测这些小鼠主动脉管腔内 As 斑块覆盖率，显示不同剂量喂养组小鼠斑块覆盖率较高脂喂养空白对照组均呈现下降趋势，其中中等剂量喂养组下降明显（$P<0.01$）。由此表明，姜黄素在 As 的控制中具有剂量依赖性，中等剂量的姜黄素能够减少 As 斑块的形成。为了验证姜黄素诱导 T 细胞凋亡这一机制，有学者通过 PHA 或 CD3/CD28 诱导小鼠体内 T 细胞增殖后，再利用姜黄素处理小鼠，观察到小鼠外周血中的 $CD4^{+}T$ 细胞数量明显下降，Jurkat T 细胞的凋亡率明显上升。同时，应用内质网应激反应的抑制剂，如 4-苯基丁酸，或使用 CHOP 特异性 siRNA 转染小鼠后，该凋亡过程较正常组明显受抑，这表明姜黄素可通过引发内质网应激反应而诱导 T 细胞凋亡，从而抑制 As 的发生发展。

二、树突状细胞

人体内树突状细胞是一类多相性细胞，主要可分为 4 种类型：常规树突状细胞（cDC）、类浆细胞样树突状细胞（pDC）、单核细胞源性树突状细胞和朗格汉斯细胞，其中单核细胞源性树突状细胞是 As 损伤区域树突状细胞的主要来源。正常血管壁中一般仅有少量树突状细胞表达，但在 As 损伤中树突状细胞大量聚集并诱导为成熟树突状细胞；与初始 As 损伤相比，As 进展期斑块组织中约有 70%的树突状细胞呈现出成熟表型。在早期 As 过程中，树突状细胞主要通过巨噬细胞活化和 Th1 免疫应答促进其进展及炎症反应，而进展期 As 斑块中树突状细胞的聚集加剧了斑块的不稳定性和内皮损伤程度。

前面已经提及 T 细胞活化是 As 发展过程中的一个关键步骤。ox-LDL 等修饰脂蛋白成分、细胞死亡后暴露出来的隐蔽抗原、自身蛋白变性后产生的自身抗原及热休克蛋白等自身抗原和各类异种抗原均能刺激幼稚 T 细胞活化和迁移，该过程中首先发挥作用的就是树突状细胞。未成熟树突状细胞经过上述抗原刺激，提呈抗原并刺激初始 T 细胞活化的能力逐渐增强。T 细胞受体（TCR）特异性识别树突状细胞提呈的主要组织相容性复合体（MHC）后活化、增殖及分化，从而发挥免疫作用。因此，诱导树突状细胞耐受和上调 Treg 细胞的表达是治疗 As 的理想靶点。近年来研究比较充分的药物是阿司匹林与骨化三醇。

阿司匹林作为一类经典的非甾体类解热镇痛药，目前广泛应用于临床治疗。近年研究发现，阿司匹林除了直接发挥抗栓和抗炎作用外，还能通过诱导两类 HDL 组分——对氧磷酶 1（PON1）和 apoA-Ⅰ 的表达而阻止小鼠动脉斑块的形成，并且通过抑制趋化因子表达减轻 As 病变。另有研究表明，阿司匹林能够通过多途径发挥免疫调节功能，其中尤为重要的两个途径就是诱导树突状细胞的免疫耐受和上调 Treg 细胞的表达。Kim 等学者通过体外培养来自小鼠骨髓的树突状细胞，并随机分为阿司匹林、布洛芬处理组及空白对照组，在处理后当天、处理后第 3 天及第 5 天分别检测相关标志物，发现在高剂量阿司匹林处理组中成熟树突状细胞相关标志物均较空白组明显下降（$P<0.05$），并且观察到处理后当天及第 3 天的下降趋势更为明显。在另一项动物实验中，Javeed 等将小鼠随机分成阿司匹林治疗组与空白对照组，通过腹腔内注射不同剂量的阿司匹林与生理盐水，对各组小鼠外周血中的各类 T 细胞进行检测，发现阿司匹林治疗组 Treg 细胞数量较空白对照组明显上升（$P<0.05$），并且随着剂量的增加而更加明显。由此有学者提出阿司匹林不仅能发挥抗炎效应，而且会增加天然 Treg 细胞的表达、诱导树突状细胞的免疫耐受，从而间接抑制 T 细胞增殖和活化，达到延缓 As 进程的目的。

骨化三醇（1，25-二羟胆钙化醇）是维生素 D_3 的活化型。一项前瞻性研究结果表明，维生素 D 缺乏程度与缺血性心肌病和心肌梗死的发病风险呈正相关。另一项队列研究表明，摄入大量维生素 D 的人群脑卒中发生率明显降低。为了探讨骨化三醇对 Treg 细胞和树突状细胞的影响，Takeda 等学者将 $apoE^{-/-}$ 小鼠随机分为骨化三醇治疗组与空白对照组，持续治疗 12 周后分别检测两组小鼠小肠、肠系膜淋巴结及脾脏中的 Treg 细胞总数，成熟树突状细胞总数，以及相关标志物的 mRNA 转录水平。骨化三醇治疗组与空白对照组对比，肠系膜淋巴结及脾脏中的 Treg 细胞总数明显增加（$P<0.05$），成熟树突状细胞总数明显减少（$P<0.05$）；肠系膜淋巴结中的 Treg 细胞相关标志物的 mRNA 转录水平明显上升（$P<0.05$），脾脏中的成熟树突状细胞相关标志物分化群 80（CD80）与分化群 86（CD86）的 mRNA 转录水平下降。以上数据表明，骨化三醇能够上调小鼠体内 Treg 细胞的表达，并使树突状细胞产生免疫耐受，未成熟树突状细胞向成熟树突状细胞的分化减少，从而限制 As 的发展。这提示骨化三醇与 As 及其相关疾病关系密切，口服骨化三醇可延缓 As 相关疾病的进展。

第五节　炎症因子相关的抗动脉粥样硬化治疗

在 As 病变过程中，除了相关炎症细胞分化参与反应之外，还涉及各种炎症因子的合成、分泌及相互作用，因此有人认为以 As 炎症通路中炎症因子为靶点将是未来心血管疾病治疗和预防的方向之一。而近期的研究也提供了越来越多的证据支持 IL-1、TNF-α、IL-6 的免疫通路是抗 As 治疗的重要目标。

一、白介素-1β

IL-1 家族是由 IL-1α和 IL-1β组成的能作用于内皮细胞和血管平滑肌细胞的一系列促炎因子。IL-1α合成后主要固定在细胞膜上并在局部起作用，而 IL-1β则大部分由单核/巨噬细胞分泌入血后在全身发挥作用，包括上调相应内皮细胞白细胞黏附分子的表达，促进血管平滑肌细胞的增殖和其他炎症因子的分泌，从而促进 As 的进展。而 IL-1Ⅱ型受体（IL-1RⅡ）和 IL-1 受体拮抗物（IL-1Ra）能通过竞争性地与 IL-1α和 IL-1β结合而发挥抑制作用。

在动物实验方面，Isoda 等通过对猪模型的观察研究发现，在血管成形术后的早期，IL-1β就开始升高，而在猪模型中直接经冠状动脉给予 IL-1 处理后能观察到冠状动脉内膜增生及血管痉挛等现象，提示该炎症因子在血管损伤后的炎症反应中发挥重要作用。此外 Janet 等的研究发现，与野生型小鼠对比，人为敲除 IL-1 Ⅰ型受体基因的 $IL\text{-}1R\ I^{-/-}$组小鼠颈动脉内膜损伤后增生显著降低（$P<0.01$）。另一方面，$IL\text{-}1R\ I^{+/+}$组小鼠接受皮下注射 IL-1 受体拮抗剂（IL-1Ra）后，内膜增生程度较安慰剂组也有显著降低（$P<0.05$）。$IL\text{-}1\beta^{-/-}$小鼠同样表现出内膜增生下降（$P<0.05$），而 $IL\text{-}1\alpha^{-/-}$小鼠内膜增生与对照组没有显著区别，这表明 IL-1α在 As 炎症反应中发挥的作用较小。上述结果提示，IL-1 受体拮抗剂（IL-1Ra）在动脉内皮损伤后抑制炎性增生反应中起到重要作用。此外，Roubille 等通过观察暴露颈动脉损伤后的小鼠发现，用 IL-1β的新型抗体 gevokizumab 处理能够促进内皮细胞的再生并减轻内膜的增生。

在临床试验方面，针对 IL-1β的药物主要有阿那白滞素和卡那单抗（canakinumab）。阿那白滞素是人源 IL-1Ra 的重组体，它能与 IL-1β竞争性结合 IL-1 Ⅰ型受体，从而阻断 IL-1β的作用。Ikonomidis 等通过对 80 例类风湿关节炎患者进行一项应用阿那白滞素的前瞻性临床研究发现，与对照组（n=20，没有冠状动脉疾病，接受安慰剂治疗）相比，冠脉组（n=60，合并冠状动脉疾病）在常规治疗 48h 后注射阿那白滞素能改善冠状动脉血流储备（coronary flow reserve，CFR），提升左室射血分数并降低炎性指标水平，表明应用阿那白滞素不仅对类风湿关节炎具有治疗作用，同时也使该群患者的心脏左室功能、内皮细胞功能及冠状动脉血流储备得到改善。另外一项名为 MRC-ILA-HEART 的实验随机把 186 例 48h 内发生非 ST 段抬高型急性心肌梗死的患者分入阿那白滞素治疗组及安慰剂组接受治疗，观察发现两组之间在治疗开始 7 天的 CRP 变化曲线下的面积大小无统计学差异，阿那白滞素对心肌梗死面积也无明显影响，但该研究仅针对新发急性心肌梗死患者，治疗剂量及疗程长短是否足够等问题需要进一步探讨。

卡那单抗是一种选择性重组抗人类 IL-1β单克隆抗体，其作用时间比阿那白滞素更长，主要适用于 IL-1β所致的炎症性疾病。目前一项针对 17 200 例患者的大型二级预防三期临床试验 CANTOS（the canakinumab anti-inflammatory thrombosis outcomes study）已经有了初步结果，这项随机对照试验患者的纳入标准为发生急性心肌梗死的时间大于 30 天，并且 CRP 水平>2mg/L。一级目标是观察对高危的心血管疾病患者长期应用卡那单抗是否能降低心血管事件风险。同时评价长期使用卡那单抗治疗心肌梗死后患者的安全性及有效性。其二期临床试验结果表明，对有心血管高危风险的患者，卡那单抗呈浓度依赖性地降低超过 50%的 CRP 和 IL-6 水平，以及 20%的纤维蛋白原。而类风湿关节炎和糖尿病患者的临床数据表明，卡那单抗治疗对这部分患者的血脂水平和血小板功能几乎没有影响。CANTOS 的初步结果已于今年发表，表明每 3 个月注射一次卡那单抗不影响血脂，但能明显降低 CRP 及 IL-6，并明显降低再发心血管事件的风险。这不仅证实了动脉粥样硬化性疾病的炎症性学说，也为我们提供了独立于调脂和抗凝之外以 IL-1 通路为靶点的抗 As 治疗新策略。

二、肿瘤坏死因子-α

TNF-α是在多种慢性系统性炎性病变及炎症反应的多个阶段中发挥作用的促炎因子。

过去的 10 年里，以 TNF-α为目标靶点的治疗已经在包括类风湿关节炎和炎症性肠病等疾病中应用。此外，TNF-α除了在心力衰竭中起作用外，还参与了 As 和血管炎症的病变过程。在心脏内 TNF-α主要由单核/巨噬细胞产生，合成之后通过与 TNF-α Ⅰ型受体（TNFR1）或 TNF-α Ⅱ型受体（TNFR2）结合激活 MAPK 通路和 NF-κB，然后主要通过上调 VCAM 的表达和巨噬细胞的聚集促进 As 过程。

在细胞实验水平，经 TNF-α处理的小鼠颈动脉内皮细胞能观察到 VCAM-1 的表达上升，而对人颈动脉内皮细胞的 TNF-α刺激也能检测到 ICAM-1、VCAM-1 和 E-选择素的表达及 ROS 的产生，同时研究发现，他汀治疗能够减轻该效应。Bradley 等在对人脐静脉内皮细胞的 TNF-α刺激实验中观察到，实验组细胞表面蛋白重新分配，并导致单核细胞的募集和沉积。Norata 在用 TNF-α刺激人内皮细胞后检测到 MCP-1 和 IL-6 等促炎因子的表达上升。而有研究表明，经过 META060（一种改良的啤酒花提取物）处理抑制 TNF-α的活性能够削弱这种细胞反应，同时降低 TNF-α介导上调的黏附分子等细胞因子的水平，如 MMP-9 等。Xanthoulea 等通过对 $TNFR^{-/-}$小鼠的研究发现，与野生型小鼠相比，$TNFR^{-/-}$小鼠颈动脉窦的 As 斑块形成下降了 40%。另一项研究表明，与单纯的 $apoE^{-/-}$小鼠相比，$apoE^{-/-}TNF\text{-}\alpha^{-/-}$小鼠 As 斑块形成下降了 50%。令人意外的是，Schreyer 等通过 TNFR1 缺失小鼠的研究发现，与对照组相比，实验组小鼠 As 斑块损伤面积更大，提示 TNF-α可能存在抗 As 的功能。而前面这些实验表明，TNF-α能够促进某些相关促炎因子的表达及 As 病变进展。

在临床研究方面，针对 TNF-α靶点治疗的药物主要为其单克隆抗体，包括英夫利昔（infliximab）、依那西普（etanercept）、阿达木单抗（adalimumab）和戈利木单抗（golimumab），目前针对这些靶向药物的抗 As 研究主要是在系统性炎症性疾病的患者中进行。Poddubnyy 等对 60 例接受 TNF-α抗体治疗的强直性脊柱炎患者（其中 43 人接受英夫利昔单抗治疗，17 人接受依那西普单抗治疗）进行长达 10 年的随访，分别用 mSASSS（the modified stoke ankylosing spondylitis spine score）、BASFI（the bath ankylosing spondylitis functional index）、BASMI（the bath ankylosing spondylitis metrology index）、BASDAI（the bath ankylosing spondylitis disease activity index）等指标评估其脊柱射线片、功能状态、脊柱活动度和病情活动度，研究发现尽管 TNF-α抗体治疗不能改变脊柱射线片上的病理进展，但接受治疗患者的功能状态、脊柱活动度和病情活动情况等指标都能长期维持稳定，这项研究肯定了减轻炎症反应及长期控制对控制强直性脊柱炎病情进展的重要性。Angel 等学者通过对 55 例患有关节炎的患者进行为期 1 年的 TNF-α阻滞剂治疗的研究，其中英夫利昔单抗组 9 例、依那西普单抗组 17 例、阿达木单抗组 10 例、对照组 19 例，发现与未接受治疗组相比，实验组内冠状动脉疾病的检测指标，包括颈动脉硬度和颈动脉内膜增生程度都有所下降。另一项针对接受英夫利昔单抗治疗的类风湿关节炎患者的研究表明，英夫利昔单抗组患者的血管舒张功能得到改善。由 Barnabe 等完成的一项包括 16 个队列和 11 个随机对照研究的 Meta 分析表明，在队列研究中，实验组接受抗 TNF-α治疗后心血管事件（RR=0.46；95%CI：0.28～0.70）、心肌梗死（RR=0.82；95%CI：0.68～0.96）和脑血管意外（RR=0.69；95%CI：0.53～0.89）的发生率都较对照组下降。而随机对照研究虽然也观察到实验组心血管事件风险降低，但不具备统计学意义。目前关于 TNF-α靶点治疗的研究主要集中在系统性炎症性疾病患者群，研究结果提示抗 TNF-α治疗有抗炎效应和心血管获益，是抗 As 治疗的一个可行手段，但人群的推广仍需要进一步的临床试验验证。

三、白介素-6

白介素-6（IL-6）是白介素家族的另一成员，被认为与As的进展相关，在斑块的形成到破裂过程中发挥重要作用。IL-6在正常个人中呈低表达，在As或其他慢性系统性炎症性疾病中表达上调，进一步促进了炎症反应。

IL-6主要是由As斑块区域巨噬细胞合成，内皮细胞、成纤维细胞和脂肪组织也参与其中。合成后主要通过与IL-6受体（IL-6R）结合，再与跨膜蛋白gp130形成复合物，激活JNK、ERK和p38MAPK信号转导通路后造成内皮细胞功能障碍、血管平滑肌细胞迁移和巨噬细胞转变为泡沫细胞。IL-6还参与了炎症急性期的各种反应，包括调节CRP表达上升等。

细胞实验研究发现，IL-6主要由巨噬细胞合成，在人血管平滑肌细胞培养过程中加入血管紧张素Ⅱ能够增加IL-6的表达。而IL-6及其可溶性受体的结合可以提升人系膜细胞中MCP-1的表达；在内皮细胞中这种联合处理则能刺激ICAM-1和VCAM-1的生成。而在外周巨噬细胞中用IL-6进行孵化还能观察到ox-LDL的降解。

有研究发现，*apoE*$^{-/-}$小鼠能检测到IL-6 mRNA的转录，而野生型小鼠中则没有。通过免疫组化染色的方法处理*apoE*$^{-/-}$小鼠的颈动脉组织能发现IL-6的表达主要定位在巨噬细胞上。而*apoE*$^{-/-}$小鼠用IL-6抗体处理后能预防血管紧张素Ⅱ介导的巨噬细胞摄取ox-LDL及CD36的合成。另有实验证明，重组的*apoE*$^{-/-}$*IL-6*$^{-/-}$小鼠与仅用生理盐水处理的对照组相比，形成主动脉脂纹的风险增加了1.9～5.1倍。令人意外的是在动物模型实验中还发现，IL-6可能具有抗As的作用，Schieffer等的研究发现，与野生型和*apoE*$^{-/-}$小鼠相比，*apoE*$^{-/-}$*IL-6*$^{-/-}$小鼠被观察到更易形成As斑块，而*apoE*$^{-/-}$小鼠较野生型小鼠也更易生成较大脂纹。

在临床研究中发现不稳定型心绞痛患者血清中IL-6水平常常升高。这些患者入院48h内IL-6水平升高可能意味着预后更差；对接受溶栓治疗的急性心肌梗死患者而言，IL-6升高预示了住院期间和出院12个月后预后不良。而健康人群中IL-6水平的升高可能增加了未来发生心肌梗死的风险。Harris等的研究发现，在年龄≥65岁的健康人群中，IL-6水平上升可能增加长期的心血管和非心血管疾病死亡率；而对PCI术后的患者而言，IL-6升高也会增加其再狭窄的风险。但目前的研究结果尚无法回答IL-6仅扮演了炎性标志物还是在As的进程中起了关键作用，仍需要进一步研究证实。

GWA（genome-wide associated study）已经在研究与CAD发展相关的炎症基因位点。这些研究表明9号染色体q34上ABO血型位点与冠状动脉疾病及IL-6和E-选择素相关。Asp358Ala是IL6R功能缺失的一个多态性基因，被认为能够降低冠状动脉疾病的患病风险。一项针对50项研究、涉及33 514名参与者的Meta分析表明，IL-6多态性基因-174G>C与非高加索人群中的As发展相关。尽管目前已经有IL-6的单克隆抗体应用于RA的治疗，但针对As病变进展中IL-6靶点的治疗还没有临床研究。因此在IL-6靶点治疗取得进展之前，As通路中的许多问题还有待解决。

第六节 炎症信号转导通路相关的抗动脉粥样硬化治疗

一、TLR-NF-κB-炎症因子信号转导通路

Lu 等学者阐明，Toll 样受体（TLR）4 是第一个被发现的人类 TLR。TLR4 主要表达在血管内皮细胞、巨噬细胞、淋巴细胞及平滑肌细胞中，与配体结合激活后，TLR4 便可活化 NF-κB 信号通路，这与许多促炎基因的转录紧密联系在一起。NF-κB 由两个子单位构成，包括 p65（RelA）和 p50。非活化的 NF-κB 游离于细胞质中，受到 NF-κB 抑制蛋白（IκB）家族成员中 IκB-α的约束。TLR4 识别内源性或外源性配体后，可以启动 IκB-α的磷酸化和降解、NF-κB 核转位，进而促使下游促炎性细胞因子和趋化因子的释放，启动 As 的一系列变化。

吡咯烷二硫代氨基甲酸（pyrrolidine dithiocarbamate，PDTC）是一种化学合成物，可用于不同的生化研究中，包括细胞周期调控、重金属螯合作用及酶抑制反应。同时，PDTC 作为一种相对选择性的 NF-κB 抑制剂，可通过抑制 NF-κB 通路干扰多种促炎性细胞因子的释放。在人类单核细胞中，PDTC 能有效阻断 NF-κB 的动员和 TNF 等炎症因子的合成。Tang 等学者在建立慢性温和应激（chronic unpredictable mild stress，CUMS）$apoE^{-/-}$小鼠模型的基础上，应用 NF-κB 抑制剂 PDTC 或 TLR4 siRNA 转染小鼠进行干预实验，阐述了 TLR4-NF-κB 的重要性。高脂喂养小鼠随机被分为 6 组：对照组、CUMS 组、CUMS+siRNA 组、CUMS+空白载体对照组、CUMS+PDTC 组、vehicle+CUMS 组，12 周处死小鼠检测评估指标。结果显示 CUMS+siRNA 组、CUMS+PDTC 组 $apoE^{-/-}$小鼠的主动脉粥样硬化程度较其他慢性温和应激 $apoE^{-/-}$小鼠组显著减轻（$P<0.01$）；其血浆中促炎性细胞因子包括 IL-1、TNF-α、MCP-1 的水平也显著降低（$P<0.05$），由此表明，PDTC 作为一种 NF-κB 抑制剂能够有效减少炎症反应，延缓 As 进程。

二、JAK-STAT 通路

Janus 激酶-信号转导及转录激活因子（Janus kinase-signal transduction and transcriptional activation factor，JAK-STAT）家族包含 4 种激酶：JAK1、JAK2、JAK3、TYK2（酪氨酸激酶 2），以及 7 种转录因子（STAT1～4、5A、5B、6），它们在不同的细胞中呈现特定的亚型结构。JAK-STAT 是细胞因子和炎症因子中重要的细胞内信号转导通路，能够调节 As 过程，包括白细胞募集、迁移，平滑肌细胞的增殖，以及泡沫细胞的形成和凋亡。

为了验证 *STAT* 基因的敲除对 As 的影响，Agrawal 等在 $apoE^{-/-}STAT1^{-/-}$小鼠和 $apoE^{-/-}$小鼠的对照实验中发现：前者的主动脉病变面积较对照组显著减少（$P<0.004$）；同时，主动脉根部病变面积减少约 45%（$P<0.002\,6$）。Gharavi 等学者发现，同样 16 周的致 As 饮食干预，与野生型小鼠相比，$STAT1^{-/-}$小鼠主动脉根部每 5 个横切面的总体巨噬细胞含量的均值与对照组相比显著降低（$n=12$；$P<0.05$）。Daniel 等评估 STAT3 抑制剂在平滑肌细胞的增殖、迁徙和凋亡中的功能效应，采取不同浓度的 WP1066（STAT3 抑制剂）对人冠状动脉平滑肌细胞的培养进行干预，结果表明，与对照组相比，WP1066 组平滑肌细胞的增殖及迁徙数量显著减少（$P<0.05$）；平滑肌细胞的凋亡百分数显著增加（$P<0.05$），且 WP1066

的效能呈现剂量依赖性，表明 WP1066 部分程度上能够改善 As。上述结果提示，敲除 *STAT1* 和 *STAT3* 基因在减轻 As 程度中能发挥重要作用。

细胞因子信号转导抑制因子（SOCS）家族可通过抑制激酶、结合 STAT 和靶向蛋白酶体降解等多种机制控制 JAK-STAT 信号转导的量级和持续时间。鉴于 JAK-STAT 的激活在 As 发生发展中的作用，以 SOCS 为靶点抑制其通路激活正备受关注。Recio 等学者探索 *SOCS1* 和 *SOCS3* 基因转染在实验性 As 和血管细胞培养中的抗炎、抗 As 作用。通过腺病毒（adenovirus，Ad）转染基因到高脂饮食喂养的 $apoE^{-/-}$小鼠，分成空白对照组（control）、转染空白组（Ad-null）、转染 SOCS1 组（Ad-S1）及转染 SOCS3 组（Ad-S3），5 周后检测各实验组粥样斑块面积、脂质含量、斑块成分、炎症因子等指标。结果表明，与转染空白组（Ad-null）相比，转染 SOCS1 组（Ad-S1）和转染 SOCS3 组（Ad-S3）的斑块面积显著降低（$P<0.05$），而斑块成分中胶原蛋白/脂质的比值则增高（P 值分别小于 0.001 和 0.05），表明尤其在 Ad-S1 组小鼠中斑块具有稳定性；同时，与 Ad-null 组相比，Ad-S1 组和 Ad-S3 组小鼠中，趋化因子、ICAM-1、TNF-α、IFN-γ等炎性指标水平均显著降低。同样，Recio 等学者发现，在糖尿病小鼠模型中，SOCS1 衍生肽通过靶向 JAK-STAT 的活化作用，抑制促炎基因表达、白细胞渗透及血管细胞的活化和迁移，延缓甚至阻止 As 的发生发展。由此表明基于 SOCS 肽类药物靶向抑制 STAT 信号转导通路的策略，将是一种有效防治 As 的新方法。

厚朴酚是抑制 As 炎症的有效药物，Chen 等研究表明，可通过抑制 STAT 通路发挥其抗 As 作用。厚朴酚预处理可抑制 STAT3 的磷酸化，并呈剂量依赖性；还可明显抑制 IL-6 诱导的 ICAM-1 启动基因活化。同时厚朴酚还可通过抑制 STAT3 活化而抑制细胞周期调节蛋白 D1（cell cycle regulatory protein D1）和 MCP-1 启动子活性，影响下游靶基因表达。

三、PI3K/Akt-mTOR 通路

磷脂酰肌醇-3-羟激酶（PI3K）蛋白家族参与细胞增殖、分化、凋亡和葡萄糖转运等多种细胞功能的调节，Akt 即蛋白激酶 B（PKB），是一种丝氨酸/苏氨酸蛋白激酶，也是人类的病毒癌基因（viral oncogene）——*v-akt* 的同族体。它在人类中存在三种亚型：Akt1/PKBα、Akt2/PKBβ和 Akt3/PKBγ。Akt 在生长因子或信号分子的刺激下使 PI3K 在细胞表面受体的募集，进而引发体内一系列的生理生化反应。mTOR 同样也是一种丝氨酸/苏氨酸激酶，可调节体内所需的自噬、RNA 转录、蛋白水解和细胞生成等水解和合成代谢过程。PI3K-Akt-mTOR 信号通路在肿瘤学方面的研究居多，但是，作为 TLR 信号通路的下游信号，PI3K/Akt 在炎症方面的研究引起了学者的关注，同时，mTOR 的活化与下游 NF-κB 信号紧密联系。

PI3K/Akt-mTOR 通路与体内的自噬作用紧密相关，涉及细胞的生存、增殖和分化。自噬是一种维持细胞的数量和功能变化的保守通路，在糖尿病和 As 中具有潜在的调节脂蛋白代谢的作用。同时，自噬能够保护血小板细胞免受氧化应激损伤。自噬功能的缺损同样会诱导、增强炎症反应，尤其是在高胆固醇血症患者中。自噬分子机制的研究表明，控制自噬的调节分子包括细胞外信号调节激酶（ERK1/2）、AMP 激酶（AMP kinase），以及Ⅰ类和Ⅲ类 PI3K、Akt、mTOR 等。Ⅰ类 PI3K 信号能够抑制自噬作用，是因为它能活化主要的下游分子 Akt 和 mTOR，相反，Ⅲ类 PI3K 信号通过诱导 Beclin 1 能够增强自噬作用。

曲西立滨（triciribine）是一种人工合成的核苷酸衍生物，同样，被认为是一种最有效的 Akt 小分子抑制剂。Zhai 等学者通过实验发现，选择性抑制 PI3K/Akt-mTOR 信号通路能够延缓 As 进展、增强粥样斑块的稳定性。实验分为新西兰兔体外试验和体内试验两大部分，对巨噬细胞自噬作用指标、斑块稳定性及细胞因子指标进行检测。体外试验是对腹膜巨噬细胞进行通路抑制剂干预，分为 5 组：LY294002（PI3K 抑制剂）组（A1 组）、曲西立滨（Akt 抑制剂）组（B1 组）、西罗莫司（C1 组）、mTOR-siRNA 组（D1 组）及对照组（E1 组）。结果显示，与 E1 组相比，A1 组细胞的自噬作用指标值明显降低，B1、C1、D1 组指标值反而增加（$P<0.05 \sim 0.01$）。这可能与 LY294002 主要抑制 I 类 PI3K 信号，而自噬过程与Ⅲ类 PI3K 信号有关。体内试验为对新西兰兔同样进行抑制剂干预，分为 4 组：曲西立滨组（A2 组）、西罗莫司组（B2 组）、mTOR-siRNA 组（C2 组）及对照组（D2 组）。结果显示，与 D2 组相比，A2 组、B2 组、C2 组斑块面积显著下降，斑块的稳定性增强（$P<0.05$）；同时，与 D2 组［（25.35±12.06）%］相比，MMP 在腹主动脉切片的阳性染色比例 A2 组［（7.27±2.95）%］、B2 组［（6.74±1.89）%］、C2 组［（8.60±4.07）%］也显著降低（$P<0.05$）。上述结果表明曲西立滨、西罗莫司作为 Akt-mTOR 信号转导通路抑制剂，通过对巨噬细胞自噬作用的诱导，发挥着增强粥样斑块稳定性和减轻炎症反应的作用。总之，曲西立滨和西罗莫司是 PI3K-Akt-mTOR 免疫信号转导通路的有效靶向抑制剂，合理有效的应用将在防治 As 上发挥重要作用。

第七节　其他：P-选择素

选择素是主要由血小板和内皮细胞产生的一种细胞表面糖蛋白，在介导细胞间反应中发挥重要作用。P-选择素和 L-选择素、E-选择素一起组成选择素蛋白家族，主要存在于血小板α颗粒和内皮细胞 Weibel-Palade 小体中。合成后，P-选择素主要通过与由白细胞生成的 P-选择素糖蛋白配体（PSGL）-1 结合，进而介导早期 As 过程中白细胞沿血管内皮细胞的迁移和血小板的活化。此外，P-选择素对纤维蛋白合成和急性冠脉综合征后血栓形成的大小及稳定性也有影响。

P-选择素在 As 病变中的作用已经在动物模型实验中得到验证。研究发现，高胆固醇血症小鼠的主动脉内皮上 P-选择素产生增多；而较 $Ldlr^{-/-}P^{+/+}$小鼠，$Ldlr^{-/-}P^{-/-}$小鼠 As 斑块面积和新生内膜厚度也有所减少。在细胞实验中发现，抑制 P-选择素能够减轻血小板聚集和血小板-白细胞黏附；动物实验中发现抑制 P-选择素或 PSGL-1 水平能够减轻血运重建后血管新生内膜增生并加速溶栓。除此之外，也有人观察到心肌梗死后经冠状动脉注射 P-选择素抑制剂能够缩小梗死面积并减轻缺血-再灌注损伤。Johnson-Tidey 等通过免疫组化分析发现，人血清中 P-选择素水平上升与内皮细胞脂纹及斑块形成相关。除了检测不稳定型心绞痛和 PCI 术后患者的 P-选择素表达较稳定性冠状动脉疾病升高外，研究还发现男性透析患者血清 P-选择素升高会增加心源性死亡和心脏性猝死的风险。这些研究表明，在 As 中 P-选择素水平上升，抑制其表达可能是抗 As 的一个重要治疗靶点。

因此，两项针对冠状动脉疾病患者应用 P-选择素拮抗剂 inclacumab 治疗的临床试验也验证了其作用。其中一项针对 544 例患者的Ⅱ期临床研究——SELECT-ACS 的研究结果提示，inclacumab 可能减少接受 PCI 的非 ST 段抬高型心肌梗死患者的心肌损伤，该研究的主要终点是检测生物标志物。而另一项Ⅱ期临床试验 SELECT-CABG 主要评估大隐静脉皮瓣移植患者接受 inclacumab 治疗后的获益，目前尚无结果报道（表 38-1）。

表 38-1 关于 As 抗炎药物的主要临床研究

药物	靶点	临床研究	规模（例）
canakiumab	IL-1β	CANTOS	17 200
methotrexate	IL-6、TNF	CIRT	7 000
anakinra	IL-1Ra	IL-HEART	182
colchicine	多位点	LoDoCo	532
tocilizumab	IL-6	Entracte	3 000
etanercept	TNF	Entracte	3 000
inclacumab	P-选择素	SELECT-ACS	544
inclacumab	P-选择素	SELECT-CABG	380

第八节 总结与展望

As 是一个复杂的慢性炎症过程，涉及各类炎症细胞、炎症因子及相关炎症通路的反应，抗炎治疗对 As 各个阶段的干预具有重要意义。传统治疗主要着手于降低患者 LDL-C 水平、减轻 ox-LDL 对组织的损伤作用；近来随着对 As 病变过程认识的深入，其治疗手段获得更新。因此除了传统的药物治疗之外，很多应用已久的药物因其抗炎效应在心血管事件方面的获益使得它们又渐渐进入抗 As 治疗的视野。在 As 复杂的免疫炎症过程中，由于众多细胞及因子的参与并在其中发挥或重或轻的作用，使得针对炎症过程各阶段的靶向治疗成为可能。而且相比其他抗 As 疗法，针对炎症细胞、因子及通路的抑制剂和单抗，具有特异性高、副作用小的特点，使得发展以 As 病变过程中各靶点抗 As 的治疗成为可能。目前以上各靶点抗 As 的基础及动物实验研究已经得到开展，也已初步证实其科学性及有效性，然而，对于各种相关抑制剂及单克隆抗体的药物安全性、治疗剂量的评估、对人体的适用性及对其他系统性炎症的反应效果需要更多的探讨，尤其是进一步完善临床试验研究。值得我们注意的是，As 毕竟是一个多因素引起的复杂病变，尽管炎症学说得到越来越多的证据支持，但仅着眼于单靶点的抗 As 治疗是否能给患者带来足够的获益尚需要相关临床试验证实。

（郭志刚 马煜盛）

参 考 文 献

李琛，钟建开，郭志刚，2010. 高密度脂蛋白防治动脉粥样硬化的新进展. 中华老年心脑血管病杂志，12（3）：272-274.

李梦豪，卢浩，熊浩伟，等，2015. 以 T 淋巴细胞为靶点抗动脉粥样硬化的新进展. 中国循环杂志，30（8）：807-810.

卢浩，李梦豪，刁丹，等，2015. 以白介素 1β为靶点治疗动脉粥样硬化研究进展. 中国动脉硬化杂志，23（4）：411-416.

谭迎，田迪，冯岚，等，2012. 高密度脂蛋白抗动脉粥样硬化的免疫新机制. 中华老年心脑血管病杂志，14（1）：95-97.

田迪，秦亚飞，应如，等，2013. 辛伐他汀对 *apoE*$^{-/-}$小鼠 HDL 抗炎抗氧化功能的影响. 解放军医学杂志，38（3）：195-200.

王振坤，郭志刚，范永臻，等，2010. 普罗布考对动脉粥样硬化兔 HDL 功能的影响及其调控机制. 广东医学，31（5）：533-536.

钟建开，吴焱贤，陈盈文，等，2016. 普罗布考对动脉粥样硬化兔的高密度脂蛋白逆转运功能中酶蛋白和受体的影响. 中国循环杂志，31（4）：393-397.

Charo I F，Taub R，2011. Anti-inflammatory therapeutics for the treatment of atherosclerosis. Nat Rev Drug Discov，10（5）：365-376.

Everett B M，Pradhan A D，Solomon D H，et al，2013. Rationale and design of the cardiovascular inflammation reduction trial：a test of the inflammatory hypothesis of atherothrombosis. Am Heart J，166（2）：199-207. e15.

He P，Kawamura H，Takemoto M，et al，2017. Combination of cilostazol and probucol protected podocytes from lipopolysaccharide-induced injury by both anti-inflammatory and anti-oxidative mechanisms. J Nephrol，30（4）：531-541.

Kamysz E，Sałaga M，Sobocińska M，et al，2016. Anti-inflammatory effect of novel analogs of natural enkephalinase inhibitors in a mouse model of experimental colitis. Future Med Chem，8（18）：2231-2243.

Kanzler I，Liehn E A，Koenen R R，et al，2012. Anti-inflammatory therapeutic approaches to reduce acute atherosclerotic complications. Curr Pharm Biotechnol，13（1）：37-45.

Khan R，Spagnoli V，Tardif J C，et al，2015. Novel anti-inflammatory therapies for the treatment of atherosclerosis. Atherosclerosis，240（2）：497-509.

Ma S，Tian X Y，Zhang Y，et al，2016. E-selectin-targeting delivery of microRNAs by microparticles ameliorates endothelial inflammation and atherosclerosis. Sci Rep，6：22910.

Pina T，Corrales A，Lopez-Mejias R，et al，2016. Anti-tumor necrosis factor-alpha therapy improves endothelial function and arterial stiffness in patients with moderate to severe psoriasis：a 6-month prospective study. J Dermatol，43（11）：1267-1272.

Ridker P M，Thuren T，Zalewski A，et al，2011. Interleukin-1beta inhibition and the prevention of recurrent cardiovascular events：rationale and design of the canakinumab anti-inflammatory thrombosis outcomes study（CANTOS）. Am Heart J，162（4）：597-605.

Tabas I，Glass C K，2013. Anti-inflammatory therapy in chronic disease：challenges and opportunities. Science，339（6116）：166-172.

Wang Y Y，Li H，Wang X H，et al，2016. Combination of rosuvastatin and probucol inhibits MMP-9 expression via upregulation of miR-497 in cultured HUVECs and apoE knockout mice. J Thromb Thrombolysis，41（4）：592-605.

Yamashita T，Sasaki N，Kasahara K，et al，2015. Anti-inflammatory and immune-modulatory therapies for preventing atherosclerotic cardiovascular disease. J Cardiol，66（1）：1-8.

中英文对照

A

阿达木单抗	adalimumab
阿那白滞素	anakinra
阿司匹林	aspirin
艾赛布考	elsibucol
氨甲酰化 LDL	carbamylated LDL，cLDL

B

白介素	interleukin，IL
白介素-1	interleukin-1，IL-1
白介素-10	interleukin-10，IL-10
白介素-17	interleukin-17，IL-17
白介素-1β	interleukin-1β，IL-1β
白介素-2 受体	interleukin-2 receptor，IL-2R
白介素-3	interleukin-3，IL-3
白介素-6	interleukin-6，IL-6
白介素-8	interleukin-8，IL-8
白藜芦醇	resveratrol
白细胞分化抗原 40	CD40
白细胞功能相关抗原-1	leukocyte function associated antigen-1，LFA-1
白细胞黏附分子	leukocyte adhesion molecule，LAM
半胱氨酸	cysteine，Cys
半胱天冬酶-1	caspase-1
半胱天冬酶招募结构域	caspase recruitment domain，CARD
胞壁酰二肽	muramyl dipeptide，MDP
胞葬	efferocytosis
吡咯烷二硫代氨基甲酸	pyrrolidine dithiocarbamate，PDTC
边缘带 B 细胞	marginal zone B cell，MZB
表皮生长因子	epidermal growth factor，EGF
丙二醛	malondialdehyde，MDA
丙型肝炎病毒	hepatitis C virus，HCV
病原体相关分子模式	pathogen-associated molecular pattern，PAMP
补体 4b 结合蛋白	complement 4b binding protein，C4BP
补体因子 H 相关蛋白 4	complement factor H-related protein 4，CFHR4
哺乳动物西罗莫司靶蛋白	mammalian target of rapamycin，mTOR

C

长链脂肪酸	long-chain fatty acid，LCFA
超敏 C 反应蛋白	high sensitivity C-reactive protein，hs-CRP
沉默信息调节因子	silent information regulator 1，SIRT1
成纤维细胞生长因子	fibroblast growth factor，FGF
程序性死亡受体 1	programmed cell death protein 1，PD1
穿孔素	perforin，PFP
雌激素反应元件	estrogen response element，ERE
雌激素受体	estrogen receptor，ER
促凋亡蛋白 Bax	Bcl-2-associated X protein，Bax
促肾上腺皮质激素	adrenocorticotropic hormone，ACTH

D

单核苷酸多态性	single nucleotide polymorphism，SNP
单核细胞趋化蛋白	monocyte chemotactic protein，MCP
单链/双链 RNA	single/double-stranded RNA，ss/dsRNA
胆固醇 7α-羟化酶	cholesterol 7α-hydroxylase，CYP7A1
胆固醇逆向转运	reverse cholesterol transport，RCT
胆固醇酰基转移酶	acyl cholesterol acyltransferase，ACAT
胆固醇酯	cholesterol ester，CE
胆固醇酯转移蛋白	cholesterol ester transfer protein，CETP
蛋白激酶 A	protein kinase A，PKA
蛋白激酶 B	protein kinase B，PKB
蛋白激酶 C	protein kinase C，PKC
蛋白激酶 N	protein kinase N，PKN
蛋白酪氨酸磷酸酶 1b	protein-tyrosine phosphatase 1b，PTP1b
蛋白酶活化受体-1	proteinase-activated receptor-1，PAR-1
低密度脂蛋白	low density lipoprotein，LDL
低密度脂蛋白胆固醇	low density lipoprotein cholesterol，LDL-C
低密度脂蛋白受体	low density lipoprotein receptor，LDLR
凋亡蛋白 BAD	Bcl-2-associated death promoter，BAD
凋亡相关因子	factor associated suicide，Fas
凋亡信号调节激酶 1	apoptosis signal-regulating kinase 1，ASK1
凋亡抑制因子 6	apoptosis inhibitor 6，Api6
调节性 T 细胞	regulatory T cell，Treg
调节因子 X	regulatory factor X，RFX
动脉三级淋巴器官	artery tertiary lymphoid organ，ATLO
动脉粥样硬化	atherosclerosis，As
对氧磷酶 1	paraoxonase 1，PON1
多发性硬化症	multiple sclerosis，MS

E

二甲基精氨酸-二甲胺水解酶	dimethylarginine dimethylaminohydrolase，DDAH

二磷酸腺苷	adenosine diphosphate，ADP
二酰甘油	diacylglycerol，DAG
F	
法尼醇 X 受体	farnesoid X receptor，FXR
反式激活结构域	transactivation domain，TAD
反向信号转导	reverse signaling
泛连接蛋白-1	pannexin-1，Panx-1
非 ST 段抬高型心肌梗死	NSTEMI
非核苷类反转录酶抑制剂	non-nucleoside reverse transcriptase inhibitor，NNRTI
非肌细胞肌球蛋白 II	non-muscle myosin II，NM II
非酯化胆固醇	unesterified cholesterol，UC
非酯化脂肪酸	non-esterified fatty acid，NEFA
肥大细胞	mast cell，MC
肺炎衣原体	chlamydia *pneumoniae*
分化抗原簇	cluster of differentiation，CD
分化抗原簇 14	cluster of differentiation 14，CD14
分泌型 IgM	secreted IgM，sIgM
分泌型 TNF-α	secreted TNF-α，S-TNF-α
分泌型磷脂酶 A_2	secreted phospholipases A_2，$sPLA_2$
分子伴侣介导的自噬	chaperone-mediated autophagy，CMA
佛波酯	phorbol 12-myristate 13-acetate，PMA
辅助性 T 细胞	helper T cell，Th
富含半胱氨酸结构域	cysteine-rich domain，CRD
腹主动脉瘤	abdominal aortic aneurysm，AAA
G	
钙/钙调蛋白依赖性蛋白激酶 II	calcium/calmodulin-dependent kinase II，CaMK II
钙调节热稳定蛋白 1	calcium-regulated heat stable protein 1，CARHSP1
干扰素	interferon，IFN
干扰素调节因子	interferon regulatory factor，IRF
干扰素调节因子 1	interferon regulatory factor 1，IRF1
干扰素基因刺激因子	stimulator of interferon gene，STING
干扰素α	interferon-alpha，INF-α
干扰素γ	interferon-gamma，IFN-γ
干细胞因子	stem cell factor，SCF
甘露聚糖结合凝集素	mannose-binding lectin，MBL
杆状病毒	baculovirus
杆状病毒抑制重复区	baculovirus inhibitory repeat-like，BIR
肝 X 受体	liver X receptor，LXR
肝 X 受体反应元件	LXR response element，LXRE
肝受体同源物-1	liver receptor homolog-1，LRH-1
肝素结合表皮生长因子样生长因子	heparin-binding EGF-like growth factor，HB-EGF

肝素结合生长因子	heparin-binding growth factor，HBGF
肝细胞核因子-1α	hepatocyte nuclear factor-1α，HNF-1α
肝细胞核因子-4α	hepatocyte nuclear factor-4α，HNF-4α
肝脏 X 受体α	liver X receptor alpha，LXR-α
肝脂酶	hepatic lipase，HL
高剪切力	high shear stress，HSS
高密度脂蛋白	high density lipoprotein，HDL
高密度脂蛋白胆固醇	high density lipoprotein cholesterol，HDL-C
高迁移率族 AT Hook 蛋白 2	high mobility group AT-hook 2，HMGA2
高迁移率族蛋白 B1	high mobility group box 1，HMGB 1
高效抗反转录病毒疗法	highly active antiretroviral therapy，HAART
戈利木单抗	golimumab
骨髓间质细胞抗原 2	bone marrow stromal cell antigen 2，BST2
骨形态发生蛋白	bone morphogenetic protein，BMP
固醇 27-羟化酶	sterol 27-hydroxylase，CYP27
固醇调节元件结合蛋白	sterol regulatory element-binding protein，SREBP
固醇调节元件结合蛋白-1a	sterol regulatory element-binding protein-1a，SREBP-1a
固醇反应元件	sterol-responsive element，SRE
冠状动脉粥样硬化性心脏病	coronary atherosclerotic heart disease，CAD
过氧化酶体增殖物激活受体α	peroxisome proliferator-activated receptor alpha，PPARα
过氧化物酶体共激活因子	PPAR-c coactivator 1α，PGC-1α
过氧化物酶体增殖物激活受体γ	peroxisome proliferator-activated receptor gamma，PPAR γ or PPARG

H

核苷酸结合区	nucleotide-binding domain，NBD
核因子 2 红细胞相关因子 2	nuclear factor erythroid 2-related factor 2，Nrf2
核因子 Y	nuclear factor Y，NFY
核因子激活的 T 细胞	nuclear factor of activated T cell，NFAT
核因子κB	nuclear factor of kappa B，NF-κB
红细胞生成素	erythropoietin，EPO
胡克同源蛋白 3	protein Hook homolog 3，HK3
环氧化酶	cyclooxygenase，COX
环磷酸腺苷	cyclic adenosine monophosphate，cAMP
环磷酸腺苷结合元件反应蛋白	cyclic adenosine monophosphate response element-binding protein
环磷酸腺苷依赖的蛋白激酶 A	cyclic adenosine monophosphate-protein kinase A，cAMP-PKA
环磷腺苷效应元件结合蛋白	cAMP response element-binding protein，CREB
环鸟苷酸	cyclic guanosine monophosphate，cGMP
回复引导半胱氨酸丰富蛋白Kazal基元	reversion inducing cysteine rich protein with Kazal motif，RECK

J

急性时相反应	acute-phase response，APR
焦磷酸牛龙牛儿基牛龙牛儿酯	geranylgeranyl pyrophosphate，ggPP

经皮冠脉介入术	percutaneous coronary intervention，PCI
经皮腔内冠状动脉成形术	percutaneous transluminal coronary angioplasty，PTCA
颈动脉内膜中层厚度	carotid intima-media thickness, cIMT
静脉注射免疫球蛋白	intravenous immunoglobulin，IVIG
巨噬细胞	macrophage
巨噬细胞集落刺激因子	macrophage colony-stimulating factor，M-CSF
巨噬细胞炎症蛋白-1α	macrophage inflammatory protein-1α, MIP-1α
巨噬细胞炎症蛋白-2	macrophage inflammatory protein-2，MIP-2
巨噬细胞移动抑制因子	macrophage migration inhibitory factor，MIF
聚合酶链式反应	polymerase chain reaction，PCR
K	
卡那单抗	canakinumab
抗环瓜氨酸肽抗体	anti-cyclic citrullinated peptide，anti-CCP
抗磷脂抗体	antiphospholipid，aPL
抗缪勒氏管激素	anti-mullerian hormone，AMH
抗原处理相关转运体蛋白	transporter associated with antigen processing 1
抗原提呈细胞	antigen presenting cell，APC
可溶性 P-选择素	soluble P-selectin，sP-selectin
可溶性凝集素样氧化型低密度脂蛋白受体-1	soluble lectin-like oxidized low density lipoprotein receptor-1，sLOX-1
可溶性血管细胞黏附分子-1	soluble vascular cell adhesion molecule-1，sVCAM-1
克鲁佩尔样因子-2	Kruppel-like factor-2，KLF-2
克鲁佩尔样因子-4	Kruppel-like factor-4，KLF-4
跨膜活化因子和钙调蛋白及亲环素配体相互作用因子	transmembrane activator and calcium modulator and cyclophilin ligand interactor，TACI
跨膜型 TNF-α	transmembrane TNF-α，TM-TNF-α
L	
朗格汉斯细胞	Langerhans cell，LC
酪蛋白激酶 2	casein kinase 2，CK2
类风湿关节炎	rheumatoid arthritis，RA
类固醇生成因子-1	steroidogenic factor-1，SF-1
离子霉素	ionomycin
粒细胞集落刺激因子	granulocyte-colony stimulating factor，G-CSF
粒细胞-巨噬细胞集落刺激因子	granulocyte-macrophage colony stimulating factor，GM-CSF
连接黏附分子	junctional adhesion molecule，JAM
亮氨酸富集重复区	leucine-rich repeat，LRR
磷酸腺苷活化的蛋白激酶	adenosine monophosphate-activated protein kinase，AMPK
磷酸脂酶与张力蛋白同源物	phosphatase and tensin homologue，PTEN
磷脂	phospholipid，PL
磷脂酶 A_2	phospholipase A_2，PLA_2
磷脂酶 C	phospholipase C，PLC

磷脂酰胆碱特异性磷脂酶 C	phosphatidylcholine-phospholipase C，PC-PLC
磷脂酰肌醇-3-激酶	phosphatidyl inositol-3-kinase，PI3K
磷脂酰肌醇-3 激酶/蛋白激酶 B	phosphatidylinositol-3 kinase/protein kinase B，PI3K/Akt
磷脂酰丝氨酸	phosphatidylserine，PS
磷脂酰丝氨酸和氧化低密度脂蛋白的清道夫受体	scavenger receptor for phosphatidylserine and ox-LDL，SR-PSOX
磷脂转移蛋白	phospholipid transfer protein，PLTP
硫氧还原蛋白	thioredoxin，Trx
硫氧还原蛋白相互作用蛋白	thioredoxin（TRX）-interacting protein，TXNIP
氯吡格雷	clopidogrel
卵磷脂-胆固醇酰基转移酶	lecithin-cholesterol acyltransferase，LCAT
M	
慢性肾脏病	chronic kidney disease，CKD
慢性温和应激	chronic unpredictable mild stress，CUMS
没食子酸	gallic acid，GA
霉酚酸	mycophenolic acid，MPA
美国心脏协会	American Heart Association，AHA
免疫活性细胞	immunocompetent cell，ICC
免疫球蛋白 G	immunoglobulin G，IgG
免疫球蛋白超家族	immunoglobulin superfamily，Ig-SF
免疫球蛋白样转录物	immunoglobulin-like transcript，ILT
免疫受体酪氨酸活化基序	immunoreceptor tyrosine-based activation motif，ITAM
模式识别受体	pattern recognition receptor，PRR
膜攻击复合物	membrane attack complex，MAC
N	
内皮素	endothelin，ET
内皮素-1	endothelin-1，ET-1
内皮细胞	endothelial cell，EC
内皮细胞黏附分子	endothelial cell adhesion molecule，ECAM
内皮细胞源性生长因子	endothelium-derived growth factor，EDGF
内皮一氧化氮合酶	endothelial nitric oxide synthase，eNOS
内皮依赖性舒张因子/一氧化氮	endothelium derived relaxing factor/nitric oxide，EDRF/NO
内皮脂肪酶	endothelial lipase，EL
内质网	endoplasmic reticulum，ER
内质网应激	endoplasmic reticulum stress，ERS
脑梗死	cerebral infarction，CI
凝集素样氧化型低密度脂蛋白受体-1	lectin-like oxidized low density lipoprotein receptor-1，LOX-1
凝血酶激活的纤溶抑制物	thrombin activatable fibrinolysis inhibitor，TAFI
P	
泡沫细胞	foam cell
脾酪氨酸激酶	spleen tyrosine kinase，Syk

平滑肌肌动蛋白	smooth muscle actin，SMA
平滑肌细胞	smooth muscle cell，SMC
葡萄球菌蛋白 A	staphylococcal protein A，Spa
葡萄糖调节蛋白	glucose regulated protein，GRP
葡萄糖转运蛋白 4	glucose transporter type 4，GLUT 4
Q	
清道夫受体	scavenger receptor，SR
清道夫受体-A	scavenger receptor A，SR-A
巯基蛋白氧化还原酶	thiol-protein oxidoreductase，TPOR
趋化因子	chemokine
趋化因子 C-C 基元配体 3	chemokine（C-C motif）ligand 3，CCL3
趋化因子 C-C 基元配体 5	chemokine（C-C motif）ligand 5，CCL5
趋化因子配体 1	chemokine（C-X-C motif）ligand 1，CXCL1
趋化因子受体	chemokine receptor
趋化因子受体 1	chemokine（C-X-C motif）receptor 1，CXCR1
趋化因子受体 2	chemokine（C-C motif）receptor 2，CCR2
全长脂连蛋白	full-length adiponectin，f-APN
全基因组关联研究	genome-wide association study，GWAS
全身炎症反应综合征	systemic inflammatory response syndrome，SIRS
缺氧诱导因子-1	hypoxia inducible factor-1，HIF-1
缺氧诱导因子-1α	hypoxia inducible factor-1α，HIF-1α
缺氧诱导转录因子	hypoxia inducible transcription factor，HIF
R	
热休克蛋白	heat shock protein，HSP
热休克蛋白 60	heat shock protein 60，HSP60
热休克蛋白 60/65	heat shock protein 60/65，HSP60/65
热休克蛋白 70	heat shock protein 70，HSP70
热休克蛋白 90	heat shock protein 90，HSP90
热休克因子	heat shock factor，HSF
热休克因子结合蛋白 1	heat shock factor binding protein 1，HSBP1
热休克元件	heat shock element，HSE
人干扰素α/β受体 1	interferon-alpha/beta receptor 1，IFNAR1
人冠状动脉内皮细胞	human coronary artery endothelial cell，HCAEC
人巨细胞病毒	human cytomegalovirus，HCMV
人类白细胞抗原	human leukocyte antigen，HLA
人类白细胞抗原-DR	human leukocyte antigen-DR，HLA-DR
人类免疫缺陷病毒	human immunodeficiency virus，HIV
人类免疫缺陷病毒 1 型	human immunodeficiency virus-1，HIV-1
人脐静脉内皮细胞	human umbilical vascular endothelial cell，HUVEC
人视网膜微血管内皮细胞	human retinal microvascular endothelial cell，HRMEC
人血红素加氧酶-1	human heme oxygenase 1，HO 1

人血清白蛋白	human serum albumin，HSA
溶酶体	lysosome，LSS
溶酶体表达和调控	coordinated lysosomal expression and regulation，CLEAR
溶酶体膜蛋白Ⅱ	lysosomal integral membrane protein Ⅱ，LIMP Ⅱ
溶酶体膜蛋白 CD62P	cluster of differentiation 62P，CD62P
溶酶体酸性酯酶	lysosomal acid lipase，LAL
溶酶体相关膜蛋白 2α	lysosome-associated membrane protein 2α，LAMP2α
溶血磷脂酰胆碱	lysophosphatidylcholine，LPC
溶血硫脂	lysosulfatide，LSF
肉毒碱棕榈酰转移酶 1	carnitine palmitoyltransferase 1，CPT1
肉碱 *O*-辛基转移酶	carnitine *O*-octanoyltransferase，CROT
乳糜颗粒	chylomicron，CM
弱氧化修饰低密度脂蛋白	minimally modified low density lipoprotein，mmLDL
S	
噻氯匹定	ticlopidine
噻唑烷二酮类药物	thiazolidinedione，TZD
三级淋巴器官	tertiary lymphoid organ，TLO
三磷酸肌醇	inositol triphosphate，IP_3
三磷酸腺苷	adenosine triphosphate，ATP
三磷酸腺苷结合盒转运体	ATP binding cassette transporter，ABC
三磷酸腺苷结合盒转运体 A1	ATP binding cassette transporter A1，ABCA1
三磷酸腺苷结合盒转运体 G1	ATP binding cassette transporter G1，ABCG1
三磷酸腺苷结合盒转运体 G5	ATP binding cassette transporter G5，ABCG5
三磷酸腺苷结合盒转运体 G8	ATP binding cassette transporter G8，ABCG8
三酰甘油	triacylglycerol，TAG
杀菌/渗透性增加蛋白	bactericidal/permeability increasing protein，BPI
杀伤细胞免疫球蛋白样受体	killer-cell immunoglobulin-like receptor，KIR
杀伤细胞抑制性受体	killer cell inhibitory receptor，KIR
肾上腺素受体	adrenoceptor
嗜天青颗粒	azurophilic granule
受体相互作用蛋白	receptor-interacting protein，RIP
输出蛋白	exportin
输入蛋白	importin
树突状细胞	dendritic cell，DC
双链 DNA	ds DNA
双氧化酶 2	dual oxidase 2，DUOX2
丝裂原活化蛋白	mitogen-activated protein，MAP
丝裂原活化蛋白激酶	mitogen-activated protein kinase，MAPK
死亡结构域	death domain，DD
死亡结构域沉默子	silencer of death domain，SODD
酸性成纤维细胞生长因子	acidic fibroblast growth factor，aFGF

酸性反式激活区	acidic transactivation domain，ATD
髓过氧化物酶	myeloperoxidase，MPO
髓系衍生抑制细胞	myeloid-derived suppressor cell，MDSC
髓样分化因子 88	myeloid differentiation factor 88，MyD88
髓样树突状细胞	myeloid dendritic cell，MDC
损伤相关分子模式	damage-associated molecular pattern，DAMP
T	
肽聚糖	peptidoglycan，PGN
碳水化合物识别区	carbohydrate-recognition domain，CRD
碳水化合物应答元件结合蛋白	carbohydrate-responsive element-binding protein，ChREBP
特殊颗粒	specific granule
特异蛋白 1	specificity protein 1，SP1
体重指数	body mass index，BMI
同型半胱氨酸	homocysteine，Hcy
酮-烯醇互变异构酶	Keto-enol tautomerase
唾液酸化路易斯寡糖-X	sialyl Lewis-X，Slex
W	
晚期糖基化终末产物	advanced glycation end product，AGE
网格蛋白	clathrin
网膜素	omentin
危险相关分子模式	danger-associated molecular pattern，DAMP
微粒	microparticle，MP
微粒体三酰甘油转运蛋白	microsomal triglyceride transfer protein，MTP
微泡	microvesicle，MV
微卫星	microsatellite
微小 RNA	microRNA，miRNA
维甲酸	retinoic acid，RA
维甲酸 X 受体	retinoid X receptor，RXR
未折叠蛋白反应	unfolded protein response，UPR
稳定型心绞痛	stable angina
五聚体 CRP	pentameric CRP，pCRP
X	
系统性红斑狼疮	systemic lupus erythematosus，SLE
细胞凋亡抑制因子	cellular inhibitor of apoptosis，cIAP
细胞凋亡抑制因子 1	cellular inhibitor of apoptosis protein 1，cIAP1
细胞毒性 T 淋巴细胞	cytotoxic T lymphocyte，CTL
细胞毒性 T 淋巴细胞相关抗原-4	cytotoxic T-lymphocyte-associated antigen-4，CTLA-4
细胞间黏附分子	intercellular adhesion molecule，ICAM
细胞间黏附分子-1	intercellular adhesion molecule-1，ICAM-1
细胞焦亡	pyroptosis
细胞色素 c	cytochrome c，cyt c

细胞色素 P450	cytochrome P450，CYP
细胞外基质	extra cellular matrix，ECM
细胞外信号调节激酶 1/2	extracellular-signal-regulated-kinase 1/2，ERK1/2
细胞外信号调节激酶	extracellular signal-regulating kinase，ERK
细胞因子信号转导抑制因子	suppressor of cytokine signaling，SOCS
细胞因子诱导的 SH2 蛋白	cytokine-inducible SH2-containing protein，CIS
细胞周期调节蛋白 D1	cell cycle regulatory protein D1
先天反应活化	innate response activator，IRA
先天性淋巴柱细胞	innate lymphoid cell，ILC
纤溶酶原激活物抑制因子-1	plasminogen activator inhibitor-1，PAI-1
纤溶酶原激活物抑制因子-2	plasminogen activator inhibitor-2，PAI-2
纤维蛋白原	fibrinogen，FIB
小而密低密度脂蛋白	small dense low density lipoprotein，sdLDL
小分子干扰 RNA	short-interfering RNA，siRNA
小窝	caveolae
小窝蛋白	caveolin
效应 T 细胞	effector T cell
心肌型肌酸激酶	creatine kinase-MB，CK-MB
心型脂肪酸结合蛋白	heart-fatty acid binding protein，h-FABP
心血管疾病	cardiovascular disease，CVD
心脏自主神经病变	cardiac autonomic neuropathy，CAN
锌指蛋白	zinc finger protein，ZNF
新蝶呤	neopterin
信号调节蛋白α	signal-regulatory protein α，SIRPα
信号转导与转录激活因子	signal transducer and activator of transcription，STAT
信号转导与转录激活因子 1	signal transducer and activator of transcription 1，STAT1
信号转导与转录激活因子 6	signal transducer and activator of transcription 6，STAT6
修饰的低密度脂蛋白	modified low density lipoprotein，mLDL
修饰的高密度脂蛋白	modified high density lipoprotein，mHDL
修饰或单体 CRP	modified/monomeric CRP，mCRP
血管紧张素 I	angiotensin Ⅰ，Ang Ⅰ
血管紧张素 II	angiotensin Ⅱ，Ang Ⅱ
血管紧张素 II 1 型受体	angiotensin Ⅱ type 1 receptor，AT_1R
血管紧张素受体样蛋白 J	angiotensin receptor-like protein J
血管紧张素受体抑制剂	angiotensin receptor blocker，ARB
血管紧张素转换酶	angiotensin-converting enzyme，ACE
血管内超声	intravascular ultrasound，IVUS
血管内皮细胞	vessel endothelial cell，VEC
血管内皮细胞生长因子	vascular endothelial growth factor，VEGF
血管平滑肌细胞	vascular smooth muscle cell，VMSC
血管细胞黏附分子	vascular cell adhesion molecule，VCAM

血管相关淋巴组织	vascular-associated lymphoid tissue，VALT
血管性血友病因子	von Willebrand factor，vWF
血清淀粉样 P 物质	serum amyloid P substance，SAP
血清淀粉样蛋白 A	serum amyloid A，SAA
血栓调节蛋白	thrombomodulin，TM
血栓素 A_2	thromboxane A_2，TXA_2
血小板-白细胞聚集体	platelet-leukocyte aggregate，PLA
血小板-单核细胞聚集体	platelet-monocyte aggregate，PMA
血小板反应蛋白-1	thrombospondin-1，TSP-1
血小板活化因子受体	platelet activating factor receptor，PAFR
血小板活化因子-酰基水解酶	platelet activating factor-acetylhydrolase，PAF-AH
血小板激活因子	platelet-activating factor，PAF
血小板淋巴细胞聚集体	platelet lymphocyte aggregate，PlyA
血小板内皮细胞黏附分子-1	platelet endothelial cell adhesion molecule-1，PECAM-1
血小板源性生长因子	platelet-derived growth factor，PDGF
血小板中性粒细胞聚集体	platelet neutrophil aggregate，PNA
血小板α-颗粒膜蛋白 140	α-granule membrane protein 140，GMP 140
Y	
炎症小体	inflammasome
盐皮质激素	mineralocorticoid，MR
氧化低密度脂蛋白	oxidative modification of low density lipoprotein，ox-LDL
氧化低密度脂蛋白胆固醇	oxidized low density lipoprotein cholesterol
氧化磷脂	oxidized phospholipid，ox-PL
氧化特异性抗原表位	oxidation specific epitope，OSE
药物洗脱支架	drug eluting stent，DES
野生型	wild type，WT
一氧化氮	nitrogen monoxide，NO
一氧化氮合成酶	nitric oxide synthetase，NOS
胰岛素抵抗	insulin resistance，IR
胰岛素受体底物-1	insulin receptor substrate-1，IRS-1
胰岛素样生长因子	insulin-like growth factor，IGF
胰岛素依赖型糖尿病	insulin dependent diabetes mellitu，IDDM
乙酰 CoA 羧化酶 1	acetyl CoA carboxylasel，ACC1
乙酰胆碱	acetylcholine，Ach
乙酰化低密度脂蛋白	acetylated low denstity lipoprotein，ac-LDL
游离胆固醇	free cholesterol，FC
诱导调节性 T 细胞	induced regulatory T cell，iTreg
诱导型一氧化氮合酶	inducible nitric oxide synthase，iNOS
原癌基因酪氨酸蛋白激酶	proto-oncogene tyrosine-protein kinase，Src
孕烷 X 受体	pregnane X receptor，PXR

Z

载脂蛋白 A	apolipoprotein A，apoA
载脂蛋白 A-Ⅰ	apolipoprotein A-Ⅰ，apoA-Ⅰ
载脂蛋白 B	apolipoprotein B，apoB
载脂蛋白 B100	apolipoprotein B100，apoB100
载脂蛋白 E	apolipoprotein E，apoE
载脂蛋白 E 基因敲除	apolipoprotein E knockout，apoE-KO
造血干/祖细胞	hematopoietic stem/progenitor cell，HSPC
造血干细胞	hemopoietic stem cell，HSC
增殖细胞核抗原	proliferating cell nuclear antigen，PCNA
正五聚蛋白 3	pentraxin 3，PTX3
脂蛋白（a）	lipoprotein（a），Lp（a）
脂蛋白相关磷脂酶 A_2	lipoprotein-associated phospholipase A_2，Lp-PLA_2
脂蛋白脂酶	lipoprotein lipase，LPL
脂滴	lipid droplet，LD
脂多糖	lipopolysaccharide，LPS
脂多糖结合蛋白	lipopolysaccharide binding protein，LBP
脂筏	lipid raft，LR
脂肪酸	fatty acid，FA
脂肪酸合成酶	fatty acid synthetase，Fas
脂肪酸结合蛋白 4	fatty acid binding protein 4，FABP4
脂磷壁酸	lipoteichoic acid，LTA
脂酶	lipoidase
脂酰辅酶 A：胆固醇酰基转移酶	acyl coenzyme A：cholesterol acyltransferase-1，ACAT
致死毒素	lethal toxin，LT
中等密度脂蛋白	intermediate density lipoprotein，IDL
中心核苷酸结合寡聚化结构域	central nucleotide-binding oligomerization domain，NACHT
中性粒细胞胞外捕网	neutrophil extracellular trap，NET
肿瘤坏死因子	tumor necrosis factor，TNF
肿瘤坏死因子受体相关激酶	TNF receptor-associated kinase，TRAK
肿瘤坏死因子受体相关死亡结构域蛋白	TNFR-associated death domain，TRADD
肿瘤坏死因子受体相关因子 6	TNFR-associated factor 6，TRAF6
肿瘤坏死因子-α	tumor necrosis factor-α，TNF-α
肿瘤坏死因子-β	tumor necrosis factor-β，TNF-β
肿瘤坏死因子-γ	tumor necrosis factor-γ，TNF-γ
肿瘤相关巨噬细胞	tumour-associated macrophage，TAM
主要穹隆蛋白	major vault protein，MVP
转化生长因子-β	transforming growth factor-β，TGF-β
转录单元	transcription unit，TU
转录激活因子-4	activating transcription factor-4，ATF-4

转录激活域	transcriptional activation domain
转录因子ⅡB	transcription factorⅡB，TFⅡB
转录因子 Ets-1	transcription factor Ets-1
自然杀伤	nature killer，NK
自然杀伤 T 细胞	natural killer T cell，NKT cell
自然杀伤细胞	natural killer cell，NKC
自身免疫性疾病	autoimmune disease，AID
自噬	autophagy, AP
自噬相关基因	autophagy-associated gene，ATG
总胆固醇	total cholesterol，TC
组氨酸乙酰转移酶	histidine acetyl transferase，HAT
组蛋白去乙酰化酶	histone deacetylase，HDAC
组织蛋白酶 D	cathepsin D，CTSD
组织纤溶酶原激活物	tissue plasminogen activator，tPA
组织相容性复合物	major histocompatibility complex，MHC
组织因子	tissue factor，TF
组织因子途径抑制剂	tissue factor pathway inhibitor，TFPI
其他	
1-磷酸鞘氨醇	sphingosine-1-phosphate，S1P
27-羟基胆固醇	27-hydroxycholesterol，27-HC
3′-非翻译区	3′-untranslated region，3′-UTR
3-甲基腺嘌呤	3-methyladenine，3-MA
3-羟-3-甲戊二酸单酰辅酶 A	3-hydroxy-3-methylglutaryl COA，HMG-CoA
Ⅲ型分泌系统	type Ⅲ secretion system，T3SS
4E 结合蛋白 1	4E bind protein 1，4E-BP1/PHAS-1
4-羟基壬烯醛	4-HYDROXY-2-NONENAL，4-HNE
5,6-二羟基-2-羧酸	5,6-dihydroxyindole-2-carboxylic acid，DHICA
5-羟色胺	5-hydroxytryptamine，5-HT
5-脂氧合酶	5-lipoxygenase，5-LOX
9-顺式维甲酸	9-*cis* retinoic acid，9-*cis* RA
AIM2 样受体	AIM2-like receptor，ALR
AMP 激酶	AMP kinase
ApoE 基因敲除	ApoE gene deficiency，$apoE^{-/-}$
Bcl2 家族成员蛋白 Bim	Bcl-2 interacting mediator of cell death，Bim
Bcl-2 相关 X 蛋白	Bcl-2-associated X protein，Bax
Bcl-2 相关死亡启动子	Bcl-2-associated death promoter
B 类清道夫受体	class B scavenger receptor，SR-B
B 细胞活化因子	B-cell-activating factor，BAFF
B 细胞活化因子受体	B-cell-activating factor receptor，BAFFR
B 细胞淋巴瘤 2	B-cell lymphoma 2，Bcl-2
B 细胞受体	B cell receptor，BCR

B 族 I 型清道夫受体	scavenger receptor class B，type I，SR-B I
cAMP 反应元件	cAMP response element，CRE
caspase 结构域	caspase-activating and recruitment domain，CARD
CC 趋化因子配体 24	CC chemokine ligand，CCL24
CCAAT 增强子结合蛋白	CCAAT enhancer binding protein，C/EBP
CCAAT 增强子结合蛋白β	CCAAT enhancer binding protein β，C/EBP β
CC 型趋化因子受体 2	CC chemokine receptor 2，CCR2
CD40 配体	CD40 ligand，CD40L
c-Jun 氨基末端激酶	c-Jun NH_2-terminal kinase，JNK
COP9 信号体	constitutive photomorphogenic 9 signalosome，CSN
CRP 转基因	CRP-transgenic，CRPtg
CX_3 趋化因子受体 1	CX_3C chemokine receptor 1，CX_3CR1
CXC 趋化因子配体 4	CXC chemokine ligand 4，CXCL4
C 反应蛋白	C-reaction protein，CRP
C 型尼曼-皮克蛋白 1	Niemann-Pick type C1 protein，NPC1
C 型凝集素样受体	C-type lectin-like receptor，CLR
DNA 结合结构域	DNA bound domain，DBD
D-多巴色素互变异构酶	D-dopachrome tautomerase，DDT
E-选择素	endothelium-selectin，E-selectin
Fas 相关死亡区蛋白	Fas-associated death domian，FADD
Fox 相关抗原 1	fox-related antigen 1，Fra-1
G 蛋白偶联受体	G-protein coupled receptor，GPCR
G 蛋白β亚基样蛋白	G protein β subunit-like，GβL
HDL 胆固醇酯	HDL cholesteryl ester，HDL-CE
IgA Fc 受体 I	Fc receptor for IgA I，FcαR I
IgM Fc 受体	FcγP
IgM 抗体分泌细胞	IgM antibody secreting cell，ISC
IL-1 受体辅助蛋白	IL-1 receptor accessory protein，IL-1RAcP
IL-18 结合蛋白	IL-18 binding protein，IL-18BP
IL-1R 的拮抗分子	IL-1 receptor antagonist，IL-1Ra
IL-1β转换酶	IL-1β converting enzyme，ICE
IκB 激酶	IκB kinase，IKK
Janus 激酶	Janus kinase，JAK
Kruppel 样因子 13	Kruppel like factor 13，KLF13
L-选择素	leukocyte-selectin，L-selectin
M1 型巨噬细胞	macrophages 1，M1
M2 型巨噬细胞	macrophages 2，M2
MBL 相关丝氨酸蛋白酶	MBL-associated serine protease，MASP
miRNA 前体	pre-miRNA
MyD88 衔接样蛋白	MyD88-adaptor-like protein，MAL
NADPH 氧化酶	NADPH oxidase，NOX

NF-κB 基本调节器	NF-κB essential modulator，NEMO
NF-κB 抑制蛋白	inhibitor of NF-κB，IκB
NOD 样受体	NOD-like receptor
OAS 样受体	OAS-like receptor，OLR
p53 蛋白	P53 protein，p53
PH 结构	pleckstrin homology，PH
PYD 结构域	pyrin domain
P-选择素糖蛋白配体	P-selectin glycoprotein ligand，PSGL
P-选择素糖蛋白配体-1	P-selectin glycoprotein ligand-1，PSGL-1
Ras 同源基因家族	Ras homolog gene family，Rho
Rel 同源结构域	Rel-homology domain，RHD
RIG-1 样受体	Retinoic acid-inducible gene-1-like receptor，RLR
SKG 关节炎	SKG-arthritis
TAK1 结合蛋白	TAK1-binding protein，TAB
TATA 序列结合蛋白	TATA binding protein，TBP
TGF-β激活激酶	TGF-β activated kinase，TAK
TNF 受体	Tumor necrosis factor receptor，TNFR
Toll 样受体	Toll-like receptor，TLR
TRIF 相关衔接分子	TRIF-related adaptor molecule，TRAM
Tu 翻译延长因子	elongation factor Tu，mitochodrial，TUFM
T 辅助细胞前体	T-helper precursor，Thp
T 细胞受体	T cell receptor，TCR
X 盒结合蛋白-1	X-box binding protein 1，XBP-1
β干扰素 TIR 结构域衔接蛋白	TIR-domain-containing adaptor-inducing interferon-β，TRIF
β-转化生长因子激酶 1	growth factor-β-activated protein kinase 1，TAK1